临床实用护理技术与常见病护理

任潇勤 主编

云南出版集团公司

云南科技出版社

图书在版编目（CIP）数据

临床实用护理技术与常见病护理 / 任潇勤主编. --
昆明 ： 云南科技出版社，2018.3
　　ISBN 978-7-5587-1247-0

　　Ⅰ．①临… Ⅱ．①任… Ⅲ．①常见病－护理学 Ⅳ.
①R47

中国版本图书馆CIP数据核字(2018)第063017号

临床实用护理技术与常见病护理
任潇勤　主编

责任编辑：王建明　蒋朋美
责任校对：张舒园
责任印制：蒋丽芬
装帧设计：庞甜甜

书　　号：978-7-5587-1247-0
印　　刷：廊坊市海涛印刷有限公司
开　　本：889mm×1194mm　　1/16
印　　张：44.5
字　　数：1424千字
版　　次：2020年7月第1版　2020年7月第1次印刷
定　　价：198.00元

出版发行：云南出版集团公司云南科技出版社
地址：昆明市环城西路609号
网址：http://www.ynkjph.com/
电话：0871-64190889

前　言

　　护理学是将自然科学与社会科学紧密联系起来的为人类健康服务的综合性应用科学。护理工作是医疗工作的重要组成部分,现代医学发展日新月异,护理工作也更趋多元化,护理模式、护理观念不断更新,"以人为中心"的整体护理理念深入人心。随着人们健康观念与健康需求不断增加,护理工作者被赋予了更艰巨的任务。为了培养更多合格的护理人员,提高现有护理从业人员的业务水平,特组织多位有临床丰富经验的护理专家共同编写了这本《临床实用护理技术与常见病护理》。

　　全书内容包含临床实用护理技术和各种常见疾病的相关护理。本书将不同疾病的护理加以细致阐述,针对各系统疾病的不同特点,然后给出相应的护理建议。全书条理清晰,重点突出,简洁实用,适合广大基层护理专业人员参考阅读。

　　尽管在本书编撰过程中,各位编者都做出了巨大的努力,对稿件进行了多次认真的修改,但限于个人学识,加之编写经验不足、时间有限,书中恐存在遗漏或不足之处,敬请广大读者提出宝贵的修改意见,以期再版时修正完善!

目　　录

第一篇　护理学概述

第一章　护理管理 ……………………………………………………………………（1）

第一节　基本概念 …………………………………………………………………（1）

第二节　护理人力资源管理的发展趋势 …………………………………………（2）

第三节　护理质量管理 ……………………………………………………………（3）

第二章　疼痛患者的人文护理 ………………………………………………………（13）

第三章　临终患者的护理 ……………………………………………………………（17）

第二篇　护理技术

第四章　常见诊疗护理技术操作 ……………………………………………………（20）

第一节　胸腔穿刺术 ………………………………………………………………（20）

第二节　人工心脏起搏器术后护理 ………………………………………………（21）

第三节　冠状动脉造影术 …………………………………………………………（23）

第四节　体外冲击波碎石术 ………………………………………………………（25）

第五节　排痰训练 …………………………………………………………………（27）

第六节　呼吸功能训练 ……………………………………………………………（28）

第七节　手术室无菌技术操作 ……………………………………………………（29）

第五章　急诊急救护理技术 …………………………………………………………（43）

第一节　休克的抢救 ………………………………………………………………（43）

第二节　心肺脑复苏技术 …………………………………………………………（44）

第三节　洗胃术 ……………………………………………………………………（47）

第四节　心脏电复律 ………………………………………………………………（49）

第五节　气道通路的建立 …………………………………………………………（51）

第六节　静脉输液通路的建立 ……………………………………………………（57）

第七节　各种穿刺术的配合及护理 ………………………………………………（61）

第八节　有机磷农药中毒 …………………………………………………………（65）

第九节　地西泮中毒 ………………………………………………………………（67）

第十节　百草枯中毒 ………………………………………………………………（68）

第六章　重症监护室护理技术 ……………………………………………………………（71）

　　第一节　应用呼吸机的护理 ……………………………………………………………（71）

　　第二节　心电、血压、血氧饱和度监护 ………………………………………………（76）

　　第三节　中心静脉压检测及护理 ………………………………………………………（78）

　　第四节　给氧术 …………………………………………………………………………（80）

　　第五节　导尿术 …………………………………………………………………………（84）

第七章　中医护理技术 ……………………………………………………………………（87）

　　第一节　针刺疗法 ………………………………………………………………………（87）

　　第二节　灸法 ……………………………………………………………………………（94）

　　第三节　穴位按摩法 ……………………………………………………………………（97）

　　第四节　拔罐疗法 ………………………………………………………………………（100）

　　第五节　推拿疗法 ………………………………………………………………………（102）

　　第六节　耳穴压豆 ………………………………………………………………………（105）

　　第七节　刮痧疗法 ………………………………………………………………………（107）

第三篇　内科疾病护理

第八章　呼吸系统疾病 ……………………………………………………………………（108）

　　第一节　急性呼吸道感染 ………………………………………………………………（108）

　　第二节　支气管扩张 ……………………………………………………………………（111）

　　第三节　慢性阻塞性肺疾病的护理 ……………………………………………………（114）

　　第四节　肺源性心脏病 …………………………………………………………………（120）

　　第五节　肺炎 ……………………………………………………………………………（121）

　　第六节　肺结核 …………………………………………………………………………（131）

　　第七节　肺脓肿 …………………………………………………………………………（133）

　　第八节　支气管哮喘 ……………………………………………………………………（136）

　　第九节　肺癌 ……………………………………………………………………………（143）

　　第十节　呼吸衰竭 ………………………………………………………………………（148）

　　第十一节　肺血栓栓塞症 ………………………………………………………………（152）

　　第十二节　急性呼吸窘迫综合征 ………………………………………………………（156）

第九章　循环系统疾病 ……………………………………………………………………（160）

　　第一节　心力衰竭 ………………………………………………………………………（160）

　　第二节　心律失常 ………………………………………………………………………（169）

　　第三节　冠状动脉硬化性心脏病 ………………………………………………………（179）

　　第四节　原发性高血压 …………………………………………………………………（186）

　　第五节　循环系统诊疗技术及护理 ……………………………………………………（194）

第十章　消化系统疾病 ……………………………………………………………………（209）

第十一章　泌尿系统疾病 …………………………………………………………………（220）

　　第一节　肾小球疾病 ……………………………………………………………………（220）

第二节　肾功能衰竭 …………………………………………………………………（235）

第三节　泌尿系统常用诊疗技术及护理 ………………………………………………（244）

第十二章　血液系统疾病 ………………………………………………………………（253）

第一节　贫血 ……………………………………………………………………………（253）

第二节　出血性疾病 ……………………………………………………………………（268）

第三节　白血病 …………………………………………………………………………（273）

第十三章　肿瘤疾病一般护理 …………………………………………………………（286）

第一节　肿瘤的化疗护理 ………………………………………………………………（286）

第二节　乳腺癌 …………………………………………………………………………（311）

第三节　胃癌 ……………………………………………………………………………（315）

第十四章　神经系统疾病的康复护理 …………………………………………………（318）

第一节　脑卒中的康复护理 ……………………………………………………………（318）

第二节　周围神经损伤的康复护理 ……………………………………………………（331）

第三节　帕金森病的康复护理 …………………………………………………………（336）

第四节　脊髓损伤的康复护理 …………………………………………………………（342）

第四篇　外科疾病护理

第十五章　麻醉科护理 …………………………………………………………………（349）

第一节　国内麻醉护理发展与现状 ……………………………………………………（349）

第二节　麻醉科药品管理 ………………………………………………………………（349）

第三节　麻醉方法及并发症处理 ………………………………………………………（355）

第四节　常见麻醉患者护理 ……………………………………………………………（365）

第五节　麻醉恢复期间的护理 …………………………………………………………（377）

第六节　麻醉科常用药物 ………………………………………………………………（384）

第十六章　损伤患者护理 ………………………………………………………………（404）

第十七章　感染患者护理 ………………………………………………………………（412）

第十八章　普通外科疾病护理 …………………………………………………………（420）

第一节　普通外科疾病护理常规 ………………………………………………………（420）

第二节　胃癌 ……………………………………………………………………………（423）

第三节　乳腺癌 …………………………………………………………………………（426）

第四节　肠梗阻 …………………………………………………………………………（429）

第五节　腹膜后肿瘤 ……………………………………………………………………（431）

第六节　急性胰腺炎 ……………………………………………………………………（434）

第七节　肾结石 …………………………………………………………………………（437）

第十九章　神经外科疾病护理 …………………………………………………………（441）

第一节　神经外科疾病常见症状护理 …………………………………………………（441）

第二节　颅内压增高患者的护理 ………………………………………………………（451）

第三节　颅脑损伤患者的护理 …………………………………………………………（459）

第四节　颅内肿瘤患者的护理 …………………………………………（469）
第五节　脑血管病变患者外科治疗与护理 ………………………………（473）
第六节　颅脑手术病人的护理 ……………………………………………（475）
第七节　神经外科常用检查和护理常规 …………………………………（480）

第二十章　胸心外科疾病护理 ……………………………………………（495）
第一节　胸部疾病患者的护理 ……………………………………………（495）
第二节　心脏疾病患者的护理 ……………………………………………（504）

第二十一章　血管外科疾病护理 …………………………………………（514）
第一节　腹主动脉瘤 ………………………………………………………（514）
第二节　主动脉夹层 ………………………………………………………（518）
第三节　多发性大动脉炎 …………………………………………………（522）
第四节　颈动脉狭窄 ………………………………………………………（526）
第五节　颅脑疾病的介入性治疗与护理 …………………………………（529）

第二十二章　骨科疾病护理 ………………………………………………（549）
第一节　骨折患者的护理 …………………………………………………（549）
第二节　骨与关节疾病 ……………………………………………………（562）

第二十三章　整形美容外科护理 …………………………………………（576）

第五篇　妇产疾病护理

第二十四章　妇产科疾病护理 ……………………………………………（589）

第六篇　精神疾病护理

第二十五章　精神科疾病护理 ……………………………………………（603）
第一节　器质性精神障碍患者的护理 ……………………………………（603）
第二节　精神分裂症患者的护理 …………………………………………（609）
第三节　心境障碍患者的护理 ……………………………………………（620）
第四节　神经症患者的护理 ………………………………………………（627）

第七篇　中医护理

第二十六章　推拿手法 ……………………………………………………（635）
第二十七章　中医各科疾病护理 …………………………………………（645）
第一节　中医内科急症护理 ………………………………………………（645）
第二节　中医外科常见病证辩证施护 ……………………………………（657）
第三节　中医妇产科疾病护理 ……………………………………………（678）
第四节　中医儿科疾病护理 ………………………………………………（691）

参考文献 ……………………………………………………………………（698）

第一篇　护理学概述

第一章　护理管理

第一节　基本概念

【护理管理的概念】

联合国世界卫生组织医院和护理管理护理专家委员会认为:护理管理是为提高人类健康水平,系统地发挥护士的潜在能力及有关人员或设备、环境及社会活动作用的过程。

美国护理专家吉利斯认为,护理管理若能具备规划、组织、领导、控制的能力,对人力、财力、物力、时间能做最经济有效的运用,就能达到最高效率并收到最大效果。

护理管理是以提高护理质量和工作效率为主要目的的活动过程。管理中要对护理工作的诸多要素进行科学的计划、组织、领导、控制、协调,以便使护理系统实现最优运转,为服务对象提供最优的护理服务。护理管理学是管理科学在护理管理工作中的具体应用,是在结合护理工作特点的基础上,研究医院护理管理活动的基本规律和方法的一门科学,已经为越来越多的专家、学者和管理人员所接受,对医院护理管理实践具有积极的指导作用。

【护理管理者的角色】

大多数医院的护理管理体制包括护理部主任、总护士长、护士长三级管理或总护士长、护士长两级管理体制。护士长是医院护理管理最基层的管理者,是病房或护理单元工作的具体护理管理者,在医院护理管理中扮演重要角色。

1.联络者　护士长在工作中需要不断地与护理人员、上级护理管理者、医师、其他医技人员等进行沟通,保证创造一个良好的工作场所和利于患者治疗康复的环境。

2.代表者　在处理行政、业务工作中,护士长代表病房参加各种会议,接待来访者等。

3.监督者　护士长有责任对病房的各项护理活动与资料进行监督,促进各项护理活动顺利进行。

4.传达和宣传者　护士长要主持各种会议,将上级的文件、指令、命令和政策精神等传达给护理人员,宣传有关的方针、规定及有关护理知识等。

5.护、患代言人　护士长应维护护理人员群体利益,代表护理人员与其他医务人员协商业务工作,与行政后勤部门协商保护护理人员的权益。护士长还须代表患者反映其要求,与相关人员联络沟通,以解决患者的问题,满足他们的健康需求。

6.计划者　护士长要规划病房护理业务工作,制订年度、季和月工作计划,提出工作改进方案,促进护理质量的提高。

7.冲突处理者　护士长有责任协调病房人员之间的冲突和矛盾,通过双方协商、劝告、解释说明等管理手段,使双方相互理解,求同存异,维持部门工作氛围的团结和谐。

8.资源调配者　护士长负责病房资源的合理分配和有效利用,包括合理有效的护理人力资源组合、保证各班次的护理人力能够满足病房护理工作需要,对科室医疗仪器、设备、办公用品等消耗性物质的计划、申请、领取、保管、维修和报废,保证临床医疗护理工作的正常运转。

9.协商谈判者　护士长的管理工作需要与有关部门人员进行正式、非正式的协商和谈判。如向上级申请调整护理人员,增添医疗仪器设备等。

10.教育者　病房是患者健康教育最直接的场所,护士长有责任对自己本单元的护理人员进行教育,不断提高护理人员的素质,是护理人员、进修护士、护士学生在护理业务技术方面的指导者和教育者;同时要安排科室护理人员开展病人健康教育项目,对患者及家属进行护理指导、健康教育。

11.变革者　护士长是医院临床第一线的管理者,有着丰富的基层护理管理经验,最能发现护理管理上的问题,对病房护理管理有一定的权威性。护士长在病房护理的服务模式上有较大的自主权,可以大胆变革、创新,提高护理服务质量。

（冯　菊）

第二节　护理人力资源管理的发展趋势

随着医疗保健体制改革的不断深入,医疗保健机构的内外环境均在发生变化。通过对人力资源管理发展变化影响因素的分析,护理管理可以从中得到宝贵的启示,加快护理管理现代化的步伐。

1.建立"以人为本"的管理模式　传统的护理管理基本上属于行政事务式的管理,更多注重的是对"事"控制;现代管理强调以"人"为中心,把人作为活的资源加以开发,注重人与事相宜,事与职匹配,达到人、事、职能效益最大化。管理以人为本不应该仅仅是一个口号,护理人力资源的管理必须提升到战略高度来认识,转变管理模式,切实营造一个能够使员工不断学习、不断获取发展和积累知识的环境。

2.实现护理人力资源管理专业化　从国内外成功的经验看,人力资源管理在现代管理中的地位和作用越来越重要,专业化的程度越来越高,这是传统的部门管理或专业管理很难胜任的,因此,护理管理必须在人力资源规划、员工招聘和甄选、定向和培训、绩效评估、职业发展、薪酬确定等方面与人力资源管理部门合作,才能提高护理人力资源管理的水平。管理要从建立规范入手,逐步完成从行业规范管理为主到依法管理的转变,实现护理管理现代化。

3.培养临床专科护理人才　根据现代人力资源管理理论,护理人才队伍建设必须考虑卫生服务需求发生的变化及其对人力资源需求的影响,认真做好护理人力资源规划,抓紧专科护理人才队伍的建设,培养具有较高水平、掌握专业知识的专家型护士,他们是专业建设、学科发展、管理变革的中坚力量,能够在护理实践中充分展现护理工作的专业价值,对于提高护理队伍整体水平具有良好的示范和牵引作用。

4.完善护理支持系统　目前护士用于非护理专业事务的时间较多,造成了人力资源的浪费,临床已逐步成立护理支持系统,包括改进方法和操作规程、流水线系统,改变工作分配的方式和护理人员的结构,将计算机用于病人的护理等,以较少的专业时间更有效地完成常规的非专业性的和间接的护理任务,在今后的工作中,管理者要进一步完善支持系统,包括制订职工的工作标准与工作计划、建立工作监视系统等,提高医院资源的使用效率。

（冯　菊）

第三节　护理质量管理

护理质量是医院质量的重要组成部分,护理质量管理是指按照护理质量形成的过程和规律,对构成护理质量的各要素进行计划、组织、协调和控制,以保证护理服务达到规定的标准和满足服务对象需要的活动过程。开展护理质量管理必须建立护理质量管理体系,并有效运行,护理质量才有保证;应制订护理管理标准,有了标准,管理才有依据;要对护理过程中影响护理质量的各要素,按标准进行质量控制,才能达到满足服务对象需要的目的。

【护理质量管理模式】

美国质量专家戴明博士于1954年根据信息反馈原理提出了"PDCA"质量管理循环程序是质量管理的基本模式之一,亦称戴明环。李丽传等推荐了国外的 D×T×A 模式,QUACERS 模式,以单位为基础的护理质量管理模式,美国 JCAHO ten steps 质量管理模式和质量管理圈。

1.PDCA 循环　PDCA 是在管理活动中,为提高护理质量和管理效应所进行的计划、实施、检查、处理4个阶段循环的质量管理过程。

(1)PDCA 质量管理循环的 4 个阶段 8 个步骤

1)计划阶段:①分析现状,找出存在的质量问题;②分析产生问题的各种影响因素;③找出主要因素;④针对影响质量的主要因素,制订工作计划和活动措施。

2)实施阶段:⑤按照制定的计划措施认真执行。

3)检查阶段:⑥根据计划的要求,检查实际执行的效果,判断是否达到预期的结果。

4)处理阶段:⑦肯定成功的经验,形成标准、制度或规定,知道今后的工作;总结记录失败的教训,作为前车之鉴,防止以后再次发生类似事件。⑧提出这一循环中存在的问题,并转入下一循环去解决。

(2)PDCA 循环的特点

1)PDCA 4 个阶段是一个有机的整体。有个计划,不去实施,等于没有计划;有计划、有实施,但不检查,则无法了解其效果;计划、实施、检查都有了,缺乏处理,则工作成果无法巩固,管理水平无法提高。因此,4 个阶段的有效运行才能形成完整的循环。

2)大循环套小循环,互相衔接,互相促进。在大 PDCA 循环管理中,包含若干小 PDCA 循环。护理质量管理是一个独立的质量管理系统,也是医院质量管理中一个重要组成部分。它既可以在护理系统内进行不同层次的循环管理,也是医院管理大循环中的一个小循环。

3)阶梯式的运行,不断上升的循环。PDCA 4 个阶段周而复始的运行,每运转一个循环都会解决一些实际问题,并充实新的内容与目标,使质量水平有所提高。新一轮循环建立在提高了的基础上进行。

4)处理阶段是 PDCA 循环的关键环节。把计划执行中的成功经验和失败教训都纳入有关的标准、规程、制度中去,作为今后工作的指南和借鉴,才能使质量水平在原有基础上提高一步。处理阶段具有承上启下的作用。

2.D×T×A 模式　D×T×A 模式是简单而有效的质量管理架构,该模式将质量管理的成效视为资料、工具和态度三者交互作用的结果。"×"是乘式符号,意味着当其中一项为 0 的时候,则质量管理的成效也将等于 0。所以当质量管理失败时,应该考虑从这 3 个方面来寻找失败的原因。

3.QUACERS 模式　1981 年 M.N.Adair 提出 QUACERS 模式,确认护理质量管理的 4 个方向,并确认质量管理的均衡发展,即:①做好病人护理的质量管理保证;②有效掌握医疗护理的成本效益;③做好病人及工作人员的安全措施,有效运用危机处理技巧;④满足工作人员的需求,包括薪水、升迁机会、专业成长与成就感。

4.以单位为基础的护理质量保证模式　1984年施罗德结合美国护理行政协会及梅尔的护理质量管理模式,形成了以单位为基础的护理质量管理模式。

5.美国JCAHOtensteps　美国医疗护理机构评鉴联合委员会建议医疗机构采用10个步骤实施质量管理计划,以确保质量管理计划。

(1)审视机构的理念、目标、目的及管理模式,以界定质量管理的责任。

(2)在病人护理、工作人员绩效、成本效益3个监测管理系统责任区内,明确主要功能及措施。

(3)确定主要服务范围及相关活动。应以病人种类、检查治疗形态与基本临床护理活动来考虑,并以该活动是否与高危险性、多量性、潜在性问题及高成本等相关,作为选择重要质量管理监测项目的依据。

(4)建立标准及确定测量指标。

(5)建立阈值。

(6)收集及组织资料,需考虑资料数据的频数、样本数和方法。

(7)分析、评价其变异因素并与常态做比较。

(8)选择并执行行动,优异表现应给予鼓励,存在问题应寻求解决、修正并追踪。

(9)追踪评价,做好记录。

(10)进行有成效的沟通与整合;内容须呈现正、负面结果,并提出总结与建议。

6.质量管理圈　质量管理圈(QCC)是由同一现场工作人员或者工作性质相近的同仁,运用简单有效的质量管理方法和理念,对自身的工作环境进行持续的改进。实施过程体现自动、自发、互助的团队精神,按以下8个步骤进行,即:组圈、选定主题、现况分析、制订活动目标、检查对策、实施对策、确认成效及标准化。

(1)圈员自愿来自同一单位或一起工作者,可以轮换。

(2)圈员每周开会1次,或者每个月至少2次,每次30min～1h;遇有临时问题则随时开会,每次20～30min。

(3)圈员应注意主持会议的技巧,采取指名发言、接力发言或反问等方式引导全体发言。

(4)遵守有效开会的原则,准时开会,不做人身攻击及尊重不同的意见。

(5)圈员应适时学习并运用辨识问题及解决问题的质量管理新技巧。

(6)一般由工作现场的督导者来辅导质量管理圈的活动,注意重在激发员工的创意,而不是去指示员工该如何做。

(7)质量管理圈需要高层管理者给予强有力的支持,比较容易成功。

(8)应重视人员的发展和现场工作者所提供的创意,以提高生产力及效率。

【护理质量体系】

1.护理质量体系的概念　护理质量体系是指实施护理质量管理所需的组织机构、程序、过程和资源。潘绍山等认为,通常所称的质量保证体系、质量管理体系应统一称之为护理质量体系。它包括以下三方面内容:①护理质量管理的组织机构、质量职能、质量职责以及机构之间的纵向、横向关系、质量工作网络、质量信息传递与反馈;②为进行某项活动所规定的途径,所有工作都是通过过程来完成的,每一过程都有输入和输出,输出是过程的结果,护理质量管理是通过对各个过程进行管理来实现的;③人员和物质是护理质量体系的硬件,是实施护理质量管理,实现质量目标的前提和基础,必须给予有力的保证。

医院护理质量体系包含在质量管理的范畴内,是为了实施护理质量管理而建立和运行的。建立护理质量体系必须结合医院的具体情况和内外环境来考虑,实际上任何一个医院都有一个护理质量体系,按照ISO 9000质量体系的标准建立健全护理质量体系,是为了使护理质量体系更加完善、科学和有效。建立护理质量体系可采用不同的步骤与方法,一般按以下程序实施:建立护理质量体系的组织准备→编写护理质量体系文件→护理质量体系的实施。

2.护理质量体系的建立　护理质量体系有4个基本要素,即:管理者职责、人员和物质资源、质量体系结构及与护理对象沟通,也是质量体系的关键因素。护理对象是护理质量体系3个基本要素围绕的核心和焦点,4个基本要素之间相互作用和影响,只有当4个基本要素协调一致时,才能取得满意的服务效果。因此使护理对象满意,既是医院每个护理人员为之努力的主要目标,也是医院护理质量管理的最高目标。

（1）管理者职责

1)制定质量方针:质量方针是指医院的质量宗旨和质量方向,是进行质量管理、建立和实施质量体系、开展各项质量活动的准则。质量方针的内容包括质量宗旨和达到的总体质量水平;应树立形象与信誉;各项具体质量目标;在追求质量目标中采取的措施等。

2)明确质量目标:质量目标是实现质量方针的具体内容,是为实现中长期的质量宗旨和质量方向而提出的短期内质量方面要达到的具体目标和活动。

3)规定质量职责与权责:为达到质量目标,要建立一个结构设置合理、隶属关系合理、管理与技术人员比例合理的质量体系机构,对护理质量进行有效控制、评价和改进,并明确机构中所有人员的质量职责和权责,使他们在一定岗位上做到有职有权,为实现质量方针和巩固努力目标工作。

4)实施管理者评审:管理者评审是指护理管理者正式的、定期对质量体系运行的有效性和服务成绩及效果进行评审,对质量体系及其运行存在的问题及时予以修正,使质量体系更加符合医院护理质量管理的实际。

（2）人员和物质资源:人员和物质资源是质量体系有效运行的保证。通过资源保证把质量改进与医学护理技术的进步与发展联系起来。

1)人力资源:护理人员是护理组织最重要的资源。首先,护理管理者要灵活运用激励机制,调动每个护理人员的积极性,以保证质量方针和目标的落实。其次,做好培训与开发。培训包括两个方面:一是质量体系教育;二是知识更新。通过培训可以提高质量控制的自觉性和控制技能;开发是对护理人员的业绩进行评价,了解他们的发展需要和潜力。三是培养沟通联络能力。护理人员应具备与病人和内部工作人员之间进行有效沟通的知识和技能,这是确保护理质量极为重要的无形资源。

2)物质资源:物质可以帮助改善服务条件和服务环境,加快服务过程中的信息流转速度,提高服务效率和质量。护理服务所需要的物质,在科技高速发展的今天已经成为影响护理服务质量的重要因素。因此,护理管理者要把好护理设备和卫生材料的质量关,防止因这些物质的质量问题而影响护理质量;应注意护理设备的更新,采用先进的护理手段为病人服务。

（3）护理质量体系结构:护理质量体系结构包括护理服务质量环、质量文件和记录、内部质量审核。

1)护理服务质量环:护理服务质量环概括了医院门诊和住院护理服务全过程的运转情况,包括5个作业过程和3个评价过程。护理服务质量环从质量改进的原理上清晰地阐述了质量体系各运转要素之间的关系,从病人入院开始,到最终满足病人需要的服务结果,充分体现了"病人至上"的服务宗旨,显示了全过程的质量信息反馈系统,以评价护理质量,了解服务在各个阶段中存在的问题,并作为质量改进的依据。

2)护理质量文件和记录:体系文件——护理质量体系文件是评审护理质量体系及其运行情况的依据。构成护理质量体系的全部服务要素、要求和规定均应明确并形成文件。质量体系文件包括:护理质量手册、护理质量计划、护理质量程序、护理质量记录和附件(技术规程)。

护理质量手册:是护理质量体系文件中的纲领性文件,主要阐述质量方针、质量目标、组织结构(含职责)、质量体系要素和护理质量活动的基本方法、措施及护理质量体系文件的结构和分发等。通过质量手册可以对一个医院的护理质量管理状况有较全面和清楚的了解。

护理质量计划:是质量体系要求在具体事务上的反映,指针对某一项护理活动做出的包括质量措施、所需资源和活动顺序、进度的具体部署和安排。

护理质量程序:是质量手册的支持性文件,是落实质量手册的要求而规定的实施细则,是以书面文件的形式,规定医院为满足病人需要开展的护理活动的方法、目的和范围,以及活动如何实施、控制和记录等,使各项质量活动处于受控状态,使与质量活动有关人员明确职责、权限和相互关系,为执行、验证和评审质量活动提供依据。

护理质量记录:是证明护理服务达到的程度,并验证服务质量体系有效性的原始数据资料,为实现护理服务的可追溯性及采取预防、纠正措施提供信息。

文件管理——体系文件应做到字迹清楚、内容明确、易于识别和具有权威性,注明文件修订、再版日期。建立严格的质量文件管理程序,包括文件的发布、发放、修订和管理办法。所有文件应保证做到:由授权人员批准;在需要此文件的范围内发放和保证其有效;使用者能够理解和接受;对任何必要的修订进行评审;文件作废时给予撤销。

3)内部质量审核:目的是为了验证护理质量体系的实施效果,进行持续质量改进。应按照已形成文件的程序,由与受审和活动或领域无关的、能胜任的人员有计划地完成并记录档案。审核结论应形成文件并提交上级管理者。对被审核活动,管理者应负责确保采取必要的、和审核结论相适应的纠正措施。应当评定由前次审核产生的纠正措施的落实情况和效果。

(4)与护理对象的沟通:与护理对象的沟通贯穿于护理的全过程,融洽的护患关系是与护理对象良好沟通的前提。与护理对象的沟通包括:①了解护理对象的需要,获取与治疗护理有关的信息;②向护理对象说明诊疗方法和要求,以取得护理对象的合作;③进行健康教育,增强护理对象自我保健水平和能力;④收集护理对象对护理服务质量的感受,便于进行质量改进。护理管理者应致力于护理人员与护理对象之间建立有效的相互协作关系,帮助护理人员掌握与护理对象及内部工作人员的沟通联络方法与技巧。

3.护理质量体系的实施

(1)加强组织协调:护理质量体系的有效实施,必须确定组织机构,把相应的工作职责和权责分解到各级质量机构和人员。质量职责的分解应遵循职、责、权、利统一的原则,保证各级机构和人员能够严格、有效履行职责,同时做好部门之间、人员之间的协调管理,及时纠正偏差,以保证护理质量体系的有效运作。

(2)进行质量教育:在建立护理质量体系的基础上,应对全体护理人员进行质量教育培训,以程序文件的内容为重点,提高护理人员对建立和实施质量体系的认识,明确建立和实施质量体系的目的、意义、作用和方法,使他们在质量意识上、技术方法上和管理手段上适应新的要求。

(3)建立信息反馈:对质量体系运行过程中的质量信息,应分层次、分等级进行收集、整理、储存、分析、处理和输出反馈到执行和决策部门,为管理者做出正确决策提供依据。在质量体系实施过程中,只有确保信息流通迅速,分析处理及时、准确,才能保证质量控制扎实有效,使护理质量保证在一个稳定的状态中。

(4)定期评审与审核:在质量体系实施过程中,应在一定的时间内,对质量体系运行的过程和结果,组织有关人员进行评审与审核。通过评审,修改质量体系文件,使质量体系运行更科学有效;通过评价结果,对相关人员进行鼓励,调动护理人员实施质量体系的积极性。

(5)持续质量改进:持续质量改进的目的是向病人提供高价值的服务和使他们满意。质量改进的关键是预防问题的出现,而不是等到出了问题采取改进。

【护理质量控制】

1.护理质量控制的概念 控制工作是管理的重要职能之一。它是为了确保组织的目标以及为此而拟定的计划能得以实现,各级主管人员根据预定标准或发展的需要而重新拟定的标准,对下级的工作进行衡量和评价,并在出现偏差时进行纠正,以防止偏差继续发展或今后再度发生。管理活动中的控制是一个复杂并反复进行的工作过程。

护理质量控制是一种有目的的管理行为,其实质是保持或改变管理对象的某种状态,使其达到管理者预期的目的。如果管理对象没有状态变化,也就不需要控制。因而,研究管理对象状态变化及其与目的的关系,也就成为控制理论需要研究解决的核心问题。控制理论正是从这一角度出发,把主观和客观有机地结合起来,把预先的愿望同实现这种愿望的活动结合起来,铺平了理论通向实践的道路。护理质量管理活动中控制的过程也就是主客观逐步统一的过程。护理管理者能否对管理对象的变化状态进行有效的控制,主要取决于两方面的因素:一是要有明确的目的;二是要有实现目的的相应手段。护理质量控制,首先必须要有明确的护理质量指标,同时还必须具有必要的人力、物力、财力、信息及组织机构。

护理质量控制工作贯穿在护理质量管理活动的全过程中。护理质量控制只能是与质量管理的计划、决策、人员管理等活动密切联系在一起作为管理过程的整体发挥管理作用,即:控制是质量计划实施的保证,质量计划是控制的标准和依据;决策目标决定控制内容,控制工作为实现决策目标服务;组织成员的工作成效评价的有效性在许多方面也与控制工作的质量直接相关。因此,控制工作不仅可以维持其他职能的正确活动,而且在必要时可以通过采取纠正偏差,改变其他职能的活动。当护理质量控制发现原定目标和标准不能实现时,管理者可能采取调整原计划、重新确定目标或标准的行动;可能调整组织机构;或重新配备合适人选;采取加强领导和指导等重大改变,以便纠正偏差,完成工作任务。因此,护理质量控制工作对于衡量标准的执行程度,揭示标准执行中的偏差,以及指明纠正措施等均非常重要。

2.护理质量控制的原则 护理质量控制必须针对具体目标,由控制者与控制对象共同参与,按实际情况设计质量控制系统。建立控制系统时应遵循以下基本原则。

(1)组织机构健全原则:在质量控制工作中,被控制的组织要机构健全、责任明确,所设计的控制系统能反映机构中岗位的责任,使控制工作有利于纠正偏差。当出现偏差时,应责任分明,责任与负责执行质量管理计划的岗位职务相适应。有效的质量控制不仅可以指出偏差,而且可以纠正这种偏差。如护理质量中发生的偏差应能明确地判明科室、病房和人员的责任,并加以纠正。

(2)与组织相一致的原则:质量控制系统的建立要反映质量计划所提出的要求。确立质量控制标准和控制手段也都要依据质量计划,质量控制过程中应力求使实际活动与计划目标相一致。在设计质量控制系统、运用控制技术进行控制活动之前,必须制定质量标准,控制系统要反映计划所提出的要求。例如:护理教学要有教学计划和教学质量控制标准,控制手段要依据教学计划设计;临床护理服务质量的控制标准与方法要反映临床护理工作计划的要求,社区护理、护理科研等不同工作都应分别按各自的计划要求设计控制系统。

(3)控制关键问题的原则:管理者在护理质量控制工作中,应着重于计划完成的关键性问题和实现质量计划的主要影响因素上。关键点的选择是一种管理艺术。临床护理工作细致,项目繁多,质量控制应选择对完成工作目标有重要意义的关键标准和指标,重点放在容易出现偏差或偏差造成的危害较大的环节。

(4)直接控制的原则:直接控制原则的指导思想是:合格的人员发生差错最少,并能及时觉察、及时纠正,减少或防止出现偏差。直接控制相对于间接控制而言,是控制工作的重要方式,以采取措施保证所属人员的质量,提高人员素质,而不只在工作出现了偏差后采取纠正措施,追究责任。下属人员越能胜任所担负的职务,自身就越能觉察执行计划的偏差,及时采取措施纠正偏差。因此,在护理质量管理中,应不断提高护理人员的医德、医风、专业、心理、体格等素质,保证提供护理的人员质量。

(5)标准合理性原则:应建立客观、准确、有效、适当的质量标准。标准太高或不合理,不会起到激励作用;标准不准确,不能测量,控制工作就会失败。

(6)追求卓越的原则:要使所属人员具有追求卓越的精神。在质量控制工作中,发现问题、分析原因、纠正偏差时,应寻求发展,追求卓越;在制订质量计划和质量标准、控制指标时,应具有一定的先进性、科学性,使组织和个人经过一定的努力方能达到,而不是可以随意轻取。

3.护理质量控制的方法　前馈控制、同期控制和反馈控制称为控制的三级结构理论,也是护理质量控制的基本方法。

(1)前馈控制:前馈控制又称预先控制,是一种积极的、主动的控制,指在活动之前就对结果进行认真的分析、研究、预测,并采取必要的防范措施,使可能出现的偏差在事先就得到控制的方法,前馈控制的纠正措施作用在计划执行过程的输入环节上,工作重点是防止所使用的各种资源在质和量上产生偏差,是通过对人力、财力、物力等资源的控制来实现的。其优越性在于面向未来,通过控制影响因素,而不是控制结果来实现控制目的。

(2)同期控制:同期控制又称过程控制或环节质量控制,是管理人员对正在进行的各种具体工作方法和过程进行恰当的指导、监督和纠正。同期控制的纠正措施作用于正在进行的计划过程之中,是在执行计划过程中对环节质量的控制,这是护士长经常使用的一种控制方法,其有效性很大程度上取决于管理者的素质与能力,以及护士对管理者指示的理解程度。

4.护理质量控制的过程　护理质量控制工作的过程包括3个基本程序:确立工作标准;根据标准衡量成效;纠正计划执行过程中偏差了标准的误差。

(1)确立标准:标准是计量实现预期工作成果的尺度。标准是根据计划而制定的,是计划工作的个体化,是在完整的计划程序中选出的对工作成果进行衡量的关键点。确立护理质量控制标准,首先应明确控制的对象,即体现目标特性和影响目标实现的要素。护理质量控制的对象有护理工作和提供护理的人员,控制标准应针对两方面来制定。护理服务质量的控制应抓住影响护理服务质量的关键点制定出标准。标准的类型很多,如实物标准、费用标准、时间标准、效率指标;有形和无形标准;定量和定性的标准等。一般把目标作为标准是一类比较理想的控制标准,即在各级质量管理机构中建立可考核的完整的目标网络,以使无形标准的作用逐渐减少。

(2)衡量成效:衡量成效是为了确定实际工作绩效而对所控制的管理系统运行效果做定性或定量的描述和评价,直接关系到能否实现管理目标。管理者首先需要收集必要的信息,然后将实际绩效与标准进行比较,确定计划执行的进度和出现的偏差。在实施过程中,要考虑到衡量的精度和频率的问题。所谓精度是指衡量指标能够反映出被控制对象多大幅度的变化,精度越高,越能准确反映管理活动状况,但同时也越复杂。频率是指对被控对象多长时间进行一次考核和评定,频率越高,越能及时掌握情况,但同时也增加了监测机构的工作量,或者根本做不到。在护理质量控制工作中,许多问题很难定出精确的标准,工作成效也难以用定量的方法进行衡量,因此,除了用定量的方法进行考核和评定外,大量的定性指标要规定得尽量具体,并按不同的重要性用一定的级数表示出来,最后用权重方法进行综合评价,使定性的指标趋向定量。权重的确定可以采用专家评审法进行。

(3)纠正偏差:成效与标准之间总存在着一定的偏差。偏差的出现总有一定的原因。系统变化不只是受到控制影响的作用,还受其他一些影响因素的作用,找到这些因素也就找到了导致偏差的原因。找到偏差的原因后,应根据偏差的大小和控制能力,制订纠正偏差的方案。有两种方法:一种是当系统的控制能力有限,在现有条件下根本无法达到要求的目标时,只有改变标准,才能纠正偏差;另一种是改变输入的质量和数量,改变人、财、物、信息和系统的结构,提高系统的控制能力,输出满足目标的要求。

在某些活动中难免会出现一些偏差,但要确定可以接受的偏差范围。衡量成效要通过实际绩效与标准的比较找出偏差,并确定是否在可以接受的范围,如护理技术操作合格率控制范围是90%～95%,低于90%则不能接受。管理者要把握好偏差的大小和方向,这是非常重要的。

【护理质量评价】

我国医院护理质量管理经历了由定性管理到定量管理、由经验管理到科学管理的发展过程。科学的质量评价不仅有利于维护病人的利益,对劣质服务进行惩处和改进,同时也有利于维护医院与医务人员的利益,使优质服务得到肯定。然而由于护理工作面临的情况复杂,不可控因素多,如何建立起更加科学、客观、可信、有效的护理质量评价方法,是值得卫生主管部门和医院管理者共同深入探讨的问题。

1.护理质量评价 护理质量的评价是护理管理中的控制工作。评价一般指衡量所订标准或目标是否实现或实现的程度如何,即对一项工作成效大小、工作好坏、进展快慢、对策正确与否等方面作出判断的过程。评价贯穿在工作的全过程中,而不应仅在工作结束以后。护理质量评价的意义在于:①说明护理工作的价值,证明和使人确认提供给病人的是有质量的护理;②衡量工作计划是否完成,并按预定的目标或方向进行,工作进展的程度和达到的水平;③根据提供护理服务的数量、质量,评价护理工作需要满足病人需求的程度、未满足的原因及其影响因素,为管理者改进和提高护理质量提供参考;④通过比较评价,选择最佳方案,达到肯定成绩,纠正偏差,持续改进提高的目的。

在进行护理质量评价时应遵循两项原则:实事求是的原则,即评价应尊重客观事实,将实际执行情况与制定的标准进行比较,而标准应是评价对象能够接受的,并在实际工作中能够衡量的;评价标准适当的原则,即确定的标准应适当,不能过高或过低,并具有可比性。

医院护理质量评价指标是说明医院护理工作中某项现象数量特征的科学概念和具体数值表现的统一体,它由一个名称和一个数值组合而成,护理质量的评价和比较可在医院之间进行,也可在同一医院内的不同科室之间进行。一项护理质量评价指标只能反映医院护理工作的某个或某些侧面,只有当不同来源和用途的各个方面护理质量评价指标有序地集合在一起,形成护理质量评价指标体系,才能对医院的全面护理质量发挥评价作用。

指标及指标体系是管理科学的产物,也是进行质量管理最基本、最重要的手段。护理质量评价指标对医院护理工作起着关键的导向性作用。各医院现行的护理质量评价指标主要参照:国家卫生部《医院分级管理标准》、全国"百佳"医院评审标准、《医疗护理技术操作常规》以及各省、自治区、直辖市卫生部门制订的医疗护理评价指标。军队医院还同时参照《军队医院护理质量主要评价指标》《军队医院分级管理办法和评审标准》。

《军队医院护理质量主要评价指标》将护理质量评价指标分为工作效率、工作质量和管理质量三类。工作效率指标主要反映护理工作的负荷程度,包括特级护理床日用率、一级护理床日用率2项;工作质量指标主要反映临床护理和环节质量,包括基础护理质量合格率、特护及一级护理质量合格率、年度压疮发生数、护理技术操作合格率4项;管理质量指标重点控制护理管理过程,包括服务态度优良率、病区管理合格率、急救物品器材准备合格率、五种护理文书书写合格率、陪护率、年度护理事故发生数、年度严重护理差错发生率、年度护理差错发生率、护理人员年培训率、护理人员考核合格率10项。

卫生部《医院分级管理标准》中设置了11项护理质量评价指标,与《军队医院护理质量主要评价指标》基本相同,不同的是设置了责任制护理和整体护理开展病房数、常规器械消毒灭菌合格率、一人一针一管执行率等指标。

随着国家和军队护理学科水平的不断提高和发展,以及医学模式的转变,人们的健康观、服务观、质量观都发生了较大的改变,原有的评价指标有待进一步调整和扩大。自卫生部倡导整体护理工作模式以来,对传统的护理质量管理和评价工作提出了新的要求。我国各大医院的护理管理者积极探讨整体护理的理论与实践,不断完善整体护理质量评价标准。

2.护理质量评价指标的设置原则　护理质量评价指标的设立是一项复杂的系统工程。要紧紧围绕进行护理质量评价的目的来设置。一项质量指标就是一项原则、程序、标准、评价尺度或其他能保证提供高水平护理的测量手段,是反映护理工作质量特性的科学概念和具体素质的统一体。因此,每一项指标的设置都应建立在科学、充分的论证和调研,以及对收集的数据进行准确统计分析的基础上,指标的设置除了遵循科学性原则外,还应遵循以下原则。

(1)实用性和可操作性:即确定的指标应能切实反映护理质量的核心,能合理解释护理质量现象,同时应考虑到质量管理的成本因素。指标的概念和原理要便于理解,指标的计算公式、运算过程也要简单实用。

(2)代表性和独立性:即选择能反映目标完成程度的指标,如病人满意度较好地反映了服务水平、技术水平和管理水平,具有一定的代表性。指标还应具有独立的信息,互相不能替代。

(3)确定性和灵敏性:即指标必须客观、确定、容易判断,不会受检查人员的主观因素影响。某些需要现场检查判定结果的指标,如基础护理合格率、病区管理合格率、护理文书合格率,由于评价结果容易受检查人员主观因素的影响,故确定性较差,必须通过合理设计调查和正确的统计学处理,以提高其确定性。对于需要通过向病人发放调查问卷才能取得数据的指标,如病人满意度,只有经过严格设计的调查工具、方式和统计方法取得的数值才具有说服力。指标还应有一定的波动范围,以区别质量的变化。如抢救物品完好率多为100%,其灵敏度较差,起不到比较评价的作用。

评价指标的筛选可选用:专家咨询法;基本统计量法;聚类分类法,即将评价指标分类,选择出具有代表性的指标,以减少评价信息的交叉重复;主成分分析法,即将多个相关评价指标合成转化为数个相互独立的主成分,并保留大部分信息;变异系数法,即选择 CV 值中的指标,筛除迟钝和过于敏感的指标。

3.护理质量评价指标体系的构成　护理质量评价指标体系按管理层次可分为医院间评价指标体系和医院内评价指标体系。医院间评价指标体系适用于上级卫生管理部门了解和评价各医院护理质量水平和状况,为辅助决策提供依据;医院内评价指标体系适用于医院了解和评价各科室护理单元的护理质量水平和状况,奖优罚劣,提高医院护理服务水平。

传统的护理质量评价指标主要侧重临床护理质量,即执行医嘱是否及时、准确;护理文书、表格填写是否正确、清晰;生活护理是否周到、舒适、整洁、安全;有无因护理不当而给病人造成的痛苦和损害等。随着整体护理模式的广泛应用和护理工作内涵与功能的扩展,护理质量评价也应由上述狭义的概念发展为广义概念。

美国学者 Avedis Donabedian 于 1968 年首次提出质量评价的 3 个层次,即卫生服务系统的基本框架是结构质量、过程质量和结果质量的动态构成。我国则按管理流程分为要素质量、环节质量和终末质量。

(1)要素质量评价:要素质量是指构成护理工作的基本要素,主要着眼于评价执行护理工作的基本条件。评价内容如下。

1)机构和人员:建立健全与等级医院功能、任务和规模相适应的护理管理体系。可设置 2～3 级质控组织,即护理部专职质量监控组;总护士长级质量监控组;护士长级质量监控小组,定期进行质量控制与改进活动。护理人员编配合理,在数量和质量上符合卫生部规定标准,如护理人员占全院卫生技术人员构成比(50%)、医护比(1:2)、床护比(1:0.4)、医院和病区主管护师以上人员构成比、大专以上学历人员构成比、具有执业资格护士构成比等。

2）环境、物质和设备：反映医院设施、医疗护理活动空间、环境卫生检查、护理装备水平及物资设备等合格程度。如各护理单元是否安全、整洁、舒适、便捷，床单位设备齐全，护士站离重病人单元的距离、加床数以及常规物品器械消毒灭菌合格率、每年引进护理新仪器设备总值或护理仪器设备占全院构成比、护理仪器设备完好率、急救物品完好率等。

3）知识及技术：反映护理业务功能与水平、开展的技术服务项目及执行护理技术常规的合格程度。如护理人员"三基"水平达标率、护理人员年考核合格率、护理人员年培训率、开展整体护理病房构成比、年发表论文数、年科研成果或革新项目数等。

4）管理制度：护理工作有计划并按计划落实，规章制度健全并严格贯彻执行，护理资料齐全并尽量达到计算机管理，如年计划目标达标率。

（2）环节质量评价：环节质量管理注重在护理工作的过程中实施控制，将偏差控制在萌芽状态，属前馈控制。目前国内医院进行护理环节质量评价最常用的指标主要包括以下两类：病人护理质量指标，如：基础护理合格率、特级与一级护理合格率、病人对护理工作满意度等；护理环境和人员管理指标，如：病区管理合格率、消毒隔离管理合格率、急救物品准备完好率、陪护率、护理表格书写合格率、一人一针一管执行率、护理技术操作合格率。部分医院还增加了一些反映护理观察和诊疗处置及时程度的指标，如护理处置及时率、巡视病房及时率、输液病人呼叫率等。

长期以来，国内医院将环节质量管理作为质量监控的重点，并取得了一定的经验。主要采用的检查和评价方法为若干名护理专家现场检查某医院一定数量的病区和病人，对照相应的检查项目和标准扣分，被检查项目达到标准分数记为合格，未达到标准分数记为不合格，最后统计合格率。

（3）终末质量评价：终末质量是病人所得到的护理效果的综合反映，终末质量评价是对病人最终的护理效果的评价，属于传统的事后评价或后馈控制。这些指标的主要特点是从病人角度进行评价。常用指标包括：年度压疮发生数、年度护理事故发生次数、年度严重护理差错发生率、年度护理差错发生率、抢救成功率、出院病人对护理工作满意度、病人投诉数、护患纠纷发生次数等。有研究者认为护理效果的评价应从对病人产生的结果和对医院的影响两方面进行分析，前者包括临床护理效果、病人满意率和健康教育效果；后者包括对医院质量、医院形象和医院经济效益等方面的影响。

为了全面反映护理服务的质量要求，一般采用要素质量、环节质量和终末质量相结合的评价，三者的关系应是：着眼于要素质量，以统筹质量控制的全局；具体抓环节质量有效实施护理措施；以终末质量评价进行反馈控制。

4.护理质量评价方法　护理质量评价是一项系统工程。评价主体由病人、工作人员、科室、护理部、医院及院外评审机构构成；评价客体由护理项目、护理病例、护士、科室和医院构成系统；评价过程按搜集资料——资料与标准比较——做出判断的系统过程实施。按护理质量评价的对象分类的评价方法如下。

（1）以护理项目为评价对象：护理项目是质量评价的基本单元，传统的护理质量评价主要将护理项目作为评价对象，如特护及一级护理质量、护理技术操作合格率、健康教育的实施效果等。

（2）以病例为评价对象：整体护理的开展，实现了护理工作模式由功能制护理到以病人为中心的转变，而护理质量评价尚未很好地关注对整体病例的评价，即根据病例分型识别和评价病人的护理需要程度。有以下六种分型：①病情分型，区分病人的危重程度；②自理能力分型，识别需要生活照顾的病人；③心理状态分型，把握有心理服务需要和有纠纷倾向的病人；④经济地位分型，把贫困病人与社会名流区分出来；⑤护理措施分型，把不同护理等级和使用高新技术与风险技术的病人区分出来；⑥满意度分型，把不满意的病人区分开来，根据上述病例分型，建立重点病例报告制和病历质量评价标准和评价表，评价整体护理质量。

（3）以病种为评价对象：病种质量评价是一个群体质量评价层次，主要病种的护理质量在一定程度上可反映专科和医院的护理质量水平，目前国内医院护理质量评价采用的指标信息较混杂，以整体病例为评价单位，则实施过程又过细。病种质量评价体现了宏观与微观的结合，且为非随机性抽样检查，有较好的可靠性和代表性，因此正日益受到重视，但至今尚未引进国内护理管理领域。

（4）以病人满意度为评价对象：全面质量管理就是要达到让所有"顾客"满意，达到他们的期望。病人满意度评价方法，旨在从病人的角度评价医疗护理质量。由病人做出满意度评价是一种市场行为，对病人评价的重视程度，是医院市场观念的标志。从病人的观点看，护理效果质量是评价质量的主要内容，建立在病人对服务过程主观描述基础上的满意度测评，对于管理者评价护理质量非常重要，越来越受到重视。在英国，病人满意度调查已经被提议作为一项常规的审计内容。

满意度测评可以在住院病人中进行，需要专人定期访问住院医院，对一个医院来说操作性尚可，但对上级卫生主管部门来说，则较难做到。同时，住院病人的疾病转归尚未明确，有的人病情仍较重，在接受调查、回答问题或填写问卷时往往有顾虑，使调查结果与实际情况有较大出入，影响评价结果的客观、真实和公正，选择出院病人作为调查对象，可较好的避免上述问题，已被上级卫生主管部门和院内评价时采用。收集信息可采用问卷调查、电话咨询、设立意见簿、出院随访等测评方法。

满意度测评的步骤：①确定目标及评价的目的。②根据评价的目的和评价方法的优缺点选择适当的方法。③设计数据收集工具。调查表是常用的方法，必须经过周密的设计，保证其信度和效度。调查内容既要全面深入，又要简洁方便，以开放式问题作为选择。问题答案选项按标准满意度问卷调查表的 Likert 五级设计法，按各选项以 25 分的间距在 0～100 分的范围设计 5 个选项，分别为"非常好""较好""一般""较差""极差"，使各医院问卷调查指标值的离散度加大，更利于进行院间评价。④数据收集与储存。调查表的发放与回收采用"双盲法"，即由病人经治科室或医院的上级业务主管部门确定调查问卷的内容，病人填妥调查表后直接寄往发信机关，由上级医疗管理机关对调查表进行分析评价，以保证数据来源的真实性和准确性。⑤数据分析和报告，数据分析可从描述和深入分析两方面处理；报告时层次要清楚，重点应突出。⑥信息转化，对评价结果做出快速反应是持续质量改进的基本前提。

（冯　菊）

第二章　疼痛患者的人文护理

一、疼痛患者的沟通交流

沟通与交流是人类传递信息的普遍现象。护患沟通主要是指护士在护理活动中与患者及其家属在信息和情感方面的交流,贯穿于护理活动的全过程,它是建立良好护患关系的关键环节。疼痛患者遭受身心双重折磨,需要通过沟通获得更多的关心和帮助,护士的良好沟通交流会对患者产生深远的影响。

【语言性沟通的运用】

使用语言、文字或符号进行的沟通称为语言性沟通。语言性沟通是人际交流的重要方式,亲切、善意、礼貌的语言是良好沟通的前提。护士能正确使用语言沟通技巧,根据不同的对象、不同的环境运用恰当的语言和患者进行沟通,学会使用保护性语言,禁用伤害性语言。在语言性沟通过程中,护士应注意耐心倾听,专注于与患者的交流,全面了解患者的身心状态,及时解答患者的各种疑问,与患者及家属建立良好的护患关系,更好地促进患者的康复。

【非语言性沟通的运用】

非语言沟通是指通过目光接触、体态和肢体动作、身体接触、面部表情、空间距离等方式进行沟通的过程。非语言沟通是人际沟通的重要形式,占所有沟通形式的65%,在护患关系中具有非常重要的作用。美国心理学家艾伯特认为语言表达在沟通中只起方向性及规定性的作用,而非语言沟通能准确地反映出人的思想及情感。疼痛护士应充分运用非语言沟通技巧,鼓励患者积极表达自己的感受和需求,并善于观察患者的非语言信息,与患者及家属间建立起信任的合作关系,更好地服务于患者。

【沟通交流与优质护理服务】

优质护理服务以现代护理观为指导,以护理程序为基础,突出对“人”的整体护理。优质护理离不开良好的沟通交流,良好的护患沟通不仅能增加患者对护理工作的了解,而且能传递对患者的真诚关心和帮助,从而促进护患间的相互信任、相互理解和相互支持,有利于优质护理的持续深入开展。

【护患沟通交流中一般常用的技巧】

随着心理学、社会学、行为研究在医学领域的不断深入应用,沟通技巧在临床护理工作中越来越受到重视。

1.移情　护士对患者是否有同情心,患者是否愿意和护士谈话是关键。如果护士的情感没有“移入”患者,就会缺乏对患者的同情心,也就失去了为患者进行心理护理的基础。

2.微笑　是一种特殊的“情绪语言”,是人际交往中解决生疏紧张的第一要素。护士与患者交往过程中,护士的微笑是容易被接受的、具有亲切感的行为,护士用自己良好的精神面貌和乐观豁达的情绪感染患者,给患者留下良好的“首印效应”,使患者摆脱困扰,勇敢面对现实,产生积极的心态。

3.倾听　是护患沟通的重要技巧,患者倾诉自身的病痛,是一种情绪的释放,也是护士了解病情的重要途径。倾听时应注意对方说话的音调流畅程度、面部表情、身体姿势和动作等各种非语言性行为,不要急于判断,应集中注意力,体会弦外之音。

4.解决问题的技巧 是指以解决问题为目的的沟通技巧,包括收集信息,集中主要问题,总结和提供信息等。

5.组织交谈的技巧 是指有目的、有针对性地运用心理社会学的原则,在与患者建立良好的人际关系基础上进行组织交谈,分五个阶段:准备计划,开始交谈,引导交谈,结束交谈,做好记录。

6.其他的沟通技巧 如沉默、自我暴露、触摸等,护士良好的仪表仪容,操作规范,表情自然,并辅以点头、微笑、示范等动作,达到良好沟通的目的。

【促进沟通成功的措施】

1.培养沟通能力 良好的护患沟通是实现以患者为中心,减轻患者心身痛苦,创造最佳心身状态的需要;是促进护患间理解与支持,提高治疗效果的需要。因此,沟通能力已成为医务人员非常重要的专业素养之一。1989年世界医学教育联合会著名的《福岗宣言》指出:"所有医务人员,必须学会交流和处理人际关系的技能,缺乏共鸣(沟通)应该看作与技术不够一样,是无能力的表现"。因此,护理人员应加强沟通能力的培训,这不仅是自身发展的需求,也是规范医疗行为、提高服务质量的需要。

2.加强护士的综合素质培训 护理人员不仅要具有扎实的专业理论知识和熟练的专业操作技能,而且要具有良好的人文素养和人际交往能力,才能为不同的患者提供个性化的优质护理。应采取多种方式对护理人员进行多方面知识和能力培训,提高护士的整体素质和综合能力。

总之,在当今高度发达的信息时代,护理人员需具备良好的沟通能力、综合的人文素养和扎实的专业理论和技能等,才能做好临床护理工作,满足不同患者的身心需要,为患者提供合理、连续、全方位、个性化的优质护理。无论患者以何种角色出现,护士都应一视同仁,使患者得到人格上的尊重和心理上的慰藉,尊重其文化背景和宗教信仰,加强患者身、心、社会全方面的护理,充分发挥护理的作用。

二、疼痛患者的人文关怀

随着物质文化和精神生活水平的提高,人们对维护健康的需求也日益增长。护理人员必须关注个体的心理和社会需要,为患者提供专业的护理和个性化的人文关怀。疼痛患者因长期遭受疼痛的折磨,需要护士护理中提供更多的人文关怀,使患者能够达到身体、情感、精神上的康复。

【人文关怀的内涵】

《易经》上说:"文明以止,人文也"。"人文"一词首先由《易传》提出,泛指人类文明。人文关怀和人文护理是指"人文精神"在护理工作中的具体体现。人文精神体现在人能否正确对待自我、他人、社会和自然,它是一种态度。在护理实践中,人文精神集中体现在对患者的价值,即对患者的生命与健康、患者的权利和需求、患者人格和尊严的关心和关注上。

人文护理的核心体现为尊重,其含义为人格的尊重,包括尊重患者的情感世界,尊重患者的意愿。因此,护士尊重患者的生命、健康、权利、人格,并给予患者生活、生理、心理、安全、精神等全方位的服务,使其感受到护理中充满人性的温暖,有利于患者早日康复。

【护理与人文关怀】

护理的人文内涵核心是护理工作者首先要尊重人,关爱人,以人为本。关怀是护理的核心概念与中心任务,有效的关怀能增强患者应对压力的能力,促进患者的康复。患者对护理关怀的感受越深,对护理的满意度就越高。护士要善于从不同患者的眼神、表情、言语、体态中读懂他们的需要、痛苦和渴望,并能运用关怀技巧尽量地满足他们的身心需要。

【疼痛患者的人文关怀】

1.疼痛病房的走廊文化　在人们印象中,医院病区走廊总是为"一条长长的白色通道,一个大大的"静"字悬挂在墙上",给人的感觉是清冷、肃静,而现在疼痛病房的墙面色彩悦目温馨,各种标识、指引映入眼帘,给人以干净、舒适的感觉。

(1)病区医务人员宣传栏:介绍了整个病区的概况及医务人员的信息,同时配上照片,方便患者及家属了解其医务人员,更好地满足患者的需要。

(2)健康宣传栏:配备了各种健康宣教资料,包揽了疼痛科常见病种的健康指导,预防常识,内容丰富、图文并茂、生动形象,易于理解掌握。

2.病房管理中的人文关怀　病房设置舒适、安全、方便,墙面张贴"入院须知"、"预防跌倒十知道"、"常用药物的不良反应"、"有创治疗前患者的准备"等温馨提示和健康指导内容,利于患者随时阅读。治疗室自备有音乐播放装置,在治疗时播放舒缓的音乐,便于患者放松心情。两个病床之间安置隔帘,加强患者隐私的保护。

3.护理人员自身素质体现人文关怀

(1)提高护士素质:现代护士的知识结构应该是医学基础理论、护理知识和人文知识的有机结合,护士需要熟练掌握和运用医学护理知识,同时还要学习运用心理学、美学、管理学、哲学、公共关系学,以及伦理学、预防、保健知识等。护士不是被动而机械地执行医嘱,而是要在专业化的护理中融入人性化关怀,真正做到想患者之所想,急患者之所急,实现护理的神圣职责。

(2)增强人文服务意识:人文关怀需要人文精神,护士人文精神的成长有赖于护士个人的人文素养。护理人员的生活阅历、生活态度、处世原则、生活情操、文化背景、甚至文学素养等构成了护士自身的人文精神背景。因此,需要在学校教育和毕业后继续教育中加强对护理人员的人文素养培养,同时,医院应倡导和创建人文关怀、以人为本的服务氛围,提高护士在临床工作中实施人文关怀的意识和能力。

(3)护理操作中的人文关怀:患者在护理操作中处于被迫接受地位,护士应换位思考,充分体验患者的感受,保障患者的权利,尊重患者的意见和选择。操作前应耐心予以解释和评估,解答患者及家属的各种疑问,说明操作的目的、注意事项和步骤,取得患者的支持和配合,操作中规范、严谨地执行操作流程,观察患者的反应,操作后密切观察患者对药物和治疗的反应,并做好健康指导,提高患者和家属的应对能力。

(4)患者出入院中的人文关怀:患者刚入院时往往因对陌生环境不熟悉、对医护人员不了解、对治疗护理不确定等,出现紧张、焦虑、不知所措等心理反应,责任护士应该亲切接待患者,热情介绍医务人员和病室环境,以及住院规章制度和注意事项等,主动了解患者的需求并尽量满足,帮助新入院患者尽快适应住院生活。对于出院患者,责任护士应做好出院指导、健康宣教及门诊随访时间介绍,将患者送出病房并适时地表示祝福,会让患者倍感关爱、被重视。

三、疼痛患者的健康教育

随着健康观念的转变,疾病预防和健康促进已日益受到人们的重视,健康教育是实现疾病预防和健康促进最有效的手段。健康教育的核心是改变不利于健康的行为、习惯及环境,养成良好的健康行为,提高患者日常自我护理能力。

【疼痛患者健康教育内容】

1.入院健康教育　入院时责任护士应亲切接待患者,热情介绍病区环境、医务人员、住院规章制度及注意事项等,主动了解患者及家属的需求并积极想办法满足,全面评估患者的病情及个人相关情况,适时进行健康指导,为建立良好护患关系和进一步诊治打下良好的基础。

2.教会患者疼痛评估   疼痛评估是疼痛患者需要了解和掌握的重要内容,护士应根据患者的不同情况给予有针对性的指导,用通俗易懂的语言说明疼痛评估的意义和方法,教会患者对疼痛进行评估并及时向医护人员报告疼痛变化情况。

3.药物治疗教育   疼痛治疗过程中,护士应主动向患者及家属介绍疼痛的治疗方案,讲解常用药物的作用、注意事项和不良反应及处理,解除患者对镇痛药成瘾的恐惧心理。指导患者正确评价治疗效果,如疼痛减轻时的表现有自我感觉舒适、食欲增加、休息和睡眠质量好转等。

4.有创治疗宣教   需行有创治疗的患者,护士于治疗开始前和结束后对其进行健康宣教,主要包括:术前准备、术中配合的方法及术后注意事项。

5.出院指导   责任护士向出院患者讲解防止疾病复发及促进康复的方法,以及辅助器械的用法及注意事项,出院带药的服药方法及随访时间,同时解答患者和家属的疑问,增强患者出院后的应对能力。

【疼痛患者健康教育方式】

1.口头讲解   护士通过口头讲解的方式对患者进行健康指导,分为个别指导和集体讲解。

(1)个别指导:护士根据对患者及家属已有知识的评估,采取谈话、提问和咨询等方式进行单个面对面交流,解决个体化的健康问题。

(2)集体讲解:将同类疾病患者集中在一起进行同一个主题的健康知识讲解,使众多患者在同一时间都能了解和掌握健康保健知识,提高了健康教育效率,同时也可以促进患者之间相互交流、相互帮助,提高健康教育效果。

2.文字宣传   将健康教育内容制作成健康教育手册、宣传栏、科普小册子、图片等进行宣传教育。

【疼痛患者健康教育技巧】

1.时机适宜   健康教育的时机要适宜,最适宜时机为:患者情绪稳定、疼痛缓解、心情愉快时。

2.环境适宜   避免在进食时、如厕前、周围环境嘈杂时进行健康教育,应在患者将注意力全部转移到护士身上时再开始进行健康教育,这样会起到事半功倍的效果。

3.循序渐进,内容不能过多,分次少量进行   根据成年人记忆特点科学合理地进行健康教育。正常成年人平均1次只能记住5~7点内容,为增强患者的健康教育效果,每次教育指导限于3~4点内容。

4.采用小组教育与个别教育相结合   对有相同健康问题及需要的患者,将其组织在一起对相关知识和技巧进行示范教育。对不同个体、不同时期、不同健康问题则给予相应的个别指导。

5.因人而异选择沟通技巧   由于患者年龄、文化、职业、性别、病情上的差别,需要具体情况具体对待。对病情严重的患者进行健康教育时内容要精简,主要是就患者存在的主要护理问题进行健康教育,对病情较轻的患者,内容则应偏重于预防和保健等方面。

【密切护患关系,提高沟通能力】

良好的护患关系是进行护患沟通的前提,有效的沟通能力与技巧是实施健康教育的重要保证。护士应注重人文修养和职业形象,在工作中主动向患者介绍自己,对不同患者使用贴切的称谓,注意体态语言,通过表情、抚摸、富有同情心的话语、恰当的询问、告知等拉近与患者的距离,从而增强健康教育效果。

【拓宽护士的知识面,提高护士的自身素质】

全面的知识和熟练的技能是取得患者信任、建立和维持护患关系的重要因素。作为一名新时代的护士,应培养良好的思维能力和学习能力,不断丰富自身的理论知识和临床经验,学习新知识、新技术,提高自己的综合能力和护理技术水平,以满足患者日益增长的健康需求。

(保   燕)

第三章　临终患者的护理

临终护理也称为安息护理、终末护理或临终关怀等,是指为临终患者及其家属提供全面的护理,维护临终患者的尊严,减少其痛苦,增加其舒适程度,满足其生理、心理及社会方面的需求,提高生命质量,同时维护患者家属的身心健康。临终护理能够增进入际间的心灵沟通,体现人的尊严,生命的珍贵,对提高临终病人的生活质量有重要意义,它是符合人类生存发展需求的护理理念,成为危重护理学的一个重要内容。

一、临终的界定

关于临终的时限范围目前世界上尚无统一的界定标准,各国研究者有不同的见解。我国将患者处于疾病末期、死亡在短期内发生(存活 2～3 个月)定为临终;在美国认为已经无治疗意义、估计只能存活 6 个月以内者是临终;在日本以住院治疗至死亡平均 17.5 天为标准。一般认为,病人在经过积极治疗后,仍无生存希望,直至生命结束之前这段时间称临终阶段。此期的护理即为临终护理。

二、临终护理的内容

临终护理通过护理人员对生命、死亡及生活价值的认识,提供各项护理服务,协助临终病人度过生命的最后阶段,解除其生理上的痛苦,缓和心理上对死亡的恐惧与不安,妥善地完成社会义务,从而达到生存质量提高,舒适、无痛苦、有尊严地走过人生最后旅程。同时,使患者家属也有一个理想的精神过渡期,心理上得到安抚。护士要特别重视在临终护理中建立良好的护患关系,把临终者当作一个整体的人,一个正在完成其生命过程中重要阶段的人,给病人真诚的关心。

1.症状护理　临终护理首先要控制和减轻各种症状来满足临终病人身体舒适。建立危重护理记录单,准确记录病人液体出入量、生命体征,完成各项治疗护理措施。

(1)疼痛的护理:疼痛是临终病人中最普遍、最重要的症状,87%的晚期肿瘤病人和 60%的其他疾病末期病人主诉疼痛。疼痛不仅局限于生理范畴,若疼痛无法缓解,病人会产生无助感、沮丧和哀伤。首先,允许病人表达其痛苦感受,采用患者乐意接受并认可的止痛方法。一般按照阶梯镇痛法(从少侵入性/低危险性逐步到高侵入性/高危险性的步骤)依次采取口服、直肠给药、皮下注射和药物阻滞神经破坏传导通路止痛。应用镇痛药期间,注意观察药物副作用,如便秘、恶心、呕吐、精神紊乱等。护士根据医嘱按时给药,最大限度保持病人无疼痛与清醒之间的平衡,还可以指导病人用非药物的方法减轻疼痛,如放松、分散注意力、热敷、冷敷、按摩等。良好的护患交流及舒适的治疗环境对提高疗效也有重要作用。

(2)缓解呼吸困难:及时清除呼吸道分泌物,协助病人采取舒适的卧位,以缓解呼吸困难,减轻病人恐惧和绝望心理。

2.一般护理　制定临终护理计划,做好基础护理,实施舒适护理,满足病人生理需要。

(1)研究发现近70%的临终病人对舒适的病房环境方面有突出的要求。要安排患者在整洁、安静、温馨的房间,病房最好有看到自然景色的窗户,使患者不与外界隔绝。设施、格局尽量家庭化,整齐协调,保持病室环境安静,增加生活内容和乐趣,使患者心情舒畅。有条件的安排单人房间,增加患者与家人团聚的机会,满足患者及家属的心理需要。

(2)对临终病人进行饮食、口腔、排泄、皮肤、睡眠等全面照护。本过程不能按照护理人员的主观想法去实施,而是以重视病人个人实际需求为前提,尽量按照病人和家属的愿望进行护理,最终达到舒适。评估患者的自理状况,激励患者采取积极的自理行为,病人有体力完成且病情许可时允许其自理,力所能及地解决别人无法替代的问题,保持生命尊严。

(3)帮助病人采取舒适卧位,定时翻身。尽量保持身体整洁,定时沐浴或床上擦拭,使病人在亲友面前留有美好印象。保持被服清洁、干燥、平整,预防褥疮。做好口腔护理,长期大剂量应用广谱抗生素的病人注意观察有无口腔霉菌感染。鼓励病人经常漱口,增进食欲。对意识丧失、躁动、谵妄的病人加强防护,防止受伤。保持定时排便,留置导尿病人,保持尿管通畅,防止泌尿系统感染,操作时注意遮挡,尊重病人隐私。

3.营养失调的护理　由于疾病(如肿瘤致机体过度消耗)及特殊治疗手段(如放、化疗等)的作用,消化功能低下,食欲差,摄入量明显低于机体需要量。给予高热量、高蛋白、高维生素、易消化饮食。根据病人口味进食,不勉强进食。合理搭配,少量多餐,避免刺激性食物摄入。吞咽困难者,给予流质饮食,进食宜慢,取半卧位,以免发生吸入性肺炎或呛咳、窒息。病情危重者,采取喂食、鼻饲等方法,必要时胃肠外营养。

4.心理护理　目前引起死亡的主要疾病是恶性肿瘤、心脏病、脑血管疾病等,而这些疾病均表现为相对缓慢的发展过程,致使大多数病人在疾病与死亡之间徘徊。这种缓慢的、一步步靠近的死亡方式,让人更感恐惧,体验更深刻,因此心理护理非常重要,它贯穿于临终护理的全过程。对即将离世的人给予心理的安慰和关怀,辅以适当的治疗,有重要价值。

(1)临终患者心理状态的好坏直接影响其机体的功能状态。临终心理过程分为5个阶段:否认、愤怒、协商、抑郁和接纳。这5个阶段不一定都出现,个体差异很大,每个病人的心理分期与特征各不相同。随着生存时间的缩短,临终病人的心理状态极其复杂,常见的心理表现有:对生活、亲人的留恋,即使已知自己病不能医,仍然对治疗抱有希望;否认自己处于癌症晚期,甚至讳疾忌医;充满怨恨,对周围的人或事抱着敌视态度,脾气暴躁,有的甚至绝食,拒绝治疗及亲属的照料;忧郁与轻生;通情达理、接受现实,能平静地面对"另一世界";希望满足最后的愿望等。

(2)护士要针对病人不同的年龄、人生经历、心理状态给予护理,谅解和宽容病人,真诚地理解、同情病人,耐心倾听他们内心的痛苦,对其常有的害怕孤独、突然无法再承受之彷徨,给予深度的沟通与真诚的理解。尽量满足其要求,在心理、情感和精神上给予支持、疏导和安慰,尊重病人的不确定感及其想知与不想知的权利,尽量让其有机会处理及释放过去与别人的恩怨与情绪,鼓励其说谢谢、对不起、再见,对未了之事做出了结,减轻病人对家人的照顾与负担所产生的歉疚感。让病人有自主权决定医疗方式及生活结构。

(3)死亡教育:适时告知病情,一旦度过愤怒阶段,可与患者共同探讨"死亡"问题,让患者明白死亡是生命的一个过程,是每个人的最终归宿,从而以积极的心态安排好有限的时间,降低对死亡的恐惧,平静地面对和接受死亡。与病人家属共同创造机会,让病人回顾一生中美好的或痛苦的经历,在审视过程中重新体会自己的存在意义,再次确认其人生观与价值观,充分肯定其生平成绩及自我实现的程度,加深信仰,获得心灵的真正平安,达到灵魂舒适。

5.临终病人家属的情感、心理支持　家属情绪好坏直接影响临终病人生活质量,临终护理不仅针对病人,而且面向家属,为其提供心理支持、咨询和必要的信息交流。在病人临终期间,家属尤其是配偶,承受着极大的压力和痛苦的心理反应,有时比病人更难以接受死亡的事实,面对亲人的临终期感到极度恐惧和无助。另外,患者家属因长时间照顾患者,身心疲惫,易产生灰心、失望甚至焦虑、抑郁。

(1)首先护士要通过对病人的真情关怀照顾,使家属的心理得到安慰,指导家属基本的生活护理技术,使其更好地参与对患者的临终关怀,为亲人多做最后一些事,陪伴亲人一起度过人生的最后时光,减少遗憾,得到心灵安慰。

(2)及时沟通,使家属了解患者病情进展,使其尽早对病人的病情进展及预后有正确的认识,提供尽可能的帮助,建立起相互合作的关系和氛围,使之感到有人和他们共同面对人生困境,稳定其情绪,使其健康处于适应状态。

(3)对家属进行死亡教育,帮助他们适应病人病情的变化和死亡,对亲人的辞世有心理准备,缩短悲痛过程,减轻悲痛程度。死亡来临时对病人是痛苦的结束,对家属则是悲哀的高峰,护士应为家属提供告别场所,协助将遗物做妥善安排。为家属留出尽情发泄内心痛苦的时间,疏导悲痛过程,度过心理危机。

6.尸体护理　护士需以庄严、尊敬的态度认真做好尸体料理,让死者享受到最终的护理,帮助死者达到生有价值、死有尊严的伦理目标,是对死者的尊重,也是对死者亲属的心理安抚。

(1)医生宣布病人死亡后,将其身体轻轻放平,并用一枕抬高头部,防止面部皮肤变色,合拢眼睑、口唇,放好义齿,生理盐水擦拭口角分泌物。撤去监护导线、输液针、各种导管,压迫止血,造口引流处应缝合,更换伤口敷料,擦拭胶布痕迹。棉球塞于尸体肛门、阴道处。将病人遗容呈现安详、整洁的外观,病房整理就绪后,方请家属瞻仰遗容。贵重物品及衣物交家属,若无家属在场,贵重物品封存,由病区护士长保管。同时,护士要联系好太平间,尸体做好标记。

(2)注意尸体护理要尊重病人生前的民族习俗和宗教信仰,在有些宗教中只允许家属处理和清洗尸体,要遵照病人生前愿望进行。

（保　燕）

第二篇　护理技术

第四章　常见诊疗护理技术操作

第一节　胸腔穿刺术

一、概述

经过胸腔穿刺来抽取积液或积气,可解除肺组织的压力,改善呼吸,也可将抽取出的液体行细胞学或细菌学检查,用来查找癌细胞或抗酸杆菌,以明确诊断。通过胸腔穿刺,抽出胸腔内脓液并辅以胸膜腔冲洗、注药从而达到治疗的目的。

二、适应证

1.怀疑胸壁肿瘤及胸壁结核者。
2.胸膜腔内大量积液或积气者。
3.单纯性脓胸/化脓性脓胸膜炎或局限性脓胸者。

三、禁忌证

1.有严重出血倾向者。
2.肺气肿者。
3.活动性肺结核及支气管胸膜瘘者。

四、术前准备

1.患者告知　向患者介绍穿刺目的、配合要求、注意事项,疏导其紧张情绪,以取得合作。
2.物品准备　胸腔穿刺包(包内备有弯盘、直钳、弯钳、方纱、纱球、针头、胸穿针、孔巾等),2%碘酒,75%乙醇,无菌手套2副,无菌纱布、棉签若干,50ml、5ml注射器各1副,无菌试管4个(留送常规、生化、病理及细菌培养),胶布,1000ml量杯1个,治疗巾1包,2%利多卡因注射液10ml。

3.患者准备　有频繁咳嗽者,术前30min给予口服止咳药,以免穿刺中因咳嗽而使针头移动,刺破肺组织造成出血或气胸。

五、检查配合

1.协助患者面朝椅背,骑坐在靠背椅上,双肩平放椅背上缘。病重不能下床者,可取斜坡卧位,患侧手抱头,以张开肋间。

2.术者确定穿刺部位并标记,配合者打开胸穿包铺无菌盘。穿刺部位一般在肩胛角下第7～8肋间或腋中线第5～6肋间处。包裹性积液者,以X线片或超声诊断指示部位定穿刺点。

3.术者戴无菌手套,配合者揭开无菌盘盖巾及倒入碘酒、乙醇。术者以碘酒、乙醇消毒穿刺部位,在穿刺处铺以孔巾,显露穿刺点后,取5ml注射器抽取麻药,在穿刺点的肋骨上缘从皮内、皮下直至胸膜注射麻药。

4.穿刺成功后,配合者应立即以止血钳固定穿刺针,防止空气进入胸膜腔。术者可取50ml注射器抽出积气或积液。

5.抽液或注药完毕后,术者拔出穿刺针,以无菌纱布覆盖针眼处压迫15s,再以碘酒消毒穿刺点,盖以无菌纱布,胶布固定,协助患者卧床休息。

六、护理

1.穿刺后嘱患者卧床休息,必要时给予解痉镇痛药以缓解患者的疼痛。
2.监测患者体温的变化,可遵医嘱给予患者抗感染药物。
3.观察患者穿刺处出血情况,伤口敷料固定好。

七、注意事项

1.严格无菌操作,以防胸腔感染。

2.抽液者,若以诊断为目的,抽取50～100ml即可;若以减压为目的,首次不超过600ml,以后每次不超过1000ml;若以治疗为目的,应尽量抽吸干净(张力性气胸除外)。

3.穿刺中应嘱患者避免咳嗽及转动身体,密切观察其反应;若患者感到呼吸困难、疼痛剧烈、心悸、出冷汗或出现连续咳嗽等,应立即停止操作,协助平卧,必要时皮下注射1:1000肾上腺素。

4.抽液完毕需向胸腔注射药物时,应先回抽少许积液,以确保药液注入胸腔。注药后嘱患者稍转动身体,使药液在胸腔混匀。并密切观察注药后反应,如胸痛、发热等,及时对症处理。

5.留取的胸液标本,仔细观察其性状后立即送检。

(张晓丽)

第二节　人工心脏起搏器术后护理

心脏起搏器是一种医用电子仪器,它通过发放一定形式的电脉冲,刺激心脏,使之激动和收缩,即模拟正常心脏的冲动形成和传导,以治疗由于某些心律失常所致的心脏功能障碍。心脏起搏器简称起搏器,由脉冲发生器和起搏电极导线组成。

一、评估

1.一般评估　精神状态,生命体征,皮肤等。

2.专科评估　心率,脉率,伤口有无出血、血肿、感染等情况。

二、护理要点

1.一般护理

(1)环境:保持环境安静、空气流通,限制探视人员,保持适当的温湿度,温度以 18～22℃ 为宜,空气相对湿度以 40%～50% 为宜。

(2)休息与活动:卧床休息是预防电极脱位最有效的方法之一。埋藏式起搏器患者卧床 1～3 天,取平卧位或略向左侧卧位,如患者平卧不适,可抬高床头 30°～60°。术侧肢体不宜过度活动,勿用力咳嗽,咳嗽时应用手按压伤口。

(3)饮食护理:卧床期间应给予低脂、易消化、清淡、高营养食品,少食多餐。避免产气类食物,如牛奶、豆浆,以免引起腹胀、腹痛,应协助患者顺利排便。

2.病情观察

(1)心电监护:向手术医生了解手术情况及起搏频率,持续 24 小时心电监护,观察脉搏、心率和心律的变化。

(2)伤口护理:伤口局部沙袋压迫 6 小时,观察伤口有无渗血情况,周围皮肤有无红肿,按无菌原则每日更换敷料,一般术后 7 天拆线。

(3)预防感染:术后常规应用抗生素,并观察体温变化,术后连续 7 日测体温,测量体温每天 4 次。

3.并发症　切口出血、感染及囊袋皮肤坏死,严密观察伤口处变化,切口有无出血、渗血,是否有剧烈疼痛及红肿,囊袋处皮肤有无化脓及破溃等。

4.心理护理　安装起搏器后患者主诉有异物感,夜间入睡困难。应给予适当的心理疏导,必要时给予镇静药,向其解释安装起搏器后患者因心率增快而感到不适属正常现象,安慰患者不必担心。

三、健康教育

1.对埋藏式起搏器患者,教会其自测脉搏,每日 2 次,每次测量时间为 1 分钟。

2.日常生活中要远离电辐射较高的场所,如微波炉、高压电场等,不做各种电疗,以免电磁场使起搏器失灵。外出时随身携带起搏器卡,便于出现意外时为诊治提供信息。

3.告知 3 个月或半年进行随访,必要时拍胸片及做动态心电图。在起搏器电池耗尽之前及时更换起搏器。

(张晓丽)

第三节　冠状动脉造影术

一、概述

冠状动脉造影是指经桡动脉或股动脉放置一根导管至冠状动脉,选择性地向左或右冠状动脉内注入造影剂,从而显示冠状动脉走行和病变的一种方法。心脏造影术的目的:可检查心脏和大血管的形态和缺损情况;冠状动脉分支有无畸形、狭窄以及交通支分布情况,是诊断冠心病及明确有无手术指征的重要检查方法。

二、适应证

1.确诊,胸痛不典型,临床上难以确诊。老年人出现心力衰竭、心律失常和心电图异常,而无创检查(如超声心动图或核素)不能确诊。

2.患者无症状但运动试验阳性,或有症状而运动试验阴性者。均可行冠脉造影和左室造影检查来确诊冠状动脉是否有病变。

3.指导治疗,在考虑对患者进行经皮冠状动脉腔内成形术或冠状动脉旁路移植术时,必须先进行冠状动脉造影和左心室造影,以明确病变的部位、程度以及左室的功能情况,以便进一步选择手术方式。

(1)劳力性心绞痛患者:对于那些药物治疗控制症状不满意、运动耐量较低的患者,应行冠状动脉造影,以争取治疗。

(2)不稳定型心绞痛:此类患者极易出现急性心肌梗死或猝死,当内科治疗症状控制不满意时,应急诊行冠状动脉造影,以便进一步选择手术方式。

(3)急性心肌梗死:6h 以内的急性心肌梗死,拟行冠状动脉腔内成形术或冠状动脉旁路移植术时;急性心肌梗死并发心源性休克,应在主动脉内球囊反搏支持下,急诊行冠状动脉造影,以期选择手术方式;急性心肌梗死静脉溶栓治疗不成功,拟行冠状动脉腔内成形术;顽固的梗死后心绞痛,药物治疗难以控制,急诊行冠状动脉造影,以期选择手术方式。

(4)既往曾患心肌梗死,在手术前行冠状动脉造影,以期选择手术方式。手术后心绞痛复发,怀疑再狭窄,拟进一步行手术治疗者。非冠心病的患者,在行心脏外科手术前常规冠状动脉造影检查如:≥50 岁的瓣膜病患者;先天性心脏病,可疑合并冠状动脉畸形;肥厚性梗阻型心肌病。

三、禁忌证

1.碘过敏者。
2.严重肝、肾功能障碍及不能控制的全身性疾病。
3.各种原因引起的发热,感染性心内膜炎治愈未满 3 个月者。
4.近期有心肌梗死、肺梗死或动脉栓塞。
5.不能控制的严重充血性心力衰竭。

6.反复发作较重心律失常,现有较明显的心律失常。

7.有明显发绀的先天性心脏病。

四、检查前准备

1.患者告知　检查目的、意义、开始禁食、水时间。

2.患者准备

(1)检查前一晚保证充足睡眠,必要时可以药物辅助帮助睡眠。

(2)检查前 1d 皮肤准备,剃净双上肢、会阴部及腹股沟处毛发,洗净皮肤。

(3)检查前 6h 禁食水,糖尿病患者注意停用降糖药物。

(4)核对血清四项化验单,以防缺漏。

3.物品准备　静脉切开包,无菌心导管,穿刺针、导引钢丝、扩张管及其外鞘,测压管或压力监测及描记器,消毒巾,血氧分析器材及药品,心血管造影剂,监护仪,急救器材(氧气、除颤仪、人工心脏起搏器、急救药物),沙袋。

4.检查(治疗)配合

(1)患者进入造影室,上造影床,同时将切口部位准备好。

(2)建立静脉通路,并进行心电血压监测。

(3)取仰卧位,双手放于身体两侧,进行皮肤消毒。

(4)造影穿刺前给予局部麻醉,以减轻穿刺时的疼痛。

(5)造影进行中请密切观察生命体征变化,并重视患者主诉。

(6)完成操作后,退出导管,结扎静脉,缝合皮肤。

(7)局部压迫止血 15min,并加压包扎。

五、护理

1.造影当日由导管室人员到病房接患者,并做好排便。

2.造影进行中询问患者感觉,有情况及时处理。

3.造影结束返回病房后的护理

(1)经股动脉穿刺的患者术侧腿应伸直,不要打弯,1000g 左右沙袋局部压迫 6h,平卧 24h,以防止穿刺部位出血,同时注意观察足背动脉搏动情况及术侧肢体皮肤颜色,温度及足趾知觉。

(2)经桡动脉穿刺的患者,术侧腕部用可调式加压包扎装置止血,患者返回病房后护士应注意观察术侧手臂有无肿胀,手掌颜色及手指知觉,询问患者自觉症状,与导管室医生做好交班,一般 2h 松解 1 次,示患者自觉症状及有无出血而定,6h 后,取下加压装置,并将伤口纱布包扎。

4.患者造影术后应示患者心功能状况决定患者饮水量范围,以将造影剂排出体外。

六、注意事项

1.严格进行无菌操作。

2.术中随时保证导管内输液通畅,避免凝血。

3.送导管手法宜柔和,尽量避免刺激静脉,以减少静脉发生痉挛。

4.导管进入心腔时,应密切监护。

5.心导管在心腔内不可打圈,以免导管在心腔内扭结。

6.预防并发症(静脉炎、静脉血栓形成、肺梗死、心力衰竭及感染)。

(张晓丽)

第四节　体外冲击波碎石术

一、概述

体外冲击波碎石术(ESWL)是利用高能聚集冲击波,在体外非接触性裂解结石的一种治疗技术,安全有效。通过 X 线、B 型超声对结石定位,将震波聚焦后作用于结石,促使结石裂解、粉碎。碎石适应证广泛,多数结石患者可免除手术之苦。

二、适应证

适用于肾、输尿管上段结石,输尿管下段结石治疗的成功率比输尿管镜取石低。

三、禁忌证

尿路结石、远端输尿管有器质性梗阻、结石粉碎后不能顺利排出体外的患者;全身出血性疾病;妊娠妇女;严重心血管病变,心功能不全且不能有效控制;安装心脏起搏器者;急性尿路感染者;血肌酐≥265μmol/L;患侧肾无功能,不能产生足够尿流使结石排出体外;育龄妇女输尿管下段结石等;过于肥胖、肾位置过高、骨关节严重畸形、结石定位不清等,由于技术性原因而不适宜采用此法。

四、检查前准备

1.患者告知　向患者讲解体外冲击波碎石术的基本过程,检查中可能的不适如疼痛,检查后可能的并发症如泌尿系感染、血尿、疼痛等,以取得患者的配合。

2.患者准备

(1)术前准备常规检查:血常规、尿常规、心电图、腹部 X 线平片、静脉肾盂造影、B 超等检查。

(2)备皮:膀胱结石治疗前要将耻骨上阴毛剃去。

(3)胃肠道准备:术前 3d 忌进易产气食物,必要时术前 1d 给予缓泻药;术晨禁食、水。

(4)麻醉镇痛:现在体外碎石机多为低能量碎石机,绝大多数人均不需要麻醉镇痛,少数紧张的患者可肌内注射地西泮,必要时可用哌替啶镇痛,效果能满足绝大多数要求。

(5)术中体位:根据 B 超或 X 线定位,嘱患者定位后勿动。例如:输尿管上段结石或输尿管中上段结石可以采取两种体位碎石,可仰卧位或俯卧位。

五、检查配合

1.患者放置于体位支架上,应安全、舒适、准确、上下支架时注意不要撞伤和跌伤。

2.在碎石治疗过程中,密切注意观察机器各系统是否正常工作,若有异常,立即关机,排除故障。

3.碎石过程中告诉患者尽量不要咳嗽,保持身体放松,呼吸均匀,不要随意移动身体。

4.在碎石治疗过程中,严密观察患者血压、脉搏、呼吸和心电图等,若有异常情况发生,立即停止治疗,配合医生处理。

5.用水槽机治疗时,应注意水温调节,一般水温保持在 35.5~37℃,每次治疗结束后,应更换并定时消毒水槽。

6.输尿管插管者,注意保持尿管通畅,防止脱落。

六、护理

1.观察患者血尿情况,碎石后出现血尿,属正常现象,一般抗感染治疗后很快会消失。在排石过程中也会有血尿出现或疼痛出现。

2.多饮水,每日不少于 2000~3000ml。

3.多运动:如跳跃、跳绳、上下楼梯等。如果是肾下极结石要做倒立运动,2~3 次/d,每次 5~10min,或者进行理疗,这样有利于结石进入肾盂、输尿管而排出体外。

4.术后使用消炎药物 3~5d,以防感染。

5.忌饮酒,少食辛辣食物,保持心情舒畅,避免过度劳累。

6.碎石后 10d 左右来院复查,以确定结石是否完全排出,有少数患者由于结石太大或过多,一次治疗不能彻底,需要数次碎石治疗,每次需间隔至少 1 周。

7.碎石后可遵医嘱口服排石药物,以便促进结石排出体外。

8.体外超声碎石多在门诊进行,如有不适,应及时就诊。

七、注意事项

1.术中震波碎石时,机器会发出轰击声以及有些患者会感到轻微不适,不要惊慌,不要变动体位,避免定位不准确,造成碎石不理想。

2.碎石术后多饮水,增加尿量,能降低尿内盐类的浓度,减少沉淀,起冲刷作用,以利于结石排出,尽可能每天维持尿量在 2~3L。为了维持夜间尿量,除睡前饮水外,夜间起床排尿后应再饮水。

3.观察尿色、尿量及排石情况,在碎石后会出现肉眼血尿,1~2d 后自行消失,它主要是由于震波时损伤了黏膜所致,鼓励患者多饮水,必要时静脉输液,使其增加血容量,通过多排尿达到内冲洗的目的。

4.并发症的处理

(1)肾绞痛:少数患者在结石碎片下移过程中会出现疼痛甚至绞痛,应向患者说明,嘱多饮水;轻者无需处理,重者可给予解痉镇痛药。

(2)石街:因石街阻塞尿路可引起肾积水、感染、衰竭等,故早期发现及时处理并做好告知。

(张晓丽)

第五节　排痰训练

慢性呼吸系统疾病的患者由于气道内的炎症渗出,其痰液长期堵塞气道,加重呼吸道内感染。排痰训练是教会患者正确的排痰方法,能够学会有效的咳嗽,排出呼吸道分泌物,减轻感染,保持气道通畅,减轻患者呼吸困难等症状,进行正常的生活和活动。

一、操作方法

1.操作前准备

(1)物品准备:痰盒、面巾纸、漱口水和污物桶等。

(2)患者准备:检查患者的生命体征,评估患者呼吸道痰阻塞状态;评估患者术前术后身体状况。

2.操作步骤

(1)向患者及家属说明排痰训练的目的、意义及操作过程,消除顾虑,配合训练。

(2)痰液黏稠而不易咳出者,常用超声雾化吸入法湿化气道,其湿化剂有蒸馏水、0.45％盐水、生理盐水,在湿化剂中可加入痰液溶解剂和抗生素等。

(3)神志清醒、能配合咳嗽的患者,根据病情正确指导其有效地咳嗽、咳痰。①患者取坐位或卧位等舒适体位,双脚着地,身体稍前倾。②让患者先进行5～6次深呼吸,深吸气未屏气,继而咳嗽,连续咳嗽数次使痰到咽部附近,再用力咳嗽将痰排出。③如果患者取坐位,两腿上放置一枕头,顶住腹部(促进膈肌上升)。④咳嗽时身体前倾,头颈屈曲,张口咳嗽将痰液排出。⑤亦可嘱患者取俯卧屈膝位,利用膈肌、腹肌的收缩,增加腹压,且经常交换体位有利于痰液排出。

(4)采用胸部震荡法(图4-1)协助患者排痰:①操作者双手重叠,肘部伸直,将手掌放置于欲引流的部位。②患者吸气时双手掌随胸廓扩张慢慢抬起,不施加任何压力。③从吸气最高点开始,手掌紧贴胸壁,施加适当的压力并轻柔的上下抖动,此动作贯穿于整个呼气期。④胸壁震荡5～7次,每个部位重复3～4个呼吸周期。

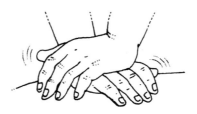

图4-1　胸部震荡法

(5)久病体弱、长期卧床或排痰无力者,可采用胸部叩击法(图4-2)。①患者取立位,体弱者取坐位或侧卧位。②操作者手指并拢,手背隆起,指关节微屈,使手掌侧呈杯状。利用手腕力量,迅速而有节律的叩击胸壁,震动气道。③叩击时应发出一种空而深的拍击音,边叩击边鼓励患者咳嗽,以进一步促进痰液排出。④叩击部位应从肺底自下而上,由外向内叩击胸壁。⑤每侧肺部反复叩击1～3min,每分钟120～180次。⑥操作时指导患者双侧前臂屈曲,两手掌置于锁骨下,咳嗽时前臂用力同时叩击前胸及患侧胸壁,振动分泌物,以增加咳嗽排痰效率。

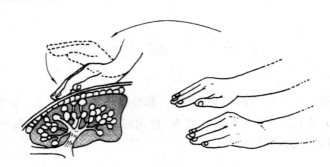

图 4-2　胸部叩击法

(6)排痰训练结束后嘱患者漱口,必要时为患者做口腔护理。记录操作时间、痰量和颜色等。

二、注意事项

1.操作过程中随时测量患者的生命体征。

2.湿化气道时,防止分泌物湿化后膨胀阻塞支气管,引起窒息;湿化液温度控制在 35～37℃,防止过高温度引起呼吸道灼伤;湿化时间以 10～20min 为宜,防止过度湿化引起黏膜水肿,体内水潴留,加重心脏负担。

3.胸部叩击部位应避开乳房、心脏及骨突起部位;叩击力量要适中,以患者不感到疼痛为宜。胸部叩击法宜在餐前进行,并在餐前 30min 结束,每次叩击时间以 15～20min 为宜。

4.若胸部有伤口,应用双手轻轻按压或扶住伤口,也可用枕头按住伤口,起固定伤口作用以减轻疼痛。身体极度虚弱者或有咯血、心血管状况不稳定、肋骨骨折者禁做叩击。

(张晓丽)

第六节　呼吸功能训练

慢性阻塞性肺气肿的患者通过呼吸功能训练,能够减轻呼吸困难的程度,提高活动的耐受力。

一、操作方法

1.操作前准备

(1)物品准备:小枕头、杂志、书、蜡烛及尺等。

(2)患者准备:评估患者生命体征是否平稳;检查肺气肿患者呼吸状况及呼吸形态。

2.操作步骤

(1)向患者说明呼吸训练的目的意义及操作过程,取得患者的合作。

(2)腹式呼吸训练(图 4-3):①帮助患者采取舒适体位,常取立位,若身体虚弱者可取半卧位或坐位,全身肌肉放松,平静呼吸。②嘱患者一手放在胸部,一手放在腹部,以感受自己的呼吸状况。③吸气时用鼻吸入,尽力挺胸,胸部不动,同时收缩腹部,吸气末自然且短暂地屏气,造成一个平顺的呼吸形态,使进入肺的空气均匀分布。④呼气时用口呼出,同时收缩腹部,胸廓保持最小活动幅度,缓呼深呼,以增加肺泡通气量。⑤吸与呼之比为 1∶2 或 1∶3,每分钟呼吸 7～8 次。每次训练 10～20min,每日 2 次,反复训练。⑥操作熟练后,逐渐增加训练次数,延长训练时间,使之成为不自觉的呼吸习惯。

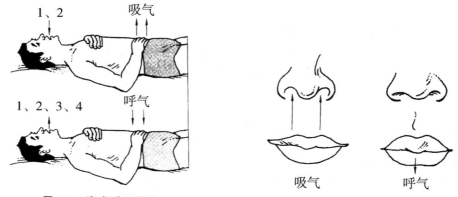

图 4-3　腹式呼吸训练　　　　　　　图 4-4　缩唇呼吸训练

（3）缩唇呼吸训练(4-4):①患者的准备同腹式呼吸训练。②嘱患者用鼻吸气,用口呼气(用鼻深吸气,用口缓慢呼气)。③呼气时口唇缩拢似吹口哨状,持续缓慢,同时收缩腹部。④吸气与呼气之比为 1∶2 或 1∶3,每分钟训练 7～8 次。每次训练 10～20min,每日 2 次。⑤缩唇的程度与呼气流量由患者自行调整,以能距离口唇 15～20cm 处并与口唇等高水平的蜡烛火焰随气流倾斜又不致熄灭为宜。⑥缩唇呼气可使呼出的气体流速减慢,延缓呼气气流,防止小气道因塌陷而过早闭合,改善通气和换气功能。

（4）也可采取吹气球、吹蜡烛等方法做呼吸功能训练。操作后安置患者舒适体位;记录呼吸训练的日期和时间,并做其效果评价。

二、注意事项

1.呼吸功能训练要根据患者的呼吸功能状况制订有效的训练计划。

2.训练过程应循序渐进,逐渐增加训练强度和训练时间,每次训练的时间应<30min,避免患者疲劳。

3.训练方法正确、规范,随时观察患者舒适状态,如训练过程中患者有不适感应停止训练。

（张晓丽）

第七节　手术室无菌技术操作

护理学的创始人英国人南丁格尔(1820-1910)在克里米亚战争中(1854-1856),率领 38 名护士到前线为伤病员服务。当时由于得不到清洁环境和消毒无菌操作的正确处理,许多伤病员并不是因创伤而死亡,而是由于创伤感染化脓,病死率高达 60%。经过南丁格尔和同道们的努力,改进了医院的消毒、隔离和伤口包扎等,使病死率一度下降到 42%,最终降到 2.2%,充分说明手术消毒隔离和无菌技术操作的重要性。无菌技术操作是在执行医疗、护理技术操作过程中,使已灭菌的物品保持无菌状态不再受污染,防止任何微生物进入机体的一种方法。

一、无菌间无菌物品的管理及使用原则

(一)无菌间无菌物品的使用及管理

1.无菌间内只允许存放无菌物品,室内的温度为 22～25℃,相对湿度为 50%～60%。

2.无菌间内要配备空气消毒装置和温、湿度计,且有专人负责管理、检查,室内应保持清洁。

3.无菌间内的无菌物品应存放在敷料架上,敷料架应低于天花板 50cm,高于地面 20～25cm,距墙壁 5cm 以上。

4.存放无菌物品的敷料架上要有显示远近日期的箭头标识,并有各种无菌物品名称的标识;无菌物品的包装上应有灭菌及失效日期。

5.敷料架上无菌物品的存放顺序应由近及远,拿取顺序亦由近及远。

6.无菌间内存放的无菌敷料包有效期为 7～14d;当室内温度超过 25℃时,敷料包的有效期应缩短为 7d。

7.无菌包一经打开,必须在 6h 内使用,铺好的无菌器械桌可保留 8～12h,过时应重新灭菌后方可使用。

8.打开后未用完的无菌包,不得再送回无菌间;盛放无菌小敷料的容器应每天消毒;手术间盛消毒液的容器,应每周消毒 2 次。

(二)无菌持物钳的使用原则

1.取送无菌器械及物品,均需使用无菌持物钳。无菌持物钳应干燥保存于无菌量杯内。容器及持物钳应每 4h 更换 1 次。

2.使用无菌持物钳时,广口无菌容器内可放 2 把无菌持物钳;小口无菌容器内只能放 1 把持物钳。

3.取放无菌持物钳时应注意勿碰杯口,操作时要在视野范围之内,不可高过肩部或低于腰部。

4.无菌持物钳应保持无菌,不可与已开始手术的手术器械及物品接触,更不可拿无菌持物钳越过走廊到其他房间取物。

二、手术室无菌技术操作

(一)无菌技术原则

1.进行无菌操作时,环境要清洁,操作区要宽阔,关门;严禁在人员走动频繁或尘土飞扬的环境中进行操作。

理由:避免灰尘落入无菌区及无菌物品上和操作时碰触污染物,尽量降低室内气流流动,以减少空气中微生物的含量。

2.医护人员在进行无菌操作前,要戴好帽子口罩,认真洗手、刷手,衣袖要卷至肘关节以上。

理由:避免头发上的灰尘及微生物落入无菌区,预防交叉感染。

3.无菌物品必须放在无菌容器、无菌包或无菌区中。平时应遮盖,保持干燥,无菌包等一经潮湿后即不能再认为是无菌。

理由:避免空气微生物污染用物,潮湿后微生物可渗入无菌包。

4.进行操作时未经消毒的手臂不可跨过无菌区。

理由:手臂跨过无菌区时,由于地心引力作用,及手臂的甩动,微生物可落入无菌区。

5.无菌物品要用无菌持物钳取,无菌物品一经取出后,即不得再放回无菌容器内。

理由:取出的物品应认为是相对无菌的,如果再放回无菌容器内,可能污染其他无菌物品。

6.持取无菌物品时要面向无菌区,手臂必须保持在自己腰部水平,或桌面以上,不可过低。

理由:在视线以外或以下的无菌物品碰脏时,不易被察觉,其无菌程序不可靠。

7.不可面向无菌区大声谈笑、咳嗽、打喷嚏,不能控制时,应扭转头位。

理由:防止强力喷出的飞沫,通过口罩落入无菌区。

(二)无菌技术操作方法

以剖腹包为例,介绍无菌包打开法。

1.打无菌包的原则:先清洁手臂,再进行无菌操作。

2.准备物品,选择清洁、宽敞的无菌环境内进行无菌操作。

3.检查敷料包的名称、灭菌日期、灭菌效果及包布的干燥性、完整性。

4.将包放在清洁、干燥的器械车上,撕掉胶带。进行操作时,用拇指和示指按顺序揭开无菌包的外层包布:外侧→左侧→右侧→内侧,注意手不可触及包布的内面。

5.已打开外层包布的无菌包移至器械车的右侧,按外侧→内侧的顺序展开无菌包。由双手拇指、示指及中指,持包布左下角的外面,伸展右臂,揭开无菌包的盖布、扇形折叠在无菌包的右侧,铺成无菌区;注意未消毒的手臂不可横跨无菌区。

6.打开小件无菌包时,可将检查合格后的包托在手上打开:一手托包,另一手将外包布的四角抓住,稳妥地将包内物品放入已铺成的无菌区域内;或将包放在操作台上:由外侧→左侧→右侧→内侧打开外层包布,用无菌持物钳夹持包内的物品放入无菌区内。

7.由双手拇指、示指及中指持扇形折叠的盖布的外面,伸展右臂向左侧覆盖无菌包。置无菌区备用。

(三)无菌手术衣穿、脱法

1.穿无菌手术衣

(1)双手消毒后,取无菌手术衣一件,选择较宽敞的空间,将衣领提住,双手将折叠的无菌手术衣轻轻抖开。

(2)将无菌手术衣提至远离胸前,向空中轻轻抛开,双手立即迅速顺序伸入袖内。

(3)由巡回护士或他人从背后协助牵拉衣领,术者将手臂由袖口伸出,双手交叉,将垂于腰前衣服上的带子向身两旁递出,由巡回护士拉出打结。术者注意不得用未戴手套的手拉衣袖或接触其他处,避免污染。手术进行中参加手术人员如要互换位置,须背对背地转动,以免污染无菌区。

2.连台手术无菌手术衣脱法

(1)第1台手术结束后,洗净手套上的血迹,先脱去手术衣,再脱去手套。脱手术衣时,由他人解开背部带子,将手术衣自背部向前反折脱下(将衣袖自腕部向手的方向翻转脱下),使手套自然由腕部翻转于手上。

(2)用尚戴着手套的右手指、插入手套的翻折处脱去左手套至手掌部(勿触及左手的皮肤),再用左手拇指伸入右手套掌部之下,并用其余四指协助提起右手套的反折部,将右手手套脱下。

(3)用流水冲洗掉手上的滑石粉,取消毒巾擦干手及手臂,重新消毒手及手臂。

(4)如果手套已破裂或在脱手术衣时,手臂不慎被污染,须重新刷洗、消毒手臂。

(四)戴无菌手套法

1.戴无菌手套的方法

(1)取出无菌手套包内的滑石粉袋,用滑石粉涂撒在双手手指及指间。

（2）取出包内的手套，捏住手套的反折处，因手套的腕部向掌部反翻转，一般先戴入右手，对准手套五指。然后换右手插入左手手套的反折部里，提手套戴入左手。

（3）将手套反折部分翻回套压住手术衣袖上，拉好手指部分使手套紧贴腕部。用无菌盐水冲洗净手套外面的滑石粉，勿使其落入伤口。

（4）戴湿手套时，手套内盛放适量无菌水使手套撑开，便于手指、手伸入。戴好手套后将手腕部向上举起，使水顺前臂沿肘流下，再穿手术衣。

（5）无接触式戴手套法：①双手臂消毒，穿好无菌衣后，双手暂不伸出衣袖；②右侧手在衣袖内，伸进对应的无菌手套内，左侧手在衣袖内协助右手戴好手套；③左侧手用同样方法戴无菌手套。

2.戴无菌手套的要求　　双手不直接接触无菌手套。

（五）外科洗手法

手和手臂消毒：手术时，手直接接触手术器械和患者手术野，但人体皮肤上常有大量的微生物存在。据统计，每平方厘米的手部皮肤通常会有 1 万个左右的微生物，在皮肤光滑处少一些，在皮肤皱褶处及指甲、甲沟缘处更多些（表 4-1）。因此，手和手臂的消毒非常重要。

表 4-1　某院病区工作人员手指带菌测定情况

对象	调查人次	手指带菌总数（个）
医师	50	14915
护士	49	40286
工友	45	39710

消毒的范围包括手、前臂及肘关节以上 7cm。目前国内使用的新型消毒剂如碘伏、无敌消毒液等擦拭手臂的方法已较广泛应用，但是，传统的常规洗手法因其消毒效果好，价格低廉，仍在沿用。常用手臂消毒法如下。

1.肥皂刷洗手臂法

（1）用普通肥皂和清水先洗双手及手臂 1 遍，至肘关节上 7cm 左右。

（2）取消毒洗手刷蘸消毒肥皂冻刷手，由指尖开始沿甲缘、指甲、指间、手掌、手背、腕部、前臂、肘部，直至肘上 7cm 处，双手轮换，顺序刷洗，再用流水冲净。共刷洗 3 遍，时间 10min 以上。刷洗时应稍用力，并特别注意指甲、指间、手背、手掌等处。用流水冲洗时，双肘弯曲，手指向上，使水由手指处向肘部流下，不得回流。

（3）取消毒巾擦干手和手臂时，将消毒毛巾对折，底口向肘部，以另一只手拉消毒巾对角，逐步向左右移动，然后将毛巾对折处翻转，以另一面如上法擦干另一手臂。注意擦至肘部 7cm 以下。

（4）将手浸入 75％乙醇中，双手臂在桶内用小毛巾轻轻揉擦，注意勿碰到乙醇桶的边缘，浸泡 5min。举起双手，在胸前悬空待干后穿无菌手术衣，戴无菌手套。

此法效果可靠、价格低廉、使用方便，但消毒时间偏长。

2.碘伏快速擦手法（PAP-1）

（1）用普通肥皂与清水搓洗双手及手臂 1 遍。

（2）取无菌纱布或海绵 1 块，蘸含有 0.1％～0.2％碘伏溶液 3～4ml，顺序擦拭手和手臂 2～3 次，特别注意指尖、指间、指缝等处。2～3min 后任其自干（碘色消失），即可穿无菌手术衣、戴手套进行手术。

近年来国内已生产出专供手术洗手的碘伏特别容器及设备，优点是可以节约刷手时间，争取了手术时机，在抢救手术方面有较大优势，并且使用方便，值得推广使用。

3.美逸柔™消毒擦手液洗手法　美逸柔™类洗手消毒液是一种应用于临床外科的快速清洗、消毒手臂的新型消毒液，它的杀菌谱较广，且有一定的润肤和保湿作用。

(1)构成成分：美逸柔™类洗手消毒液由4％氯己定外科洗手液和消毒擦手液两种溶液配套使用。①美逸柔™4％氯己定外科洗手液的主要成分：含4％氯己定和少量的滋润剂及保湿剂。②美逸柔™消毒擦手液的主要成分：由0.5％葡萄糖酸盐、70％乙醇及滋润保湿成分构成。

(2)刷洗手臂的方法：①取美逸柔™4％外科洗手液3～5ml于双手及前臂，刷洗3min(应注意指甲和指缝等处)，充分冲洗干净。②用无菌毛巾擦干手臂。③取美逸柔™消毒擦手液3～5ml擦于双手和前臂，揉搓至晾干，即可穿无菌手术衣、戴手套进行手术。

4.无敌消毒液洗手法　无敌消毒液是我国研制成功的一种新型含碘消毒剂，具有迅速、较强的杀菌力、泡沫少、黏度低、稳定性好，无色，使用安全，对皮肤、黏膜无刺激、无过敏、无腐蚀性等。能杀灭细菌、真菌、甲型肝炎病毒、乙型肝炎病毒、艾滋病病毒等特点，值得推广使用。

(1)洗手浸泡法：用流水清洗双手及臂，擦干后用0.5％无敌消毒液浸泡2min。

(2)涂擦法：用流水清洗双手及臂后，用无菌纱布或小毛巾蘸取无敌消毒液3～5ml，擦搓手及臂部，晾干2min后，即可穿手术衣、戴手套进行手术。

(六)手术野皮肤消毒法

皮肤表面常有各种微生物积存，尤其是毛囊区，常为术后伤口感染的因素。因此，术前皮肤的消毒处理十分重要。

1.手术前皮肤的准备　通常于术前短暂时间内或术前1d将手术区毛发剃净，先用肥皂、清水清洗，乙醇擦拭，再用无菌纱布覆盖。剃毛时注意勿损伤皮肤。用脱毛剂去毛较剃毛为好，可减少术后感染。开颅手术时应将头发剃净，并用肥皂擦净头皮上油脂。耳部手术，如乳突手术应将耳后头发剃去5cm以上。内镜、口腔及唇部手术时剃去胡须。鼻部手术应剪去鼻毛，并在术前数日滴氯霉素滴鼻液。口腔手术前每日含漱，减少术后感染机会。眼部手术前3d应做结膜囊冲洗，并滴用抗生素液。子宫切除及阴道手术前1d，外阴及阴道用消毒肥皂水及灭菌水冲洗。植皮区剃毛后(不剃毫毛)先用肥皂擦拭，去除污物，再用乙醇擦拭2次，用无菌单覆盖。

2.手术中皮肤及黏膜的消毒　头-颈、胸、腹、四肢等手术及植皮区先用肥皂水擦拭1次，再用2.5％碘酊擦拭，最后用75％乙醇擦拭脱碘1～2次。擦拭时应稍用力。口周及颌面部不能用碘酊，可用0.5％碘伏或0.5％洗必泰醇擦拭1～2次。黏膜消毒用0.5％碘伏擦拭1～2次。阴道及膀胱冲洗可用0.2％的碘伏溶液。

3.各种手术区皮肤的消毒范围　皮肤消毒范围应比手术区更大，以避免手术区外皮肤污染手术区，常见手术的消毒范围。

4.手术区皮肤消毒注意事项

(1)消毒前应检查手术范围皮肤的术前准备工作是否达到要求，用消毒剂时均应适当用力涂擦。

(2)消毒清洁手术切口时，应由手术区之中央部位开始，向周围皮肤均匀涂擦，已经接触边缘的消毒纱布，不应再返回中央涂擦，消毒范围要大于手术切口部分。

(3)对于感染或污染的手术区，不宜用强烈刺激性消毒液消毒皮肤，消毒顺序应从无感染区向感染区进行消毒。

三、常见手术的皮肤切口

了解常见手术切口，有利于手术前、手术中及手术后的护理。

（一）皮肤切口的要求

1.手术野能充分暴露,但不宜过大,如腹腔切口过大,可因腹腔压力突然增高,致伤口裂开。

2.皮瓣供血充足,至少保留 1 支动脉供血,以免切口发生缺血性坏死,致伤口不愈合。

3.尽可能少损伤肌肉,避免运动功能受损。

4.尽可能避开神经主干,防止术后肌肉麻痹及疼痛。

5.切口形状和位置尽量照顾美容及关节的功能。

6.切口应细小、隐蔽,尽可能不影响功能及美容,以顺皮纹切开为佳。

（二）外科常见手术的皮肤切口

1.开颅手术皮肤切口　开颅术多采用马蹄形切口,皮瓣基底朝向动脉来源的方面,蒂部不可过窄。亦可采用直切口、S 形或拐杖形切口等。常用开颅切口如下。

（1）额部切口

1）垂体手术切口:自鼻根上 3~4cm 处沿中线向上行,至发际略后弯向外侧,再转向下止于颞部。适用于垂体肿瘤摘除。

2）额部切口:较垂体手术切口略大,起点稍高,向上可根据肿瘤部位及大小而定。适用于额叶、第三脑室前部肿瘤的切除。

3）冠状切口:切口起于冠状缝,止于两侧颞部。切口在发际内,外观无瘢痕,但创伤大,一般少用。适用于巨大脑膜瘤及垂体瘤、血肿清除等。

（2）额颞部开颅切口

1）近中线切口:内侧近中线、发际与眉弓间,外侧到颞部,基底在前额。适用于额叶底部肿瘤和额骨肿瘤等。

2）外侧切口:内侧起于眉弓内 2/3、发际与眉弓间,外侧至耳轮脚前上方。适用于蝶骨嵴外侧部脑膜瘤、额叶外侧部肿瘤、颈内动脉—后交通动脉动脉瘤、额叶和颞叶血肿清除等。

（3）额顶部开颅切口

1）近中线切口:内侧从发际中线向后上,在顶部折向外,再沿外侧裂折向前到耳廓前发际处。适用于额顶部矢状窦旁肿瘤或大脑镰旁肿瘤及矢状窦损伤引起的血肿清除等。

2）外侧切口:自颧弓中点上 4~5cm 处向上,距中线 2cm 处转向后,到顶结节处再向下,至耳廓后上 2~3cm 处。适用于额顶部肿瘤、内耳道手术等。

（4）颞部开颅切口

1）直切口:自外耳道口前 2cm、颧弓上缘垂直向上 6~8cm 止。适用于颞顶部肿瘤及颞顶部脑膜瘤等。

2）拐杖形切口:自颧骨弓中点上缘稍向后上倾斜,长 6cm,向后弯 3cm。适用于颞肌下减压术。

3）马蹄形切口:自颧弓中点上缘向上 5~6cm,转向后 6~8cm,折向下止于乳突根部上 3~4cm。适用于颞部肿瘤切除、内耳道手术、面神经和三叉神经手术等。

（5）顶部开颅切口:有外侧、近中线及跨中线切口 3 种,适用于顶叶肿瘤、矢状窦旁及大脑镰旁肿瘤等。

（6）枕部开颅切口:有基底向颞部、基底向枕部及三角形切口。适用于枕叶肿瘤。

（7）颅后窝开颅切口

1）正中直切口:上起枕外隆凸上 4cm,下达第 5 颈椎棘突,沿枕后线切开。适用于小脑蚓部、小脑半球内侧和第四脑室肿瘤等。

2）拐杖形切口:自枕外隆凸沿后正中线达第 5 颈椎棘突,上端沿项上线向外至乳突后缘。适用于小脑半球肿瘤切除。

3)抛物线切口:自枕外隆凸与乳突根部连线中内 1/3 处起,沿项上线向外,在乳突后缘处折向下内达下颌角平面。适用于脑桥小脑三角肿瘤切除,面神经、三叉神经及舌咽神经减压术等。

4)乙状窦后(中线旁)切口:上起项线上,下达寰椎平面。适应证同抛物线切口。

2.颜面及颈部皮肤切口　颜面及颈部皮肤有许多皮纹及皱线,面部褶皱线又称表情线,在笑、皱眉、痛苦时表情线特别显著。由于真皮层含有弹性纤维,纤维的方向与皮纹及褶皱线平行。若切口与皮纹垂直,过多的弹力纤维被切断,切口向两侧裂开,缝合时张力大,愈合后瘢痕较多,会影响到面部表情。因此切口应与褶皱线平行,或用 S 形、锯齿形切口。同时注意切口与血管神经平行。

(1)眼手术切口

1)眼睑及泪器手术切口:眼睑手术,无论结膜或皮肤切口均宜与睑缘平行,如睑内翻矫正术、睑板部分切除术、额肌提吊术等。泪器手术切口由内眦内侧 3～4mm,内眦韧带上 4mm,垂直向下切开 16mm。适用于泪囊摘除术及泪囊鼻腔吻合术。

2)角膜手术切口:分角膜穿透性移植及角膜板层移植两类,前者光学效果较好;后者愈合较容易,移植材料要求较低。用 6～7mm 环钻切取,要求切口整齐,避免组织损伤,尽可能不影响其透明度和屈光状态。适用于广泛性角膜白斑,多用于角膜移植术。

3)白内障、虹膜、青光眼手术切口:先沿角巩膜缘后 3～5mm 剪开球结膜 3～12mm,然后做角膜、角巩膜、巩角膜或巩膜切开,切口可为垂直、斜形或梯形。

4)眼肌及视网膜手术切口:眼肌手术于距角巩膜缘后 8～10mm(直肌)或 14～15mm(斜肌)剪开球结膜,长 10～12mm。适用于眼肌的前移、后退、缩短术等。视网膜手术切口按病变部位,于角巩膜缘后并与其平行,剪开球结膜 10～12mm,然后做巩膜切口。适用于视网膜脱离电凝术、巩膜缩短术等。

5)眼球及眼眶手术切口:沿角巩膜缘后 2～3mm,做球结膜环形剪开。适用于眼球摘除术。沿角巩膜后 2～3mm 做球结膜剪开,再沿角膜周边环形剪开。适用于眼球内容摘除术。沿睑缘 2～3mm 做环形切口,并向眶外缘做水平切口。适用于眶内容摘除术。

6)眶内肿瘤手术切口

外侧开眶切口:自外眦至眶外缘外 3.5cm 处。适用于眶后段近颞侧或上、下方较深的肿瘤摘除。

眶颞上切口:于眶外上缘做 3cm 长弧形切口。适用于较浅、位于上方的或颞上方局限性肿瘤。

鼻上切口:于眶缘内上做长 3～4cm 弧形切口。适用于从鼻上方可触知的肿瘤。

眶下缘切口:于眶缘做长约 3cm 皮肤切口。适用于眶下方较浅的肿瘤。

(2)耳手术切口

1)耳道内切口:于外耳道后壁距鼓沟 8mm 处,上起 12 点,下至 6 点,做一平行于鼓沟的切口,再将两端切口延伸至鼓沟与鼓切迹。适用于鼓室探查、镫内手术、鼓膜修补术等。

2)耳后切口:自颞线起,沿耳后沟 1～1.5cm 向下,至乳突尖做 S 形切口。适用于乳突凿开术、乳突根治术、鼓室成形术、内淋巴囊减压术等。

3)耳内切口:自耳道口内 3～4mm 处,于外耳道后壁 6 点起,向上 12 点,转向外上至耳轮脚前。适用于乳突根治术、鼓室成形术等。

(3)鼻及鼻窦手术切口

1)鼻外侧切口

鼻侧切口:自眉内端开始,向下沿眶内缘及鼻翼,转向内至鼻小柱根部,按需要可折向下沿人中切开上唇。适用于鼻腔、筛小房、上颌窦及蝶窦肿瘤。

上颌骨切除术切口:除按鼻侧切口外,沿眶下缘做直切口达眶外侧缘,沿唇龈沟自侧切牙至第 3 磨牙做唇龈切口。适用于上颌骨切除术。

额窦手术切口:自眉外侧,沿眉下缘向内至眶内上角,转向下止于鼻骨下缘。适用于额窦根治术、额窦囊肿摘除等。

2)鼻前庭及唇下切口

鼻前庭切口:自前庭内上角向外止于鼻前庭外上角做皮肤切口。适用于鼻背整形术。

鼻小柱前庭切口:自鼻前庭内上角向下至前庭外下角做皮肤切口。适用于鼻中隔黏骨膜下矫正术、经蝶窦垂体瘤摘除术等。

唇下外侧切口:自尖牙至第 2 磨牙,沿唇龈缘上 1.5～2cm 做唇龈切口。适用于上颌窦根治术、上颌骨囊肿摘除等。

唇下正中切口:于两侧第 1 尖牙间,沿唇颊沟切开。适用于经蝶窦垂体瘤摘除术、鼻腔及鼻中隔下半肿瘤摘除术等。

(4)面颌手术切口

1)面颈部皮肤提紧术切口:自颞部发际开始,做弧形切口,向下沿耳轮脚、耳屏前至耳垂,折而向后上沿耳后沟后至乳突后发际。

2)腮腺手术切口:自颧弓后 1/3 处始,向后至耳屏上绕其后下,再绕耳垂下方至耳后沟下 1/3 处,同时于耳垂下方做沿下颌骨后缘切口。

(5)经腭鼻及鼻咽手术切口

1)纵横切口:自硬腭正中切开黏骨膜。

2)舌形切口:沿龈内侧 4～5mm 切开硬腭黏骨膜。

3)弧形切口:自硬腭后缘切口。

4)T 形或 I 形切口:沿硬腭后及腭正中后 2/3 做切口。

(6)下颌及舌手术切口

1)横切口:自颏下正中向后至下颌角止,距下颌骨下缘 1～2cm。适用于下颌骨骨折复位固定、下颌骨整形术及良性肿瘤切除等。

2)Y 形切口:自乳突尖沿胸锁乳突肌前至下颌角,分两个切口,一个垂直向下至锁骨中内 1/3,另一个向前沿下颌骨缘 1～2cm 向前至中线,并可向上延伸做下唇中线切开。适用下颌、舌底及舌后一侧恶性肿瘤切除。

(7)颈部手术切口

1)纵行切口:自舌骨至胸骨正中切口:适用于喉裂开术、喉摘除术、喉气管成形术等。

自环状软骨内至胸骨正中切口:适用于气管切开术。

胸锁乳突肌前缘切口:适用于颈总、颈外、颈内动脉结扎术,颈部肿瘤摘除术,咽侧切开术。

2)弧形切口:自舌骨平面顺皮纹至双侧胸锁乳突肌前,适用于口咽后壁肿瘤摘除术;自环状软骨弓下 3cm 做 4～5cm 弧形切口,适用于气管切开术;胸骨上 2～3cm 处,沿皮纹做弧形切口,至双侧胸锁乳突肌。适用于甲状腺手术。

3)Y 形切口

单 Y 形切口:自乳突尖沿胸锁乳突肌至舌骨平面后,一个向前至颏下,一个向下至锁骨、胸锁乳突肌后缘。

双 Y 形切口:单 Y 形切口的下切口垂直向下,至胸锁乳突肌下中 1/3 处分为两个切口,一个向前至胸骨上方,另一个向后至肩锁关节上。上述切口均适用于淋巴结清扫术。

3.胸部常见手术切口

（1）纵切口

1）胸骨正中劈开切口：自颈中部向下至剑突，做稍偏一侧的直切口。适用于胸腺切除、前纵隔肿瘤切除及心内直视手术。

2）胸骨旁切口：自第 3 肋间至第 5 肋骨平面，做斜向外下切口。适用于心包切开引流术。

（2）弧形切口

1）后外侧切口：亦称标准切口。前起胸骨旁，后至脊柱旁，于所选肋床或肋间隙切开。如所选肋间在肩胛下角上，则切口须绕过肩胛下角。根据需要可选第 3 或第 4 肋间，亦可选第 7 或第 9 肋间。适用于肺脏、心脏、食管、膈肌、胸主动脉及胸廓成形术等。

2）单侧弧形切口：自胸骨缘沿第 4 或第 5 肋间隙至腋中线，顺肋骨方向切开肌肉，进入胸腔。适用于纵隔肿瘤切除、心包切除、二尖瓣手术、开胸心脏按摩、肺叶或肺段切除等。

3）双侧弧形切口：自右腋中线至左腋中线沿第 4 或第 5 肋间隙做弧形切口。适用于心包切除、二尖瓣手术、心内直视手术等。

4）胸膜腔闭式引流切口：自第 2 或第 3 肋间隙，在锁骨中线做 5～6cm 切口，适用于气胸闭式引流术；自第 8 或第 9 肋间隙，在腋后线做 5～6cm 切口，适用于胸膜腔液体闭式引流；根据 X 线定位后，于脓腔下部做肋骨床切口，适用于脓腔引流术。

5）胸腹联合切口：胸部切口多由第 7 至第 9 肋间进入胸腔，腹部部分可与胸部切口前端纵行向下延续，或与胸部切口成直线延续至腹正中线旁。适用于食管-胃吻合术、肝叶切除术等。

4.腹部常见手术切口

（1）纵切口

1）上腹正中切口：自剑突下至脐上，切开腹白线。

2）下腹正中切口：自脐至耻骨上切开腹白线。以上两种切口进腹快捷，适用于紧急情况下的手术，如胃出血、宫外孕出血等。

3）旁正中切口：距正中线 1～2cm，腹直肌内侧切开腹直肌前鞘，将腹直肌向外牵引，再切开腹直肌后鞘及腹膜。伤口缝合后在前鞘间有一层腹直肌，可加强伤口愈合，减少伤口裂开现象。

4）腹直肌切口：自肋缘下至脐上，亦可自脐下至耻骨上做下腹直肌切口，切开腹直肌前鞘，自腹直肌中部分离肌肉，再切开后鞘及腹膜。此切口暴露充分，组织损伤少，临床多用。以上两种切口适用于胃、肠、肝、胆、脾等脏器手术。

5）股疝直切口：以股管为中心，于腹股沟下 3cm 做 6～7cm 直切口。

（2）横切口

1）上腹横切口：于剑突至脐连线中上 1/3 处，做弧形横切口，两侧至锁骨中线连线处。适用于胃肠手术。

2）下腹弧形横切口：两侧髂前上棘内 3～4cm 处，向耻骨联合上 3cm 处做弧形横切口。适用于腹股沟淋巴清扫术。

（3）斜切口

1）肋缘下切口：自剑突下 2cm 处开始，沿肋缘下 2～3cm 向外延伸，长度可根据手术暴露情况决定，切断腹直肌、腹外斜肌及其前后鞘膜与腹膜。此切口暴露良好，无伤口愈合不良及裂开后果。适用于肝、胆、脾脏等手术。

2）腹股沟斜切口：自腹股沟韧带中点外上方至耻骨结节，在韧带上 2～3cm 做与其平行的切口。适用于腹股沟斜疝手术。

3)输尿管下段手术切口:自腹外侧斜向内至耻骨结节上外方做斜切口。

4)麦克伯尼切口:于右髂前上棘与脐连线中、外 1/3 处,做 6～8cm 长斜形切口。适用于阑尾切除术。

5.肾手术切口

(1)肾上腺切除术切口:自骶棘肌外缘沿第 11 肋做斜切口,推开胸膜至腹后间隙。切口向下延伸至髂前上棘上 4cm,则可做肾切除术。

(2)常规肾手术切口:自脊肋角处沿第 12 肋,下至髂前上棘上 4cm,做腰腹切口。

(3)胸腹联合肾切除术切口:自第 8 肋至肋软骨处转为腹直肌切口,切开胸及腹腔。适用于肾恶性肿瘤体积较大者。

6.四肢及脊柱手术切口

(1)肩关节手术切口

1)肩关节前侧切口:自肩锁关节前起,向外沿锁骨外 1/3 前缘,经喙突弯向下,沿三角肌前缘至三角肌、胸大肌间沟,止于胸大肌止点前。适用于肩关节外伤性脱位、肱骨外科颈骨折内固定、肩关节融合术、肱骨上端肿瘤切除等。

2)肩关节后侧切口:自肩峰尖开始,沿肩胛冈下缘向后至三角肌后缘处,转向下沿三角肌后缘向下 7～10cm。适用于肩关节习惯性脱位修复术、肩关节囊内后方游离体摘除术、肩胛后盂病变切除术等。

3)肩锁关节前方切口:自肩峰前上缘向内,沿锁骨至其外 1/4 段,弯向下沿三角肌胸大肌间沟下缘 3～4cm 止。适用于肩锁关节脱位固定术、喙韧带修复术、锁骨外端切除术等。

(2)臂部手术切口

1)三角肌前切口:自锁骨外端下缘经喙突沿三角肌前缘向下,止于三角肌结节处。适用于肱骨上 1/3 部骨折复位、病灶清除及肿瘤切除等。

2)臂外侧切口:自三角肌止点前缘开始,沿肱肌外侧缘平行向下,止于肱肌与桡肌的间隙。适用于肱骨中 1/3 骨折复位术、骨移植术、骨髓病灶清除术、肿瘤切除术等。

3)肱骨外上髁切口:自肱骨外上髁开始,沿外上髁嵴向上至肱骨中下 1/3 交界处。适用于肱骨髁上截骨术、骨折切开复位术、骨髓炎病灶清除术、肿瘤切除术等。

(3)肘关节手术切口

1)肘关节后正中切口:自尺骨鹰嘴尖端上 10～12cm 臂部后正中线,至鹰嘴下方 3cm 止。适用于肘关节陈旧性脱位切开复位术、肘关节成形术、肱骨髁部骨折内固定等。

2)肘关节后外侧切口:自尺骨鹰嘴尖端上 6～8cm,向外下绕鹰嘴外侧,经肱骨外上髁与鹰嘴尖端下 5cm。适用于肘关节成形术及肱骨髁部骨折固定术等。

3)肘关节外侧切口:自关节线上 5～7cm 处向下沿肱骨外上髁嵴下行,经桡骨头向下。适用于肱骨外上髁骨折内固定术、桡骨头切除术。

4)肘关节内侧切口:以肱骨上髁为中心,沿肱骨内上髁嵴向上下各延伸 5cm。适用于尺神经手术、肱骨内上髁骨折复位术、肘关节探查及融合术等。

(4)前臂手术切口

1)桡骨干前外侧切口:又分为上 2/3 及下 1/3 两种切口。前者自外侧肘横纹开始,沿肱桡肌前缘延伸约 18cm;后者自桡骨茎突前,沿肱桡肌内侧缘向上延伸约 14cm。适用于骨折切开复位术、桡骨成角畸形矫正术、病灶清除术、肿瘤切除术等。

2)桡骨干后外侧切口:自肱骨外上髁至腕背侧中心连线,视病变部位做适宜切口。适用于处理桡骨背侧病变。

3）尺骨干后侧切口：由于整个尺骨后侧面位于皮下，后侧切口可显露全尺骨干。切口自鹰嘴尖沿尺骨背侧至尺骨茎突后外侧。适用于尺骨骨折切开复位、病灶清除及肿瘤切除等。

4）尺骨干前内侧切口：自肱骨上内髁至尺骨茎突内侧前连线上.按病变部位做沿尺侧腕屈肌前缘的不同长度切口。适用于不能后切口的尺骨病变。

（5）腕部手术切口

1）腕背侧切口：自第 2 或 3 掌骨远侧 2cm 处开始，向腕上做 6～8cm S 形切口。适用于桡腕关节、全腕关节融合术、掌骨柄病灶清除等。

2）腕掌侧切口：自大小鱼际间皱纹外开始，至腕横纹近侧做“S”形切口。适用于月骨摘除术或复位术、腕管切开术等。

3）腕桡侧切口：自第 1 掌骨基底远侧 1cm 处，经鼻烟窝并稍斜向背侧，长约 5cm。适用于舟骨手术。

（6）髋关节手术切口

1）前外侧切口：自髂嵴前 1/3 开始，沿髂嵴向前至髂前上棘，转向大腿前外侧延伸 10～12cm。

2）后外侧切口：自髂后上棘至大粗隆连线点中 1/3 交界处切开，然后向股骨外侧纵轴延伸 10cm。

3）外侧切口：在髂前上棘外后 2.5cm 开始，垂直向下沿臀中肌前缘，经大粗隆顶延伸至股骨干外侧约 7cm。以上切口适用于人工髋关节置换术、人工股骨头置换术、髋臼旋转截骨术、肿瘤切除术等。其中，后外侧切口为最佳选择切口。

（7）股骨干手术切口

1）前外侧切口：在髂前上棘至髌骨外缘连线中 1/3 做切口，向上、下延伸至所需长度。

2）前内侧切口：自髌骨上内侧 7cm 处，沿股直肌内侧缘向上延伸至所需长度。

3）后外侧切口：自股骨外髁最高点开始，沿大腿内侧向上做纵行切口，可直至大粗隆下。

4）内侧切口：自股骨内髁最高点始，沿大腿内侧向上做纵行切口。以上 4 种切口均可显露股骨干，适用于骨折不愈、成角畸形矫正术，病灶清除、肿瘤切除术等。

（8）膝关节手术切口

1）前内侧切口：自髌内上 5cm 股直肌腱内侧开始，向下至髌内下 1.5cm 处，绕髌骨内缘至其下缘，止于胫骨结节内侧。

2）后侧切口：S 形切口，自半腱肌、半膜肌之肌腱处开始，向下至屈曲皱纹横过腘窝，转向下止于腓肠肌外侧头处。

3）外侧切口：在膝外侧中轴线上，相当于髌内上缘平面开始，越过膝关节外侧间隙，做 S 形切口，止于胫骨前外侧缘。以上切口适用于髌骨、关节囊、半月板等病变的处理。

（9）小腿手术切口

1）前内侧切口：自膝关节平面开始，向下、向前做弧形切口，止于胫骨内侧面，适用于胫骨骨折、病灶清除、肿瘤切除等。

2）后外侧切口：在腓骨小头上 3cm 开始，至外髁后缘连线上，按病情需要做直线切口。适用于胫骨骨折、病灶清除、肿瘤切除等。

（10）踝关节及足部手术切口

1）踝前外侧切口：沿腓骨内缘、踝关节上 8cm 开始，向远端延伸，过踝关节，止于第 4 跖骨基底。可显露踝关节、距跟、距舟、跟骰关节。适用于关节融合及固定。

2）踝前内侧切口：自内踝尖上 8cm 开始，沿胫骨内侧缘向下过内踝中央，止于内踝尖下 3cm。可显露踝关节及内踝。适用于处理关节病变、关节融合、骨折固定等。

3）踝后侧切口：自跟骨结节平面上、跟腱外侧缘做长约8cm纵行切口，可显露胫骨下端、踝关节后面、距骨后缘、跟骨后面及距下关节。适用于肌腱延长、关节病变处理。

4）足背外侧切口：自外踝尖后下开始，向前止于舟楔关节，做弧形切口。可显露距舟、跟骰及跟距关节。适用于关节成形、肌腱延长或缩短等。

5）跟后环形切口：沿足跟纹做半环形切口。适用于跟骨病变的处理。

（11）脊柱手术切口：脊柱手术有正中及旁正中切口。前者在胸背正中切口，以病变部位为中心，上、下各包括一个棘突，长8～10cm，适用于脊柱融合、椎间盘摘除、椎管狭窄手术等；后者于棘突旁4～5cm做直切口，适用于脊柱病灶清除、脊柱旁骨融合术等。

（三）手术野无菌巾单铺置法

铺无菌单的方法依手术部位不同而异，以下为几种常见手术无菌单的铺置法。

1.铺置方法

（1）腹部手术无菌单的铺置

1）传递4块治疗巾。前3块向外折边1/3，第4块向内折边1/3，递给手术助手。4块手术巾的位置：第1块治疗巾覆盖手术野下方，然后按顺序铺置手术野上方、对侧和同侧。以4把巾钳固定或切口部位覆盖皮肤保护膜。

2）铺剖腹单覆盖全身、头架及托盘。

3）托盘用2块中单覆盖：第1块中单向外折边1/3，与托盘重叠，覆盖托盘；第2块中单与手术床平行，覆盖于床尾的托盘上，且下垂过脚的长度不低于30cm。

4）如为大手术，在麻醉桌侧横拉1块单层中单。

5）如需做肋缘下切口时，患侧在铺4块治疗巾前，在腰背下垫1双折中单。需做腹部横切口时，在两侧各垫1双折中单。

（2）甲状腺手术无菌单的铺置

1）第1块中单，双折横铺于患者胸前；第2块中单，双折横铺于头下。

2）2块治疗巾团成球形，填在颈部两侧。

3）套托盘套。

4）铺甲状腺单，由巡回护士将甲状腺单的固定带从耳后系于患者头顶上。

5）4块治疗巾铺成手术野，以4把巾钳固定或覆盖皮肤保护膜。

6）铺剖腹单覆盖前托盘、全身及后托盘。

7）2块中单铺托盘（方法同腹部手术铺单）。

（3）头部手术无菌单的铺置

1）中单双折铺于患者头下。

2）4块治疗巾铺成手术野，用三角针、4号线将治疗巾交叉缝合固定在头皮上或用皮肤保护膜。

3）中单双折1块，1/3铺于托盘架上，并用托盘压住，剩余部分覆盖托盘。

4）剖腹单覆盖托盘及患者上身。

5）2块中单铺托盘，托盘下与手术野之间用组织钳固定成器械袋，两端各用1把组织钳固定电凝器电线和吸引器管子。

6）麻醉机侧横拉1单层中单，保护无菌手术区。

（4）骨科手术无菌单的铺置

1）上肢铺单：患肢下铺骨科单1块。用1块治疗巾对角折叠包裹患肢、绷带缠绕。1块治疗巾4折围绕手术部位上方，裹住上臂及气囊止血带，以1把巾钳固定。1块治疗巾对折铺在上肢下，并用巾钳固定于患肢上端。第4块治疗巾向外折边1/3铺于托盘上。2块中单交叉铺于患者身上。剖腹单覆盖托盘及全身。

2）下肢铺单：患肢下铺骨科单1块。用1块治疗巾4折围绕手术部位上方，裹住气囊止血带，以1把布巾钳固定。1块中单双折铺于患肢下，巾钳固定。1块中单双折包裹患肢、绷带缠绕。剖腹单覆盖全身并套腿套。

（5）胸部手术无菌单的铺置

1）骨科单铺于患者身体的下半部和托盘上。

2）托盘上铺1块治疗巾；用4块治疗巾、3块中单分别铺成手术野，并用巾钳或手术膜固定。

3）剖腹单覆盖全身。

4）2块中单铺托盘。

5）2块中单在头部遮挡麻醉机，保护手术区。

（6）耳部手术无菌单的铺置

1）将托盘摆在患者头部，托盘的右上角对着患者上颌角处，其高低距离患者面部20cm左右。

2）3块治疗巾交叉铺于耳周围，用3把布巾钳固定。

3）由巡回护士拿起托盘，1块治疗巾竖铺，将1/4搭于托盘架上，用托盘压住，3/4翻铺于托盘上。

4）铺耳孔巾，覆盖头部、托盘及上身。

5）托盘上铺1双折治疗巾（中单）。

（7）眼部手术无菌单的铺置

1）2块治疗巾铺于患者头下，将上面1块包裹患者头部及健眼，以1把布巾钳固定。

2）将托盘摆于患者胸前，高低距患者胸部20cm左右。

3）铺眼孔巾覆盖头部、托盘及上身。眼孔处覆盖皮肤保护膜。

4）托盘上铺1双折治疗巾（中单）。

2.铺置无菌单的注意事项

（1）传递治疗巾时，手持两端，医师接时手持中间，无菌巾不得接触腰以下的无菌衣及其他部位。铺剖腹单展开时，要手握单角遮住手背，以防手被污染。铺无菌单时如被污染应当即更换。

（2）已铺上的无菌单只能由内向外移动，不可由外向内移动。

（3）铺置第一层无菌单的医师不穿手术衣，不戴手套。

（4）铺完第一层无菌单后，医师要再消毒手，穿无菌衣、戴无菌手套后再铺其他层无菌单。

（5）手术野四周及托盘上的无菌单为4层以上，手术野以外为两层以上。无菌单下垂应过手术床沿30cm以上。

（6）固定接触皮肤的第一层无菌单可以用巾钳。固定最外一层无菌单或固定皮管、电凝线等不得用巾钳，以防钳子移动造成污染，可用组织钳固定。

（四）无菌器械桌整理

手术器械桌按手术的大小需要有大号、小号两种。其构造应简单，易清洁，有车轮可推动，桌面四周有栏边，栏边高4～5cm，防止器械滑下。大号器械桌长100cm，宽60cm，高90cm；小号器械桌长80cm，宽40cm，高90cm。

1.将无菌敷料包置于器械桌上,揭开无菌敷料包的外层,按折叠顺序由里向外展开双层桌布,桌面须用4～6层无菌单,防止水及血渍渗透污染。

2.无菌单应下垂过桌缘不少于30cm,周围的距离要均匀。桌缘下应视为污染区,参加手术人员双手不得扶持器械桌边缘。

3.必须严格保持器械桌上无菌要求,术中已污染的器械或物品,不能再放回原处,如术中接触胃肠道等污染的器械应放置于弯盘容器内,勿与其他器械接触。

4.手术开始后,该无菌器械桌仅对此手术患者是无菌的,而对其他患者,则属于污染的。

(五)手术中无菌操作注意事项

在执行无菌操作时,任何人发现或被指出违犯无菌技术时,必须立即纠正。

1.术者脐平面以下区域,均视为污染区,因此手和各种器械都不可放到该平面以下。

2.手术者和助手都不可随意伸臂横过手术区拿取手术器械和物品,更不能在身后传递物品。

3.已取出的无菌物品如手套、手术衣、敷料、器械等,虽未被污染,也决不能再放回无菌包或容器内,更不能供给其他手术使用,须重新灭菌后再用。

4.手套破损时应立即更换,凡怀疑物品器械被污染时,应立即更换。

5.术中用于切开或接触胃肠用后的刀、剪、镊、血管钳、纱布等,都须放于另一容器内,不能再用于无菌区。

(李呈芹)

第五章　急诊急救护理技术

第一节　休克的抢救

【休克的定义】

休克是各种原因引起的组织灌注不良,不能满足代谢需要所产生的复杂的病理生理过程和对全身具有十分严重危害的临床综合征。

【休克的症状】

1.意识和表情　非全麻患者早期表现为烦躁不安、呼吸促迫及自诉口渴等现象。晚期表现为意识模糊甚至昏迷。

2.末梢循环　脸色、皮肤苍白发凉,肢端发冷,口唇、甲床呈现发绀等。

3.血压与脉搏　脉搏细弱、增快,脉率常在 100/min 以上,脉压差减小,血压急剧下降。

4.颈静脉与外周静脉充盈情况　当血容量不足时,能看到仰卧位的患者颈静脉塌陷。

5.尿量　尿量减少,少于 20ml/h。

【休克的救治】

不论何种原因引起的休克,都需要进行病因性治疗,并存在着稳定血流动力学、改善微循环恢复组织灌注、输送足够的氧满足代谢需要。

1.一般处理

(1)维持呼吸道通畅、保证足够的通气量:检查呼吸道是否通畅,及时清除口腔及呼吸道异物,必要时可做气管插管辅助通气。

(2)给氧:无论何种原因引起的休克均应通过面罩等方法给氧,以提高氧分压。吸入的氧浓度应保证动脉血氧分压(PaO_2)在 70～90mmHg。

(3)快速止血:应尽快控制活动性出血,采取压迫、结扎等方法减少失血量。

(4)保暖:保持适宜的室温。手术中应注意伤口内脏器不能暴露过多,防止热能的散失。如有寒战应及时纠正,以免增加耗氧量。

(5)止痛:手术时的疼痛可进一步增加心脏的负担,因此可适当应用止痛药。

2.建立 2～3 条良好的静脉通道,及时补充血容量　为了在休克抢救中能及时补充液体,必须建立一条或多条良好的静脉通道,进行加快输液。必要时可做上腔静脉插管,既能测定中心静脉压,又可作为快速输液、输血的通道。

(1)晶体液:休克发生后,体内组织细胞外液大量丢失,电解质溶液作为首选液体被广泛应用,特别是平衡盐溶液,能快速补充血容量,使血液稀释,改善微循环的灌流,纠正功能钠和细胞外液的缺乏以及具有缓冲碱的作用等,在休克的抢救中能够发挥积极的作用。补充电解质的量取决于休克发生时间的长短或严重程度,休克时间愈长或愈严重,需要补充电解质的量就愈多。

(2)胶体液:手术中发生的休克最常见的是以失血为主的低血容量性休克,因此应根据情况进行成分输血补充失血量,维持有效循环血量及血液携氧能力,改善组织的灌流与供氧。常用的胶体液有全血、血浆、清蛋白等血制品及血浆代用品,如右旋糖酐、羟乙基淀粉等。

在补液救治中,如果输血和血浆以及平衡盐溶液不能使休克状态有所好转,即补液治疗不能改善供氧,则应考虑输红细胞。

3.辅助心血管功能,谨慎使用血管活性药

(1)应用血管收缩药物:交感胺类药物是治疗休克最常用的心血管药物,如去甲肾上腺素能激活 β_1 受体,使心肌收缩力与心排血量增加;多巴胺主要兴奋 α 受体使血管收缩,引起血压升高。

(2)应用血管扩张药物:血管扩张药可通过减少心脏充盈而减轻心脏的代谢需求,如硝普钠可通过促使血管平滑肌细胞内环鸟苷酸(cGMP)增加使心脏的前后负荷降低,增加心脏的每搏量;酚妥拉明可以降低外周血管的阻抗,使血压下降,从而达到降低心脏后负荷的目的。

(3)其他作用心脏药物:洋地黄类药可用于治疗对扩容反应差或伴有房颤后心力衰竭的休克患者。

4.纠正酸碱紊乱

(1)纠正代谢性酸碱紊乱的基本措施是恢复有效循环血量,改善组织灌流。

(2)纠正呼吸性酸碱紊乱的方法是调整呼吸频率,改善通气。

(3)应用利尿药。

5.减轻组织损伤和针对体液因子丢失的治疗。

(姜汝萍)

第二节　心肺脑复苏技术

凡因创伤、疾病、中毒等原因导致心跳呼吸突然停止,所采取的一切急救措施,称心肺脑复苏术(CPR)。

【心肺脑复苏的指征】

1.神志突然消失。

2.呼吸停止或叹息样呼吸,面色苍白或发绀。

3.大动脉搏动消失,心音听不到。

4.瞳孔散大,对光反射消失。

5.手术创面出血停止。

【心肺脑复苏的措施】

当心跳呼吸骤停时,应采取的复苏措施可归纳为 9 项,这 9 项措施的英文名称的第 1 个字母分别为 A、B、C、D、E、F、G、H、I。为便于记忆,按 A-I 的顺序介绍如下。

A.保持气道通畅:这是人工呼吸的先决条件。

B.人工呼吸:口对口(鼻)呼吸。

C.建立人工循环:胸外心脏按压。

D.用药和输液:开放静脉,肾上腺素、利多卡因等药应用,纠正酸中毒等。

E.心电图监测:明确心律失常的性质,便于治疗。

F.除颤:用除颤器或药物除颤。

G.诊断:查明心脏停搏的原因,并对症处理。

H.低温:头部冰袋降温,降低脑代谢,提高脑对缺氧的耐受性。

I.加强治疗:重点是脑复苏,支持各器官功能。

急救可分为基础生命支持、进一步生命支持和持续生命支持3期。每期的救治方法各有不同侧重点,要求手术室每个医护人员熟练地掌握。

1.基础生命支持(现场救治)　基础生命支持又称现场急救,主要是保持气道通畅,尽快进行人工呼吸和胸外心脏按压,以恢复呼吸和循环以及脑的血氧供应。这一步骤应力争在4min内开始。

(1)迅速判断患者的情况

1)轻摇患者肩部并大声询问:"你没事吧!"

2)若无反应,立即请在场其他人员呼叫急救系统。

(2)保持呼吸道通畅

1)气道不畅的原因:昏迷或意识消失的患者,常因舌后坠,舌根和会厌紧贴咽后壁,或因异物阻塞气道,致使呼吸不畅。

2)气道不畅的处理方法:患者仰卧,松解衣领及裤带,挖出口中污物、义齿等。开放气道,可采用下列方法:①仰面抬颈法(无颈部损伤者);②仰面举颏法;③双手托颌法(有颈部损伤者)。

(3)人工呼吸:主要口对口(鼻)呼吸。术者位于患者一侧,一手捏住患者的鼻孔,一手抬起下颌,深吸一口气,紧贴患者口缓慢吹气1~1.5s,连续2次,以胸廓抬起为度,然后松开鼻孔,令其呼气。由于救护者过度通气,呼出气的氧浓度可达16%~18%(空气为21%),CO_2浓度为2%,此种直接呼出气通气比延迟供给空气或氧气为好。

1)具体操作方法:耳朵位于患者口鼻处,同时观察胸廓判断有无呼吸;如无呼吸迅速向肺内吹气2次。

2)吹气的方法:术者一手捏住患者鼻孔,一手托住下颌保持气道通畅;术者深吸气,双唇含住患者口部用力吹气;吹气完毕,松开捏鼻孔的手,让患者胸部自动回缩呼气。

3)触摸患者的颈动脉有无搏动。

4)若有搏动,则需反复进行人工呼吸。

5)吹气频率:成人10~12/min,儿童或婴儿12~20/min。

(4)人工循环:胸外心脏按压是维持人工循环的主要方法。现场抢救时,若患者无脉搏,可迅速实施人工呼吸与胸外心脏按压。两者同时进行,具体操作方法如下。

1)术者跪于患者右侧肩旁。

2)确定按压部位:成人为胸骨正中、双乳头水平连线中点;婴儿为双乳头连线下方,用双手指按压胸骨。

3)术者双肩正对患者的胸骨,双手掌根重叠,手指互扣(紧贴患者胸骨的手指)翘起,双上肢伸直,利用上身重量垂直下压。下压深度成人为4~5cm,儿童与婴儿为胸廓的1/3~1/2,按压频率100/min。

4)心脏按压必须与人工呼吸配合,按压/通气比率:

单人救治:成人30:2。

双人救治:成人30:2,儿童15:2,婴儿3:1。

胸外心脏按压与人工呼吸交替进行5个周期,若双人或多人实施救治时,应在2min或5个周期时更换按压者,施救者转换时间不超过5s。

在进行胸外心脏按压和人工呼吸过程中,如出现瞳孔缩小、睫毛反射、肌张力良好、呼吸好转等,表明有效,应坚持抢救,并尽快争取 8min 内进行二期抢救。

2.进一步生命支持(二期救治)　进一步生命支持又称为二期救治,目的在于促进心脏复跳、恢复自主循环和正常血压。

(1)仪器救治

1)气管内插管进行机械通气吸氧,以建立和维持有效的通气和循环。

2)心电监护,发现并控制心律失常。

3)电除颤:心跳骤停 2min 内可立即除颤,首次除颤为 200Ws,如失败,可用 400Ws 除颤。

4)人工起搏器起搏:任何类型的心跳骤停均可用人工起搏器,用皮肤电极起搏和皮下-心肌针起搏。

(2)开胸心脏按压:胸外心脏按压血流量不足,因此有条件时应开胸心脏按压,一般心跳骤停 4～5min 后即可施行,并应在停跳后 8～10min 开胸按压。

(3)药物治疗

1)用药途径。①开放静脉:选择上肢大静脉为好。②气管内给药:如已气管插管,可将药物稀释成 10ml,气管内注入,但去甲肾上腺素、钙盐、碳酸氢钠等对黏膜有刺激,不宜气管内注入;③心内注射:在进行心外按压时,一般不主张应用心内注射,因注射时要暂停心脏按压;而且穿刺时易损伤冠状血管,或刺破胸膜而并发气胸及心脏压塞;误入心肌可致顽固性室颤。此法在开胸按压时可用。

2)常用药物。①肾上腺素:是恢复心搏的首选药物,用量 1～2mg/次,5min 重复 1 次;②异丙肾上腺素、去甲肾上腺素等拟肾上腺素药,能改善心脑复苏时心肌和脑血流供应;③利多卡因:是治疗各种室性心律失常的首选药,还能提高室颤阈值,治疗室颤,用量 1～2mg/kg;④碳酸氢钠:纠正与治疗酸中毒,应根据二氧化碳结合力降低的情况计算剂量,以后在血气监测下应用;⑤其他:如升压药、钙通道阻滞药、脱水利尿药等,根据病情酌情选用。

3.持续生命支持(后期救治)　持续生命支持又称后期救治,目的是对原发病、并发症进行救治,防治多器官衰竭,重点为脑复苏。具体措施如下。

(1)控制动脉压、适当输液与输血:对动脉压进行主动控制,维持并改善循环功能,增进脑及全身血液灌流。复苏时输液应适当,不但注意输液的量和种类,更应补充携氧能力和胶体渗透压。除输血外,应补入适量的平衡盐,还应尽可能取得脱水、降低颅内压的效果。同时要考虑改进微循环。

(2)呼吸管理:气管插管机械通气应保持满意的 PaO_2,保证脑组织氧供,适当降低 PaO_2。控制 pH 在 7.3～7.6,PaO_2 为 13.3kPa,$PaCO_2$ 为 3.3～4.0kPa。当患者出现有效自主呼吸后,仍应间歇辅助呼吸,待动脉血气分析正常,胸片肺部正常后方可拔管。

(3)降温:重点为头部降温,以降低脑代谢及降低颅内压,降温应尽早开始,心复跳后,使鼻咽温度降至 30℃,维持 24h,而后待体温自然回升,保持鼻咽温度 34℃,直至出现意识活动。

(4)降低颅内压:复苏后,在控制血压、过度通气、降温治疗的前提下,同时给予 20% 甘露醇(每 4～6 小时 1g/kg)利尿,第 1 日尿量可超过 500～1000ml,精确记录出入量,利尿过程中注意保钾。尿量不多时加用呋塞米和依他尼酸钠。同时早期足量应用肾上腺皮质激素。

(5)其他药物的应用:视病情给予自由基消除剂、低分子右旋糖酐、硫喷妥钠、维生素 K、维生素 C、超氧歧化酶及钙拮抗药等。

【心肺脑复苏的结局】

1.评估要求

(1)进行胸外心脏按压-人工呼吸 4 个循环后,应触摸颈动脉有无搏动,如无搏动时继续进行按压和通气。如此反复进行。

(2)实施 CPR 过程中进行评估,救护人员替换时间不得超过 5~7s。

2.复苏有效的指征　除按压心脏时可触及大动脉搏动外,同时应出现下列 1 个脑活动征象。

(1)瞳孔变小,出现对光反应。

(2)睫毛反射出现,通常预示心跳恢复后意识将恢复。

(3)肌张力良好,并有吞咽活动。

(4)挣扎是复苏的有效征象。

(5)自主呼吸恢复。

3.脑损伤恢复的情况

(1)立即恢复:复苏术后 1~2h 苏醒者,一般无神经系统后遗症。

(2)快速恢复:在术后 10h 内苏醒者,亦多无神经系统后遗症。

(3)延迟恢复:术中自主呼吸及循环恢复,意识数日后方恢复,可遗有情绪障碍、难听、瘫痪、遗忘症等后遗症。

(4)大脑死亡:即去大脑皮质状态,是大脑特别是新皮质及其他幕上结构的不可逆性破坏,仅少数人可能有好转,多数人停留在"植物性状态",称"植物人",现称为"社会死亡"。

(5)全脑死亡:是大脑死亡加整个脑坏死,包括小脑、中脑与脑干坏死,通常在心肺复苏恢复循环后变明显。大多数国家的医学与法律以脑死亡为死亡,可停止抢救。

(姜汝萍)

第三节　洗胃术

洗胃术即洗胃法,是将一定成分的液体灌入胃腔内,混合胃内容物后再抽出,如此反复多次,其目的是为了清除胃内未被吸收的毒物或清洁胃腔。常见的洗胃术包括以下两种。

1.催吐洗胃术　呕吐是人体排出胃内毒物的本能自卫反应。因催吐洗胃术简便易行,对于服毒物不久,且意识清醒的急性中毒患者(除外服腐蚀性毒物、石油制品,患有食管静脉曲张、上消化道出血等)是一种现场抢救有效的自救、互救措施。

2.胃管洗胃术　就是将胃管从鼻腔或口腔经食管插入胃内,先吸出毒物后注入洗胃液,并将胃内容物排出,以达到清除毒物的目的。口服毒物的患者有条件应尽早插胃管洗胃。对服大量毒物在 4~6 小时之内者,因排毒效果好且并发症少,故应首选此种洗胃方法。本节重点总结经胃管自动洗胃机洗胃术。

【评估】

1.评估患者意识状态、生命体征、瞳孔变化等中毒症状及情绪反应。

2.了解患者服用毒物的类别、剂量、时间等。

3.了解患者有无洗胃的禁忌证,如吞服强腐蚀性毒物,上消化道有静脉曲张、肿瘤、溃疡及近期有出血穿孔,胸主动脉瘤,重度心功能不全者,呼吸困难者等。

4.检查患者胃潴留的程度。

【准备】

1.环境　环境宽敞,便于操作。

2.用物　清洁水桶内盛洗胃溶液(按需要准备 10000~20000ml,温度为 25~37℃)、塑料围裙、水温计、压舌板、镊子、纱布、液状石蜡、舌垫、手套、一次性乳胶洗胃管、污水桶、自动洗胃机。必要时准备压舌板、开口器。

3.常用洗胃液

(1)原因不明的急性中毒:温水、0.9%氯化钠溶液。

(2)生物碱、有机磷中毒:1:5000 高锰酸钾溶液。

(3)有机磷农药等中毒:2%碳酸氢钠(敌百虫除外)。

(4)重金属、生物碱中毒:2%～4%鞣酸。

【实施】

1.携用物置床旁,查对床号、姓名,解释目的,取得合作。

2.接通电源检查机器性能:将灌洗液倒入清洁水桶内,将接水管、接胃管和排水管分别与自动洗胃机的接水口、接胃口和排水口相连接。将接水管的另一端放入洗胃液桶内(管口必须在液面以下);排水管的另一端放入污水桶内,接胃管的另一端与胃管相连接。

3.插胃管:协助患者于坐位,危重或昏迷者取去枕头低左侧卧位,头偏向一侧,以免液体误入气管内。将塑料围裙围于胸前,如有义齿应先取下。用纱布蘸取液状石蜡润滑胃管,经口腔插管时,嘱患者张口,将牙垫置于两齿之间且将舌压于牙垫之下,以免加大下胃管的阻力(若患者昏迷可使用开口器,放入牙垫),避免患者咬住胃管;胃管插入 10～15cm 时即达到咽喉部,如患者清醒,嘱其做吞咽动作,使声门关闭,胃管进入食管,无法做吞咽动作者,抬高患者头部使下颌靠近胸骨柄以增大咽喉部通道的弧度;胃管插入食管45～55cm 即至胃内(插胃管的长度 45～55cm,相当于患者鼻尖到耳垂到剑突);判定胃管在胃内后方可洗胃,否则可引起窒息,危及生命。判断胃管在胃内的方法:①接注射器抽吸,有胃液抽出;②置听诊器于左上腹部,用注射器快速向胃管注入 10ml 空气,能听到气过水声;③将胃管末端放入盛水碗内,无气体逸出,如大量气体逸出,表明误入气管。

4.按机器"自动"键开始对胃进行自动冲洗,直至洗出的液体澄清,按开关停止操作。

5.洗毕,拔出胃管(拔胃管时应反折夹紧胃管口,以免误吸)。拔管前可遵医嘱从胃管内注入解毒药、药用炭、30%硫酸镁、甘露醇等。

6.整理与记录

(1)协助患者取舒适体位,漱口,整理床单位和用物。

(2)观察并记录灌洗液名称、液量和洗出液的颜色、性状、气味,以及患者的一般情况。必要时将标本送检。

(3)用物:分类清理用物,进行污物处理,对机器进行终末消毒。

【注意事项】

1.接妥地线,以防触电!

2.患者摆放体位根据病情安全稳妥;急性中毒病例,应即刻采用"口服催吐法",必要时进行洗胃以减轻中毒物的吸收。

3.插管时,动作要轻快,切勿损伤食管黏膜或误入气管;洗胃,过程中保持各管道通畅。

4.当中毒物质不明时,应抽胃内容物送检。洗胃溶液可选用温开水或等渗盐水,待毒物性质明确后,再采用对抗剂洗胃;为中毒患者洗胃,直至洗出液呈澄清、无色、无味为止。

5.强酸或强碱等腐蚀性药物,禁忌洗胃,可按医嘱给予药物或迅速给予物理性对抗剂。

6.严禁灌入过多的洗胃液,灌入量与吸出量要基本相等,以免超过胃容量,造成急性胃扩张。洗胃液的温度应保持在 35～37℃,过热可能促进局部血液循环,加快吸收;过冷可能加速胃蠕动,从而促进毒物排入肠腔。

7.洗胃过程中应随时观察患者的血压、脉搏和呼吸的变化,正确判断,及时处理。如出现腹痛、洗出液呈血性或出现休克现象等,应立即停止洗胃,并及时通知医生。

8.如患者呼吸停止、心搏存在,或呼吸困难、发绀者,应先行气管插管,保证有效的呼吸支持后再洗胃。在洗胃的过程中,如呼吸道分泌物多,应及时吸出。

9.洗胃溶液有温开水、生理盐水、2％～4％碳酸氢钠溶液、1∶5000 高锰酸钾溶液。

10.口服催吐法是让患者口服洗胃液(1000～1500ml),用压舌板刺激咽部引起呕吐,如此反复进行直至胃内容物洗净为止。

(姜汝萍)

第四节　心脏电复律

心脏电复律是指应用高能电脉冲直接或经胸壁间接作用于心脏,终止快速性心律失常,使之转复为窦性心律的一种电治疗方法。其原理是使高能量脉冲电流瞬间通过心脏,使所有心肌纤维同时去极化,从而消除折返激动,终止异位心律,使心脏自律性最高的起搏点(窦房结)重新恢复正常起搏功能而主导心脏节律。

心脏电复律包括同步与非同步两种,非同步电复律可在任何时间放电,用于转复心室颤动,又称为电除颤。本节主要介绍非同步电复律。

【评估】

1.患者的表现　心悸、气促,面色苍白,严重者意识丧失,血压下降。心电图示心室扑动或心室颤动。

2.电除颤禁忌证　洋地黄中毒所致心律失常,病态窦房结综合征,室上性心动过速合并完全性房室传导阻滞,快速心律失常合并低钾血症或低氧血症,高碳酸血症及酸碱平衡紊乱等需先纠正后再进行电复律。近期内动脉或静脉曾发生栓塞者,左心房有附壁血栓,心脏明显扩大者,严重心功能不全者。

【准备】

1.操作者　衣帽整洁,洗手、戴口罩。

2.患者　向清醒者简要说明除颤的目的。

3.环境　操作者和其他人与患者没有任何直接和间接的接触。

4.用物　心脏电复律器、抢救用物、盐水纱布或导电糊。

【实施】

1.备齐用物至床旁,打开电源;将患者仰卧在木板床上,松解衣扣,暴露胸部,建立心电监护。

2.通过心电监护或心电图判断患者心律失常的类型,是否存在心室扑动或心室颤动。

3.选择按钮置于"非同步",电极板上涂导电糊或裹四层盐水纱布,选择合适的能量。

4.按下"充电"按钮,将电复律器充电到所需水平。

5.安放电极板

(1)经胸壁电复律法:两个电极板分别放在胸骨右缘第 2 肋间和左侧腋前线第 5 肋间平剑突水平(即心尖部),两电极板之间距离不应小于 10cm,与皮肤紧密接触并有一定的压力。

(2)直接行胸内电复律时,将用温水纱布包好的电极板轻压于心脏的两侧或前后。

6.大声嘱其他人员离开患者、病床;双手用力使电极板紧压皮肤,两拇指同时按紧电极手柄上的"放电"按钮,两电极板同时放电。

7.放电后心脏听诊或立即通过心电监护仪观察心电活动,确定电复律是否成功,并决定是否再次进行电复律;如果室扑/室颤(无脉性室速)持续出现,立即重新充电,重复电复律。

8.电复律完毕,关闭电源,擦干电极板放回原处备用。

9.整理与记录

(1)清洁患者皮肤,穿衣、盖被,安置患者于舒适的体位。

(2)记录除颤次数、能量、效果。记录、比较电复律前后的心电图变化,以供参考。

【注意事项】

1.在行电复律治疗时,去除患者身上所有金属物品;任何人不能接触患者及床沿,施术者不要接触盐水纱布或将导电糊涂在电极板以外的区域,以免遭电击。

2.尽量使电极板与皮肤接触良好,并用力按紧,在放电结束前不能松动,此有利于电复律成功。

3.电复律时,应保持呼吸道通畅,呼吸停止者应持续人工呼吸和胸外心脏按压,必须中断时,时间不应超过5秒。

4.电复律电能一般自150～200J开始,电复律最大能量可用至360J;胸内电复律,可自10～20J开始,若未成功,每次再增加10J,但不能超过60J。

5.对于心室扑动或心室颤动的患者来说,电复律仅是心肺复苏的一部分,其后应继续按心肺复苏进行处理。

6.除颤完毕,应将2个电极板上的导电糊擦净,防止其干涸后使电极板表面不平,影响下次使用,易造成患者皮肤烧伤。

7.操作时禁忌手带湿操作,可戴塑胶手套绝缘。

8.禁忌电极板对空放电,以及电极板面对面放电。

9.操作结束检查设备性能是否完好,按时充电,使其处于备用状态。

【术后护理要点】

1.术后心电监护,密切观察血压、心律、心率、呼吸及神志变化,随时了解有无心律失常的发生,以便及时处理。

2.患者绝对卧床休息2～3天,做好生活护理。

3.给予高热量、高维生素、易消化的饮食,避免便秘。

4.注意有无皮肤灼伤,局部肌肉酸痛3～5天后可缓解。

5.除颤后并发症的观察和处理

(1)低血压:多见于电复律能量较高者(＞300J),如患者情况良好,可不必处理,多数在4小时内恢复,在护理观察中加强血压、心电监测;

(2)心律失常:电击后常有短暂心律失常,个别室颤复律后出现频发性多源性室性期前收缩者,有再发室颤的可能,应提高警惕,加强监护;

(3)肺水肿:及早给予强心利尿药治疗;

(4)心肌损伤:多见于高能量电击,可检查心肌酶谱、心电图,多为一过性,亦可持续数月;

(5)皮肤灼伤:见于电极板与皮肤接触不良及电极板间产生弧光,或反复电复律者,一般不需处理;

(6)乳突肌断裂。

(姜汝萍)

第五节　气道通路的建立

一、环甲膜穿刺术的护理

环甲膜穿刺是一种紧急气道开放方法,是呼吸复苏急救措施之一,不能作为确定性处理,但能为进一步的救治工作赢得时间。

(一)适应证和禁忌证

1.各种异物、声门水肿所致喉梗阻。

2.喉外伤所致呼吸困难者。

3.下呼吸道分泌物引起气道梗阻,不能经口插管吸引者。

4.有紧急气管插管或气管切开指征,但无条件立即执行者。

5.3岁以下的小儿不宜作环甲膜切开者。

(二)主要器械与用物

16号抽血粗针头、T形管、氧气及氧气连接管。

(三)操作方法

1.体位　病人仰卧,肩下垫枕,头向后仰。

2.穿刺部位　甲状软骨与环状软骨之间的凹陷处。

3.穿刺方法　一手示指触摸穿刺部位,拇指及中指将两侧皮肤绷紧,另一手将环甲膜穿刺针垂直刺入,通过阻力进入气管,取出针芯有气液冲出,表明穿刺成功。病情危急时,可不做局麻。

4.固定针头后连接供氧管道,若气道内有分泌物可负压吸引。

(四)注意事项及护理

1.穿刺时要正确定位,垂直进针,防止出血或皮下气肿。

2.必须回抽有空气,确定针尖在喉腔内才能注射药物。

3.做好气管切开或气管插管的准备。

二、气管插管术的护理

气管插管是指将特制的气管导管,经口腔或鼻腔插入气管内,借以保持呼吸道通畅,以利于清除呼吸道分泌物,保证有效的通气,为有效给氧、人工正压呼吸及气管内给药等提供条件,是抢救危重病人和施行全身麻醉过程中建立人工气道的重要方法之一。

(一)适应证

1.各种呼吸功能不全而导致严重低氧血症或高碳酸血症,需较长时间进行人工加压给氧或辅助呼吸而暂不考虑进行气管切开者。

2.呼吸、心搏骤停而进行心肺脑复苏者。

3.昏迷或神志不清而有胃内容物反流,随时有误吸危险者。

4.呼吸道内分泌物不能自行咳出需气管内吸引者。

5.需建立人工气道而行全身气管内麻醉的各种手术病人。

6.颌面部、颈部等部位大手术,呼吸道难以保持通畅者。

7.婴幼儿气管切开前需行气管插管定位者。

8.新生儿窒息复苏者等。

(二)禁忌证

1.喉头水肿、急性喉炎、喉头黏膜下血肿。

2.咽喉部烧伤、肿瘤或异物残留者。

3.主动脉瘤压迫气管者。

4.下呼吸道分泌物潴留所致呼吸困难,难以经插管内清除者,应考虑气管切开。

5.颈椎骨折或脱位者。

(三)术前准备

1.器械准备　气管导管应根据病人的年龄、性别、身材选用不同型号的气管导管。经口插管时成年男性一般用 F36～40 号导管,女性用 F32～36 号;经鼻腔插管相对小 2～3 号,并备相应大、小号的导管各一副。插管前应仔细检查气囊是否漏气,检查咽喉镜电池是否充足、灯泡是否明亮;此外还需备有开口器、插管钳、导管芯、牙垫、注射器、吸引器、吸痰管、听诊器及简易呼吸器等,平时各物品应常备在一个气管插管专用箱中,并专人定期检查各项物品是否处于备用状态。

2.病人准备　先清除病人口、鼻、咽内分泌物,血液或胃反流物。取下义齿,检查有无牙齿松动并给予适当固定。对清醒病人,应首先给予解析插管的必要性,以消除病人心理上负担并取得合作,同时进行咽部局部麻醉以防咽反射亢进,必要时可考虑适当应用镇静剂或肌松剂。插管前给予病人吸纯氧以纠正缺氧状态。

(四)插管方法

1.经口明视插管术　为最常用的方法。

(1)病人体位:仰卧位,头向后仰,使口、咽和气管基本保持在一条轴线上,可在病人的肩背部垫一枕头,使头尽量后仰以利于喉头的充分暴露。

(2)操作者位置:应站在病人的头顶侧。

(3)操作过程:操作者先用一手的拇指和示指适当使病人张开嘴。若昏迷或牙关紧闭而难于手法张口者,可应用开口器。导管插入气管的同时,拔除导管管芯,用牙垫置于导管边,移去咽喉镜,即刻检查导管是否已进入气管(利用观察挤压胸廓时是否有气体呼出或给气管导管吹气时听呼吸音是否存在来判断)。若已进入气管内,固定导管和牙垫;用吸痰管清除呼吸道内分泌物,导管气囊充气后,将导管与其他通气设施相连接即可。

2.经鼻明视插管术　对需较长时间留置气管导管者或口插管难于耐受者,可使用该方法,但所用气管导管较细而可增加气道阻力,同时也不利于呼吸道分泌物的清除,此为其缺点。病人体位及操作者位置同经口插管。

3.经鼻盲探插管术　适应于开口困难或咽喉镜难于全部进入口腔者。

(五)注意事项

1.应按置管的目的和病人的不同选择插管方法,若需较长时间置管可选经鼻插管,而手术麻醉一般选口插管。

2.对鼻插管者,应先检查鼻腔是否有鼻中隔歪曲异常等,选择通气良好侧鼻孔。

3.操作喉镜时,不应以门牙为支持点,以防门牙脱落。

4.对颈短、喉结过高、体胖而难以暴露声门者,可借助手按压喉结、肩垫高以便清楚暴露声门。

5.插管时,喉头声门应充分暴露,动作要轻柔、准确而迅速,以防损伤组织,尽量减少病人的缺氧时间以免发生心肺骤停,或迷走反射亢进等并发症而产生不良后果。

6.插管后应检查两肺呼吸音是否对称,以确保导管位置正确,防止过深或过浅。导管插入深度一般为鼻尖至耳垂外加4～5cm(小儿2～3cm),然后适当固定,以防引起单侧通气或滑脱。

7.口插管留置时间一般不超过72h,鼻插管不超过1周。

8.拔除气管导管时,应注意发生喉头水肿的可能,须采取必要的防范措施。

9.拔管后应观察病人发音情况,必要时给予适当的对症处理。若发现由于杓状关节脱位而导致的发音困难,应及时给予复位。

(六)护理要点

1.气管插管要固定牢固并保持清洁,要随时观察固定情况和导管外露的长度。方法是口腔插管采用交叉固定;鼻插管则以宽胶布先固定于鼻,两条延长细胶布交叉固定管壁。此法既牢固又不易压伤,每日擦洗面部后更换胶布1次,防止脱落。

2.注意插管后的各种护理,保持导管通畅,防止扭曲,包括口腔、鼻咽部的护理,及时进行气道的湿化以防止气管内分泌物稠厚结痂而影响通气。吸痰时尽量做到无菌操作以防交叉感染。每次吸痰时间勿超过15s以防加重缺氧,定期进行气囊的充气和放气以防止损伤气管黏膜。

3.湿化气道:气管插管本身增加了食管的长度和阻力,加之失去鼻黏膜的正常保护,因此除每天补充足够的液体量外,可通过插管滴注适量的0.9％氯化钠溶液,刺激病人咳嗽,防止黏稠的分泌物结痂。每次吸痰前滴注气道5～10ml,每日供给0.9％氯化钠溶液200～400ml。

4.保持口、鼻腔清洁:气管插管后由于病人禁食,口腔失去咀嚼运动,口干、异味加重;同时口腔插管者要用牙垫填塞固定而不利口腔清洁。对此,应用过氧化氢液加0.9％氯化钠溶液冲洗,去除口腔异味,减少溃疡面发生。还应用温水棉签擦洗鼻腔,湿润鼻黏膜,保持清洁,石蜡油涂于口唇或鼻腔保护黏膜。

三、气管切开术的护理

通过气管切开造口确保有效通气,同时建立人工气道,具有有效地减少呼吸道无效死腔及气道阻力、有利于气道内分泌物的清除及气道护理、病人容易耐受且不妨碍其进食、易于外周固定的优点。但此方法毕竟是一个有创的方法,操作不当可导致一定的合并症,如术后感染、拔管后气管狭窄等,临床上应给予重视。

(一)适应证

1.各种原因造成的上呼吸道梗阻而导致呼吸困难者。

2.各种原因造成的下呼吸道阻塞而导致呼吸困难者。

3.需长时间进行机械通气治疗者。

4.预防性气管切开,对某些额面部手术,为了便于麻醉管理和防止误吸,可做预防性气管切开。

(二)禁忌证

严重出血性疾病及下呼吸道占位而导致的呼吸道梗阻。

(三)器械准备

气管切开包(内含弯盘、药杯、手术刀、组织钳、止血钳、剪刀、拉钩、缝针、治疗巾等)、吸引器、吸痰管、气管套管、照明灯、无菌手套、局麻药、呼吸机等。

（四）手术方法

1.体位　病人仰卧，肩背部垫一枕头，将病人头后仰并固定于正中位，使下颌、喉结、胸骨切迹在同一直线上，使气管尽量暴露。对呼吸困难者，不必强求体位，以不加重呼吸困难为原则。

2.切口　应选择在以胸骨上窝为顶、胸锁乳突肌前缘为边的安全三角区内，不得高于第二气管软骨环或低于第五气管软骨环，一般以第三、第四气管软骨环为中心，可采用纵切口或横切口。

3.手术步骤　①常规手术野皮肤消毒铺巾后，用局麻药对手术切口进行局部浸润麻醉，昏迷者可免。②分层切开皮肤、皮下组织，仔细止血，用拉钩将胸骨舌骨肌及胸骨甲状肌向两侧拉开，显露气管前壁及甲状腺峡部。③将甲状腺峡部向上游离，显露第三、四、五气管软骨环，用注射器从第三、四气管软骨环间刺入，若抽有气体，确定为气管无疑。④用缝针穿过第四气管软骨后，用线轻轻拉起，再用手术刀片弧形切开第四气管软骨环。⑤清除气管内分泌物及血液。⑥撑开气管，随即将气管套管插入，拔除管芯，若原来有气管插管导管应同时拔除。⑦气管套管与其他通气管道相连接，气囊适当充气。⑧缝合皮肤，固定气管套管，松紧以一手指为宜。

（五）注意事项

1.术前尽量避免使用过量镇静剂以免加重呼吸抑制。

2.皮肤切口要保持在正中线上，防止损伤颈部两侧血管及甲状腺，进刀时避免用力过度而损伤气管后壁产生气管食管瘘。

3.打开气管时，所取分泌物应及时送细菌培养。

4.应同时切开气管及气管前筋膜，两者不可分离，以免引起纵隔气肿。

5.严禁切断或损伤第一软骨和环状软骨以免形成喉狭窄，在环甲膜切开术时更应注意。

6.气管套管固定要牢固，术后应经常检查固定带的松紧，一般以固定带和皮肤之间恰能伸进一指为度调节，太松套管容易脱出，太紧则影响血循环。

7.术后应仔细做好术后检查：伤口有无出血，导管是否通畅，呼吸运动情况，听诊双肺通气情况及心音、心律是否正常，一切无误后方可离去。

8.做好气管切开的护理，防止医源性感染，保持适当的气囊内压，定期进行放气和充气，防止气管黏膜损伤，定期进行气道湿化及清除分泌物，以保持呼吸道湿润和通畅。

9.正确掌握拔管的适应证及方法若病人的气道阻塞或引起呼吸衰竭的病因已去除，可考虑拔除气管套管。先给气囊放气（此时应注意及时清除潴留在气囊上方口咽部或气道内分泌物，以防拔管后流入下呼吸道而引起窒息或感染），拔管前可先试行塞管，若病人经喉呼吸平稳，方可拔管。创口可用油纱布填塞换药，拔管时及拔管后1～2d应常规配备抢救设施，以防不测。

（六）护理要点

1.医务人员要严格执行无菌操作，特别强调在接触每个病人前后，在各种技术操作前后，需认真、有效地洗手，这是预防交叉感染的重要措施之一。

2.认真做好开放气道的护理　人工气道便于吸痰，减少了解剖死腔和气道阻力，增加了有效通气量，但由于吸入气体未经过鼻咽腔，失去其生理保护作用，增加了肺部感染机会。因此护理中应注意扬长避短。

（1）定期及时吸痰：常规吸引每小时1次，具体视分泌物多少决定吸引时间和次数，每次吸引时应监测SaO_2和心律变化。要求边吸引边观察监护仪上心率、心律变化，若出现心率骤然下降或心律不齐，需暂停吸引，待缓解后再重复操作，吸痰动作宜轻、稳、快。对清醒病人必须做好解释工作，以取得病人配合。具体操作：①吸痰管选择，根据气管插管、套管内径选择粗细、长短合适的吸痰管。②吸引器压力，根据病人的情况及痰液黏稠度，正确调节负压，压力为40.0～53.3kPa。③吸痰时间，每次操作时间不超过15s，时间过长会引起憋气和缺氧。④吸痰方法,操作时左手夹闭吸引管,阻断负压,右手持吸痰管,以慢而轻柔的动作下送吸痰管至深部,放开左手充分吸引,右手保持旋转,左右旋转或向上提拉吸痰管,吸出痰液。切勿上下抽动,一根吸痰管只能用一次气道吸引。⑤吸痰前后可给予病人 1～2min 高浓度吸氧,应用呼吸机病人可给予 1～2min 纯氧吸入。

正确规范的吸痰术,有利于保持呼吸道通畅,减少气道阻力;防止分泌物坠积而致肺不张、肺炎;防止分泌物干结脱落而气道阻塞。吸取痰液作细菌培养加药物敏感试验指导临床用药。

(2)湿化:开放气道破坏了鼻口咽部的正常湿化机制,气体湿化不充分,气道干燥,造成分泌物浓缩,容易发生呼吸道阻塞。24h 湿化耗水量为 300～500ml(至少＞250ml)。湿化方法:①雾化。用 0.9%氯化钠溶液＋适量抗生素＋地塞米松＋糜蛋白酶配制雾化吸入液,每日 4～6 次,每次 10～20min 为宜,用面罩方法吸入,病人清醒时嘱其深呼吸,尽量将气雾吸入下气道;病人昏迷时将面罩固定于其口鼻部。②气道滴注。0.9%氯化钠溶液内加入少量抗生素,一种是在吸痰前用注射器(去掉针头)直接自套管内滴注 5～15ml 液体,软化干痂状脓性分泌物,刺激病人咳嗽,有利吸引;另一种是在不吸痰的情况下用注射器沿导管每次注入 2～3ml(每隔 30～60min 1 次)。③空气湿化。未接用呼吸机者,套管口覆盖单层湿纱布,湿化干燥气体,防止灰尘和异物坠入气道。在给病人呼吸道湿化护理后,注意观察吸引的分泌物量、色、味和黏度。若湿化不足,则分泌物黏稠,有结痂或黏液块,味臭,甚至脓性,吸引困难,可有突然的呼吸困难、发绀加重。而湿化过度,分泌物稀薄而量多,咳嗽频繁,听诊痰鸣音多,病人烦躁不安,发绀加重,需要不断吸引。

(3)口腔护理:气管切开手术后或插管病人,口腔正常的咀嚼减少或停止,很容易导致口腔黏膜或牙龈感染、溃疡。正确的口腔清洁冲洗每日不少于 2 次,用 0.9%氯化钠溶液或 2.5%碳酸氢钠漱口液等。昏迷病人禁忌漱口。每日清晨口腔护理前采集分泌物标本,进行涂片和细菌培养及药敏检查,指导临床护理及用药。

3.认真做好气管套管的护理

(1)气囊:气囊充气后长时间压迫气道黏膜易导致局部糜烂、溃疡和坏死。因此气囊应 2～3h 放气 1 次,时间 5～10min;每次充气不可过于饱满,以阻止气体漏出即可。

(2)局部伤口护理:皮肤与套管之间的无菌纱布垫 4～6h 换 1 次,观察有无红肿、异味分泌物,局部保持干燥。

4.并发症的护理

(1)皮下、纵隔气肿:常因气管与所选择的气管套管不匹配、切口缝合太紧引起。一般不需特殊治疗,可在 1 周左右自行吸收。气肿严重者有纵隔压迫症状并影响呼吸循环时应施减压术,将气体放出。

(2)气胸:若手术分离偏向右侧,位置较低,易伤及胸膜顶引起气胸。若双侧胸膜顶均受损伤,形成双侧气胸,病人可立即死亡。对轻度气胸可密切观察。对张力性气胸立即用较粗针头作胸腔穿刺抽出空气,或行胸腔闭式引流。

(3)支气管肺部感染:肺部感染是最常见的并发症。人工气道的建立、湿化、雾化吸入、吸痰等各种操作,增加了病原菌的侵入机会,分泌物潴留而阻塞下呼吸道引起肺不张,全身营养状况的减退,局部、全身的免疫防御功能的减弱。护理:①严格执行无菌操作,掌握规范的吸痰术,要待"气管如血管"。②预防吸入性肺炎和胃内容物反流,病情许可时,病人应置于 30°的体位,尤其是鼻饲时头应抬高 30°～45°,并至少保持 1h。③吸净气囊上的滞留物,避免口咽部分泌物进入下呼吸道。④呼吸机的螺纹管路应低于插管连接管,冷凝水收集瓶应置于管道最低位置,随时倾倒,以防倒流。⑤加强口腔护理。

(4)出血:出现于凝血功能障碍病人或手术中损伤甲状腺止血不完善,表现为切口包扎处不正常渗血、出血。早期出血多由于手术止血不充分引起,少量出血多由于创口感染或肉芽组织增生所致;致命性大出血多数是由于气管套管远端压迫损伤气管前壁及无名动脉壁,加之感染致无名动脉糜烂破溃,而致大出血。护理:①手术中应操作仔细,避免损伤周围组织血管,术后伤口用凡士林纱条填塞有助于止血,每天伤口换药。少量出血可用局部压迫法止血;出血多者要重新打开伤口止血,要防止血液流入呼吸道引起窒息。②应用抗凝药物者应在停药后24h再行手术为宜。③预防致命性大出血应注意:气管切开的位置不应过低,不可低于5~6环;尽量少分离气管前软组织,避免损伤前壁的血液供应;选择适当的气管套管并检查套管气囊是否正确充气。若发现套管引起刺激性咳嗽或有少量鲜血咯出,应立即换管;对于严重出血可静脉滴注垂体后叶素,有条件可行纤维支气管镜下止血。

(5)窒息或呼吸骤停:小儿多见。小儿气管较软,术中钝性剥离或误用拉钩将气管压瘪可引起窒息;在长期阻塞性呼吸困难者,呼吸中枢靠高浓度的二氧化碳的刺激来维持呼吸。当气管切开后,突然吸入大量的新鲜空气,血氧增加,二氧化碳突然减少。呼吸中枢没有足够的二氧化碳刺激,因而呼吸表浅以致骤停。可采用人工呼吸,保持气管套管的通畅,给予二氧化碳和氧的混合气体吸入,注射兴奋剂及纠正酸中毒。

(6)气管狭窄:气囊压力过高压迫气管黏膜上的毛细血管,致使此位置的循环中断,由此产生局部缺血、结痂和狭窄;不适当的导管移位,导管的每次细微的移动都会给气管造成微小的创伤,最终致气管狭窄,形成瘢痕。护理:①掌握正确的气囊充气方法。②病人要有正确的体位,颈部不可过曲、过伸。③当连接、脱离呼吸机时,必须固定好导管。④套管与皮肤夹角应该保持90°。

(7)气囊疝:气囊压力过高,可以在它所置的位置引起疝,疝能在插管壁和气管壁之间滑动,在导管的顶端产生一个活门,此时病人可出现窒息。护理上主要是注意正确的气囊充气方法。

(8)气管食管瘘:这是较少见但很严重的并发症。手术操作粗暴损伤食管前壁及气管后壁,或损伤气管后壁,感染后形成瘘管;气管套管位置不合适,套管压迫及摩擦气管后壁,引起局部溃疡及感染;如同气管狭窄一样,可由反复的气管、食道微小损伤引起,瘘管使胃液反流,食物残渣或胃液的被吸入,称为Mendelson综合征。慢性消耗性疾病及全身营养不良者容易发生。护理:对疑有气管食管瘘病人可行食管吞碘造影,明确后禁食。轻者可更换短的气管套管,除下鼻饲管,使糜烂处的刺激减少而得以休息,加强营养,待其自愈;重者需手术缝合及肌肉修补术。

四、经皮穿刺气管套管置管术的护理

气管切开,建立一个新的呼吸通道是保证重症病人气道通畅的重要措施之一。但在紧急抢救时有其不便之处。近年来,国内外正在逐步开展一种新的建立方法,即采用经皮穿刺气管套管置管术,其操作原理来自于Seldinger的血管穿刺术,具有操作简便、快速、微创等优点。

(一)适应证
同气管切开术。

(二)禁忌证
气管切开部位以下占位性病变引起的呼吸道梗阻者。

(三)用物准备
经皮穿刺气管套管置管术器械包一套。其中包括:①手术刀。②套管针。③10ml注射器。④导引钢丝。⑤皮下软组织扩张器。⑥扩张钳。⑦气管套管。⑧其他:无菌手套、无菌手术巾、1%普鲁卡因、0.9%氯化钠溶液。

(四)手术方法
1.体位　病人仰卧,肩背部垫一小枕,头颈后仰,下颌、喉结、胸骨切迹呈一直线。

2.穿刺点　颈部正中第 1~2 或第 2~3 气管软骨环。

3.操作步骤

(1)常规皮肤消毒、局麻。手术刀横行或纵行切开穿刺点皮肤 1.5~2.0cm,并作钝性分离。

(2)套管针接有 0.9%氯化钠溶液的注射器,在正中穿刺,针头向尾侧略倾斜。

(3)有突破感回抽有气体入注射器,证实套管针已进入气管。

(4)固定外套管,退出注射器及穿刺针。

(5)插入导引钢丝 10cm 左右并固定。

(6)用扩张器穿过导引钢丝尾端扩张软组织及气管壁。

(7)退出扩张器,进一步用扩张钳扩张。

(8)气管套管穿过导引钢丝,放置气管套管并退出导引钢丝及内套管。及时清除气道内分泌物,保证气道通畅。

(9)气管套管气囊注气。

(五)注意事项及护理

1.严格执行无菌操作及消毒隔离制度。

2.术前清除口腔和气道内分泌物,并给予纯氧吸入 1~2min,术中监测病人生命体征变化。

3.术前不用过量镇静剂,以免加重呼吸抑制。

4.术前应检查病人的凝血功能,若有明显异常,应给予纠正。

5.颈部切口位置应在第三气管软骨环以上,并忌切口过深。

6.分离时注意作钝性分离,以免损伤大血管及甲状腺。

7.放置气管套管后及时清除气道分泌物,并保持通畅。

(姜汝萍)

第六节　静脉输液通路的建立

静脉输液通路的建立,在临床实际工作中广泛应用,是急诊病人,尤其是抢救危重病人的一条重要生命线。常用的经皮静脉通道建立有以下三种途径:①外周静脉穿刺,位于上肢静脉、下肢静脉和颈外静脉。②外周中心静脉导管置管术。③中央静脉穿刺,股静脉、颈内静脉和锁骨下静脉。本节注重介绍后两种途径。

一、外周中心静脉导管置管术及护理

(一)适应证

外周中心静脉导管(PICC)是专门为以下静脉输液治疗所设计:补液、静脉营养、抗生素治疗、化疗、疼痛治疗等。

(二)禁忌证

有局部感染。

(三)操作步骤

1.选择合适的静脉　评估病人的静脉状况,一般选择贵要静脉为最佳穿刺血管。

2.测量定位

(1)测量时手臂外展呈90°。应当注意外部的测量不能准确地显示体内静脉的解剖。

(2)上腔静脉测量法:从预穿刺点沿静脉走向到右胸锁关节再向下至第三肋间隙。

(3)锁骨下静脉测量法:从预穿刺点沿静脉走向到胸骨切迹,再减去2cm。

3.建立无菌区

(1)打开PICC导管包,戴手套。

(2)应用无菌技术,准备肝素帽、抽吸0.9%氯化钠溶液和肝素盐水。

(3)将第一块治疗巾垫在病人手臂下。

4.穿刺点的消毒　①按照无菌原则消毒穿刺点,范围10cm×10cm。②更换手套。③铺孔巾及治疗巾。

5.预冲导管,按预计导管长度修剪导管　①用0.9%氯化钠溶液冲洗导管,润滑亲水性导丝。②剥开导管的保护外套至预计的部位。③撤出导丝至比预计长度短0.5～1cm处。④在预测刻度处,修剪导管。

6.扎上止血带　让助手在上臂扎上止血带,使静脉膨胀。

7.去掉保护套　将保护套从穿刺针上去掉。

8.施行静脉穿刺　一旦有回血,立即减小穿刺角度,推进导引套管,确保导引套管进入静脉。

9.从导引套管内取出穿刺针　①左手示指固定导引套管,避免移位。②中指压在套管尖端所处的血管上,减少血液流出。③让助手松开止血带。④从导引套管中抽出穿刺针。

10.置入PICC　用镊子夹住导管尖端,开始将导管逐渐送入静脉。

11.退出导引套管　①置入导管10～15cm之后,即可退出导引套管。②指压导引套管上端静脉,固定导管。③从静脉内退出导引套管,使其远离穿刺部位。

12.劈开并移去导引套管　①劈开导引套管并从置入的导管上剥下。②在移去导引套管时要注意保持导管的位置。

13.置入导管　①用力均匀、缓慢地将导管置入静脉。②当导管进到肩部时,让病人头转向穿刺侧(下颌靠肩以防导管误入颈静脉)。③完全将导管送到预计深度,并达到皮肤参考线。

14.移去导引钢丝　一手固定导管圆盘,一手移去导丝。移去导丝时,要轻柔,缓慢。若导管呈串珠样皱折改变,表明有阻力。禁止暴力抽去导丝,阻力能损坏导管及导丝的完整,如遇阻力或导管呈串珠样皱折,应立即停止抽取导丝,并使导管恢复原状,然后连同导管、导线一起退出1～2cm,再试着抽出导丝。重复这样的过程直到导丝较容易地移去。一旦导丝撤离,再将导管推进到预计的位置。

15.抽吸与封管　①连接0.9%氯化钠溶液注射器,抽吸回血,并注入0.9%氯化钠溶液,确定是否畅通。②肝素盐水正压封管(肝素液浓度:50～100u/ml)。

16.清理穿刺点　①移去孔巾。②用乙醇棉签清理穿刺点周围皮肤。③涂以皮肤保护剂(注意不能触及穿刺点)。

17.固定导管,覆盖无菌敷料　①注意导管的体外部分必须有效地固定,任何的移动都意味着导管尖端位置的改变。②将体外导管放置呈"S"状弯曲,在圆盘上贴一胶带。③在穿刺点上方放置一小块纱布吸收渗血,并注意不要盖住穿刺点。④覆盖一透明薄膜在导管及穿刺部位,但不要超过圆盘装置。⑤用第二条胶带在圆盘远侧交叉固定导管,第三条胶带再固定圆盘。⑥固定外露的延长管使病人感觉舒适。

18.X线检查　①X线拍片确定导管尖端位置。②记录导管型号、置入长度、穿刺过程、固定状况及X线检查结果。

(四)注意事项及护理

1.体表测量法不能完全符合体内实际的静脉解剖长度,导管过深进入心房会导致心律失常,心脏损坏,心包填塞。

2.严格执行无菌操作规范,局部消毒严密,以防感染。

3.当穿刺失败的时候不可将导入针重新回插导入销,否则会使套管开裂。

4.如遇阻力,不能强行送入导管,应适当后退,再行送入。

5.不能剪断导丝,否则导丝尖端会损伤导管及静脉。

6.导管材料特性较脆,操作时必须仔细认真,不能用镊子过紧钳夹导管。不能用力撤导丝。阻力太大会损伤导管及导丝,应轻柔渐渐地撤出导丝。硅胶导管不能使用高压注射器,如少于 5ml 的注射器和机械性的高压注射泵,可能造成导管破损。不能用胶带直接黏贴导管,否则会影响导管的弹性,并使导管不能保持清洁。不能在导管上进行缝合,缝线可能会割断导管。若有必要缝合,使用圆盘上的小孔;没有小孔的圆盘就不能缝合。

二、中心静脉穿刺置管术及护理

(一)适应证

1.严重创伤、休克及急性循环衰竭等危重病人无法作周围静脉穿刺者。

2.需接受大量快速补充血容量或输血的病人。

3.需长期静脉输注高渗或有刺激性液体及实施全静脉营养者。

4.经中心静脉导管安置心脏临时起搏器。

5.利用中心静脉导管测定中心静脉压,随时调节输入液体的量和速度。

6.需长期多次静脉取血化验及临床研究。

7.循环功能不稳定及施行心血管和其他大而复杂手术的病人。

(二)禁忌证

1.锁骨外伤,局部有感染。

2.凝血功能障碍。

3.兴奋、躁动、极为不合作者。

(三)操作技术

1.颈内静脉穿刺插管术

(1)穿刺径路:①前路,常于胸锁乳突肌的中点前缘入颈内静脉。②中路,胸锁乳突肌的胸骨头、锁骨头与锁骨上缘构成颈动脉三角,在此三角形顶点穿刺。③后路,在胸锁乳突肌的外侧缘中下 1/3 交点,约锁骨上 5cm 处进针。

(2)步骤:①病人取仰卧头低位,头后仰并转向对侧,必要时肩部垫高。②常规消毒皮肤、铺巾,局部麻醉。③常取中路进针,边进边回抽,并保持一定的负压,抽到静脉血时,固定穿刺针的位置。④经穿刺针插入导引钢丝,插入至 30cm 刻度,退出穿刺针。⑤从导引钢丝尾插入扩张管,按一个方向旋转,将扩张管旋入血管后,左手用无菌纱布按压穿刺点并拔除扩张管。⑥将导管顺导引钢丝置入血管中,同时将导引钢丝自导管的尾端拉出,边插导管边退出导引钢丝。⑦将装有 0.9%氯化钠溶液的注射器连接每导管尾端,在抽吸回血后,向管内注入 2~3ml 0.9%氯化钠溶液,锁定卡板,换上肝素帽。⑧将导管固定片缝在接穿刺点处,用棉球擦干穿刺处及缝合处,透明胶膜固定。⑨连接输液器。

2.锁骨下静脉穿刺插管术

(1)穿刺径路:①锁骨下,锁骨中、内 1/3 交界处的锁骨下 1cm 处为穿刺点。②锁骨上,胸锁乳突肌锁骨头外侧缘的锁骨上约 1cm 处为穿刺点。

(2)步骤:①病人肩部垫高,头转向对侧,取头低位。②消毒皮肤、铺巾,穿刺点局部麻醉,穿刺工具同颈内静脉穿刺。③按锁骨下或锁骨上径路穿刺。④其余同颈内静脉插管术。

(四)注意事项及护理

1.选择穿刺途径　左侧穿刺易损伤胸导管,且左肺尖与胸膜顶较右侧高,所以,临床上多采用右颈内静脉穿刺。

2.定位准确　应选用自己最熟练的定位方法,不要直接用粗针反复探试锁骨下静脉。

3.判断动、静脉　通过血的颜色和血管内的压力来判断动、静脉。但在严重缺氧、休克或静脉压力升高、三尖瓣关闭不全的病人,常难以作出准确的判断。

4.插入导引钢丝　"J"导丝的弯曲方向必须与预计的导管走向一致,否则可能会出现导引钢丝打折或导管异位的情况。

5.导管留置的护理　导管的重力滴速可达每分钟 80 滴,如发生导管打折、移动、脱出或凝血,可导致滴速明显减慢,应拔除导管。在导管留置期,每日用 2～3ml 的含肝素(10～100u/ml)0.9％氯化钠溶液冲洗管道;穿刺点每 2～3 日更换 1 次敷料,如发现局部红肿、导管位置变化、皮下渗液或缝合线松动等情况,应及时作出相应处理。

(五)常见的并发症及护理

1.气胸　是较常见的并发症,多发生于经锁骨下的锁骨下静脉穿刺。穿刺后病人如出现呼吸困难、同侧呼吸音减低,就要考虑到有此并发症的可能。应及早拍摄胸片加以证实,以便及时作胸腔抽气减压或闭式引流等处理。

2.血胸　穿刺过程中若将静脉甚至锁骨下动脉壁撕裂或穿透,同时又将胸膜刺破,血液可经破口流入胸腔,形成血胸。病人可表现为呼吸困难、胸痛和发绀,胸片有助于诊断。临床一旦出现肺受压症状,应立即拔出导管,并作胸腔穿刺引流。

3.血肿　由于动、静脉紧邻,操作中可能会误伤动脉。当刺破动脉时,回血鲜红且压力较大,应立即拔出穿刺针,经压迫局部后可不引起明显血肿。

4.神经损伤　损伤臂丛神经时,病人出现放射到同侧手、臂的触电样感或麻刺感,应立即退出穿刺针或导管。

5.胸导管损伤　做左侧锁骨下静脉或颈内静脉穿刺插管时有可能损伤胸导管,表现为穿刺点渗出清亮的淋巴液,此时应拔除导管。如发生乳糜胸,应及时放置胸腔引流管。

6.空气栓塞　中心静脉在吸气时可能形成负压,穿刺过程中、更换输液器及导管和接头脱开时,尤其是头高半卧位的病人,容易发生空气栓塞。病人应取头低位穿刺,插管时不要大幅度呼吸,多可避免空气栓塞发生。同时,输液时注意输液瓶绝对不应输空,更换接头时应先弯折或夹住导管,以防空气进入,发生气栓。

7.血栓形成和栓塞　主要发生于长期置管和全静脉营养的病人,应注意保证液体持续滴注及定期肝素生理盐水冲洗。

8.感染　导管留置期间局部护理十分重要,一般每 2～3 日更换 1 次敷料,有渗血或污染时及时更换。如病人出现不能解释的寒战、发热、白细胞数升高、导管穿出皮肤处压痛和红肿等,应立即拔除导管,做导管头端及病人血液的细菌培养,并同时应用抗生素。

9.大血管和心脏穿孔　为少见的严重并发症。

(1)主要表现:血胸、纵隔血肿和心包填塞。一旦发生,后果严重,心包填塞病死率可高达 80％。穿孔原因往往与导管太硬及插入过深有关,尤其当原有心脏病变、腔壁变薄而脆的情况下。留置中心静脉导管的病人若突然出现发绀、面颈部静脉怒张、恶心、胸骨后和上腹疼痛、不安和呼吸困难,进而血压下降、脉压变窄、奇脉、心动过速、心音遥远时,都提示有心包填塞的可能。

(2)应对措施:①立即中止静脉输注。②降低输液容器的高度至低于病人心脏的水平,以利用重力尽可能吸出心包腔或纵隔内积血或液体,然后慢慢地拔出导管。③必要时应考虑做心包穿刺减压。

(3)预防措施:①导管质地不可太硬。②导管顶端插至上腔静脉与右心房交界处即可,不宜过深。③有怀疑时,可经导管注入 2ml X 线显影剂,以判断导管尖端的位置。

(姜汝萍)

第七节　各种穿刺术的配合及护理

一、腰椎穿刺术的护理

腰椎穿刺术是诊断颅内及椎管内疾病最简单和最常用的检查方法,对神经系统疾病的诊断和治疗均有重要的意义。

(一)适应证

1.鉴别脑血管病变为出血性或缺血性。

2.鉴别各种中枢神经系统感染性病变。

3.明确脊髓病变的性质为出血性、感染性、脱髓鞘性或变性性。

4.测定颅内压力,了解蛛网膜下腔阻塞情况。

5.施行椎管内脊髓造影或脑室造影,明确阻塞原因。

6.蛛网膜下腔注入抗生素或抗癌药等药物,以治疗某些疾病。

7.腰椎麻醉。

(二)禁忌证

1.穿刺部位软组织或相应脊柱有感染病灶者不宜穿刺。

2.颅内占位病变引起颅内压力增高,尤其有早期脑疝迹象者,不宜穿刺。

3.高度怀疑有脑池粘连。

4.全身严重感染如败血症等不宜穿刺,以免发生中枢神经系统感染。

(三)用物准备

腰椎穿刺包(内有 7 号和 9 号腰椎穿刺针各一、弯盘、镊子、纱布、药杯、洞巾、测压管等)、无菌手套、无菌注射器、无菌试管、局麻药等。

(四)操作方法

1.病人左侧卧于硬板床上,背部和床板垂直,头向胸部屈曲,双手抱膝紧贴腹部,使脊柱间隙增宽,便于进针。

2.以第 3 或第 4 腰椎间隙为最佳穿刺点(两侧髂前上棘连线和脊柱交点为第 3 腰椎间隙)。体形高大健壮者可上移一个腰椎间隙,体形较矮者可下移一个腰椎间隙。常规消毒皮肤后戴手套与盖洞巾,用 2% 利多卡因或 1%~2% 普鲁卡因(须作皮试)作局部麻醉,深达韧带。

3.术者左手固定穿刺点的皮肤,右手持腰穿针取与皮肤垂直或针尖稍偏向头部的方向缓慢刺入(成人进针 4～6cm,儿童进针 2～4cm)。缓慢刺入韧带时可感受一定阻力,当针尖穿过韧带与硬脑膜时,可感阻力突然消失,即"落空感",此时将针芯慢慢抽出,即可有脑脊液流出。

4.测压,收集脑脊液标本送检验。

5.术毕插入针芯,拔出腰穿针,碘酒消毒穿刺点,覆盖消毒纱布,用胶布固定。

(五)注意事项及护理

1.术后,病人宜去枕平卧 4～6h,最好 24h 内勿下床活动;多进饮料,以免出现穿刺术后头痛等。如出现头痛,应卧床休息,静滴 0.9％氯化钠溶液和 5％葡萄糖溶液可改善症状。颅内压较高者则不宜多饮水,严格卧床的同时密切观察意识、瞳孔及生命体征的变化,以尽早发现脑疝前驱症状如意识障碍、剧烈头痛、频繁呕吐、呼吸加深、血压升高等。

2.术中发现颅压过高时,可用针芯尖端堵住针座的出口,以控制脑脊液的流速,防止脑脊液突然大量喷出。收集脑脊液标本时不宜过多过快。

3.术中必须密切观察病人,如出现呼吸、脉搏、血压等改变时,应立即停止操作并作相应处理。

4.如需给药时,应先缓慢放出等量脑脊液,然后再注入稀释药液。

二、胸腔穿刺术

胸腔穿刺术是通过胸腔穿刺检查,尽快临床诊断,并为进一步治疗提供的一种手段,同时可减轻呼吸困难等压迫症状,挽救生命。

(一)适应证

1.诊断性胸腔穿刺,以明确诊断。

2.气胸及血胸所致胸腔压迫症状者。

3.急性脓胸大量渗出液或纤维素期。

4.胸腔内注射某种治疗药物。

(二)禁忌证

1.既往胸腔穿刺有过敏史或胸膜休克者。

2.穿刺部位胸壁或附近皮肤有感染者。

3.病情危重,有严重出血倾向、大咯血者。

(三)用物准备

胸腔穿刺包(内有 12 号和 16 号胸腔穿刺针各一、弯盘、镊子、血管钳、纱布、药杯、洞巾、橡皮管等)、无菌手套、无菌注射器、无菌试管、局麻药等。

(四)操作方法

1.胸腔积液者取坐位,面朝椅背,向前俯伏于椅背。重症病人及气胸者可取半卧位,将其前臂置于枕部。

2.穿刺应在胸部扣诊实音最明显处进行,可予 B 超定位,并作标记。气胸者取患侧第 2 肋间锁骨中线处为穿刺点。

3.常规消毒皮肤后戴手套与盖洞巾,用 2％利多卡因或 1％～2％普鲁卡因(须作皮试)在穿刺点沿肋骨上缘作局部麻醉至胸膜。

4.用左手示指和中指固定穿刺处皮肤,将针尾套有橡皮管和附有血管钳夹闭的穿刺针从麻醉处沿肋骨上缘缓慢刺入,当胸膜壁层被穿过,针头抵抗感突然消失,则针头已入胸腔。这时取注射器接于橡皮管,助手放开夹住橡皮管的血管钳,用血管钳固定穿刺针,即可抽液。抽取的胸液应记录抽液量并送检。如抽液毕需注药,则接上有药液的注射器,将药液注入。

5.术毕拔出胸穿针,碘酒消毒穿刺点,覆盖消毒纱布,用胶布固定。嘱病人卧床休息。

(五)注意事项及护理

1.穿刺前必须向病人作必要的说明和解释,以利消除紧张和恐惧情绪,争取病人积极配合。

2.穿刺时,局麻应充分。病人应避免移动体位、咳嗽或深呼吸,必要时可先给予可待因镇静止咳。

3.操作时应不断观察病人的面色与反应,如有头晕、面色苍白、出汗、心悸、胸部压迫感、剧烈疼痛和晕厥等胸膜过敏现象,或连续咳嗽、咳泡沫痰等抽液过多现象时,应立即停止抽液,并作对症处理。

4.放液不要过多、过快,一般第一次不超过600ml,以后每次不要超过1000ml。诊断性抽液50～100ml即可。

5.穿刺及抽液时,应注意无菌操作,并防止空气进入胸腔。

6.穿刺完后嘱病人平卧或半卧位休息,密切观察病人的生命体征。

7.注意观察穿刺点有无渗血或液体漏出。

8.如是治疗性穿刺,应观察有无不良反应。

三、腹腔穿刺术

腹腔穿刺术是临床上常用的诊疗方法之一,对于急腹症的诊断尤为重要,同时通过穿刺放液可减轻压迫症状。

(一)适应证

1.诊断性腹腔穿刺,取液化验以明确诊断。

2.排放腹水减压,以达缓解压迫症状的目的。

3.腹腔内注射某种治疗药物。

(二)禁忌证

1.高度腹胀的病人。

2.有肝昏迷先兆者,禁放腹水。

3.腹部多次手术过的病人。

4.局部皮肤感染或皮炎的病人。

5.有不能纠正的出血性疾病的病人。

6.妊娠后期的病人。

7.疑有卵巢囊肿或多房性肝棘球蚴病(肝包虫病)者。

(三)用物准备

腹腔穿刺包(内有腹腔穿刺针一副、弯盘、镊子、直弯血管钳、纱布、药杯、洞巾、橡皮管等)、无菌手套、无菌注射器、无菌试管、无菌容器、腹带、局麻药等。

(四)操作方法

1.病人取仰卧位、侧卧位或坐位。

2.诊断性腹腔穿刺选择左下腹脐与髂前上棘连接线上中外1/3相接处或脐水平线与腋前线交叉处为穿刺点。穿刺点也可用B型超声波定位。放腹水多选择脐耻连线中上1/3交界处。

3.常规消毒皮肤后戴手套与盖洞巾,用2%利多卡因或1%～2%普鲁卡因(须作皮试)局部麻醉至腹膜壁层。

4.用穿刺针缓慢刺入腹壁,当腹膜壁层被穿过,针头抵抗感突然消失,则针头已入腹腔,可用注射器抽取少量腹水于无菌试管中送化验。然后于穿刺针末尾接橡皮管,引腹水入置于地上的无菌容器中。

5.术毕拔出腹穿针,碘酒消毒穿刺点,覆盖消毒纱布,用胶布固定,并用腹带将腹部包扎。

(五)注意事项及护理

1.腹腔穿刺前先嘱病人排空尿液,以免穿刺时损伤膀胱。

2.操作时应不断观察病人有无头晕、恶心、心悸等症状,并密切观察病人的呼吸、脉搏及面色等。严重者应立即停止操作,并作对症处理。

3.放液不要过多、过快,一般以一次不超过5000ml为宜,肝硬变时不超过3000ml。

4.腹腔内注射药物要谨慎,很多药物不宜作腹腔注射。

5.术前、术后测量腹围,计算放液量及复查腹部体征以便观察病情变化。

6.严格无菌操作,避免腹腔感染。

7.穿刺后嘱病人平卧休息8～12h。

8.观察穿刺点有无渗液,同时警惕诱发肝性脑病。如有腹水外溢,及时处理伤口,更换敷料,防止伤口感染。

四、心包穿刺术

心包穿刺术在心脏破裂的诊断及缓解心包填塞危及病情方面具有重要意义,并能确定心包积液的性质或缓解大量心包积液引起的心包填塞症状。

(一)适应证

1.帮助诊断,明确积液的性质及其病因。

2.缓解大量心包积液引起的心包填塞症状。

3.化脓性心包炎急需穿刺排脓者。

4.向心包内注入药物。

(二)禁忌证

1.慢性缩窄性心包炎。

2.风湿性心包炎。

(三)用物准备

心包穿刺包(内有心包穿刺针、弯盘、镊子、直弯血管钳、纱布、药杯、洞巾、橡皮管等)、无菌手套、无菌注射器、无菌试管、无菌容器、局麻药、心电图机、除颤器等。

(四)操作方法

1.病人取坐位或半卧位。

2.心尖部穿刺点可在左侧第5或第6肋间的心脏绝对浊音界的外侧。剑突下穿刺点在胸骨剑突与左肋弓缘夹角处之下界。

3.常规消毒皮肤后戴手套与盖洞巾,用2%利多卡因或1%～2%普鲁卡因(须作皮试)局部麻醉至心包壁层。穿刺针的针尾套有橡皮管,用血管钳夹闭。

4.从心尖部进针时,针尖由下而上,沿肋骨上缘向脊柱方向缓慢刺入心包,进针约3cm。剑突下进针时,穿刺针头与腹壁保持 30°～40°,向上、向后并稍向左进入心包腔后下部,进针 3～5cm。当阻力感突然消失,则表明已刺入心包腔。如针尖有心脏搏动感,或发现心电监护出现异常图形时,提示针尖已接触心肌,应将针后退少许。

5.取注射器接于橡皮管,助手放开夹住橡皮管的血管钳,用血管钳固定穿刺针,即可抽液。记录抽出液的性质和量,并送检。

6.术毕拔针,碘酒消毒穿刺点,覆盖消毒纱布,用胶布固定。

(五)注意事项及护理

1.心包穿刺有一定的危险,故穿刺指征必须明确。术前必须行 X 线及超声检查,估计积液量并确定穿刺点。

2.术前应向病人做好解释以消除顾虑,并嘱病人在穿刺时切勿咳嗽或深呼吸。如抽出为鲜血,应立即拔出穿刺针,并严密观察有无心包填塞征出现。

3.麻醉要完善,以避免因疼痛引起神经源性休克。

4.抽液过程中应注意夹闭橡皮管,以免空气进入心包内。

5.首次抽液量不超过 100ml,再次抽液量不宜超过 300～500ml,抽液速度应缓慢。

6.术中和术后需密切观察呼吸、血压、脉搏及面色的变化。如有呼吸困难或胸痛等,可给予氧气吸入或遵医嘱给予镇静剂。

7.及时作好各种记录,如生命体征、穿刺液颜色和量及病情变化。

(姜汝萍)

第八节　有机磷农药中毒

有机磷酸酯类农药简称有机磷农药,易挥发、有蒜臭味。通常在酸性环境中稳定,遇碱性则易分解。可经皮肤、呼吸道、消化道吸收,迅速随血流分布到全身各组织器官,在脂肪组织中储存,与体内胆碱酯酶结合,形成磷酰化胆碱酯酶失去分解乙酰胆碱的活力而导致胆碱能神经突触间乙酰胆碱积聚过多,导致胆碱能神经纤维先兴奋而后转入抑制和衰竭。

【评估】

1.一般评估　神志,瞳孔,生命体征等。

2.专科评估

(1)毒蕈碱样症状:瞳孔缩小、多汗、流涎、支气管痉挛等。

(2)烟碱样症状:肌肉震颤、抽搐、肌肉麻痹等。

(3)中枢神经系统症状:头痛、谵妄、意识模糊、昏迷等。

(4)血胆碱酯酶活力化验值。

【护理要点】

1.一般护理

(1)迅速清除毒物

1)立即脱去污染衣物,用清水或肥皂水清洗污染的皮肤、毛发和指甲。眼部污染可用 2% 碳酸氢钠溶液或生理盐水冲洗。

2)口服中毒者用清水或 2% 碳酸氢钠溶液(敌百虫忌用)或 1∶5000 高锰酸钾溶液(对硫磷忌用)反复

洗胃,直至无色、无味、澄清为止。洗胃时床头摇高 30°~45°或取平卧位,头偏一侧,洗胃液<300ml/次,洗胃过程严密观察,以防呕吐物吸入气管,致窒息和吸入性肺炎。

3)洗胃后给予甘露醇、硫酸镁鼻饲及灌肠导泻,以减少胃肠道内毒素继续吸收。

(2)保持呼吸道通畅,维持有效通气功能。

(3)加强口腔护理,观察口腔黏膜有无破溃,保持口腔清洁。

(4)饮食护理:口服中毒者禁食 2~3 天后,如胃液内未检测到毒物,无消化道出血征象,可给予流食、半流食并逐渐过渡到软食、普食。

2.用药护理

(1)抗胆碱药

1)阿托品:有阻断乙酰胆碱对副交感神经和中枢神经系统毒蕈碱受体的作用,对缓解毒蕈碱样症状和对抗呼吸中枢抑制有效,但对烟碱样症状和恢复胆碱酯酶活力没有作用。阿托品剂量可根据病情每 10~30 分钟或 1~2 天给药 1 次,直到毒蕈碱样症状明显好转或患者出现"阿托品化"表现为止。在阿托品应用过程中密切观察患者全身反应及瞳孔变化,如出现体温升高、瞳孔扩大、神志模糊、狂躁不安、抽搐、昏迷和尿潴留等,提示阿托品中毒,应及时报告医生调整阿托品用量。

阿托品化:患者瞳孔较前扩大、口干、皮肤干燥、颜面潮红、肺部听诊湿啰音消失、心率加快。

2)盐酸戊乙奎醚注射液:为新型选择性抗胆碱药,能通过血脑屏障进入脑内,阻断乙酰胆碱对脑内毒蕈碱受体(M 受体)和烟碱受体(N 受体)的激动作用;能较好地拮抗有机磷毒物(农药)中毒引起的中枢中毒症状,如惊厥、中枢呼吸循环衰竭和烦躁不安等。同时,在外周也能较好地拮抗有机磷毒物(农药)中毒引起的毒蕈碱样中毒症状,如支气管平滑肌痉挛和分泌物增多、出汗、流涎、缩瞳和胃肠道平滑肌痉挛或收缩等。它还能增加呼吸频率和呼吸流量,但盐酸戊乙奎醚注射液对 M_2 受体无明显作用,故对心率无明显影响。

(2)胆碱酯酶复活药:胆碱酯酶复活药对解除烟碱样毒作用较为明显,但对各种有机磷杀虫药中毒的疗效并不完全相同,碘解磷定和氯解磷定对内吸磷、对硫磷、甲胺磷、甲拌磷等中毒的疗效好,对敌百虫、敌敌畏等中毒疗效差,对乐果和马拉硫磷中毒疗效可疑。双复磷对敌敌畏及敌百虫解毒效果较碘解磷定为好。胆碱酯酶复活药对已老化的胆碱酯酶无复活作用,因此对慢性胆碱酯酶抑制的疗效不理想。对胆碱酯酶复活药疗效不好的患者,应以阿托品治疗为主或二药合用。

胆碱酯酶复活药使用后的不良反应有短暂的眩晕、视物模糊、复视、血压升高等。用量过大,可引起癫痫样发作和抑制胆碱酯酶活力。碘解磷定在剂量较大时,尚有口苦、咽痛、恶心。注射速度过快可导致暂时性呼吸抑制。双复磷不良反应较明显,有口周、四肢及全身的灼热感,恶心、呕吐和颜面潮红。剂量过大可引起室性期前收缩和传导阻滞。个别患者发生中毒性肝病。

3.观察有无反跳及有机磷溶剂的毒性作用   以乐果中毒最常见,即在抢救成功后 3~10 天又突然表现急性中毒症状即神志改变、肺水肿,以及呼吸衰竭。大多数患者表现心律失常,可很快死亡。预防反跳的发生首先应彻底洗胃,阿托品解毒剂量应足够,持续时间应较长。

4.并发症的观察及护理

(1)呼吸心跳骤停:立即给予心肺复苏,清理呼吸道,进行人工呼吸、气管插管及机械通气,并进行有效的心脏按压,使心、肺和脑尽快复苏。

(2)急性呼吸衰竭:由于烟碱样作用的结果,导致呼吸麻痹以至呼吸衰竭,主要是通气障碍,还可因支气管分泌增加及急性肺水肿,导致急性呼吸窘迫综合征(ARDS),出现进行性吸气性呼吸困难伴低氧血症,此时应立即给氧、气管插管,或气管切开及机械通气。

（3）心脏受累：可用相应的抗心律失常的药物,室颤时及时给予电复律,还可使用异丙肾上腺素静脉滴注。

（4）阿托品过量：如出现体温升高、瞳孔扩大、神志模糊、狂躁不安、抽搐、昏迷和尿潴留等,提示阿托品过量,应及时报告医生,遵医嘱及时调整阿托品用量。

（5）消化道出血：早期因剧烈呕吐致食管黏膜撕裂综合征或因洗胃损伤、毒物腐蚀胃黏膜,导致糜烂或溃疡出血;晚期因缺氧、应用大剂量肾上腺皮质激素诱发弥漫性出血性胃炎,可用 4℃冷盐水加去甲肾上腺素口服或三腔二囊管压迫止血。

5.**心理护理**　患者常因遇到挫折而服药,心情沮丧,加之疾病折磨,常会出现心灰意冷、情绪激动而拒绝治疗,此时护士应耐心倾听,给予患者精神上的鼓励。禁止强制给予患者约束,避免患者躁动使皮肤受损。对于年龄小的患者,更要给予加倍的照顾,使其树立信心,积极配合治疗。

【健康教育】

1.向患者讲解预防有机磷农药中毒的有关知识。

2.患者出院时告知患者应休息 2～3 周,按时服药,勿单独外出,以防发生迟发性神经损害,急性中毒除个别出现迟发性神经损害外,一般无后遗症。

3.因自杀致中毒者,要教会患者应对应激原的方法,争取社会的支持。同时,认真做好家属的思想工作,给予患者精神的支持,打消患者自杀的念头。

（姜汝萍）

第九节　地西泮中毒

地西泮又名安定,属苯二氮卓类镇静催眠药,具有安定、松弛横纹肌及抗惊厥作用,过量使用表现为从过度镇静到昏迷、精神失常、昏睡、肌肉松弛或异常兴奋。严重中毒可使中枢神经系统及心血管抑制,导致昏迷、反射消失、呼吸循环抑制和窒息。因此,积极的抢救及护理至关重要。

【评估】

1.**一般评估**　生命体征,心理状态。

2.**专科评估**　服药时间、服药量、服用地西泮史;意识状态,瞳孔大小及对光反射,角膜反射的变化;毒物分析(血、胃液、尿液中药物浓度)。

【护理要点】

1.一般护理

（1）清除毒物

1）洗胃：口服中毒者早期可选用温水、1∶5000 高锰酸钾溶液或生理盐水洗胃,最佳时间为服药 6 小时内。洗胃量由服药量决定,一般用 1000～2000ml,直至洗出液清亮无味、毒物鉴定结果阴性为止。

2）导泻：用药用炭 50～100g、硫酸钠 250mg/kg 加生理盐水鼻饲,以促进肠道内的残留药物尽早排出体外。

（2）迅速建立静脉输液通路,遵医嘱应用特效解毒药,如氟马西尼;同时需大量输液、利尿,以加速毒物排出,维持水电解质酸碱平衡,保护肝肾功能,酌情给予抗感染、糖皮质激素治疗。

（3）保持呼吸道通畅：仰卧位时头偏向一侧,可防止呕吐物或痰液阻塞气道,及时吸痰;给患者持续吸氧,必要时给予呼吸机辅助通气,防止脑组织缺氧引起脑水肿,加重意识障碍。

（4）饮食护理：一般中毒后 1～3 天内禁食水,给予肠外营养;昏迷者时间延长 3～5 天。营养不易维持者,可经鼻饲补充营养及水分。饮食应由高热量、高蛋白、易消化的流质饮食逐渐过渡到普食。

(5)血液灌流治疗护理:血液灌流最典型的不良反应是血小板减少,应遵医嘱定时监测血小板、凝血四项及血生化指标,观察有无出血倾向(动、静脉穿刺处有无渗血,皮肤有无出血点等),根据检验结果随时调整肝素的泵入量。

2.病情观察

(1)意识状态及生命体征的观察:轻型中毒者神志清,瞳孔正常,无嗜睡症状,呼之能应,回答问题准确;中重型中毒者神志恍惚或神志不清,呼之不应,双侧瞳孔缩小,对光反射迟钝或消失。因此,应密切观察患者瞳孔大小、对光反射、角膜反射、生命体征等。如瞳孔散大、心率和血压下降、血氧饱和度降低,呼吸变浅或不规则,常提示病情恶化,应及时向医生报告,采取相应处理措施。

(2)使用呼吸机辅助通气的患者应定时抽取动脉血气,密切监测氧分压、二氧化碳分压及酸碱平衡情况。

3.心理护理

(1)因遇到挫折而服毒的患者心情沮丧、情绪激动而拒绝治疗,此时护士应耐心倾听,给予患者精神上的鼓励,对于年龄小的患者,更要给予加倍的照顾,使其树立信心,积极配合治疗。

(2)因失眠而过量服用地西泮的患者,长期的失眠常引起抑郁情绪、悲观厌世,护士应耐心劝导,加强与患者家属的沟通交流,让其协助患者在出院后养成健康的生活习惯。

【健康教育】

1.加强饮食营养,以保证机体康复的需要。

2.指导患者正确服用地西泮的方法,保持乐观情绪,养成良好的睡眠、生活和合理的用药习惯。

(汪琰彦)

第十节　百草枯中毒

百草枯是有机环杂类除草剂,肺脏是百草枯中毒的主要靶器官,Ⅰ型和Ⅱ型肺泡上皮细胞是百草枯选择性毒性作用的主要靶细胞。中毒后早期表现为肺泡上皮细胞受损,肺泡内出血水肿,炎性细胞浸润,晚期出现肺泡内和肺间质纤维化,具有极高的病死率,已成为当前中毒性疾病的关注热点之一。

【分型】

百草枯中毒按中毒量分为以下三型。各器官的表现见表5-1。

表5-1　百草枯中毒后各器官的表现

眼、鼻、喉	通常以局部刺激症状为主,表现为角膜溃疡、鼻出血、咽喉疼痛等,支持疗法多数能痊愈
心脏	通常在中毒晚期出现,如中毒性心肌炎、心外膜出血等,临床上主要表现为心动过速,并且出现非特异性T波异常,大量服用则出现心律失常、低血压甚至心搏骤停
肺	重度中毒患者可出现肺出血或急性呼吸窘迫综合征(ARDS),其主要表现中毒后出现喘息的症状。中度中毒3~14天逐渐出现,且是由肺部纤维化所导致的,这是中度至重度患者的最主要的死亡原因
神经、脑	嗜睡、头痛、倦怠为常见的症状,昏迷则是晚期中毒的表现,其他如脑水肿、面神经麻痹、不能行走则少见
胃肠道	表现为恶心、呕吐、腹痛、腹泻等,因百草枯对胃肠道的腐蚀作用可出现腹痛、腹部烧灼感,并且可能出现溃疡甚至溃疡穿孔。一旦出现胃肠道严重损伤的时候,患者预后较差
肝脏	暂时性,在中毒24~96小时肝脏损伤可逐渐恢复。在重度中毒患者可出现黄疸、肝大、急性胰腺炎等,尸检可发现肝脏胆汁淤积,以及小叶中心坏死。虽然黄疸可见于百草枯中毒的患者,但预后与肝脏受损的程度无相关性

肾脏	在中毒 24～96 小时后可出现氮质血症、蛋白尿、血尿等,极为常见;若出现少尿或无尿,则说明存在更为严重的急性肾小管坏死,以及肾衰竭的发生。如果患者没有死亡,则肾功能会逐渐恢复,也有发病 3 个月后出现急性肾小球肾炎的报道
血管、血液	百草枯中毒导致的高铁血红蛋白血症也有报道
肾上腺	尸检发现,肾上腺常出现坏死,多数发生于伴有多脏器衰竭的患者中

1.轻度中毒　口服百草枯剂量小于 20mg/kg 者(即 20%的百草枯原液 7.5ml 以下),症状轻微或无明显症状,虽然可能存在短暂的气体交换障碍及肺活量的变化,但中毒主要表现为胃肠道反应,如腹泻及呕吐等。

2.中度到重度中毒　口服百草枯剂量在 20～40mg/kg 者(即 20%的百草枯原液 7.5～15ml),口腔常有发炎及溃疡的症状,同时也会出现上消化道黏膜腐蚀。如在服用百草枯后立即就医,及时处理,可能仅伴有局部发红及烧灼感。中毒 24 小时后可出现急性肾衰竭,尤其是急性肾小管坏死。随后出现咳嗽、喘息等呼吸道症状,虽然在初期胸部 X 线检查可能正常,但肺部将逐渐出现纤维化,从而引起缺氧及换气功能障碍,且大部分患者皆于 2～3 周后因肺纤维化而死亡。

3.暴发型中毒　口服百草枯的平均量大于 40mg/kg(约 20%的百草枯 15ml 以上),几乎均在 1～7 天内死亡。在口腔、咽喉、食管和胃肠道通常可以看到明显的腐蚀及溃疡,且可能进行性加重,特别是食管,甚至会造成穿孔,从而出现气胸、胸腔积液或纵隔炎等并发症。患者绝大多数死于多脏器衰竭,受损的器官包括心脏(中毒性心肌炎、心外膜出血)、脑(大脑水肿)、肾上腺(皮质坏死)、肝及肾脏(急性坏死),以及肺(急性呼吸窘迫综合征)等。

【评估】

1.一般评估　生命体征,心理状态。

2.专科评估　服用百草枯的时间、量;患者神志、胃肠道反应;呼吸频率、节律,血氧饱和度,动脉血气分析值;毒物分析(血、胃液、尿液中百草枯浓度),肺部影像学检查。

【护理要点】

1.一般护理

(1)清除毒物

1)及时洗胃:入院后即给予清水洗胃,每次注入量为 250～300ml,插胃管时应动作轻柔,避免损伤胃黏膜引起出血或穿孔,同时要观察胃液的量和性状。

2)清洁皮肤:因百草枯是强氧化剂,患者的手脚会出现绿色,应立即脱去被污染的衣物,用清水、肥皂水或弱碱性水将全身擦洗干净。

3)鼻饲、灌肠:给予蒙脱石散剂、甘露醇、硫酸镁鼻饲及灌肠导泻。鼻饲时将床头抬高 30°(以免药液反流导致吸入性肺炎),动作宜轻柔,速度宜缓慢,观察有无消化道出血征象(观察胃管内有无咖啡色或鲜红色液,有无柏油样便等)。灌肠时应注意保护肛周皮肤。

(2)体位和休息:患者应卧床休息,减少活动量。目前,关于百草枯中毒后患者卧位的选择尚无定论,因百草枯中毒的靶器官主要是肺,左侧肺体积较小且受心脏压迫,左侧卧位使病灶趋于局限,也能使右侧肺更好地发挥代偿作用,提高动脉血氧分压,因此,一般应保持持续左侧卧位;对于晚期呼吸困难者可协助患者取坐位或半坐卧位。

(3)维持有效呼吸

1)百草枯中毒患者原则上严禁吸氧,防止氧自由基加速肺纤维化,对于晚期姑息治疗患者才可给予低流量吸氧减轻患者痛苦。

2)密切监测血氧饱和度变化,定时监测血气分析,如患者血氧饱和度低于 90% 或出现呼吸困难等应立即报告医生给予对症处理,必要时给予气管插管机械通气辅助呼吸。

3)百草枯可使患者口腔及咽部黏膜大面积糜烂、渗血,局部形成一层假膜,易发生感染,或因假膜脱落造成窒息,故应密切观察呼吸道情况。

(4)血液吸附灌流

1)冲洗血液灌注器时,应先用 5% 的葡萄糖液 500ml 冲洗,后用 2000ml 生理盐水冲洗,清除脱落的颗粒,并使炭颗粒吸水膨胀,同时排出气泡,最后用 20U/ml 肝素盐水 500ml 冲洗。

2)血流速一般在每分钟 100～200ml,血浆分离速度每分钟 30～40ml,同时密切观察患者血压、心率及呼吸的变化。

3)血液灌流最典型的不良反应是血小板减少,应遵医嘱定时监测血小板、凝血四项及血生化指标,观察有无出血倾向(动、静脉穿刺处有无渗血,皮肤有无出血点等),根据检验结果随时调整肝素的泵入量。

(5)饮食护理:中毒后 1～3 天内禁食水,给予肠外营养支持,如病情许可,3 天后可给予流食,逐渐过渡到普食。由于药物的烧灼,患者的口腔、咽部黏膜溃烂导致疼痛而影响进食,护士应耐心解释,鼓励患者尽早经口进食,以保证营养的摄入,对于口腔溃烂严重的患者,进食前给予利多卡因稀释液含漱以减轻疼痛。

(6)口腔护理:百草枯患者舌面、口腔、咽喉部黏膜有不同程度的糜烂脱落及溃疡,一般选用 2% 碳酸氢钠溶液进行口腔护理,每日 2 次;疼痛严重者可用利多卡因稀释后反复含漱口,喷洒西瓜霜、新净界等口腔黏膜保护剂,每 4 小时 1 次,促进溃疡面愈合。

2.病情观察　密切观察患者的生命体征,通过血氧饱和度和动脉血气分析判断患者的缺氧情况;定时监测毒物分析(血、胃液、尿液中百草枯浓度)。

3.用药护理

(1)抗氧化剂与免疫抑制药应用的护理

1)山莨菪碱:抗胆碱能药物能明显提高急性肺损伤(ALI)患者的氧分压、血氧饱和度和氧合指数,缓解呼吸困难,但对中枢神经系统具有兴奋作用,应观察患者的躁动是否与使用该药物有关。

2)百草枯是一种电子受体,吸入人体后可分布于各组织器官,特别是肺脏。维生素 C、维生素 E、乙酰半胱氨酸等药物能消除氧自由基活性及抑制免疫反应,从而改善症状。乙酰半胱氨酸泡腾片应用 40℃ 的水溶化,温度不可过高,否则药效降低。

(2)激素应用的护理:早期肺部主要为化学性肺间质性病变,肾上腺皮质激素可消除炎症及预防肺纤维化。但应用激素类药物可出现高血糖、高血压、应激性溃疡、骨质疏松、眼压增高等不良反应,治疗中要监测血压、血糖的变化,观察有无消化道出血征象。

(3)竞争剂应用的护理:维生素 B_1 与百草枯的化学结构式同为季铵类,有拮抗作用;普萘洛尔可与结合于肺组织的毒物竞争,使其释放出来,使用时应观察心率及心律的变化。

4.心理护理　患者常因遇到挫折而服毒,心情沮丧,加之疾病折磨,常会出现心灰意冷、情绪激动而拒绝治疗,此时护士应耐心倾听,给予患者精神上的鼓励,对于年龄小的患者,更要给予加倍的照顾,使其树立信心,积极配合治疗。

【健康教育】

1.指导患者定期进行肺部影像学及肺功能检查。

2.加强饮食营养,以保证机体康复的需要,指导患者合理休息、活动,逐渐增加活动量,避免过度劳累。

3.呼吸功能的锻炼,指导患者进行腹式呼吸、缩唇呼吸、扩胸、弯腰、下蹲等,增强膈肌活动,增大肺泡通气量,减少残气量,改善呼吸功能及全身肌力。

(汪琰彦)

第六章　重症监护室护理技术

第一节　应用呼吸机的护理

呼吸机是为呼吸功能不全的危重病人提供呼吸支持的医疗抢救设备,又称为机械通气。由于呼吸机的应用日益广泛,使心脏停搏、呼吸衰竭等危重病人的预后大为改善。呼吸机是危重病医学的重大进展之一。

一、机械通气的基本原理

自然呼吸时,吸气时胸腔内负压升高,使肺泡压低于大气压,气体被吸入肺内;呼气时则靠肺及胸廓的弹性回缩力,将气体排出。机械通气时,病人吸气是靠气道口处(口腔、鼻腔或气管插管及气管切开插管导管)施加的正压,将气体压入肺内引起吸气;停止送气后移去外加的压力,气道口恢复大气压,胸廓被动回缩,产生呼气。目前,临床所用的呼吸机均以这种方式进行工作。

二、呼吸机的治疗作用、适应证、使用指征和禁忌证

1.呼吸机的治疗作用　呼吸机能维持呼吸道通畅、改善通气和换气、减少呼吸功,以纠正缺氧,防止二氧化碳潴留,使机体有可能度过基础疾病所致的呼吸功能衰竭,创造条件从疾病过程中恢复。

2.应用呼吸机的适应证

(1)心肺复苏。

(2)治疗严重的急、慢性呼吸衰竭,如 COPD、重症哮喘、中枢神经系统或呼吸肌疾患所致的严重通气不足;严重肺部感染;ARDS 所致的严重换气功能障碍等。

(3)预防呼吸衰竭的发生或加重,如心、胸外科手术后,使用呼吸机帮助病人减轻因手术创伤而加重的呼吸负担,以减轻心肺和体力上的负担,缓解呼吸困难症状。

3.使用指征　使用机械通气的指征尚无统一标准。下列情况存在时,宜尽早建立人工气道,进行人工通气。

(1)意识障碍,呼吸不规则。

(2)严重低氧血症或 CO_2 潴留,$PaO_2 < 45mmHg$,$PaCO_2 \geq 70mmHg$,且经过常规给氧及保守治疗后无效。或严重呼吸衰竭的病人经过积极的治疗,情况无改善甚至恶化者。

(3)急性呼吸窘迫综合征、重症肺炎等。

4.禁忌证　机械通气治疗无绝对禁忌证。正压通气的相对禁忌证为:①伴有肺大疱的呼吸衰竭。②未经引流的张力性气胸。③大咯血。④急性心肌梗死。⑤低血容量性休克未补足血容量前。

三、机械通气的方式

1.间歇正压通气(IPPV)　也称机械控制通气(CMV),可分为控制通气、辅助通气和辅助/控制通气。

2.间歇指令通气(IMV)　是控制通气与自主呼吸的结合。同步间歇指令通气(SIMV)则是辅助通气与自主呼吸的结合。

3.压力支持通气(PSV)　是一种比其他辅助通气模式更接近生理状态的通气模式。病人每次自发吸气,都自动接受预先设定的一定程度的压力支持。

4.持续气道正压通气(CPAP)/呼气末正压通气(PEEP)/双相气道正压(BIPAP)　CPAP是在整个呼吸周期施以一定程度的气道正压的通气方式,防止肺与气道萎缩,改善肺顺应性,减少吸气阻力。PEEP吸气由病人自发或呼吸机产生,而呼气末气道压仍高于大气压,以增加功能残气量和改善肺顺应性,提高氧合,主要用于ARDS病人。BIPAP是在自主呼吸时交替给予2种不同水平的气道正压。

5.每分指令通气(MMV)　供给预定的每分通气量,不受病人自主呼吸及中枢调节的影响,使呼吸机撤离自动化。

6.双重控制模式　可以在启动呼吸或呼吸之间进行压力控制和容量控制切换。

7.无创正压通气模式　经鼻(面)罩进行无创性正压通气(NIPPV),不经人工气道(气管插管或气管切开)进行通气的方法。

四、机械通气并发症

1.与气管插管、套管有关的并发症　与气管插管、套管有关的并发症有:①气管阻塞。②气管脱出。③喉损伤。④气管黏膜损伤。⑤皮下气肿。

2.机械通气并发症

(1)通气不足:可能由于呼吸机调节不当或故障所致,也可能由于气道阻力增加或顺应性降低之故。

(2)通气过度:二氧化碳在短期排出过快,碳酸氢根离子在体内相对升高,造成呼吸性碱中毒,促使氧离曲线左移,导致组织缺氧加重,加重脑缺氧。

3.呼吸机相关肺损伤　临床包括肺泡外气体;系统性气体栓塞;弥散性肺损伤等。

4.呼吸机相关肺炎　急性呼吸衰竭病人在接受机械通气至少48h后发生的肺炎,死亡率高。

5.氧中毒　机械通气病人长时间吸入高浓度氧可引起肺损伤。

五、护理

良好的护理是保障应用呼吸机病人机械通气效果、降低并发症发生率的一个重要环节。对护理工作要求细致而繁琐,观察、护理不善,可能达不到应有的疗效甚至危及病人生命。在护理机械通气病人时,护士必须根据病人的需要,调节好通气参数,纠正低氧血症,提高通气效果,尽量预防或减少机械通气的并发症,降低身心应激,促进病人早日康复。

1.机械通气治疗的准备

(1)备好清洁、功能完好的呼吸机。连接好呼吸机电源、管路、供氧设备。

(2)接模拟肺,测定潮气量,按病情需要和医生的要求设置好通气参数。一般成人常用的参数为:呼吸频率15～20次/min;吸/呼时间比(1:1.5)～(1:2)以上;潮气量400～700ml;气道压力10～20cmH$_2$O,遇气道阻力大时,可提高至20～25cmH$_2$O;吸入氧浓度,持续使用不宜超过40%,50%～60%以上浓度的氧只能间歇应用,避免氧中毒。

(3)向意识清醒病人解释使用呼吸机的意义,使病人理解接受呼吸机辅助治疗可能帮助自己度过危机,指导病人配合机械通气的方法和如何以非语言方式表达其需要等事项。

(4)准备面罩,环甲膜穿刺、气管插管、气管切开用物。协助医生建立通畅的人工气道。

2.机械通气治疗中的病情监测与护理　监测与护理的目的是了解机械通气的效果,使呼吸机达到最佳呼吸支持能力,预防并及时发现、处理可能发生的并发症。

(1)呼吸监护注意观察有无自主呼吸,自主呼吸与呼吸机是否同步,呼吸的频率、节律、幅度、类型及两侧呼吸运动的对称性。开始应每隔30～60min听诊肺部,观察两侧呼吸音性质,有无啰音。如一侧胸廓起伏减弱、呼吸音消失,可能为气管插管过深仅一侧肺(常为右侧)通气,或因插管固定不牢在病人躁动或翻身后滑入一侧支气管,还可能与并发气胸有关。

(2)心电、血压监护注意心率、心律变化。机械通气开始20～30分钟可出现血压轻度下降。其原因是:①通气压力过高或持续时间过长、呼气时间不足,使肺泡压升高,形成内源性呼气末正压,增加肺循环阻力和右心负荷。②通气量过大,CO$_2$迅速排出,使CO$_2$对心血管运动中枢和交感神经的兴奋作用突然消失,周围血管张力骤降。因此,如血压明显或持续下降伴心率增快,应及时通知医生处理。

(3)意识状态变化:行呼吸机治疗病人意识障碍程度减轻,表明通气状况改善;若有烦躁不安、自主呼吸与呼吸机不同步,多为通气不足;如病人病情一度好转,胸廓起伏一直良好,突然出现兴奋、多语、甚至抽搐应警惕碱中毒。

(4)皮肤、黏膜及周围循环状况:注意皮肤的色泽、弹性、温度及完整性。缺氧改善时,发绀减轻;皮肤潮红、多汗和浅表静脉充盈,提示仍有CO$_2$潴留;皮肤湿冷、苍白可能是低血压、休克;皮下气肿、颈静脉充盈,常与气胸、气管切开有关。了解皮肤黏膜的完整性可及时发现并处理压疮、口腔溃疡及继发性真菌感染等情况。

(5)腹部胀气及肠鸣音情况:机械通气时,可能会发生腹部膨隆、腹胀。其原因可能为:①面罩机械通气,人机配合欠佳,或通气量过大,病人吞入过多的气体。②气管插管或气管切开套管气囊漏气,气体反流入胃内。③肠鸣音减弱还应警惕低钾血症。腹胀严重者,遵医嘱给予胃肠减压。

(6)体温:呼吸机治疗期间,因人工气道的建立、不断吸痰及分泌物增多、肺不张、机体抵抗力低下等,常可并发感染。发热常提示感染。体温升高会使氧耗量和CO$_2$产生增加,应酌情调节通气参数。高热时还应适当降低湿化器的温度以减少呼吸道的散热作用。

(7)液体出入量:准确记录24h液体出入量,尤其是尿量变化,因为机械通气可能并发肾功能不全及抗利尿激素分泌增多,使尿量减少。尿量反映肾的血液灌流情况,间接反映心排血量的变化。如机械通气治疗后,低氧血症和高碳酸血症得到缓解,肾功能改善,尿量可增多,水肿逐渐消退。尿量减少或无尿要考虑体液不足、低血压和肾功能不全等原因。吐咖啡色胃内容物或出现黑便,要警惕应激性溃疡引起上消化道出血。

(8)痰液:观察痰液的色、质、量和黏稠度,为肺部感染的治疗和气道护理提供依据。

3.仪器及实验室检查结果监测

(1)胸部 X 线检查:床旁胸部 X 线检查能及时发现肺不张、气压伤、肺部感染等机械通气引起的并发症。亦可了解气管插管的位置。

(2)呼吸机参数:密切观察呼吸机及各种监测仪器的工作情况,及时记录监测仪上显示的主要参数,分析并解除呼吸机报警的原因。如气道压力突然升高常见于病人咳嗽,痰液过多或黏稠阻塞气道,或输入气体管道扭曲、受压等;气道压力过低报警多与气体管道衔接不紧、气囊漏气或充盈不足有关。

(3)血气分析:是监测机械通气治疗效果最重要的指标之一。有助于判断血液的氧合状态,指导呼吸机参数的合理调节,判断机体酸碱平衡情况,判断肺内气体交换情况。

(4)呼气末 CO_2 浓度:通过在呼气管道中连接一个红外线传感器装置,监测呼气末的 CO_2 浓度,可用于评价通气效果。呼气末 CO_2 浓度为 4.5%~5%,表示通气恰当;<4.5%为通气过度;>5%则通气不足。

(5)血流动力学参数:机械通气对循环功能有一定的影响,尤其应用 PEEP 时。可通过插入漂浮导管监测右心房压力、右心室压力、肺动脉压、肺毛细血管楔压及心排血量等参数,判断心功能和血容量情况,亦可抽取混合静脉血进行血气分析,指导呼吸机参数的调节。

4.呼吸机工作状态的监护及护理干预　护士应能熟练解释呼吸机各种报警的意义,掌握呼吸机常见故障及排除故障的方法,以维持呼吸机的正常运转,从而维持呼吸系统的正常生理功能,防止并发症。

(1)呼吸机不启动:可能的原因有电源未插好、接触不良、呼吸机保险烧断等。

(2)压力监护仪报警:可能的原因及处理方法如下。①气管导管脱落、管道漏气:最常见的原因是系带固定不牢,呼吸机管道牵拉和患者烦躁导致不合作。注意检查有无管道连接处脱落、漏气。此时若患者有自主呼吸,则消除以上原因即可。若患者无自主呼吸,处理时切勿紧张,行鼻导管给氧的同时尽快插入套管。②气管痉挛:呼吸机管道的重量可以在口腔、鼻腔及咽喉处造成压迫而引起组织疼痛和气管痉挛。应协助病人采取适当姿势,调整管道的支架装置以及使用可弯曲的连接系统以减轻对病人的压迫。③呼吸机气源不足:当氧气钢瓶气体接近用完,压力不足失去动力作用时,可致呼吸机不能正常工作,供气不足造成患者严重缺氧或心脏停跳。护理人员需要调整气源压力确保供应压力正常,及时更换氧气瓶。如果压力正常,则检查呼吸管道、测压管以及与病人连接处是否漏气、有无打折或受压并做相应处理。经上述检查故障仍在,就应检查低压报警指示器位置是否设置正确,正确的设置应该低于吸气峰压 2~3cmH_2O。④气道阻塞:气道内分泌物黏稠,痰痂堵塞;通气管路进水、湿化器水过高、呼出末端积水瓶水满后未及时倒掉。应注意及时清除呼吸道痰液,调整导管位置、倾倒管路和积水瓶中的水。⑤人机对抗:呼吸模式设置不当。报告医生,调整模式或参数。⑥报警值设置不当:气道压力高限过低。调整报警限值。

5.人工气道的护理

(1)加强气道的湿化:使用呼吸机通气时,由于通气的气量大于生理状态下的气量,压缩氧和空气较为干燥,呼吸道蒸发失水,气管、支气管黏膜受到破坏和纤毛活动停止,失去了天然产生滤过和湿化作用,导致气管、支气管黏膜干燥,分泌物结痂而堵塞气道,致气道压力明显升高。因此要注意呼吸道的湿化。

蒸汽加温湿化:将水加热后产生蒸汽混入吸入气中,达到加温和加湿作用,一般呼吸机均有此装置。吸入气(气道口气体)的温度需维持在 35~37℃,不可超过 40℃,因此无菌湿化瓶内的水温不能超过 60℃,其湿度以 95%~100%的相对湿度较为理想。

注意湿化罐内只能加无菌蒸馏水,禁用生理盐水或加入药物,因为溶质不蒸发,将在罐内形成沉淀。湿化罐内水量要恰当,尤其要注意防止水蒸干。连续应用呼吸机时,其 24h 汽化耗水量不应少于 250ml,湿化瓶内的水每 24h 更换 1 次。长期使用呼吸机的病人每周更换呼吸机管道 1 次。

直接向气管内滴入生理盐水或蒸馏水,可以采用间断注入或持续滴注 2 种方法。间断注入,每次注入液体量不超过 3～5ml,每 20～60min 1 次。持续滴注方法为将安装好的输液装置用头皮针直接刺入气管插管导管,或将输液器直接连接在气管切开导管,滴速可为 4～6 滴/min,亦可应用输液泵持续滴注,速度为 15～25ml/h。根据病情、痰液黏稠度调整每日湿化液总量和速度,以病人分泌物易吸出为目标。气道湿化液总量为每日 300～500ml 左右。

雾化吸入,有些呼吸机本身有雾化装置,或用超声雾化吸入器。雾粒直径 3～5μm,可到达小支气管和肺泡。每日 2 次,每次 15～20min,雾化液遵医嘱加入药物,起到减轻气道的炎症和水肿、稀释痰液利于排出的作用。

(2)人工气道痰液的吸引:人工气道正压通气病人通常需要机械吸引,以清除呼吸道内分泌物。①吸引频率应根据分泌物量而决定。呼吸道痰液滞留量达一定程度时,可在病人床旁或胸部听到痰阻声或痰鸣,提示需要吸痰。②严重缺氧者在吸引前应适当增加氧浓度和通气量,防止因吸痰加重缺氧和通气不足。③吸痰时应注意无菌操作,手法正确,避免产生肺部感染、支气管黏膜损伤以及支气管痉挛等不良后果。一般先吸引气管内分泌物,后吸口、鼻腔分泌物;吸痰前后结合翻身拍背使痰液从周边肺野流向中心气道,便于吸出;吸引管插入深度即碰到阻力或出现咳嗽反应时退出 1cm,再提供负压,一般压力不易过大(225～275mmHg),以防损伤气管黏膜;吸引时动作要迅速轻柔,吸痰管一边退出一边旋转,每次吸痰时间控制在 15s 内,吸痰间歇时间 1～2h 为宜。在吸痰过程中,如果出现心率加快或减慢、血氧饱和度(SpO_2 或 SaO_2)大幅度下降、病人面色发绀等,应立即停止,迅速接呼吸机辅助给氧。

6.预防感染与防止意外

(1)保障插管位置稳定:妥善固定气管插管或气管切开套管,防止移位、脱出和阻塞。气管套管位置不当,气管外囊脱落,加之坏死黏膜组织、黏液、呕吐物及异物等掉入气管内,极易造成气道阻塞。

护士应注意调节好气管插管位置,测量气管插管顶端至门齿的距离,并用记号标明刻度,每班交班、定时检查,气管插管应该用胶布固定;在给病人翻身时要注意气管插管、呼吸机管道的位置,防止过度牵拉致插管脱出。

(2)气管套囊充气恰当:应用最小压力充气技术,既不让导管四周漏气,又使气管黏膜表面所承受的压力最小,气囊压力不宜超过 15mmHg。充气过多、压力过大,阻断局部黏膜的血供应,导致黏膜溃疡、缺血坏死,气管狭窄、变形等,甚至导致日后气道狭窄。气囊应定时放气,若使用橡胶气囊时,每 2～4h 放气 1 次,如为低张气囊每 4～8h 放气 1 次,每次 3～5min,使局部受压处血供改善。放气时,先抽吸气道内分泌物,再缓慢抽吸囊内气体,尽量减轻套囊压力下降对气管黏膜产生的刺激。

(3)及时倾倒呼吸机管道中的积水,防止误吸入气管内引起呛咳和肺部感染。

(4)做好气管切开处的皮肤护理,每日更换气管切开处敷料和清洁气管内套管 1～2 次。

(5)定期进行翻身、叩背,促进痰液引流,预防肺部并发症和褥疮的发生。

(6)做好口腔护理和留置导尿、胃肠减压的护理。

7.改善营养状态　供给足够的热量,可采用鼻饲、全胃肠外营养方法。应准确记录出入量,按时完成补液计划,并注意维持水、电解质平衡。

8.停机前后的护理　此阶段包括从准备停机开始,直到完全停机、拔除气管插管后的一段时间。做好本阶段的护理可帮助病人安全地脱离呼吸机。

(1)帮助病人树立信心:长期接受呼吸机治疗的病人,由于治疗前病情重,经治疗后病情缓解,病人感觉舒适,对呼吸机产生依赖心理,担心停用呼吸机后病情会反复,精神紧张。为此,撤机前要向病人(包括家属)解释撤机的重要性和必要性。

(2)按步骤有序撤机。①调整呼吸机参数,如逐渐减少进气量、进气压力及给氧浓度。间断使用呼吸机或调节呼吸机模式。如可选用同步间歇指令通气、压力支持通气等,锻炼呼吸肌,帮助病人恢复呼吸功能。要特别注意循序渐进,不可操之过急。②当病人具备完全脱离呼吸机的能力后,需按以下4个步骤进行:撤离呼吸机→气囊放气→拔管→吸氧。

(3)呼吸机的终末消毒与保养:呼吸机用后要按说明书要求进行拆卸,彻底清洁和消毒,然后再按原结构重新安装调试备用。

9.心理社会支持　对机械通气病人,无论其意识是否清醒,均应尊重与关心,要主动亲近病人,与其交谈,给予精神鼓励,要让病人学会应用手势、写字等非语言沟通方式表达其需求,以缓解焦虑、恐惧等心理反应,起到增强病人战胜疾病的信心和改善通气效果的作用。

(汪琰彦)

第二节　心电、血压、血氧饱和度监护

一、心电图监测

(一)应用范围

心电图(ECG)主要是反映心脏激动的电学活动。对各种类型的心律失常和传导障碍,具有独特的诊断价值。到目前为止,还没有其他方法能够替代心电图在这方面的作用。心电监测是对心电活动的动态观察,一直被视为常规的急危重症的监测手段。特别是对各类心脏病人如严重心律失常、心力衰竭、心绞痛和心肌梗死病人,施行心脏或非心脏手术,休克病人,严重电解质紊乱和各种脏器衰竭病人更具有重要意义。

(二)临床意义

1.及时发现和识别心律失常　危重病人的各种有创的监测和治疗、手术操作、酸碱失衡和电解质紊乱等均可引起心律失常,严重时,可引起血流动力学改变。心电图监测对发现心律失常、识别心律失常性质、判断药物治疗的效果,均十分重要。

2.心肌缺血或心肌梗死　严重的缺氧、高二氧化碳血症、酸碱失衡等诸多因素,均可导致心肌缺血、心律失常的发生。心率的增快和血压的升高,均可使心肌耗氧增加,引起或加重心肌缺血的发生。因此,持续的心电监测可及时发现心肌缺血。

3.监测电解质改变　危重病人在治疗过程中,很容易发生电解质紊乱,最常见的是低钾和低钙,持续心电监测对早期发现有重要意义。

4.观察起搏器的功能　安装临时及永久起搏器患者,监测心电图,对观察心脏起搏器的起搏与感知功能,均非常重要。在做与起搏器无关手术,特别是手术中应用高频电刀时,也应做心电图监测,以免发生意外。

(三)心电图监测的方法

1.心电图监测仪的种类

(1)心电监护系统:重症监护治疗病房内,常配备心电监护系统。心电监护系统由1台中央监测仪和4～6台床边监护仪组成,现在的床边监护仪,常以生命体征监测仪代替。床边监护仪的心电图信号可以通过导线、电话线或遥控输入中心监测仪。

中心或床边心电图监测具有以下功能：①显示、打印和记录心电图波形和心率数字。②一般都设有心率上、下限报警的视听装置，报警时可同时记录和打印。有心律失常分析功能的监护仪室性早搏每分钟>5次即可报警，在心脏停搏发生4s以上可自动报警。③图像冻结功能，可使心电图波形显示停下来，以供仔细观察和分析。双线ECG显示，连接下来的第二行ECG波形，可以冻结，并能及时记录。④数小时至24h的趋向显示和记录。⑤有的生命体征监测仪配有计算机，可分析多种类型的心律失常，识别T波改变，诊断心肌缺血。

（2）遥控心电图监测仪：该监测仪不需用导线与心电图监测仪相连，遥控半径一般为30m，中心台可同时监测4个病人，患者身旁可携带1个发射仪器。

2.心电导联连接及其选择　监护使用的心电图连接方式有使用3只电极、4只电极及5只电极不等。①综合Ⅰ导联正极放在左锁骨中点下缘，负极放在右锁骨中点下缘，无关电极置于剑突右侧，其心电图波形类似Ⅰ导联。②综合Ⅱ导联正极置于左腋前线第四肋间，负极置于右锁骨中点下缘，无关电极置于剑突下偏右，其优点是心电图振幅较大，心电图波形近似V_5导联。③CM导联是临床监护中常选用的连接方法。

另外，每种监护设备，都标有电极放置示意图，请参照执行。

二、血压监测

（一）影响血压的因素

影响动脉压（BP）的因素包括心排血量、循环血容量、周围血管阻力、血管壁的弹性和血液黏滞度等5方面。血压能够反映心室后负荷，心肌耗氧及周围血管阻力。虽然血压能反映循环功能，但不是唯一指标，应结合多项指标综合分析。

（二）测量方法

1.无创性血压监测　常用的自动化无创伤动脉压监测（NIBP），是用特别的气泵自动控制袖套充气，可定时间断测压。目前临床上应用最广泛的NIBP是采用振荡技术，即上臂缚上普通橡胶袖套，测压仪内装有压力换能器、充气泵和电子计算机，可定时自动使袖套充气或放气。测压仪能够自动显示收缩压、舒张压、平均动脉压和脉率。注意低温、外周血管收缩、血容量不足以及低血压时，均影响测量的结果。

2.动脉穿刺插管直接测压法　动脉穿刺插管直接测压法是一种有创伤性的测量血压的方法。通过动脉穿刺直接测压方法仍能连续监测动脉压，了解每一心动周期内的收缩压、舒张压和平均压。通过动脉压的波形能初步判断心脏功能，并能计算其压力升高速率（dp/dt），以估计心室的收缩功能。手术时应用的高频电刀，对心电图可形成交流电干扰，此时可通过动脉波形的描记了解心脏情况，判断是否有心律失常。体外循环转流时，由于动脉搏动消失，用无创方法不能测到血压。由于直接测压方法具有上述诸多优点，可以弥补无创血压监测中的不足，因此，是ICU中最常用的监测血压的方法之一。但该法具有创伤性，有动脉穿刺插管的并发症如局部血肿、血栓形成等，故应从严掌握指征，熟悉穿刺技术和测压系统的原理与操作。

（三）血压监测的临床意义

1.收缩压　正常值范围为90～140mmHg。其重要性在于克服各脏器的临界关闭压，保证脏器的供血。如肾脏的临界关闭压为70mmHg（9.33kPa），当SBP低于此值时，肾小球滤过率减少，发生少尿。

2.舒张压　正常值范围为60～90mmHg。其重要性在于维持冠状动脉灌注压。

3.平均动脉压　是心动周期的平均血压，平均动脉压＝舒张压＋1/3脉压，正常值范围为60～

100mmHg。平均动脉压与心排血量和体循环血管阻力有关,可反映脏器组织灌注的情况,受收缩压和舒张压的双重影响。

三、血氧饱和度监测

血氧饱和度(SpO_2 或 SaO_2)系指血红蛋白(Hb)氧合程度的百分比,也就是氧含量与氧容量的百分比。通常采用的是动脉的血氧饱和度,正常值为 $96\%\sim100\%$。无创性血氧饱和度仪可连续监测血氧饱和度和脉搏容积图,其原理是通过置于手指末端、耳垂等处的红外线传感器来测量氧合血红蛋白的含量。所测的经皮血氧饱和度和动脉血气血氧饱和度的相关性很好,其绝对值十分接近。

(一)监测方法

将血氧饱和度的探头夹在患者手指上,其红光侧正对着指甲侧,它测定的是从传感器光源一方发出的光线有多少穿过了患者的组织(手指和耳),到达了另一方的接受器,可同时监测脉搏。

(二)临床意义

临床证明,它能够及早发现患者组织缺氧情况,以便及时调节呼吸机氧浓度及导管的吸氧流量;能及时反应全麻术后患者麻醉清醒程度,为拔除气管插管提供依据;且能在无创情况下,动态监测患者病情发展趋势,是危重患者监护的重要手段之一。

(三)影响血氧饱和度的因素

1.血氧饱和度降低见于肺通气或换气功能障碍性疾病,它指示有关呼吸系统和心脏以及体内氧传输的情况。

2.氧气管道被分泌物堵塞或半堵塞,氧气管扭曲、受压等,使氧气不能进入或不能顺利进入肺泡,造成组织缺氧和无效供氧,使血氧饱和度下降。

3.指套与患者手指接触不良,造成血氧饱和度监测值降低,与患者实际血氧饱和度有误差。

4.由于休克、体温过低和血管活性药物的使用,导致动脉中脉动血流量的减少,将使测量不准确。

(汪琰彦)

第三节　中心静脉压检测及护理

中心静脉压(CVP)是指胸腔内上、下腔静脉的压力。CVP 监测是反映右心功能的间接指标,对了解循环血量和右心功能具有重要的临床意义。持续监测 CVP 动态变化,结合其他血流动力学参数综合分析,对指导临床治疗具有很高的参考价值。

一、正常值及临床意义

CVP 正常值为 $5\sim12cmH_2O$。小于 $2\sim5cmH_2O$ 表示右心房充盈不佳或血容量不足;大于 $15\sim20cmH_2O$,表示右心功能不良。CVP 高低,主要反映右心室前负荷和血容量,与静脉张力和右心功能有关,不能反映左心功能。当病人出现左心功能不全时,单纯监测 CVP 失去意义。

二、中心静脉置管途径

经皮穿刺监测 CVP,一般包括 4 种途径:经颈内静脉、股静脉、锁骨下静脉及颈外静脉穿刺。临床常用经颈内静脉或锁骨下静脉,将导管插至上腔静脉或可经股静脉用较长导管插至下腔静脉。目前外周导入中心静脉置管应用增多。

三、中心静脉置管并发症

1.感染　中心静脉置管感染率为 2%～10%,致病菌以革兰阴性杆菌占 75%,阳性球菌占 25%。

2.出血和血肿　误穿破颈动脉、椎动脉、锁骨下动脉等邻近动脉,形成血肿,肝素化后或凝血机制不好的病人更易发生。

3.其他　包括气胸、血胸、气栓、血栓、神经和淋巴管损伤等。

四、护理

深静脉导管的维持及并发症的预防主要依靠精心护理。优质的护理能有效地延长置管的时间。

1.操作前准备

(1)用物准备:中心静脉导管、静脉穿刺包、测压套件、无菌肝素生理盐水(软包装或塑料瓶,每 500ml 盐水加 2500U 肝素)、压力传感器、监测仪。连接一次性压力套装于肝素盐水袋,排尽管道内空气。将持续冲洗装置一端与传感器相接,传感器的导联线接监护仪,连接紧密后,监护仪上会出现压力监测道,点击监护仪菜单,变更压力监测道名称为 CVP。

(2)护士准备:衣帽整齐,洗手,戴口罩、手套。

(3)环境准备:创造开阔空间,拉围帘,减少人员走动。

(4)患者准备:清醒患者置管前做好解释工作,给予心理支持。指导术中配合,如屏气、保持平稳呼吸。暴露穿刺部位,穿刺点周围皮肤备皮。彻底清除皮肤上的血迹和污物。取合适体位。经颈内静脉置管首先让患者去枕平卧,颈背下垫一小枕,使穿刺点向前挺出,穿刺侧上肢外展 90°,头转向对侧 45°～60°,头低足高 20°。

(5)操作前注意核对中心静脉置管同意书。

2.协助医生连接中心静脉导管

(1)置管成功后,将冲洗装置的另一端与中心静脉导管连接,如果导管为双腔或三腔,请与置入最远端的一腔(标有"distal"的一腔)连接。

(2)调试零点病人取平卧位,将传感器放在病人床旁,高度在腋中线第四肋间,与右心房同一水平。旋转三通关闭中心静脉导管端,使传感器压力室通大气,按监护仪上零点校正键"ZERO"。当屏幕上显示为"0"时,表示零点调整完毕。

(3)冲洗按压持续冲洗装置的快速洗钮,将针头内与导管内回血冲尽。

(4)观察记录压力值旋转三通关闭压力室的大气通道,此时传感器与中心静脉导管相通,测压开始。监护仪上可连续显示中心静脉压的数据和波形。

3.导管护理

(1)冲洗及封管:每次输液前用0.9%氯化钠注射液冲洗导管,输液完毕,用0.9%氯化钠注射液3ml推注后封管。封管要紧密,也可用封管液(0.9%氯化钠注射液100ml,氢化可的松25mg、肝素50mg)2ml在输液后推注,或用肝素稀释液(25U/ml)1ml经肝素帽注入,然后用无菌纱布包裹固定。

(2)导管的固定:妥善固定,防止滑脱。除了导管出皮肤处缝线固定、无菌敷贴固定外,距穿刺点5cm处再用长3cm、宽2cm胶布固定,固定部位避开关节及凹陷处。翻身或神志不清病人活动、躁动时,事先预防,注意查看导管有无脱落。

(3)换管:使用时间长、受药物刺激等致管径变细,或导管被压折、血液回流阻塞时,报告医生处理。可在严格消毒导管周围皮肤后,通过原穿刺点换管。

(4)保持导管通畅:导管堵塞是导管留置过程中最常见的问题。为保持导管通畅,注意以下事项:①输注刺激性药物及黏附性强的药物,前后应用生理盐水冲管;在输注酸、碱药物之间用生理盐水冲管。②先输乳剂,后输非乳剂。③从导管抽取血标本后立即用生理盐水冲管。④测量中心静脉压的时间不宜过长。⑤导管不用时应定期冲洗。每周用肝素液冲洗2次可有效预防导管阻塞。

4.预防感染　静脉留置引起的局部感染或全身感染是中心静脉置管最重要、最严重的并发症,是导管废用的主要原因之一。

(1)严格无菌操作:减少导管感染的关键是无菌操作。所有操作者必须具有无菌观念,操作前后要洗手,操作过程中需戴口罩。

(2)穿刺处皮肤护理:掌握正确的局部消毒、换药方法能有效地预防感染,延长置管时间。目前主要采用的换药方法是:0.5%碘伏局部消毒,用3M一次性黏胶带固定,每周换药2~3次,在ICU则每2天1次。不主张用抗生素膏,因研究表明抗生素膏的应用与链球菌感染增加有关。另外要保持局部干燥,敷料被浸湿时及时更换。注意观察导管周围皮肤有无红肿、分泌物,观察患者体温,定期进行血培养。

(3)病情稳定后要及早拔除导管,以免引起上行性感染。

5.预防栓塞　每次测压完毕或在三通注射药物后,将三通拧回到输液位置,以免堵塞静脉。导管更换时,确保连接管牢固可靠。

6.正确解读CVP值　掌握CVP正常值、升高、降低的意义,动态分析病情,为治疗提供依据。根据CVP和血压值调节输液速度,避免液体过量,预防心力衰竭。

(汪琰彦)

第四节　给氧术

氧气疗法是临床上针对缺氧的一种治疗方法,即给予缺氧病人吸入氧气,目的在于提高病人肺泡内的氧分压,从而提高动脉血氧分压(PaO_2),纠正低氧血症及其带来的危害,挽救病人的生命。

给氧前应评估病人的一般状况:年龄、病情、意识状态、缺氧程度及呼吸道状况;评估病人的心理状态对操作的认识及合作程度。分析不同的缺氧原因,缺氧对机体的影响及缺氧的临床症状,可提出相应的护理诊断,如气体交换受损(肺部疾患)、清理呼吸道无效(昏迷状态)、体液不足(失血)、组织灌流量的改变(循环障碍)等。

一、氧气吸入的适应证

1.肺活量减少:因呼吸系统疾病影响了肺活量者,如哮喘、支气管肺炎、气胸等。

2.心肺功能不全使肺部充血而致呼吸困难者,如心力衰竭导致急性肺水肿时出现的呼吸困难。

3.各种中毒引起的呼吸困难使氧不能由毛细血管渗入组织而产生缺氧,如巴比妥类药物中毒、麻醉剂中毒、CO 中毒等。

4.昏迷患者,如脑血管意外或颅脑损伤者。

5.其他:某些外科手术前后患者、大出血休克患者、分娩时产程过长或胎儿心音不良者。

二、氧浓度与氧流量的换算

1.给氧浓度　医疗用氧有 2 种,即含有 98%～99% 的氧;或混有 5% 二氧化碳的氧。空气中氧含量为 20.93%,吸入气体中的氧含量要高于空气中的氧含量,才能达到治疗效果。

给氧浓度分为低、中、高 3 级。①低浓度给氧,吸氧浓度低于 35%。②中浓度给氧,吸氧浓度为 35%～60%。③高浓度给氧,吸氧浓度高于 60%。

2.氧浓度和氧流量的换算法

(1)用鼻导管、鼻塞、漏斗法给氧,吸入氧气浓度可按以下公式换算:吸氧浓度(%)＝21＋4×氧流量(L/min)。

(2)面罩给氧:氧浓度与氧流量的关系,密闭罩给氧,氧流量必须大于 5L/min,以免呼出气体在面罩内被重新吸收,导致 CO_2 蓄积。吸入气中的氧浓度随氧流量的增加而增加,但超过 8L/min 增加幅度则很小,如需增加吸入气中的氧浓度,可在面罩后结接一贮气囊。

(3)简易呼吸器给氧:若氧流量为 6L/min 时,吸入气中的氧浓度大约为 40%～45%。

(4)呼吸机(定容型)氧浓度计算:一般机器氧浓度(FiO_2)从 21%～100% 可调。既要纠正低氧血症,又要防止氧中毒。一般不宜超过 50%～60%,如超过 60% 时间应小于 24h。目标是以最低的吸氧浓度使动脉血 PaO_2 大于 60mmHg(8.0kPa),使动脉血氧饱和度＞88%～90%。如给氧后发绀不能缓解可加用 PEEP。复苏时可用 100% 氧气,不必顾及氧中毒。

(5)氧气帐给氧:氧流量约 20L/min,需 30min 能使氧浓度达到 60%。改进的氧气帐给氧 10～20Umin,氧浓度可提高到 60%～70%。

(6)高压氧:在特殊的加压舱内,将纯氧在 2～3kg/cm² 下供给患者。

三、氧气吸入装置与设备

医院供氧有 2 种装置,即氧气管道供氧装置和氧气筒供氧装置。管道式集中供氧,使用方便节省时间,但离开医院设备时,还必须使用氧气筒装置。

1.氧气筒供氧装置

(1)氧气筒:包括筒身、总开关、气门。

(2)氧气表:包括压力表、减压器、流量表、湿化瓶、安全阀。

2.中心供氧装置　医院的氧气供给可集中由供应站供给,该管道通至各病区床单位、门诊或急症室。

供应站有总开关进行管理,各用氧单位,配有氧气表。

3.氧气枕　在抢救危重患者或转运患者时,由于来不及准备氧气筒或携带不方便,可用氧气枕替代氧气装置。将枕内灌满氧气,接上湿化瓶,连接导管,用调节夹控制氧流量。

新购的氧气枕,因枕内含有粉粒,充气前应用自来水灌满氧气枕,在枕外用手揉捏放水,再灌水揉捏,如此反复多次,直到放出水洁净为止(否则可引起吸入性肺炎,甚至有窒息的危险)。

4.鼻导管和鼻塞　此类设备的特点是简单、经济、方便、易行。但给氧浓度只能达到40%～50%,氧流量一般小于6L/min。

(1)单侧鼻导管:为一根细导管,使用时插入一侧鼻孔,此法节省氧气,但可刺激鼻腔黏膜,使鼻腔分泌物结痂,易造成鼻导管堵塞,故需8h更换1次鼻导管。长时间使用,患者感觉不适。

(2)双侧鼻导管:鼻导管有2根短管,可分别插入2个鼻腔。较少限制患者吃饭'、谈话,较受欢迎。

(3)鼻塞:鼻塞大小以恰能塞住鼻孔为宜,勿深入鼻腔。适用于长期给氧的患者,感觉舒适,使用方便,但吸氧浓度一般小于50%。

5.漏斗　以漏斗代替鼻导管连接橡胶管,调节流量4～6L/min,将漏斗置于患者口鼻处,距离1～3cm,用绷带设法固定。此法使用较简便,但耗氧量大,多用于婴幼儿或气管切开术后病人。漏斗可用塑料或胶片制成。

6.面罩　将简易面罩置病人口鼻部,用松紧带固定,可提高吸入氧的浓度,高于50%以上。

常用吸氧面罩有2种:①开放式面罩,无活瓣装置,利用高流量氧气持续喷射所产生的负压,吸入周围空气以稀释氧气,面罩底部连接一中空管,管上有一阀门,通过阀门调节空气进入量,从而调节吸氧浓度。呼出气体可由面罩上呼气口排出。②密闭式面罩,面罩上设有单向活瓣,将吸气与呼气通路分开,给氧浓度可达60%以上。面罩给氧对气道黏膜刺激小,给氧效果好,简单易行,患者感觉较舒适。缺点是饮食、吐痰时都要去掉面罩,中断给氧。

7.头罩　适用于婴幼儿输氧。方法简便,无导管刺激黏膜和敷贴刺激等缺点,长期给氧时不会产生氧中毒。头罩给氧易于观察病情变化,能任意调节罩内氧浓度,以适应多种病情需要。

头罩用无毒有机玻璃制成,正好罩住婴幼儿头部。其规格有3种:大号适用于4周岁以上病儿;中号适用于新生儿至4周岁病儿;小号适用于早产儿至新生儿。上述适用范围只是相对的,使用时可根据病儿的头、颈部大小,灵活使用。头罩顶板上有3个露孔,通过改变开、闭露孔的数目调节氧流量,可控制罩内氧浓度。头罩底部的槽是静脉输液管及胃管的入口。

8.氧气帐　一般用于儿科抢救时。特制的氧气帐或用透明1塑料薄膜制成帐篷。其大小为床的一半,下面塞入床垫下,使用时将患者头部放在密闭的帐篷内,氧气流量为6～10L/min,氧浓度可达45%～60%。每次放开帐后需加大氧流量至12～14L/min,持续3min,以恢复帐内氧浓度。

氧气帐虽有优点,但帐内氧浓度不易维持恒定,需定时换气,否则有CO_2积蓄之虑,此外,有护理不便、清醒患者不能很好耐受、价格昂贵等缺点,故临床应用不广。

四、操作准备

1.病人准备　了解氧疗的目的和注意事项,能主动配合。

2.环境准备　保持环境清洁、安全(远离热源、明火等危险因素)。

3.用物准备　供氧装置(氧气管道装置或氧气筒)、氧气表、鼻导管或鼻塞(酌情备面罩、漏斗、头罩或氧气枕)、小药杯(内盛冷开水)、棉签、胶布、弯管、玻璃接管、弯盘、安全别针、扳手、纱布、氧气记录单、笔等。

4.护士准备　衣帽整洁,洗手、戴口罩。

五、操作要点

1.核对病人,向病人解释吸氧的目的,以取得病人的合作。

2.氧气表的安装　①吹尘:用扳手打开氧气筒的总开关,使少量气体从气门流出,随即迅速拧紧总开关。②装表:将氧气表与气门处相接,拧上螺旋接头,并用扳手旋紧,查看有无漏气。③接湿化瓶:将湿化瓶长管上端接氧气表的流量表。④安装后的检查安装完毕后,打开总开关,再旋开流量表,检查氧气的流出是否通畅,连接处有无漏气,全套装置是否适用等。

3.给氧的方法　①单侧鼻导管法:湿润棉签,清洁鼻孔;连接鼻导管,检查氧气流出是否通畅,根据缺氧程度,调节氧流量;湿润鼻导管,轻插至鼻咽部,插管深度约为鼻尖至耳垂 2/3 长度;用胶布将鼻导管固定在鼻翼或一侧面颊;记录用氧开始时间及氧流量;停止用氧时,先取下鼻导管,关流量表,关氧气筒总开关,再旋开流量表放出表内余气,再关紧流量表;擦去病人脸上的胶布痕迹;记录停止用氧时间及用氧后病情改善情况。②双侧导管法:擦净病人鼻腔,将特制双侧鼻导管连接橡胶管,调节氧流量,同上法将双侧鼻导管插入双鼻孔内,深约 1cm,用松紧带固定。③鼻塞法:用塑料或有机玻璃制成带有管腔的球状物,塞于鼻孔,代替鼻导管用氧的方法。鼻塞大小以恰能塞鼻孔为宜。④面罩法:将面罩置病人口部,用松紧带固定,再将氧气接于氧气进孔上,调节流量。⑤氧气枕法:氧气枕为一长方形橡胶枕,枕的一角有橡胶管,上有调节器以调节流量。使用前先将枕内灌满氧气,接上湿化瓶、导管或漏斗,调节流量即可给氧。⑥氧气帐法:一般用于儿科抢救时,无氧气帐时,可用塑料薄膜制成帐篷,其大小约为病床的一半,氧气经过湿化瓶,由橡皮管通入帐内。⑦头罩法:将病人头部置于头罩内,头罩顶板上有多个露孔,通过开闭露孔的数目,可调节罩内的氧浓度,以适合病情需要。⑧人工气道给氧法:将头皮针针头剪掉,与输氧管末端连接,开口置于人工气道中,固定。⑨若为呼吸机辅助呼吸,根据病情调节氧流量,将呼吸机管道末端连接到人工气道(气管套管或气管插管)。

六、注意事项

1.安全用氧,做好"四防",即防火、防热、防油、防震。

2.湿化给氧,可减轻氧气的干燥及对呼吸道的刺激作用。常用的湿化液为蒸馏水,急性肺水肿病人常选用 20%～30% 的乙醇作为湿化液降低肺泡内泡沫的表面张力,使泡沫破裂,改善气体交换功能。

3.用氧过程中密切观察缺氧改善情况如呼吸、面色、神志。

4.氧气筒内的氧气不可用尽,当压力降至 $5kg/cm^2$ 时,应停止使用,以防外界灰尘进入氧气筒内,再次充气时引起爆炸。对未使用或已用尽的氧气筒应分别悬挂"满"或"空"的标志,便于急用时搬运,提高抢救速度。

5.防止交叉感染:氧疗装置中的导管、湿化瓶、面罩等,应定时更换,并清洁消毒,一次性物品用后应废弃。

6.护理记录:记录氧流量、给氧的方式、病人的各项参数和治疗的反应。

七、给氧的副作用及其防治

1.CO_2 潴留　低氧血症时,PaO_2 的降低可刺激周围化学感受器,反射性兴奋呼吸中枢,增加肺部通气。如果患者的呼吸是靠这一反射兴奋维持时(如肺源性心脏病),吸入高浓度的氧后,造成 $PaCO_2$ 上升,甚至可出现肺性脑病。故对这类患者应持续低流量给氧,同时应用呼吸兴奋剂,并监测患者的 PaO_2 变化。

2.吸收性肺不张　吸入高浓度氧后,肺泡内氮气被大量冲洗出去,肺泡 PaO_2 逐渐升高。当有支气管阻塞时,肺泡内的氧可被肺循环的血液迅速吸收,导致肺泡塌陷,产生肺不张。可采取降低给氧浓度(小于60%),加强痰液排出。使用呼吸机的患者,可加用呼吸末正压通气(PEEP)来预防。

3.晶状体后纤维组织形成　使用高浓度氧疗,PaO_2 达 19kPa(140mmHg)以上,可能引起新生儿晶状体后纤维组织形成,从而导致不同程度的视力丧失或失明。因此新生儿给氧浓度应严格控制在 40% 以下,并注意监测 PaO_2。

4.氧中毒　氧为生命活动所必需,但 0.5 个大气压以上的氧对任何细胞都有毒性作用,可引起氧中毒。吸入氧分压过高,肺泡气 PaO_2 也升高,使血液与组织细胞之间氧分压差升高,氧弥散加速,组织细胞内获氧过多而中毒。氧中毒有两型:

(1)肺型氧中毒:发生于吸入 1 个大气压左右的氧 8h 后,患者出现胸骨后锐痛、咳嗽、呼吸困难、肺活量减小,PaO_2 下降。3d 后,可有肺不张,晚期表现为肺间质纤维化及多脏器功能受损,以至死亡。

(2)脑型氧中毒:吸入 2~3 个大气压以上的氧,可在短时间内引起脑型氧中毒。患者出现视觉或听觉障碍,恶心、抽搐、晕厥等神经症状,严重者可昏迷、死亡。

临床上预防氧中毒主要是通过控制氧的吸入浓度与时间。在常压下吸入 60% 以下的氧是安全的,60%~80% 氧吸入时间不超过 24h,100% 氧吸入时间不要超过 4~12h。采用高压氧吸入时,应严格控制氧分压及氧疗时间。

(汪琰彦)

第五节　导尿术

导尿术是在严格无菌操作下,将无菌导尿管经尿道插入膀胱并引出尿液的技术。

一、导尿术目的、操作及注意事项

(一)目的
1.为尿潴留患者导出尿液,以减轻痛苦。

2.协助临床诊断,如留取不受污染的尿标本做细菌培养,测量膀胱容量、压力及检查残余尿,进行尿道或膀胱造影等。

3.在盆腔脏器手术前为患者导尿,并留置导尿管,保持膀胱空虚,以免妨碍手术或误伤膀胱。

4.通过导尿管向膀胱内注入药物,为膀胱肿瘤患者进行膀胱内化疗。

(二)操作准备
1.病人准备　病人了解导尿的目的、方法、注意事项以及配合方法。

2.环境准备　病房内应整洁安静,关闭门窗,适当调节室温,用床帘或屏风遮挡,注意视觉隐蔽。

3.用物准备

(1)常用导尿管的种类及用途:常用的导尿管一般由塑胶、硅胶、橡胶材料制成,全长约 40cm。如留置尿管时间较长选用硅胶或塑胶管较好。导尿管有不同规格,根据管径大小标号,一般儿童用 8~10 号,成年女性用 14~16 号,成年男性用 18~20 号。若选用不当,管径过小,导管易扭曲,管腔易阻塞;管径过大,则易对尿道周围组织形成压力,导致组织糜烂。导尿管种类及用途如下。①单腔导尿管:即只有一个管腔的导管,但头端有不同形状。一种是圆头,头端呈钝圆形,一侧有一椭圆形孔,这种尿管直径一致,易于插入,很少引起损伤,但较容易滑出,常用于一次性导尿。另一种是蕈状头,近头端膨大,扁平,形似蘑菇,头部平面有 3 个孔,置入膀胱后不易滑出,用于较长期留置导尿。膀胱造瘘。还有一种是星状,头端分裂膨出,形似花瓣,易于引流,且不易滑出。②双腔或三腔导尿管:即有 2 个或 3 个管腔的导尿管,一腔用于导尿,另一腔距头端 4cm 处连有一气囊,注入无菌生理盐水或空气使之膨起,可达到固定导管,防止滑脱的目的;若三腔则加上灌洗作用的管腔。可用于留置导尿和膀胱冲洗时使用。

(2)物品准备:①一次性导尿管(硅胶管带气囊导尿管 16~18 号),一次性集尿袋,10ml 无菌注射器 2 支、无菌导尿包(内装血管钳 2 把、小药杯内置棉球若干、液体石蜡油棉球瓶、洞巾、弯盘 1 个、有盖标本瓶或试管)、无菌持物钳、无菌手套、无菌生理盐水、碘伏、治疗碗(内盛碘伏棉球若干、血管钳 1 把)、消毒手套 1 只或指套 2 只、弯盘 1 个、小橡胶单和治疗巾(或一次性尿垫)、绒毯或浴巾、便盆、屏风、别针、胶布、橡皮圈、留取尿标本容器、一次性手套等。②男病人导尿时加纱布 2 块。③拔管时备 10ml 注射器。

4.护士准备

(1)掌握男女尿道的解剖结构及生理。

(2)穿戴整洁,洗手、戴口罩,准备好用物。

(三)注意事项

1.确认病人,向病人解释导尿的原因、目的及配合方法。

2.操作过程中注意及时遮盖肢体,防止着凉。注意保护病人隐私,尊重病人,维护病人尊严。

3.操作过程中严格无菌操作,防止污染,避免尿路逆行感染。女病人导尿时若导尿管误入阴道应立即更换导尿管重新插入。

4.插管动作轻柔,避免损伤尿道黏膜。

5.操作后向病人及其家属解释留置导尿管的护理方法,使其认识到预防泌尿系统感染的重要性。

6.拔除导尿管前应夹闭导尿管定时放尿,以锻炼膀胱的收缩功能。

7.插管后记录插管时间,尿液性状、量、病人反应,护士签名。拔管后记录拔管时间、尿液引流量、病人反应,护士签名。

(四)留置导尿管患者的护理

1.向患者及其家属说明留置导尿管的护理方法,使其认识到预防泌尿系统感染的重要性,并主动参与护理。

2.防尿路感染、尿结石,鼓励患者每日摄取足够的水分,维持尿量在 2000ml 以上,使之产生自然冲洗尿道的作用,以减少尿路感染的机会,预防尿结石的形成。

3.保持引流通畅,避免导尿管受压、扭曲、堵塞。

4.防止逆行感染。防止尿液反流,集尿袋不得超过膀胱高度。保持尿道口清洁。女患者用 PVP-碘棉球消毒外阴及尿道口,男患者用 PVP-碘棉球消毒尿道口、龟头及包皮,每日 1~2 次。每日更换集尿袋 1 次,定时排空集尿袋,并记录尿量。每周更换导尿管 1 次,硅胶导尿管可酌情延长更换周期。

二、女病人留置导尿术

1.携用物至床旁,核对解释,关闭门窗,用屏风遮挡。

2.指导并协助病人清洗外阴。

3.开启生理盐水瓶盖,消毒瓶口,用注射器抽取 10ml 生理盐水备用。

4.协助病人脱裤,取屈膝仰卧位,两腿略外展,露出外阴,垫橡胶单和治疗巾于病人臀下,将治疗盘、治疗碗置于近会阴处。

5.初步消毒外阴左手戴手套或指套,右手持血管钳夹碘伏棉球,依次消毒阴阜、大阴唇,接着左手分开大阴唇消毒小阴唇、尿道口,消毒毕,脱下手套将弯盘、治疗碗移至治疗车下层。

6.导尿包放于病人两腿之间,打开包布,用无菌操作法将一次性导尿管、集尿袋、另一支注射器置入包中。倒碘伏溶液于小药杯内。

7.戴无菌手套,铺洞巾,使洞巾和内层包布形成一无菌区。

8.测试尿管是否通畅及球囊部是否漏气。用石蜡油棉球润滑导尿管前端。

9.再次消毒外阴左手分开并固定小阴唇,右手用血管钳夹碘伏棉球自上而下依次消毒尿道口、双侧小阴唇、尿道口,拭毕左手仍固定小阴唇,右手将弯盘移至包布右后边。

10.嘱病人缓慢呼吸,右手将另一只无菌弯盘置近会阴处,将导尿管末端置弯盘内,用血管钳夹导尿管轻轻插入尿道4～6cm,见尿流出再插入5～8cm。

11.左手下移固定导尿管,将尿液引流入弯盘,如需做尿培养,用无菌标本瓶或试管接取尿液5ml。

12.导尿毕,向球囊内注入5ml生理盐水后缓慢拉尿管至拉不动为止。撤洞巾,将尿管与集尿袋连接起来,脱下手套,撤除导尿包、治疗巾和小橡胶单。

13.用胶布将尿管固定在大腿内侧,用别针和橡胶圈固定引流管于床单上。

14.协助病人穿裤,整理床单位,询问病人感受,交代注意事项,感谢病人合作。

15.洗手,记录,尿标本贴好标签并送检。

三、男病人留置导尿术

1.携用物至床旁,核对解释,关闭门窗,遮挡病人。协助清洗外阴。消毒生理盐水瓶口备用。

2.协助病人取仰卧位,两腿平放略分开,露出阴部。垫橡胶单和治疗巾于病人臀下。

3.用血管钳夹消毒液棉球依次消毒阴囊及阴茎。再用无菌纱布裹住阴茎,将包皮向后推,以显露尿道口,自尿道口向外旋转消毒尿道口、龟头及冠状沟。

4.打开导尿包,将一次性导尿管、集尿袋、注射器置入包中。倒碘伏溶液于小药杯内。戴无菌手套,铺洞巾,测试尿管功能同女病人导尿法。润滑导尿管前端。

5.用无菌纱布裹住阴茎并提起,使阴茎与腹壁成60°角,将包皮向后推以露出尿道口,再次消毒。

6.用血管钳夹导尿管,轻轻插入尿道20～22cm,见尿液流出后再插入5～8cm。将尿液引出。

7.留取标本、留置尿管同女病人留置导尿术。

四、拔除导尿管

1.准备用物:治疗盘、弯盘、10ml空针、无菌棉签等。

2.携用物至病人床旁,核对解释,关闭门窗,注意遮挡。

3.协助病人采取适宜体位。

4.拔管前应间歇夹闭引流管。

5.嘱病人排尽尿液,轻轻撕脱胶布,抽出球囊中的液体,嘱病人深呼吸,轻稳地拔出导尿管。

6.用棉签擦净尿道口周围污物。

7.协助病人穿裤,置舒适体位。

8.洗手,记录。

(汪琰彦)

第七章　中医护理技术

第一节　针刺疗法

一、针刺疗法

针刺疗法是用金属制成各种不同形状的针,在人体上刺激一定的穴位,以达到治疗疾病的一种方法。临床上常用的方法有毫针刺法,梅花针疗法(皮肤针刺法),皮内针刺法;电针疗法;穴位注射法;耳针疗法等。

(一)毫针刺法

是临床上最常用的一种治疗方法,适用于各种急、慢性疾病。

1.准备

(1)仪表:着装整洁,佩戴胸牌,洗手,戴口罩。

(2)用物:治疗盘,2％碘酊或碘伏,75％酒精,无菌棉签,无菌镊子,无菌棉球,无菌针盒,内放各种型号的毫针,清洁弯盘,必要时备垫枕、屏风、毛毯。

2.操作方法

(1)持针方法

1)拇、食指持针法:用右手拇、食指持住针柄,检查针尖及针柄、针根部等情况,选择合适的毫针进行针刺。

2)拇、食、中指持针法:用右手拇指及中指持住针柄,食指放在针柄顶端,稍微用力下压,帮助入针。

3)执笔式持针法:用右手拇指及食指持住针柄,中指扶持针体,形如执笔,此法比较实用。

(2)针刺方向

1)直刺:针身与皮肤呈 90°角刺入,多用于四肢等肌肉丰厚的部位。

2)斜刺:针身与皮肤呈 45°角刺入,多用于面部、胸部等肌肉浅薄或靠近重要脏器的部位。

3)横刺:针身与皮肤呈 10°角刺入,多用于头顶肌肉浅薄的部位,另外,需两穴透刺时亦应横刺。

3.操作步骤

(1)备齐用物,携至患者床旁,说明目的,取得合作。

(2)核对床号、姓名、治疗卡、诊断部位。

(3)按照穴位不同,指导患者采取适当的体位,暴露针刺部位,注意保暖,用大小不同的垫子垫好,使患者保持平稳、舒适而能持久的姿势。

(4)拇、食指循经按压腧穴,询问病人感觉,以校准穴位。

(5)先用2%碘酊或碘伏常规消毒术者手指及患者局部穴位处皮肤,用75%酒精脱碘(由内向外消毒,直径>5厘米)待干。

(6)正确选择毫针并检查针柄、针体和针尖的情况。

(7)进针。左手拇、食指指端切按腧穴旁边,右手拇、食、中指持针身下端对准腧穴快速刺入皮内,再慢慢捻转推进。此法多用于1.5寸以内的毫针,若用3寸以上毫针时,可采用双手进针法,即左手拇、食指捏住针体下端,露出针尖2~3分,右手拇、食指夹持针柄,针尖对准穴位,左手快速将针刺入皮内,同时右手配合下压,并将针捻转进入深处。

(8)当进入一定深度时,患者局部产生酸、麻、胀感等感觉,并向远端扩散即为"得气,"需运用补泻手法调节针感或适当留针10~20分钟。

(9)观察有无晕针、弯针、滞针、折针,有无血肿、气胸等情况。

(10)起针:先以左手拇、食指指端按住针孔周围皮肤,右手持针柄慢慢捻动退至皮下,迅速将针拔出。用干棉球按压针孔片刻,以防出血,清点针数,防止遗漏。

(11)整理床单位,协助病人穿着衣裤,合理安排病人体位。

(12)所用针具用消毒液浸泡消毒后,清水冲洗,纱布擦干,装入盒内高压灭菌后备用。

(13)其他用物归还原处。

(14)洗手。

(15)记录穴位、方法、留针时间、疗效,反映情况。

5.针刺意外

(1)晕针:指针刺过程中所发生的一种晕厥现象。

(2)弯针:指针身在患者体内发生弯曲。

(3)滞针:指针在患者体内一时性捻转不动,而有进退不得的现象。

(4)折针:指针在体内发生折断的现象。

(5)血肿:因针刺时伤及血管所致。

(6)气胸:指因针刺胸背部穴位过深,刺伤肺脏,空气进入胸腔而引起外伤性气胸。

6.针刺意外

(1)晕针:立即出针,让患者去枕平卧,头稍低,给热蒸,闭目休息片刻,即可恢复。如不能缓解,或较重者,可用手指掐或针刺人中、足三里、内关、足百合、气海,也可向鼻内吹入少许通关散,必要时配合其他急救措施。

(2)弯针:不宜再运针,轻度弯针,可按一般起针法将针拔出。若弯曲角度较大,可以轻轻摇动针体,顺着弯曲的方向慢慢退出。若弯针是由于病人体位移动所致,应首先矫正体位,再行起针。

(3)滞针:嘱患者放松肌肉并稍留针片刻。轻弹针柄,或按摩穴位四周,或在滞针附近再刺1~2针,以解除肌肉痉挛,然后起针。若滞针是由于向同一方向捻转过度所致,则应向相反方向捻转,再行起针。

(4)折针:保持镇静,嘱患者保持原有体位,如折断处尚有部分露在皮肤外,可用止血钳取出。若微露出皮肤表面,可用手按压周围皮肤,使残端露出皮肤外,再用止血钳取出。若用以上办法取针无效,应采用外科手术取出。

(5)血肿:轻者可用消毒干棉球按压针孔即可,重者应立即按压并冷敷加压止血,必要时,注射止血药。

(6)气胸:可让病人取半卧位休息,严密观察病情变化,必要时给予抗感染药物治疗,并立即报告医生,在无菌操作下做抽气处理等。

7.毫针刺法的禁忌证

(1)病人疲乏、饥饿或精神高度紧张时。

(2)皮肤有感染、疤痕或肿痛部位。

(3)有出血倾向或高度水肿病人。

(4)小儿囟门未闭合及头顶腧穴均不宜针刺。

8.毫针进针法

(1)指切进针法:又称爪切进针法,即用左手拇指或食指端按压腧穴位置旁边,右手持针紧靠左手指甲而将针刺入腧穴。此法用于短针的进针。

(2)挟持进针法:或称并指进针法,即用左手拇、食指捏消毒干棉球,夹住针身下端,将针尖固定在所刺入腧穴皮肤表面位置,右手捻动针柄,将针刺入腧穴。此法适用于肌肉丰满部位及长针的进针。

(3)舒张进针法:用左手拇、食二指将所刺腧穴部位皮肤绷紧,右手持针,使针从左手拇食二指的中间刺入。此法主要用于皮肤松弛或有皱褶的部位的腧穴,如腹部。

(4)提捏进针法:用左手拇、食二指将针刺腧穴部位的皮肤捏起,右手持针,从捏起的皮肤顶端将针刺入。主要用于皮肤浅薄部位的腧穴如印堂穴的进针。

9.补泻手法的种类　一般轻刺为补,重刺激为泻,中刺激为平补平泻。虚证多用补法,实证多用泻法。

(1)补法:进针慢而浅,提插轻,捻转幅度小。留针后不捻转。出针后多揉按针孔,多用于虚证。

(2)泻法:进针快而深,提插重,捻转幅度大,留针时间长,并反复捻转,出针时不按针孔。多用于实证。

(3)平补平泻法:进针深浅适中,刺激强度适宜,提插和捻转的幅度中等,进针和出针用力均匀,适用于一般病人。

10.晕针的临床表现及预防　进针后出现头晕目眩,面色苍白,胸闷欲吐,出汗肢冷等晕厥现象,称为晕针。

预防:对初诊体弱、老年人、血管神经机能不稳定、饥饿、过劳及康复期病人应取卧位针刺,手法宜轻。诊室内应注意通风,冬季注意保暖。随时观察反应,以便及早发现晕针先兆,及时处理。

(二)梅花针刺法(皮肤针刺法)

梅花针刺法,是指以5～7枚针固定在针杆的一端,在病人一定部位的皮肤上进行叩打,达到治疗疾病之目的的一种方法。适用于头痛、近视眼、高血压、肋间神经痛、神经衰弱、斑秃、顽癣、小儿麻痹后遗症、神经性皮炎等。

1.准备

(1)着装整洁,佩戴胸牌,洗手,戴口罩。

(2)用物:治疗盘,2%碘酊或碘伏,75%酒精,无菌棉签,无菌镊子,无菌干棉球,消毒后的皮肤针,清洁弯盘。

2.操作步骤

(1)备齐用物,携至患者床旁,说明目的,取得合作。

(2)核对床号、姓名、治疗卡和诊断。

(3)取适宜的体位,暴露叩刺穴位,注意保暖。

(4)按医嘱校准穴位,区域或经络路线。

(5)叩刺部位和术者手指常规消毒两遍待干。

(6)检查梅花针是否平齐无钩,针柄与针体连接是否牢固。

(7)术者右手握住针柄后端,食指伸直压在针柄中段处,梅花针尖端对准穴位(利用腕关节弹力进行叩击),垂直叩刺在皮肤上,针尖触及皮肤后迅速弹起,再如法连续叩刺。一般每分钟为 70～90 次,刺激强度可使用弱、中、强三种力度。

(8)观察病人面色、表情及有无晕针征兆,及时询问有无不适。

(9)叩刺完毕局部用 75％酒精消毒。

(10)清理用物,协助病人穿好衣服,整理床单位。

(11)所有用物及针具进行清洗消毒,高压灭菌后备用,洗手。

(12)记录叩刺部位、方法、强度、疗效并签名。

3.梅花针刺疗法的目的　叩刺某些部位(穴位)的皮肤,激发调节脏腑经络的功能,以达到防治疾病的目的。

4.梅花针刺法的禁忌证　局部皮肤有外伤、炎症、水肿以及有出血倾向者,疤痕组织也不宜皮肤针刺。

5.梅花针刺法的注意事项

(1)叩刺躯干时应注意保暖,避免受凉。

(2)使用皮肤针刺时,首先要检查针具,针尖必须平齐、无钩、无锈,针柄与针尖连接处必须牢固,以防叩刺时滑动。

(3)叩刺时用力须均匀,落针要稳、准,垂直而下,垂直而起。切忌慢、压、斜、拖、钩、挑,以减少病人的痛苦。轻叩时用力较小,使局部皮肤潮红,充血即可;重叩用力较大,以皮肤微出血为度。

(4)循经叩刺时,每隔 1 厘米左右叩刺一下,一般可循经络叩刺 8～16 次。

(5)凡使用过的针具,须先经消毒液浸泡消毒,然后再清洗灭菌后备用。检针后,必须装盒压力蒸汽灭菌后备用。

(三)皮内针刺法

皮内针刺法是指用不锈钢丝制成颗粒式和揿钉式皮内针两种不同形状的小型针具,刺入皮内,固定留置一定时间,以达到治疗的目的的一种方法。适用于慢性或疼痛性疾病,如头痛、胃痛、三叉神经痛、哮喘、风湿性关节炎、月经不调、不寐、遗尿、高血压等。

1.准备

(1)仪表:着装整洁,洗手,戴口罩。

(2)用物:治疗盘,无菌针盒(内盛皮内针),2％碘酊或碘伏,75％酒精棉球,无菌棉签,无菌棉球,无菌镊子,剪刀,探棒,胶布,酒精灯,火柴或打火机,弯盘。

2.操作步骤

(1)备齐用物携至床旁,核对床号、姓名、治疗卡和诊断。

(2)向病人解释,让患者采取适宜的体位,暴露穴位,注意保暖。

(3)选择并确定穴位。

(4)常规用 2％碘酊或碘伏消毒针刺部位皮肤和术者手指两遍,75％酒精脱碘,待干(从内向外直径＞5 厘米)。

(5)如颗粒式皮内针法,术者右手持无菌镊子(或血管钳)夹持针身,对准穴位横向刺入皮内,针身埋入 0.5～1 厘米,针柄留在皮肤外,用胶布固定(胶布在酒精灯上烘烤后)。

(6)如用埋揿钉式皮内针法,术者右手持无菌镊子(或血管钳)夹持针圈,将针尖柄平留在皮肤表面,用胶布(胶布在酒精灯上烘烤后)固定针柄。

(7)留针时间视病情而定,一般留针 1～3 天,如病情需要适当延长留针时间,每天用手指按压埋针部位 3～5 次,每次 1～2 分钟。

（8）观察埋针处有无红、肿、热、痛，如有以上情况，应立即起针，并进行适当处理。必要时可改选其他穴位重新埋针。

（9）起针前后局部应进行常规消毒，用干棉球按压针孔片刻，以防.出血，局部再用75％酒精消毒以防感染。

（10）操作完毕，整理用物，协助病人穿好衣服，摆好适当的体位，整理床位。

（11）清理用物，并放在500毫克/升含氯消毒剂内浸泡30分钟后清洗，放置在针盒内，高压蒸汽灭菌后备用，清洗双手。

（12）记录针刺部位、方法、留针时间，疗效反应并签名。

3.皮内针刺法的禁忌证　局部皮肤有炎症、溃疡、外伤或有出血倾向及水肿的病人。

4.皮内针刺法的注意事项

（1）留针时间视病情及季节不同而定。夏天出汗较多，不宜留置时间过长，埋针处不要着水，以防感染。

（2）关节附件不宜埋针，因活动时会引起疼痛。胸腹部因呼吸时活动幅度较大，亦不宜埋针。

（3）凡是用过的针具等物品需清洗消毒后检针、修针，最后进行高压灭菌后备用。

（四）耳针疗法

耳针疗法是指采用或其他方法刺激耳穴，以达到防治疾病之目的的一种方法。适用于毫针刺法治疗的疾病，均可用耳针疗法。

1.准备

（1）仪表：着装整洁，洗手，戴口罩。

（2）用物：治疗盘，无菌针盒（短毫针），2％碘酊或碘伏，75％酒精棉球，无菌棉签，无菌镊子，无菌干棉球，胶布，橡皮膏，探棒，弯盘，剪刀，王不留行籽，磁珠。

2.操作步骤

（1）备齐用物携至床旁，核对患者床号、姓名、治疗卡和诊断。

（2）向病人解释，协助患者取适宜的体位。

（3）选择穴位，术者以拇、食二指紧拉耳轮后上方，首先在选用区内以探棒由上而下寻找敏感反应点（有压痛、变形、变色、水疱、结节、脱屑等特征的阳性反应点即为耳穴）。

（4）选择核对穴位后，用2％碘酊或碘伏消毒耳廓上所选定穴位的皮肤及术者手指，再以75％酒精脱碘待干。

（5）正确选用毫针，检查针柄、针体、针尖情况。

（6）选针后，术者左手固定耳廓，右手持0.5寸短毫针，针尖对准穴位刺入，其深度以刺入软骨而又不透过对侧皮肤为度。病人局部热、胀、麻、凉或有循经络放射传导（得气）的感觉后，留针20～30分钟。若采用耳穴压迫法，可用磁珠或王不留行籽等，以0.5×0.5厘米方形胶布将其固定在耳穴上，用手按压使其有上述感觉，每天按压3～5次，每次1～2分钟，以加强刺激。

（7）观察病人有无晕针、疼痛等不适情况。

（8）起针时用无菌干棉球（签）按压针孔片刻，防止出血。

（9）整理用物，协助病人穿好衣服，整理床单位，并告诉病人留针后的注意事项。

（10）将针具放在500毫克/升含氯消毒剂内浸泡30分钟后，清洗选针后，置入盒内压力蒸汽灭菌备用，其他用物归还原处，清洗双手。必要时消毒。

（11）记录操作过程，针刺部位、方法，留针时间，疗效并签名。

3.耳针的禁忌证   耳部有炎症、溃疡、冻伤和有习惯性流产的孕妇。

4.耳针的选穴手法

(1)观察法:按疾病的部位,在耳廓上的相应部位上寻找,如有充血、变色、丘疹、脱屑、凹陷处即是穴位。

(2)按压法:按疾病在耳廓上对应的部位,可用探棒(或毫针柄、火柴梗等)轻巧缓慢用力均匀地按压,寻找耳穴的敏感反应点,压痛点即为针刺耳穴。

(3)耳穴探测法:测定到的反应点即是该穴。

(五)电针疗法

电针疗法是指将毫针刺入穴位得气后,在针上接上微量电流,加强对穴位的刺激,达到治疗之目的的一种方法。此法适用于各种痛症,如神经痛,神经麻痹与痉挛,神经官能症,关节痛,痹证,痿证,中风后遗症,外伤性截瘫,反应性精神病,小儿麻痹后遗症,脏器功能失调,针刺麻醉等各种疾病。

1.准备

(1)仪表:着装整洁,佩戴胸牌,洗手,戴口罩。

(2)用物:治疗盘,电针仪,2%碘酊或碘伏,75%酒精,无菌针盒(各种型号毫针),无菌棉签、棉球,弯盘,脉枕,无菌镊子,浴巾。

2.操作步骤

(1)备齐用物携至床旁,核对患者床号、姓名、治疗卡和诊断。

(2)向病人解释,协助取适当体位,暴露针刺部位,遮挡病人,注意保暖。

(3)校准穴位,用拇指按压是否有酸、胀感觉。

(4)针刺局部皮肤用2%碘酊或碘伏消毒,用75%酒精脱碘待干。

(5)按毫针刺法进针。

(6)针刺得气后(病人有酸、麻、胀感觉),先调整电针仪上的输出电位器至零值,再将电针仪的两根输出导线分别连接在扎在身体上的两根毫针的针柄或针体上。

(7)打开电源开关,选择适当波形,慢慢旋转电位器,由小至大,逐渐调节输出电流达到所需要的电流量(病人有麻胀感,但无不适,局部肌肉抽动,即是所需的强度),定好时间,一般留针10~20分钟。

(8)通电过程中,应随时观察病人的忍受程度及导线有无脱落,有无晕针、弯针、折针等情况。

(9)通电时间视病情及病人体质而定,一般10~20分钟。

(10)起针时,按规定好的时间,电位器自动拨回零位,关闭电源,拆下导线,将毫针慢慢退至皮下,用干棉球按压,迅速拔针,起针后按压针孔片刻即可。

(11)清理用物,协助病人穿好衣服,整理床单位。

(12)所有用物用含有效氯500毫克/升的消毒剂浸泡30分钟后,再检查,装盒,高压蒸汽灭菌后备用。其他用物归还原处,清洗双手。必要时消毒双手。

(13)记录针刺穴位、通电时间及病人反应,并签名。

3.电针仪的最大输出电压、电流   最大输出电压在40伏以上,最大输出电流应控制在1毫安以内,避免发生触电事故。

4.针刺颈项、脊柱两侧及心前部位时应注意的事项   针刺时不能横贯通电,即一组针的两个穴位应在同一侧,这样可以避免电流通过脊髓和心脏。

5.电针疗法   经温针使用过的毫针,针柄因烧黑氧化不导电,应将输出线接在针体上。

6.电针疗法时,输出电流时断时续   如输出电流时断时续,可能是导线接触不良所致,应检修后再用。

（六）穴位注射法

在穴位中进行药物注射,通过针刺和药物对穴位的刺激和药理作用结合在一起,发挥综合效能,达到治疗疾病之目的的一种方法叫穴位注射法。适用于腰腿痛、肩背痛、关节疼痛以及软组织扭挫伤、高血压、胃痛、胆绞痛、肝炎、支气管炎、支气管哮喘、神经衰弱等疾病。

1.准备

（1）仪表:着装整洁,佩戴胸牌,洗手,戴口罩。

（2）用物:治疗盘铺无菌巾,内置 5～20 毫升一次性无菌注射器,注射药物,砂轮,弯盘,注射卡,治疗本,75％碘酊或碘伏,无菌棉签。

2.操作步骤

（1）备齐用物,携至床旁,解释说明目的,取得合作。

（2）进行三查七对。

（3）按穴位指导患者取适当体位,协助松开衣裤,暴露局部皮肤,注意保暖。

（4）检查药液,消毒安瓿及砂轮并打开。

（5）根据药量准备注射器,并检查有无漏气及有效期,常规检查针头有无带钩,抽出药液,套安瓿放于无菌盘内。

（6）按要求选择正确的穴位 2～4 个,常规消毒皮肤 2 遍待干。

（7）排尽注射器内空气,再次核对床号、姓名、治疗卡、药名、剂量、浓度和时间。

（8）右手持注射器,针尖对准穴位,快速刺入皮下,然后用直刺或斜刺方法推进至一定深度。

（9）进针后,上下提插有"得气"感觉,抽无回血后注入药液。

（10）如药量较多,可在推入部分药液后,将针头稍提起再注入药液。

（11）边注射边询问病人有何反应,观察病人有无晕针、弯针、折针或者药物过敏反应。

（12）注射完毕,用干棉签轻按针孔迅速拔针,再按压针孔片刻,再次核对安瓿后放入弯盘内。

（13）整理用物,归放原处,一次性空针及针头分开存放,置黄色塑料袋内焚烧处理。

（14）清洗双手。

（15）记录注射穴位、药名、浓度、剂量、药物反应并签名。

3.穴位注射的禁忌证　病人疲乏、饥饿和精神高度紧张,皮肤有感染（溃疡）、瘢痕或肿瘤的部位,有出血倾向及高度水肿者不宜注射。

4.穴位注射的注意事项

（1）严格执行三查七对及无菌操作,注意药物配伍禁忌、副作用和过敏反应。有副作用或刺激性强的药物不宜采用。凡能引起过敏反应的药物,如青霉素必须先做皮肤过敏试验,结果为阴性者方可使用。

（2）按医嘱选穴进行操作,每穴注射药物一般为 1～2 毫升,头面等表浅处为 0.3～0.5 毫升,耳穴仅注射 0.1 毫升;胸背部可注射 0.5～1 毫升,腰臀部通常注射 2～5 毫升,肌肉丰厚处甚至可达 10～20 毫升。

（3）药液不可注入血管内,注射时如回抽有血,必须避开血管后再注射。药液更不能注入脊髓腔内,以免损伤脊髓。

（4）孕妇的下腹、腰骶部和三阴交、合谷等穴位禁针,不宜用水针。年老体弱者选穴需少,药物剂量应酌减。操作前应检查注射器有无漏气,针头是否有钩等,若有均不能使用。凡使用过的针具等物品应先浸泡消毒后,再检针装盒后高压蒸汽灭菌备用。

（高　燕）

第二节　灸法

一、艾条灸法

此法主要用于慢性虚弱型疾病及风、湿、邪之病症,如头晕,贫血,风湿疼痛,肢体麻木,呕吐,腹痛,泄泻,脱肛,阴挺,阳痿,遗尿,寒厥等。常灸足三里、气海、关元、大椎等穴,有防病保健作用。

1.准备

(1)仪表:着装整洁,佩戴胸牌,洗手,戴口罩。

(2)用物:治疗盘,艾条,火柴或打火机,凡士林,棉签,纱布,小口玻璃瓶,浴巾,弯盘,屏风。

2.操作步骤

(1)备齐用物,携至床旁。

(2)核对姓名、床号、诊断、部位、方法并解释,取得合作。

(3)选择合适的卧位或坐位,根据辨证证候选择合适的穴位并暴露应灸的部位,遮挡病人,用纱布清洁皮肤,注意保暖。

(4)核对、确定腧穴部位及施灸方法。

(5)手持艾条并点燃一端后,弹去艾灰,对准施灸的腧穴,距离皮肤2～3厘米,进行熏烤,以病人感到温热而无痛为度,随时弹去艾灰,一般每穴5～15分钟。

(6)熄灭艾火,投入小口玻璃瓶内。

(7)清洁局部皮肤(必要时涂凡士林)。

(8)协助病人穿好衣服,整理床单位,合理安排舒适的体位。

(9)清理用物,归还原处并洗手。

(10)记录施灸腧穴、方法、时间、疗效、反应等情况并签名。

3.艾条灸法的种类

(1)温和灸:将艾条的一端点燃,对准应灸的腧穴或患处,距皮肤2～3厘米进行熏烤,使患者局部有温热感而无灼痛,灸至皮肤红晕为度。

(2)雀啄灸:将艾条的一端点燃,对准施灸部位的皮肤,如同鸟雀啄食一样,一上一下不停地移动,一般灸5分钟左右。

(3)回旋灸:将艾条一端点燃,对准施灸的部位,来回旋转移动。一般灸20～30分钟为宜。

4.艾条灸法的禁忌证　实证、热证、阴虚发热以及面部大血管、孕妇胸腹部和腰部等不宜施灸。

5.灸法的注意事项

(1)治疗室(病室)要求安静舒适,光线充足,并定期进行空气消毒和通风换气。室温保持在22～25℃,必要时关窗或屏风遮挡病人。

(2)施灸部位一般宜先上后下,先灸头顶、胸部,后灸腹部、四肢。

(3)采用直接或间接灸时,应注意守护在病人身旁,施灸时体位要平,防止艾柱倒伏或艾灰脱落烫伤皮肤或烧坏衣被。

(4)施灸后局部皮肤起疱,小者可自行吸收,大者可用一次性无菌注射器抽出疱内液体,外敷三石散等,并以消毒纱布覆盖,保持干燥,防止感染。

(5)无瘢痕灸时,病人感到施灸部位微有灼痛,即可换柱再灸。若用麦粒大的艾柱施灸,当病人感到稍有灼痛时,可用镊子将艾火熄灭,然后继续换柱再灸,直至将规定的柱数灸完为止。

(6)针柄上的艾绒团必须捻紧。

(7)熄灭后的艾条应装入小口玻璃瓶或铁罐内以防复燃。

(8)施灸时要先摆好体位,随时弹去艾灰。

(9)施灸时要集中精力,注意观察施灸的部位,对感觉迟钝的病人尤应注意,严防烧伤。

二、艾柱灸

1.概念　艾柱灸是将纯净的艾绒用手指搓捏成圆锥状,直接或间接置于穴位上施灸的一种方法。直接灸适应证同艾条灸法。瘢痕灸适用于哮喘,肺痨(阳虚型)等。间接灸适用于:

(1)隔姜灸用于风寒表证,虚寒性呕吐、泄泻、腹痛及风寒湿痹。

(2)隔蒜灸用于肿物初起,肺痨(阴虚型)毒虫咬伤等。

(3)隔盐灸用于治疗命门失衰而致的阳痿、早泄,以及疮疡久溃不敛、关节酸痛、痹证、虚寒性腹痛、吐泻、虚脱等证。

2.准备

(1)着装整洁,佩戴胸牌.洗手,戴口罩。

(2)用物:直接灸为治疗盘,大小不等的艾柱,凡士林,蒜汁,火柴或打火机,无菌镊子,纱布,弯盘;间接灸为治疗盘,大小不等的艾柱,姜片,蒜片,附子饼,食盐,凡士林,镊子,药匙,纱布,弯盘。

3.操作步骤

(1)备齐用物,携至床旁,核对床号、姓名、治疗卡、诊断及腧穴部位。

(2)向病人解释,取适宜的体位,暴露腧穴的部位,注意保暖。

(3)再次核对腧穴部位及施灸方法。

(4)直接灸的操作步骤

1)无瘢痕灸时,在施灸腧穴部位涂少许凡士林,置上大小适宜的艾柱,点燃艾柱,弹去艾灰,当艾柱燃烧到2/5左右,病人有灼痛感时,用镊子取去余下的艾柱,更换新艾柱再灸,一般灸5～7柱(一支为一柱)。

2)瘢痕灸时,先在施灸腧穴部位涂少许蒜汁,点燃艾柱,弹去艾灰,置于施灸部位,直至艾柱燃尽再更换新的艾柱,继续施灸。随时弹去艾灰,一般可灸3～7柱。施灸完毕,贴上膏药,化脓期间,每日更换膏药一次。

(5)间接灸的操作步骤

1)隔姜灸时,施灸腧穴部位涂凡士林,取鲜姜一片(当中刺数孔)置于施灸腧穴部位,其上置艾柱,点燃,当患者感到灼痛时,则应更换艾柱再灸,以施灸处皮肤红润为度。或施灸数按医嘱而定,一般3～5柱。

2)隔蒜灸以新鲜蒜片代替姜片,方法同隔姜灸。

3)隔盐灸,取细盐平脐窝,点燃艾柱后置于施灸腧穴部位,当患者感到灼痛时,则应更换新的艾柱继续施灸,一般3～5状。

(6)施灸过程中,以皮肤潮红而不起疱为度,并防止艾火脱落烧伤皮肤或烧坏衣被等。

(7)施灸完毕,用镊子取走艾柱,清洁局部皮肤。

(8)协助病人穿好衣服,整理床单位。

(9)清理所用物品,归还原处,洗手。

(10)记录施灸腧穴、方法、状数、局部反应并签名。

4.直接灸的种类　分为瘢痕和无瘢痕灸两种。

5.间接灸的种类　分为隔姜灸、隔盐灸、隔蒜灸和隔附子灸。

三、温针灸

此法适用于宜留针又须施灸的疾患,如痹证,痿证等。

1.准备

(1)仪表:着装整洁,佩戴胸牌,洗手,戴口罩。

(2)用物:物品除与毫针刺法相同外,另备艾绒、火柴或打火机、厚纸片、剪刀。

2.操作步骤

(1)备齐用物,携至床旁,校对床号、姓名、诊断、治疗卡。

(2)向病人解释,取适当体位,暴露针刺部位,保暖。

(3)校准穴位,用拇、食指循经按压腧穴询问病人是否有酸胀感觉,以校准穴位。

(4)局部皮肤用2％碘酊或碘伏消毒,用75％酒精脱碘待干(内外直径＞5厘米)。

(5)正确选用毫针,检查针柄、针体、针尖的情况。

(6)左手拇(食)指端切按在腧穴旁边,右手拇、食、中三指持针身下端对准腧穴快速刺入,再慢慢捻进。

(7)针刺得气后留针,将纯净细软的艾绒搓成团捻裹于针柄上或将长约2厘米的艾条一段插在针柄上点燃施灸,使热力沿针体传至穴内,并在针刺部位垫一厚纸片以防艾火脱落烧伤皮肤。

(8)当艾绒燃尽后换柱再灸。可连灸2～5状,每日一次。

(9)施灸过程中,应观察有无晕针、弯针、折针以及艾火脱落等情况,如有发生应立即采取相应的措施。

(10)施灸完毕,除去艾灰,取去厚纸片,起出毫针,用无菌干棉球轻压针孔片刻,并核对针数,以防遗漏。

(11)协助病人穿好衣服,整理床单位。

(12)整理所有用物,归还原处,将毫针清洗消毒装盒后高压蒸汽灭菌待用。清洗双手。

(13)记录施灸腧穴、时间、部位、状数以及反应并签名。

3.温针灸的注意事项

(1)同艾条灸。

(2)针柄上的艾绒捻紧,并在针上套一厚纸片,平放在皮肤上,防止艾火脱落烧伤皮肤。

四、灯火灸

此法适用于痄腮(可选颊车、角孙、翳风等穴),脐风(可选囟会、印堂、人中等穴)。

1.准备

(1)仪表:着装整洁,佩戴胸牌,洗手,戴口罩。

(2)用物:灯草,植物油,火柴或打火机,硬纸片。

2.操作步骤

(1)备齐用物,携至床旁,校对床号、姓名、治疗卡、诊断。

（2）向病人解释,暴露施灸部位,注意保暖。

（3）取适当体位。

（4）校准施灸穴位。

（5）取灯草一根,将一端蘸油。

（6）右手拇、食指持灯草,露出约0.5厘米长点燃,迅速对准穴位点灸一下,即离开。

（7）再燃再点灸,直至灸完需灸穴位。

（8）灸毕,清洁局部皮肤。

（9）协助病人着衣,整理床单位,合理安排舒适体位。

（10）清理用物,归还原处,洗手。

（11）记录施灸腧穴、方法、时间、疗效、反应情况并签名。

3.灯火灸的注意事项

（1）同艾条灸。

（2）蘸油不宜太多,以免油珠落下烫伤皮肤。

（高　燕）

第三节　穴位按摩法

穴位按摩法,又称推拿法,是指通过特定手法作用于人体体表的特定部位或穴位的一种治疗方法,具有疏通经络、滑利关节、强筋壮骨、散寒止痛、健脾和胃、消积导滞、扶正祛邪等作用,从而达到预防保健、促进疾病康复的目的。

一、适用范围

穴位按摩法的应用范围很广,在伤科、内科、妇科、儿科、五官科以及保健美容方面都可以使用,尤其是对于慢性病、功能性疾病疗效较好。

二、用物准备

治疗盘、润肤介质、治疗巾、大浴巾。酌情备用糖水及外用药。

三、按摩手法

（一）成人穴位按摩手法

成人穴位按摩应遵循有力、柔和、均匀、持久、渗透的原则。

1.推法　用指、掌或肘部着力于人体一定穴位或部位上,做单方向直线移动。用手指操作称指推法,用肘部操作称肘推法,用掌操作称掌推法。操作时,指、掌或肘要紧贴体表,用力要稳,速度要缓慢、均匀,适用于全身各个部位。

一指禅推法是用拇指指腹或指端着力推拿部位,以肘为支点',前臂做主动摆动,带动腕部摆动和拇指关节做屈伸活动。手法频率为每分钟 120～160 次。常用于头面、胸腹和四肢等处。

2.**拿法**　用拇指和食、中二指,或用拇指和其余四指相对用力,在一定的穴位或部位上进行节律性地捏提。操作时,用劲要由轻而重,不可骤然用力,动作要缓和而有连贯性。适用于四肢、肩、颈、腋下。

3.**按法**　用指、掌或肘在患者体表的一定穴位或部位上着力按压,按而留之。用手指操作的,称为指按法;用掌操作的,称为掌按法;用肘尖部位操作的,称为肘按法。操作时着力部位要紧贴体表,不可移动,用力要由轻而重,不可用暴力。适用于全身各部。

4.**摩法**　用手指指面或手掌掌面附着在体表的腧穴或部位上,以腕关节连同前臂做有节律的环旋抚摩运动。用手指指面操作的,称指摩法;用手掌掌面操作的,称掌摩法。操作时肘关节自然屈曲,腕部放松,指掌自然伸直,动作缓和而协调,仅在皮肤上做有节律的环旋抚摩活动,而不带动皮下组织。频率每分钟为 120 次左右。适用于全身各部,常用于胸腹、胁肋及颜面部。

5.**揉法**　用手指罗纹面、手掌大鱼际、掌根或全掌着力吸附于一定的穴位或部位上,做轻柔缓和的旋转运动。用手指罗纹面操作的,称指揉法,用手掌操作的,称掌揉法。操作时以腕关节连同前臂环旋转动来带动指、掌的着力部位在一定的穴位上揉动。动作要协调,用力以使皮下组织随之回旋运动为度。操作过程要持续、均匀、柔和而有节律,频率每分钟为 120～160 次。

6.**摇法**　用一手握住(或扶住)被摇动关节近端的肢体,另一手握住关节远端的肢体,做缓和回旋的转动。操作时动作要缓和,用力要稳,摇动的幅度要由小到大,因势利导,适可而止。常用于四肢关节、颈项及腰部。

7.**擦法**　用小鱼际侧掌背部以一定的压力附着在患者体表的一定部位上,通过腕关节屈伸的连续往返摆动(连同前臂的旋转)。使手掌背部近 1/2 的面积在选用的部位上做连续不断的往返搓动。操作时,掌背尺侧部要紧贴体表,不可跳跃进行或拖动摩擦。肘关节屈曲 120°,动作要协调而有节律,压力要均匀。搓动频率一般为每分钟 140 次左右。适用于颈、腰、背、臂、四肢部。

8.**搓法**　用两手掌面对置地夹住或托抱患者肢体的一定部位,相对用力做往返的快速揉搓。操作时,双手用力要对称、均匀,搓动要快,移动要缓,动作要自然流畅。适用于腰、背、胁肋及四肢部,以上肢最为常用。

9.**捏法**　用拇指和其他手指对置在一定部位(经筋、肌肉、韧带)相对着力夹挤,并可沿其分布或结构形态辗转移动。操作时压力应均匀,动作应连贯而有节律性。适用于全身各部,常用于头颈部、四肢及背脊处.。

10.**抖法**　用双手握住患者上肢或下肢远端,微用力做连续的小幅度的上下颤动,使关节有松动感。操作时颤动的幅度要小,频率要快。适用于四肢部,以上肢部为常用。

(二)小儿穴位按摩法

小儿穴位按摩法,要结合小儿生理上脏腑娇嫩、形气未充、生机蓬勃、发育迅速,病理上易感外邪、起病容易、传变迅速、易趋康复的特点,手法特别强调轻快柔和、平稳着实。选穴多为小儿特有穴位,多分布于小儿两肘以下。另外临床上小儿以外感病和内伤饮食者居多,手法多用解表、清热、消导为主的方法。

1.推法

(1)直推法:以拇指桡侧,或者指面,或者食、中二指指面做直线推动。

(2)旋推法:以拇指指面做顺时针方向推动。

(3)分推法:用两手拇指桡侧,或者指面,或者食、中二指指面自穴位向两旁分向推动。

操作时要有节律,每分钟 100～300 次。由指尖推向指根为补法;反之则为泻法;来回反复推为平补平泻,又称清法。

2.揉法　以中指或拇指指端,或掌根,或大鱼际,吸于一定部位或穴位,做顺时针或逆时针方向旋转揉动。操作时以腕部发力,用力轻柔而均匀,手指不可离开皮肤,不可摩擦。频率为每分钟 200 次。

3.运法　以拇指或中指指端在一定穴位上由此及彼做弧形或环形推动。注意运法宜轻不宜重,宜缓不宜急,要在体表做旋绕摩擦推动,不带动深层组织。频率为每分钟 80~120 次。

4.按法　以拇指或掌根用力向一定部位或穴位下按。操作过程中注意压力由轻而重,富有渗透性。

5.摩法　以手掌或食、中、无名指指面附于一定部位或穴位上,以腕关节连同前臂做顺时针或逆时针方向环形移动摩擦。操作时用力要轻,动作要缓,速度要均匀,频率为每分钟 150~180 次。

6.捏法　用拇指桡侧缘抵住皮肤,食、中指前按,三指同时用力提拿皮肤,双手交替捻动向前;食指屈曲,以食指中节桡侧顶住皮肤,拇指前按,两指用力同时提拿肌块,双手交替捻动向前。操作时捏起皮肤多少与用力大小要适当,切不可拧转,需直线前进。

(三)穴位按摩在护理中的应用

1.头痛　患者坐位,用一指禅推法从印堂向上沿前额发际至头维、太阳,往返 3~4 遍,并配合按揉印堂、鱼腰、太阳、百会等穴;再用拿法从头顶至风池,往返 4~5 遍;最后用弹法从前发际至后发际及头两侧,往返 2~3 遍。时间约为 5 分钟。

2.牙痛　患者坐位,在颊车、下关穴处用一指禅推法治疗 3~4 分钟;再结合掐、揉合谷、内庭,治疗 3~4 分钟。

3.胃痛

(1)患者仰卧位,术者坐于患者右侧,先用一指禅推法、摩法在胃脘部治疗,使热量渗透于胃腑;然后按、揉中脘、气海、天枢等穴,同时配合按、揉足三里,治疗约 10 分钟。

(2)患者俯卧位,用一指禅推法,从背部脊柱两旁沿膀胱经顺序而下至三焦俞,往返 4~5 遍;然后用按、揉法治疗肝俞、脾俞、胃俞、三焦俞,治疗约 5 分钟。

(3)患者坐位,拿肩井,循臂肘而下 3~4 遍,在手三里、内关、合谷等穴做强刺激;然后再搓肩臂及两胁部,由上而下往返 4~5 遍,治疗 5 分钟。

4.腹胀

(1)患者仰卧位,术者用摩法在腹部沿升结肠、横结肠、降结肠顺序推摩 3 分钟,并在腹部做环形摩法 3 分钟;按中脘、天枢及双侧足三里约 3 分钟。

(2)患者俯卧位,按两侧脾俞、胃俞、大肠俞,用掌推法沿腰际两侧轻轻操作 2 分钟。

5.便秘

(1)患者仰卧位,术者用一指禅推法在中脘、天枢、大横穴位处治疗,每穴约 1 分钟;然后按顺时针方向摩腹 10 分钟。

(2)患者俯卧位,用一指禅推法沿脊柱两侧从肝俞由上而下进行往返治疗 3~4 遍;再用按、揉、摩法在肾俞、大肠俞、八髎、长强等穴处治疗,往返 2~3 遍,治疗约 5 分钟。

6.失眠

(1)患者仰卧位,术者坐于患者头部前方,用按法和揉法在睛明穴治疗 5~6 遍,再用一指禅推法从印堂向两侧沿眉弓至太阳穴往返 5~6 遍,并点按印堂、攒竹、鱼腰、太阳等穴位。术者用指推法从印堂向下沿鼻两侧至迎香,再沿颧骨至耳前听宫穴,往返 2~3 遍。术者用指推法从印堂沿眉弓向两侧推至太阳穴,往返 3~4 遍;再搓推脑后及颈部两侧,并点按两侧风池穴,往返 2~3 遍;最后点按百会、双侧神门及足三里穴。治疗约 10 分钟。

(2)患者仰卧位,术者按顺时针方向摩腹,并点按中脘、气海、关元穴,治疗约 6 分钟。

四、注意事项

1.根据患者的年龄、性别、病情、病位,帮助患者取合适的体位,并采用合适的按摩手法。

2.施术者操作前应定期修剪指甲,避免损伤患者皮肤。

3.为减少阻力或提高疗效,术者手上可蘸水、滑石粉、液状石蜡、姜汁、酒等润肤介质。

4.在腰、腹部施术前,应嘱患者先排尿。

5.操作中要随时遮盖不需暴露的部位,防止患者受凉。并注意观察患者全身情况,如其出现面白肢冷或剧烈疼痛,应立即停止操作。

6.手法应熟练,并要求柔和、有力、持久、均匀,运力能达组织深部,禁用暴力和相反力,以防组织损伤。一般每次15～20分钟。

7.严重心脏病、出血性疾病、癌症、急性炎症及急性传染病者,以及皮肤有破损部位均禁止按摩。孕妇的腰腹部禁止按摩。

(高　燕)

第四节　拔罐疗法

一、拔火罐疗法

拔火罐疗法是指用罐状器具,借助热力,排出罐内空气,形成负压,吸附在皮肤穴位上,造成局部充血或瘀血现象的一种疗法。具有温散寒邪,活血行气,止痛消肿,拔毒去腐等作用。适用于风湿痹证,如肩背痛、腰腿痛、肢体麻木;肺部疾病,如外感风寒之头痛咳嗽、寒咳哮喘;胃肠疾病如脘腹胀满、胃痛、呕吐、泄泻等。刺血拔火罐法用于急性扭伤有瘀血者、疮疡、丹毒、神经性皮炎(顽癣)、毒蛇咬伤等。

1.准备

(1)仪表:着装整洁,佩戴胸牌,洗手,戴口罩。

(2)用物:治疗盘,火罐(玻璃罐、竹罐、陶罐或其他代用品),95%酒精棉球,直血管钳,火柴或打火机,弯盘,必要时备毛毯,屏风,垫枕,纸片,凡士林,棉签,三棱针,梅花针,皮肤消毒液,无菌镊子,棉球,纱布,胶布等。

2.操作步骤

(1)核对床号、姓名、治疗卡、诊断。

(2)关闭门窗,保暖,屏风遮挡病人,并松开衣裤。

(3)取适宜的体位,暴露拔罐部位。

(4)核对部位。

(5)检查罐口有无损坏,根据需拔罐的部位选择火罐的大小。

(6)点火:选择闪火法或投火法,将罐吸附于选定的部位。

1)投火法:将纸片卷成筒状点燃投入罐内,随即将罐按扣在所选部位上。此法适用于侧面横拔,否则燃物落下烫伤皮肤。

2)闪火法:持镊子夹 95％ 酒精棉球点燃,伸入罐内中段绕一周后迅速抽出,将罐按扣在所选部位上。

3)贴棉法。用 95％ 酒精棉球(不宜过湿)一小块贴在罐内壁中段,点燃后按扣在所选穴位上。

(7)拔罐:根据病情选择适宜的方法,使局部皮肤呈现红紫现象为宜。

1)生罐:将罐吸附在皮肤上不动,留置 10 分钟左右。

2)闪罐:用闪火法使罐吸着后,立即拔下,再吸再拔,反复多次。

3)走罐:先在所选部位和罐口边薄涂一层凡士林,待火罐吸住后,一手扶住罐体,用力向上下左右慢慢来回推动几次,此法多用于面积较大的部位。

4)刺血拔罐:在患部常规消毒后,先用梅花针叩打或用三棱针线刺出血,再行拔罐,留置 5～10 分钟,起罐后消毒局部皮肤。

(8)拔罐过程中,随时检查火罐的吸附情况,观察局部皮肤颜色情况。

(9)一般留针 10 分钟为宜。

(10)起罐方向要准确,一手扶罐,一手按压罐外皮肤,使空气进入,将罐取下。

(11)协助病人穿好衣服,合理安排体位,整理床单位。

(12)整理所有物品,物归原处,火罐用含有效氯 500 毫克/升消毒液浸泡 30 分钟,擦干备用。

(13)洗手。

(14)记录部位、方法、时间、疗效并签名。

3.**拔火罐的禁忌证**　高热抽搐及凝血机制障碍病人以及皮肤过敏,溃疡,水肿及大血管处、孕妇腹部、腰骶部均不宜拔罐。

4.**拔罐的注意事项**

(1)室温应保持在 22～25℃,必要时用屏风遮挡病人。

(2)拔火罐时应采取适当体位,选择肌肉较厚的部位。骨骼凹凸和毛发较多处不宜拔罐。

(3)拔罐过程中要随时观察火罐吸附情况和皮肤颜色。

(4)防止烫伤和烧伤。拔罐时动作要稳、准、快。起罐时切勿强拉。如拔罐局部出现较大水疱,可用无菌注射器抽出疱内液体,外涂柴草油,并保持干燥,必要时用无菌纱布覆盖固定,以防感染。

(5)凡使用过的火罐,均应清洗消毒处理后再用。

(6)根据拔罐部位选择大小合适的火罐,并仔细检查罐口边缘是否光滑,有无裂痕,以防损伤皮肤或漏气。

(7)如拔出脓、血者,应清除干净,局部用无菌敷料覆盖。

二、拔药(水)罐法

此法适用于寒湿痹痛、哮喘、咳嗽、疮疡将溃或已溃脓毒不泄的疾患。

1.**准备**

(1)仪表:着装整洁,佩戴胸牌,洗手,戴口罩。

(2)用物:治疗盘,竹罐,长、短镊子,湿冷毛巾,水,中药(用纱布包),煮锅,必要时备 75％ 酒精棉球,无菌纱布。

2.**操作步骤**

(1)备齐用物携至床旁,核对床号、姓名、诊断和拔罐部位。

(2)向病人解释,嘱病人排空小便,取适宜的体位,暴露拔罐部位,并注意保暖。

（3）根据部位选择大小合适的火罐,检查罐口边缘是否光滑及有无裂痕。

（4）煮锅内加水:放入适量的中药或不放药物,煮沸后再将完好无损的竹罐整个投入锅内煮 5～10 分钟。

（5）用镊子将罐夹出（罐口朝下）,甩去罐中水珠。

（6）迅速将折叠的湿冷毛巾紧扣罐口,趁热急速将罐扣按在应拔的部位上,留罐 10。20 分钟,一次可拔 10 余个罐。

（7）留罐过程中,要随时观察罐口吸附情况,过紧、过烫应立即起罐。

（8）起罐方法准确,对有脓液、血液者应处理得当,清除干净,局部皮肤做常规消毒,外敷所需药物,覆盖消毒纱布。

（9）整理用物,归于原处,协助病人穿好衣服,整理床单位。

（10）记录拔药（水）罐的数量、穴位、方法、留罐时间、疗效并签名。

3.**拔药（水）罐时煮罐的时间**　将罐投入锅内煮 5～10 分钟。

（徐　玲）

第五节　推拿疗法

1.**概念**　推拿疗法又称按摩疗法。由术者运用各种手法于患者体表一定部位或穴位上,以达到治疗疾病的一种方法。具有扶正去邪,散寒止痛,健脾和胃,导泄消积,疏通经络,滑利关节,强筋壮骨之功效。

2.**适应范围**　发热畏寒,头痛,身痛,咳喘发作,腹痛纳呆,腹胀泄泻,痿证,中风后遗症,月经不调,跌打损伤,腰伤腿痛,关节不利,痈肿疮疖及骨折后遗症等。

3.**准备**

（1）仪表:着装整洁,佩戴胸牌,仪表端庄大方,态度和蔼,洗手,戴口罩。

（2）用物:治疗盘,治疗巾,大浴巾,滑石粉,根据需要备水或香油或酒或姜汁等。

4.**操作步骤**

（1）备齐用物携至床旁,核对床号、姓名、治疗卡、诊断。

（2）向病人解释,根据应推拿的部位取适当体位,协助病人松开衣裤,暴露推拿部位,以大浴巾保护推拿部位。

（3）选定治疗部位确定推拿手法。

（4）推法:对确定的手法运用正确。分为一指推、二指推、平推（鱼际推、掌根推）,适用于头、额、胸腹、腰背、四肢等处。

1）一指推:用拇指指腹或指侧面贴于推拿部位,通过有节律的腕关节的活动和拇指关节的屈伸,使作用力作用于患处或穴位上。

2）二指推:食、中二指并拢,着力于治疗部位来回有规律地推动。

3）平推:鱼际推、掌根推。分别以手掌或大小、鱼际正侧面,或掌根紧贴体表做回旋推转或用双手向两边分别推动。

（5）拿法:用拇指和食、中指或拇指与其余四肢相对拿提穴位或患处皮肤、肌肉、筋腱,然后放手的治疗方法。本法刺激性较大,一个部位每次拿 1～3 次即可,多用于颈项、肩背、腹部及四肢。

（6）按法:用拇指或掌、肘关节鹰嘴突处按压患部或穴位而稍留片刻的方法。通常用于头面、肩、四肢、胸腹、腰臀部等。

1）指按法：用大拇指指头按压穴位及痛点，注意指甲不要接触患者皮肤。多用于穴位和痛点。

2）掌按法：用手掌按压患部。多用于面积较大的部位，如腰背、腹部。

3）肘按法：屈肘，以肘关节鹰嘴突处按压患处。此法着力大，刺激较强，适宜于软组织丰满和深部，如腰、臀、环跳穴等。

（7）摩法：将手掌或手指指腹贴于患部，做有规律的、环形或来回抚摸运动。快速法每分钟100～120次，慢法每分钟30～60次。适用于全身各部。常用来作为其他推拿法的开始和收尾。

（8）滚法：手指微曲，以手背面掌关节处接触需推拿部位，前臂做连续内旋、外旋动作，带动指掌关节滚动。一般用单手或双手交替操作，也可双手同时操作。常用于面积较大软组织丰满的部位，如腰、背、臀、大腿等部。

（9）揉法：将大鱼际或掌根或拇指腹着力推拿部位，腕关节或第一指关节做回旋运动。适用于全身各部，但一般指揉用于狭小部位或穴位上，掌揉用于面积较大的肩、背、腰、臀、大腿等，亦常用于强刺激手法。

（10）摇法：一手握住或挟住关节近端，另一手握住关节远端的肢体做环旋或左右转动。操作时用力需轻巧，摇动幅度须在生理许可范围内或病人可忍受的程度内进行，由轻到重，由缓到快。适用于颈部、腰部、四肢关节。

1）摇上肢法

①摇肩法：托肘摇法，术者一手按于患者关节上方，一手握住患者肘弯部做顺时针和逆时针的环形摇动；大幅度摇法，术者一手轻握患腕部大幅度向前向上环形摇动，当患肢举至头顶时，术者换用另一手按住患肢腕部，继续向后大幅度环形摇动，至自然伸直位时再用原来的手按住如此反复进行。

②摇肘法：手轻握腕部，另一手握住肘后上方交替按顺时针和逆时针方向环形摇动肘关节。

③摇腕法：一手握住腕部上方，一手握住食指、中指、无名指、小指，环形摇功腕关节，摇后依次拉扯指关节。

2）摇下肢法

①摇髋关节法：患者仰卧，膝、髋关节屈曲，术者一手握住足跟，一手按住膝盖，交替按顺时针和逆时针方向环形摇动髋关节。

②摇踝关节法：患者坐或仰卧，术者一手托足跟，一手握住脚前掌，做环形摇动踝关节。

3）摇颈法：患者取坐位，术者一手按住患者头顶，一手托下颌，做左右摇摆动作。开始轻慢摇动，待患者感轻松不紧张时，用较快速度向左或右摇至适当范围。

4）摇腰法：患者取坐位，术者两腿夹住患者一下肢，双手提肩，用力向左或右旋转。

（11）捻法：用拇指和食指相对捏捻推拿部位的方法。常用于四肢小关节。

（12）搓法：用双手掌夹住患处，相对用力做快速搓揉，并同时做上下往返移动，手法由轻到重，再由重到轻，由慢到快，再由快到慢，适用于四肢、腰背、胸腹部，亦常作为治疗结束时舒筋手法。

（13）抹法：用单手或双手拇指或手掌紧贴患部皮肤，以一定压力从内向外、从上向下推移。用力需均匀，轻重适宜，不可过重。

1）指抹法：拇指指腹紧贴印堂穴，用均匀压力分别抹向两侧太阳穴或继续向下抹向风池穴。适用于头颈部。

2）掌抹法：用掌根紧压脊柱两侧皮肤，以均衡持续的压力抹向两侧。常用于腰背部。

（14）掐法：用大拇指指甲或大拇指全指相对用力，以指甲在穴位上重按的方法。此法多用于急救和止痛。如突然昏厥、惊风、抽搐、腹痛、头痛等，掐人中、足三里等穴，施术时不要掐破皮肤，掐后轻揉局部。

(15)捏法:用拇、食二指或五指将患者皮肤、肌肉、肌腱按走向或经络循行方向,做连续不断向前提捏推行。适用于颈、肩、四肢等部。

(16)随时询问病人治疗反应,及时调整或停止操作。

(17)协助病人穿好衣裤,安排好舒适的体位,整理床单位。

(18)清理用物,归还原处,洗手。

(19)记录穴位(部位)、手法、时间、反应情况、疗效并签名。

5.推拿的禁忌证　急性传染病,急性感染性疾病,如丹毒、骨髓炎、化脓性关节炎等,严重心脏病,各种出血性疾病,结核病,肿瘤,脓毒血症,骨折早期(包括颈椎骨折损伤),截瘫初期,烫伤,皮肤破损部位及溃疡性皮炎的局部禁止推拿,摇颈法均需慎用。

6.推拿法的注意事项

(1)除少数手法如搓、推、掐必须直接接触病人皮肤外,其他手法需用大浴巾铺盖治疗部位,注意保暖。

(2)操作者在治疗必须修剪指甲,以免损伤病人皮肤。

(3)根据推拿部位和使用手法不同,应采用不同的体位,使病人舒适,术者省力。

(4)在腰、腹部进行按摩时,先嘱病人排尿。

(5)为减少阻力,减少病人及术者的组织擦伤或增强推拿的作用,术者手上可先蘸水、滑石粉、油膏、生姜汁或酒等。

(6)治疗过程中,应随时观察病人对手法治疗的反应,若有不适,应及时调整手法或停止操作,以防发生意外。

(7)手法熟练,轻、重、快、慢适宜,用力均匀,禁用暴力,每次推拿时间一般在15～30分钟,每日或隔日一次,7～10次为一个疗程。每疗程之间,应相隔3～5天。

(8)孕妇的腰骶部与腹部,孕妇月经期均忌用。

(9)老年体弱、久病体虚或极度疲劳、剧烈运动后、过饥过饱、醉酒不宜或慎用推拿。

附:小儿推拿疗法

小儿推拿疗法是用来治疗小儿疾病的一种方法。具有解热止痛、健脾和胃、导滞消积、疏通经络、强壮身体、预防疾病等作用。适用于发热感冒、咳嗽、腹泻、腹胀、疳积、呕吐、脱肛、小儿麻痹后遗症、小儿斜颈等疾病。

1.准备

(1)仪表:着装整洁,佩戴胸牌,态度和蔼可亲,洗手。

(2)用物:同推拿疗法。

2.操作步骤

(1)备齐用物携至床旁,核对床号、姓名、治疗卡、诊断。

(2)向病人家属或患儿解释,说明目的,注意保暖。

(3)根据病情和推拿部位、穴位采取适宜的体位,暴露推拿部位,婴儿可坐在成人的腿上或卧或半卧在成人怀中,较大患儿可按需要采取自行卧位或半卧位或坐位。

(4)推法

1)直推法:以拇指桡侧或指面,或食、中二指在穴位上做直线推动。

2)旋推法:以拇指指面在穴位上做顺时针方向旋转推动。

3)分推法:用两手拇指桡侧或指面,或食、中指指面向穴位两旁分向推动,或做"八"字形推动。

4)合推法:与分推法相反,从穴位两侧向中间推动。

（5）拿法:本法同推拿手法中拿法,使用中应视患儿及疾病的具体情况适当减少作用力。

（6）揉法:以拇指或食、中指,掌根,鱼际在穴位上做回旋揉动,带动皮肉筋脉转动。

（7）按法:以拇指或屈曲拇指,中指的指头节背侧突部或掌根在推拿部位或穴位上逐渐向下用力按压。前两法适用于头、面、肩部及四肢,掌按适用于胸腹部。

（8）摩法:同推拿中之摩法,多用于胸腹部。

（9）掐法:用指甲在选定的穴位处进行掐切,是强刺激手法之一。掐时要逐渐用力,不要掐破皮肤。

（10）捏脊法:患儿俯卧,裸露背部,术者用拇指桡侧缘分别顶住脊柱两旁皮肤,食、中指前按,三指同时用力捉拿皮肤,双手交替捻动,直线向前,或食指屈曲,以中节桡侧顶住皮肤,拇指前按,两指同时用力提拿皮肤,双手交替捻动,自长强穴推至大椎穴。

（11）运法:以拇指或几个指面在选定的穴位上做轻缓的弧形或球形推动,不带动深层肌肉组织。

（12）随时观察患儿的治疗反应,及时调整或停止操作。

（13）协助患儿穿好衣服,安排好舒适的体位,整理床单位。

（14）清理用物,归还原处,洗手。

（15）记录穴位(部位)、手法、时间、反应情况、疗效并签名。

3.小儿推拿注意事项

（1）1～7条同推拿法。

（2）推拿后安静休息,,避免吹风受凉,不要立即进食。

（高　燕）

第六节　耳穴压豆

耳穴治病具有操作简单、易于掌握的特点,其临床常用的有耳穴压豆法、耳穴毫针刺法、耳穴埋针法、耳穴放血法等。耳穴压豆法是在耳针疗法的基础上发展起来的一种保健方法。是用胶布将药豆或磁珠准确地粘贴于耳穴处,给予适度的揉、按、捏、压,使其产生热、麻、胀、痛等刺激感应,以达到治疗目的的一种外治疗法。又称耳穴埋豆法、耳廓穴区压迫疗法。

一、耳廓与耳穴

1.耳廓的表面解剖

（1）耳轮:耳廓最外圈的卷曲部分。

（2）耳轮脚:耳廓深入到耳腔内的横行突起部分。

（3）耳轮结节:耳轮后上方稍突起处。

（4）耳轮尾:耳轮末端与耳垂的交界处。

（5）对耳轮:在耳轮内侧,与耳轮相对的隆起部。其上方有两分叉,向上分叉的一支称对耳轮上脚,向下分叉的一支称对耳轮下角。

（6）三角窝:对耳轮上、下角之间的三角形凹窝。

（7）耳舟:耳轮与对耳轮之间册沟,又称舟状高。

（8）耳屏:耳廓前面的瓣状突起,又称耳珠。

（9）屏上切迹：耳屏上缘与耳轮脚之间的凹陷。

（10）对耳屏：对耳轮下方与耳屏相对的隆起部。

（11）屏间切迹：耳屏与对耳屏之间的凹陷。

（12）屏轮切迹：对耳屏与对耳轮之间的稍凹陷处。

（13）耳垂：耳部下部无软骨之皮垂。

（14）耳甲艇：耳轮脚以上的耳腔部分。

（15）耳甲腔：耳轮脚以下的耳腔部分。

（16）外耳道开口：在耳甲腔内，为耳屏所遮盖处。

2.耳穴的分布　人体发生疾病时，常会在耳部的相应部位出现"阳性反应点"，如压痛、变形、变色、水疱、结节、丘疹、凹陷、脱屑、电阻降低等，这些反应点就是防治疾病的刺激点，又称耳穴。

耳穴在耳部的分布有一定的规律，一般来说，耳部好像一个倒置的胎儿，头部朝下，臀部朝上。其分布规律是：与头面部相应的穴位在耳垂或耳垂邻近；与上肢相应的穴位在耳舟；与躯干和下肢相应的穴位在对耳轮和对耳轮上、下脚；与内脏相应的穴位多集中在耳甲艇和耳甲腔；消化道在耳轮脚周围环形排列。

二、耳穴探查方法

1.观察法　用眼直接观察耳部的形态、色泽等方面的病理性改变。如硬结、丘疹、凹陷、水疱、充血、脱屑等阳性反应点。

2.按压法　可以用探针、火柴棒、毫针柄等在与疾病相应的耳区周围进行按压寻找压痛点。

3.电阻测定法　可以用耳穴探测仪或经络探测仪在耳廓探查导电性能良好的良导点。

【适用范围】

耳穴压豆法适用于多种疾患，如胆石症、胆囊炎、腹痛、痛经、颈椎病、失眠、高血压、眩晕、便秘、哮喘、尿潴留等。

【用物准备】

治疗盘、药豆（如王不留行籽等）或磁珠、皮肤消毒液、棉签、镊子、探棒、胶布、弯盘等。

【操作方法】

进行耳穴探查，找出阳性反应点，并结合病情，确定主、辅穴位。皮肤消毒后，左手手指托持耳廓，右手用镊子夹取割好的方块胶布，中心粘上准备好的药豆或磁珠，对准穴位紧贴压其上，并轻轻揉按1～2分钟。每次以贴压5～7穴为宜，每日按压3～5次，隔1～3天换1次，两组穴位交替贴压。两耳交替或同时贴用。

【注意事项】

1.贴压耳穴应注意防水，以免脱落。

2.夏天易出汗，贴压耳穴不宜过多，时间不宜过长，以防胶布潮湿或皮肤感染。

3.耳廓皮肤有炎症或冻伤者不宜采用。

4.对过度饥饿、疲劳、精神高度紧张、年老体弱者及孕妇按压宜轻，急性疼痛性病症的患者宜重手法强刺激，习惯性流产者慎用。

5.根据不同病症采用相应的体位，如胆石症取右侧卧位，冠心病取正坐位，泌尿系结石取病侧在上方的侧卧位等。

（徐　玲）

第七节　刮痧疗法

刮痧疗法是指用边缘钝滑的器具如铜钱、瓷匙等物,在体表一定部位上反复刮动,至皮下出现红、紫斑的一种治疗方法,有使邪气由里而出,周身气血流畅之功效。

此法适用于夏秋之间的各种急性疾患,如中暑、霍乱、痢疾以及感冒、胸闷、头痛等,民间广泛流传用于治疗发痧(中暑)、腹肠痧、吊脚痧等证。

1.准备

(1)仪表:着装整洁,仪表大方,态度和蔼,佩戴胸牌,洗手,戴口罩。

(2)用物:治水盘,铜钱或五分硬币或瓷匙,药杯,植物油(麻油,花生油,石蜡油,清水均可),纱布,清洁弯盘,浴巾,屏风。

2.操作步骤

(1)备齐用物,携至床旁。

(2)核对床号、姓名、治疗卡、诊断。

(3)向病人解释说明目的,取得配合。

(4)协助病人松开衣裤,暴露所刮部位。注意保暖。

(5)核对部位(背部脊椎两侧)。

(6)检查器具边缘是否有缺损。

(7)术者用铜钱或瓷匙蘸油在选定部位从上至下,由内向外抓刮。长 6～15 厘米或更长。刮至油干涩时,再蘸再刮,直至皮下呈现红色或紫色为止。一般每一部位刮 20 次左右。

(8)刮背部时应沿肋间由内向外,呈弧形,两侧对称每次 8～10 条。

(9)刮痧过程中随时观察病情变化,如见面色苍白,出冷汗,胸闷应当及时处理。

(10)刮完后让病人休息 20～30 分钟

(11)协助病人穿好衣裤,安排舒适体位。

(12)器具用含有效氯 500 毫克/升消毒剂浸泡 30 分钟,冲洗擦干后备用。

(13)清理用物,归还原处,洗手。

(14)记录部位(穴位)、手法、疗效、反应情况并签名。

3.刮痧的禁忌证　病人体形过于消瘦、有皮肤病变处、出血倾向者均不宜采用刮痧疗法。

4.刮痧的注意事项

(1)室内空气流通,忌对流风,以防复感风寒而加重病情。

(2)根据病人的年龄、病情、部位和体位,选用合适的手法和刺激强度。

(3)刮痧过程中要随时观察病情变化,如见胸闷不适,面色苍白,出冷汗不止,脉沉浮或神志不清等情况,应立即停刮并报告医生。

(4)刮痧后保持情绪安定,避免发怒、烦躁、焦虑情绪,饮食宜清淡,禁食生冷瓜果和油腻之品。

(5)使用过的刮具应清洁消毒处理后,擦干备用(一人一用一更换一消毒)。

(徐　玲)

第三篇　内科疾病护理

第八章　呼吸系统疾病

第一节　急性呼吸道感染

一、急性上呼吸道感染

急性上呼吸道感染简称上感,为外鼻孔至环状软骨下缘包括鼻腔、咽或喉部急性炎症的概称。其特点是起病急、病情轻、病程短、可自愈,预后好,但发病率高,并具有一定的传染性。本病是呼吸道最常见的一种感染性疾病,发病不分年龄、性别、职业和地区,免疫功能低下者易感。全年皆可发病,以冬春季节多见,多为散发,但在气候突变时可小规模流行。

主要病原体是病毒,少数是细菌。人体对病毒感染后产生的免疫力较弱、短暂,病毒间也无交叉免疫,故可反复发病。

【病因与发病机制】

1.病因　常见病因为病毒,少数由细菌引起,可单纯发生或继发于病毒感染之后发生。病毒包括鼻病毒、冠状病毒、腺病毒、流感和副流感病毒以及呼吸道合胞病毒、埃可病毒和柯萨奇病毒等。细菌以口腔定植菌溶血性链球菌为多见,其次为流感嗜血杆菌、肺炎链球菌和葡萄球菌等,偶见革兰阴性杆菌。

2.发病机制　正常情况下健康人的鼻咽部有病毒、细菌存在,一般不会发病。接触病原体后是否发病,取决于传播途径和人群易感性。淋雨、受凉、气候突变、过度劳累等可降低呼吸道局部防御功能,致使原存的病毒或细菌迅速繁殖引起发病。老幼体弱,免疫功能低下或有慢性呼吸道疾病如鼻窦炎、扁桃体炎者更易发病。病原体主要通过飞沫传播,也可由于接触病人污染的手和用具而传染。

【临床表现】

1.临床类型

(1)普通感冒:俗称"伤风",又称急性鼻炎或上呼吸道卡他。以冠状病毒和鼻病毒为主要致病病毒。起病较急,主要表现为鼻部症状,如打喷嚏、鼻塞、流清水样鼻涕,早期有咽部干痒或烧灼感。2～3天后鼻涕变稠,可伴咽痛、流泪、味觉迟钝、呼吸不畅、声嘶、咳嗽等,有时由于咽鼓管炎致听力减退。严重者有发热、轻度畏寒和头痛等。体检可见鼻腔黏膜充血、水肿、有分泌物,咽部可轻度充血。若无并发症,一般经5～7天痊愈。

(2)急性病毒性咽炎和喉炎:急性病毒性咽炎常由鼻病毒、腺病毒、流感病毒、副流感病毒以及肠病毒、呼吸道合胞病毒等引起。临床表现为咽痒和灼热感,咽痛不明显,但合并链球菌感染时常有咽痛。体检可见咽部明显充血、水肿。急性喉炎多为流感病毒、副流感病毒及腺病毒等引起,临床表现为明显声嘶、讲话困难、可有发热、咽痛或咳嗽,咳嗽时咽喉疼痛加重。体检可见喉部充血、水肿,颌下淋巴结轻度肿大和触痛,有时可闻及喉部的喘息声。

(3)急性疱疹性咽峡炎:多由柯萨奇病毒 A 引起,表现为明显咽痛、发热,病程约为一周。查体可见咽部充血,软腭、腭垂、咽及扁桃体表面有灰白色疱疹及浅表溃疡,周围伴红晕。多发于夏季,儿童多见,成人偶见。

(4)急性咽结膜炎:主要由腺病毒、柯萨奇病毒等引起。表现为发热、咽痛、畏光、流泪、咽及结膜明显充血。病程 4～6 天,多发于夏季,由游泳传播,儿童多见。

(5)急性咽扁桃体炎:病原体多为溶血性链球菌,其次为流感嗜血杆菌、肺炎链球菌、葡萄球菌等。起病急,以咽、扁桃体炎症为主,咽痛明显、伴发热、畏寒、体温可达 39℃ 以上。查体可发现咽部明显充血,扁桃体肿大、充血,表面有黄色脓性分泌物。有时伴有颌下淋巴结肿大、压痛,而肺部查体无异常体征。

2.并发症 一般预后良好,病程常在 1 周左右。少数患者可并发急性鼻窦炎、中耳炎、气管-支气管炎。以咽炎为表现的上呼吸道感染,部分患者可继发溶血性链球菌引起的风湿热、肾小球肾炎等,少数患者可并发病毒性心肌炎。

【辅助检查】

1.血液检查 病毒感染者,白细胞计数常正常或偏低,伴淋巴细胞比例升高。细菌感染者可有白细胞计数与中性粒细胞增多和核左移现象。

2.病原学检查 因病毒类型繁多,一般无需进行此检查。需要时可用免疫荧光法、酶联免疫吸附法、血清学诊断或病毒分离鉴定等方法确定病毒的类型。细菌培养可判断细菌类型并做药物敏感试验以指导临床用药。

【诊断要点】

根据鼻咽部的症状和体征,结合周围血象和阴性胸部 X 线检查可作出临床诊断。一般无需病因诊断,特殊情况下可进行细菌培养和病毒分离,或病毒血清学检查等确定病原体。但须与初期表现为感冒样症状的其他疾病鉴别,如过敏性鼻炎、流行性感冒、急性气管—支气管炎、急性传染病前驱症状等。

【治疗要点】

治疗原则以对症处理为主,以减轻症状,缩短病程和预防并发症。

1.对症治疗 病情较重或发热者或年老体弱者应卧床休息,忌烟,多饮水,室内保持空气流通。如有发热、头痛,可选用解热镇痛药如复方阿司匹林、去痛片等口服。咽痛可用消炎喉片含服,局部雾化治疗。鼻塞、流鼻涕可用 1% 麻黄素滴鼻。

2.抗菌药物治疗 一般不需用抗生素,除非有白细胞升高、咽部脓苔、咯黄痰和流鼻涕等细菌感染证据,可根据当地流行病学史和经验用药,可选口服青霉素、第一代头孢菌素、大环内酯类或喹诺酮类。

3.抗病毒药物治疗 如无发热,免疫功能正常,发病超过 2 天一般无需应用。对于免疫缺陷患者,可早期常规使用广谱的抗病毒药,如利巴韦林和奥司他韦,可缩短病程。具有清热解毒和抗病毒作用的中药亦可选用,有助于改善症状,缩短病程。如板蓝根冲剂、银翘解毒片等。

【护理要点】

1.生活护理 症状轻者适当休息,避免过度疲劳;高热病人或年老体弱者应卧床休息。保持室内空气流通,温湿度适宜,定时空气消毒,进行呼吸道隔离,病人咳嗽或打喷嚏时应避免对着他人,防止交叉感染。饮食应给予高热量、高维生素的流质或半流质,鼓励病人多饮水及漱口,保持口腔湿润和舒适。病人使用的餐具、毛巾等可进行煮沸消毒。

2.对症护理　高热者遵医嘱物理降温,如头部冷敷,冰袋置于大血管部位,温水或乙醇擦浴,4℃冷盐水灌肠等。注意 30 分钟后测量体温并记录。必要时遵医嘱药物降温。咽痛者可用淡盐水漱咽部或含服消炎喉片,声嘶者可行雾化疗法。

3.病情观察　注意观察生命体征,尤其是体温变化及咽痛、咳嗽等症状的变化。警惕并发症,如中耳炎病人可有耳痛、耳鸣、听力减退、外耳道流脓;并发鼻窦炎者会出现发热、头痛加重、伴脓涕,鼻窦有压痛。

4.用药护理　遵医嘱用药,注意观察药物不良反应。

5.健康教育　积极体育锻炼,增强机体免疫力。生活饮食规律、改善营养。避免受凉、淋雨、过度疲劳等诱发因素,流行季节避免到公共场所。注意居住、工作环境的通风换气。年老体弱易感者应注意防护,上呼吸道感染流行时应戴口罩。

二、急性气管-支气管炎

急性气管-支气管炎是由生物、物理、化学刺激或过敏等因素引起的气管-支气管黏膜的急性炎症。临床症状主要为咳嗽和咳痰。常发生于寒冷季节或气候突变时,也可继发于上呼吸道感染,或为一些急性呼吸道传染病(麻疹、百日咳等)的一种临床表现。

【病因与发病机制】

1.感染　病毒或细菌是本病最常见的病因。常见的病毒有呼吸道合胞病毒、副流感病毒、腺病毒等。细菌以肺炎球菌、流感嗜血杆菌、链球菌和葡萄球菌较常见。

2.理化因素　冷空气、粉尘、刺激性气体或烟雾对气管-支气管黏膜的急性刺激。

3.过敏反应　花粉、有机粉尘、真菌孢子、动物毛皮及排泄物等的吸入,钩虫、蛔虫的幼虫在肺移行,或对细菌蛋白质的过敏均可引起本病。

感染是最主要的病因,过度劳累、受凉是常见诱因。

【临床表现】

1.症状　起病较急,通常全身症状较轻,可有发热,体温多于 3～5 天内恢复正常。大多先有上呼吸道感染症状,以咳嗽为主,初为干咳,以后有痰,黏液或黏液脓性痰,偶伴血痰。气管受累时在深呼吸和咳嗽时感胸骨后疼痛;伴支气管痉挛,可有气急和喘鸣。咳嗽、咳痰可延续 2～3 周才消失,如迁延不愈,可演变成慢性支气管炎。

2.体征　体检肺部呼吸音粗,可闻及不固定的散在干、湿啰音,咳嗽后可减少或消失。

【辅助检查】

病毒感染者白细胞正常或偏低,细菌感染者可有白细胞总数和中性粒细胞增高。胸部 X 线检查多无异常改变或仅有肺纹理增粗。痰涂片或培养可发现致病菌。

【诊断要点】

1.肺部可闻及散在干、湿性啰音,咳嗽后可减轻。

2.胸部 X 线检查无异常改变或仅有肺纹理增粗。

3.排除流行性感冒及某些传染病早期呼吸道症状,即可作出临床诊断。

4.痰涂片或培养有助于病因诊断。

【治疗要点】

1.病因治疗　有细菌感染证据时应及时应用抗生素。可首选青霉素、大环内酯类,亦可选用头孢菌素类或喹诺酮类等药物或根据细菌培养和药敏实验结果选择药物。多数口服抗菌药物即可,症状较重者可肌内注射或静脉滴注给药。

2.对症治疗　咳嗽剧烈而无痰或少痰可用右美沙芬、喷托维林镇咳。咳嗽痰黏而不易咳出,可口服祛痰剂如复方甘草合剂、盐酸氨溴索或溴己新等,也可行超声雾化吸入。支气管痉挛时可用平喘药,如茶碱类等。

【护理要点】

1.保持呼吸道通畅

(1)保持室内空气清新,温湿度适宜,减少对支气管黏膜的刺激,以利于排痰。

(2)注意休息,经常变换体位,叩击背部,指导并鼓励患者有效咳嗽,必要时行超声雾化吸入,以湿化呼吸道,利于排痰,促进炎症消散。

(3)遵医嘱使用抗生素、止咳祛痰剂、平喘剂,密切观察用药后的反应。

(4)哮喘性支气管炎的患者,注意观察有无缺氧症状,必要时给予吸氧。

2.发热的护理

(1)密切观察体温变化,体温超过39℃时采取物理降温或遵医嘱给予药物降温。

(2)保证充足的水分及营养的供给:多饮水,给营养丰富、易于消化的饮食。保持口腔清洁。

3.健康教育

(1)增强体质,避免劳累,防治感冒。

(2)改善生活卫生环境,防止有害气体污染,避免烟雾刺激。

(3)清除鼻、咽、喉等部位的病灶。

(徐　玲)

第二节　支气管扩张

支气管扩张症是由于不同病因引起气道及其周围肺组织的慢性炎症,造成气道壁损伤,继之管腔扩张和变形。临床表现为慢性咳嗽、咳痰、间断咯血和反复肺部感染。

一、流行病学

支气管扩张症的发病率并不清楚,其起病多在儿童或青少年时期,由于抗生素和疫苗的应用,发病率有减少的趋势。

二、病因

1.感染　细菌、真菌、病毒、结核分枝杆菌及非结核分枝杆菌。

2.遗传性或先天性缺陷　囊性纤维化、肺隔离症、支气管软骨缺损等。

3.免疫缺陷　原发性低γ球蛋白血症、HIV感染、肺移植等。

4.物理化学因素　放射性肺炎、毒气吸入、吸入性肺炎等。

5.全身相关疾病　类风湿关节炎等。

三、发病机制

不同原因所致支气管和周围组织慢性炎症,使管壁弹力纤维、平滑肌和软骨受到破坏,管壁变形和扩张,而炎症引起支气管黏膜充血、肿胀、黏液分泌增多,造成支气管堵塞。支气管肺组织反复感染和支气管堵塞,两者相互作用、互为因果,促使支气管扩张的发生和进展。

四、护理评估

(一)健康史

1.了解患者有无儿童时期诱发支气管扩张的呼吸道感染史或其他先天因素。

2.了解患者患病的年龄、发生时间、诱因,主要症状的性质、严重程度和持续时间、加剧因素等。

3.询问患者咳嗽的时间、节律,观察患者痰液的颜色、性状、量和气味及有无肉眼可见的异常物质等。

4.详细询问患者有无咯血,评估患者咯血的量。

5.了解患者有关的检查和治疗经过,是否按医嘱进行治疗,是否掌握有关的治疗方法。

(二)临床表现

因病情轻重不一,临床表现各异,病变早期临床可无症状,随着病情进展可出现以下临床常见症状。

1.症状

(1)慢性咳嗽、大量黏液脓痰:咳嗽和咳痰与体位改变有关,卧床或晨起时咳嗽痰量增多。呼吸道感染急性发作时,黄绿色脓痰明显增加。

(2)间断咯血:因病变部位支气管壁毛细血管扩张形成血管瘤,而反复咯血,咯血程度可分为小量咯血至大量咯血,与病情无相关性。有些患者仅有反复咯血,而无咳嗽、脓痰等症状,或仅有少许黏液痰,临床上称为干性支气管扩张。

(3)全身症状:若支气管引流不畅,痰不易咳出,反复继发感染,可出现畏寒、发热、食欲缺乏、消瘦、贫血等症状。有的患者存在鼻窦炎,尤其先天性原因引起的支气管扩张。

2.体征　轻症或干性支气管扩张体征不明显。病变典型者可于下胸部、背部的病变部位闻及固定性、局限性湿啰音,呼吸音减低,严重者可伴哮鸣音。慢性患者可伴有杵状指(趾)。

(三)辅助检查

1.胸部 X 线　可见一侧或双侧下肺纹理增多或增粗,典型者可见多个不规则的蜂窝状透亮阴影或沿支气管的卷发状阴影。

2.CT 检查　外周肺野出现囊状、柱状及不规则形状的支气管扩张,囊状支气管扩张其直径比伴行的血管粗大,形成印戒征。

3.纤维支气管镜检查　敏感性可达 97%,是主要的诊断方法。可直接观察气道黏膜病变,可做支气管肺泡灌洗液检查,能进行细菌、细胞病理学、免疫学的检查,可进一步明确病因,指导诊断和治疗。

4.痰微生物检查　包括痰涂片、痰细菌培养、抗生素敏感试验等,以指导用药。

5.血清免疫球蛋白和补体检查　有助于发现免疫缺陷病引起呼吸道反复感染所致的支气管扩张。

(四)心理社会评估

支气管扩张的患者多数为青年、幼年期发病,其病程之长,反复发作,使患者产生焦虑、悲观的心理,呼吸困难,反复咯血等症状又使患者感到恐惧,因此应了解患者的心理状态及应对方式;了解患者是否知道疾病的过程、性质以及防治和预后的认知程度;评估患者的家庭成员的文化背景、经济收入,及对患者的关心、支持程度。

五、护理问题

1. 清理呼吸道无效 与痰液黏稠、量多、无效咳嗽引起痰液不易排出有关。
2. 有窒息的危险 与痰多、黏稠、大咯血而不能及时排出有关。
3. 营养失调;低于机体需要量 与慢性感染导致机体消耗增加、咯血有关。
4. 焦虑 与疾病迁延不愈、不能正常生活工作有关。

六、计划与实施

(一)目标
1. 患者能正确进行有效咳嗽、使用胸部叩击等措施,达到有效的咳嗽、咳痰。
2. 患者能保持呼吸道通畅,及时排出痰液和气道内的血液,不发生窒息的危险。
3. 患者能认识到增加营养物质摄入的重要性并能接受医务人员对饮食的合理化建议。
4. 患者能表达其焦虑情绪,焦虑减轻,能配合治疗和康复。

(二)实施与护理
1. 生活护理 患者居室应经常通风换气,换气时注意保护患者避免受凉。室内温湿度适宜,温度保持在 22～24℃,相对湿度保持在 50%～60%,保持气道湿润,利于纤毛运动,维护气道正常的廓清功能。因患者慢性长期咳嗽和咳大量脓性痰,机体消耗大,故应进食营养丰富的饮食,特别是供给优质蛋白,如:蛋、奶、鱼、虾、瘦肉等。加强口腔护理,大量咳痰的患者,口腔内残有痰液,易发生口腔感染及口腔异味,因此,应嘱患者随时漱口,保持口腔清洁。

2. 心理护理 应为患者提供一个良好的休息环境,多巡视、关心患者,建立良好的护患关系,取得患者的信任,告知患者通过避免诱因,合理用药可以控制病情继续进展,缓解症状;相反,焦虑会加重病情。并教育家属尽可能地陪伴患者,给予患者积极有效的安慰、支持和鼓励。

3. 治疗配合
(1)病情观察:慢性咳嗽、咳大量脓性痰、反复咯血、反复肺部感染是支气管扩张的主要临床表现,痰量在体位改变时,如起床时或就寝后最多每日可达 100～400ml,痰液经放置数小时后可分三层,上层为泡沫,中层为黏液,下层为脓性物和坏死组织,当伴有厌氧菌感染时,可有恶臭味。有 50%～70% 支气管扩张患者有咯血症状,其咯血量差异较大,可自血痰到大咯血,应注意观察,及时发现患者有无窒息的征兆。

(2)体位引流
1)应根据病变的部位和解剖关系确定正确的体位。通过调整患者的体位,将患肺置于高位,引流支气管开口向下,以利于淤积在支气管内的脓液随重力作用流入大支气管和气管而排出。病变位于上叶者,取坐位或健侧卧位。病变位于中叶者,取仰卧位稍左侧。病变位于舌叶者,取仰卧位稍向右侧。病变位于下叶尖段者,取俯卧位。②休位引流每日 2～4 次,每次 15～20min,两餐之间进行。如痰液黏稠可在引流前行雾化吸入,并在引流时用轻叩患者背部,使附于支气管壁的痰栓脱落,促进引流效果。

2)引流过程中注意观察患者反应,如发现面色苍白、出冷汗、头晕、脉率增快、血压下降及有大咯血等,应立即停止引流,并采取相应措施。

(3)咯血的护理:根据咯血量临床分为痰中带血、少量咯血(<100ml/d)、中等量咯血(100～500ml/d)或大量咯血(>500ml/d,或 1 次 300～500ml)。

1)咯血量少者适当卧床休息,取患侧卧位,以利体位压迫止血。进食少量温凉流质饮食。

2)中等或大量咯血时应严格卧床休息,应用止血药物,必要时可经纤维支气管镜止血,或插入球囊导管压迫止血。

3)大量咯血时取侧卧或头低足高位,预防窒息,并暂禁食。咯血停止后进软食,忌用咖啡、浓茶等刺激性食品。备好抢救物品及各种抢救药物。

4)观察再咯血征象,如患者突感胸闷、气急、心慌、头晕、咽喉部发痒、口有腥味并烦躁、发绀、神色紧张、面色苍白、冷汗、突然坐起,甚至抽搐、昏迷、尿失禁等,提示再咯血的可能。应立即置患者于头低足高侧卧位,通知医师并准备抢救。大咯血时可因血块堵塞大气管而致窒息或肺不张,故须立即将口腔血块吸出,抽吸同时辅以轻拍背部,使气管内的血液尽快进入口腔。

4.用药护理　合并严重感染时可根据细菌药敏选用抗生素,用法用量应遵医嘱,并及时观察药物过敏反应、毒副作用。局部用药,如:雾化吸入,及时协助患者排出痰液。咯血患者常规留置套管针,建立有效的静脉通路。大咯血时遵医嘱应用止血药,如垂体后叶素,用药过程中注意观察止血效果和不良反应,如发现患者出现惊慌、面色苍白、腹痛等,除通知医师外立即减慢滴速。及时给予氧气吸入,备好抢救物品。如:吸引器、简易呼吸器、气管插管、呼吸机、急救药品等。

5.健康教育

(1)患有其他慢性感染性病灶如慢性扁桃体炎、鼻窦炎、龋齿等患者,应劝其积极治疗,以防复发。

(2)指导患者有效咳嗽进行体位排痰,可指导患者将以往确定的病变肺叶和肺段置于高位,引流支气管开口向下,使痰液顺体位流至气管,嘱患者深呼吸数次,然后用力咳嗽将痰液咳出,如此反复进行。

(3)指导患者和家属了解疾病的发生、发展和治疗、护理过程及感染、咯血等症状的监测。

(4)嘱患者戒烟,注意保暖,预防感冒,并加强体育锻炼,增强机体免疫力和抗病能力。

(5)建立良好生活习惯,养成良好的心态,防止疾病的进一步发展。

七、预期结果与评价

1.能有效咳痰,痰液易咳出。

2.能正确应用体位引流、胸部叩击等方法排出痰液。

3.及时发现患者窒息征兆,避免窒息发生。

4.营养状态改善。

5.能运用有效的方法缓解症状,减轻心理压力。

（徐　玲）

第三节　慢性阻塞性肺疾病的护理

慢性阻塞性肺疾病(COPD)是一组以气流受限为特征的肺部疾病,气流受限不完全可逆,呈进行性发展。COPD 是一种慢性气道阻塞性疾病的统称,主要指具有不可逆性气道阻塞的慢性支气管炎和肺气肿两种疾病。患者在急性发作期过后,临床症状虽有所缓解,但其肺功能仍在继续恶化,并且由于自身防御和免疫功能的降低以及外界各种有害因素的影响,经常反复发作,而逐渐产生各种心肺并发症。

COPD 是呼吸系统疾病中的常见病和多发病,患病率和病死率均居高不下。因肺功能进行性减退,严重影响患者的劳动力和生活质量,给家庭和社会造成巨大的负担,根据世界银行/世界卫生组织发表的研究,至 2020 年 COPD 将成为世界疾病经济负担的第五位。

【病因与发病机制】

确切的病因不清楚,但认为与肺部对香烟烟雾等有害气体或有害颗粒的异常炎症反应有关。这些反应存在个体易感因素和环境因素的互相作用。

1.吸烟 吸烟为重要的发病因素,吸烟者慢性支气管炎的患病率比不吸烟者高 2～8 倍,烟龄越长,吸烟量越大,COPD 患病率越高。烟草中含焦油、尼古丁和氢氰酸等化学物质,可损伤气道上皮细胞和纤毛运动,促使支气管黏液腺和杯状细胞增生肥大,黏液分泌增多,气道净化能力下降。还可使氧自由基产生增多,诱导中性粒细胞释放蛋白酶,破坏肺弹力纤维,诱发肺气肿形成。

2.职业粉尘和化学物质 接触职业粉尘及化学物质,如烟雾、变应原、工业废气及室内空气污染等,浓度过高或时间过长时,均可能产生与吸烟类似的 COPD。

3.空气污染 大气中的有害气体如二氧化硫、二氧化氮、氯气等可损伤气道黏膜上皮,使纤毛清除功能下降,黏液分泌增加,为细菌感染增加条件。

4.感染因素 感染亦是 COPD 发生发展的重要因素之一。病毒感染以流感病毒、鼻病毒、腺病毒和呼吸道合胞病毒为常见。细菌感染常继发于病毒感染,常见病原体为肺炎链球菌、流感嗜血杆菌、卡他莫拉菌和葡萄球菌等。这些感染因素造成气管、支气管黏膜的损伤和慢性炎症。

5.蛋白酶-抗蛋白酶失衡 蛋白水解酶对组织有损伤、破坏作用;抗蛋白酶对弹性蛋白酶等多种蛋白酶具有抑制功能,其中 α-抗胰蛋白酶是活性最强的一种。蛋白酶增多或抗蛋白酶不足均可导致组织结构破坏并产生肺气肿。吸入有害气体、有害物质可以导致蛋白酶产生增多或活性增强,而抗蛋白酶产生减少或灭活加快;同时氧化应激、吸烟等危险因素也可以降低抗蛋白酶的活性。先天性 α-抗胰蛋白酶缺乏,多见北欧血统的个体,我国尚未见正式报道。

6.氧化应激 有许多研究表明 COPD 患者的氧化应激增加。氧化物主要有超氧阴离子(具有很强的氧化性和还原性,过量生成可致组织损伤,在体内主要通过超氧歧化酶清除)、羟根(OH)、次氯酸(HCL^-)和一氧化氮(NO)等。氧化物可直接作用并破坏许多生化大分子如蛋白质、脂质和核酸等,导致细胞功能障碍或细胞死亡,还可以破坏细胞外基质;引起蛋白酶-抗蛋白酶失衡;促进炎症反应,如激活转录因子,参与多种炎症因子的转录,如 IL-8、TNF-α、NO 诱导合成酶和环氧化物诱导酶等。

7.炎症机制 气道、肺实质及肺血管的慢性炎症是 COPD 的特征性改变,中性粒细胞、巨噬细胞、T 淋巴细胞等炎症细胞均参与了 COPD 发病过程。中性粒细胞的活化和聚集是 COPD 炎症过程的一个重要环节,通过释放中性粒细胞弹性蛋白酶、中性粒细胞组织蛋白酶 G、中性粒细胞蛋白酶 3 和基质金属蛋白酶引起慢性黏液高分泌状态并破坏肺实质。

8.其他 如自主神经功能失调、营养不良、气温变化等都有可能参与 COPD 的发生、发展。

【临床表现】

(一)症状

起病缓慢、病程较长。主要症状有:

1.慢性咳嗽 咳嗽时间持续在 3 周以上,随病程发展可终身不愈。常晨间咳嗽明显,夜间有阵咳或排痰。

2.咳痰　一般为白色黏液或浆液性泡沫性痰,偶可带血丝,清晨排痰较多。急性发作期痰量增多,可有脓性痰。

3.气短或呼吸困难　早期在劳动时出现,后逐渐加重,以致在日常活动甚至休息时也感到气短,是COPD的标志性症状。

4.喘息和胸闷　部分患者特别是重度患者或急性加重时支气管痉挛而出现喘息。

5.其他　晚期患者有体重下降,食欲减退等。

（二）体征

早期体征可无异常,随疾病进展出现以下体征：

1.视诊　胸廓前后径增大,肋间隙增宽,剑突下胸骨下角增宽,称为桶状胸。部分患者呼吸变浅,频率增快,严重者可有缩唇呼吸等。

2.触诊　双侧语颤减弱。

3.叩诊　肺部过清音,心浊音界缩小,肺下界和肝浊音界下降。

4.听诊　两肺呼吸音减弱,呼气延长,部分患者可闻及湿性啰音和(或)干性啰音。

（三）并发症

1.慢性呼吸衰竭　常在COPD急性加重时发生,其症状明显加重,发生低氧血症和(或)高碳酸血症,可具有缺氧和二氧化碳潴留的临床表现。

2.自发性气胸　如有突然加重的呼吸困难,并伴有明显的发绀,患侧肺部叩诊为鼓音,听诊呼吸音减弱或消失,应考虑并发自发性气胸,通过X线检查可以确诊。

3.慢性肺源性心脏病　由于COPD肺病变引起肺血管床减少及缺氧致肺动脉痉挛、血管重塑,导致肺动脉高压、右心室肥厚扩大,最终发生右心功能不全。

【辅助检查】

1.肺功能检查　这是判断气流受限的主要客观指标,对COPD诊断、严重程度评价、疾病进展、预后及治疗反应等有重要意义。吸入支气管舒张药后第一秒用力呼气容积占用力肺活量百分比(FEV_1/FVC)<70%及FEV_1<80%预计值者,可确定为不能完全可逆的气流受限。肺总量(TLC)、功能残气量(FRC)和残气量(RV)增高,肺活量(VC)减低,表明肺过度充气,有参考价值。由于TLC增加不及RV增高程度明显,故RV/TLC增高大于40%有临床意义。

2.胸部影像学检查　X线胸片改变对COPD诊断特异性不高,早期可无变化,以后可出现肺纹理增粗、紊乱等非特异性改变,也可出现肺气肿改变。高分辨胸部CT检查对有疑问病例的鉴别诊断有一定意义。

3.血气检查　对确定发生低氧血症、高碳酸血症、酸碱平衡失调以及判断呼吸衰竭的类型有重要价值。

4.其他　COPD合并细菌感染时,外周血白细胞增高,核左移。痰培养可能查出病原菌,常见病原菌为肺炎链球菌、流感嗜血杆菌、卡他莫拉菌、肺炎克雷伯杆菌等。

【诊断要点】

1.诊断依据　主要根据吸烟等高危因素史、临床症状、体征及肺功能检查等综合分析确定诊断。不完全可逆的气流受限是COPD诊断的必备条件。

2.临床分级　根据FEV_1/FVC、FEV_1%预计值和症状可对COPD的严重程度做出分级(表8-1)。

表 8-1　COPD 的临床严重程度分级

分级	临床特征
Ⅰ级(轻度)	$FEV_1/FVC<70\%$ $FEV_1\geqslant80\%$预计值 伴或不伴有慢性症状(咳嗽,咳痰)
Ⅱ级(中度)	$FEV_1/FVC<70\%$ $50\%\leqslant FEV_1<80\%$预计值 常伴有慢性症状(咳嗽,咳痰,活动后呼吸困难)
Ⅲ级(重度)	$FEV_1/FVC<70\%$ $30\%\leqslant FEV_1<50\%$预计值 多伴有慢性症状(咳嗽,咳痰,呼吸困难),反复出现急性加重
Ⅳ级(极重度)	$FEV_1/FVC<70\%$ $FEV_1<30\%$预计值或 $FEV_1<50\%$预计值 伴慢性呼吸衰竭,可合并肺心病及右心功能不全或衰竭

3.COPD 病程分期　①急性加重期:指在慢性阻塞性肺疾病过程中,短期内咳嗽、咳痰、气短和(或)喘息加重,痰量增多,呈脓性或黏液脓性,可伴发热等症状;②稳定期:指患者咳嗽、咳痰、气短等症状稳定或症状较轻。

【治疗要点】

(一)稳定期治疗

1.祛除病因　教育和劝导患者戒烟;因职业或环境粉尘、刺激性气体所致者,应脱离污染环境。接种流感疫苗和肺炎疫苗可预防流感和呼吸道细菌感染,避免它们引发的急性加重。

2.药物治疗　主要是支气管舒张药,如 β_2 肾上腺素受体激动剂、抗胆碱能药、茶碱类和祛痰药、糖皮质激素,以平喘、祛痰,改善呼吸困难症状,促进痰液排泄。某些中药具有调理机体状况的作用,可予辨证施治。

3.非药物治疗

(1)长期家庭氧疗(LTOT):长期氧疗对 COPD 合并慢性呼吸衰竭患者的血流动力学、呼吸生理、运动耐力和精神状态产生有益影响,可改善患者生活质量,提高生存率。

1)氧疗指征(具有以下任何一项):①静息时,$PaO_2\leqslant55mmHg$ 或 $SaO_2<88\%$,有或无高碳酸血症。②$56mmHg\leqslant PaO_2<60mmHg$,$SaO_2<89\%$伴下述之一:继发红细胞增多(红细胞压积$>55\%$);肺动脉高压(平均肺动脉压$\geqslant25mmHg$);右心功能不全导致水肿。

2)氧疗方法:一般采用鼻导管吸氧,氧流量为 $1.0\sim2.0L/min$,吸氧时间$>15h/d$,使患者在静息状态下,达到 $PaO_2\geqslant60mmHg$ 和(或)使 SaO_2 升至 90% 以上。

(2)康复治疗:康复治疗适用于中度以上 COPD 患者。其中呼吸生理治疗包括正确咳嗽、排痰方法和缩唇呼吸等;肌肉训练包括全身性运动及呼吸肌锻炼,如步行、踏车、腹式呼吸锻炼等;科学的营养支持与加强健康教育亦为康复治疗的重要方面。

(二)急性加重期治疗

最多见的急性加重原因是细菌或病毒感染。根据病情严重程度决定门诊或住院治疗。治疗原则为抗感染、平喘、祛痰、低流量持续吸氧。

【主要护理诊断/问题】

1.气体交换受损　与呼吸道阻塞、呼吸面积减少引起通气和换气功能受损有关。

2.清理呼吸道无效　与呼吸道炎症、阻塞、痰液过多有关。

3.营养失调　低于机体需要量与长期咳痰、呼吸困难致食欲下降或感染机体代谢加快有关。

4.焦虑　与日常活动时供氧不足、疲乏有关、经济支持不足有关。

5.活动无耐力　与疲劳、呼吸困难有关。

【护理措施】

1.气体交换受损　与呼吸道阻塞、呼吸面积减少引起通气和换气功能受损有关。

(1)休息与体位:保持病室内环境安静、舒适,温度 20～22℃,湿度 50％～60％。卧床休息,协助病人生活需要以减少病人氧耗。明显呼吸困难者摇高床头,协助身体前倾位,以利于辅助呼吸肌参与呼吸。

(2)病情观察:监测病人的血压、呼吸、脉搏、意识状态、血氧饱和度,观察病人咳嗽、咳痰情况,痰液的量、颜色及形状,呼吸困难有无进行性加重等。

(3)有效氧疗:COPD 氧疗一般主张低流量低浓度持续吸氧。对患者加强正确的氧疗指导,避免出现氧浓度过高或过低而影响氧疗效果。氧疗装置定期更换、清洁、消毒。急性加重期发生低氧血症者可鼻导管吸氧,或通过文丘里面罩吸氧。鼻导管给氧时,吸入的氧浓度与给氧流量有关,估算公式为吸入氧浓度(％)=21+4×氧流量(L/min)。一般吸入氧浓度为 28％～30％,应避免吸入氧浓度过高引起二氧化碳潴留。

(4)呼吸功能锻炼:在病情允许的情况下指导病人进行,以加强胸、膈呼吸肌肌力和耐力,改善呼吸功能。

1)缩唇呼吸:目的是增加气道阻力,防止细支气管由于失去放射牵引和胸内高压引起的塌陷,以利于肺泡通气。方法:患者取端坐位,双手扶膝,舌尖放在下颌牙齿内底部,舌体略弓起靠近上颌硬腭、软腭交界处,以增加呼气时气流阻力,口唇缩成"吹口哨"的嘴形。吸气时闭嘴用鼻吸气,呼气时缩唇,慢慢轻轻呼出气体,吸气与呼气之比为 1：2,慢慢呼气达到 1：4。吸气时默数 1、2,呼气时默数 1、2、3、4。缩唇口型大小以能使距嘴唇 15～20cm 处蜡烛火焰随气流倾斜但不熄灭为度。呼气是腹式呼吸组成部分,应配合腹式呼吸锻炼。每天 3～4 次,每次 15～30 分钟。

2)腹式呼吸:目的为锻炼膈肌,增加肺活量,提高呼吸耐力。方法:根据病情采取合适体位,初学者以半卧位为宜。

①仰卧位的腹式呼吸:让患者髋关节、膝关节轻度屈曲,全身处于舒适的体位。患者一手放在腹部上,另一只手放在上胸部,此时治疗师的手与患者的手重叠放置,进行缩唇呼吸。精神集中,让患者在吸气和呼气时感觉手的变化,吸气时治疗师发出指令让患者放置于腹部的手轻轻上抬,治疗师在呼气的结束时,快速地徒手震动并对横膈膜进行伸张,以促进呼吸肌的收缩,此训练是呼吸系统物理治疗的基础,要对患者进行充分的指导,训练的时间每次 5～10 分钟,训练的效果随次数增加显现。训练时注意:a.把握患者的呼吸节律:顺应患者的呼吸节律进行呼吸指导可避免加重患者呼吸困难程度。b.开始时不要进行深呼吸:腹式呼吸不是腹式深呼吸,在开始时期指导患者进行集中精力的深呼吸,可加重患者的呼吸困难。腹式呼吸的指导应在肺活量 1/3～2/3 通气量的程度上进行练习。应理解腹式深呼吸是充分的腹式呼吸。c.应了解横膈的活动:横膈在吸气时向下方运动,腹部上升,了解横膈的运动,易理解腹式呼吸。

②坐位的腹式呼吸:坐位的腹式呼吸的基础是仰卧位的腹式呼吸。患者采用的体位是坐在床上或椅子上足跟着地,让患者的脊柱伸展并保持尽量前倾坐位。患者一手放在膝外侧支撑体重,另一手放在腹部。治疗师一手放在患者的颈部,触及斜角肌的收缩。另一手放在患者的腹部,感受横膈的收缩。这样能

够发现患者突然出现的意外和不应出现的胸式呼吸。正确的腹式呼吸是吸气时横膈膜开始收缩,然后斜角肌等呼吸辅助肌使收缩扩大,呼气时吸气肌放松处于迟缓状态。

③立位的腹式呼吸:手法:患者用单手扶床栏或扶手支撑体重。上半身取前倾位。治疗师按照坐位的腹式呼吸指导法指导患者训练。

(5)用药护理:按医嘱给予支气管舒张气雾剂、抗生素等药物,并注意用药后的反应。应用氨茶碱后,患者在 21 日出现心率增快的症状,停用氨茶碱加用倍他乐克减慢心率治疗后好转。

2.清理呼吸道无效　与呼吸道炎症、阻塞、痰液过多有关。

(1)减少尘埃与烟雾刺激,避免诱因,注意保暖。

(2)补充水分:饮水(保持每天饮水 1.5~2L 以上)、雾化吸入(每日 2 次,每次 20 分钟)及静脉输液,有利于痰液的稀释便于咳出。

(3)遵医嘱用药,口服及静滴沐舒坦祛痰,静滴氨茶碱扩张支气管。

(4)注意无菌操作,加强口腔护理。

(5)定时巡视病房,加强翻身、叩背、吸痰。指导患者进行深呼吸和有效的咳嗽咳痰,定期(每 2h)进行数次随意的深呼吸(腹式呼吸),吸气末屏气片刻,然后进行咳嗽;嘱患者经常变换体位以利于痰液咳出,保证呼吸道的通畅,防止肺不张等并发症。

3.焦虑　与日常活动时供氧不足、疲乏有关、经济支持不足有关。

(1)入院时给予热情接待,注意保持病室的整洁、安静,为患者创造一个舒适的周围环境。

(2)鼓励家属陪伴,给患者心理上带来慰藉和亲切感,消除患者的焦虑。

(3)随时了解患者的心理状况,多与其沟通,讲解本病有关知识及预后情况,使患者对疾病有一定的了解,说明不良情绪对病情有害无利,积极配合会取得良好的效果。

(4)加强巡视病房,在患者夜间无法入睡时适当给予镇静治疗。

4.营养失调　营养低于机体需要量,与长期咳痰、呼吸困难致食欲下降或感染机体代谢加快有关。

(1)评估营养状况并了解营养失调原因,宣传饮食治疗的意义和原则。

(2)制定适宜的饮食计划,呼吸困难可使热量和蛋白质消耗增加,因此应制定高热量、高蛋白、高维生素的饮食计划,不能进食或输注过多的糖类,以免产生大量 CO_2,加重通气负担。改善病人进食环境,鼓励病人进食。少量多餐,进软食,细嚼慢咽,避免进食易产气食物。

(3)便秘者给予高纤维素食物和水果,有心衰或水肿者应限制水钠的摄入。

(4)必要时静脉补充营养。

5.健康教育

(1)COPD 的预防主要是避免发病的高危因素、急性加重的诱发因素以及增强机体免疫力。戒烟是预防 COPD 的重要措施,也是最简单易行的措施,在疾病的任何阶段戒烟都有益于防止 COPD 的发生和发展。

(2)控制职业和环境污染,减少有害气体或有害颗粒的吸入,可减轻气道和肺的异常炎症反应。

(3)积极防治婴幼儿和儿童期的呼吸系统感染,可能有助于减少以后 COPD 的发生。流感疫苗、肺炎链球菌疫苗、细菌溶解物、卡介菌多糖核酸等对防止 COPD 患者反复感染可能有益。

(4)指导病人呼吸功能锻炼,防寒保暖,锻炼身体,增强体质,提高机体免疫力。

(5)对于有 COPD 高危因素的人群,应定期进行肺功能监测,以尽可能早期发现 COPD 并及时予以干预。

（徐　玲）

第四节 肺源性心脏病

慢性肺源性心脏病(简称肺心病)最常见者为慢性缺氧、缺血性肺源性心脏病,又称阻塞性肺气肿性心脏病,是指由肺部、胸廓或肺动脉的慢性病变引起的肺循环阻力增高,致肺动脉高压和右心室肥大,甚至发展为右心衰竭的心脏病。肺心病在我国是常见病,多发病。

【评估】

1.一般评估 神志,生命体征,饮食、睡眠情况,大小便及皮肤等。

2.专科评估 咳嗽、咳痰及呼吸困难,发绀情况,评估动脉血气分析结果以了解患者缺氧及二氧化碳潴留情况。

【护理要点】

1.一般护理

(1)环境:病室环境应安静、舒适,保持空气流通、新鲜,温度18～22℃,空气相对湿度50%～60%,病室内避免放置鲜花,禁用蚊香、花露水等带有刺激性气味的物品。

(2)休息和体位:心功能代偿期可适当活动,失代偿期嘱患者卧床休息,如出现严重呼吸困难时宜采取半卧位或端坐位,必要时设置床边桌,以便患者伏桌休息,以利心肺功能的恢复。

(3)饮食护理:少食多餐,软食为主,减少用餐时的疲劳。多进食高膳食纤维的蔬菜和水果,如芹菜、菠菜、蘑菇、木耳、萝卜、香蕉、苹果、橘子等,避免含糖高的食物,如白糖、红糖、蜂蜜、甘蔗、大米、面粉、红薯、大枣、甜菜及含糖量高的水果等。如患者出现腹水或水肿、尿量少时,应限制钠水摄入。

(4)基础护理:加强皮肤护理及口腔护理,清醒患者每天用生理盐水漱口,若发生感染可用2%的碳酸氢钠漱口。昏迷患者按常规做口腔护理。

(5)氧疗护理:持续低流量、低浓度给氧,氧流量每分钟1～2L,浓度25%～29%。

肺心病患者给予低流量吸氧的原因:高碳酸血症的肺心病患者呼吸中枢化学感受器对二氧化碳改变的反应性差,其呼吸主要靠低氧血症对化学感受器的驱动作用,若吸入高浓度氧,氧分压迅速上升,减轻或消除缺氧对外周化学感受器的刺激,通气必然减少,二氧化碳潴留反而加重。

(6)有效祛痰,保持呼吸道通畅:对意识清醒的患者鼓励并指导患者有效咳嗽、咳痰,痰液黏稠者,亦可给予超声雾化吸入,雾化液中加入抗生素、祛痰药和解痉平喘药,每日2～3次;对意识不清或无力咳痰患者给予电动吸痰,必要时可给予拍背或振荡排痰仪,促进排痰。

2.病情观察

(1)观察神志、体温、血压、心率,呼吸节律、频率、深浅,以及有无发绀、水肿、尿量等变化。

(2)观察患者的痰液的量、颜色、性状。

(3)定期监测血气分析的变化。

动脉血气分析的正常值:氧分压80～100mmHg,二氧化碳分压35～45mmHg。

3.用药护理

(1)避免使用镇静药、麻醉药、催眠药,以免抑制呼吸功能和咳嗽反射。

(2)使用利尿药应以缓慢、小剂量间歇用药为原则。

(3)使用血管扩张药时,注意观察心率及血压情况。

(4)观察呼吸兴奋药不良反应,如皮肤潮红、出汗、血压升高、心悸等,应减慢滴速或停药并通知医生。

4.加强锻炼　如呼吸肌锻炼、全身锻炼(进行呼吸操和有氧活动)、耐寒锻炼(用冷水洗脸、洗鼻)。呼吸肌的锻炼包括缩唇呼吸和腹式呼吸。

(1)缩唇呼吸的训练方法:患者闭嘴经鼻吸气,缩口唇做吹口哨状缓慢呼气 4～6 秒,呼气时缩唇大小程度由患者自行选择调整,以能轻轻吹动面前 30cm 处的白纸为适度,缩唇呼吸可配合腹式呼吸一起应用。

(2)腹式呼吸的训练方法:患者取舒适体位,全身放松,闭嘴吸气至不能再吸,稍屏气或不屏气直接用口缓慢呼气。吸气时膈肌下降,腹部外凸,呼气时膈肌上升,腹部内凹。呼吸时可让患者两手置于肋弓下,要求呼气时须明显感觉肋弓下沉变小,吸气时则要感觉肋弓向外扩展。有时需要用双手按压肋下和腹部,促进腹肌收缩,使气呼尽。

5.心理护理　由于疾病迁延不愈、反复发作,使患者产生恐惧、疑虑、烦恼、渴求等各种心理反应。护士应建立良好的护患关系,多进行心理沟通。与患者交谈,了解其心理状态,以优良的态度、娴熟的技术,赢得患者的信赖,使他们主动配合治疗和护理。

【健康教育】

1.戒烟、戒酒。

2.加强饮食营养,以保证机体康复的需要。指导患者进行耐寒锻炼,根据病情开展适当的体育锻炼,增强体质。

3.冬季注意保暖,少到人多的公共场所,以防止发生上呼吸道感染。

4.指导患者有效咳嗽的方法,当痰多时应尽量咳出,或采取体位引流等协助痰液排出。

5.教导患者呼吸锻炼方法,如撅嘴呼吸、腹式呼吸。

(徐　玲)

第五节　肺炎

一、肺炎概述

肺炎是指终末气道、肺泡和肺间质等在内的肺实质的炎症。常见症状为咳嗽、咳痰或原有呼吸道症状加重,并出现脓性痰或血痰,伴或不伴胸痛。大多数患者有发热,早期肺部体征无明显异常,重症者可有呼吸困难、呼吸窘迫。可由病原微生物、理化因素、免疫损伤、过敏及药物所致,其中以感染因素最多见,是呼吸系统多发病、常见病。肺炎可以是原发病,也可以是其他疾病的并发症。老年人、儿童、伴有基础疾病或免疫功能低下者,如 COPD、心力衰竭、肿瘤、应用免疫抑制剂、器官移植、久病体衰、糖尿病、尿毒症、艾滋病等并发肺炎时病死率高。

【分类及特点】

(一)按病因分类

1.细菌性肺炎　此病最为常见,致病菌包括:①需氧革兰阳性球菌,如肺炎链球菌、金黄色葡萄球菌、甲型溶血性链球菌等;②需氧革兰阴性杆菌,如肺炎克雷伯杆菌、流感嗜血杆菌、铜绿假单胞菌等;③厌氧杆菌,如梭形杆菌、棒状杆菌等。

2.病毒性肺炎　如冠状病毒、腺病毒、呼吸道合胞病毒、流感病毒、麻疹病毒、巨细胞病毒等。

3.非典型病原体所致肺炎　如支原体、衣原体、军团菌等。

4.真菌性肺炎　如白色念珠菌、曲霉菌、放线菌等。

5.其他病原体所致肺炎　如立克次体(如 Q 热立克次体)、弓形虫、寄生虫(如肺包虫、肺吸虫、肺血吸虫)、原虫等。

6.理化因素所致的肺炎　如放射性损伤引起的放射性肺炎;胃酸吸入引起的化学性肺炎;吸入刺激性气体、液体等化学物质引起的化学性肺炎等。

(二)按解剖学分类

1.大叶性(肺泡性)肺炎　病原体先在肺泡引起炎症,经肺泡间孔(Cohn 孔)向其他肺泡扩散,致使部分肺段或整个肺段、肺叶发生炎症改变。典型者表现为肺实质炎症,通常不累及支气管,致病菌以肺炎链球菌最为常见。X 线胸片显示肺叶或肺段的实质阴影。

2.小叶性(支气管性)肺炎　病变起于支气管或细支气管,继而累及终末细支气管和肺泡。支气管腔内有分泌物,故常可闻及湿啰音,无实变的体征。病原体有肺炎链球菌、葡萄球菌、病毒、肺炎支原体等。X线显示沿肺纹理分布的不规则斑片阴影,边缘密度浅而模糊,无实变征象。

3.间质性肺炎　以肺间质炎症为主,累及支气管壁、支气管周围间质组织及肺泡壁。因病变仅在肺间质,故呼吸道症状较轻,异常体征较少。可由细菌、支原体、衣原体、病毒或肺孢子菌等引起。X 线表现为一侧或双侧肺下部的不规则条索状阴影,从肺门向外伸展,可呈网状,其间可有小片肺不张阴影。

(三)按患病环境和宿主状态分类

由于病因学分类在临床上应用及实施较为困难,而在不同环境和不同宿主所发生的肺炎病原体分布及临床表现各有不同特点,目前多按肺炎的获得环境分成两类:

1.社区获得性肺炎(CAP)　CAP 也称院外肺炎,是指在医院外罹患的感染性肺实质炎症,包括有明确潜伏期的病原体感染而在入院后平均潜伏期内发病的肺炎。肺炎链球菌是 CAP 最主要的病原体,流感嗜血杆菌和卡他莫拉菌也是 CAP 的重要病原体,特别是合并 COPD 基础病者。非典型病原体所占比例增加,与肺炎链球菌合并存在,尤其多见于肺炎衣原体。

2.医院获得性肺炎(HAP)　HAP 也称医院内肺炎,是指病人在入院时既不存在、也不处于潜伏期,而是在住院 48h 后在医院内(包括老年护理院、康复院等)发生的肺炎,也包括在医院内发生感染而于出院后48h 内发生的肺炎。多发生在老年、体弱、慢性病或危重症患者,临床症状常不典型、治疗困难,预后差、死亡率高。常见病原体为革兰阴性杆菌,如铜绿假单胞菌、大肠杆菌肺炎、克雷伯杆菌等。

【发病机制】

正常的呼吸道免疫防御机制(支气管内黏液-纤毛运载系统、肺泡巨噬细胞等细胞防御的完整性等)使气管隆凸以下的呼吸道保持无菌。是否发生肺炎决定于两个因素:病原体和宿主因素。

1.病原体的侵入　①吸入,即直接吸入或通过人工气道吸入空气中的致病菌;②误吸,包括上呼吸道定植菌及胃肠道的定植菌误吸(胃食管反流);③血行播散;④邻近感染部位蔓延。

2.机体的防御功能降低　各种因素使宿主呼吸道局部和全身免疫防御系统损害,即可发生肺炎。这些因素通常称为肺炎的易患因素,包括吸烟、酗酒、年老体弱、长期卧床,长期使用糖皮质激素或免疫抑制剂,接受机械通气及胸腹部大手术的患者。

【诊断要点】

1.肺炎的诊断　根据症状和体征、胸部 X 线检查、血液和病原学等实验室检查来确定肺炎的诊断,见表 8-2。

表 8-2　常见肺炎的症状、体征和 X 线特征

病原体	病史、症状和体征	X 线征象
肺炎链球菌	起病急、寒战、高热、咳铁锈色痰、胸痛、肺实变体征	肺叶或肺段实变,无空洞,可伴胸腔积液
金黄色葡萄球菌	起病急、寒战、高热、脓血痰、气急、毒血症症状、休克	肺叶或小叶浸润,早期空洞,脓胸,可见液气囊腔
肺炎克雷伯杆菌	起病急、寒战、高热,全身衰竭、咳砖红色胶冻状痰	肺叶或肺段实变,蜂窝状脓肿,叶间隙下坠
铜绿假单胞菌	毒血症状明显,脓痰,可呈蓝绿色	弥漫性支气管炎,早期肺脓肿
大肠埃希菌	原有慢性病,发热、脓痰、呼吸困难	支气管肺炎,脓胸
流感嗜血杆菌	高热、呼吸困难、呼吸衰竭	支气管肺炎、肺叶实变、无空洞
厌氧菌	吸入病史,高热、腥臭痰、毒血症症状明显	支气管肺炎、脓胸、脓气胸、多发性肺脓肿
军团菌	散发或小流行,有供水系统污染史。缓慢起病,反复寒战、高热,常伴腹痛、呕吐、腹泻	下叶斑片浸润,进展迅速,无空洞
支原体	起病缓,可小流行、乏力、肌痛头痛	下叶间质性支气管肺炎或大片浸润
念珠菌	慢性病史,畏寒、高热、黏液痰	双下肺纹理增多,支气管肺炎或大片浸润,可有空洞
曲霉菌	免疫力严重低下,发热、干咳或棕黄色痰、胸痛、咯血、喘息	两肺中下叶纹理增粗,空洞内可有球影,可随体位移动;胸腔为基地的楔形影,内有空洞;晕轮征和新月体征

2.评估严重程度　评价肺炎病情的严重程度对于决定病人在门诊或入院治疗甚至 ICU 治疗至关重要。肺炎的严重性决定于三个主要因素:局部炎症程度、肺部炎症的播散和全身炎症反应程度。重症肺炎目前还没有普遍认同的诊断标准,许多国家制定了重症肺炎的诊断标准,虽有所不同,但均注重肺部病变的范围、器官灌注和氧合状态。我国制定的重症肺炎标准为:①意识障碍;②呼吸频率＞30 次/分钟;③PaO_2＜60mmHg、PaO_2/FiO_2＜300,需行机械通气治疗;④血压＜90/60mmHg;⑤胸片显示双侧或多肺叶受累,或入院 48h 内病变扩大≥50%;⑥少尿:尿量＜20ml/h,或＜80ml/4h 或急性肾衰竭需要透析治疗。

3.确定病原体　痰标本作涂片镜检和细菌培养可帮助确定致病菌,必要时可同时做血液和胸腔积液细菌培养,以帮助确定病原菌。

【治疗要点】

抗感染治疗是肺炎治疗的最主要环节。一旦怀疑为肺炎应尽早给予首剂抗菌药物,病情稳定后可从静脉途径转为口服治疗。选用抗生素应遵循抗菌药物治疗原则,针对性用药。可根据本地区肺炎病原体的流行病学资料,按社区获得性肺炎或医院感染肺炎选择抗生素进行经验性治疗,再根据病情演变和病原学检查结果进行调整。肺炎抗菌药物治疗至少 5 天,大多数患者需要 7～10 天或更长疗程。如体温正常48～72h,无肺炎任何一项临床不稳定征象可停用抗菌药物。肺炎临床稳定标准为:①T≤37.8℃;②心率≤100 次/分钟;③呼吸频率≤24 次/分钟;④血压:收缩压≥90mmHg;⑤呼吸室内空气条件下动脉血氧饱和度≥90%或 PaO_2≥60mmHg;⑥能够经口进食;⑦精神状态正常。

抗菌药物治疗后 48～72h 应对病情进行评价,治疗有效表现为体温下降、症状改善、血白细胞逐渐降低或恢复正常,而 X 线胸片病灶吸收较迟。

【护理评估】

1.病史

(1)患病及治疗经过:询问本病的有关病因,如有无着凉、淋雨、劳累等诱因,有无上呼吸道感染史;有无 COPD、糖尿病等慢性病史;是否使用过抗生素、激素、免疫抑制剂等;是否吸烟,吸烟量多少。

(2)目前病情与一般状况:日常活动与休息、饮食、排便是否规律,如是否有食欲减退、恶心、呕吐、腹泻等表现。

2.身体评估

(1)一般状态:意识是否清楚,有无烦躁、嗜睡、反复惊厥、表情淡漠等;有无急性病容,鼻翼扇动;有无生命体征异常,如血压下降、体温升高或下降等。

(2)皮肤、淋巴结:有无面颊绯红、口唇发绀、皮肤黏膜出血、浅表淋巴结肿大。

(3)胸部:有无三凹征;有无呼吸频率、节律异常;胸部压痛、有无叩诊实音或浊音;有无肺泡呼吸音减弱或消失、异常支气管呼吸音、干湿啰音、胸膜摩擦音等。

3.辅助检查

(1)血常规:有无白细胞计数升高、中性粒细胞核左移、淋巴细胞升高。

(2)X 线检查:有无肺纹理增粗、炎性浸润影等。

(3)痰培养:有无细菌生长,药敏试验结果如何。

(4)血气分析:是否有 PaO_2 减低和(或)$PaCO_2$ 升高。

【主要护理诊断/问题】

1.体温过高　与肺部感染有关。

2.清理呼吸道无效　与胸痛、气管、支气管分泌物增多、黏稠及疲乏有关。

3.气体交换受损　与肺实质炎症,呼吸面积减少有关。

4.疼痛　胸痛,与肺部炎症累及壁层胸膜有关。

5.潜在并发症　感染性休克、呼吸衰竭、中毒性肠麻痹。

【护理目标】

1.病人体温降至正常范围。

2.有效咳嗽、咳痰后呼吸平稳,呼吸音清。

3.发生休克时能被及时发现和得到处理,减轻其危害。

【护理措施】

1.体温过高

(1)生活护理:发热病人应卧床休息,高热者绝对卧床休息;躁动、惊厥、抽搐者加床栏,必要时使用约束带,以防坠床。为病人提供安静、整洁、舒适的病房,室温 18~20℃,湿度 50%~60%,保持室内空气新鲜,每天通风 2 次,每次 15~30min。做好口腔护理,每天两次,鼓励病人经常漱口。

(2)饮食护理:提供足够热量、蛋白质和维生素的流质饮食或半流质饮食,以补充高热引起的营养物质消耗,避免油腻、辛辣刺激性食物。轻症且能自行进食者无需静脉补液,鼓励病人多饮水,1~2L/d;失水明显,尤其是食欲差或不能进食者可遵医嘱静脉补液,补充因发热而丢失较多的水和盐,加快毒素排泄和热量散发。心脏病或老年人应注意补液速度,避免过快导致急性肺水肿和心力衰竭。

(3)对症护理

1)高热:可采用酒精擦浴、温水擦浴、冰袋、冰帽等措施物理降温,以逐渐降温为宜,防止虚脱。寒战时注意保暖,适当增加被褥。病人出汗时,应及时补充水分,协助擦汗、更换衣服,避免受凉。有惊厥病史者要预防高热惊厥。慎用阿司匹林或其他解热药,以免大汗脱水和干扰热型的观察。

2)咳嗽、咳痰。

3)胸痛:可采取病侧卧位,病人胸痛剧烈难以忍受时可遵医嘱使用止痛药。

4)发绀:有发绀、低氧血症者协助取半卧位或端坐位,并予以氧疗。

5)口唇疱疹:可涂液体石蜡或抗病毒软膏,防止继发感染。

(4)病情观察

1)定时测血压、体温、脉搏和呼吸,观察热度及热型,注意咳嗽、咳痰及胸痛的变化。

2)重症或老年病人密切观察神志、血压及尿量变化,早期发现休克征象。

3)协助医生做好相关检查,并注意观察检查结果报告,如血常规、血气分析等的变化。

(5)用药护理:遵医嘱使用抗生素,观察疗效和不良反应。应用头孢唑啉钠可出现发热、皮疹、胃肠道不适等不良反应,偶见白细胞减少和丙氨酸氨基转移酶增高;喹诺酮类药(氧氟沙星、环丙沙星)偶见皮疹、恶心等;氨基糖苷类抗生素有肾、耳毒性,老年人或肾功能减退者,应特别注意观察是否有耳鸣、头晕、唇舌发麻等不良反应的出现。

2.潜在并发症(感染性休克)

(1)病情监测

1)生命体征:有无心率加快、脉搏细速、血压下降、脉压变小、体温不升或高热、呼吸困难等,必要时进行心电监护。

2)精神和意识状态:有无精神萎靡、表情淡漠、烦躁不安、神志模糊等。昏迷者观察瞳孔大小、对光反射情况。

3)皮肤、黏膜:有无发绀、肢端湿冷、体表静脉塌陷及皮肤花斑。

4)出入量:有无尿量减少,疑有休克应留置导尿管,测量每小时尿量及尿比重。

5)实验室检查:有无血气分析等指标的异常。

(2)实施抢救

1)体位:病人取仰卧中凹位,抬高头胸20°、抬高下肢30°,有利于呼吸和静脉血回流。体温不升时注意保暖。避免不必要的搬动,上护栏,防止病人坠床。

2)吸氧:高流量吸氧,必要时使用面罩吸氧,维持$PaO_2>60mmHg$。

3)保持呼吸道通畅:呼吸困难时,配合医生做好气管插管、气管切开及呼吸机辅助呼吸。

4)补充血容量:扩容是抗休克最关键的措施,应快速建立两条静脉通道,遵医嘱给予右旋糖酐或平衡液以维持有效血容量,降低血液黏稠度,防止弥散性血管内凝血。

5)纠正酸中毒:有明显酸中毒者可应用5%碳酸氢钠静滴,因其配伍禁忌较多,宜单独输入。

6)血管活性药物:在补充血容量和纠正酸中毒后,末梢循环仍无改善时可遵医嘱输入多巴胺、间羟胺等血管活性药物,但应根据血压调整滴速,以维持收缩压在$90\sim100mmHg$为宜,保证重要器官的血液供应,改善微循环。输注过程中要防止药液外渗,避免引起局部组织坏死和影响疗效。

7)控制感染:联合使用抗菌药控制感染时,应注意按时输注药物,保证抗菌药的血药浓度。

8)密切观察病情:随时监测病人一般情况、血压、尿量、血细胞比容等;监测中心静脉压,作为调整补液速度的指标,中心静脉压达到$10cmH_2O$时输液应慎重,不宜过快,以免诱发急性心力衰竭。下列证据提示血容量已补足:口唇红润、肢端温暖、收缩压$>90mmHg$,尿量$>30ml/h$以上。如血容量已补足,尿量$<400ml/d$,比重<1.018,应怀疑急性肾衰竭,需及时报告医生。

【护理评价】

1.病人体温恢复至正常,无胸痛不适,能进行有效咳嗽,痰容易咳出。

2.发生休克时能被及时发现和得到处理,减轻其危害。

【健康教育】

1.指导预防疾病　向病人及其家属讲解肺炎的病因及诱因。加强体育锻炼,增强体质,减少危险因素如吸烟、酗酒、受凉、淋雨。注意休息,劳逸结合,避免过度疲劳,感冒流行时少去公共场所,尽早防治上呼吸道感染。对年龄大于 65 岁或不足 65 岁,但有心血管、肺疾病、糖尿病、酗酒、肝硬化和免疫抑制者(如 HIV 感染、肾功能衰竭、器官移植受者等)可注射肺炎疫苗。慢性病、长期卧床、年老体弱者,应注意经常改变体位、翻身、拍背,咳出气道痰液。对吸烟病人说明吸烟的危害性,劝其戒烟。

2.疾病知识指导　遵医嘱按时服药,了解药物的作用、用法、疗程和不良反应,定期随访。出现发热、心率增快、咳嗽、咳痰、胸痛等症状时应及时就诊。患病者给予高营养饮食,鼓励多饮水,病情危重高热者可给予清淡易消化半流质饮食。注意保暖,尽可能卧床休息。

二、肺炎链球菌肺炎

肺炎链球菌肺炎或称肺炎球菌肺炎,由肺炎链球菌(肺炎球菌)引起,为临床上最常见的肺炎,约占社区获得性肺炎的半数以上。本病以冬季与初春为高发季节,常与呼吸道病毒感染并行。通常急骤起病,以寒战、高热、咳嗽、血痰及胸痛为特征。因抗菌素的广泛应用,发病多不典型。本病一般预后良好,但年老体弱、有慢性病、病变广泛且有严重并发症如感染性休克者,则预后较差。

【病因与发病机制】

肺炎链球菌是革兰阳性双球菌,有荚膜,其毒力大小与荚膜中的多糖结构及含量有关。它在干燥痰中能存活数月,但阳光直射 1 小时,或加热至 $52℃$,10 分钟即可杀灭,对石炭酸(苯酚)等消毒剂亦甚敏感。肺炎链球菌是上呼吸道的一种正常寄生菌群,机体免疫功能正常时,其带菌率常随年龄、季节及免疫状态的变化而有差异。当机体免疫功能受损时,有毒力的肺炎链球菌入侵下呼吸道而致病。

进入下呼吸道的肺炎链球菌在肺泡内繁殖,首先引起肺泡壁水肿,出现白细胞与红细胞渗出,含菌的渗出液经 Cohn 孔向肺的中央部扩展,甚至累及几个肺段或整个肺叶,因病变开始于肺的外周,故叶间分界清楚。易累及胸膜,引起渗出性胸膜炎。

典型病理改变有充血期、红色肝变期、灰色肝变期及消散期,发展过程为肺组织充血水肿,肺泡内浆液渗出及红、白细胞浸润,白细胞吞噬细菌,继而纤维蛋白渗出溶解、吸收、肺泡重新充气。因早期使用抗菌素治疗,此典型病理分期已很少见。病变后肺组织结构多无损坏,不留纤维瘢痕。极个别患者肺泡内纤维蛋白吸收不完全,甚至有成纤维细胞形成,产生机化性肺炎。

【临床表现】

1.症状　发病前常有受凉、淋雨、疲劳、醉酒、病毒感染史,多有上呼吸道感染的前驱症状。起病多急骤,高热、寒战,全身肌肉酸痛,体温通常在数小时内升至 $39～40℃$,高峰在下午或傍晚,或呈稽留热。咳嗽,痰少,可带血丝,典型者呈铁锈色,与肺泡内浆液渗出和红细胞、白细胞渗出有关,现已不多见。可有患侧胸痛,放射到肩部或腹部,咳嗽或深呼吸时加剧,患者常取患侧卧位。还可伴有食欲减退、恶心、呕吐、腹痛或腹泻,特别是腹痛明显时易被误诊为急腹症。

2.体征　患者呈急性热病容,面颊绯红,鼻翼扇动,皮肤灼热、干燥,口角及鼻周有单纯疱疹,心率增快,有时心律不齐,病变广泛时可出现发绀。早期肺部体征无明显异常,仅有胸廓呼吸运动幅度减少,叩诊稍浊,听诊可有呼吸音减低及胸膜摩擦音。肺实变时叩诊浊音、触觉语颤增强并可闻及支气管呼吸音。消散期可闻及湿啰音。重症患者有肠胀气,上腹部压痛多与炎症累及膈胸膜有关。重症感染时可伴休克、急性呼吸窘迫综合征及神经精神症状,表现为神志模糊、烦躁、呼吸困难、谵妄、嗜睡、昏迷等。累及脑膜时有颈抵抗及出现病理性反射。

本病自然病程大致 1～2 周。发病 5～10 天,体温可自行骤降或逐渐消退。使用有效的抗菌药物后可使体温在 1～3 天内恢复正常,患者的其他症状与体征亦随之逐渐消失。

3.并发症　近年来已很少见。严重败血症或毒血症患者易发生感染性休克(中毒性肺炎),尤其是老年人,表现为神志模糊、烦躁,血压降低、四肢厥冷、多汗、发绀、心动过速、心律失常等,而高热、胸痛、咳嗽等症状并不突出。其他并发症有胸膜炎、脓胸、心包炎、脑膜炎和关节炎等。

【辅助检查】

1.血常规　白细胞计数升高,可达$(20～30)×10^9/L$,中性粒细胞升高,多在 80% 以上,并有核左移,细胞内可见中毒颗粒。老年体弱、酗酒、免疫功能低下者的白细胞计数可不增高,但中性粒细胞的百分比仍增高。

2.胸部 X 线检查　早期仅见肺纹理增粗,或受累的肺段稍模糊。典型表现为与肺叶、肺段分布一致的片状均匀致密阴影。

3.病原学检查　痰涂片、痰培养可找到肺炎球菌。聚合酶链反应(PCR)检测及荧光标记检测可提高病原学诊断率。约 10%～20% 患者合并菌血症,故重症肺炎可做血培养,血培养应在抗生素治疗前采样。

【治疗要点】

1.抗菌治疗　一经诊断即用抗生素治疗,不必等待细菌培养结果。抗菌药物标准疗程一般为 14 天,或在热退后 3 天停药或由静脉用药改为口服,维持数天。首选青霉素 G,用药剂量和途径视病情、有无并发症而定。对青霉素过敏者,或耐青霉素菌株感染者,可用红霉素或克林霉素;重症者可改用头孢菌素类抗生素,如头孢噻肟或头孢曲松等,或喹诺酮类药物;多重耐药菌株感染者可用万古霉素、替考拉宁等。

2.支持治疗　卧床休息,避免劳累,补充足够蛋白质、热量及维生素,多饮水,鼓励每天饮水 1～2L。

3.对症治疗　剧烈胸痛者,可酌情用少量镇痛药,如可待因。重症患者,$PaO_2<60mmHg$ 或有发绀,应给氧。有明显麻痹性肠梗阻或胃扩张者,应暂时禁食、禁饮和胃肠减压,直至肠蠕动恢复。烦躁不安、谵妄、失眠者酌情给予小剂量镇静剂,如安定肌注或水合氯醛保留灌肠,禁用抑制呼吸的镇静药。

4.并发症治疗　高热者在抗生素治疗 3 天后,若体温持续不降或降而复升时,应考虑肺外感染,如脓胸、心包炎或关节炎等,给予相应治疗;有感染性休克者按抗休克治疗。并发胸腔积液者,若治疗不当,约 5% 并发脓胸,应积极排脓引流。

三、葡萄球菌肺炎

葡萄球菌肺炎是由葡萄球菌引起的急性化脓性炎症。在糖尿病、颅脑外伤、ICU 住院患者中常见,儿童患流感或麻疹时也易罹患。医院获得性肺炎中葡萄球菌感染比例高,耐甲氧西林金葡菌(MRSA)感染的肺炎治疗更困难,病死率甚高。

【病因与发病机制】

葡萄球菌为革兰阳性球菌,其中金黄色葡萄球菌(简称金葡菌)的致病力最强,是化脓感染的主要原因。其致病物质主要是毒素和酶,具有溶血、坏死、杀白细胞及血管痉挛等作用。凝固酶可在菌体外形成保护膜以抗吞噬细胞的杀灭作用,而各种酶的释放可导致肺组织的坏死和脓肿形成。病变侵及或穿透胸膜则可形成脓胸或脓气胸,并可形成支气管胸膜瘘。病变消散时可形成肺气囊。

【临床表现】

1.症状　急骤起病,寒战、高热,体温多高达 39～40℃,胸痛,痰呈脓性或脓血性,量多。毒血症状明显,全身肌肉、关节酸痛,体质衰弱,精神萎靡,病情严重者早期可出现周围循环衰竭。血源性葡萄球菌肺炎常有皮肤伤口、疖痈和中心静脉导管置入等,或静脉吸毒史,咳脓性痰较少见。院内感染者一般起病隐匿,体温逐渐上升,咳少量脓痰。

2.体征　肺部体征早期不明显,常与严重的中毒症状和呼吸道症状不平行,其后可出现两肺散在性湿啰音。病变较大或融合时可有肺实变征,有脓胸或脓气胸者则有相应体征。血源性葡萄球菌肺炎应注意肺外病灶,静脉吸毒者多有皮肤针口和三尖瓣赘生物,可闻及心脏杂音。

【辅助检查】

1.血常规　白细胞计数增高,中性粒细胞比例增加并核左移,有中毒颗粒。

2.胸部 X 线　显示肺段或肺叶实变,可形成空洞,或呈小叶状浸润,其中有单个或多发的液气囊腔。另一特征是 X 线阴影的易变性,表现为一处炎性浸润消失而在另一处出现新的病灶,或很小的单一病灶发展为大片阴影。治疗有效时,病变消散,阴影密度逐渐减低,约 2～4 周后病变完全消失,偶可见遗留少许条索状阴影或肺纹理增多等。

【治疗要点】

治疗原则是早期清除原发病灶,选用敏感的抗菌药物,强有力抗感染治疗,加强支持疗法,预防并发症。本病抗生素治疗总疗程较其他肺炎长,常采取早期、联合、足量、静脉给药,不宜频繁更换抗生素。近年来,金黄色葡萄球菌对青霉素 G 的耐药率已高达 90% 左右,因此首选耐药青霉素酶的半合成青霉素或头孢菌素,如苯唑西林钠、头孢呋辛钠、联合氨基糖苷类等,可增强疗效;青霉素过敏者可选用红霉素、林可霉素、氯林可霉素等;MRSA 感染宜选用万古霉素或替考拉宁。病人宜卧床休息,饮食补充足够热量、蛋白质,多饮水,有发绀者给予吸氧。对气胸或脓气胸应尽早引流治疗。

四、其他肺炎

(一)革兰阴性杆菌肺炎

革兰阴性杆菌肺炎常见于克雷伯杆菌(又称肺炎杆菌)、铜绿假单胞菌、流感嗜血杆菌、大肠杆菌等感染,是医院内获得性肺炎的常见致病菌,其中克雷伯杆菌是医院内获得性肺炎的主要致病菌,且耐药株不断增加,病情危险、病死率高,成为防治中的难点。革兰阴性杆菌肺炎的共同点是肺实变或病变融合,易形成多发性脓肿,双侧肺下叶均可受累。

1.肺炎杆菌肺炎　此病多见于中年以上男性,长期酗酒、久病体弱,尤其有慢性呼吸系统疾病、糖尿病、恶性肿瘤、免疫功能低下或全身衰竭的住院病人。起病急骤,有寒战、高热,体温波动在 39℃ 上下,咳嗽、咳痰,典型痰液为黏稠脓性、痰量多、带血,呈砖红色、胶冻状或灰绿色,无臭味。常伴呼吸困难、发绀,早期可出现全身衰竭。胸部常有肺实变体征。

2.铜绿假单胞菌肺炎　易感人群为有基础疾病或免疫功能低下者,包括 COPD、多脏器功能衰竭、白血病、糖尿病、住监护室、接受人工气道或机械通气的病人。中毒症状明显,常有发热、伴有菌血症;咳嗽、咳痰,脓性或绿色;体温波动大,高峰在早晨;心率相对缓慢;有神志模糊等精神症状。病变范围广泛或剧烈炎症反应易导致呼吸衰竭。

3.流感嗜血杆菌肺炎　本病有两个高发年龄组,6 个月～5 岁的婴幼儿和有基础疾病的成人组。起病前常有上呼吸道感染症状。婴幼儿组发病多急骤,有寒战、高热、咽痛、咳脓痰、呼吸急促、发绀,迅速出现呼吸衰竭和周围循环衰竭,常并发菌血症,以易并发脑膜炎为特点。发生于慢性肺部疾病者,起病缓慢,有发热、咳嗽加剧、咳脓痰或痰中带血,严重者可出现气急、呼吸衰竭。免疫功能低下者起病,临床表现与肺炎链球肺炎相似。

【治疗要点】

在营养支持、补充水分、痰液引流的基础上,早期合理使用抗生素是治愈的关键。给予有效抗生素治疗,采用剂量大、疗程长的联合用药,静滴为主。常见治疗有:①肺炎杆菌肺炎:常用第二、三或四代头孢菌素联合氨基糖苷类,如头孢曲松钠、阿米卡星静滴;或氨基糖苷类和 β-内酰胺类合用;也可使用喹诺酮类。②铜绿假单胞菌肺炎:有效抗菌药物是 β-内酰胺类、氨基糖苷类和喹诺酮类,或联合使用第 3 代头孢菌素加阿米卡星。③流感嗜血杆菌肺炎的治疗首选氨苄西林,但耐药菌株较多见,可选择新型大环内酯类抗生素如阿奇霉素、克林霉素等或第二、三、四代头孢菌素。

(二)肺炎支原体肺炎

肺炎支原体肺炎是由肺炎支原体引起的呼吸道和肺部的急性炎症改变,常同时有咽炎、支气管炎和肺炎。是社区获得性肺炎的重要病原体。全年均可发病,多见于秋冬季节。好发于学龄儿童及青少年。婴儿间质性肺炎亦应考虑本病的可能。

【病因与发病机制】

支原体是大小介于细菌和病毒之间,兼性厌氧、能独立生活的最小微生物。主要通过呼吸道传播,患者的口、鼻分泌物具有传染性,发病前 2~3 天直至病愈数周,皆可在呼吸道分泌物中发现肺炎支原体。其致病性可能是病原体侵入后的直接组织反应或自身免疫介导的过程。

【临床表现】

潜伏期约 2~3 周,通常起病较缓慢。主要症状为乏力、咽痛、头痛、咳嗽、发热、食欲不振、腹泻、肌痛、耳痛等。咳嗽多呈阵发性刺激性呛咳,夜间为重,咳少量黏液痰。一般为中等发热,可持续 2~3 周,体温正常后仍有咳嗽,偶伴有胸骨后疼痛。肺外表现更为常见,如皮炎(斑丘疹和多形红斑)等。胸部体检与肺部病变程度不相称,可无明显体征。偶可见到的体征有咽部和鼓膜充血,颈淋巴结肿大。

【辅助检查】

胸部 X 线显示肺部多种形态的浸润影,节段性分布,以肺下野多见。病变可于 3~4 周后自行消散。血白细胞总数正常或略增高,以中性粒细胞为主。发病 2 周后冷凝集试验多阳性,滴定效价超过 1∶32,若滴度逐渐升高,更有诊断价值。血清支原体 IgM 抗体的测定可进一步确诊。

【治疗要点】

本病有自限性,多数病例不经治疗可自愈。早期使用适当抗菌药物可减轻症状及缩短病程。因肺炎支原体无细胞壁,青霉素或头孢菌素类等抗菌药物无效。首选药物为大环内酯类抗生素,以阿奇霉素和克拉霉素效果较好。氟喹诺酮类如左氧氟沙星、莫昔沙星等,四环素类如多西环素也用于肺炎支原体肺炎的治疗,但儿童不推荐使用。对剧烈呛咳者,应适当给予镇咳药物。家庭中发病应注意呼吸道隔离,避免密切接触。

(三)肺炎衣原体肺炎

肺炎衣原体肺炎是由肺炎衣原体引起的急性肺部炎症,常累及上下呼吸道,可引起咽炎、喉炎、扁桃体炎、鼻窦炎、支气管炎和肺炎。在社区获得性肺炎中,肺炎衣原体常与其他病原体混合感染。常在聚居场所的人群中流行,如军队、学校、家庭,通常感染所有的家庭成员,但 3 岁以下的儿童较少患病。

【病因与发病机制】

肺炎衣原体是一种人类致病原,属于人-人传播,可能主要是通过呼吸道的飞沫传染,也可能通过污染物传播。年老体弱、营养不良、COPD、免疫力功能低下者易被感染,感染后免疫力很弱,易于反复。

【临床表现】

起病多隐袭,早期表现为上呼吸道感染症状,如咽痛、声嘶、流涕或咽炎、喉炎、鼻窦炎,其中以咽痛最常见。1～4 周后出现发热、咳嗽,以干咳为主。病程较长,可出现持续性咳嗽和不适。体检肺部可闻及干湿啰音,随肺炎病变加重湿啰音可变得明显。肺炎期间可以出现其他肺外症状,如心内膜炎、心肌炎、心包炎、脑膜炎、脑炎等。

【辅助检查】

血白细胞正常或稍高,血沉加快。虽然咽拭子分离出肺炎衣原体是诊断的金标准,但肺炎衣原体培养要求高,因此目前用于诊断的为血清学试验,微量免疫荧光试验双份血清效价 4 倍升高有确诊意义。原发感染者,早期可检测血清 IgM。X 线胸片表现以单侧、下叶肺泡渗出为主。可有少到中量的胸腔积液,多在疾病早期出现。肺炎衣原体肺炎常可发展成双侧,表现为肺间质和肺泡渗出混合存在,病变可持续几周。

(四)病毒性肺炎

病毒性肺炎是由病毒侵犯肺实质而造成的肺部炎症。常由上呼吸道病毒感染向下蔓延所致,亦可由体内潜伏病毒或各种原因如输血、器官移植等引起的病毒血症进而导致肺部病毒感染。多发生于冬春季,散发或爆发流行,免疫低下病人全年均可发病。约占社区获得性肺炎的 5%～15%。

【病因与发病机制】

引起肺炎的病毒甚多,常见病毒为甲、乙型流感病毒、副流感病毒、腺病毒、呼吸道合胞病毒和冠状病毒等,亦可为肠道病毒,如柯萨奇病毒、埃可病毒等,以流感病毒导致的病毒性肺炎多见。患者可同时受一种以上病毒感染,并常继发细菌感染,免疫抑制宿主还常继发真菌感染。病毒性肺炎为吸入性感染,病毒可通过飞沫和直接接触传播,传播广泛而迅速。

【临床表现】

各种病毒感染起始症状各异。一般起病缓慢,临床症状通常较轻,病程多在 2 周左右。绝大多数病人先有鼻塞、流涕、咽痛、发热、头痛、全身肌肉酸痛等上呼吸道感染症状,累及肺部时出现咳嗽、少量痰液、胸痛等。少数可急性起病,肺炎进展迅速。小儿、老年人和存在免疫缺陷的病人病情多较重,有持续性高热、剧烈咳嗽、血痰、心悸、气促、神志异常等,可伴休克、心力衰竭、氮质血症。由于肺泡间质和肺泡内水肿,严重者会发生急性呼吸窘迫综合征。体征一般不明显,偶可闻及下肺湿啰音。重症病毒性肺炎可有呼吸频率加快、发绀、肺部干湿啰音、心动过速等。

【辅助检查】

白细胞计数正常、也可稍高或偏低,继发细菌感染时白细胞总数和中性粒细胞均增高。血沉、C 反应蛋白多正常。痰涂片见白细胞,以单核细胞为主。痰培养常无致病菌生长。胸部 X 线见肺纹理增多,小片状或广泛浸润,病情严重者显示双肺弥漫性结节性浸润,病灶多在两肺的中下 2/3 肺野。不同病毒所致的肺炎 X 线征象具有不同的特征。

【治疗要点】

以对症治疗为主,鼓励病人卧床休息,注意保暖,保持室内空气流通,注意消毒隔离,预防交叉感染。提供含足量的维生素及蛋白质的软食,少量多餐、多饮水,必要时给予输液和吸氧。保持病人呼吸道通畅,指导其有效咳嗽咳痰。选用已确认较有效的病毒抑制剂,如利巴韦林、阿昔洛韦、更昔洛韦等。也可辅助具有免疫治疗作用的中医药和生物制剂。对明确继发细菌或真菌感染者,应及时选用敏感抗菌药。

(五)真菌性肺炎

引起原发性真菌性肺炎的大多是皮炎芽生菌、荚膜组织胞浆菌或粗球孢子菌,其次是申克孢子丝菌、隐球菌、曲菌或毛霉菌等菌属。健康人对真菌有高度的抵抗力,真菌性肺炎多为机会性感染,在抵抗力下降时发病,在此以肺念球菌感染为例。

肺念球菌感染常见的危险因素有:新生儿、老年人、长期住 ICU 的病人和慢性病致抵抗力下降者;免疫功能低下如粒细胞缺乏、糖尿病、艾滋病、肾功能不全等;长期使用抗生素、糖皮质激素、免疫抑制剂、细胞毒药物;手术或创伤性操作,如长期静脉留置导管、机械通气、腹部大手术等。

肺念球菌病感染途径主要是通过血源性感染,大多见于免疫抑制或全身状况极度衰竭者,常出现念球菌败血症或休克。吸入性(原发)感染多因定植于口腔和上呼吸道的念珠菌在机体防御机制减弱时吸入至下呼吸道和肺泡而发病。

【临床表现】

肺念球菌病的症状、体征、X 线检查均缺乏特征性表现,临床表现常为无法解释的持续发热、呼吸道症状,而体征轻微。通常肺念球菌病按感染部位和临床表现分为支气管炎型、支气管-肺炎型及肺炎型。支气管炎型全身情况相对较好,症状较轻,一般不发热,主要表现为剧咳,咳少量白色黏痰或脓痰。体检可发现口咽部、支气管黏膜上被覆散在点状白膜。胸部偶闻及干性啰音。支气管-肺炎型及肺炎型则呈急性肺炎或败血症表现,出现畏寒、发热、咳嗽咳白色黏液胶冻状痰或脓痰,常带血丝或坏死组织,呈酵母臭味,甚至咯血、呼吸困难等。可有肺实变体征,听诊闻及湿啰音。

【治疗要点】

临床上凡易感或高危者出现支气管肺部感染,或原有感染经足量抗生素治疗反见恶化,或一度改善但又加重,以及胸部 X 线或 CT 检查的结果不能用细菌性肺炎、病毒性肺炎解释者,都应考虑本病的可能。在积极治疗基础疾病或祛除诱发因素基础上,选用抗真菌药物,如两性霉素对多数肺部真菌感染有效,也可用氟康唑、氟胞嘧啶等药物。

【预防】

1.严格掌握广谱抗生素、皮质类固醇、细胞毒性药物、免疫抑制药及抗代谢药物的使用指征、时间和剂量。

2.及时发现和治疗局灶性真菌感染。

3.对可疑病例作详细的体格检查,必要时可作咽拭子、大小便、血液等的真菌培养。

4.长期输液、静脉插管、输注高营养液、气管插管等均应严格按无菌操作进行。

5.免疫功能低下者应加强营养支持治疗。

(徐　玲)

第六节　肺结核

肺结核是结核杆菌引起的慢性传染病,可累及全身多个脏器,但以肺结核最为多见。结核的病理特点是结核结节、干酪样坏死和空洞形成。临床上呈慢性过程,但少数可急性起病,常有低热、乏力、咳嗽、咯血等表现。中青年患病多,肺结核是全国十大死亡病因之一。

一、临床表现

1.全身症状　表现为午后低热、乏力、食欲减退、消瘦、盗汗等全身毒性症状。若肺部病灶进展播散时,可有不规则高热、畏寒等症状,妇女有月经失调或闭经。

2.呼吸系统症状

(1)咳嗽,多为干咳或有少量黏液痰,继发感染时,痰呈黏液脓性且量增多。

(2)不同程度的咯血,小量咯血(24h 咯血量<100ml);中等量以上的咯血(24h 咯血量为 100～500ml);重者可大量咯血(24h 咯血量>500ml,或一次咯血量>300ml),甚至发生失血性休克。大咯血时若血块阻塞大气道可引起窒息。

(3)病变累及壁层胸膜时有胸壁刺痛,并随呼吸和咳嗽而加重。一般肺结核无呼吸困难,若有大量胸腔积液、自发气胸、慢性纤维空洞型肺结核,或发生并发症时,常有呼吸困难,甚至发绀。

3.体征　病灶小或位置深者,多无异常体征。病变范围较大者可见患侧呼吸运动减弱,听诊呼吸音减弱或有支气管肺泡呼吸音。湿啰音往往有助于肺结核病的诊断。

二、评估要点

1.一般情况　观察生命体征有无异常,病人的过敏史、吸烟史、个人史、家族史及传染病接触史。

2.专科情况

(1)全身症状:有无疲乏、午后潮热、食欲减退、体重减轻、盗汗及高热,妇女有无月经失调或闭经。

(2)呼吸系统症状:有无咳嗽、咳痰、咯血、胸痛、呼吸困难。有无呼吸运动减低及听诊呼吸音减低,咳嗽后是否闻及湿啰音。

3.实验室及其他检查

(1)痰液检查:直接涂片找到结核菌,培养可做药物敏感试验和菌型鉴定。

(2)结核菌素(PPD)试验强阳性。血沉增快。

(3)胸部 X 线检查:可判断病变部位、范围、性质、有无空洞等。

三、护理诊断/问题

1.体温过高　与结核杆菌感染有关。

2.有窒息的危险　与血管损伤、空洞内血管破裂有中等量咯血、空洞壁上大血管破裂引起大咯血引流不畅有关。

3.焦虑、恐惧　与被诊断为结核病且当严重症状出现时感到生命受到死亡的威胁有关。

4.知识缺乏　与缺乏结核病防治知识有关。

5.营养失调,低于机体需要量　与机体消耗增加、食欲减退有关。

四、护理措施

1.心理支持　帮助病人了解疾病并正确对待,解除心理负担,消除恐惧、焦虑、情绪不稳定的心理。培养自我护理的生活能力。

2.保持呼吸道通畅

(1)指导病人深呼吸,将痰咳出。患侧卧位,减少患侧肺的活动,有利于愈合。分泌物多时可采用体位引流法。

(2)咯血时绝对卧床,安静休息,给予小剂量镇静剂。大咯血时迅速清除口腔内血块,防止血块引起窒息;可在患侧胸部以冰囊冰敷或用沙袋压迫止血,吸入高浓度氧,迅速给予垂体后叶素,并注意观察出血量及生命体征变化。

3.预防并发症

(1)鼓励病人将痰液咳出,每次咳痰后漱口,以去除口腔内的血腥味,保持口腔清洁。

(2)高热时除给少量退热药物外,可行物理降温,如温水擦浴、乙醇浴。

(3)保持室内空气流通,阳光充足,减少尘埃。嘱病人充分休息,有规律生活,避免疲劳。

4.合理饮食

(1)给予高热量、高蛋白饮食,选择清凉、水分多、易入口的新鲜蔬菜及水果。避免烟、酒、辛辣及过于油腻、易产气的刺激性食物。

(2)退热大量出汗时,应多饮水,及时补充水分。大咯血时应禁食,停止后可给予半流质饮食。

5.用药知识指导　对活动性肺结核的治疗必须坚持早期、规律、联合用药、适量、全程的原则。指导病人有关服药的知识与方法,并注意观察药物的不良反应。

五、健康教育

1.指导病人及家属了解结核病的防治知识、治疗方法及用药原则,反复强调坚持规律、全程、合理用药的重要性,说明用药过程中可能出现的不良反应、注意事项。

2.嘱病人戒烟、戒酒,注意保证营养的补充,避免劳累、情绪波动及呼吸道感染,合理安排休息。

3.呼吸道隔离,注意个人卫生,不随地吐痰;实行分餐制,对餐具、用物定期消毒;衣物、书籍可放阳光下暴晒。

4.定期复查胸片和肝、肾功能,以了解病情变化,及时调整治疗方案。

(汪琰彦)

第七节　肺脓肿

肺脓肿是肺部的局限性化脓性病变,早期为化脓性肺炎,继而组织坏死、液化,形成脓肿。主要临床特征为急骤起病的高热、咳嗽、咳大量脓臭痰,X线显示一个或数个含气液平的空洞。多为混合感染,其中厌氧菌感染占重要地位。多发生于壮年,男多于女。自抗生素广泛应用以来,本病的发生率已大为减少。

一、病因与发病机制

病原体常为上呼吸道、口腔的定植菌,包括需氧、厌氧和兼性厌氧菌。90％肺脓肿患者合并有厌氧菌感染,毒力较强的厌氧菌在部分患者可单独致病。常见的其他病原体包括金黄色葡萄球菌、化脓性链球菌、肺炎克雷伯菌和铜绿假单胞菌。大肠埃希菌和流感嗜血杆菌也可引起坏死性肺炎。根据感染途径,肺脓肿可分为以下类型:

1.吸入性肺脓肿　这是最常见的一种肺脓肿,又称原发性肺脓肿。因口鼻咽腔寄居菌经口咽吸入致病,是急性肺脓肿的最主要原因。病原体多为厌氧菌。正常情况下,吸入物经气道黏液—纤毛运载系统、咳嗽反射和肺巨噬细胞可迅速清除。但当有意识障碍如麻醉、醉酒、药物过量、癫痫、脑血管意外时,或存在受寒、极度疲劳等诱因,全身免疫力与气道防御清除功能降低,由于扁桃体炎、鼻窦炎、牙槽脓肿等脓性分泌物、口鼻咽部手术后的血块、齿垢或呕吐物等被吸入肺内,造成细支气管阻塞,病原菌在局部繁殖致病。病灶常为单发性,其部位与支气管解剖和体位有关,右肺居多,仰卧位时,好发于上叶后段或下叶背段;坐位时好发于下叶后基底段,右侧卧位时,则好发于右上叶前段或后段。

2.继发性肺脓肿　　多继发于其他肺部疾病。支气管扩张、支气管囊肿、支气管肺癌、空洞型肺结核等继发感染,可导致肺脓肿。肺部邻近器官化脓性病变,如膈下脓肿、肾周围脓肿、脊柱脓肿或食管穿孔等波及到肺也可引起肺脓肿。阿米巴肝脓肿好发于右肝顶部,易穿破膈肌至右肺下叶,形成阿米巴肺脓肿。支气管异物阻塞,也是导致肺脓肿特别是小儿肺脓肿的重要因素。

3.血源性肺脓肿　　皮肤外伤感染、疖痈、中耳炎或骨髓炎、腹腔感染、盆腔感染、右心细菌性心内膜炎等所致的菌血症,菌栓经血行播散到肺,引起小血管栓塞、进而肺组织出现炎症、坏死,形成脓肿。此型病变常为多发性,叶段分布无一定规律,但常为两肺边缘部的多发性中小脓肿。致病菌以金黄色葡萄球菌和链球菌常见。

二、病理

肺脓肿发生的必备条件是有细支气管阻塞及足够量的致病菌。早期吸入部位细支气管阻塞,细菌在局部快速繁殖,肺组织发生炎症,小血管炎性栓塞,肺组织化脓、坏死,约1周后液化成脓肿,脓肿破溃到支气管内,出现咳大量脓痰。若空气进入脓腔,则形成气液平面。炎症病变可向周围肺组织扩展,形成一个至数个脓腔。若脓肿靠近胸膜,可发生局限性纤维蛋白性胸膜炎,发生胸膜黏连;如为张力性脓肿,破溃到胸膜腔,则可形成脓胸、脓气胸或支气管胸膜瘘。在急性期如引流通畅,脓顺利排出,加上药物治疗,病变可完全吸收或仅剩少量纤维瘢痕。若支气管引流不畅,导致大量坏死组织残留在脓腔内,炎症持续存在3个月以上,则转为慢性肺脓肿。此时脓腔周围纤维组织增生,脓腔壁增厚,周围细支气管受累而致变形或扩张。

三、临床表现

1.症状　　急性吸入性肺脓肿以高热、胸痛、咳大量脓臭痰为突出表现。起病急骤,患者畏寒、高热,体温达39~40℃,伴有咳嗽、咳黏液痰或黏液脓性痰。炎症累及胸膜可引起胸痛,且与呼吸有关。病变范围大时可出现气促。此外还有精神不振、全身乏力、食欲减退等全身中毒症状。约10~14天后,咳嗽加剧,脓肿破溃于支气管,咳出大量脓痰,每日可达300~500ml,痰静置后分为3层,由上而下为泡沫、黏液及脓渣。由于病原菌多为厌氧菌,故痰带腥臭味。有时痰中带血或中等量咯血。脓排出后,全身症状好转,体温下降,如能及时应用有效抗生素,则病变可在数周内渐好转,体温趋于正常,痰量减少,一般情况恢复正常。血源性肺脓肿多先有原发病灶引起的畏寒、高热等感染中毒症的表现,数日或数周后才出现咳嗽、咳痰,通常痰量不多,极少咯血。慢性肺脓肿患者有慢性咳嗽、咳脓痰、反复咯血、继发感染和不规则发热等,常有贫血、消瘦等消耗状态。

2.体征　　肺部体征与肺脓肿的大小和部位有关。早期病灶较小或位于肺脏深部,常无异常体征;脓肿形成后病变部位叩诊浊音或实音,听诊呼吸音减低,数天后可闻及支气管呼吸音、湿啰音;随着肺脓肿增大,可出现空瓮音;病变累及胸膜可闻及胸膜摩擦音或呈现胸腔积液体征。血源性肺脓肿肺部多无阳性体征。慢性肺脓肿因肺组织纤维化而收缩,患侧胸廓略塌陷,叩诊浊音,呼吸音减低,常有杵状指(趾)。

四、辅助检查

1.血常规　急性肺脓肿血白细胞总数可达$(20\sim30)\times10^9/L$,中性粒细胞在90%以上。核明显左移,常有中毒颗粒。慢性患者的血白细胞可稍升高或正常,红细胞和血红蛋白减少。

2.病原学检查　对病情的诊断和治疗极有意义。由于口腔内存在大量厌氧菌,因此普通痰培养的可靠性差,较理想的方法是避开上呼吸道直接在肺脓肿部位或引流支气管内采样。怀疑血源性肺脓肿者血培养可发现病原菌。伴有脓胸或胸腔积液时进行胸腔积液检查可有效确定病原体。

3.胸部X线检查　早期炎症表现为大片浓密模糊浸润阴影,边缘不清,或为团片状浓密阴影,分布在一个或数个肺段。肺脓肿形成后,大量脓痰经支气管排出,胸片上可见带有含气液平面的圆形空洞,内壁光滑或略有不规则。痊愈后可残留纤维条索影。慢性肺脓肿,空洞壁厚,脓腔不规则,大小不一,可呈蜂窝状,周围有纤维组织增生及邻近胸膜增厚。血源性肺脓肿表现为肺周边有散在小片状阴影,或呈边缘较整齐的球形病灶,其中可见空腔及平面或液化灶。

4.胸部CT检查　对于临床上不易明确诊断的患者应进一步做此项检查。可用于区别肺脓肿和有气液平的局限性脓胸、发现体积较小的脓肿和葡萄球菌肺炎引起的肺气囊腔。

5.纤维支气管镜检查　有助于明确病因和病原学诊断,并可用于治疗。如有气道内异物,可取出异物使气道引流通畅。如疑为肿瘤阻塞,则可取病理标本。

五、诊断要点

根据典型临床表现,如起病急骤、恶寒高热、胸痛和咳大量脓臭痰。结合血常规白细胞和中性粒细胞显著增高、胸部X线含有液平的空腔以及有相关诱因,如吸入性肺脓肿常有意识障碍史,血源性者易有疖痈、创伤感染史。可确立临床诊断。

六、治疗要点

抗菌药物治疗和脓液引流是主要的治疗原则。

1.抗菌药物治疗

(1)吸入性肺脓肿:多为厌氧菌感染,治疗可选用青霉素、克林霉素和甲硝唑。青霉素G最常用,可根据病情严重程度每天$640\sim1000$万U静脉滴注,分4次给予。有效治疗下体温$3\sim10$天可下降至正常,此时可将静脉给药转为口服。如青霉素疗效不佳,可予林可霉素或克林霉素治疗。

(2)血源性肺脓肿:多为葡萄球菌和链球菌感染,可选用青霉素或头孢菌素。如为耐甲氧西林的葡萄球菌,应选用万古霉素、替考拉宁或利奈唑胺。

(3)其他:如为阿米巴原虫感染,则用甲硝唑治疗。如为革兰阴性杆菌,则可选用第二代或第三代头孢菌素、氟喹诺酮类(如莫西沙星),可联用氨基糖苷类抗菌药物。

抗菌药物疗程$8\sim12$周,直至X线胸片示脓腔和炎症消失,或仅有少量的残留纤维化。

2.脓液引流　脓液引流为提高疗效的有效措施。患者一般情况较好且热度不高时应采取体位引流排痰。痰液稠不易咳出者可用祛痰药或雾化吸入生理盐水、祛痰药或支气管舒张剂以利痰液引流。但对脓液甚多而身体虚弱者则应慎用体位引流,以免大量脓痰涌出而来不及咳出,造成窒息。有明显痰液阻塞征象时可经纤维支气管镜冲洗及吸引。合并脓胸时尽早胸腔抽液、引流。

3.手术治疗　广泛应用抗生素后,肺脓肿绝大多数可在内科治愈。手术指征为:肺脓肿病程超过3个月,经内科治疗脓腔不缩小,或脓腔过大(5cm以上)估计不易闭合者。或存在大咯血、恶性肿瘤、脓胸伴支气管胸膜瘘及不愿经胸腔引流者。

七、护理要点

1.一般护理　急性期高热等毒血症状明显者应安静卧床休息,以减少体力和能力消耗,当毒血症状消退后,可适当下床活动,以利于炎症吸收和组织修复。注意室内温湿度的调节,保持室内空气流通,祛除痰液臭味。做好口腔护理,协助患者使用碳酸氢钠溶液和生理盐水漱口,清洁口腔,减轻口臭。加强营养,提高机体免疫力,宜给予高热量、高蛋白、多维生素饮食,以流质或半流质为主,鼓励患者多饮水。

2.病情观察　细心观察痰液的颜色、性质、量及气味,准确记录24h排痰量并了解痰液静置后有无分层。出现血痰应立即告知医生,若痰中血量增多且新鲜时则提示大咯血即至,要特别加强监护,床旁准备纤维支气管镜,以便气道被血块阻塞时及时进行插管抽吸血液,防止窒息。

3.促进排痰　鼓励患者有效咳嗽,经常翻身,变换体位,以利于痰液咳出。痰液黏稠者可遵医嘱予以雾化吸入稀释痰液治疗。对支气管通畅,咳痰顺利者,可根据脓肿位置采取适当体位进行脓液引流,但对脓液甚多且身体虚弱者应加强监护,有大咯血、明显呼吸困难、高热和极度衰弱者则不宜进行体位引流,以免造成窒息。

4.用药护理　早期充分、敏感抗菌药物治疗是肺脓肿痊愈的关键。护士应严格遵医嘱按时按量予以静脉抗菌药物治疗,并观察药物疗效及副作用。告知患者坚持抗菌治疗的重要性,使患者遵从治疗计划,避免病情反复转为慢性肺脓肿。

5.预防护理　凡因各种病因导致意识障碍,如有神志恍惚或昏迷患者,应防止胃内容物误吸入气管。对口腔和胸腹手术病例,要认真细致做好术前准备,术中注意麻醉深度,及时清除口腔、呼吸道血块和分泌物。加强术后口腔呼吸道护理,如慎用镇静、镇痛止咳药物,重视呼吸道湿化、稀释分泌物、鼓励患者咳嗽,保持呼吸道的引流通畅,从而有效防止呼吸道吸入性感染。

6.健康教育　向患者及家属讲解本病的发病原因及感染途径,预防疾病的发生。有口腔、上呼吸道感染灶及早治疗,平素注意口腔卫生,以杜绝污染分泌物误吸入下呼吸道的机会。移﹛极治疗皮肤痈疖或肺外化脓性病灶,不挤压痈疖,可以防止血源性肺脓肿的发病。加强营养,养成良好的生活习惯,不酗酒,防止过度疲劳。

(汪琰彦)

第八节　支气管哮喘

支气管哮喘(简称哮喘),是呼吸道常见疾病,是由多种细胞及细胞因子参与的慢性气道炎症,常伴随气道反应性增高,导致反复发作的喘息、气促、胸闷和(或)咳嗽等症状,多发生在夜间和(或)凌晨,常伴有广泛而多变的气流阻塞,可以自行或通过治疗而逆转。

哮喘是发达国家中发展最快、受累人群最多的公共健康问题之一。目前,全世界共有约1.5亿哮喘患者,我国哮喘患病率也有逐年增加的趋势。2002年全国哮喘会议公布的上海、北京、沈阳及广东等地的流行病学资料显示,全国共有 1000 万～2000 万哮喘患者,其中以儿童和青壮年居多。

一、病因

（一）遗传因素

哮喘是一种具有复杂性状和多基因遗传倾向的疾病,其主要特征有外显不全显性遗传、遗传异质化、多基因遗传、协同作用等。这些现象解释了哮喘发病与某一组群体中发现的遗传连锁相关,而在另一个不同的群体中则不能发现。

（二）变应原

目前认为哮喘最重要的激发因素可能是吸入变应原,有室内和室外两种。屋螨是最常见的,危害最大的室内变应原,主要有屋尘螨、粉尘螨、宇尘螨和多毛螨。蟑螂为亚洲国家常见的室内变应原,尤其在阴暗潮湿和通风不良的地方。真菌亦是存在于室内空气中的变应原之一,花粉与草粉是最常见的引起哮喘发作的室外变应原,本草植物常引起春季哮喘,而禾本植物常引起秋季哮喘。

引起职业性哮喘的常见变应原有谷物粉、面粉、木材、饲料、茶、咖啡豆、蚕、鸽子、蘑菇、抗生素、异氰酸盐、松香、活性染料等。

（三）促发因素

呼吸道病毒感染与哮喘发作密切相关。病毒参与哮喘发病的过程,婴儿期使患者获哮喘表型,在继后的发病中,病毒又成为诱发因素。

吸烟和大气污染是重要的哮喘促发因子。围产期胎儿的母体和体外环境,可以增加出生后变态反应和哮喘发病的可能性。另外,剧烈运动、气候转变、吸入冷空气和蒸馏水雾滴、精神因素等均可诱发哮喘。

二、发病机制

哮喘的发病机制复杂,而且目前还未完全阐明。主要认为是一些环境因素作用于易感个体,通过 T 细胞、嗜酸性粒细胞、肥大细胞等释放细胞因子和炎症介质,作用于气道产生炎症和气道高反应性。反复的炎症刺激及细胞因子和炎症介质的作用,气道产生不完全修复,引起气道上皮下基底膜网状结构增厚和纤维化、细胞外基质沉积增多、平滑肌增生肥厚等结构的变化,即发生气道重构。目前认为气道重构是临床上慢性持续性哮喘气流阻塞加重及气流阻塞不可逆性的重要原因。

哮喘是一类炎症性疾病,已得到广泛共识,主要基于以下现象:气道炎症是所有类型哮喘的共同病理基础;气道炎症存在于哮喘的所有阶段;症状和气道高反应性的物质基础是炎症;哮喘可通过抑制炎症而得到控制。炎症除引起气道高反应性外,反复发作的炎症还可导致气道的不完全性修复,如气道基底膜增厚、平滑肌增生等,并最终使气道重构。

过去认为,参与哮喘发病的细胞,主要是嗜酸性粒细胞和肥大细胞,后来发现 Th2 细胞也在其气道中起重要作用,并且有 Th1/Th2 平衡失调理论。当 Th2 细胞占优势时,通过分泌 IL-4 而调控 B 淋巴细胞生成 IgE,IgE 作用于嗜酸性粒细胞和肥大细胞并使之致敏。后者一旦再次接触同种抗原,即可产生炎症介质释放的链式反应,此为"T 细胞调控 IgE 依赖"机制。另外,Th2 细胞还可通过释放的多种细胞因子如 IL-4、IL-5、IL-3、IL-13 等,直接引起各种炎症细胞聚集和激活,从而促发炎症反应和迟发型变态反应,此为"T 细胞调控非 IgE 依赖"机制。

最近的研究认为,巨噬细胞、树突状细胞、中性粒细胞、气道上皮细胞、平滑肌细胞、成纤维细胞也参与哮喘的疾病过程。

除上述细胞因素,气道的神经调节机制也和哮喘发病有关。气道的神经调节除经典的胆碱能和肾上腺能神经系统外,还存在着非胆碱能、非肾上腺能神经系统。后者分泌一些神经肽类,引起支气管平滑肌收缩、黏液过度分泌、血管通透性增强,加重了炎症过程。

气道炎症、气道高反应性和气道重构均可导致气道狭窄,发生哮喘。哮喘早期产生的气道狭窄,主要由于气道平滑肌收缩和黏膜水肿所致,很少有发现器质性改变,气道狭窄也有较大的可逆性。如哮喘未得到控制而持续发展时,黏膜水肿加重,并由于炎症细胞聚集,黏液分泌亢进,渐成慢性黏液栓,此时哮喘的临床表现持续且不能完全缓解。当病情进一步发展,即会出现支气管平滑肌肥大,气道上皮下纤维化及气道重构,乃进入不可逆阶段。

三、临床表现及诊断

(一)症状

哮喘发作的典型表现为发作性的咳嗽、喘鸣、胸闷、以呼气相为主的呼吸困难。一般不伴有咳痰,但在哮喘症状趋于缓解时可出现咳痰,多为白色黏痰,质稠,可呈米粒状或黏液状。哮喘发作症状轻时仅有胸部紧迫感,持续数分钟。重者则极度呼吸困难,甚或可出现呼吸衰竭,需要机械通气支持,有时症状可持续数周甚至更长时间。

当患者仅以发作性咳嗽为唯一的临床表现时,常被误诊为支气管炎,需要经过气道反应性测定等检测,才能诊断为哮喘,此即所谓咳嗽变异性哮喘。有些青少年患者以运动时出现胸闷、气急为唯一表现。个别女性在月经前或期间出现哮喘发作或哮喘症状加重。这些特殊情况在临床工作中均需重视。

(二)体征

哮喘发作的典型体症是呼吸困难,同时出现并且同时消失的呼气相延长、伴呼气相哮鸣音。一般说来,哮鸣音与支气管痉挛或狭窄呈正相关,音调越高,支气管痉挛或狭窄越严重,症状也越严重。部分危重患者气道几乎完全阻塞,气流严重受限,哮鸣音反而消失,此时呼吸音也极弱,即出现所谓"沉默肺"。

哮喘发作期与哮鸣音同时存在的体征还有肺过度充气现象,如桶状胸、叩诊过清音、触觉语颤及呼吸音减弱等。病情严重时可有紫绀、呼吸辅助肌和胸锁乳突肌收缩增强,并由于胸内压增高、外周血回流受限制,出现呼气相颈静脉怒张、奇脉等。

(三)诊断标准

2003年中华医学会颁布的《支气管哮喘防治指南》中,诊断标准为:

1.反复发作喘息、气急、胸闷或咳嗽,多与接触变应原、冷空气、物理、化学性刺激、病毒性上呼吸道感染、运动等有关。

2.发作时双肺可闻及散在或弥漫性,以呼气相为主的哮鸣音,呼气相延长。

3.上述症状可经治疗缓解或自行缓解。

4.其他疾病所引起的喘息、气急、胸闷和咳嗽除外。

5.临床表现不典型者(如无明显喘息或体症)应至少具备以下一项试验阳性:①支气管激发试验或运动试验阳性;②支气管舒张试验阳性即一秒钟用力呼气容积(FEV_1)增加15%以上,且FEV1增加绝对值>200ml;③最大呼气流量(PEF)日内变异率或昼夜波动率≥20%。

符合1~4条或4、5条者,可以诊断为支气管哮喘。

（四）病情严重程度分级

哮喘患者的病情严重程度分级应分为三个部分,即治疗前、治疗期间和急性发作时的严重程度分级判断。

1.治疗前哮喘病情严重程度的分级　包括新发生的哮喘患者和既往已诊断为哮喘而长时间未应用药物治疗的患者。

2.根据临床控制状况对哮喘分类　分为控制、部分控制、未控制。

3.哮喘急性发作时病情严重程度的分级　哮喘急性发作是指喘息、气急、咳嗽、胸闷等症状突然发生,或原有症状急剧加重。其主要表现是呼吸困难,以呼气量降低为其特征,常因接触变应原等刺激物,偶或因治疗不当等所致。其严重程度不一,病情加重可在数小时或数天内出现,偶尔可在数分钟内危及生命,故应对病情做出正确评估,以便给予及时有效的紧急治疗。

四、治疗与护理

（一）治疗

哮喘虽然目前尚无根治方法,但以抑制气道炎症为主的适当治疗,通常可以使病情得到控制。

1.哮喘的治疗原则　哮喘治疗有两个重点,即强调早期治疗和长期治疗。哮喘的有效干预越早,气道重构越不容易发生。由于哮喘的气道炎症长期存在,在有些患者中甚至伴随其一生,所以哮喘需要长期治疗。长期治疗方案的选择基于其在治疗人群中的疗效及其安全性,以患者的病情严重程度为基础,并根据病情控制变化而增减（升级或降级）的阶梯治疗原则选择治疗药物。

2.哮喘急性发作时的治疗　若患者对起始治疗的反应差或症状恶化很快,或患者存在可能发生死亡的高危因素,应按下一个更为严重的级别治疗。

3.哮喘常用药物治疗　哮喘治疗的常用药物有糖皮质激素、β_2 受体激动剂、茶碱类、抗胆碱能药物、白三烯调节剂。

（1）糖皮质激素:糖皮质激素是最有效的抗变态反应的药物,其作用机制包括干扰花生四烯酸代谢,减少白三烯和前列腺素的合成;抑制嗜酸性粒细胞的趋化与活化;抑制细胞因子的产生;给药途径包括吸入、口服、静脉给药。吸入糖皮质激素是长期治疗持续性哮喘的首选药物,目前吸入的糖皮质激素有二丙酸倍氯米松（BDP）、布地奈德（BUD）、丙酸氟替卡松,三者的每天剂量和换算关系见表8-3。

表 8-3　常用吸入糖皮质激素的每天剂量（μg）与换算关系

药物	低剂量	中剂量	高剂量
二丙酸倍氯米松	200~500	500~1000	>1000
布地奈德	200~400	400~800	>800
丙酸氟替卡松	100~250	250~500	>500

（2）β_2 受体激动剂:β_2 受体激动剂分短效与长效两种。短效 β_2 受体激动剂通常在数分钟内起效,疗效持续数小时,是缓解轻度和中度急性哮喘症状的首选药物,有沙丁胺醇每次吸入 100~200μg 或特布他林每次吸入 250~500μg,必要时每 20min 重复一次,1h 后疗效不满意者,应向医生咨询或看急诊。长效 β_2 受体激动剂有福莫特罗和沙美特罗,适用于哮喘的预防和持续期的治疗,尤其对于夜间哮喘和运动诱发哮喘。福莫特罗推荐剂量为 50μg,每天吸入 2 次,福莫特罗起效迅速,可按需用于哮喘急性发作时的治疗。

（3）茶碱：茶碱具有舒张支气管平滑肌、强心、利尿、扩张冠状动脉、兴奋呼吸中枢和呼吸肌等作用。口服给药包括氨茶碱和茶碱控释剂，一般不单独用于治疗哮喘，常与糖皮质激素联用。但与β_2受体激动剂联用时易出现心率增快和心律失常等，应注意。

（4）抗胆碱能药物：吸入抗胆碱能药物通过降低迷走神经张力而舒张支气管，其舒张支气管的作用比β_2受体激动剂弱，起效慢，但可长期给药，对老年人疗效不低于年轻人。常用药物有异丙托溴铵、溴化氧托品等。

（5）白三烯调节剂：白三烯调节剂包括半胱氨酰白三烯受体拮抗剂和5-脂氧化酶抑制剂如齐留通，目前国内应用的主要是半胱氨酰白三烯受体拮抗剂。该药主要与糖皮质激素联用，可减少吸入糖皮质激素的剂量并提高其疗效，尤其适用于阿司匹林过敏哮喘和运动性哮喘患者的治疗。常用口服给药包括：扎鲁司特20mg，每天2次；孟鲁司特10mg，每天1次。

4.哮喘治疗的目标及控制标准

（1）哮喘治疗的目标：①有效控制急性发作症状，并维持最轻的症状，甚至无任何症状。②防止哮喘加重。③尽可能使肺功能维持在接近正常水平。④保持正常活动（包括运动）的能力。⑤避免哮喘药物的不良反应。⑥防止发生不可逆的气流受限。⑦防止哮喘死亡，降低哮喘病死率。

（2）哮喘控制标准：①最少（最好没有）慢性症状，包括夜间症状。②哮喘发作次数减至最少。③无需因哮喘而急诊。④最少按需使用β_2受体激动剂的量（或最好不需要）。⑤没有活动（包括运动）限制。⑥PEF昼夜变异率＜20％。⑦PEF正常或接近正常。⑧最小的或没有药物不良反应。

（二）护理

1.护理诊断：低效性呼吸形态

相关因素：气道变应性炎症和高反应性、支气管痉挛有关。

护理目标：呼吸困难缓解，呼吸频率、幅度在正常范围，哮鸣音消失。

护理措施：

（1）评估患者呼吸困难程度、呼吸频率、节律、深度、呼吸音性质。

（2）患者应取半坐卧位，胸部尽量向前倾。亦可伏于床或桌上，以利于呼吸肌的运动。

（3）根据病情测定血气分析，随时调整给氧浓度，使氧分压提高到10.4kPa（80mmHg）以上。

（4）经鼻导管或面罩吸氧，氧流量2～5L/min，若呼吸困难严重，有胸闷、气急、紫绀等症状者，经血气分析示动脉氧分压（8.0kPa（60mmHg），可考虑经口/鼻插管行机械呼吸，以改善通气，提高血氧分压。

（5）根据症状的轻重程度以及分级情况，参照哮喘治疗方案，按医嘱给药。在使用雾化剂时，要教会患者正确掌握雾化器、干粉吸入器及定量吸入器的操作方法，如使用后症状未改善，应检查患者吸入技术是否正确；不能正确使用的患者，可采用储雾器，将喷出的气雾先储存在储雾器内，经多次呼吸后吸尽药液。在应用茶碱类药物氨茶碱静推时，须稀释后缓慢静注或静滴，边推注边仔细观察，以免引起心动过速、心律不齐，甚至心脏骤停等不良反应。

（6）呼吸极度困难往往会引起患者恐惧心理，更进一步加重呼吸困难，需进行心理安慰、诱导和劝说，减轻恐惧心理，稳定情绪。

（7）指导患者学会做噘嘴呼吸及腹式呼吸。

2.护理诊断：气道清除无效

相关因素：黏液分泌过多，无效咳嗽，体力下降有关。

护理目标：患者能有效咳嗽，咳痰通畅，痰量减少。

护理措施：

(1)保持室内空气新鲜,温度20～22℃,湿度60％～70％为宜。

(2)评估痰的性状、量、色、气味。

(3)监测每天液体摄入量,每天进水2000ml左右。

(4)教会患者有效咳嗽,但切忌叩背,否则会加重支气管痉挛。

(5)必要时气雾治疗,即湿化和喷雾治疗,雾化器将溶液喷雾成微粒,当细小微粒吸入肺组织后直接接触气管或支气管黏膜,稀释气管内分泌物,顺利排痰。

3.PC:低氧血症

(1)监测生命体征及呼吸系统评估,定时血气分析,给予机械呼吸,根据病情调节呼吸机参数,纠正缺氧。

(2)用支气管扩张药物,早期应用激素。

(3)控制感染,根据痰培养药敏结果,客观地选用抗生素。

(4)纠正酸碱平衡失调。

(5)改善微循环。

(6)营养支持。

(三)哮喘的教育与管理

对哮喘患者进行教育和管理是哮喘防治工作中十分重要的组成部分,通过哮喘教育可以显著地提高患者对于疾病的认识,更好地配合治疗和预防,提高患者防治依从性,达到减少患者哮喘发作次数,维持病情稳定,提高生活质量并减少总的医疗费用的目的。哮喘教育含初级教育和长期管理两个内容。

1.初级教育的内容

(1)使患者相信通过长期、规范的治疗,可以有效地控制哮喘。

(2)了解诱发哮喘的各种因素,结合每位患者的具体情况,找出具体的促发因素,以及避免诱因的办法,如减少过敏原吸入,避免剧烈运动,忌用可以诱发哮喘的药物等。

(3)初步了解哮喘的发病机理。

(4)熟悉哮喘发作先兆表现及相应处理办法。

(5)了解峰流速仪的测定和记录方法,鼓励患者记录哮喘日记。

(6)学会在哮喘发作时进行简单的紧急自我处理方法。

(7)初步了解常用药物的作用特点、正确用法,并了解各种药物的不良反应及如何减少、避免这些不良反应。

(8)正确掌握使用各种定量雾化吸入装置的技术。

(9)知道什么情况下应去医院就诊或看急诊。

(10)了解心理因素在哮喘发病和治疗中的作用,初步运用心理调试技术。

2.长期管理的目标

(1)使哮喘患者对防治措施具有良好的依从性。

(2)尽可能控制、消除有关症状,包括夜间的症状。

(3)预防、控制哮喘发作,到医院就诊的次数达到最低限度。

(4)保证患者能参加正常活动,包括体育活动,将因病误工、误学时间减少到最低限度。

(5)使肺功能尽可能接近正常水平。

(6)少用或不用短效β_2激动剂。

（7）使药物不良反应发生率降至最低,最好是无不良反应。

（8）尽量使哮喘患者不发生不可逆性气流受限。

（9）减少哮喘患者发生猝死的几率。

附1　雾化吸入疗法

雾化吸入治疗又称气溶胶吸入疗法,是将水分和药物混合成气溶胶的液体微滴或固体微粒,应用特别的气溶胶产生装置从而使其被吸入并沉积于呼吸道和肺泡靶器官,以达到治疗哮喘、改善症状的目的。

【雾化装置】

在治疗的过程中,雾化装置起着十分重要的作用。根据雾化装置的不同,可将其分为雾化器、干粉吸入器、定量吸入器（MDI）三种。

1.定量吸入器　MDI是目前雾化吸入治疗中应用最广泛的吸入装置,其驱动力是氯氟碳（CFC）,常称氟利昂。MDI产生的气溶胶在正确吸入后,只有小部分（约10%）的药物达到肺内的作用部位,80%左右撞击于口咽部,9.8%留存于气雾装置内。撞击在口咽部的药物吞咽后,在血液中被稀释,如β_2受体激动剂;或由肝脏代谢而失活,如糖皮质激素;或经胃肠道排出体外,如色甘酸钠。

MDI的优点:便于携带,随时可用,价廉,不用消毒,因而在过去几十年中得到广泛的成功应用,但其疗效与正确掌握吸入技术密切相关。正确的吸入方法为:

（1）摘下喷嘴盖,摇晃吸入器;

（2）呼气至残气位;

（3）将喷嘴放入口内,紧闭双唇,在开始吸气的同时按下吸入器顶部将药喷出,做慢（0.5L/s）而深的吸气,直至肺总量;

（4）吸气末屏气约10s;

（5）缓慢呼气,此后正常呼吸。若病情需要,可在休息2min后重复1次上述全过程。最后将喷嘴盖套回喷嘴口。

MDI的主要缺点:患者不能正确和协调地完成吸气及喷药的动作,尤其对于老人和儿童患者。肺活量严重减少的患者吸入到下呼吸道的药量大为减少,也会影响疗效。储雾器作为喷嘴的延伸,可以克服以上一些不足。使用时,药物先喷入储雾器内,随后患者吸入储雾器内的空气和药物,这样就避免了喷药与吸药的不同步。气雾到达患者体内时,速度变慢,雾粒变小,从而减少了药物微粒在口咽部的沉积,提高了疗效,减少了不良反应。

2.干粉吸入器　干粉吸入器的驱动力来自患者的吸气,故不需要使用喷药动作,但需要较高的吸气流量。病情严重的患者或小儿因为最大吸气压力低,会影响到吸入效果。

3.雾化器　按驱动装置的不同,雾化器又分为挤捏式、喷射式、泵式和超声雾化器,其中以喷射式雾化器及超声雾化器最为常见。

（1）喷射式雾化器:属于气动雾化装置,由压缩空气或氧气作为驱动力。当高速气流通过细孔喷嘴时,由于venturi效应,高速气流周围会产生负压,再由于bermoulli的作用,雾化液从毛细管被吸引进入气流中。雾化液经高速气流的粉碎,在表面张力的作用下形成雾滴,其中大的颗粒占90%以上。小的雾滴被吸入呼吸道,大的雾粒撞击在挡板上又回到雾化器上重新雾化。

（2）超声雾化器:属于电动雾化装置,所需能量来源于压电晶片高速震荡产生的能量。其振荡频率为1～3MHz,气溶胶雾粒直径大小与振荡频率成反比。振荡越强,产生的雾粒越多越细。超声雾化器产生的气雾量比喷射式雾化器多,但产生的雾粒较大（3.7～10.5μm）,在肺内的沉降率为2%～12%。

【雾化吸入疗法】

应根据病情需要,合理选用适宜而有效的雾化吸入方式,必要时联用有效的药物,可以提高雾化吸入的效果。

病情危重的支气管哮喘和慢性阻塞性肺疾病伴呼吸衰竭的患者,因为其支气管痉挛、气道炎症及分泌物引起气道阻力增加,肺进一步充气过度,致使深吸气量显著减少,呼吸浅促,患者无法配合有效地使用MDI 治疗。此时应采用带定量吸入储雾器或喷射式雾化器串联于呼吸机进入患者吸入的通气管道中,进行无创(经鼻或经口鼻面罩)或有创(气管插管或气管切开)机械通气雾化吸入。

一般先用 β_2 受体激动剂和抗胆碱能阻断药,隔 15～20min 后再吸入糖皮质激素或祛痰剂。应注意 β_2 受体激动剂吸入过量可引起低钾、心率加速和心律失常等不良反应。而抗胆碱能阻断药几乎无不良反应,故可反复多剂量使用,以便尽快舒张支气管,改善通气功能。

若无条件进行机械通气,可采用定量吸入器,配合简易呼吸器进行经口鼻面罩辅助通气雾化吸入治疗。对一些年老体弱或呼吸功能明显受损的患者,宜以慢而深且吸气后停顿的腹式呼吸方式,采用喷射式雾化器吸入治疗。对于轻、中度哮喘或呼吸功能稍差者,常用 MDI 吸入疗法,必要时加用储雾器吸入。

(徐　玲)

第九节　肺癌

原发性支气管肺癌,简称肺癌,起源于支气管黏膜或腺体,是当前世界各地最常见的肺部原发性恶性肿瘤。常有区域性淋巴结转移和血行播散。早期以刺激性咳嗽、痰中带血等呼吸道症状多见,病情进展速度与细胞生物学特性有关。发病年龄一般自 50 岁后迅速上升,在 70 岁达高峰,70 岁后略有下降。

一、病因与发病机制

迄今尚未完全明确,但认为其发病与以下因素有关。

1.吸烟　肺癌与吸烟有着密切的关系,约 3/4 肺癌患者有吸烟史,烟叶中含焦油、苯并芘等致癌物质。

2.职业致癌因子　如石棉、无机砷化合物、铬、镍等。

3.大气污染。

4.电离辐射　自然界、医疗、工矿产生的辐射线。

5.饮食与营养　与抑制肺癌发病有关的维生素缺乏或不足,包括维生素 A、维生素 B、维生素 C、维生素 E 等易发生肺癌。

6.其他　个体的内在因素如免疫状态、代谢活动、遗传因素、肺部慢性感染等可能对肺癌的发病有影响。

二、分类

1.按解剖部位分类　①中央型肺癌:段支气管以上至主支气管的癌肿。②周围型肺癌:段支气管以下的癌肿。

2.按组织学分类

(1)鳞状上皮细胞癌(鳞癌):是最常见的类型,约占 50%,多见于 50 岁以上男性,与吸烟关系密切。以中央型多见,生长缓慢,转移晚,病程较长,手术切除的机会相对多;但对放射治疗、化学药物治疗不敏感。

（2）小细胞未分化癌（小细胞癌）：是肺癌中恶性程度最高的一种，发病年龄轻，多为中央型肺癌。癌细胞生长快，侵袭力强，远处转移早，在各类肺癌中预后最差。放疗化疗均敏感。

（3）大细胞未分化癌（大细胞癌）：此型甚少见，可发生在肺门附近或肺边缘的支气管。预后很差，常发生脑转移后才被发现。

（4）腺癌：女性多见，与吸烟关系不大，多生长在肺边缘，多呈周围型。早期一般没有症状，多为 X 线发现（球型病变）。生长较缓慢，血行转移早，淋巴转移晚；对放疗、化疗敏感性低。

三、护理评估

（一）致病因素

在询问肺癌患者的健康史时，应重点注意：

1.患者的年龄、性别，以 40 岁以上的男性为重点。

2.患者的吸烟史，应包括吸烟时间、吸烟量及有无戒烟。

3.患者是否经常暴露在危险因子中，如石棉、无机砷化合物、铬、镍等化学物质及患者的居住环境。

4.患者是否患有慢性支气管炎或其他呼吸系统慢性疾病。

（二）身体状况

1.由原发肿瘤引起的症状

（1）咳嗽：为最常见的早期症状，多为刺激性干咳或少量黏痰，继发感染时痰量增多。

（2）咯血：多为痰中带血或间断血痰。

（3）呼吸困难：肿瘤引起支气管狭窄或阻塞，或转移至胸膜，产生大量胸腔积液。

（4）喘鸣：肿瘤引起支气管部分阻塞，约 2% 患者出现局限性喘鸣。

（5）体重下降：肿瘤发展到晚期，患者表现为消瘦或呈恶病质。

（6）发热：癌肿坏死可引起发热，多为低热，但多数发热是由于肿瘤引起的继发感染所致，抗生素效果不佳。

2.肿瘤局部扩散引起的症状

（1）胸痛：侵犯胸膜、肋骨和胸壁。

（2）呼吸困难：肿瘤压迫大气道，可出现吸气性呼吸困难。

（3）咽下困难：癌肿侵犯或压迫食管引起咽下困难。

（4）声音嘶哑：癌肿直接压迫或转移至纵隔淋巴结肿大后压迫喉返神经所致。

（5）上腔静脉阻塞综合征：癌肿侵犯纵隔，压迫上腔静脉所致。

（6）Horner 综合征：位于肺尖部的肺癌称上沟癌，压迫颈部交感神经，可引起病侧眼睑下垂、瞳孔缩小、眼球内陷，同侧额部与胸壁无汗或少汗，即为 Horner 综合征。

3.由癌肿远处转移引起的症状

（1）肺癌转移至脑、中枢神经系统——颅高压，头痛、呕吐、脑疝。

（2）转移至骨骼——疼痛及压痛。

（3）转移至肝——肝大、肝区痛、黄疸、腹水、厌食。

（4）肺癌转移至淋巴结——淋巴结肿大。

4.癌肿作用于其他系统引起的肺外表现（副癌综合征）

（1）肥大性肺性骨关节病杵状指（趾）。

（2）男性乳房发育：分泌促性腺激素所致。

(3)Cushing 综合征:分泌促肾上腺皮质激素样物所致。

(4)稀释性低钠血症:分泌抗利尿激素所致。

(5)神经肌肉综合征:肌力下降(重症肌无力)、小脑运动失调、眼球震颤、精神错乱。

(6)高钙血症:肺癌可因转移而致骨骼破坏,或由异源性甲状旁腺样激素引起。

(三)辅助检查

1.影像学检查　包括胸片、CT、磁共振(MRI)等。

2.痰脱落细胞检查　阳性率70%～90%,多次、深部咳出、新鲜痰液、立即送检。

3.纤维支气管镜检　通过支气管镜可直接窥察支气管内膜及管腔的病理变化情况。中央型可直接窥视、活检、刷检;阳性率可达到80%～90%,表现为管腔阻塞、隆突增宽等;周围型无法窥视,可行经纤支镜肺活检。

4.其他　如组织活检、放射性核素扫描、剖胸探查等。

(四)心理社会状况

肺癌患者在发病的不同阶段和时期可有不同的心理反应,同时可因患者的文化程度、年龄、性别、社会地位、家庭背景不同而对肿瘤产生不同的应对方式。

(五)治疗要点

1.手术治疗　非小细胞肺癌Ⅰ期和Ⅱ期的患者应以治愈为目标的手术切除治疗。小细胞肺癌在局限期应先做化疗和放疗,再有选择地进行手术。术前应行肺功能测定,若用力肺活量(FVC)>2L,1s用力呼气率(FEV$_1$%)>50%,最大每分钟通气量(MVV)>50%,应考虑手术。手术效果:鳞癌>腺癌>大细胞癌>小细胞癌。

2.化疗　小细胞肺癌首选化疗,近年报道缓解率达50%～90%。非小细胞肺癌缓解率<20%。

3.放疗　一般为姑息治疗,少数可根治(4%),未分化癌最敏感,鳞癌次之,腺癌最差。适应:①拒绝手术或有手术禁忌证;②小细胞未分化癌;③配合手术(术前后照射);④已有远处转移的晚期患者。

4.其他　如免疫治疗、中医中药治疗等。

四、护理诊断/医护合作解决的问题

1.焦虑、抑郁　与对肿瘤、手术及预后担心有关。

2.营养失调:低于机体需要量　与肿瘤导致消耗增加、食欲下降等有关。

3.疼痛　与胸部手术有关。

4.气体交换受损　与肺组织切除、通气/血流比例失调有关。

5.清理呼吸道无效　与术后疼痛、咳嗽无力、分泌物多等有关。

6.躯体移动障碍　与疼痛、神经肌肉的损伤、体位受限有关。

7.体液过多或体液过少　与术后补液过多、过快或补液过少有关。

8.潜在的并发症　呼吸功能不全、肺水肿、肺栓塞、心律不齐等。

五、护理目标

1.术前

(1)患者无呼吸道感染。

（2）以良好的生理和心理状况接受手术。

2.术后

（1）患者保持呼吸道畅通。

（2）疼痛减轻,增进舒适。

（3）维持循环稳定。

（4）早期进行功能锻炼。

（5）无术后并发症出现。

（6）主动配合手术的治疗和护理。

六、护理措施

（一）生活护理

维持良好的进食环境及口腔清洁以增进食欲。提供高蛋白、高热量、高维生素食物,鼓励患者摄取足够的水分,必要时遵医嘱给予白蛋白等静脉输入。

（二）治疗配合及病情观察

1.术前护理

（1）改善肺功能,预防术后感染:鼓励患者戒烟,指导患者有效咳嗽,深呼吸,必要时采用支气管镜吸痰。鼓励患者摄取足够的水分以稀释痰液。肺部感染者遵医嘱使用抗生素。注意口腔卫生,若有龋齿或上呼吸道感染应先治疗。

（2）术前指导

1）指导患者练习腹式深呼吸、有效咳嗽。

2）指导患者练习床上大、小便。

3）教会患者使用深吸气训练器。

4）指导患者进行腿部运动避免血栓形成。

5）介绍胸腔闭式引流的相关知识。

6）告知患者术后第1～2d要经常被叫醒做各种运动,尽量利用短暂时间间隔休息。

2.术后护理

（1）术后即刻护理

1）评估患者麻醉恢复情况:开胸手术患者采用全麻,术后回到病房后注意患者的意识状态,未清醒的患者采取去枕平卧或头偏向一侧,以防止呕吐、误吸。

2）密切观察生命体征:监测患者的体温、血压、脉搏、呼吸情况。胸部手术后常会引起呼吸功能及循环功能不良的情况。观察有无收缩压降低、脉搏增快、呼吸困难、发绀等情况。术后2～3h,每15min测量生命体征1次,脉搏和血压稳定后改为30min至1h测量1次。

3）评估伤口及引流情况:检查伤口敷料,注意有无出血现象。敷料保持完整与密闭,检查有无出血现象,检查伤口附近皮肤有无皮下气肿现象。正确固定胸腔闭式引流装置,观察引流是否通畅。

4）给氧,观察患者的血氧饱和度及血气分析。

（2）术后一般护理

1）维持生命体征平稳:术后24～36h会有血压的波动,密切注意血压变化,注意有无呼吸困难征象。

2）保持呼吸道通畅,防止肺不张及肺部感染。气管插管拔除前,及时吸痰,保持呼吸道通畅。术后第

1d 每 1～2h 鼓励患者深呼吸、吹气球、深吸气训练器,促使肺膨胀。鼓励患者咳嗽咳痰,促进痰液排出。拔除胸腔闭式引流管后,鼓励患者尽早下床活动。

3)合适体位:麻醉未清醒予去枕平卧位,头侧向一边。生命体征平稳予半卧位。肺叶切除者,取侧卧位或仰卧位,但病情较重者或呼吸功能较差者,避免健侧卧位。全肺切除者,仰卧位或 1/4 侧卧位,避免完全侧卧位。若有血痰或支气管瘘者,取患侧卧位并通知医师。避免垂头仰卧位。每 1～2h 更换体位 1 次,加强皮肤护理。

4)减轻疼痛,增进舒适:倾听患者诉说,评估疼痛。协助患者采取舒适的卧位。妥善固定引流管。遵医嘱使用镇痛药。使用镇痛泵者注意观察效果及副作用,观察呼吸、血压的变化。非药物措施减轻疼痛。

5)维持体液平衡,补充营养:严格控制输液的量及速度。全肺切除者记录出入液量。术后 6h 可试饮水。术后第 1d 予清淡流食、半流食;第 2d 给予普食,高蛋白、高热量、丰富维生素、易消化饮食。

6)活动与休息:鼓励患者早期下床活动。促进手臂和肩膀的运动。

7)做好胸膜腔闭式引流的护理。按照胸腔闭式引流常规进行护理。定时挤压胸管,维持引流管通畅。全肺切除术后胸管一般处于钳闭状态。可酌情放出适量的气体和液体。术后 24～72h 无气体引流出、引流液<50ml/24h,拍胸片肺复张良好,可拔管。

8)术后并发症的观察:肺癌术后常见的并发症有肺不张及肺炎、张力性气胸、支气管胸膜瘘、肺水肿等。术后密切观察病人有无呼吸困难、发热等情况。较大范围肺不张时,气管及心脏向患侧移位,张力性气胸移向对侧。支气管胸膜瘘常发生于术后 7d 以后,病人有发热、刺激性咳嗽、脓性痰。全肺切除术后静脉输液速度不宜过快,以每分钟 2ml 为宜,以免引起肺水肿。

3.化疗病人的护理

(1)护士应了解药物的作用与毒副作用,并对患者做详细的说明。

(2)安全用药,选择合适的静脉,注射过程中严禁药物外渗。

(3)密切观察和发现药物的不良反应,及时给予处理。

1)评估患者应用化疗药物后机体是否产生毒性反应,严重程度如何。

2)恶心呕吐的护理:患者出现恶心呕吐时,嘱家属不要紧张,以免增加患者的心理负担,减慢药物滴注速度,并遵医嘱给予止吐药物,以减轻药物反应;化疗期间进食较清淡的饮食,少食多餐,避免过热、粗糙的刺激性食物,化疗前后 2h 内避免进食;患者感恶心时,嘱患者做深呼吸,或饮少量略带酸性的饮料,有助于抑制恶心反射;如化疗明显影响进食,出现口干、皮肤干燥等脱水表现,应静脉补充水电解质及营养。

3)骨髓抑制的护理:检测患者的白细胞,当白细胞总数降至 $3.5 \times 10^9/L$ 或以下时应及时通知医师;当白细胞总数降至 $1.0 \times 10^9/L$ 时,遵医嘱使用抗生素预防感染,并嘱患者注意预防感冒,做好保护性隔离。

4)口腔护理:应用化疗药物后患者唾液腺分泌减少,易致牙周病和口腔真菌感染,嘱患者不要进食较硬的食物,用软毛牙刷刷牙,并用盐水漱口。

5)其他不良反应:对患者化疗后产生脱发,向患者解释,停药后毛发可以再生,消除患者的顾虑;色素沉着等反应影响患者做好解释和安慰工作。

(三)心理护理

加强与患者的沟通,耐心倾听患者诉说。向其介绍手术医师及护理的技术力量,介绍手术的相关知识,讲解术后可能出现的不适、并发症及应对方法。动员家属给予患者心理和经济上的支持。介绍成功病例鼓励其与之交谈。

(四)健康教育

1.给予患者及家属心理上的支持,使之正确认识肺癌,增强治疗的信心,维持生命质量。

2.督促患者坚持化疗,告知患者出现呼吸困难、疼痛加重时及时就医。

3.指导患者加强营养,合理安排活动,避免呼吸道感染以调整机体抵抗力,增强抗病能力。

七、护理评价

1.患者顺利地接受各项检查和治疗。

2.维持呼吸道的通畅。

3.术侧手臂活动恢复正常范围。

4.获得足够的营养和水分。

5.无术后并发症出现。

6.患者及家属获得精神支持。

(徐　玲)

第十节　呼吸衰竭

呼吸衰竭指各种原因引起的肺通气和(或)换气功能严重障碍,以致在静息状态下亦不能进行维持足够的气体交换,导致低氧血症(伴或不伴)高碳酸血症,进而引起一系列的病理生理改变和相应的临床表现的一种综合征。其临床表现缺乏特异性,明确诊断有赖于动脉血气分析:在海平面、静息状态、呼吸空气条件下,动脉血氧分压($PaCO_2$)<60mmHg,伴或不伴二氧化碳分压($PaCO_2$)>50mmHg,并排除心内解剖分流和原发于心排血量降低等致低氧因素,可诊断为呼吸衰竭。

一、病因

呼吸系统疾病如严重呼吸系统感染、急性呼吸道阻塞性病变、重度或危重哮喘、各种原因引起的急性肺水肿、肺血管疾病、胸廓外伤或手术损伤、自发性气胸和急剧增加的胸腔积液,导致通气和(或)换气障碍;急性颅内感染、颅脑外伤、脑血管病变(脑出血、脑梗死)等直接或间接抑制呼吸中枢;脊髓灰质炎、重症肌无力、有机磷中毒及颈椎外伤等可损伤神经-肌肉传导系统,引起通气不足。上述各种原因均可造成急性呼吸衰竭。

二、分类

1.按动脉血气分析分类

(1)Ⅰ型呼吸衰竭:缺氧性呼吸衰竭,血气分析特点是 PaO_2<60mmHg,$PaCO_2$ 降低或正常。主要见于肺换气功能障碍疾病。

(2)Ⅱ型呼吸衰竭:即高碳酸性呼吸衰竭,血气分析特点是 PaO_2<60mmHg 同时伴有 $PaCO_2$>50mmHg。系肺泡通气功能障碍所致。

2.按发病急缓分为急性呼吸衰竭和慢性呼吸衰竭

(1)急性呼吸衰竭是指呼吸功能原来正常,由于多种突发因素的发生或迅速发展,引起通气或换气功能严重损害,短时间内发生呼吸衰竭,因机体不能很快代偿,如不及时抢救,会危及患者生命。

(2)慢性呼吸衰竭多见于慢性呼吸系统疾病,其呼吸功能损害逐渐加重,虽有缺 O_2,或伴 CO_2 潴留,但通过机体代偿适应,仍能从事个人生活活动,称为代偿性慢性呼吸衰竭。一旦并发呼吸道感染,或因其他原因增加呼吸生理负担所致代偿失调,出现严重缺 O_2、CO_2 潴留和酸中毒的临床表现,称为失代偿性慢性呼吸衰竭。

3.按病理生理分为

(1)泵衰竭:由神经肌肉病变引起;

(2)肺衰竭:是由气道、肺或胸膜病变引起。

三、发病机制

各种病因通过引起的肺通气不足、弥散障碍、通气/血流比例失调、肺内动-静脉解剖分流增加和氧耗增加 5 个机制,使通气和(或)换气过程发生障碍,导致呼吸衰竭。

1.肺通气不足　肺泡通气量减少,肺泡氧分压下降,二氧化碳分压上升。气道阻力增加、呼吸驱动力弱、无效腔气量增加均可导致通气不足。

2.弥散障碍　见于呼吸膜增厚(如肺水肿、肺间质病变)和面积减少(如肺不张、肺实变),或肺毛细血管血量不足(肺气肿)及血液氧合速率减慢(贫血)等。

3.通气/血流比例失调

(1)通气/血流＞正常:引起肺有效循环血量减少,造成无效通气。

(2)通气/血流＜正常:形成无效血流或分流样血流。

4.肺内动-静脉解剖分流增加　由于肺部病变如肺泡萎陷、肺不张、肺水肿、肺炎实变均可引起肺动脉样分流增加,使静脉血没有接触肺泡气进行气体交换,直接进入肺静脉。

5.机体氧耗增加　氧耗量增加是加重缺 O_2 的原因之一,发热、寒战、呼吸困难和抽搐均将增加氧耗量。

四、护理评估

(一)致病因素

询问患者或家属是否有导致慢性呼吸系统疾病,如慢性阻塞性肺疾病、重症肺结核、肺间质纤维化等;是否有胸部的损伤;是否有神经或肌肉等病变。

(二)身体状况

1.呼吸困难　是最早最突出的表现,表现为呼吸浅速,出现"三凹征",并 CO_2 麻醉时,则出现浅慢呼吸或潮式呼吸。

2.发绀　是缺氧的主要表现。当动脉血氧饱和度低于 90% 或氧分压＜50mmHg 时,可在口唇、指甲、舌等处出现发绀。

3.精神、神经症状　注意力不集中、定向障碍、烦躁、精神错乱,后期表现躁动、抽搐、昏迷。慢性缺氧多表现为智力和定向障碍。有 CO_2 潴留时常表现出兴奋状态,CO_2 潴留严重者可发生肺性脑病。

4.血液循环系统　早期血压升高,心率加快,晚期血压下降,心率减慢、失常甚至心脏停搏。

5.其他　严重呼衰对肝肾功能和消化系统都有影响,可有消化道出血,尿少,尿素氮升高,肌酐清除率下降,肾衰竭。

(三)实验室检查

1.动脉血气分析　呼吸衰竭的诊断标准是在海平面、标准大气压、静息状态、呼吸空气条件下,动脉血氧分压(PaO_2)<60mmHg,伴或不伴有二氧化碳分压($PaCO_2$)>50mmHg。单纯的 PaO_2<60mmHg 为Ⅰ型呼吸衰竭;若伴 $PaCO_2$>50mmHg,则为Ⅱ型呼吸衰竭。

2.肺功能检测　肺功能有助于判断原发疾病的种类和严重程度。

3.肺部影像学检查　包括肺部 X 胸片、肺部 CT 等有助于分析呼吸衰竭的原因。

(四)心理社会状况

呼吸衰竭的患者常因呼吸困难产生焦虑或恐惧反应。由于治疗的需要,患者可能需要接受气管插管或气管切开,进行机械通气,患者因此加重焦虑情绪。他们可能害怕会永远依赖呼吸机。各种监测及治疗仪器也会加重患者的心理负担。

(五)治疗要点

1.保持气道通畅　气道通畅是纠正缺 O_2 和 CO_2 潴留的先决条件。

(1)清除呼吸道分泌物。

(2)缓解支气管痉挛:用支气管解痉药,必要时给予糖皮质激素以缓解支气管痉挛。

(3)建立人工气道:对于病情危重者,可采用经鼻或经口气管插管,或气管切开,建立人工气道,以方便吸痰和机械通气治疗。

2.氧疗　急性呼吸衰竭病人应使 PaO_2 维持在接近正常范围;慢性缺氧患者吸入的氧浓度应使 PaO_2 在 60mmHg 以上或 SaO_2 在 90% 以上;一般状态较差的病人应尽量使 PaO_2 在 80mmHg 以上。常用的给氧法为鼻导管、鼻塞、面罩、气管内机械给氧。对缺 O_2 不伴 CO_2 潴留的病人,应给予高浓度吸氧(>35%),宜将吸入氧浓度控制在 50% 以内。缺 O_2 伴明显 CO_2 潴留的氧疗原则为低浓度(<35%)持续给氧。

3.机械通气　呼吸衰竭时应用机械通气的目的是改善通气、改善换气和减少呼吸功耗,同时要尽量避免和减少发生呼吸机相关肺损伤。

4.病因治疗　对病因不明确者,应积极寻找。病因一旦明确,即应开始针对性治疗。对于病因无特效治疗方法者,可针对发病的各个环节合理采取措施。

5.一般处理　应积极预防和治疗感染、纠正酸碱失衡和电解质紊乱、加强液体管理,保持血细胞比容在一定水平、营养支持及合理预防并发症的发生。

五、护理诊断/医护合作解决的问题

1.气体交换受损　与肺换气功能障碍有关。

2.清理呼吸道无效　与呼吸道分泌物黏稠、积聚有关。

3.有感染加重的危险　与长期使用呼吸机有关。

4.有皮肤完整性受损的危险　与长期卧床有关。

5.语言沟通障碍　与人工气道建立影响患者说话有关。

6.营养失调　低于机体需要量与摄入不足有关。

7.恐惧情绪　与病情危重有关。

六、护理目标

1.患者的缺氧和二氧化碳潴留症状得以改善,呼吸形态得以纠正。

2.患者在住院期间呼吸道通畅,没有因痰液阻塞而发生窒息。

3.患者住院期问感染未加重。

4.卧床期间皮肤完整,无压疮。

5.患者能认识到增加营养的重要性并能接受医务人员的合理饮食建议。

6.护士和患者能够应用图片、文字、手势等多种方式建立有效交流。

7.可以和患者进行沟通.患者焦虑、恐惧心理减轻。

七、护理措施

（一）生活护理

1.提供安静、整洁、舒适的环境。

2.给予高蛋白、高热量、丰富的维生素、易消化的饮食,少量多餐。

3.控制探视人员,防止交叉感染。

4.急性发作时,护理人员应保持镇静.减轻病人焦虑。缓解期病人进行活动,协助他们适应生活,根据身体情况,做到自我照顾和正常的社会活动。

5.咳痰患者应加强口腔护理,保持口腔清洁。

6.长期卧床患者预防压疮发生,及时更换体位及床单位,骨隆突部位予以按摩或以软枕垫起。

（二）治疗配合

1.呼吸困难的护理　教会有效的咳嗽、咳痰方法,鼓励病人咳痰,每日饮水在 $1500\sim2000\mathrm{ml}$,给予雾化吸入。对年老体弱咳痰费力的患者,采取翻身、叩背排痰的方法。对意识不清及咳痰无力的患者,可经口或经鼻吸痰。

2.氧疗的护理　不同的呼衰类型,给予不同的吸氧方式和氧浓度。Ⅰ型呼吸衰竭者,应提高氧浓度,一般可给予高浓度的氧($>50\%$),使 PaO_2 在 $60\mathrm{mmHg}$ 以上或 SaO_2 在 90% 以上;Ⅱ型呼吸衰竭者,以低浓度持续给氧为原则,或以血气分析结果调节氧流量。给氧方法可用鼻导管,鼻塞或面罩等。应严密观察给氧效果,如果呼吸困难缓解,心率下降,发绀减轻.表示给氧有效,如若呼吸过缓,意识障碍加重,表示二氧化碳潴留加剧,应报告医师,并准备呼吸兴奋药和辅助呼吸等抢救物品。

3.机械通气的护理　见急性呼吸窘迫综合征患者的护理。

4.酸碱失衡和电解质紊乱的护理　呼吸性酸中毒为呼衰最基本和最常见的酸碱紊乱类型。以改善肺泡通气量为主。包括有效控制感染、祛痰平喘、合理用氧、正确使用呼吸兴奋药及机械通气来改善通气,促进二氧化碳排出。水和电解质紊乱以低钾、低钠、低氯最为常见。慢性呼吸衰竭因低盐饮食、水潴留、应用利尿药等造成低钠,应注意预防。

（三）病情观察

1.注意观察呼吸频率、节律、深度的变化。

2.评估意识状况及神经精神症状.观察有无肺性脑病的表现。

3.昏迷患者应评估瞳孔、肌张力、腱反射及病理反射。

4.准确记录每小时出入量,尤其是尿量变化。合理安排输液速度。

(四)心理护理

呼吸衰竭的病人由于病情的严重及经济上的困难往往容易产生焦虑、恐惧等消极心理,因此从护理上应该重视病人心理情绪的变化,积极采用语言及非语言的方式跟病人进行沟通,了解病人的心理及需求,提供必要的帮助。同时加强与病人家属之间的沟通,使家属能适应病人疾病带来的压力,能理解和支持病人,从而减轻病人的消极情绪,提高生命质量,延长生命时间。

(五)健康教育

1.讲解疾病的康复知识。

2.鼓励进行呼吸运动锻炼,教会患者有效咳嗽、咳痰技术,如缩唇呼吸、腹式呼吸、体位引流、拍背等方法。

3.遵医嘱正确用药,熟悉药物的用法、剂量和注意事项等。

4.教会家庭氧疗的方法,告知注意事项。

5.指导患者制定合理的活动与休息计划,教会其减少氧耗量的活动与休息方法。

6.增强体质,避免各种引起呼吸衰竭的诱因:①鼓励患者进行耐寒锻炼和呼吸功能锻炼,如用冷水洗脸等,以提高呼吸道抗感染的能力;②指导患者合理安排膳食,加强营养,达到改善体质的目的;③避免吸入刺激性气体,劝告吸烟患者戒烟;④避免劳累、情绪激动等不良因素刺激;⑤嘱患者减少去人群拥挤的地方,尽量避免与呼吸道感染者接触,减少感染的机会。

八、护 理 评 价

1.呼吸平稳,血气分析结果正常。

2.患者住院期间感染得到有效控制。

3.患者住院期间皮肤完好。

4.患者及家属无焦虑情绪存在,能配合各种治疗。

5.患者掌握呼吸运动及正确咳嗽方法。

(汪琰彦)

第十一节　肺血栓栓塞症

肺栓塞(PE)是以各种栓子阻塞肺动脉系统为其发病原因的一组疾病或临床综合征的总称,常见的栓子为血栓,少数为脂肪、羊水、空气等。肺血栓栓塞症(PTE)为来自静脉系统或右心的血栓阻塞肺动脉或其分支所致的疾病,主要临床特征为肺循环和呼吸功能障碍。PTE 为 PE 最常见的类型,通常所称的 PE 即指 PTE。

引起 PTE 的血栓主要来源于深静脉血栓形成(DVT)。DVT 与 IyIE 实质上为一种疾病过程在不同部位、不同阶段的表现,两者合称为静脉血栓栓塞症(VTE)。

国外 PTE 发病率较高,病死率亦高,未经治疗的 PTE 的病死率为 25%～30%,大面积 PTE1h 内死亡率高达 95%,是仅次于肿瘤和心血管病,威胁人类生命的第三大杀手。PTE-DVT 发病和临床表现隐匿、复杂,对 PTE-DVT 的漏诊率和误诊率普遍较高。虽然我国目前尚无准确的流行病学资料,但随着诊断意识和检查技术的提高,诊断例数已有显著增加。

【病因与发病机制】

1.深静脉血栓形成引起肺栓塞　引起 PTE 的血栓可以来源于下腔静脉径路、上腔静脉径路或右心腔,其中大部分来源于下肢近端的深静脉,即腘静脉、股静脉、髂静脉。腓静脉血栓一般较细小,即使脱落也较少引起 PTE。只有当血栓发展到近端血管并脱落后,才易引起肺栓塞。任何可以导致静脉血液淤滞、静脉系统内皮损伤和血液高凝状态的因素均可引起深静脉血栓形成。深静脉血栓形成的高危因素有:①获得性高危因素:高龄,肥胖,大于 4 天的长期卧床、制动,心脏疾病,如房颤合并心衰、动脉硬化等,手术,特别是膝关节、髋关节、恶性肿瘤手术,妊娠和分娩。②遗传性高危因素:凝血因子 V 因子突变引起的蛋白 C 缺乏、蛋白 S 缺乏和抗凝血酶缺乏等造成血液的高凝状态。患者年龄一般在 40 岁以下,常以无明显诱因反复发生 DVT 和 PTE 为主要临床表现。

2.非深静脉血栓形成引起肺栓塞　全身静脉血回流至肺,故肺血管床极易暴露于各种阻塞和有害因素中,除上述深静脉血栓形成外,其他栓子也可引起肺栓塞,包括:脂肪栓塞,如下肢长骨骨折、羊水栓塞、空气栓塞、寄生虫栓塞、感染病灶、肿瘤的癌栓、毒品引起血管炎或继发血栓形成。

【病理生理】

肺动脉的血栓栓塞既可以是单一部位的,也可以是多部位的。病理检查发现多部位或双侧性的血栓栓塞更为常见。一般认为栓塞更易发生于右侧和下肺叶。发生栓塞后有可能在栓塞局部继发血栓形成,参与发病过程。PTE 所致病情的严重程度取决于栓子的性质及受累血管的大小和肺血管床阻塞的范围;栓子阻塞肺血管后释放的 5-羟色胺、组胺等介质引起的反应及患者原来的心肺功能状态。栓塞部位的肺血流减少,肺泡无效腔量增大,故 PTE 对呼吸的即刻影响是通气/血流比值增大。右心房压升高可引起功能性闭合的卵圆孔开放,产生心内右向左分流;神经体液因素可引起支气管痉挛;毛细血管通透性增高,间质和肺泡内液体增多或出血;栓塞部位肺泡表面活性物质分泌减少,肺泡萎陷,呼吸面积减小;肺顺应性下降,肺体积缩小并可出现肺不张;如累及胸膜,则可出现胸腔积液。以上因素导致通气/血流比例失调,出现低氧血症。

急性 PTE 造成肺动脉较广泛阻塞时,可引起肺动脉高压,出现急性肺源性心脏病,致右心功能不全,回心血量减少,静脉系统淤血;右心扩大致室间隔左移,使左心室功能受损,导致心排出量下降,进而可引起体循环低血压或休克;主动脉内低血压和右心房压升高,使冠状动脉灌注压下降,心肌血流减少,特别是心室内膜下心肌处于低灌注状态,加之 PTE 时心肌耗氧增加,可致心肌缺血,诱发心绞痛。

肺动脉发生栓塞后,若其支配区的肺组织因血流受阻或中断而发生坏死,称为肺梗死(PI)。由于肺组织接受肺动脉、支气管动脉和肺泡内气体弥散等多重氧供,PTE 中仅约不足 15% 发生 PI。

若急性 PTE 后肺动脉内血栓未完全溶解,或反复发生 PTE,则可能形成慢性血栓栓塞性肺动脉高压,继而出现慢性肺源性心脏病,右心代偿性肥厚和右心衰竭。

【临床表现】

(一)PTE 表现

1.症状　常见症状有:①不明原因的呼吸困难及气促,尤以活动后明显,为 PTE 最多见的症状;②胸痛,包括胸膜炎性胸痛或心绞痛样疼痛;③晕厥,可为 PTE 的唯一或首发症状;④烦躁不安、惊恐甚至濒死感;⑤咯血,常为小量咯血,大咯血少见;⑥咳嗽、心悸等。各病例可出现以上症状的不同组合,具有多样性和非特异性。临床上若同时出现呼吸困难、胸痛及咯血,称为 PTE"三联征",但仅见于约 20% 的患者。大面积肺栓塞时可发生休克甚至猝死。

2.体征

(1)呼吸系统:呼吸急促最常见、发绀、肺部有时可闻及哮鸣音和(或)细湿啰音,肺野偶可闻及血管杂音;合并肺不张和胸腔积液时出现相应的体征。

(2)循环系统体征:心率快,肺动脉瓣区第二心音(P_2)亢进及收缩期杂音;三尖瓣反流性杂音;心包摩擦音或胸膜心包摩擦音;可有右心衰体征如颈静脉充盈、搏动、肝大伴压痛、肝颈返流征(+)等。血压变化,严重时可出现血压下降甚至休克。

(3)其他可伴发热:多为低热,少数患者有 38℃ 以上的发热。

(二)DVT 表现

主要表现为患肢肿胀、周径增粗、疼痛或压痛、皮肤色素沉着,行走后患肢易疲劳或肿胀加重。但需注意,半数以上的下肢 DVT 患者无自觉症状和明显体征。应测量双侧下肢的周径来评价其差别。进行大、小腿周径的测量点分别为髌骨上缘以上 15cm 处,髌骨下缘以下 10cm 处。双侧相差>1cm 即考虑有临床意义。

最有意义的体征是反映右心负荷增加的颈静脉充盈、搏动及 DVT 所致的肿胀、压痛、僵硬、色素沉着及浅静脉曲张等,一侧大腿或小腿周径较对侧大 1cm 即有诊断价值。

【治疗要点】

1.急救措施

(1)一般处理:对高度疑诊或确诊 PTE 的患者,应进行重症监护,绝对卧床 1~2 周。剧烈胸痛者给予适当镇静、止痛对症治疗。

(2)呼吸循环支持,防治休克

①氧疗:采用经鼻导管或面罩吸氧,必要时气管插管机械通气,以纠正低氧血症。避免做气管切开,以免溶栓或抗凝治疗引发局部大出血。

②循环支持:对于出现右心功能不全但血压正常者,可使用多巴酚丁胺和多巴胺;若出现血压下降,可增大剂量或使用其他血管加压药物,如去甲肾上腺素等。扩容治疗会加重右室扩大,减低心排出量,不建议使用。液体负荷量控制在 500ml 以内。

2.溶栓治疗　溶栓指征:大面积 PTE 有明显呼吸困难、胸痛、低氧血症等。对于次大面积 PTE,若无禁忌证可考虑溶栓,但存在争议。对于血压和右心室运动功能均正常的病例,不宜溶栓。溶栓的时间窗一般定为急性肺栓塞发病或复发 14 天以内。症状出现 48h 内溶栓获益最大,溶栓治疗开始越早,治疗效果越好。

绝对禁忌证:有活动性内出血和近期自发性颅内出血。

相对禁忌证:2 周内的大手术、分娩、器官活检或不能压迫止血部位的血管穿刺;2 个月内的缺血性脑卒中;10 天内的胃肠道出血;15 天内的严重创伤;1 个月内的神经外科或眼科手术;难以控制的重度高血压(收缩压>180mmHg,舒张压>110mmHg);近期曾行心肺复苏;血小板计数<$100×10^9$/L;妊娠;细菌性心内膜炎;严重肝、肾功能不全;糖尿病出血性视网膜病变等。对于致命性大面积 PTE,上述绝对禁忌证亦应被视为相对禁忌证,文献提示低血压和缺氧即是 PTE 立即溶栓的指征。

常用的溶栓药物:尿激酶(UK)、链激酶(SK)和重组组织型纤溶酶原激活剂(rtPA)。三者溶栓效果相仿,临床可根据条件选用。

溶栓方案与剂量:

(1)尿激酶:负荷量 4400IU/kg,静注 10 分钟,随后以 2200IU/(kg·h)持续静滴 12h;快速给药:按 2 万 IU/kg 剂量,持续静滴 2h。

（2）链激酶：负荷量 25 万 IU，静注 30 分钟，随后以 10 万 IU/h 持续静滴 24h。快速给药：150 万 IU，持续静滴 2h。链激酶具有抗原性，用药前需肌注苯海拉明或地塞米松，以防止过敏反应。链激酶 6 个月内不宜再次使用。

（3）rt-PA：推荐 rt-PA 50mg 持续静注 2h 为国人标准治疗方案。

使用尿激酶、链激酶溶栓时无需同时使用肝素治疗；但以 rt-PA 溶栓，当 rt-PA 注射结束后，应继续使用肝素。

3.抗凝治疗　抗凝为 PTE 和 DVT 的基本治疗方法，可以有效防止血栓再形成和复发，为机体发挥自身的纤溶机制溶解血栓创造条件。抗凝药物主要有非口服抗凝剂普通肝素（UFH）、低分子肝素（LMWH）、口服抗凝剂华法林。抗血小板药物阿司匹林或氯吡格雷的抗凝作用不能满足 PTE 或 DVT 的抗凝要求，不推荐使用。

临床疑诊 PTE 时，即可开始使用 UFH 或 LMWH 进行有效的抗凝治疗。用尿激酶或链激酶溶栓治疗后，应每 2～4h 测定一次凝血酶原时间（PT）或活化部分凝血活酶时间（APTT），当其水平降至正常值的 2 倍时，即给予抗凝治疗。

UFH 给药时需根据 APTT 调整剂量，尽快使 APTT 达到并维持于正常值的 1.5～2.5 倍。LMWH 具有与 UFH 相同的抗凝效果。可根据体重给药，且无需监测 APTT 和调整剂量。UFH 或 LMWH 一般连用 5～10 天，直到临床情况平稳。使用肝素 1～3 天后加用口服抗凝剂华法林，初始剂量为 3.0～5.0mg。当连续两天测定的国际标准化比率（INR）达到 2.5（2.0～3.0）时，或 P 延长至正常值的 1.5～2.5 倍时，停止使用肝素，单独口服华法林治疗。根据 INR 或 PT 调节华法林的剂量。一般口服华法林的疗程至少为 3～6 个月。对复发性 VTE、并发肺心病或危险因素长期存在者，抗凝治疗的时间应延长至 12 个月或以上，甚至终生抗凝。

4.其他治疗　如肺动脉血栓摘除术、肺动脉导管碎解和抽吸血栓，仅适用于经积极的内科治疗无效的紧急情况或存在溶栓和抗凝治疗绝对禁忌证。为防止下肢深静脉大块血栓再次脱落阻塞肺动脉，可考虑放置下腔静脉滤器。若阻塞部位处于手术可及的肺动脉近端，可考虑行肺动脉血栓内膜剥脱术。

【护理要点】

1.一般护理　安置患者于监护室，监测呼吸、心率、血压、静脉压、心电图及动脉血气的变化。患者应绝对卧床休息。避免大幅度的动作及用手按揉下肢深静脉血栓形成处，翻身时动作要轻柔，以防止血栓脱落，栓塞其他部位。做好各项基础护理，预防并发症。进食清淡、易消化的高维生素类食物。保持大便通畅，避免用力，以免促进深静脉血栓脱落。大便干燥时可酌情给予通便药或做结肠灌洗。

2.镇静、止痛、给氧　患者胸痛剧烈时遵医嘱给予镇静、止痛药，以减轻患者的痛苦症状，缓解患者的紧张程度。保持呼吸道通畅，根据血气分析和临床情况合理给氧，改善缺氧症状。床旁备用气管插管用物及呼吸机，便于患者出现呼吸衰竭时立即进行机械通气治疗。

3.病情观察　密切观察患者的神志、血压、呼吸、脉搏、体温、尿量和皮肤色泽等，有无胸痛、晕厥、咯血及休克等现象。正确留取各项标本，观察动脉血气分析和各项实验室检查结果如血小板计数、凝血酶原时间（PT）或活化部分凝血活酶时间（APTT）、血浆纤维蛋白含量、3P 实验等。

4.心理护理　PTE 患者多有紧张、焦虑、悲观的情绪，应减少不必要的刺激，给予相应的护理措施，如护理人员守护在病人床旁，允许家属陪伴，解释病情，满足病人所需等。鼓励病人配合治疗，树立战胜疾病的信心和勇气。

5.溶栓及抗凝护理　用药前：①溶栓前宜留置外周静脉套管针，以方便溶栓中取血监测，避免反复穿刺血管。②测定基础 APTT、PT 及血常规（含血小板计数、血红蛋白）等。③评估是否存在禁忌证，如活动性出血、凝血功能障碍、未予控制的严重高血压等。必要时应配血,做好输血准备。用药期间:(1)注意观察出血倾向:①溶栓治疗的主要并发症为出血,包括皮肤、黏膜及脏器的出血。最严重的是颅内出血,发生率约1%～2%。在用药过程中,观察患者有无头痛、呕吐、意识障碍等情况;观察皮肤黏膜有无紫癜及穿刺点有无渗血;观察大小便的颜色,及时留取标本进行潜血检查。②肝素在使用的第1周每1～2天、第2周起每3～4天必须复查血小板计数一次,以发现肝素诱导的血小板减少症。若出现血小板迅速或持续降低达30%以上,或血小板计数<$100×10^9$/L,应停用UFH。③华法林在治疗的前几周,有可能引起血管性紫癜,导致皮肤坏死。华法林所致出血可以用维生素K拮抗。(2)评估疗效:溶栓及抗凝后,根据医嘱定时采集血标本,对临床及相关辅助检查情况进行动态观察。

6.健康教育　PTE的预防和早期识别极为重要,应做好本病的有关预防和发病表现的宣教。老年、体弱、久病卧床的患者,应注意加强腿部的活动,经常更换体位,抬高下肢,以减轻下肢血液的淤滞,预防下肢深静脉血栓形成。长途空中旅行、久坐或久站,或孕妇妊娠期内引起的下肢和脚部浮肿、下肢静脉曲张,可采取非药物预防方法,如穿充气加压袜、使用间歇充气加压泵,以促进下肢静脉回流。已经开始抗凝药物治疗的患者应坚持长期应用抗凝药物并告诉病人注意观察出血倾向。当出现不明原因的气急、胸痛、咯血等表现时,应及时到医院诊治。

(汪琰彦)

第十二节　急性呼吸窘迫综合征

急性呼吸窘迫综合征(ARDS)是多种原因引起的急性呼吸衰竭。ARDS不是独立的疾病,是多种疾病的一种严重并发症。ARDS晚期多诱发或合并多脏器功能障碍综合征,甚至多脏器功能衰竭(MOF),病情凶险,预后恶劣,病死率高达50%～70%。

【病因】

休克、创伤、淹溺、严重感染、吸入有毒气体、药物过量、尿毒症、糖尿病酮症酸中毒、弥散性血管内凝血、体外循环等原因均可导致ARDS。

【临床表现】

急性呼吸窘迫综合征通常发生于原发疾病或损伤起病后24～48h以内。最初的症状为气促,伴有呼吸浅快,肺部可有湿音啰音或哮鸣音。患者皮肤可见花斑状或青紫。随着病情进展,出现呼吸窘迫,吸气费力,发绀,烦躁不安,动脉血氧分压(PaO_2)明显降低、二氧化碳分压($PaCO_2$)低。如病情继续恶化,呼吸窘迫和发绀继续加重,并出现酸中毒、MOF、甚至死亡。凡存在可能引起ARDS的各种基础疾病或诱因,一旦出现呼吸改变或血气异常,均应警惕有ARDS发生的可能。

【治疗】

治疗原则是改善换气功能、纠正缺氧,及时去除病因、控制原发病等。ARDS治疗的关键在于原发病及其病因。包括氧疗、机械通气等呼吸支持治疗,输新鲜血、利尿维持适宜的血容量,根据病因早期应用肾上腺皮质激素,纠正酸碱和电解质紊乱,营养支持及体位治疗。

【护理】

在救治ARDS过程中,精心护理是抢救成功的重要环节。护士应做到及早发现病情,迅速协助医生采取有力的抢救措施。密切观察患者生命体征,做好各项记录,准确完成各种治疗,备齐抢救器械和药品,防止机械通气和气管切开的并发症。

1.护理目标

(1)及早发现 ARDS 的迹象,及早有效地协助抢救。维持生命体征稳定,挽救病人生命。

(2)做好人工气道的管理,维持病人最佳气体交换,改善低氧血症,减少机械通气并发症。

(3)采取俯卧位通气护理,缓解肺部压迫,改善心脏的灌注。

(4)积极预防感染等各种并发症,提高救治成功率。

(5)加强基础护理,增加患者舒适感。

(6)减轻病人心理不适,使其合作、平静。

2.护理措施

(1)及早发现病情变化:ARDS 通常在疾病或严重损伤的最初 24～48h 后发生。首先出现呼吸困难,通常呼吸浅快。吸气时可存在肋间隙和胸骨上窝凹陷。皮肤可出现发绀和斑纹,吸氧不能使之改善。

护士发现上述情况要高度警惕,及时报告医生,进行动脉血气和胸部 X 线等相关检查。一旦诊断考虑 ARDS,立即积极治疗。若没有机械通气的相应措施,应尽早转至有条件的医院。病人转运过程中应有专职医生和护士陪同,并准备必要的抢救设备,氧气必不可少。若有指征行机械通气治疗,可以先行气管插管后转运。

(2)迅速连接监测仪,密切监护心率、心律、血压等生命体征,尤其是呼吸的频率、节律、深度及血氧饱和度等。观察病人意识、发绀情况、末梢温度等。注意有无呕血、黑粪等消化道出血的表现。

(3)氧疗和机械通气的护理:治疗 ARDS 最紧迫问题在于纠正顽固性低氧,改善呼吸困难,为治疗基础疾病赢得时间。需要对患者实施氧疗甚至机械通气。

严密监测病人呼吸情况及缺氧症状。若单纯面罩吸氧不能维持满意的血氧饱和度,应予辅助通气。首先可尝试采用经面罩持续气道正压吸氧等无创通气,但大多需要机械通气吸入氧气。遵医嘱给予高浓度氧气吸入或使用呼气末正压呼吸(PEEP)并根据动脉血气分析值的变化调节氧浓度。

使用 PEEP 时应严密观察,防止病人出现气压伤。PEEP 是在呼气终末时给予气道以一恒定正压使之不能回复到大气压的水平。可以增加肺泡内压和功能残气量改善氧合,防止呼气使肺泡萎陷,增加气体分布和交换,减少肺内分流,从而提高 PaO_2。由于 PEEP 使胸腔内压升高,静脉回流受阻,致心搏减少,血压下降,严重时可引起循环衰竭,另外正压过高,肺泡过度膨胀、破裂有导致气胸的危险。所以在监护过程中,注意 PEEP 观察有无心率增快、突然胸痛、呼吸困难加重等相关症状,发现异常立即调节 PEEP 压力并报告医生处理。

帮助病人采取有利于呼吸的体位,如端坐位或高枕卧位。

人工气道的管理有以下几方面:

妥善固定气管插管,观察气道是否通畅,定时对比听诊双肺呼吸音。经口插管者要固定好牙垫,防止阻塞气道。每班检查并记录导管刻度,观察有无脱出或误入一侧主支气管。套管固定松紧适宜,以能放入一指为准。

气囊充气适量。充气过少易产生漏气,充气过多可压迫气管黏膜导致气管食管瘘,可以采用最小漏气技术,用来减少并发症发生。方法:用 10ml 注射器将气体缓慢注入,直至在喉及气管部位听不到漏气声,向外抽出气体 0.25～0.5ml/次,至吸气压力到达峰值时出现少量漏气为止,再注入 0.25～0.5ml 气体,此时气囊容积为最小封闭容积,气囊压力为最小封闭压力,记录注气量。观察呼吸机上气道峰压是否下降及患者能否发音说话,长期机械通气患者要观察气囊有无破损、漏气现象。

保持气道通畅。严格无菌操作,按需适时吸痰。过多反复抽吸会刺激黏膜,使分泌物增加。先吸气道再吸口、鼻腔,吸痰前给予充分气道湿化、翻身叩背、吸纯氧 3min,吸痰管最大外径不超过气管导管内径的

1/2,迅速插吸痰管至气管插管,感到阻力后撤回吸痰管1~2cm,打开负压边后退边旋转吸痰管,吸痰时间不应超过15s。吸痰后密切观察痰液的颜色、性状、量及患者心率、心律、血压和血氧饱和度的变化,一旦出现心律失常和呼吸窘迫,立即停止吸痰,给予吸氧。

用加温湿化器对吸入气体进行湿化,根据病情需要加入盐酸氨溴索、异丙阿托品等,每日3次雾化吸入。湿化满意标准为痰液稀薄、无泡沫、不附壁能顺利吸出。

呼吸机使用过程中注意电源插头要牢固,不要与其他仪器共用一个插座;机器外部要保持清洁,上端不可放置液体;开机使用期间定时倒掉管道及集水瓶内的积水,集水瓶安装要牢固;定时检查管道是否漏气、有无打折、压缩机工作是否正常。

(4)维持有效循环,维持出入液量轻度负平衡。循环支持治疗的目的是恢复和提供充分的全身灌注,保证组织的灌流和氧供,促进受损组织的恢复。在能保持酸碱平衡和肾功能前提下达到最低水平的血管内容量。①护士应迅速帮助完成该治疗目标。选择大血管,建立2个以上的静脉通道,正确补液,改善循环血容量不足。②严格记录出入量、每小时尿量。出入量管理的目标是在保证血容量、血压稳定前提下,24h出量大于入量约500~1000ml,利于肺内水肿液的消退。充分补充血容量后,护士遵医嘱给予利尿剂,消除肺水肿。观察病人对治疗的反应。

(5)俯卧位通气护理:由仰卧位改变为俯卧位,可使75% ARDS病人的氧合改善。可能与血流重新分布,改善背侧肺泡的通气,使部分萎陷肺泡再膨胀达到"开放肺"的效果有关。随着通气/血流比例的改善进而改善了氧合。但存在血流动力学不稳定、颅内压增高、脊柱外伤、急性出血、骨科手术、近期腹部手术、妊娠等为禁忌实施俯卧位。①患者发病24~36h后取俯卧位,翻身前给予纯氧吸入3min。预留足够的管路长度,注意防止气管插管过度牵拉致脱出。②为减少特殊体位给患者带来的不适,用软枕垫高头部15°~30°,嘱患者双手放在枕上,并在髋、膝、踝部放软枕,每1~2h更换1次软枕的位置,每4h更换1次体位,同时考虑患者的耐受程度。③注意血压变化,因俯卧位时支撑物放置不当,可使腹压增加,下腔静脉回流受阻而引起低血压,必要时在翻身前提高吸氧浓度。④注意安全、防坠床。

(6)预防感染的护理:①注意严格无菌操作,每日更换气管插管切口敷料,保持局部清洁干燥,预防或消除继发感染。②加强口腔及皮肤护理,以防护理不当而加重呼吸道感染及发生褥疮。③密切观察体温变化,注意呼吸道分泌物的情况。

(7)心理护理,减轻恐惧,增加心理舒适度:①评估病人的焦虑程度,指导病人学会自我调整心理状态,调控不良情绪。主动向病人介绍环境,解释治疗原则,解释机械通气、监测及呼吸机的报警系统,尽量消除病人的紧张感。②耐心向病人解释病情,对病人提出的问题要给予明确、有效和积极的信息,消除心理紧张和顾虑。③护理病人时保持冷静和耐心,表现出自信和镇静。④如果病人由于呼吸困难或人工通气不能讲话,可提供纸笔或以手势与病人交流。⑤加强巡视,了解病人的需要,帮助病人解决问题。⑥帮助并指导病人及家属应用松弛疗法、按摩等。

(8)营养护理:ARDS患者处于高代谢状态,应及时补充热量和高蛋白、高脂肪营养物质。能量的摄取既应满足代谢的需要,又应避免糖类的摄取过多,蛋白摄取量一般为每天1.2~1.5g/kg。

尽早采用肠内营养,协助患者取半卧位,充盈气囊,证实胃管在胃内后,用加温器和输液泵匀速泵入营养液。若有肠鸣音消失或胃潴留,暂停鼻饲,给予胃肠减压。一般留置5~7d后拔除,更换到对侧鼻孔,以减少鼻窦炎的发生。

【健康指导】

在疾病的不同阶段,根据病人的文化程度做好有关知识的宣传和教育,让病人了解病情的变化过程。

1.提供舒适安静的环境以利于病人休息,指导病人正确卧位休息,讲解由仰卧位改变为俯卧位的意义,尽可能减少特殊体位给患者带来的不适。

2.向病人解释咳嗽、咳痰的重要性,指导病人掌握有效咳痰的方法,鼓励并协助病人咳嗽,排痰。

3.指导病人自己观察病情变化,如有不适及时通知医护人员。

4.嘱病人严格按医嘱用药,按时服药,不要随意增减药物剂量及种类。服药过程中,需密切观察患者用药后反应,以指导用药剂量。

5.出院指导指导病人出院后仍以休息为主,活动量要循序渐进,注意劳逸结合。此外,病人病后生活方式的改变需要家人的积极配合和支持,应指导病人家属给病人创造一个良好的身心休养环境。出院后 1 个月内来院复查1～2次,出现情况随时来院复查。

(汪琰彦)

第九章 循环系统疾病

第一节 心力衰竭

一、概述

心力衰竭是由于各种心脏疾病导致心功能不全的临床综合征。心力衰竭通常伴有肺循环和(或)体循环的充血,故又称之为充血性心力衰竭。

心功能不全分为无症状和有症状两个阶段,无症状阶段是有心室功能障碍的客观指标如射血分数降低,但无充血性心力衰竭的临床症状,如果不积极治疗,将会发展成有症状心功能不全。

【临床类型】

1.发展速度分类 按其发展速度可分为急性和慢性两种,以慢性居多。急性心力衰竭常因急性的严重心肌损害或突然心脏负荷加重,使心排血量在短时间内急剧下降,甚至丧失排血功能。临床以急性左侧心力衰竭为常见,表现为急性肺水肿、心源性休克。

慢性心力衰竭病程中常有代偿性心脏扩大、心肌肥厚和其他代偿机制参与的缓慢的发展过程。

2.发生部位分类 按其发生的部位可分为左心、右心和全心衰竭。左侧心力衰竭临床上较常见,是指左心室代偿功能不全而发生的,以肺循环瘀血为特征的心力衰竭。

右侧心力衰竭是以体循环瘀血为主要特征的心力衰竭,临床上多见于肺源性心脏病、先天性心脏病、高血压、冠心病等。

全心衰竭常是左侧心力衰竭使肺动脉压力增高,加重右心负荷,长此以往,右心功能下降、衰竭,即表现出全心功能衰竭症状。

3.功能障碍分类 按有无舒缩功能障碍又可分为收缩性和舒张性心力衰竭。收缩性心力衰竭是指心肌收缩力下降,心排血量不能满足机体代谢的需要,器官、组织血液灌注不足,同时出现肺循环和(或)体循环瘀血表现。

舒张性心力衰竭见于心肌收缩力没有明显降低,可使心排血量正常维持,心室舒张功能障碍以致左心室充盈压增高,使肺静脉回流受阻,而导致肺循环瘀血。

【心力衰竭分期】

心力衰竭的分期可以从临床上判断心力衰竭的不同时期,从预防着手,在疾病源头上给予干预,减少和延缓心力衰竭的发生,减少心力衰竭的发展和死亡。心力衰竭分期分为四期。

A期:心力衰竭高危期,无器质性心脏或心力衰竭症状,如病人有高血压、代谢综合征、心绞痛,服用心肌毒性药物等,均可发展为心力衰竭的高危因素。

B 期:有器质性心脏病如心脏扩大、心肌肥厚、射血分数降低,但无心力衰竭症状。

C 期:有器质性心脏,病程中有过心力衰竭的症状。

D 期:需要特殊干预治疗的难治性心力衰竭。

心力衰竭的分期在病程中是不能逆转的,只能停留在某一期或向前发展,只有在 A 期对高危因素进行有效治疗,才能减少发生心力衰竭,在 B 期进行有效干预,可以延缓发展到有临床症状的心力衰竭。

【心功能分级】

1.根据病人主观症状和活动能力,心功能分为四级。

Ⅰ级:病人表现为体力活动不受限制,一般活动不出现疲乏、心悸、心绞痛或呼吸困难等症状。

Ⅱ级:病人表现为体力活动轻度受限制,休息时无自觉症状,但日常活动可引起气急、心悸、心绞痛或呼吸困难等症状。

Ⅲ级:病人表现为体力活动明显受限制,稍事活动可有气急、心悸等症状,有脏器轻度瘀血体征。

Ⅳ级:病人表现为体力活动重度受限制,休息状态也有气急、心悸等症状,体力活动后加重,有脏器重度瘀血体征。

此分级方法多年来在临床应用,优点是简便易行,缺点是仅凭病人主观感觉,常有病人症状与客观检查有差距,病人个体之间差异比较大。

2.根据客观评价指标,心功能分为 A、B、C、D 级。

A 级:无心血管疾病的客观依据。

B 级:有轻度心血管疾病的客观依据。

C 级:有中度心血管疾病的客观依据。

D 级:有重度心血管疾病的客观依据。

此分级方法对于轻、中、重度的标准没有具体的规定,需要临床医师主观判断。但结合第一个根据病人主观症状和活动能力进行分级的方案,是能弥补第一分级方案的主观症状与客观指标分离情况的。如病人心脏超声检查提示轻度主动脉瓣狭窄,但没有体力活动受限制的情况,联合分级定为Ⅰ级 B。又如病人体力活动时有心悸、气急症状,但休息症状缓解,心脏超声检查提示左心室射血分数(LVEF)为<35%,联合分级定为Ⅱ级 C。

3.6min 步行试验:要求病人 6min 之内在平直走廊尽可能的快走,测定其所步行的距离,若 6min 步行距离<150m,表明为重度心功能不全,150～425m 为中度,426～550m 为轻度心功能不全。

此试验简单易行、安全、方便,用于评定慢性心力衰竭病人的运动耐力,评价心脏储备能力,也常用于评价心力衰竭治疗的效果。

二、慢性心力衰竭

慢性心力衰竭是多数心血管疾病的终末阶段,也是主要的死亡原因。心力衰竭是一种复杂的临床综合征,特定的症状是呼吸困难和乏力,特定的体征是水肿,这些情况可造成器官功能障碍,影响生活质量。主要表现为心脏收缩功能障碍的主要指标是左心室射血分数下降,一般<40%;而心脏舒张功能障碍的病人左心室射血分数相对正常,通常心脏无明显扩大,但有心室充盈指标受损。

我国引起慢性心力衰竭的基础心脏病的构成比与过去有所不同,过去我国以风湿性心脏病为主,近 10 年来其所占比例趋于下降,而冠心病、高血压的所占比例明显上升。

【病因及发病机制】

1.病因　各种原因引起的心肌、心瓣膜、心包或冠状动脉、大血管的结构损害,导致心脏容量负荷或压力负荷过重均可造成慢性心力衰竭。

冠心病、高血压、瓣膜病和扩张性心肌病是主要的病因;心肌炎、肾炎、先天性心脏病是较常见的病因;而心包疾病、贫血、甲状腺功能亢进与减退症、脚气病、心房黏液瘤、动脉—静脉瘘、心脏肿瘤和结缔组织病、高原病及少见的内分泌病等,是比较少见易被忽视的病因。

2.诱因

(1)感染:感染是最主要的诱因,最常见的呼吸道感染,其次是风湿热,在幼儿患者中风湿热则占首位。女性病人泌尿系统感染的诱发亦常见,感染性心内膜炎、全身感染均是诱发因素。

(2)心律失常:特别是快速心律失常,如房颤等。

(3)生理、心理压力过大:如劳累过度、情绪激动、精神紧张。

(4)血容量增加:液体摄入过多过快、高钠饮食。

(5)妊娠与分娩。

(6)其他:大量失血、贫血;各种原因引起的水、电解质、酸碱平衡紊乱;某些药物应用不当等。

3.发病机制　慢性心力衰竭的发病机制是很复杂的过程,心脏功能大致经过代偿期和失代偿期。

(1)心力衰竭代偿期:心脏受损初始引起机体短期的适应性和代偿性反应,启动了 Frank-Starling 机制,增加心脏的前负荷,使心回血量增加,心室舒张末容积增加,心室扩大,心肌收缩力增强,而维持心排血量的基本正常或相对正常。

机体的适应性和代偿性反应,激活交感神经体液系统,交感神经兴奋性增强,增强心肌收缩力并提高心率,以增加心排血量,但同时机体周围血管收缩,增加了心脏后负荷,心肌增厚,心率加快,心肌耗氧量加大。

心脏功能下降,心排血量降低、肾素-血管紧张素-醛固酮系统也被激活,代偿性增加血管阻力和潴留水、钠,以维持灌注压;交感神经兴奋性增加,同时激活神经内分泌细胞因子如心钠素、血管升压素、缓激肽等,参与调节血管舒缩,排钠利尿,对抗由于交感神经兴奋和肾素-血管紧张素-醛固酮系统激活造成的水钠潴留效应。在多因素作用下共同维持机体血压稳定、保证了重要脏器的灌注。

(2)心力衰竭失代偿期:长期、持续的交感神经和肾素-血管紧张素-醛固酮系统高兴奋性,多种内源性的神经激素和细胞因子的激活与失衡,又造成继发心肌损害,持续性心脏扩大、心肌肥厚,使心肌耗氧量增加,加重心肌的损伤。神经内分泌系统活性增加不断,加重血流动力学紊乱,损伤心肌细胞,导致心排血量不足,出现心力衰竭症状。

(3)心室重构:所谓的心室重构,就是在心脏扩大、心肌肥厚的过程中,心肌细胞、胞外基质、胶原纤维网等均有相应变化,左心室结构、形态、容积和功能发生一系列变化。研究表明,心力衰竭的发生发展的基本机制就是心室重构。由于基础病的不同,进展情况不同和各种代偿机制的复杂作用,有些病人心脏扩大、肥厚已很明显,但临床可无心力衰竭表现。但如基础病病因不能除,随着时间的推移,心室重构的病理变化,可自身不断发展,心力衰竭必然会出现。

从代偿到失代偿,除了因为代偿能力限度、代偿机制中的负面作用外,心肌细胞的能量供应和利用障碍,导致心肌细胞坏死、纤维化也是重要因素。

心肌细胞的减少使心肌收缩力下降,又因纤维化的增加使心室的顺应性下降,心室重构更趋明显,最终导致不可逆的心肌损害和心力衰竭。

【临床表现】

慢性心力衰竭早期可以无症状或仅出现心动过速、面色苍白、出汗、疲乏和活动耐力减低症状等。

1.左侧心力衰竭

（1）症状

1）呼吸困难：劳力性呼吸困难是最早出现的呼吸困难症状，因为体力活动会使回心血量增加，左心房压力升高，肺瘀血加重。开始仅剧烈活动或体力劳动后出现症状，休息后缓解，随肺瘀血加重，逐渐发展到更轻活动后，甚至休息时，也出现呼吸困难。

夜间阵发性呼吸困难是左侧心力衰竭早期最典型的表现，又称为"心源性哮喘"。是由于平卧血液重新分布使肺血量增加，夜间迷走神经张力增加，小支气管收缩，膈肌位高，肺活量减少所致。典型表现是病人熟睡1～2h，突然憋气而惊醒，被迫坐起，同时伴有咳嗽、咳泡沫痰和（或）哮鸣性呼吸音。多数病人端坐休息后可自行缓解，次日白天无异常感觉。严重者可持续发作，甚至发生急性肺水肿。

端坐呼吸多在病程晚期出现，是肺瘀血达到一定程度，平卧回心血量增多、膈肌上抬，呼吸更困难，必须采用高枕卧位、半卧位，甚至坐位，才可减轻呼吸困难。最严重的病人即使端坐床边，下肢下垂，上身前倾，仍不能缓解呼吸困难。

2）咳嗽、咳痰、咯血：咳嗽、咳痰早期即可出现，是肺泡和支气管黏膜瘀血所致，多发生在夜间，直立或坐位症状减轻。咳白色浆液性泡沫样痰为其特点，偶见痰中带有血丝。如发生急性肺水肿，则咳大量粉红色泡沫痰。

3）其他症状：倦怠、乏力、心悸、头晕、失眠、嗜睡、烦躁等症状，重者可有少尿，是与心排血量低下，组织、器官灌注不足的有关表现。

（2）体征：1）慢性左侧心力衰竭可有心脏扩大，心尖冲动向左下移位。心率加快、第一心音减弱、心尖区舒张期奔马律，最有诊断价值。部分病人可出现交替脉，是左侧心力衰竭的特征性体征。2）肺部可闻湿啰音，急性肺水肿时可出现哮鸣音。

2.右侧心力衰竭

（1）症状：主要表现为体循环静脉瘀血。消化道症状如食欲缺乏、恶心、呕吐、水肿、腹胀、肝区胀痛等为右侧心力衰竭的最常见症状。

劳力性呼吸困难也是右侧心力衰竭的常见症状。

（2）体征

1）水肿：早期在身体的下垂部位和组织疏松部位，出现凹陷性水肿，为对称性。重者可出现全身水肿，并伴有胸腔积液、腹水和阴囊水肿。胸腔积液是因体静脉压力增高所致，胸腔静脉有一部分回流到肺静脉，所以胸腔积液更多见于全心衰竭时，以双侧为多见。

2）颈静脉征：颈静脉怒张是右侧心力衰竭的主要体征，其程度与静脉压升高的程度正相关；压迫病人的腹部或肝，回心血量增加而使颈静脉怒张更明显，称为肝颈静脉回流征阳性，肝颈静脉回流征阳性则更是具有特征性。

3）肝大和压痛：可出现肝大和压痛；持续慢性右侧心力衰竭可发展为心源性肝硬化，晚期肝脏压痛不明显，但伴有黄疸、肝功能损害和腹水。

4）发绀：发绀是由于供血不足，组织摄取血氧相对增加，静脉血氧降低所致。表现为面部毛细血管扩张、发绀、色素沉着。

3.全心衰竭　右侧心力衰竭继发于左侧心力衰竭而形成全心衰竭，但当右侧心力衰竭后，肺淤血的临床表现减轻。扩张型心肌病等表现左、右心同时衰竭者，肺瘀血症状都不严重，左侧心力衰竭的表现主要是心排血量减少的相关症状和体征。

【实验室检查】

1.X 线检查

(1)心影的大小、形态可为病因诊断提供重要依据,根据心脏扩大的程度和动态改变,间接反映心功能状态。

(2)肺门血管影增强是早期肺静脉压增高的主要表现;肺动脉压力增高可见右下肺动脉增宽;肺间质水肿可使肺野模糊;Kerley B 线是在肺野外侧清晰可见的水平线状影,是肺小叶间隔内积液的表现,是慢性肺瘀血的特征性表现。

2.超声心动图　超声心动图比 X 线检查更能准确地提供各心腔大小变化及心瓣膜结构情况。左心室射血分数(LVEF 值)可反映心脏收缩功能,正常左心室射血分数值＞50％,左心室射血分数值≤40％为收缩期心力衰竭诊断标准。

应用多普勒超声是临床上最实用的判断心室舒张功能的方法,E 峰是心动周期的心室舒张早期心室充盈速度的最大值,A 峰是心室舒张末期心室充盈的最大值,正常人 E/A 的比值不小于 1.2,中青年应更大。

3.有创性血流动力学检查　此检查常用于重症心力衰竭病人,可直接反映左心功能。

4.放射性核素检查　帮助判断心室腔大小,反映左心室射血分数值和左心室最大充盈速率。

【治疗要点】

1.病因治疗

(1)基本病因治疗:对有损心肌的疾病应早期进行有效治疗,如高血压、冠心病、糖尿病、代谢综合征等;心血管畸形、心瓣膜病力争在发生心脏衰竭之前进行介入或外科手术治疗;对于一些病因不明的疾病亦应早期干预如原发性扩张型心肌病,以延缓心室重构。

(2)诱因治疗:积极消除诱因,最常见的诱因是感染,特别是呼吸道感染,积极应用有针对性的抗生素控制感染。心律失常特别是房颤是引起心脏衰竭的常见诱因,对于快速房颤要积极控制心室率,及时复律。纠正贫血、控制高血压等均可防止心力衰竭发生和(或)加重。

2.一般治疗　减轻心脏负担,限制体力活动,避免劳累和精神紧张。低钠饮食,少食多餐,限制饮水量。给予持续氧气吸入,流量 2～4L/min。

3.利尿药　利尿药是治疗心力衰竭的常用药物,通过排钠排水减轻水肿、减轻心脏负荷、缓解淤血症状。原则上应长期应用,但在水肿消失后应以最小剂量维持,如氢氯噻嗪 25mg,隔日 1 次。常用利尿药有排钾利尿药如氢氯噻嗪等;襻利尿药如呋塞米、布美他尼(丁脲胺)等;保钾利尿药如螺内酯、氨苯蝶啶等。排钾利尿药主要不良反应是可引起低血钾,应补充氯化钾或与保钾利尿药同用。噻嗪类利尿药可抑制尿酸排泄,引起高尿酸血症,大剂量长期应用可影响胆固醇及糖的代谢,应严密监测。

4.肾素-血管紧张素-醛固酮系统抑制药

(1)血管紧张素转化酶(ACE)抑制药的应用:ACE 抑制药扩张血管,改善瘀血症状,更重要的是降低心力衰竭病人代偿性神经-体液的不利影响,限制心肌、血管重构,维护心肌功能,推迟心力衰竭的进展,降低远期病死率。

1)用法:常用 ACE 抑制药如卡托普利 12.5～25mg,2/d,培哚普利 2～4mg,1/d,贝那普利对有早期肾功能损害病人较适用,使用量是 5～10mg,1/d。临床应用一定要从小剂量开始,逐渐加量。

2)ACE 抑制药的不良反应:有低血压、肾功能一过性恶化、高血钾、干咳等。

3)ACE 抑制药的禁忌证:无尿性肾衰竭、肾动脉狭窄、血肌酐升高≥225μmol/L、高血压、低血压、妊娠、哺乳期妇女及对此药过敏者。

(2)血管紧张素受体阻滞药(ARBBs)的应用:ARBBs 在阻断肾素-血管紧张素系统作用与 ACE 抑制药

作用相同,但缺少对缓激肽降解抑制作用。当病人应用 ACE 抑制药出现于咳不能耐受,可应用 ARBBs 类药,常用 ARBBs 如坎地沙坦、氯沙坦、缬沙坦等。

ARBBs 类药的用药注意事项、不良反应除干咳以外,其他均与 ACE 抑制药相同。

(3)醛固酮拮抗药的应用:研究证明螺内酯 20mg,1～2/d 小剂量应用,可以阻断醛固酮效应,延缓心肌、血管的重构,改善慢性心力衰竭的远期效果。

注意事项:中重度心力衰竭病人应用时,需注意血钾的监测;肾功能不全、血肌酐异常、高血钾及应用胰岛素的糖尿病病人不宜使用。

5.β受体阻滞药 β受体阻滞药可对抗交感神经激活,阻断交感神经激活后各种有害影响。临床应用其疗效常在用药后 2～3 个月才出现,但明显提高运动耐力,改善心力衰竭预后,降低病死率。

β受体阻滞药具有负性肌力作用,临床中应慎重应用,应用药物应从小剂量开始,如美托洛尔 12.5mg,1/d;比索洛尔 1.25mg,1/d;卡维地洛 6.25mg,1/d,逐渐加量,适量维持。

注意事项:用药应在心力衰竭稳定、无体液潴留情况下、小剂量开始应用。

患有支气管痉挛性疾病、心动过缓、二度以上包括二度的房室传导阻滞的病人禁用。

6.正性肌力药物 是治疗心力衰竭的主要药物,适于治疗以收缩功能异常为特征的心力衰竭,尤其对心腔扩大引起的低心排血量心力衰竭,伴快速心律失常的病人作用最佳。

(1)洋地黄类药物:是临床最常用的强心药物,具有正性肌力和减慢心率作用,在增加心肌收缩力的同时,不增加心肌耗氧量。

1)适应证:充血性心力衰竭,尤其伴有心房颤动和心室率增快的心力衰竭是最好指征,对心房颤动、心房扑动和室上性心动过速均有效。

2)禁忌证:严重房室传导阻滞、肥厚性梗阻型心肌病、急性心肌梗死 24h 内不宜使用。洋地黄中毒或过量者为绝对禁忌证。

3)用法:地高辛为口服制剂,维持量法,0.25mg,1/d。此药口服后 2～3h 血浓度达高峰,4～8h 获最大效应,半衰期为 1.6d,连续口服 7d 后血浆浓度可达稳态。适用于中度心力衰竭的维持治疗。

毛花苷 C 为静脉注射制剂,注射后 10min 起效,1～2h 达高峰,每次 0.2～0.4mg,稀释后静脉注射,24h 总量 0.8～1.2mg。适用于急性心力衰竭或慢性心力衰竭加重时,尤其适用于心力衰竭伴快速心房颤动者。

4)毒性反应:药物的治疗剂量和中毒剂量接近,易发生中毒。易导致洋地黄中毒的情况主要有:急性心肌梗死、急性心肌炎引起的心肌损害、低血钾、严重缺氧、肾衰竭等情况。

常见毒性反应有:胃肠道表现如恶心、呕吐;神经系统表现如视物模糊、黄视、绿视;心血管系统表现多为各种心律失常,也是洋地黄中毒最重要的表现,最常见的心律失常是室性期前收缩,多呈二联律。快速房性心律失常伴有传导阻滞是洋地黄中毒特征性的表现。

(2)β受体兴奋药:临床通常短期应用治疗重症心力衰竭,常用静脉滴注多巴酚丁胺、多巴胺。适用于急性心肌梗死伴心力衰竭的病人;小剂量多巴胺 2～5μg/(kg·min)能扩张肾动脉,增加肾血流量和排钠利尿,从而用于充血性心力衰竭的治疗。

【护理措施】

1.环境与心理护理 保持环境安静、舒适,空气流通;限制探视,减少精神刺激;注意病人情绪变化,做好心理护理,要求病人家属要积极给予病人心理支持和治疗的协助,使病人心情放松情绪稳定,减少机体耗氧量。

2.休息与活动 一般心功能Ⅰ级:不限制一般的体力活动,但避免剧烈运动和重体力劳动。心功能Ⅱ级:可适当进行轻体力工作和家务劳动,强调下午多休息。心功能Ⅲ级:日常生活可以自理或在他人协助下自理,严格限制一般的体力活动。心功能Ⅳ级:绝对卧床休息,生活需要他人照顾,可在床上做肢体被动运动和翻身,逐步过渡到坐床边或下床活动。当病情好转后,鼓励病人尽早做适量的活动,防止因长期卧床导致的静脉血栓、肺栓塞、便秘和压疮的发生。在活动中要监测有无呼吸困难、胸痛、心悸、疲劳等症状,如有不适应停止活动,并以此作为限制最大活动量的指征。

3.病情观察

(1)观察水肿情况:注意观察水肿的消长情况,每日测量并记录体重,准确记录液体出入量。

(2)保持呼吸道通畅:监测病人呼吸困难的程度、发绀情况、肺部啰音的变化以及血气分析和血氧饱和度等变化,根据缺氧的轻重程度调节氧流量和吸氧方式。

(3)注意水、电解质变化及酸碱平衡情况:低钾血症可出现乏力、腹胀、心悸、心电图出现 u 波增高及心律失常,并可诱发洋地黄中毒。少数因肾功能减退,补钾过多而致高血钾,严重者可引起心搏骤停。低钠血症表现为乏力、食欲缺乏、恶心、呕吐、嗜睡等症状。如出现上述症状,要及时通报医师及时给予检查、纠正。

4.保持排便通畅　病人常因精神因素使规律性排便活动受抑制,排便习惯改变,加之胃肠道淤血、进食减少、卧床过久影响肠蠕动,易致便秘。应帮助病人训练床上排便习惯,同时饮食中增加膳食纤维,如发生便秘,应用小剂量缓泻药和润肠药,病情许可时扶患者坐起使用便器,并注意观察患者的心率、反应,以防发生意外。

5.输液的护理　根据病人液体出入情况及用药要求,控制输液量和速度,以防诱发急性肺水肿。

6.饮食护理　给予高蛋白、高维生素的易消化清淡饮食,注意补充营养。少量多餐,避免过饱;限制水、钠摄入,每日食盐摄入量少于 5g,服利尿药者可适当放宽。

7.用药护理

(1)使用利尿药的护理:遵医嘱正确使用利尿药,并注意有关不良反应的观察和预防。监测血钾及有无乏力、腹胀、肠鸣音减弱等低钾血症的表现,同时多补充含钾丰富的食物,必要时遵医嘱补充钾盐。口服补钾宜在饭后或将水剂与果汁同饮;静脉补钾时每 500ml 液体中氯化钾含量不宜超过 1.5g。

应用保钾利尿药需注意有无胃肠道反应、嗜睡、乏力、皮疹,高血钾等不良反应。

利尿药的应用时间选择早晨或日间为宜,避免夜间排尿过频而影响病人的休息。

(2)使用洋地黄的护理

1)给药要求:严格遵医嘱给药,发药前要测量病人脉搏 1min,当脉搏＜60/min 或节律不规则时,应暂停服药并通知医生。静脉给药时务必稀释后缓慢静脉注射,并同时监测心率、心律及心电图变化。

2)遵守禁忌:注意不与奎尼丁、普罗帕酮(心律平)、维拉帕米(异搏定)、钙剂、胺碘酮等药物合用,以免降低洋地黄类药物肾排泄率,增加药物毒性。

3)用药后观察:应严密观察病人用药后毒性反应,监测血清地高辛浓度。

4)毒性反应的处理:立即停用洋地黄类药;停用排钾利尿药;积极补充钾盐,快速纠正心律失常,血钾低者快速补钾,不低的可应用力多卡因等治疗,但一般禁用电复律,防止发生室颤;对缓慢心律失常,可使用阿托品 0.5～1mg 皮下注射或静脉注射治疗,一般不用安置临时起搏器。

(3)肾素-血管紧张素-醛固酮系统抑制药使用的护理:应用 ACE 抑制药时需预防直立性低血压、皮炎、蛋白尿、咳嗽、间质性肺炎等不良反应的发生。应用 ACE 抑制药和(或)ARBBs 期间要注意观察血压、血钾的变化,同时注意要小剂量开始,逐渐加量。

8.并发症的预防与护理

(1)感染:室内空气流通,每日开窗通风 2 次,寒冷天气注意保暖,长期卧床者鼓励翻身,协助拍背,以防发生呼吸道感染和坠积性肺炎;加强口腔护理,以防发生由于药物治疗引起菌群失调导致的口腔黏膜感染。

(2)血栓形成:长期卧床和使用利尿药引起的血流动力学改变,下肢静脉易形成血栓。应鼓励病人在床上活动下肢和做下肢肌肉收缩运动,协助病人做下肢肌肉按摩。每天用温水浸泡足以加速血液循环,减少静脉血栓形成。当病人肢体远端出现局部肿胀时,提示有发生静脉血栓可能,应及早与医师联系。

(3)皮肤损伤:应保持床褥柔软、清洁、干燥,病人衣服柔软、宽松。对于长期卧床病人应加强皮肤护理,保持皮肤清洁、干燥,定时协助病人更换体位,按摩骨突出处,防止推、拉、扯强硬动作,以免皮肤完整性受损。如需使用热水袋取暖,水温不宜过高,40～50℃为宜,以免烫伤。

对于有阴囊水肿的男病人可用托带支托阴囊,保持会阴部皮肤清洁、干燥;水肿局部有液体外渗情况,要防止继发感染;注意观察皮肤有无发红、破溃等压疮发生,一旦发生压疮要积极给予减少受压、预防感染、促进愈合的护理措施。

9.健康教育

(1)治疗病因、预防诱因:指导病人积极治疗原发心血管疾病,注意避免各种诱发心力衰竭的因素,如呼吸道感染、过度劳累和情绪激动、钠盐摄入过多、输液过多过快等。育龄妇女注意避孕,要在医师的指导下妊娠和分娩。

(2)饮食要求:饮食要清淡、易消化、富营养,避免饮食过饱,少食多餐。戒烟、酒,多食蔬菜、水果,防止便秘。

(3)合理安排活动与休息:根据心功能的情况,安排适当体力活动,以利于提高心脏储备力,提高活动耐力,同时也帮助改善心理状态和生活质量。但避免重体力劳动,建议病人进行散步、练气功、打太极拳等运动,掌握活动量,以不出现心悸、气促为度,保证充分睡眠。

(4)服药要求:指导病人遵照医嘱按时服药,不要随意增减药物,帮助病人认识所服药物的注意事项,如出现不良反应及时就医。

(5)坚持诊治:慢性心力衰竭治疗过程是终身治疗,应嘱病人定期门诊复诊,防止病情发展。

(6)家属教育:帮助家属认识疾病和目前治疗方法、帮助病人的护理措施和心理支持的技巧,教育其要给予病人积极心理支持和生活帮助,使病人树立战胜疾病信心,保持情绪稳定。

三、急性心力衰竭

急性心力衰竭是指心肌遭受急性损害或心脏负荷突然增加,使心排血量急剧下降,导致组织灌注不足和急性瘀血的综合征。以急性左侧心力衰竭最常见,多表现为急性肺水肿或心源性休克。

【病因及发病机制】

急性广泛心肌梗死、高血压急症、严重心律失常、输液过多过快等原因。使心脏收缩力突然严重减弱,心排血量急剧减少或左心室瓣膜性急性反流,左心室舒张末压迅速升高,肺静脉回流不畅,导致肺静脉压快速升高,肺毛细血管压随之升高,使血管内液体渗入到肺间质和肺泡内,形成急性肺水肿。

【临床表现】

突发严重呼吸困难为特征性表现,呼吸频率达30～40/min,病人被迫采取坐位,两腿下垂,双臂支撑以助呼吸,极度烦躁不安、大汗淋漓、口唇发绀、面色苍白。同时频繁咳嗽、咳大量粉红色泡沫痰。病情极重者可以出现意识模糊。

早期血压可以升高,随病情不缓解血压可降低直至休克;听诊可见心音较弱,心率增快,心尖部可闻及舒张期奔马律;两肺满布湿啰音和哮鸣音。

【治疗要点】

1.体位　置病人于两腿下垂坐位或半卧位。

2.吸氧　吸入高流量(6～8L/min)氧气,加入30%～50%乙醇湿化。对病情严重病人可采用呼吸机持续加压面罩吸氧或双水平气道加压吸氧,以增加肺泡内的压力,促进气体交换,对抗组织液向肺泡内渗透。

3.镇静　吗啡3～10mg皮下注射或静脉注射,必要时每15分钟重复1次,可重复2～3次。老年病人须酌情减量或肌内注射。伴颅内出血、神志障碍、慢性肺部疾病时禁用。

4.快速利尿　呋塞米20～40mg静脉注射,在2min内推注完,每4小时可重复1次。呋塞米不仅有利尿作用,还有静脉扩张作用,利于肺水肿的缓解。

5.血管扩张药　血管扩张药应用过程中,要严密监测血压,用量要根据血压进行调整,收缩压一般维持在100mmHg左右,对原有高血压的病人血压降低幅度不超过80mmHg为度。

(1)硝普钠应用:硝普钠缓慢静脉滴注,扩张小动脉和小静脉,初始用药剂量为0.3μg/(kg·min),根据血压变化逐渐调整剂量,最大剂量为5μg/(kg·min),一般维持量50～100μg/min。因本药含有氰化物,用药时间不宜连续超过24h。

(2)硝酸甘油应用:硝酸甘油扩张小静脉,降低回心血量。初始用药剂量为10μg/min,然后每10分钟调整1次,每次增加初始用药剂量为5～10μg。

(3)酚妥拉明应用:酚妥拉明可扩张小动脉及毛细血管。静脉用药以0.1mg/min开始,每5～10分钟调整1次,增至最大用药剂量为1.5～2.0mg/min。

6.洋地黄类药物　可应用毛花苷C0.4～0.8mg缓慢静脉注射,2h后可酌情再给0.2～0.4mg。近期使用过洋地黄药物的病人,应注意洋地黄中毒。对于急性心肌梗死在24h内不宜使用,重度二尖瓣狭窄患者禁用。

7.平喘　氨茶碱可以解除支气管痉挛,并有一定的正性肌力及扩血管利尿作用。氨茶碱0.25mg加入100ml液体内静脉滴注,但应警惕氨茶碱过量,肝肾功能减退患者、老年人应减量。

【护理措施】

1.保证休息　立即协助病人取半卧位或坐位休息,双腿下垂,以减少回心血量,减轻心脏前负荷。注意加强皮肤护理,防止因被迫体位而发生的皮肤损伤。

2.吸氧　一般吸氧流量为6～8L/min,加入30%～50%乙醇湿化,使肺泡内的泡沫表面张力降低破裂,增加气体交换的面积,改善通气。要观察呼吸情况,随时评估呼吸困难改善的程度。

3.饮食　给予高营养、高热量、少盐、易消化清淡饮食,少量多餐,避免食用产气食物。

4.病情观察

(1)病情早期观察:注意早期心力衰竭表现,一旦出现劳力性呼吸困难或夜间阵发性呼吸困难,心率增快、失眠、烦躁、尿量减少等症状,应及时与医师联系,并加强观察。如迅速发生极度烦躁不安、大汗淋漓、口唇发绀等表现,同时胸闷、咳嗽、呼吸困难、发绀、咳大量白色或粉红色泡沫痰,应警惕急性肺水肿发生,立即配合抢救。

(2)保持呼吸道通畅:严密观察病人呼吸频率、深度,观察病人的咳嗽情况,痰液的性质和量,协助病人咳嗽、排痰,保持呼吸道通畅。

(3)防止心源性休克:观察病人意识、精神状态,观察病人血压、心率的变化及皮肤颜色、温度变化。

(4)防止病情发展:观察肺部啰音的变化,监测血气分析结果。控制静脉输液速度,一般为每分钟20～

30滴。准确记录液体出入量。

（5）心理护理：病人常伴有濒死感、焦虑和恐惧，应加强床旁监护，给予安慰及心理支持，以增加战胜疾病信心。医护人员抢救时要保持镇静，表现出忙而不乱，操作熟练，以增加病人的信任和安全感。避免在病人面前议论病情，以免引起误会，加剧病人的恐惧。必要时可留亲属陪伴病人。

（6）用药护理：应用吗啡时注意有无呼吸抑制、心动过缓；用利尿药要准确记录尿量，注意水、电解质和酸碱平衡情况；用血管扩张药要注意输液速度、监测血压变化；用硝普钠应现用现配，避光滴注，有条件者可用输液泵控制滴速；洋地黄制剂静脉使用时要稀释，推注速度宜缓慢，同时观察心电图变化。

（张雪飞）

第二节　心律失常

心律失常是指心脏冲动的频率、节律、起源部位、传导速度或激动顺序的异常。

【发生机制】

1.**冲动形成异常**　窦房结、房室结等具有自律性的组织本身发生病变，或自主神经系统兴奋性改变均可导致不适当的冲动发放。此外在缺氧、电解质紊乱、儿茶酚胺增多及药物等病理状态下，原无自律性的心肌细胞如心房肌和心室肌细胞出现自律性异常增高，可导致快速性心律失常。

2.**冲动传导异常**　折返是快速性心律失常的最常见发病机制。产生折返的基本条件是传导异常，它包括：①心脏两个或多个部位的传导性与不应期各不相同，相互连接成一个闭合环；②其中一条通路发生单向传导阻滞；③另一条通路传导缓慢，使原先发生阻滞的通道有足够时间恢复兴奋性；④原先阻滞的通道再次激动，从而完成一次折返冲动。激动在环内反复循环，产生持续而快速的心律失常（图9-1）。

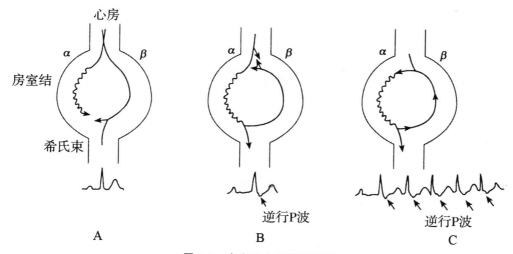

图 9-1　房室结内折返示意图

房室结内有α与β两条通路。α传导速度慢，不应期短；β传导速度快，不应期长。A.窦性心律时，冲动沿β路径前传至心室，同时沿α路径前传，但遭遇不应期未能抵达希氏束；B.房性期前收缩受阻于β路径，由α路径缓慢传导到心室。冲动沿β路径逆向传导返回至心房，完成单次折返；C.心房回波再循α路径前传，折返持续，引起折返性心动过速。

【分类】

1.按其发生原理可分为激动起源异常及激动传导异常两大类(见图 9-2)。

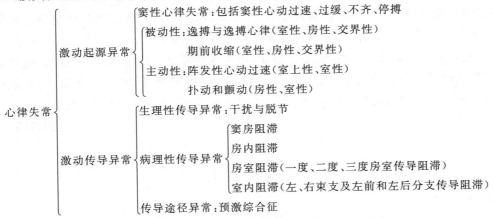

图 9-2　心律失常按发生机制分类

2.按心律失常发生时心率的快慢,可分为快速性心律失常与缓慢性心律失常。前者包括期前收缩、心动过速、扑动或颤动等,后者包括窦性心动过缓、房室传导阻滞等。

【病因】

1.老化　随着增龄,心脏传导系统有老化现象,起搏细胞和传导细胞的数量减少,导致自律性降低,故老年人易出现窦房结功能低下和各种传导阻滞。其次,老年人 β 受体数目减少或变性,对 β 肾上腺素能调节的反应性减弱,心脏对血液中儿茶酚胺敏感性降低,压力感受器和副交感神经对心率或心律的调节功能也减弱,从而易发生各种心律失常。

2.器质性心脏病　其中以冠心病、心肌病、心肌炎和风湿性心脏病为多见,尤其在发生心力衰竭或急性心肌梗塞时。

3.药物和电解质紊乱　如洋地黄、奎尼丁、低血钾等。

4.其他病因　如甲状腺功能亢进或减退,心脏植物神经功能失调,高热,麻醉、低温、胸腔或心脏手术等;部分病因不明。

5.正常人在劳累、情绪激动或紧张、摄取刺激性食物,如咖啡、浓茶、吸烟、饮酒或辛辣制品,也可发生心律失常,如期前收缩、心动过速。

一、窦性心律失常

源于窦房结的心脏激动为窦性心律。其心电图表现为:①窦性 P 波在 Ⅰ、Ⅱ、aVF 导联直立,aVR 倒置;②P-R 间期 0.12~0.20s。同一导联的 P-P 间期差值<0.12s;③频率为 60~100 次/分。窦性心律的频率因年龄、性别、体力活动等不同有显著的差异。由于窦房结冲动形成过快、过慢或不规则或窦房结冲动传导障碍所致的心律失常称为窦性心律失常。

(一)窦性心动过速、窦性心动过缓

【心电图特征】

心电图表现符合窦性心律特征,如成人窦性心律的频率>100 次/分,称为窦性心动过速;心率<60 次/分,称为窦性心动过缓,常同时伴窦性心律不齐(不同 PP 间期差异>0.12s)。

【病因】

窦性心动过速可见于健康人吸烟、饮茶或咖啡、饮酒、体力活动及情绪激动时。某些病理状态如发热、贫血、甲状腺功能亢进、休克、心肌缺血、充血性心力衰竭以及应用肾上腺素、阿托品等药物时亦可出现窦性心动过速。窦性心动过缓常见于健康青年人、运动员及睡眠状态。其他原因如颅内出血、甲状腺功能减退、低温、严重缺氧、阻塞性黄疸,以及应用胺碘酮等抗心律失常药物。窦房结病变及急性下壁心肌梗死亦常伴发窦性心动过缓。

【临床表现】

窦性心动过速可无症状或有心悸感。窦性心动过缓一般也无症状,但心率过慢时可出现胸闷、头晕、晕厥等心排血量不足表现。

【治疗】

窦性心动过速应先针对病因治疗,同时去除诱因。如治疗甲状腺功能亢进、充血性心力衰竭等。必要时给予β受体阻滞剂或非二氢吡啶类钙通道拮抗剂,以减慢心率。

无症状的窦性心动过缓无需治疗。如因心率过慢出现心排血量不足症状时,可应用阿托品或异丙肾上腺素等药物治疗,但长期应用易产生严重副作用,宜考虑心脏起搏治疗。

(二)病态窦房结综合征

此病简称病窦综合征,是指由于窦房结病变导致其功能减退,产生多种心律失常的综合表现。患者可出现一种以上的心律失常。主要特征为窦性心动过缓,当伴快速性心动过速时称心动过缓-心动过速综合征(简称慢-快综合征)。

【病因】

1.诸多病变如冠心病、心肌病、心肌淀粉样变、风心病或外科手术损伤等原因均可损害窦房结,导致窦房结起搏及传导功能受损。

2.窦房结周围神经及心房肌的病变,窦房结动脉供血减少亦是其病因。

【心电图特征】

①持续而显著的窦性心动过缓,心率在50次/分以下,并非由药物引起,且用阿托品不易纠正;②窦性停搏(较长时间内无P波与QRS波群出现,长的PP间期与基本的窦性PP间期无倍数关系)或窦房传导阻滞;③窦房传导阻滞及房室传导阻滞并存;④慢-快综合征;⑤交界性逸搏心律。

【临床表现】

患者可出现与心动过缓相关的脑、心、肾等重要脏器供血不足表现,如发作性头晕、黑矇、乏力、胸痛、心悸等,严重者可发生晕厥,甚至发生阿-斯综合征。

【治疗】

治疗原则为:无症状者无需治疗,但要定期随访。对于有症状的病窦综合征患者应行起搏治疗。慢-快综合征心动过速发作者,单独应用抗心律失常药物可能加重心动过缓,应先起搏治疗后再应用抗心律失常药物治疗。

二、房性心律失常

房性心律失常包括房性期前收缩(房早)、房性心动过速(房速)、心房扑动(房扑)、心房颤动(房颤)。房颤是成人最常见的持续性心律失常,在此将主要介绍。房颤是指规律有序的心房电活动丧失,代之以快速且无序的颤动波,是最严重的心房电活动紊乱。患病率随年龄的增长而增多,60岁以上的人群中,房颤的发生率占6%以上,因此,房颤是老年人最常见的心律失常之一。

【病因】

房颤主要见于器质性心脏病患者,如风湿性心瓣膜病、冠心病、高血压性心脏病、甲状腺功能亢进等,正常人情绪激动、运动或大量饮酒时后亦可发生。有不到 1/3 的患者无明确心脏病依据,称为特发性(孤立性、良性)房颤。

【心电图特征】

①P 波消失,代之以小而不规则的 f 波,频率为 350～600 次/分,扑动波间的等电位线消失;②心室率极不规则,一般在 100～160 次/分之间,交感神经兴奋、甲状腺功能亢进等可加快心室率,洋地黄可延长房室结不应期而减慢心室率;③QRS 波形态基本正常,伴有室内差异性传导可增宽变形。

【临床表现】

临床表现取决于心室率。房颤不伴快心室率时,患者可无症状;伴快心室率(>150 次/min)时可诱发心绞痛、心力衰竭。血栓栓塞和心力衰竭是房颤最主要的并发症。房颤时心房丧失收缩功能,血液容易在心房内淤滞而形成血栓,栓子脱落可导致体循环栓塞,其中以脑动脉栓塞发生率最高。二尖瓣狭窄或脱垂伴房颤时脑栓塞的发生率更高。房颤时心房收缩功能丧失和长期心率增快可导致心力衰竭,增加死亡率。

房颤时心脏听诊示第一心音强弱不等,心律极不规则,心室率快时可出现脉搏短绌。一旦房颤患者的心室率变得规则,应考虑以下几种可能:①恢复窦性心律;②转变为房速或房扑;③发生房室交界性心动过速或室性心动过速;④如心室律变得慢而规则(30～60 次/min),提示可能出现完全性房室传导阻滞。

【治疗】

1.积极治疗原发病　对于某些疾病如甲亢、急性酒精中毒、药物所致的房颤,在祛除病因之后,房颤可能自行消失,也可能持续存在。

2.恢复窦性心律　这是房颤治疗的最佳结果。只有恢复窦性心律(正常心律),才能达到完全治疗房颤的目的;所以对于任何房颤病人均应该尝试恢复窦性心律的治疗方法。可采取直流电复律或药物复律,常用和证实有效的药物有胺碘酮、伊布利特、多非利特等。射频消融可根治房颤。

3.控制快速心室率　对于不能恢复窦性心律的房颤病人,可以应用药物减慢较快的心室率。常用药物包括:①β 受体阻滞剂:是最有效、最常用的药物,可单独应用;②钙通道拮抗剂:如维拉帕米和地尔硫卓也可有效用于房颤时的心室率控制,尤其对于运动状态下的心室率的控制优于地高辛,和地高辛合用的效果也优于单独使用。尤其多用于无器质性心脏病或左室收缩功能正常以及伴有慢性阻塞性肺疾病的患者;③洋地黄:一直被认为是在紧急情况下控制房颤心室率的一线用药,目前临床上多用于伴有左心衰时的心室率控制;④胺碘酮:在其他药物控制无效或禁忌时、在房颤合并心力衰竭需紧急控制心室率时可首选胺碘酮与洋地黄合用。

4.抗凝治疗　慢性房颤患者不能恢复窦性心律,有较高的栓塞发生率。过去有栓塞史、瓣膜病、高血压、糖尿病、老年患者、左心房扩大及冠心病者发生栓塞的危险性更大。存在上述任何一种情况者均应接受抗凝治疗。口服华法令使凝血酶原时间国际标准化比率(INR)维持在 2.0～3.0,能有效预防脑卒中的发生。不宜用华法令及无以上危险因素者,可用阿司匹林 100～300mg/d;抗凝治疗时应严密监测有无出血倾向。

三、房室交界性心律失常

房室交界性心律失常包括房室交界区性期前收缩(交界早)、房室交界区性逸搏与逸搏心律、非阵发性房室交界区性心动过速、与房室交界区相关的折返性心动过速、预激综合征。与房室交界区相关的折返性心动过速或称为阵发性室上性心动过速(PSVT),简称室上速,本节重点阐述。室上速由折返机制引起者多见,以房室结内折返性心动过速最常见。室上速常无器质性心脏病表现,不同性别及年龄均可发病。

【心电图特征】

①心率150～250次/分，节律规则；②QRS波形态与时限正常，如发生室内差异性传导，QRS波时间与形态异常；③P波为逆行性，常埋于QRS波内或位于其终末部分，且两者保持固定关系；④起始突然，通常由一个房性期前收缩触发，其下传的P-R间期显著延长，随之出现心动过速发作。

【临床表现】

心动过速发作呈突然发生与终止，持续时间长短不一。患者可有心悸、胸闷、焦虑、头晕，少数有晕厥、心绞痛等，症状轻重取决于发作时心室率的快速程度及持续时间，亦与原发病严重程度有关。体检心尖区第一心音强度恒定，心律绝对规则。

【治疗】

1.急性发作期　根据患者的基础心脏情况，既往发作史，对心动过速耐受程度进行适当处理以终止发作。

（1）刺激迷走神经：如患者心功能正常，可先尝试刺激迷走神经的方法：①诱导恶心、冰水敷面；②Valsalva动作（深吸气后屏气，再用力呼气的动作）；③按摩一侧颈动脉窦或压迫一侧眼球（青光眼或高度近视者禁用）5～10秒。可终止心动过速的发作，但停止刺激后有时又恢复原来的心率。

（2）药物治疗：①腺苷及钙通道阻滞剂：首选腺苷6～12mg快速静推，起效迅速。无效者可改用维拉帕米治疗，低血压或心力衰竭者不应选用钙拮抗剂。②洋地黄与β受体阻滞剂：房室结折返性心动过速伴心功能不全时首选洋地黄，其他病人已少用此药。β受体阻滞剂也能终止发作，但应注意禁忌证，如避免用于失代偿的心力衰竭、支气管哮喘患者。③其他：可选用普罗帕酮1～2mg/kg静脉注射。

（3）非药物治疗：食管心房调搏术亦可有效终止发作。直流电复律可用于患者发作时伴有严重心绞痛、低血压、充血性心力衰竭表现。

2.预防复发

（1）射频消融术可有效根治心动过速，应优先考虑使用。

（2）药物可选用洋地黄、钙通道阻滞剂及β受体阻滞剂。

四、室性心律失常

室性心律失常主要包括室性期前收缩、室性心动过速、心室扑动与颤动。由于室性心律失常易导致心肌收缩不协调等，相对而言对机体所造成的危害更大。

（一）室性期前收缩

室性期前收缩也称室性早搏，简称室早，是最常见的心律失常，为提早出现的、源于窦房结以外心室任何部位的异位心律。

【病因】

正常人与各种心脏病患者均可发生室早。正常人发生室早的机会随年龄增长而增加，心肌缺血缺氧、麻醉、心肌炎等亦可发生室早。洋地黄等中毒发生严重心律失常前，常先有室早出现。另外，电解质紊乱、焦虑、过量烟酒及咖啡可为室早的诱因。

【心电图特征】

①提前发生的宽大畸形的QRS波群，时限>0.12s，其前无P波，ST-T波与主波方向相反；②其后有完全性代偿间歇，即包含室性期前收缩在内的、前后两个下传的窦性RR间期，等于两个窦性RR间期。二联律是指每个窦性搏动后跟随一个室早；三联律是每两个正常搏动后跟随一个室早。连续两个室早称为成

对室早。同一导联内室早形态相同者为单形性室早;形态不同者为多形性或多源性室早。室性期前收缩的 QRS 波群起始部落在前面的 T 波上,称为"RonT"现象。

【临床表现】

患者可无症状,或有心悸、心前区不适和乏力等。听诊时,室早的第二心音减弱或听不到,第一心音后出现较长的停顿。患者是否有症状及症状的严重程度与期前收缩的频发程度常常不直接相关。频发性、成对出现、多源性、RonT 现象的室性期前收缩,因有进一步发展为室速甚至室颤的可能,又称为危险性室性期前收缩,应引起重视。

【治疗】

应考虑有无器质性心脏病,是否影响心排血量以及发展为严重心律失常的可能性来决定治疗原则。

1.无器质性心脏病　如无明显症状常无需用药治疗。如症状明显,宜做好解释,说明良性预后,消除顾虑;避免诱因如情绪紧张、劳累、吸烟、咖啡等。药物可选用镇静剂、β 受体阻滞剂、普罗帕酮、美西律等。

2.急性心肌缺血　急性心梗初期一旦出现室早与室性心动过速,应立即静脉使用利多卡因,以防室颤发生;若患者发生窦性心动过速与室早,早期应用 β 受体阻滞剂也可能减少室颤的危险。但室颤与室早之间并无必然联系,无需预防性使用抗心律失常药。

3.慢性心脏病变　心肌梗死后与心肌病患者常伴室早,若无禁忌证,可用 β 受体阻滞剂或胺碘酮治疗。

(二)室性心动过速

室性心动过速简称室速。

室速常发生于各种器质性心脏病患者,最常见的是冠心病急性心肌梗死。发作时间稍长,则常出现严重血流动力学的改变,心脑器官供血不足明显,因此,临床上都表现较为紧急,是心血管病常见急症之一。

【心电图特征】

①3 个或 3 个以上的室性期前收缩连续出现;②QRS 波群宽大畸形,时限>0.12s,ST-T 波与 QRS 主波方向相反;③心室率通常 100~250 次/min,节律规则或略不规则;④心房波与 QRS 无固定关系,形成房室分离,可有心室夺获和室性融合波;⑤发作通常突然开始。

【临床表现】

临床症状的轻重与室速发作时的心室率、持续时间、基础心脏病变和心功能状况有关。发作时间<30s、能自行终止的非持续性室速的患者常无症状。持续性室速(发作时间>30s,需药物或电复律方能终止)常伴血流动力学障碍和心肌缺血,患者可有血压下降、少尿、晕厥、心绞痛等症状。听诊时心率轻度不规则,第一、二心音分裂。

【治疗】

治疗原则为有器质性心脏病或有明确诱因者首先给予针对性治疗;无器质性心脏病者发生非持续性室速,如无症状或无血流动力学障碍,处理原则同室早。持续性室速发作者,无论有无器质性心脏病,都应给予治疗。兴奋迷走神经的方式大多不能终止室速的发作。

1.急性发作期的处理　急性发作期的处理原则为终止室速发作

(1)同步直流电复律:已出现低血压、休克、心绞痛、充血性心力衰竭或脑血流灌注不良等症状,应首选迅速施行电复律,但洋地黄中毒引起者不宜用电复律。

(2)药物治疗:血流动力学尚稳定时,可先用抗心律失常药物治疗,无效再行电复律。首选利多卡因,其他药物可选用:普罗帕酮、胺碘酮、普鲁卡因胺等。

2.预防复发　治疗原则包括治疗基础疾病和消除诱因、抗心律失常药物治疗(如 β 受体阻滞剂、胺碘酮、普罗帕酮等)、外科治疗、射频消融治疗及植入式心脏复律除颤仪(IDC)治疗等。

(三)心室扑动与心室颤动

心室扑动与心室颤动简称室扑与室颤,是致命性的心律失常,如不治疗 3～5 分钟内可致命。室扑是室颤的前奏,室颤是导致心源性猝死的常见心律失常,也是临终前循环衰竭的心律改变。引起室扑与室颤的常见原因是缺血性心脏病,如冠心病、心肌病、瓣膜病;另外,抗心律失常药特别是引起长 QT 间期延长的药物如奎尼丁、严重缺血缺氧、预激综合征合并房颤等亦可引起室扑或室颤。

【心电图特征】

室扑:无正常的 QRS-T 波群,代之以连续快速的正弦波图形,波幅大而规则,频率为 150～300 次/min。

室颤:出现波形、振幅及频率均极不规则的低小波($<0.2mv$),无法辨别 QRS-T 波群,频率达 200～500 次/min。

【临床表现】

包括抽搐、意识丧失、呼吸停顿甚至死亡。听诊心音消失,测不到脉搏及血压。无泵衰竭或心源性休克的急性心肌梗死患者出现的原发性室颤,预后较佳,抢救成功率较高,复发很低。反之,非伴随急性心梗的室颤,一年内复发率高达 20%～30%。

【治疗】

应争分夺秒进行抢救,尽快恢复有效心室收缩。抢救应遵循心肺复苏原则进行,参见心脏骤停与心脏性猝死章节。最有效的方法是立即非同步直流电除颤,无条件电除颤的应即刻给予胸外心脏按压。

五、房室传导阻滞

房室传导阻滞是指由于生理或病理的原因,窦房结的冲动经心房传至心室的过程中,房室交界区出现部分或完全的传导阻滞。按阻滞的严重程度可将传导阻滞分三度:一度、二度为不完全性房室传导阻滞。三度为完全性传导阻滞,所有冲动都不能传导至心室。

【病因】

1.正常人或运动员可发生莫氏Ⅰ型(文氏型)房室阻滞,夜间多见,与迷走神经张力增高有关。

2.器质性心脏病:是房室传导阻滞最常见的病因,如高血压性心脏病、冠心病、心脏瓣膜病。

3.其他:心脏手术、电解质紊乱、药物中毒、甲状腺功能低下等都是房室阻滞的病因。

【心电图特征】

1.一度房室传导阻滞　一度房室传导阻滞仅有房室传导时间的延长,时间>0.20s,无 QRS 波群脱落。

2.二度房室传导阻滞

(1)Ⅰ型:又名文氏阻滞,较常见,极少发展为三度房室传导阻滞。心电图表现为:①P-R 间期进行性延长,直至一个 P 波受阻不能下传心室;②包含受阻 P 波在内的 R-R 间期小于正常窦性 P-P 间期的两倍。③QRS 波群大多正常。最常见的房室传导比例为 3∶3 或 5∶4。

(2)Ⅱ型:又称莫氏现象,易转变成三度房室传导阻滞。心电图特征为:①下传的搏动中,P-R 间期固定不变,时限可正常亦可延长;②有间歇性 QRS 波群脱落,常呈 2∶1 或 3∶1;③QRS 波形态正常,则阻滞可能位于房室结内。

PR 间期逐渐延长,直至 P 波后的 QRS 波脱落,出现长间歇,为文氏型传导阻滞。P 波规律出现,PR 间期固定,P 波与 QRS 波之比为 2∶1～3∶2,为莫氏Ⅱ型房室传导阻滞。

3.三度房室传导阻滞　心电图特征为:①心房和心室的激动各自独立,互不相关;②心房率快于心室率,心房冲动来自窦房结或异位心房节律;③心室起搏点通常在阻滞部位以下,如为希氏束及其近邻,则频率 40～60 次/分,QRS 波正常;如位于室内传导系统的远端,则心室率在 40 次/分以下,QRS 波增宽。

【临床表现】

一度房室传导阻滞的患者常无症状。二度房室传导阻滞可有心悸,也可无症状。三度房室阻滞的症状取决于心室率快慢与原发病变,可有疲倦、乏力、头晕,甚至晕厥、心肌缺血和心力衰竭的表现。突发的三度房室传导阻滞常因心室率过慢导致急性脑缺血,患者可出现意识丧失、甚至抽搐等症状,称为阿-斯综合征,严重者可发生猝死。

听诊时,一度房室传导阻滞可有第一心音减弱;二度房室传导阻滞文氏型可有第一心音逐渐减弱,并有心搏脱落;莫氏型有间歇性心搏脱落,但第一心音强度恒定。三度房室传导阻滞的第一心音强度经常变化,可闻及大炮音,心率多在 40～60 次/分,伴有低血压。

【治疗】

针对不同病因、不同阻滞程度及症状轻重进行不同的治疗。

1.一度与二度 I 型房室阻滞　心室率不太慢,故无需特殊治疗。

2.二度 II 型与三度房室阻滞　心室率显著减慢,伴有明显症状与血流动力学障碍,甚至出现阿-斯综合征,应及时提高心室率。

(1)药物治疗:阿托品(0.5～2.0mg,静脉注射),适用于房室结阻滞的患者。异丙肾上腺素(1～4μg/min,静脉滴注)适用于任何部位的房室阻滞,但急性心肌梗死患者易产生严重室性心律失常,故此类患者应慎用。上述药物不应长期使用。

(2)心脏起搏治疗:心室率低于 40 次/分,症状严重,特别是有阿-斯综合征发作者,应首选临时或埋藏式心脏起搏治疗。

六、心律失常患者的护理

【主要护理诊断/问题】

1.活动无耐力　与心律失常导致心排血量减少有关。

2.焦虑/恐惧　与疾病带来的不适感、意识到自己的病情较重及不适应监护室气氛等有关。

3.潜在的并发症　猝死。

4.有受伤的危险　与心律失常引起的头晕及晕厥有关。

【护理措施】

(一)病情观察

1.心电监护　密切监测患者的血压、脉搏及呼吸的变化。应注意有无引起猝死的严重心律失常征兆如频发性、多源性或成对室早、室速,密切监测高度房室传导阻滞、病窦综合征等患者的心室率。发现上述情况应立即汇报医师处理,同时做好抢救准备。

2.组织灌注不足的征象　倾听患者的主诉,观察患者的神志、面色、四肢末梢循环的变化,同时监测尿量。对行房颤电复律的患者,应注意有无栓塞征象的出现。

(二)休息与活动

功能性或轻度器质性心律失常且血流动力学改变不大的患者,应注意劳逸结合,可维持正常工作和生活,积极参加体育锻炼,以改善自主神经功能。血流动力学不稳定的患者应绝对卧床休息,以减少心肌耗氧量,降低交感神经活性。协助做好生活护理,保持大便通畅,避免和减少不良刺激。

（三）饮食护理

食物宜清淡、低脂、富纤维素及含钾丰富，少食多餐，避免饱食。合并心衰者应限制钠盐的摄入；鼓励进食含钾丰富的食物，避免低血钾诱发心律失常；鼓励多食纤维素丰富的食物，以保持大便通畅；戒烟酒，避免食用刺激性强的食物和咖啡、浓茶等。

（四）对症护理

1.心悸　各种原因引起的心律失常均可导致心悸。①告诫患者保持情绪稳定，避免不良刺激与诱发因素；②症状明显时尽量避免左侧卧位，因该卧位时患者感觉到心脏搏动而使不适感加重。③伴呼吸困难、发绀时，给予 2～4L/min 氧气吸入，必要时遵医嘱服用 β 受体阻滞剂等药物；④做好基础心脏病的护理工作，因多数严重心悸患者的心律失常均存在基础心脏病。

2.眩晕、晕厥　该病多为骤发，严重心律失常造成长时间心脏停搏或无有效的心排血量是心源性晕厥的最常见病因。常历时短暂，多在 1～2 分钟内恢复。

（1）避免诱因：嘱患者避免剧烈活动、情绪激动或紧张、快速改变体位以及屏气动作等。

（2）一旦出现眩晕、晕厥症状：①应立即使患者平卧位，保持气道通畅；②检查患者有无呼吸和脉搏，如无，则应立即叩击心前区 1～2 次，作体外心脏按压，并尽早电击除颤；③建立静脉通道；④给予氧气吸入。

3.阿-斯综合征和猝死

（1）加强心律失常高危患者的评估与监护，如冠心病、心力衰竭、心肌病、心肌炎、药物中毒、电解质紊乱和低氧血症、酸碱失衡。

（2）避免诱因：情绪创伤、劳累、寒冷、失眠、排便用力等是诱发猝死的因素，护士应正确指导患者的休息和活动，注意心理疏导，保持安静、舒适的生活环境，减少干扰，以降低猝死的发生率。

（3）当患者发生较严重心律失常时：①绝对卧床休息，保持情绪稳定；⑦给予鼻导管吸氧，持续心电监护，建立静脉通路并保持通畅；③准备好抗心律失常的药物、抢救药品、除颤仪、临时起搏器等，随时做好抢救准备；④对于突然发生室扑或室颤的患者，立即行非同步直流电除颤。

（五）用药、安置起搏器及心脏电复律的护理

1.用药护理

①正确、准确使用抗心律失常药：口服药应按时按量服用；静脉注射速度应缓慢（腺苷除外），宜 5～15min 内注完；滴注药物可用输液泵调节速度。用药过程中及用药后要注意观察患者心律、心率、血压、呼吸及意识状况，以判断疗效。②观察药物不良反应（见表 9-1）。

表 9-1　常用抗心律失常药物的适应证及不良反应

药名	适应证	不良反应
奎尼丁	房性与室性期前收缩；各种快速性心动过速；心房颤动和扑动；预防上述心律失常复发。	1.消化道症状：厌食、呕吐、恶心、腹泻、腹痛等。血液系统症状：溶血性贫血、血小板减少。 2.心脏方面：窦性停搏、房室阻滞、QT 间期延长与尖端扭转性室速、晕厥、低血压。 3.其他：视听觉障碍、意识模糊、皮疹、发热。
普鲁卡因胺		1.心脏方面：中毒浓度抑制心肌收缩力，低血压、传导阻滞与、QT 间期延长及多形性室速。 2.胃肠道反应较奎尼丁少见，中枢神经系统反应较利多卡因少见。 3.其他：可见发热、粒细胞减少症；药物性狼疮。

药名	适应证	不良反应
利多卡因	急性心肌梗死或复发性室性快速性心律失常；心室颤动复苏后防止复发。	1.神经系统方面：眩晕、感觉异常、意识模糊、谵忘、昏迷。 2.心脏方面：少数可引起窦房结抑制，房室传导阻滞。
美西律	急、慢性室性快速性心律失常（特别是 QT 间期延长者）；常用于小儿先天性心脏病及室性心律失常。	1.心脏方面：低血压（发生于静脉注射时）、心动过缓。 2.其他：呕吐、恶心、运动失调、震颤、步态障碍、皮疹。
普罗帕酮	室性期前收缩；各种类型室上性心动过速，难治性、致命性室速。	1.心脏方面：窦房结抑制、房室传导阻滞、加重心力衰竭。 2.其他：眩晕、味觉障碍、视力模糊；胃肠道不适；可能加重支气管痉挛。
β受体阻滞剂	甲状腺功能亢进、嗜铬细胞瘤、麻醉、运动与精神诱发的心律失常；房颤与房扑时减慢心室率；室上性心动过速；洋地黄中毒引起的心动过速、期前收缩等；长 QT 间期延长综合征；心肌梗死后。	1.心脏方面：低血压、心动过缓、充血性心力衰竭、心绞痛病人突然撤药引起症状加重、心律失常、急性心肌梗死。 2.其他：加剧哮喘与慢性阻塞性肺疾病；间歇性跛行、雷诺现象、精神抑郁；糖尿病病人可能出现低血糖、乏力。
胺碘酮	各种快速心律失常；肥厚性心肌病，心肌梗死后室性心律失常、复苏后预防室性心律失常复发。	1.最严重心外毒性为肺纤维化；转氨酶升高；光过敏，角膜色素沉着；甲状腺功能亢进或减退；胃肠道反应。 2.心脏方面：心动过缓，致心律失常作用少。
维拉帕米	各种折返性室上性心动过速；房颤与房扑时减慢心室率，某些特殊类型的室速。	1.增加地高辛浓度。 2.心脏方面：低血压、心动过缓、房室阻滞、心搏停顿。禁用于严重心力衰竭、严重房室传导阻滞、房室旁路前传的房颤、严重窦房结病变、室性心动过速、心源性休克。
腺苷	折返环中含有房室结的折返性心动过速的首选药；心力衰竭、严重低血压适用。	1.潮红，短暂的呼吸困难、胸部压迫感（1分钟左右），可有短暂的窦性停搏、室性期前收缩或短阵室性心动过速。

2.安置起搏器及心脏电复律的护理。

（六）心理护理

经常与患者交流，倾听心理感受，给予必要的解释与安慰，加强巡视。鼓励家属安慰患者，酌情增减家属探视时间。

【健康教育】

心律失常的预后取决于有无器质性心脏病及心律失常的类型、严重程度。健康教育主要体现在以下几个方面。

1.疾病知识宣教　向患者讲解心律失常的病因、诱因、临床表现及防治知识。教会患者及家属自测脉搏和心律，每天 1 次，每次 1 分钟，并做好记录。积极治疗原发病，遵医嘱服用抗心律失常药，不可自行增减或停药，同时注意药物的副作用。有晕厥史的患者应避免从事驾驶、高空作业等危险工作，出现头晕等脑缺血症状时，应立即平卧，下肢适当抬高。教会家属心肺复苏术，以备急用。

2.避免诱因　注意休息，劳逸结合，情绪稳定，防止增加心脏负担。无器质性心脏病的患者应积极参与体育锻炼,改善自主神经功能。有器质性心脏病的患者根据心功能情况酌情活动。快速型心律失常患者应戒烟酒、避免摄入刺激性食物,如咖啡、浓茶、槟榔等;心动过缓者应避免屏气用力动作,如用力排便,以免兴奋迷走神经而加重心动过缓。

3.及时就诊 ①脉搏过缓,少于 60 次/分,并有头晕、目眩或黑矇;②脉搏过快,超过 100 次/分,休息及情绪稳定时仍不减慢;③脉律不齐,有漏搏、期前收缩超过 5 次/分;④原来整齐的脉搏出现脉搏忽强忽弱、忽快忽慢;⑤应用抗心律失常药物后出现不良反应。

4.定期门诊复查 ECG。

(巴春贺)

第三节　冠状动脉硬化性心脏病

冠状动脉粥样硬化性心脏病是冠状动脉粥样硬化后造成管腔狭窄、阻塞和(或)冠状动脉功能性痉挛,导致心肌缺血、缺氧引起的心脏病,简称冠心病,又称缺血性心脏病,是动脉硬化引起器官病变的最常见类型,也是严重危害人们健康的常见病。本病发病多在 40 岁以后,早期男性发病率多于女性。

根据本病的病理解剖和病理生理变化的不同和临床表现特点,1979 年世界卫生组织将冠状动脉粥样硬化性心脏病分为:隐匿型冠心病、心绞痛型冠心病、心肌梗死型冠心病、缺血性心肌病及猝死型冠心病五种临床类型。

近年来临床专家将冠状动脉粥样硬化性心脏病分为急性冠状动脉综合征和慢性缺血综合征两大类。急性冠状动脉综合征类型中包括不稳定型心绞痛、非 ST 段抬高性心肌梗死、ST 抬高性心肌梗死、猝死型冠心病。慢性缺血综合征类型中包括稳定型心绞痛、冠状动脉正常的心绞痛(X 综合征)、无症状性心肌缺血、缺血性心肌病。

一、心绞痛

心绞痛临床分型分为稳定型心绞痛和不稳定型心绞痛。稳定型心绞痛是指在冠状动脉粥样硬化的基础上,由于心肌负荷增加,发生冠状动脉供血不足,导致心肌急剧暂时的缺血、缺氧所引起的临床综合征。

【病因与发病机制】

当冠状动脉的供血与心肌需血量之间发生矛盾时,冠状动脉血流量不能满足心肌细胞代谢需要,造成心肌暂时的出现缺血、缺氧,心肌在缺血、缺氧情况下产生的代谢产物,刺激心脏内的传入神经末梢,经 1～5 胸交感神经节和相应的脊髓段,传入大脑,再与自主神经进入水平相同脊髓段的脊神经所分布的区域,即胸骨后、胸骨下段、上腹部、左肩、左臂前内侧与小指,产生疼痛感觉。由于心绞痛不是躯体神经传入,因此不能准确定位,常不是锐痛。

正常心肌耗氧的多少主要取决心肌张力、心肌收缩强度、心率,因此常用"心率×收缩压",作为评估心肌耗氧的指标。心肌能量的产生需要心肌细胞将血液中大量的氧摄入,因此,当氧供需增加的时候,就难从血液中摄入更多的氧,只能增加冠状动脉的血流量提供。在正常情况下,冠状动脉血流量是随机体生理需要而变化,在剧烈体力活动、缺氧等情况时,冠状动脉就要扩张,使血流量增加,满足机体需要。

当冠状动脉粥样硬化所致的冠脉管腔狭窄和(或)部分分支闭塞时,冠状动脉扩张能力减弱,血流量减少,对心肌供血处于相对固定状态,一般休息状态可以无症状。当心脏负荷突然增加时,如劳累、情绪激动等,使心肌张力增加、心肌收缩力增加、心率增快,都可以引起心肌耗氧量增加,冠状动脉不能相应扩张以满足心肌需血量,引起心绞痛发作。另外如主动脉瓣膜病变、严重贫血、肥厚型心肌病等,由于血液携带氧的能力降低或是肥厚的心肌使心肌耗氧增加,或是心排血量过低/舒张压过低,均可造成心肌氧的供需失衡,心肌缺血、缺氧,引发心绞痛。各种原因引起冠状动脉痉挛,不能满足心肌需血量,亦可引发心绞痛。

稳定型心绞痛常发生于劳累、激动的当时,典型心绞痛在相似的情况下可重复出现,但是同样的诱因情况,可以只是在早晨而不在下午出现心绞痛,提示与早晨交感神经兴奋性增高等昼夜节律变化有关。当发作的规律有变化或诱因强度降低仍诱发心绞痛发作,常提示病人发生不稳定型心绞痛。

【临床表现】

1.症状　阵发性胸痛或心前区不适是典型心绞痛的特点。

(1)疼痛部位:胸骨体中上段、胸骨后可波及心前区,甚至整个前胸,边界表达不清。可放射至左肩、左臂内侧,甚至可达左手环指和小指,也可向上放射可至颈、咽部和下颊部,也可放射至上腹部甚至下腹部。

(2)疼痛性质:常为压迫感、发闷、紧缩感也可为烧灼感,偶可伴有濒死、恐惧感。病人可因疼痛而被迫停止原来的活动,直至症状缓解。

(3)持续时间:1～5min,一般不超过15min。

(4)缓解方式:休息或含服硝酸甘油后几分钟内缓解。

(5)发作频率:发作频率不固定,可数天或数周发作1次,也可1d内多次发作。

(6)诱发因素:有体力劳动、情绪激动、饱餐、寒冷、吸烟、休克等情况。

2.体征　发作时可有心率增快,暂时血压升高。有时出现第四或第三心音奔马律。也可有心尖部暂时性收缩期杂音,出现交替脉。

【实验室检查】

1.心电图检查　心电图检查是发现心肌缺血,诊断心绞痛最常用的检查方法。

(1)静息心电图检查:缓解期可无任何表现。心绞痛发作期特征性的心电图可见ST段压低>0.1mV,T波低平或倒置,ST段改变比T波改变更具有特异性。少部分病人发作时有低平、倒置的T波变为直立,也可以诊断心肌缺血。T波改变对于心肌缺血诊断的特异性不如ST段改变,但发作时的心电图与发作前的心电图进行比较有明显差别,而且发作之后心电图有所恢复,有时具有诊断意义。

部分病人发作时可出现各种心律失常,最常见的是左束支传导阻滞和左前分支传导阻滞。

(2)心电图负荷试验:心电图负荷试验是最常用的运动负荷试验。心绞痛病人在运动中出现典型心绞痛,心电图有ST段水平型或下斜型压低≥0.1mV,持续2min即为运动负荷试验阳性。

2.超声心动图　缓解期可无异常表现,心绞痛发作时可发现节段性室壁运动异常,可有一过性心室收缩、舒张功能障碍的表现。

超声心动图负荷试验是诊断冠心病的方法之一,敏感性和特异性高于心电图负荷试验,可以识别心肌缺血的范围和程度。

3.放射性核素检查　^{201}TI(铊)静息和负荷心肌灌注显像,在静息状态可以见到心肌梗死后瘢痕部位的铊灌注缺损的显像。负荷心肌灌注显像是在运动诱发心肌缺血时,显示出冠状动脉供血不足而导致的灌注缺损。

4.冠状动脉造影　冠状动脉造影目前是诊断冠心病的金标准。可发现冠状动脉系统病变的范围和程度,当管腔直径缩小75%以上时,将严重影响心肌供血。

【治疗原则】

心绞痛治疗的主要目的,一预防心肌梗死及猝死,改善预后;二是减轻症状,提高生活质量。

1.心绞痛发作期治疗

（1）休息：发作时立刻休息，一般在停止活动后 3～5min 症状即可消失。

（2）应用硝酸酯类药物：硝酸酯类药物是最有效、作用最快终止心绞痛发作的药物，如舌下含化硝酸甘油 0.3～0.6mg,1～2min 开始起效，作用持续 30min 左右，或舌下含化硝酸异山梨醇酯 5～10mg,2～5min 起效，作用持续 2～3h。

2.缓解期治疗

（1）去除诱因：尽量避免已确知的诱发因素，保持体力活动，调整活动量，避免过度劳累；保持平和心态，避免心情紧张、情绪激动；调整饮食结构，严禁烟酒，避免饱餐。

控制血压，将血压控制在 130/80mmHg 以下；改善生活方式，控制体重；积极治疗糖尿病，控制糖化血红蛋白≤7%。

（2）应用硝酸酯制剂：硝酸酯制剂可以扩张容量血管，减少静脉回流，同时对动脉也有轻度扩张，降低心脏后负荷，进而降低心肌耗氧量。硝酸酯制剂可以扩张冠状动脉，增加心肌供血，改善需血氧与供血氧的矛盾，缓解心绞痛症状。

1）硝酸甘油：舌下含服，起效快，常用于缓解心绞痛发作。

2）硝酸甘油气雾剂：也常可用于缓解心绞痛发作，作用方式如同舌下含片。

3）2%硝酸甘油贴剂：适用于预防心绞痛发作，贴在胸前或上臂，缓慢吸收。

4）二硝酸异山梨醇酯：二硝酸异山梨醇酯口服，每次 5～20mg,3/d,服用后 30min 起效，作用维持 3～5h。舌下含服 2～5min 起效，每次可用 5～10mg,维持时间为 2～3h。

硝酸酯制剂不良反应有头晕、头部跳痛感、面红、心悸等，静脉给药还可有血压下降。硝酸酯制剂持续应用可以产生耐药性。

（3）应用 β 受体阻滞药：β 受体阻滞药是冠心病二级预防的首选药，应终身服用。如普萘洛尔、阿替洛尔、美托洛尔等。使用剂量应个体化，在治疗过程中以清醒时静息心率不低于 50/min 为宜。从小剂量开始，逐渐增加剂量，以达到缓解症状，改善预后目的。如果必须停药应逐渐减量，避免突然停药引起症状反跳，甚至诱发急性心肌梗死。对于心动过缓、房室传导阻滞病人不宜使用。慢性阻塞性肺疾病、支气管哮喘、心力衰竭、外周血管病患者均应慎用。

（4）应用钙离子拮抗药：钙离子拮抗药抑制心肌收缩，扩张周围血管，降低动脉压，降低心脏后负荷，减少心肌耗氧量。还可以扩张冠状动脉，缓解冠状动脉痉挛，改善心内膜下心肌的供血。临床常用制剂有硝苯地平、地尔硫卓等。

常见不良反应有胫前水肿、面色潮红、头痛、便秘、嗜睡、心动过缓、房室传导阻滞等。

（5）应用抑制血小板聚集的药物：冠状动脉内血栓形成是急性冠心病事件发生的主要特点，抑制血小板功能对于预防事件、降低心血管死亡具有重要意义。临床常用肠溶阿司匹林 75～150mg/d,主要不良反应是胃肠道症状，严重程度与药物剂量有关，引发消化道出血的年发生率为 1‰～2‰。如有消化道症状及不能耐受、过敏、出血等情况，可应用氯吡格雷和质子泵抑制药如奥美拉唑，替代阿司匹林。

【护理措施】

1.一般护理　发作时应立即休息，同时舌下含服硝酸甘油。缓解期可适当活动，避免剧烈运动，保持情绪稳定。秋、冬季外出应注意保暖。对吸烟病人应鼓励戒烟，以免加重心肌缺氧。

2.病情观察　了解病人发生心绞痛的诱因，发作时疼痛的部位、性质、持续时间、缓解方式、伴随症状等。发作时应尽可能描记心电图，以明确心肌供血情况。如症状变化应警惕急性心肌梗死的发生。

3.用药护理　应用硝酸甘油时，嘱咐病人舌下含服，或嚼碎后含服，应在舌下保留一些唾液，以利于药物迅速溶解而吸收。含药后应平卧,以防低血压的发生。服用硝酸酯类药物后常有头胀、面红、头晕、心悸等血管扩张的表现,一般持续用药数天后可自行好转。对于心绞痛发作频繁或含服硝酸甘油效果不好的病人,可静脉滴注硝酸甘油,但注意滴速,需监测血压、心率变化,以免造成血压降低。青光眼、低血压者禁忌。

4.饮食护理　给予低热量、低脂肪、低胆固醇、少糖、少盐、适量蛋白质、丰富的维生素饮食,宜少食多餐,不饮浓茶、咖啡,避免辛辣刺激性食物。

5.健康教育

(1)饮食指导:告诉病人宜摄入低热量、低动物脂肪、低胆固醇、少糖、少盐、适量蛋白质食物,饮食中应有适量的纤维素和丰富的维生素,宜少食多餐,不宜过饱,不饮浓茶,咖啡,避免辛辣刺激性食物。肥胖者控制体重。

(2)预防疼痛:寒冷可使冠状动脉收缩,加重心肌缺血,故冬季外出应注意保暖。告诉病人洗澡不要在饱餐或饥饿时进行,洗澡水温不要过冷或过热,时间不宜过长,不要锁门,以防意外。有吸烟习惯的病人应戒烟,因为吸烟产生的一氧化碳影响氧合,加重心肌缺氧,引发心绞痛。

(3)活动与休息:合理安排活动和休息缓解期可适当活动,但应避免剧烈运动(如快速登楼、追赶汽车),保持情绪稳定,避免过劳。

(4)定期复查:定期检查心电图、血脂、血糖情况,积极治疗高血压、控制血糖和血脂。如出现不适疼痛加重,用药效果不好,应到医院就诊。

(5)按医嘱服药:平时要随身携带保健药盒(内有保存在深色瓶中的硝酸甘油等药物)以备急用,并注意定期更换。学会自我监测药物的不良反应,自测脉率、血压,密切观察心率血压变化,如发现心动过缓应到医院调整药物。

二、急性心肌梗死

急性心肌梗死是在冠状动脉硬化的基础上,冠状动脉血供应急剧减少或中断,使相应的心肌发生严重持久的缺血导致心肌坏死。临床表现为持久的胸前区疼痛、发热、血白细胞计数增多、血清心肌坏死标记物增多和心电图进行变化,还可发生心律失常、休克或心力衰竭三大并发症,亦属于急性冠状动脉综合征的严重类型。

【病因与发病机制】

基本病因是冠状动脉粥样硬化,造成一支或多支血管狭窄,在侧支循环未建立时,使心肌供血不足。也有极少数病人由于冠状动脉栓塞、炎症、畸形、痉挛和冠状动脉口阻塞为基本病因。

在冠状动脉严重狭窄的基础上,一旦心肌需血量猛增或冠状动脉血供锐减,使心肌缺血达 $20\sim30min$ 或以上,即可发生急性心肌梗死。

研究证明,多数心肌梗死是由于粥样斑块破溃、出血、管腔内血栓形成,使管腔闭塞。还有部分病人是由于冠状动脉粥样斑块内或其下出血或血管持续痉挛,也可使冠状动脉完全闭塞。

促使粥样斑块破裂、出血、血栓形成的诱因有:①机体交感神经活动增高,应激反应性增强,心肌收缩力加强、心率加快、血压增高;②饱餐,特别在食用大量脂肪后,使血脂升高,血黏稠度增高;③剧烈活动、情绪过分紧张或过分激动、用力排便或血压突然升高,均可使左心室负荷加重;④脱水、出血、手术、休克或严重心律失常,可使心排血量减少,冠状动脉灌注减少。

急性心肌梗死发生并发症,均可使冠状动脉灌注量进一步降低,心肌坏死范围扩大。

【临床表现】

1.先兆表现　50%以上的病人发病数日或数周前有胸闷、心悸、乏力、恶心、大汗、烦躁、血压波动、心律失常、心绞痛等前驱症状。以新发生的心绞痛,或原有心绞痛发作频繁且程度加重、持续时间长、服用硝酸甘油效果不好为常见。

2.主要症状

(1)疼痛:为最早、最突出的症状,其性质和部位与心绞痛相似,但程度更剧烈,伴有烦躁、大汗、濒死感。一般无明显的诱因,疼痛可持续数小时或数天,经休息和含服硝酸甘油无效。少数病人症状不典型,疼痛可位于上腹部或颈背部,甚至无疼痛表现。

(2)全身症状:一般在发生疼痛24～48h或以后,出现发热、心动过速。一般发热体温在38℃左右,多在1周内恢复正常。可有胃肠道症状如恶心、呕吐、上腹胀痛,重者可有呃逆。

(3)心律失常:有75%～95%的病人发生心律失常,多发生于病后1～2d,前24h内发生率最高,以室性心律失常最多见,如频发室性期前收缩,成对出现或呈短阵室性心动过速,常是出现室颤先兆。室颤是急性心肌梗死早期病人死亡的主要原因。

(4)心源性休克:疼痛时常见血压下降,如疼痛缓解时,收缩压<80mmHg(10.7kPa),同时伴有烦躁不安、面色苍白或发绀、皮肤湿冷、脉搏细速、尿量减少、反应迟钝,则为休克表现,约20%的病人常于心肌梗死后数小时至1周内发生。

(5)心力衰竭:约50%的病人在起病最初几天,疼痛或休克好转后,出现呼吸困难、咳嗽、发绀、烦躁等左侧心力衰竭的表现,重者可发生急性肺水肿,随后可出现颈静脉怒张、肝大、水肿等右侧心力衰竭的表现。右心室心肌梗死病人可发病开始即可出现右侧心力衰竭表现,同时伴有血压下降。

3.体征　多数病人心率增快,但也有少数病人心率变慢,心尖部第一心音减低,出现第三、四心音奔马律。有10%～20%的病人在发病的2～3d,由于反应性纤维性心包炎,可出现心包摩擦音。可有各种心律失常。

除极早期血压可增高外,随之几乎所有病人血压下降,发病前高血压病人血压可降至正常,而且多数病人不再恢复起病前血压水平。

可有与心律失常、休克、心力衰竭相关体征。

4.其他并发症　乳头肌功能不全或断裂、心室壁瘤、栓塞、心脏破裂、心肌梗死后综合征等。

【辅助检查】

1.心电图改变

(1)特征性改变:①面向坏死区的导联,出现宽而深的异常Q波;②在面向坏死区周围损伤区的导联,出现ST段抬高呈弓背向上;③在面向损伤区周围心肌缺氧区的导联,出现T波倒置;④在背向心肌梗死的导联则出现R波增高、ST段压低、T波直立并增高。

(2)动态性改变:起病数小时后ST段弓背向上抬高,与直立的T波连接成单向曲线;2d内出现病理性Q波,R波减低;数日后ST段恢复至基线水平,T波低平、倒置或双向;数周后T波可倒置,病理性Q波永久遗留。

2.实验室检查

(1)肌红蛋白:肌红蛋白敏感性高但特异性不高,起病后2h内升高,12h内达到高峰,24～48h恢复正常。

(2)肌钙蛋白:肌钙蛋白I或肌钙蛋白T起病后3～4h升高。肌钙蛋白I11～24h达到高峰,7～10d恢复正常。肌钙蛋白T24～48h达到高峰,10～14d恢复正常。

这些心肌结构蛋白含量增加是诊断心肌梗死的敏感指标。

(3)血清心肌酶:出现肌酸激酶同工酶 CK-MB、磷酸肌酸激酶、门冬氨酸氨基转移酶、乳酸脱氢酶升高,其中磷酸肌酸激酶是出现最早、恢复最早的酶,肌酸激酶同工酶 CK-MB 诊断敏感性和特异性均极高,起病 4h 内增高,16～24h 达到高峰,3～4d 恢复正常。增高程度与梗死的范围呈正相关,其高峰出现时间是否提前有助于判断溶栓治疗是否成功。

(4)血细胞:发病 24～48h 后白细胞升高(10～20)×10⁹/L,中性粒细胞增多,嗜酸性粒细胞减少;红细胞沉降率增快;C 反应蛋白增高。

【治疗原则】

急性心肌梗死治疗原则是尽快恢复心肌血流灌注,挽救心肌,缩小心肌缺血范围,防止梗死面积扩大,保护和维持心功能,及时处理各种并发症。

1.一般治疗

(1)休息:急性期卧床休息 12h,若无并发症,24h 内应鼓励病人床上活动肢体,第 3 天可床边活动,第 4 天起逐步增加活动量,1 周内可达到每日 3 次步行 100～150m。

(2)监护:急性期进行心电图、血压、呼吸监护,密切观察生命体征变化和心功能变化。

(3)吸氧:急性期持续吸氧 4～6L/min,如发生急性肺水肿,按其处理原则处理。

(4)抗凝治疗:无禁忌证病人嚼服肠溶阿司匹林 150～300mg,连服 3d,以后改为 75～150mg/d,长期服用。

2.解除疼痛　哌替啶 50～100mg 肌内注射或吗啡 5～10mg 皮下注射,必要时 1～2h 可重复使用 1 次,以后每 4～6 小时重复使用,用药期间要注意防止呼吸抑制。疼痛轻的病人可应用可待因或罂粟碱 30～60mg 肌内注射或口服。也可用硝酸甘油静脉滴注,但需注意心率、血压变化,防止心率增快、血压下降。

3.心肌再灌注　心肌再灌注是一种积极治疗措施,应在发病 12h 内,最好在 3～6h 进行,使冠状动脉再通,心肌再灌注,使濒临坏死的心肌得以存活,坏死范围缩小,减轻梗死后心肌重塑,改善预后。

(1)经皮冠状动脉介入治疗(PCI):实施 PCI 首先要有具备实施介入治疗条件,并建立急性心肌梗死急救的绿色通道,病人到院明确诊断之后,即要对病人给予常规治疗,又要做好术前准备的同时将病人送入心导管室。

1)直接 PCI 适应证:①ST 段抬高和新出现左束支传导阻滞;②ST 段抬高性心肌梗死并发休克;③非 ST 段抬高性心肌梗死,但梗死的动脉严重狭窄;④有溶栓禁忌证,又适宜再灌注治疗的病人。

注意事项:①发病 12h 以上病人不宜实施 PCI;②对非梗死相关的动脉不宜实施 PCI;③心源性休克需先行主动脉球囊反搏术,待血压稳定后方可实施 PCI。

2)补救 PCI:对于溶栓治疗后仍有胸痛,抬高的 ST 段降低不明显,应实施补救 PCI。

3)溶栓治疗再通后 PCI:溶栓治疗再通后,在 7～10d 行冠状动脉造影,对残留的狭窄血管并适宜的行 PCI,可进行 PCI。

(2)溶栓疗法:对于由于各种原因没有进行介入治疗的病人,在无禁忌证情况下,可尽早行溶栓治疗。

1)适应证:溶栓疗法适应证有:①2 个以上(包括两个)导联 ST 段抬高或急性心肌梗死伴左束支传导阻滞,发病<12h,年龄<75 岁。②ST 段抬高明显心肌梗死病人,>75 岁;③ST 段抬高性心肌梗死发病已达 12～24h,但仍有胸痛、广泛 ST 段抬高者。

2)禁忌证:溶栓疗法禁忌证有:①既往病史中有出血性脑卒中。②近 1 年内有过缺血性脑卒中、脑血管病。③颅内肿瘤。④近 1 个月有过内脏出血或已知出血倾向。⑤正在使用抗凝药。⑥近 1 个月有创伤史、>10min 的心肺复苏;近 3 周来有外科手术史;近 2 周内有在不能压迫部位的大血管穿刺术。⑦未控制高血压＞180/110mmHg。⑧未排除主动脉夹层。

3)常用溶栓药物。尿激酶(UK)在30min内静脉滴注150万～200万U;链激酶(SK)、重组链激酶(rSK)在1h内静脉滴注150万U。应用链激酶须注意有无过敏反应,如寒战、发热等。重组组织型纤溶酶原激活药(rt-PA)在90min内静脉给药100mg,先静脉注射15mg,继而在30min内静脉滴注50mg,随后60min内静脉滴注35mg。另外,在用rt-PA前后均需静脉滴注肝素,应用rt-PA前需用肝素5000U,用rt-PA后需每小时静脉滴注肝素700～1000U,持续使用2d。之后3～5d,每12小时皮下注射肝素7500U或使用低分子肝素。

血栓溶解指标:①抬高的ST段2h内回落50%。②2h内胸痛消失;③2h内出现再灌注性心律失常;④血清CK-MB酶峰值提前出现。

4.心律失常处理　室性心律失常常可引起猝死,应立即处理,首选给予利多卡因静脉注射,反复出现可使用胺碘酮治疗,发生室颤时立即实施电复律;对房室传导阻滞,可用阿托品、异丙肾上腺素等药物,严重者需安装人工心脏起搏器。

5.控制休克　补充血容量,应用升压药物及血管扩张药,纠正酸碱平衡紊乱。如处理无效时,应选用在主动脉内球囊反搏术的支持下,积极行经皮冠状动脉成形术或支架置入术。

6.治疗心力衰竭　主要是治疗急性左侧心力衰竭。急性心肌梗死24h内禁止使用洋地黄制剂。

7.二级预防　预防动脉粥样硬化、冠心病的措施属于一级预防,对于已经患有冠心病、心肌梗死病人预防再次梗死,防止发生心血管事件的措施属于二级预防。

二级预防措施有:①应用阿司匹林或氯吡格雷等药物,抗血小板集聚。应用硝酸酯类药物,抗心绞痛治疗;②预防心律失常,减轻心脏负荷。控制血压在140/90mmHg以下,合并糖尿病或慢性肾功能不全应控制在130/80mmHg以下;③戒烟、控制血脂;④控制饮食,治疗糖尿病,糖化血红蛋白应低于7%,体重指数应控制在标准体重之内;⑤对病人及家属要普及冠心病相关知识教育,鼓励病人有计划、适当地运动。

【护理措施】

1.身心休息　急性期绝对卧床,减少心肌耗氧,避免诱因。保持安静,减少探视避免不良刺激,保证睡眠。陪伴和安慰病人,操作熟练,有条不紊,理解并鼓励病人表达恐惧。

2.改善活动耐力　改善活动耐力,帮助病人制订逐渐活动计划。对于有固定时间和情境出现疼痛的病人,可预防性给药。若病人在活动后出现呼吸加快或困难、脉搏过快或停止后3min未恢复,血压异常、胸痛、眩晕应停止活动,并以此作为限制最大活动量的指标。

3.病情观察　监护5～7d,监测心电图、心率、心律、血压、血流动力学,有并发症应延长监护时间。如心率、心律和血压变化,出现心律失常,特别是室性心律失常和严重的房室传导阻滞、休克的发生,及时报告医师处理。观察尿量、意识改变,以帮助判断休克的情况。

4.吸氧　前3d给予高流量吸氧4～6L/min,而后可间断吸氧。如发生急性肺水肿,按其处理原则护理。

5.镇痛护理　遵医嘱给予哌替啶、吗啡、杜冷丁等镇痛药物,对于烦躁不安的病人可给予地西泮肌内注射。观察疼痛性质及其伴随症状的变化,注意有无呼吸抑制、心率加快等不良反应。

6.防止便秘护理　向病人强调预防便秘的重要性,食用富含纤维食物。注意饮水,1500ml/d。遵医嘱长期服用缓泻药,保证排便通畅。必要时应用润肠药、低压灌肠等。

7.饮食护理　给予低热量、低脂、低胆固醇和高维生素饮食,少量多餐,避免刺激性食品。

8.溶栓治疗护理　溶栓前要建立并保持静脉通道畅通。仔细询问病史,除外溶栓禁忌证;溶栓前需检查血常规、凝血时间、血型、配血备用。

溶栓治疗中观察病人有无寒战、皮疹、发热等过敏反应。应用抗凝药物如阿司匹林、肝素,使用过程中应严密观察有无出血倾向。应用溶栓治疗时应严密监测出凝血时间和纤溶酶原,防止出血,注意观察有无牙龈、皮肤、穿刺点出血,观察尿、粪便的颜色。出现大出血时需立即停止溶栓,输鱼精蛋白、输血。

溶栓治疗后应定时记录心电图、检查心肌酶谱,观察胸痛有无缓解。

9.经皮冠状动脉介入治疗后护理　防止出血与血栓形成,停用肝素 4h 后,复查全血凝固时间,凝血时间在正常范围之内,拔除动脉鞘管,压迫止血,加压包扎,病人继续卧床 24h,术肢制动。同时,严密观察生命体征,有无胸痛。观察足背动脉搏动情况,鞘管留置部位有无出血、血肿。

10.预防并发症

(1)预防心律失常及护理:急性期要持续心电监护,发现频发室性期前收缩,成对的、多源性的、呈 RonT 现象的室性期前收缩或发现房室传导阻滞时,应及时通知医师处理,遵医嘱应用利多卡因等抗心律失常药物,同时要警惕发生室颤、猝死。

电解质紊乱、酸碱失衡也是引起心律失常的重要因素,要监测电解质和酸碱平衡状态,准备好急救药物和急救设备如除颤器、起搏器等。

(2)预防休克及护理:遵医嘱给予扩容、纠酸、血管活性药物,避免脑缺血、保护肾功能,让患者平卧位或头低足高位。

(3)预防心力衰竭及护理:在起病最初几天甚至在心肌梗死演变期内,急性心肌梗死的病人可以发生心力衰竭,多表现左侧心力衰竭。因此要严密观察病人有无咳嗽、咳痰、呼吸困难、尿少等症状,观察肺部有无湿性啰音。避免情绪烦躁、饱餐、用力排便等加重心脏负荷的因素。如发生心力衰竭,即按心力衰竭护理进行护理。

11.健康教育

(1)养成良好生活习惯:调整生活方式,缓解压力,克服不良情绪,避免饱餐、寒冷刺激。洗澡时应注意:不在饱餐和饥饿时洗,水温和体温相当,时间不要过长,卫生间不上锁,必要时有人陪同。

(2)积极治疗危险因素:积极治疗高血压、高血脂、糖尿病、控制体重于正常范围,戒除烟酒。自觉落实二级预防措施。

(3)按时服药:了解所服药物作用、不良反应,随身带药物和保健卡。按时服药、定期复查,终身随诊。

(4)合理饮食:食用低热量、低脂、低胆固醇,总热量不宜过高的饮食,以维持正常体重为度。清淡饮食,少量多餐。避免大量刺激性食品。多食含纤维素和果胶的食物。

(巴春贺)

第四节　原发性高血压

原发性高血压是以血压升高为主要临床表现伴或不伴有多种血管危险因素的综合征,通常简称为高血压病。原发性高血压是临床最常见的心血管疾病之一,也是多种心、脑血管疾病的重要危险因素,长期高血压状态可影响重要脏器如心、脑、肾的结构与功能,最终导致这些器官的功能衰竭。原发性高血压应与继发性高血压相区别,后者约占 5%,其血压升高只是某些疾病的临床表现之一,如能及时治疗原发病,血压可恢复正常。

【流行病学】

高血压患病率有地域、年龄、种族的差别,总体上发达国家高于发展中国家。我国流行病学调查显示,高血压患病率呈明显上升趋势,估计我国每年新增高血压病病人 1000 万。城市高于农村,北方高于南方。男、女患病率差别不大,女性更年期以前略低于男性,更年期以后高于男性,两性原发性高血压患病率均与年龄呈正比。近年来,我国高血压人群的知晓率、治疗率、控制率虽略有提高,但仍处于较低水平,尤其是城市与农村存在较大差别。

【病因与发病机制】

原发性高血压为多因素疾病,是在一定的遗传易感性基础上,多种后天环境因素综合作用的结果。一般认为遗传因素占 40%,环境因素约占 60%。

(一)病因

1.遗传因素　本病有较明显的家族聚集性,约 60% 高血压患者可询问到有高血压家族史。双亲均有高血压的正常血压子女,成年后发生高血压的比例增高。这些均提示本病是一种多基因遗传病,有遗传学基础或伴有遗传生化异常。

2.环境因素

(1)饮食:人群中钠盐(氯化钠)摄入量与血压水平和高血压患病率呈正相关,而钾盐摄入量与血压水平呈负相关。高钠、低钾膳食是我国大多数高血压患者发病的主要危险因素。但改变钠盐摄入并不能影响所有病人的血压水平,摄盐过多导致血压升高主要见于对盐敏感的人群中。低钙、高蛋白质摄入、饮食中饱和脂肪酸或饱和脂肪酸与不饱和脂肪酸比值较高也属于升压饮食。吸烟、过量饮酒或长期少量饮酒也与血压水平线性相关。

(2)超重与肥胖:超重与肥胖是血压升高的另一重要危险因素。身体脂肪含量、体重指数(BMI)与血压水平呈正相关。BMI$\geqslant$24kg/m^2 者发生高血压的风险是正常体重指数者的 3～4 倍。身体脂肪的分布与高血压发生也相关,腹部脂肪聚集越多,血压水平就越高。腰围男性$\geqslant$90cm,女性$\geqslant$85cm,发生高血压的危险比正常腰围者大 4 倍以上。

(3)精神应激:人在长期精神紧张、压力、焦虑或长期环境噪声、视觉刺激下也可引起高血压,因此,城市脑力劳动者高血压患病率超过体力劳动者,从事精神紧张度高的职业和长期噪声环境中工作者患高血压较多。

3.其他因素　服用避孕药、阻塞性睡眠呼吸暂停综合征(SAHS)也与高血压的发生有关。口服避孕药引起的高血压一般为轻度,并且停药后可逆转。SAHS 患者 50% 有高血压。

(二)发病机制

高血压的发病机制,即遗传与环境通过什么途径和环节升高血压,至今还没有一个完整统一的认识。高血压的血流动力学特征主要是总外周阻力相对或绝对增高。从总外周血管阻力增高出发,目前高血压的发病机制较集中在以下几个环节。

1.交感神经系统亢进　长期反复的精神应激使大脑皮质兴奋、抑制平衡的功能失调,导致交感神经系统活性亢进,血浆儿茶酚胺浓度升高,从而使小动脉收缩,周围血管阻力增强,血压上升。

2.肾性水钠潴留　各种原因引起肾性水钠潴留,机体为避免心排血量增高使器官组织过度灌注,则通过血流自身调节机制使全身阻力小动脉收缩增强,而致总外周血管阻力和血压升高。也可能通过排钠激素分泌释放增加,例如内源性类洋地黄物质,在排泄水钠同时使外周血管阻力增高。

3.肾素-血管紧张素-醛固酮系统(RAAS)激活　肾脏球旁细胞分泌的肾素可激活肝脏合成的血管紧张素原(AGT)转变为血管紧张素Ⅰ(ATⅠ),后者经过肺、肾等组织时在血管紧张素转换酶(ACE,又称激肽酶Ⅱ)的活化作用下转化成血管紧张素Ⅱ(ATⅡ)。后者还可在酶的作用下转化成 ATⅢ。此外,脑、心脏、肾、肾上腺、动脉等多种器官组织可局部合成 ATⅡ、醛固酮,成为组织 RAAS 系统。ATⅡ是 RAAS 的主要效应物质,它作用于血管紧张素 II 受体(AT$_1$),使小动脉平滑肌收缩;可刺激肾上腺皮质球状带分泌醛固酮,引起水钠潴留;通过交感神经末梢突触前膜的正反馈使去甲肾上腺素分泌增加而升高血压。总之,RAAS 过度激活将导致高血压的产生。

4.细胞膜离子转运异常   血管平滑肌细胞有许多特异性的离子通道、载体和酶,组成细胞膜离子转运系统,维持细胞内外钠、钾、钙离子浓度的动态平衡。遗传性或获得性细胞离子转运异常,可导致细胞内钠、钙离子浓度升高,膜电位降低,激活平滑肌细胞兴奋-收缩耦联,使血管收缩反应性增强和平滑肌细胞增生与肥大,血管阻力增高。

5.胰岛素抵抗   大多数高血压病人空腹胰岛素水平增高,而糖耐量有不同程度降低,提示有胰岛素抵抗现象。胰岛素抵抗致血压升高的机制可能是胰岛素水平增高使:①肾小管对钠的重吸收增加;②增强交感神经活动;③使细胞内钠、钙浓度增加;④刺激血管壁增生肥厚。

【病理】

小动脉病变是本病最重要的病理改变,早期是全身小动脉痉挛,长期反复的痉挛最终导致血管壁的重构,即管壁纤维化,变硬,管腔狭窄,导致重要靶器官如心、脑、肾、视网膜组织缺血损伤。高血压后期可促进动脉粥样硬化的形成及发展,该病变主要累及体循环大、中动脉而致主动脉夹层或冠心病。全身小动脉管腔狭窄导致外周血管阻力持续上升引起的心脏结构改变主要是左心室肥厚和扩大。

【临床表现】

根据起病和病情进展的缓急及病程的长短,原发性高血压可分为两型:缓进型和急进性。前者又称良性高血压,绝大部分患者属于此型,后者又称恶性高血压,仅占患病率的 1%～5%。

(一)缓进型(或良性)高血压

1.临床特点   缓进型高血压多在中年以后起病,有家族史者发病可较早。起病多数隐匿,病情发展慢,病程长。早期患者血压波动,血压时高时正常,在劳累、精神紧张、情绪波动时易有血压升高。休息、去除上述因素后,血压常可降至正常。随着病情的发展,血压可趋向持续性升高或波动幅度变小。患者的主观症状和血压升高的程度可不一致,约半数患者无明显症状,只是在体检或因其他疾病就医时才发现有高血压,少数患者则在发生心、脑、肾等器官的并发症时才明确高血压的诊断。

2.症状   早期患者由于血压波动幅度大,可有较多症状。而在长期高血压后即使在血压水平较高时也可无明显症状。因此,无论有无症状,都应定期检测患者的血压。

(1)神经精神系统表现:头痛、头晕和头胀是高血压常见的神经系统症状,也可有头枕部或颈项扳紧感。高血压直接引起的头痛多发生在早晨,位于前额、枕部或颞部。经降压药物治疗后头痛可减轻。高血压引起的头晕可为暂时性或持续性,伴有眩晕者较少,与内耳迷路血管障碍有关,经降压药物治疗后症状可减轻。但要注意有时血压下降得过快过多也可引起头晕。部分患者有乏力、失眠、工作能力下降等。

(2)靶器官受损的并发症:

脑血管病:包括缺血性脑梗死、脑出血。

心脏:出现高血压性心脏病(左心室肥厚、扩张)、冠心病、心力衰竭。

肾脏:长期高血压致肾小动脉硬化,肾功能减退,称为高血压肾病,晚期出现肾功能衰竭。

其他:主动脉夹层、眼底损害。

3.体征   听诊可闻及主动脉瓣区第二心音亢进、主动脉瓣区收缩期杂音(主动脉扩张致相对主动脉瓣狭窄)。长期高血压可有左心室肥厚,体检心界向左下扩大。左心室扩大致相对二尖瓣关闭不全时心尖区可闻及杂音及第四心音。

(二)急进型(或恶性)高血压

此型多见于年轻人,起病急骤,进展迅速,典型表现为血压显著升高,舒张压持续≥130mmHg。头痛且较剧烈、头晕、视力模糊、心悸、气促等。肾损害最为突出,有持续蛋白尿、血尿与管型尿。眼底检查有出血、渗出和乳头水肿。如不及时有效降压治疗,预后很差,常死于肾衰竭,少数因脑卒中或心力衰竭死亡。

（三）高血压危象

因紧张、疲劳、寒冷、嗜铬细胞瘤发作、突然停服降压药等诱因下,全身小动脉发生暂时性强烈痉挛,周围血管阻力明显增加,血压急剧上升,累及靶器官缺血而产生一系列急诊临床症状,称为高血压危象。在高血压早期与晚期均可发生。临床表现血压显著升高,以收缩压突然升高为主,舒张压也可升高。心率增快,可大于110次/min。患者出现头痛、烦躁、多汗、尿频、眩晕、耳鸣、恶心、呕吐、心悸、气急及视力模糊等症状。每次发作历时短暂,持续几分钟至数小时,偶可达数日,祛除诱因或及时降压,症状可逆转,但易复发。

（四）高血压脑病

产生的机制可能是由于过高的血压突破了脑血流自动调节范围,导致脑部小动脉由收缩转为被动性扩张,脑组织血流灌注过多引起脑水肿。临床表现除血压升高外,有脑水肿和颅内高压表现,表现为弥漫性剧烈头痛、呕吐、继而烦躁不安、视力模糊、黑矇、心动过缓、嗜睡甚至昏迷。如发生局限性脑实质损害,可出现定位体征,如失语、偏瘫和病理反射等。眼底检查视乳头水肿、渗出和出血。颅部CT检查无出血灶或梗死灶。经积极降压治疗后临床症状和体征消失,一般不会遗留脑损害的后遗症。

【辅助检查】

1.实验室检查 检查血常规、尿常规、肾功能、血糖、血脂分析、血尿酸等,可发现高血压对靶器官损害情况。

2.心电图 可见左心室肥大、劳损。

3.X线检查 可见主动脉弓迂曲延长,左室增大,出现心力衰竭时肺野可有相应的变化。

4.超声心动图 了解心室壁厚度、心腔大小、心脏收缩和舒张功能、瓣膜情况等。

5.眼底检查 有助于对高血压严重程度的了解,目前采用Keith-Wagener分级法,其分级标准如下:Ⅰ级:视网膜动脉变细,反光增强;Ⅱ级:视网膜动脉狭窄,动静脉交叉压迫;Ⅲ级:眼底出血或棉絮状渗出;Ⅳ级:视神经盘水肿。

6.24h动态血压监测 有助于判断高血压的严重程度,了解其血压变异性和血压昼夜节律;指导降压治疗和评价降压药物疗效。

【诊断要点】

1.高血压诊断 主要依据诊室血压,采用经核准的水银柱或电子血压计,测量安静休息坐位时上臂肱动脉部位血压。在未使用降压药的情况下,非同日(一般间隔2周)3次测量血压,收缩压≥140mmHg和(或)舒张压≥90mmHg即诊断为高血压。收缩压≥140mmHg和舒张压<90mmHg为单纯收缩期高血压。患者既往有高血压病史,目前正在使用降压药,血压虽然低于140/90mmHg,也诊断为高血压。

根据血压升高的水平,可进一步分为高血压1、2、3级(见表9-2)。排除继发性高血压。

表9-2 血压水平的定义和分类

类别	收缩压(mmHg)	关系	舒张压(mmHg)
正常血压	<120	和	<80
正常高值	120～139	和(或)	80～89
高血压	≥140	和(或)	≥90
1级高血压(轻度)	140～159	和(或)	90～99

续表

类别	收缩压（mmHg）	关系	舒张压（mmHg）
2级高血压（中度）	160~179	和（或）	100~109
3级高血压（重度）	≥180	和（或）	≥110
单纯收缩期高血压	≥140	和	<90

注：以上分类适用于男、女性和18岁以上的成人。当收缩压与舒张压分属于不同级别时，则以较高的作为定级标准。单纯收缩期高血压也可按照收缩压水平分为1、2、3级。

2.高血压的危险分层　高血压病的严重程度并不单纯与血压的高度成正比，必须结合患者所具有的心血管疾病危险因素、靶器官的损害及并存的临床情况作出全面的评价（见表9-3）。

表9-3　中国高血压防治指南对高血压患者的危险分层

其他危险因素和病史	血压（mmHg）		
	1级（收缩压140~159 或舒张压90~99）	2级（收缩压160~179 或舒张压100~109）	3级（收缩压≥180 或舒张压≥110）
Ⅰ无其他危险因素	低危	中危	高危
Ⅱ1~2个其他危险因素	中危	中危	极高危
Ⅲ≥3个危险因素或靶器官损害	高危	高危	极高危
Ⅳ并存临床情况	极高危	极高危	极高危

（1）心血管疾病危险因素：①高血压1~3级；②吸烟；③男性>55岁，女性>65岁；④糖耐量异常和（或）空腹血糖升高；⑤血脂异常；⑥早发心血管疾病家族史（一级亲属发病年龄女性<50岁）；⑦腹型肥胖（腰围：男性≥90cm，女性≥85cm）或肥胖（BMI≥28kg/m²）。

（2）靶器官损害：①左心室肥厚（心电图或超声心动图）；②蛋白尿和（或）血肌酐轻度升高（106~177umol/L）；③超声或X线证实有动脉粥样硬化斑块（颈、髂、股或主动脉）；④视网膜动脉局灶或广泛狭窄；⑤颈、股动脉脉搏波速度>12m/s（选择使用）；⑥踝/臂血压指数<0.9（选择使用）。

（3）并存临床情况

1）心脏疾病：心肌梗死、心绞痛、冠状动脉血运重建术后、心力衰竭。②脑血管疾病：脑出血、缺血性脑卒中、短暂性脑缺血发作。③肾脏疾病：糖尿病肾病、肾功能受损（血肌酐：男性>133umol/L，女性>124umol/L；蛋白尿>300mg/24h。③血管疾病：主动脉夹层、外周血管病。⑤视网膜病变：出血或渗出、视乳头水肿。⑥糖尿病：空腹血糖≥7.0mmol/L；餐后血糖≥11.1mmol/L。

【治疗要点】

1.治疗目的　高血压治疗的最终目的是降低高血压水平，减少高血压患者心、脑血管病的发病率和死亡率。

2.血压控制目标　采取综合治疗措施（干预患者存在的危险因素或并存的临床情况），将血压降到患者能耐受的水平，目前主张一般高血压患者血压控制目标值至140/90mmHg以下，血压达标时间4~12周。65岁或以上的老年人单纯收缩期高血压的降压目标水平是收缩压（SBP）140~150mmHg，舒张压（DBP）<90mmHg但不低于65~70mmHg。老年人对药物耐受性差，血压达标时间可适当延长。伴有糖尿病、慢性肾脏病、病情稳定的冠心病或脑血管疾病的高血压患者，治疗更应个体化，一般血压控制目标值<130/80mmHg。

3.治疗内容　包括非药物治疗和药物治疗两大类。

(1)非药物治疗:即改变不良的生活方式,是治疗高血压的首要和基本措施,对全部高血压病患者均适用。

(2)药物治疗:凡高血压 2 级或以上病人;高血压合并糖尿病,或者已有心、脑、肾靶器官损害和并发症的病人;血压持续升高 6 个月以上,非药物治疗手段仍不能有效控制血压者,必须使用降压药物治疗。

1)常用降压药:目前常用降压药物可归纳为 5 类,即利尿剂、β受体阻滞剂、钙通道阻滞剂、血管紧张素转换酶抑制剂及血管紧张素Ⅱ受体拮抗剂。α受体阻滞剂或其他中枢性降压药有时亦可用于某些高血压患者。

2)用药原则:概括为"小剂量开始,联合用药,优先选用长效降压药,个体化降压,降压达标,长期维持"。

小剂量:选用的降压药应从小剂量开始,逐步递增剂量,达到满意血压水平所需药物的种类与剂量后进行长期维持降压治疗。

推荐应用长效制剂:可以有效控制夜间血压和晨峰血压,减少血压的波动,降低主要心血管事件的发生危险和防治靶器官损害,并提高用药的依从性。

联合用药:以增强降压疗效又减少不良反应,在低剂量单药降压效果不理想时,可以采用两种或多种药物联合治疗。

个体化:根据患者具体情况和耐受性及个人意愿或长期经济承受能力,选择适合患者的降压药。

3)常见药物组合:目前优先推荐的 2 种降压药物联合治疗方案是二氢吡啶类钙通道阻滞剂(D-CCB)与ARB/ACEI;ARB/ACEI/D-CCB 与噻嗪类利尿剂;D-CCB 与 β受体阻滞剂。3 种降压药物合理的联合治疗方案除有禁忌证外必须包含利尿剂。

4)有合并症和并发症的降压治疗(见表 9-4)。

表 9-4　高血压有合并症和并发症的降压治疗

合并症、并发症	降压药物
合并脑血管病	ARB、长效钙通道阻滞剂、ACEI 或利尿剂
合并心肌梗死	β受体阻滞剂和 ACEI
合并稳定型心绞痛	β受体阻滞剂和钙通道阻滞剂
并发心力衰竭	ACEI 或 ARB、β受体阻滞剂和利尿剂
并发慢性肾衰竭	3 种或 3 种以上降压药
合并糖尿病	ACEI 或用 ARB,必要时用钙通道阻滞剂和小剂量利尿剂。

(3)高血压急症的治疗:高血压急症是指短时期内(数小时或数天)血压急骤升高,收缩压>200mmHg和(或)舒张压>130mmHg,同时伴有心、脑、肾、视网膜等重要的靶器官功能损害的一种严重危及生命的临床综合征,其发生率占高血压患者的 5%左右。

1)一般处理:见高血压急症的护理措施内容

2)迅速降压:静脉给予适宜有效的降压药物,并加强血压监测。

3)控制性降压:短时间血压骤降,可能造成重要器官的血流灌注明显减少,应采取逐步控制性降压的方式,即开始的 24h 内血压降低 20%～25%,再将血压逐步降到适宜水平,48h 内血压不低于 160/100mmHg。

4)降压药物选择:①硝普钠:首选药物,适用于大多数高血压急症。为动脉和静脉扩张剂,可即刻起效,静滴停止后作用持续时间1～2分钟。剂量0.25～10μg/(kg·min)②其他:硝酸甘油、尼卡地平、地尔硫草、拉贝洛尔、乌拉地尔、肼屈嗪、酚妥拉明可根据病情选择使用。

5)降低颅内压:有高血压脑病时宜给予脱水剂,如甘露醇;或选择快速利尿剂如呋塞米静注。

6)镇静止痉:伴烦躁、抽搐者应用地西泮、巴比妥类药物肌注或水合氯醛灌肠。

【主要护理诊断/问题】

1.疼痛　头痛与血压升高有关。

2.有受伤的危险　与头晕、视力模糊、意识改变或发生直立性低血压有关。

3.潜在并发症　高血压急症。

4.营养失调　高于机体需要量与摄入过多、缺少运动有关。

5.焦虑　与血压控制不满意、已发生并发症有关。

6.知识缺乏　缺乏疾病预防、保健知识和高血压用药知识。

【护理措施】

1.休息与活动　高血压初期可不限制一般的体力活动,但应避免重体力劳动,保证充足的睡眠。血压较高、症状频繁或有并发症的患者应多卧床休息,避免体力或脑力过度兴奋。

2.病情观察　观察患者头痛情况,如疼痛程度、持续时间,是否伴有头晕、耳鸣、恶心、呕吐等症状。一旦发现血压急剧升高、剧烈头痛、呕吐、大汗、视力模糊、面色及神志改变、肢体运动障碍等症状,立即通知医生。

3.对症护理

(1)头痛:及时进行头痛原因解释,指导使用放松方法,如听柔和音乐法、缓慢呼吸等。协助病人卧床休息,抬高床头,改变体位的动作应缓慢。保持病室安静,减少声光刺激,限制探视人员。遵医嘱使用降压药,并半小时后监测血压。症状缓解后告知病人平时避免劳累、情绪激动、精神紧张、环境嘈杂等不良因素;教会患者及家属采取肩颈部按摩及放松等技巧,以改善头痛。

(2)视力模糊:保证病人安全,应清除活动范围内的障碍物,保持地面干燥、室内光线良好。外出时有人陪伴。

(3)体位性低血压:又称直立性低血压,是由于体位的改变,如从平卧位突然转为直立,或长时间站立发生的脑供血不足引起的低血压。通常认为,在改变体位为直立位的3分钟内,收缩压下降>20mmHg或舒张压下降>10mmHg,同时伴有肢软乏力、头晕目眩、站立不稳、视物模糊、心悸、出汗、恶心、呕吐等,即为体位性低血压。措施:①告知患者直立性低血压的表现。应特别注意在联合用药、服首剂药物或加量时容易发生体位性低血压,服药后不要突然站起,最好静卧1～2h再缓慢起床活动。②指导患者预防体位性低血压的方法:避免长时间站立,尤其在服药后最初几个小时;改变姿势,特别是从卧、坐位起立时,动作宜缓慢;服药时间可选在平静休息时,服药后继续休息片刻再活动;如有睡前服药,夜间起床排尿时应注意体位性低血压的发生;大量出汗、热水浴或蒸汽浴、饮酒等都是发生体位性低血压的诱因,应该注意避免。③发生体位性低血压时可平卧并抬高下肢,以促进下肢血液回流。

(4)高血压急症:①患者绝对卧床休息,抬高床头,避免一切不良刺激和不必要的活动,协助生活护理。②保持呼吸道通畅:有抽搐者用牙垫置于上下磨牙间防止舌咬伤;呕吐时头偏向一侧,以防止误吸;呼吸道分泌物较多但患者无法自行排出时,应及时用吸引器吸出。③吸氧4～5L/min,连接床边心电监护仪,实时监测心电、血压、呼吸。④安定患者情绪,必要时用镇静剂。⑤迅速建立静脉通路,遵医嘱应用降压药物,尽早将血压降至安全范围。⑥严密观察病情:定时观察并记录生命体征、神志、瞳孔、尿量,特别注意避免出现血压骤降;观察患者头痛、烦躁等症状有无减轻,有无肢体麻木、活动不灵、语言不清、嗜睡等情况。

⑦硝普钠使用注意事项:本药对光敏感,溶液稳定性较差,滴注溶液应现配现用并注意避光。新配溶液为淡棕色,如变为暗棕色、橙色或蓝色应弃去重新配制。溶液内不宜加入其他药品,应单独使用一条静脉通路,以微量泵控制注入滴速,若静脉滴注已达 $10\mu g/(kg \cdot min)$,经 10 分钟降压仍不满意,应通知医生考虑停用本药,更换降压药。持续静脉滴注一般不超过 72h,以免发生氰化物中毒。

4.用药护理　遵医嘱应用降压药物,测量血压的变化以判断疗效,观察药物不良反应。

【健康教育】

高血压病病程很长,发展也不平衡,为了使患者血压控制在适当水平,应教育患者严格遵循自我护理计划,从而延缓或逆转高血压所造成的靶器官损害。具体如下:

1.改变生活方式　合理膳食、限盐少脂、戒烟限酒;适量运动、控制体重;心理平衡(表 9-5)。

表 9-5　高血压治疗中生活方式的改善措施及成效

措施	推荐方法	相当的收缩压降低范围
减轻体重	保持正常体重	5～10mmHg/减轻 10kg 体重
采用 DASH 饮食计划	选用富含水果、蔬菜、低脂肪(低饱和脂肪酸和总脂肪含量)饮食	8～14mmHg
低钠饮食	减少每日钠摄入量不超过 2.4g 钠或 6g 氯化钠水平	2～8mmHg
体育锻炼	规律的有氧体育运动,如慢跑(每天至少 30 分钟,每周不少于 3 次)	4～9mmHg
限酒	男性每日饮酒不超过 2 杯(白酒小于 1 两、葡萄酒小于 2 两、啤酒小于 5 两),女性和体重较轻者每日饮酒不超过 1 杯	2～4mmHg

(1)食物的选择建议:以控制总热量为原则。①主食:提倡三餐中有两餐吃未精制的全谷类,如糙米饭、全麦面包、全麦馒头等。豆类和根茎淀粉类食物可搭配食用,如红豆粥、绿豆粥、地瓜、马铃薯等。少吃葡萄糖、果糖及蔗糖,这类糖属于单糖,易引起血脂升高。②钠盐:尽量减少烹调用盐,建议使用可定量的盐勺,每日食盐量以不超过 6g 为宜。减少味精、酱油等含钠盐的调味品。少食或不食含钠盐较高的加工食品,如各种腌制品或各类炒货。肾功能良好者可使用含钾的烹饪盐。③蔬菜水果、奶类:可保证充足的钾、钙摄入。每天吃新鲜蔬菜、水果可预防便秘,以免用力排便使血压上升,诱发脑血管破裂。奶类以低脂或脱脂奶及乳制品为好,可单独饮用或搭配其他食物,如蔬菜、果汁食用。油菜、芹菜、蘑菇、木耳、虾皮、紫菜等食物含钙量较高,可适度选食。④脂肪:烹调时选用植物油,如橄榄油、麻油、花生油、茶油等,动物油、奶油尽量不用。尽量不吃油炸食物,有条件者可吃深海鱼油,其含有较多的亚油酸,对增加微血管的弹性,防止血管破裂,防止高血压并发症有一定的作用。⑤蛋白质:以豆制品、鱼、不带皮的家禽为主,少吃红肉(即家畜类)。鱼以外的海产品、动物内脏、蛋类胆固醇含量高,尽量避免食用或少食。

(2)控制体重:适当降低升高的体重,减少体内脂肪含量,可显著降低血压。最有效的减重措施是控制能量摄入和增加体力活动。减重的速度因人而异,体重以每周减重 0.5～1.0kg 为宜。重度肥胖者还可在医生指导下选用减肥药降低体重。

(3)合理运动:根据年龄和血压水平选择适宜的运动方式,对中老年人应包括有氧、伸展及增强肌力 3 类运动,具体项目可选择步行、慢跑、太极拳、气功等。运动强度因人而异,常用的运动强度指标为运动时最大心率＝170－年龄,如 50 岁的人运动心率为 120 次/分钟,运动频率一般每周 3～5 次,每次持续 30～60min。注意劳逸结合,运动强度、时间和频度以不出现不适反应为度,避免竞技性和力量型运动。

(4)心理平衡:情绪激动、精神紧张、精神创伤等可使交感神经兴奋,血压上升,故应指导患者减轻精神压力,保持心态平和。工作时保持轻松愉快的情绪,避免过度紧张,在工作 1 小时后最好能休息 5～10 分钟,可做操、散步等调节自己的神经。心情郁怒时,要学会转移注意力,通过轻松愉快的方式来松弛自己的情绪。忌情绪激动、暴怒,防止发生脑溢血。生活环境应安静,避免噪音刺激和引起精神过度兴奋的活动。

2.自我病情监测

(1)定时测量血压:家庭测量血压多用上臂式全自动或半自动电子血压计,应教会患者和家属正确的测量血压方法及测压时注意事项。家庭血压值一般低于诊室血压值,高血压的诊断标准为≥135/85mmHg,与诊室血压的140/90mmHg相对应。建议每天早晨和晚上测量血压,每次2~3遍,取平均值。血压控制平稳者,可每周测量1次。详细记录每次测量的日期、时间及血压读数,每次就诊携带记录,作为医生调整药量或选择用药的依据。对于精神高度焦虑的患者,不建议自测血压。

(2)测量血压时的注意事项:①血压计要定期检查,以保持其准确性,并应放置平稳,切勿倒置或震荡。②应尽量做到四定:定时间、定部位、定体位、定血压计。③对偏瘫病人,应在健侧手臂上测量。④选择合适的测压环境,应在安静、温度适当的环境里休息5~10分钟后进行血压测量,避免在应激状态下如膀胱充盈或吸烟、受寒、喝咖啡后测压。

3.用药指导 ①合理降压:尽量将血压降至目标血压水平,但应注意温和降压,而非越快越好。②坚持服药:强调长期药物治疗的重要性,用降压药物使血压降至理想水平后,应继续服用维持量,以保持血压相对稳定,对无症状者更应强调。告知有关降压药物的名称、剂量、用法、作用及不良反应,并提供书面材料。③遵医嘱服药:指导患者必须遵医嘱按时按量服药,不要随意增减药物、漏服或频繁更换降压药,更不能擅自突然停药,以免引起血压波动,诱发高血压危象。高血压伴有冠心病的患者若突然停用β受体阻滞剂还可诱发心绞痛、心肌梗死。④长期用药要注意药物不良反应的观察。

4.定期复诊 根据病人的总危险分层及血压水平决定复诊时间。危险分层属低危或中危者,可安排病人每1~3个月随诊1次;若为高危者,则应至少每1个月随诊1次。

（张雪飞）

第五节　循环系统诊疗技术及护理

一、先天性心脏病的介入治疗

外科手术是治疗先天性心脏病主要的治疗手段,由于近年来影像学和各种导管技术的发展,使得非手术的介入治疗在一定范围内取代了手术治疗,其并发症及死亡率明显低于手术治疗。主要是针对单一的缺损或狭窄型的病变,采用球囊扩张技术或封堵技术。

(一)经皮球囊肺动脉瓣成形术

经皮球囊肺动脉瓣成形术首例成功报道是在1982年,是较早应用的非手术介入性先天性心脏病的治疗措施,我国于20世纪80年代后期开始应用,目前已成为单纯肺动脉瓣狭窄的首选治疗方法。

1.适应证

(1)以单纯肺动脉瓣狭窄伴有狭窄后扩张病人效果最佳。

(2)狭窄的程度跨瓣压差≥40mmHg为介入指征。

(3)肺动脉瓣狭窄经手术治疗后出现再狭窄病人亦可进行。

(4)为复杂性先天性心脏病的手术前缓解治疗、不能手术病人的姑息治疗。

2.禁忌证

(1)肺动脉瓣下狭窄即右室流出道漏斗部狭窄病人。

(2)肺动脉瓣上型狭窄瓣膜发育不良,无肺动脉狭窄后扩张病人。

3.并发症　并发症出现多与术者的操作技术水平有关。主要并发症是穿刺部位血管并发症、术中心律失常、三尖瓣受损和继发性肺动脉瓣关闭不全。

(二)经皮球囊主动脉瓣成形术

经皮球囊主动脉瓣成形术应用始于1983年,主要用于儿童与青少年主动脉瓣狭窄治疗。目前亦应用于初生婴儿的主动脉瓣狭窄,但操作上难度增大,并发症较多,远期疗效不理想。

1.适应证

(1)先天性主动脉瓣膜型狭窄有症状病人。

(2)跨主动脉压力差≥50mmHg为介入指征。

(3)新生儿或婴幼儿严重瓣膜型狭窄,伴充血性心力衰竭患儿,可为缓解治疗,推迟外科手术时间。

(4)外科瓣膜切开术后再狭窄。

2.禁忌证

(1)先天性主动脉瓣狭窄伴有主动脉及瓣膜发育不良病人。

(2)合并中、重度主动脉瓣反流病人。

3.并发症

(1)术中可引起血流动力学障碍、心律失常,特别在婴幼儿死亡率高。

(2)股动脉损伤。

(3)主动脉瓣关闭不全或残余狭窄,发生率高达45%。

(三)未闭动脉导管封堵术

经股动脉置入泡沫海绵塞封堵未闭动脉导管首次成功报道于1969年,开创了非手术治疗的先河,目前非开胸手术介入治疗已成为先天性动脉导管未闭治疗常规,现封堵器械有海绵栓、双伞面封堵、弹簧圈封堵,其中弹簧圈封堵法简便易行,并发症少,最具有应用前景。

1.适应证　绝大多数的先天性动脉导管未闭均可经介入封堵。

2.禁忌证　已形成右向左分流病人不宜行此治疗。

3.并发症

(1)封堵装置的脱落、异位栓塞。

(2)封堵后残留细小通道形成高速血流,破坏大量红细胞以致机械性溶血。

(3)穿刺血管并发症。

(4)心律失常。

并发症的发生与所用封堵器械不同有关,如用海绵塞法,有海绵栓易脱落的危险。双伞面封堵系统操作简便,不易脱落,但可有溶血并发症,严重者则需手术取出封堵伞并结扎处理。

(四)房间隔缺损封闭术

房间隔缺损是常见的先天性心脏病,以往治疗以外科手术修补最为安全、有效,但手术仍有一定的并发症和手术遗留的瘢痕等问题。1976年有学者报道应用双伞堵塞器封闭房间隔缺损成功,但仍存在封闭不全,操作困难等问题。直到20世纪90年代以后,"纽扣"式补片装置出现,简化了操作,手术更为安全有效。

1.适应证

(1)符合以下条件的房间隔缺损病人,可经导管行介入封闭术:①房间隔缺损最大伸展<30mm。②缺损上下房间隔边缘≥4mm。③房间隔的整体直径应大于拟使用的补片直径。

(2)外科修补术后残留缺损。

2.禁忌证

(1)有右向左分流病人。

(2)多发性房间隔缺损。

(3)合并其他先天性心血管畸形。

3.并发症

(1)残余分流。

(2)异位栓塞,是严重并发症,多由于补片部分或全部脱落进入肺循环或体循环。

(3)血管并发症。

(4)感染。

(5)机械性溶血,但少见。

(五)室间隔缺损封闭术

室间隔缺损封闭处理原则与房间隔缺损相似,因在心室水平操作难度大,目前累积病例较少。

1.适应证

(1)肌部或部分膜部室间隔缺损。

(2)缺损口直径<10mm。

(3)缺损口中点距主动脉瓣的距离大于缺损直径2倍以上。

2.禁忌证

(1)不符合手术指征的单纯室间隔缺损为相对禁忌证。

(2)绝对禁忌证已存在右向左分流的病人。

3.并发症　与房间隔缺损介入封闭术相同。

(六)先天性心脏病的其他介入治疗术

对于不能或暂时不宜手术的先天性心脏病病人,为争取以后手术时机或姑息治疗,以减轻症状,可应用某些介入手段作为缓症处理。

1.经皮球囊动脉扩张及支架植入术可应用于　①先天性主动脉缩窄。②肺动脉瓣远端单纯肺动脉主干或分支狭窄。③法洛四联症,外科手术无法纠正的肺动脉分支狭窄。

2.人工房间隔造口术可应用于　①新生儿或婴儿室间隔完整的严重青紫性心脏病。②二尖瓣严重狭窄、闭锁。③完全性肺静脉异位引流。

3.异常血管弹簧圈堵闭术可应用于　①肺动静脉瘘。②冠状动静脉瘘。③先天性心脏病姑息手术后出现的血管间异常通道。

(七)先天性心脏病的介入治疗护理措施

1.术前护理

(1)心理护理:向病人及家属介绍心导管介入治疗的意义、方法,手术的必要性和安全性,以解除病人及家属思想顾虑和紧张情绪。必要时手术前一天晚上可口服镇静药,保证睡眠。

(2)术前检查:帮助病人完成必要的检查,如出凝血时间、肝肾功能、超声心动图、胸片等。

(3)皮肤准备:会阴部及两侧腹股沟备皮。

（4）动脉检查：检查两侧足背动脉搏动情况并标记，便于术中、术后对照观察。

（5）物品准备：手术器械、药品及抢救物品和药品准备。

（6）过敏试验：青霉素和碘过敏试验。

（7）镇静：术前半小时给予苯巴比妥 0.1g，肌内注射。

2.术后护理

（1）制动：对于采用静脉穿刺的病人，术侧肢体制动 4～6h。对于采用动脉穿刺的病人，在穿刺针进入动脉处进行压迫，以左手示、中指压迫止血 15～20min，确认无出血后，以弹力绷带加压包扎，用 1kg 沙袋压迫 6h，术侧肢体制动 12h。卧床期间做好病人生活护理。

（2）观察生命体征：持续监测生命体征，观察血压、心律、心率变化，注意有无心律失常发生，观察穿刺部位有无出血、血肿情况发生，一旦发生及时报告医师，协助处理。

（3）动脉搏动：观察足背动脉搏动情况，检查是否有减弱或消失，观察肢体皮肤颜色、温度、感觉与运动功能变化等，有异常情况要及时报告医师，协助完成进一步检查、处理。

（4）预防感染：常规应用抗生素预防感染，一般使用青霉素 320 万 U，2/d，静脉滴注，连续 3d。

二、冠状动脉粥样硬化性心脏病的介入诊断和治疗

（一）冠状动脉造影

心导管经股动脉、肱动脉或桡动脉送到主动脉根部，分别进入左、右冠状动脉口，推注少量造影剂，选择性冠状动脉造影，使左、右冠状动脉及其主要分支得到显影，并可进行电影摄影、快速连续摄片、磁带录像或光盘记录，可以发现狭窄性病变的部位并估计其狭窄程度。一般认为，管腔狭窄 70%～75% 以上会严重影响供血，狭窄 50%～70% 病人，也有一定意义。

评定冠脉狭窄的程度，用 TIMI 试验的分级指标：①0 级：无血流灌注，闭塞血管远端无血流。②Ⅰ级：造影剂部分通过，冠状动脉狭窄远端不能充盈完全。③Ⅱ级：冠状动脉狭窄远端显影慢，可完全充盈，造影剂消除也慢。④Ⅲ级：冠状动脉远端造影剂完全、迅速充盈和消除，如同正常血流。

1.适应证

（1）药物治疗中仍有心绞痛且症状较重病人。

（2）胸痛疑心绞痛而不能确诊病人。

（3）中、老年病人心脏增大、心力衰竭、心律失常、疑有冠心病未能确诊者。

（4）无症状但运动试验阳性的病人。

（5）原发性心脏骤停复苏病人。

（6）已确诊的冠心病，明确病变部位、程度及左心室功能情况。

2.禁忌证　目前没有绝对禁忌证，但有相对禁忌证：

（1）没有控制的严重室性心律失常。

（2）没有控制的充血性心力衰竭或急性左心衰竭。

（3）严重的电解质紊乱、洋地黄中毒。

（4）没有控制的高血压。

（5）急性脑卒中。

（6）严重肾功能不全。

（7）严重碘造影剂过敏。

(8)急性心肌炎。

(9)主动脉瓣心内膜炎。

(10)感染性疾病及未能控制的全身性疾病。

(11)活动性出血或严重出血倾向。

(12)48h 内仍口服抗凝药者。

(13)由于精神病、其他疾病致使病人不能配合。

3.并发症

(1)死亡。

(2)急性心肌梗死

(3)栓塞。

(4)动脉夹层。

(5)严重心律失常。

(6)急性肺动脉栓塞。

(7)穿刺局部并发症:出血;血肿;假性动脉瘤;动-静脉瘘。

(8)造影剂的反应。

4.术前、术后处理

(1)术前处理:掌握病人的临床资料,阅读心脏 X 线片,观察升主动脉根部的宽度;检查股动脉和足背动脉搏动情况;向病人做好解释工作。

做好术前检查如血尿常规检查、肝肾功能、出凝血时间和国际标准化比值(INR)、血糖、血电解质;备皮;做碘过敏试验;术前 8h 禁食;术前建立静脉通路;术前肌内注射地西泮 10mg 或苯海拉明 20mg。

(2)术后处理:经股动脉途径进行造影的病人,术后要用沙袋压迫 6h,卧床 24h;要观察穿刺局部有无出血、血肿,注意监测心率、血压、心电图变化;定时观察足背动脉搏动情况;要求病人多饮水同时观察尿量,尽快排出造影剂;酌情给予抗生素。

经桡动脉途径进行造影的病人,术后逐渐减压,观察穿刺局部有无出血、血肿、上肢肿胀情况。

(二)冠心病的介入治疗

冠心病的介入治疗属血管再通术的范畴,创伤性小。临床最早应用的是经皮冠状动脉腔内成形术,其后又发展了经冠状动脉内旋切术、旋磨术和激光成形术等,1987 年又开发了冠状动脉内支架置入术。这些技术统称为经皮冠状动脉介入治疗(PCI)。目前经皮冠状动脉腔内成形术和支架置入术是治疗冠心病的重要手段。

1.适应证

(1)稳定型心绞痛经药物治疗后仍有症状,狭窄的血管供应中到大面积处于危险中的存活心肌病人。

(2)有心绞痛症状或无症状但有心肌缺血的客观证据,狭窄病变显著,病变血管供应中到大面积存活心肌的病人。

(3)介入治疗后管腔再狭窄心绞痛复发病人。

(4)急性心肌梗死时的 PCI 治疗参考相关内容。

(5)主动脉-冠状动脉旁路移植术后复发心绞痛的病人。

(6)不稳定型心绞痛治疗后,病情仍未能稳定,心绞痛发作时心电图 ST 段压低>1mm、持续时间>20min,或血肌钙蛋白升高的病人。

2.禁忌证

(1)心肌缺血缺乏客观证据者。

(2)心肌缺血合并高并发症率、高死亡率的危险因素者。

(3)适宜行冠脉搭桥术的左主干病变者。

(4)病变狭窄程度＜50％的病变者。

(5)仅有小面积缺血心肌者。

(6)根据病变形态预测成功率较低者。

(7)ST段抬高急性心肌梗死发病12h以上的病人,血流动力学、心电稳定而且无症状者。

3.并发症

(1)冠状动脉痉挛。

(2)冠状动脉夹层。

(3)冠状动脉急性闭塞。

(4)冠状动脉慢血流或无再流。

(5)冠状动脉穿孔。

(6)全身系统并发症如造影剂肾病、栓塞、空气栓塞、脑出血、血小板减少症、中性粒细胞减少症等。

(7)穿刺部位出血、假性动脉瘤、动静脉瘘、血栓性闭塞、动脉穿孔或夹层。血管穿刺所致的出血可有局部血肿、腹膜后出血。

(三)经皮冠状动脉腔内成形术

经皮穿刺周围动脉将带球囊的导管送入冠状动脉到达狭窄部位,扩张球囊使狭窄管腔扩大,使血流畅通,是最常用的PCI。

1.作用机制　球囊扩张主要通过:①斑块被压回管壁;②斑块局部表面破裂;③偏心性斑块处的无病变血管壁伸展;三种机制使管腔扩大,内皮细胞会被剥脱,1周左右内皮细胞会再生,中膜平滑肌细胞增生并向内膜游移,使撕裂的斑块表面内膜得到修复。

2.术前、术后处理

(1)术前处理:术前5d停用口服抗凝药;做碘过敏试验;做交叉配血试验、备血;做血小板计数、出凝血时间、凝血酶原时间、肝肾功能、电解质等检查;禁食8h。术前晚饭后口服肠溶阿司匹林300mg和氯吡格雷75mg。

(2)术后处理:停用肝素4～6h后测ACT＜150s,即可拔除动脉鞘管,局部压迫止血15～20min,无出血可用弹力绷带包扎,沙袋压迫4h。经桡动脉途径病人术后立即拔除动脉销管,局部加压包扎。严密监测24h心电图、血压等。继续口服阿司匹林300mg/d,3个月后改为100mg/d,继续服用地尔硫卓30～60mg,3/d或单硝酸异山梨酯20～40mg,2/d。

(四)冠状动脉内支架置入术

冠状动脉内支架置入术是用不锈钢或合金材料绕制或刻制成管状,管壁带有间隙、网状的支架,并将其置入冠状动脉内已经或未经经皮冠状动脉腔内成形术扩张的狭窄节段支撑血管壁,维持血流畅通,弥补经皮冠状动脉腔内成形术的不足,特别是减少术后再狭窄发生率的PCI。

目前支架分为裸支架和药物洗脱支架。药物洗脱支架是以支架作为载体,携带药物到达血管损害局部,并在一定时间内持续作用于支架置入部位,抑制血管壁的炎性反应和内膜过度增生,降低术后再狭窄。

1.作用机制　支架置入后内膜在1～8周被新生的内皮细胞覆盖,支架逐渐被包埋在增厚的动脉内膜之中,支架管壁下的中膜变薄和纤维化。支架置入满意的结果是所有支架的网状管壁完全紧贴血管壁,支架管腔均匀扩张,血流畅通。

2.术前、术后处理 术前、术后处理与经皮冠状动脉腔内成形术相同,应用置入药物洗脱支架病人,需术前 6h 内服用氯吡格雷负荷量 300~600mg。术后用药宜加服氯吡格雷,首剂 300mg,而后 75mg/d,连用 6~9 个月,置入药物洗脱支架的病人要服用氯吡格雷 1 年。有文献报道,置入金属裸支架的病人口服氯吡格雷 1 年,心脏事件发生率降低。

(五)冠状动脉介入治疗护理措施

1.术前护理

(1)心理护理:向病人及家属介绍心导管介入治疗的意义、方法,手术的必要性和安全性,以解除病人及家属思想顾虑和紧张情绪。必要时手术前一天晚上可口服镇静药,保证睡眠。术前禁食、禁水 8h,但不禁药。

(2)术前检查:帮助病人完成必要的检查,如出凝血时间、肝肾功能、超声心动图、胸片等。

(3)皮肤准备:会阴部及两侧腹股沟备皮。

(4)动脉检查:检查两侧足背动脉搏动情况并标记,便于术中、术后对照观察。

(5)物品准备:手术器械、药品及抢救物品和药品准备。

(6)过敏试验:青霉素和碘过敏试验,

(7)术前训练:术前需训练病人床上排泄动作。

(8)术前用药:做 PTCA 和支架置入术前 3~5d,遵医嘱给予口服抗血小板聚集药物,或紧急手术当日服用,停用抗凝药如低分子肝素。

2.术后护理

(1)制动与活动:一般术后 4h 拔除鞘管,若病情不稳定鞘管可保留到次日,以便紧急情况再造影用。拔除鞘管后,在穿刺针进入动脉处进行压迫,以左手示、中指压迫止血 15~20min,确认无出血后,以弹力绷带加压包扎,用 1kg 沙袋压迫 6h,术侧肢体制动 24h。

卧床期间做好病人生活护理,将呼叫器及常用物品放在病人容易拿取处,保证病人日常生活需要。

术侧肢体制动 24h 后,嘱病人逐渐增加活动量,动作缓慢,不要突然用力,1 周之内避免抬重物,防止伤口再次出血。1 周后可恢复正常日常生活和轻体力工作。

(2)心电监护:持续心电监测 24h,观察生命体征变化,观察血压、心律、心率变化,注意有无心律失常、心肌缺血、心肌梗死等情况发生,一旦发生及时报告医师,协助处理。术后即刻做十二导联心电图,与术前对比,有症状出现需再重复。

(3)动脉搏动:观察足背动脉搏动情况,检查是否有减弱或消失,观察肢体皮肤颜色、温度、感觉与运动功能变化,如疼痛、跛行等。观察穿刺部位有无出血、血肿情况发生,有异常情况要及时报告医师,协助完成进一步检查、处理。

(4)预防感染:常规应用抗生素预防感染,一般使用青霉素 320 万 U,2/d,静脉滴注,连续 3~5d。

(5)术后饮食:给予清淡、易消化饮食,避免食用易产气食物,避免过饱。鼓励病人多饮水,以便加速造影剂的排泄。

(6)症状观察与护理

1)心肌梗死:由于冠状动脉病变处有可能形成血栓导致冠状动脉急性闭塞,发生心肌梗死。因此术后要观察病人有无胸闷、胸痛症状,观察心电图有无心肌缺血的表现。

2)腰痛、腹胀:多由术后平卧制动引起,首先安慰病人,讲明此症状的缘由,争取病人合作。另外,帮助病人适当活动另一侧肢体,适当按摩腰、背部,以减轻症状。为减轻腹胀,嘱病人避免过饱,避免食用易产气食物。

3）尿潴留：尿潴留出现多因排便习惯改变所致。预防此症状的护理方法是：术前训练床上排尿。做好心理护理，使病人放松，解除思想顾虑。诱导排尿，如听流水声、冲洗会阴部、热敷或按摩膀胱等，必要时行导尿。

4）低血压：此症状常易发生在拔鞘管后压迫止血时，引发迷走神经反射所致。常表现为血压下降、心率减慢、恶心、呕吐、出冷汗、面色苍白，甚至心跳停止。一旦发生立即报告医师，给予阿托品 1mg 静脉注射。也有少数病人由于硝酸甘油滴速过快所致。要严密观察病人血压变化和伴随症状，静点硝酸甘油时要严格掌握滴速并监测血压变化。

（7）用药护理：

1）造影剂反应：术前做好碘过敏试验。有少数病人应用造影剂后可出现皮疹、寒战等症状，甚至严重过敏反应或肾功能损害。一旦发生即刻报告医师，协助给予地塞米松治疗。

2）抗凝治疗：肝素的常用剂量为 500～1000U/h。使用是在拔除鞘管后 1h，无出血，开始使用肝素 12～24h，或术后 4～6h，开始使用肝素到第 2 天，再经过 3h 后拔除鞘管。

应用肝素要保证剂量准确，配药要精确，使用微量泵控制药速度，严密注意注射泵的运转情况和速度，及时排除故障。

用药过程中，要观察病人有无出血倾向，如伤口渗血、牙龈及鼻出血、尿血、便血、呕血等情况。

3）抗血小板聚集：遵医嘱给病人口服抑制血小板聚集药物，如肠溶阿司匹林、氯吡格雷或噻氯吡啶等，以防止血栓形成和栓塞。定期监测血小板、出凝血时间变化及血象变化，尤其应用噻氯吡啶时，要防止白细胞减少、粒细胞缺乏。

三、心律失常的介入治疗与护理

（一）心脏电复律、电除颤

心脏电复律目前已广泛应用，除颤仪器设备也越来越自动化。除了直流电同步和非同步体外电复律外，还开展了经静脉导管电极心脏内低能量电复律和置入埋藏式心脏复律除颤器等技术，成功挽救了成千上万的濒死病人。

当前电复律与电除颤的种类发展较迅速，自 20 世纪 60 年代早期应用交流电进行电除颤之后，因其副作用严重，很快被直流电除颤取代。直流电容器充电后，在非常短的时间内释放很高的电能，可设置与 R 波同步放电，反复电击对心肌损伤较轻，适于进行电复律。

电复律和电除颤体外或体内均可进行，体内电复律常用于心脏手术或急症开胸抢救的病人。电能常为 20～30J，一般不超过 70J。非手术情况下，大多采用体外经胸壁除颤电复律，方式有两种即同步电复律与非同步电除颤。①同步电复律主要用于不包括室颤在内的快速型心律失常。直流电同步电复律是除颤器设有同步装置，放电时电流正好与 R 波同步，电流刺激落在心室肌的绝对不应期，避免心室损伤及因放电导致室速或室颤。②直流电非同步电除颤主要用于室颤。室颤情况下已无心动周期，无 QRS 波，更无从避开心室易损期，应即刻放电。对于快速的室性心动过速、预激综合征合并快速房颤可用低电能非同步电除颤，因其均是宽大的 QRS 和 T 波，除颤仪在同步工作方式下无法识别 QRS 波，而不放电，则需用低电能非同步电除颤，以免延误病情。

近年来，国内外学者尝试经食管低能量同步直流电复律房颤取得初步成功。这种直流电同步电复律技术所需电能较小（20～60J），不需要麻醉，可避免皮肤烧伤，但还需对食管电极导管的设计和安置进行改进,它将成为一种有前途的处理快速心律失常的新方法。

经静脉电极导管心脏内电复律是在 X 线透视下将四极电极导管通过肘前或颈静脉插入右心,该导管可兼作起搏、程序刺激和电复律之用。所需电能通常较小,一般为 2~6J,不必全麻,初始电击从低能量开始,然后逐渐增加电能。主要适用予心内电生理检查中发生的房颤。亦有报道用于室速、室颤,但经验尚不成熟。

植入式心脏复律除颤器(ICD) 目前已取代了早期开胸置放心外膜除颤电极,ICD 体积小,埋藏于胸大肌和胸小肌之间,甚至可埋藏于皮下囊袋中,具有起搏、低能电转复以及高能电除颤三种功能。

1.作用机制 电复律是将一定强度的电流通过心脏,使全部或大部分心肌在瞬间除极,而后心脏自律性最高的起搏点重新主导心脏节律,一般是窦房结。室颤时已无心动周期可在任何时间放电。电复律不同于电除颤,放电时需要和心电图 R 波同步,以避开心室的易损期,心室易损期位于 T 波顶峰前 20~30ms(相当于心室的相对不应期),如果电复律时在心室的易损期放电可能导致心室颤动。

2.适应证 各种严重甚至危及生命的恶性心律失常,以及各种持续时间较长的快速型心律失常。对于任何快速型的心律失常,如导致血流动力学障碍或心绞痛发作加重,而且对药物不能起反应者,均应考虑电复律或电除颤。

(1)恶性室性心律失常

1)室性心动过速:病人发生室性心动过速后,经药物治疗后不能纠正或血流动力学受到严重影响,如室性心动过速伴意识障碍、低血压、急性肺水肿者,应立即采用同步电复律。

2)室颤:在室颤发生 3min 内有效电除颤,间隔时间越短,除颤成功率越高。对于顽固性室颤病人,必要时静脉推注利多卡因、普鲁卡因胶或溴苄铵等药物,若心室颤动波较纤细,可静脉推注肾上腺素,颤动波变大,易于转复。

(2)房颤:可考虑电转复条件有:①房颤病史<1 年者,既往窦性心率不低于 60/min。②房颤后心力衰竭或心绞痛不易控制者。③房颤并心室率较快,且药物控制不佳者。④原发病已得到控制,房颤仍存在者。⑤风心病瓣膜置换或修复后 3~6 个月以上,先心病修补术后 2~3 个月以上仍有房颤者。

(3)房扑:房扑是同步电复律的最佳适应证,成功率几乎达 100%,且所需电能较小。

(4)室上性心动过速:绝大多数室上性心动过速不需要首选电复律,但当药物不能纠正,而且因发作持续时间长使血流动力学受到影响,出现低血压等,应立即电复律。

3.禁忌证

(1)病情危急且不稳定、严重电解质紊乱和酸碱不平衡。

(2)房颤发生前心室率缓慢,疑诊病窦综合征或心室率可用药物控制,尤其是老年病人。

(3)洋地黄中毒引起的房颤。

(4)不能耐受预防复发的药物,如胺碘酮、普罗帕酮等。

4.体外电复律的操作方法

(1)病人准备

1)解释工作:对室颤或伴严重血流动力学障碍的快速室性心动过速病人,需紧急进行心肺复苏,无须向家属详细交代,应立即电除颤。对于其他快速型心律失常病人应向病人及家属解释电复律过程中可能出现的并发症,电复律对病人的利弊关系,取得其合作。

2)术前检查:择期电转复心律者应进行全面的体格检查及有关实验室检查,如电解质、肝、肾功能。进行抗凝治疗病人还应测定凝血酶原时间和活动度。

3)禁食:复律前应禁食 6h。如服用洋地黄类药物,应在复律前停服 24~48h。

（2）设施准备：施行电复律的病房应较宽敞。备有除颤器、氧气、吸引器、抢救车、血压和心电监护设备等各种复苏设施。

（3）麻醉：除病人已处于麻醉状态或室颤时意识已经丧失无需麻醉外，均需快速、安全、有效的麻醉，这对于可能需要反复电击者尤为重要。目前最常使用的是静脉注射地西泮。

（4）操作技术要点：

1）病人安置：病人仰卧于绝缘床上，连接除颤器和心电图监测仪，选择一个R波高耸的导联进行示波观察。

2）安放电极板：病人一旦进入理想的麻醉状态后，则充分暴露其前胸，并用导电糊涂抹或用盐水浸湿纱布包裹电极板，导电糊涂抹时不应太多或太少，能和皮肤达到紧密接触，没有空隙即可，将两个涂有导电糊或裹有湿盐水纱布的电极板分别置于右侧胸骨缘第2、3肋间，另一个电极板置于心尖部。两个电极板之间距离不要小于10cm，电极板放置一定要贴紧皮肤，并有一定压力。

3）电复律与电除颤的能量选择：电能高低的选择主要根据心律失常的类型和病情。

4）放电要求：准备放电时，操作人员及其他人员不应再接触病人、病床及同病人相连接的仪器，以免发生触电。

5）术后要求：电复律后应进行持续24h心电监测，严密观察病人的心率、心律、血压、呼吸和神志。

5.并发症　诱发各种心律失常，出现急性肺水肿，低血压，体循环栓塞和肺动脉栓塞，血清心肌酶增高，皮肤烧伤等。

6.护理措施

（1）心理护理：对于快速型心律失常病人应向病人及家属解释电复律意义、方法，手术的必要性、安全性和可能出现的并发症，对病人的利弊关系，以解除病人及家属思想顾虑和紧张情绪，取得其合作。必要时术前1d晚上可口服镇静药，保证睡眠。

（2）操作配合：

1）准备用物：除颤器、氧气、吸引器、心电血压监护仪、抢救车等。

2）病人准备：协助完成各种实验室检查，注意有无缺氧、水电解质或酸碱不平衡的因素，必要时遵医嘱静注利多卡因、溴苄铵等药物，提高转复成功率和减少转复后复发。术前应禁食6h，停服洋地黄类药物24～48h。

3）操作护理：协助病人仰卧于绝缘床上。连接心电监护仪。建立静脉通路，遵医嘱静脉注射地西泮0.3～0.5mg/kg。放置电极板，电极板须用盐水纱布包裹或均匀涂上导电糊，并紧贴病人皮肤。电复律前要核查仪器上的"同步"功能是否处于开启状态。放电过程中医护人员注意身体的任何部位，不要直接接触铁床、病人及与其连接的仪器，以防电击意外。

（3）电复律后护理

1）生命体征观察：要严密观察心律、心率、呼吸、血压，每半小时测量并记录1次直至平稳，并注意面色、神志、肢体活动情况。同时观察病人电解质、酸碱平衡情况和血氧情况，如有异常，及时报告医师处理，防止复发。

2）皮肤护理：电击局部皮肤如有烧伤，应给予处理。

3）用药护理：遵医嘱给予抗心律失常药物维持窦性心律，观察药物不良反应。

（二）心脏起搏治疗

心脏起搏技术是心律失常介入性治疗的重要方法之一，亦可用于临床心脏电生理研究和射频消融治疗。心脏起搏器是一种医用电子仪器，通过发放一定形式的电脉冲，刺激心脏，使其激动和收缩，以治疗由于某些心律失常所致的心脏传导功能障碍。

目前,起搏器的种类由原来以植入单腔 VVI 起搏器为主,逐渐向生理性起搏过渡,随着起搏器的功能逐渐完善,新型起搏器不断问世,使缓慢性心律失常疗效已近治愈目标。心脏起搏已从单纯治疗缓慢性心律失常,扩展到治疗快速性心律失常、心力衰竭等领域,对降低病死率,改善病人的生存质量起到了积极的作用。

近年来,起搏器的储存和分析诊断功能的完善,对心律失常的诊断、心脏电生理的研究起到积极作用。

随着起搏器工作方式或类型的不断增加,功能日趋复杂,了解和记忆起搏器代码的含义十分重要,为便于交流,目前通用 1987 年由北美心脏起搏电生理学会与英国心脏起搏和电生理学组专家委员会制定的 NASPE/BPEG 起搏器代码,即 NBG 代码。

临床中常根据电极导线植入的部位分为:①单腔起搏器:常见的有 VVI 起搏器,电极导线放置在右室心尖部。AAI 起搏器,电极导线放置在右心耳。根据心室率或心房率的需要进行适时的起搏。②双腔起搏器:植入的两支电极导线常分别放置在右心耳(心房)和右室心尖部(心室),呈房室顺序起搏。③三腔起搏器:目前主要分为左、右房+右室三腔起搏器,应用于存在房间传导阻滞合并阵发房颤的病人,预防和治疗房颤。右房+左、右室三腔心脏起搏,适用于某些扩张性心肌病、顽固心力衰竭,协调房室和(或)室间的活动,改善心功能。

1.作用机制　心脏起搏器是通过发放一定形式的电脉冲,刺激心脏,使其激动和收缩,模拟正常心脏节律以维持人体功能活动,起搏治疗的主要目的就是通过不同的起搏方式纠正心率和心律的异常,治疗由于某些心律失常所致的心脏传导功能障碍,提高病人的生存质量,减少病死率。

2.适应证

(1)植入永久性心脏起搏器的适应证:

1)伴有临床症状的完全或高度房室传导阻滞。

2)束支分支水平阻滞,间歇发生二度Ⅱ型房室传导阻滞并有症状病人。当 H-V 间期>100ms,无症状者也是植入起搏器的适应证。

3)窦房结功能障碍,心室率经常<50/min,有临床症状者。

4)病窦综合征或房室传导阻滞,间歇发生心室率<40/min 或有长达 3s 的 R-R 间隔,虽无症状也应植入起搏器。

5)颈动脉窦过敏引起的心率减慢,心率<40/min 或 R-R 间隔长达 3s,伴有症状者。

6)窦房结功能障碍和(或)房室传导阻滞的病人,必须采用减慢心率的药物治疗时,为了保证适当的心室率,应植入起搏器。

7)房颤、长 Q-T 间期综合征的恶性室性心律失常。

8)辅助治疗肥厚梗阻型心肌病、扩张型心肌病、顽固性心力衰竭、神经介导性晕厥等病症。

(2)临时心脏起搏的适应证

1)急性心肌梗死、急性心肌炎、电解质紊乱、药物中毒、心脏外伤或手术后合并有症状的房室传导阻滞,严重窦性心动过缓,阿-斯综合征。

2)某些室速的转复、心肺复苏的抢救需要。

3)对药物治疗无效、不宜用药物或电复律的快速性心律失常。

4)预防性或保护性起搏。

3.禁忌证

(1)急性心脏活动性病变,如心肌缺血、急性心肌炎。

（2）合并全身急性感染性疾病。

4.并发症

（1）术中并发症

1）穿刺并发症：如血气胸、胸导管损伤、喉返神经、迷走神经损伤等。

2）术中心律失常：如房扑、房颤、室性心动过速，极少情况下可出现室颤。

3）心肌穿孔。

4）出血：如锁骨下静脉穿刺部位出血、埋藏起搏器的囊袋内小动脉出血、导线插入头静脉结扎不妥出血等。

5）导线插入处固定不良引起移位。

（2）术后并发症

1）电极移位：是术后常见并发症之一。

2）囊袋出血。

3）术后起搏阈值升高：由于刺激电极应用，起搏阈值升高的情况较少见。

4）膈神经刺激或腹肌刺激性收缩：多见于心房起搏，表现为随起搏频率出现呃逆或腹肌抽搐。

5）感染：是术后最严重、常见的并发症，常处理困难、药物治疗效果不好。

6）血栓：血栓形成是晚期并发症，静脉血栓形成最常见于腋静脉、锁骨下静脉、上腔静脉、无名静脉。

7）皮肤压迫坏死。

8）心室起搏导线张力过大影响三尖瓣的功能。

（3）与起搏器相关的并发症

1）电池提前耗竭。

2）导线绝缘不良和导线断裂。

3）起搏器综合征：主要见于 VVI 起搏方式。

4）起搏器介导的心动过速。

5）脉冲发生器埋藏局部肌肉跳动：多见单极导线起搏。

6）起搏器高输出引起的肌电干扰。

7）起搏频率奔放：是最严重的并发症，可引发室颤。

5.护理措施

（1）心理护理：术前向病人及家属介绍置入心脏起搏器的意义、方法，手术的必要性和安全性，以解除病人及家属思想顾虑和紧张情绪。必要时手术前一天晚上可口服镇静药，保证睡眠。

（2）心电监护：术后可心电监护 24h，注意起搏频率和心率是否一致，监测起搏器工作情况。

（3）卧位与活动：术后 1～3d，取平卧位或半卧位，不要压迫植入侧。指导病人 6 周内限制体力活动，植入侧手臂、肩部应避免过度活动，避免剧烈咳嗽等动作，以防电极移位或脱落。电极移位是术后常见并发症，90％发生在术后 1 周内，移位后症状明显加重，起搏器依赖者可出现头晕、黑矇、晕厥发作，心电图出现不感知和不起搏的现象，如有发生及时报告医师，行手术复位。

（4）预防感染

1）预防感染至关重要：术后遵医嘱给予抗生素治疗，同时注意观察体温波动及伤口情况，观察有无红肿和渗出。

2）处理囊袋出血：及时协助处理囊袋出血等并发症，当大量出血时应清创处理，少量出血可用粗针头抽吸积血，而后帮助病人卧床，并沙袋压迫 4～6h，同时应用抗生素预防感染。

3)积极处理感染灶:起搏器术后感染分为囊袋感染、起搏器感染和感染性心内膜炎。当囊袋感染、起搏器感染时,协助抽出积血做细菌培养,并在囊袋内应用抗生素,必要时则要切开引流。一旦疑有感染性心内膜炎发生,要及早、多次做血细菌培养,静脉应用大量抗生素,退热后仍需用药4~6周。如无效,则需暂时拆除导线,同时大量应用抗生素,控制感染,必要时协助安装临时起搏器,感染控制后再置入永久起搏器。

(5)健康教育:做好病人的术后宣教。①如何观察起搏器工作情况和故障。②讲明定期复查的必要性。③告诉病人日常生活中要远离磁场。④要随身携带"心脏起搏器卡"等。

(三)导管射频消融治疗快速性心律失常

自1989年导管射频消融(RFCA)技术正式应用于人体,使数以万计的快速性心律失常病人得以根治。射频消融仪通过导管头端的电极释放射频电能,射频电能是一种低电压高频电能。在导管头端和局部心肌内膜之间电能转化为热能,达到46~90℃温度后,使局部心肌细胞脱水、变性、坏死,损伤直径7~8mm深度3~5mm,心肌自律性和传导性能均发生改变,从而使心律失常得以根治。

1.适应证　据我国RFCA治疗快速性心律失常指南,RFCA的明确适应证:①伴有阵发性房颤而且快速心室率的预激综合征。②房室折返性心动过速、房室结折返性心动过速、房速和无器质性心脏病证据的呈反复发作性室性心动过速,或合并有心动过速心肌病,或血流动力学不稳定者。③频繁发作、心室率不易控制的房扑。④窦速合并心动过速心肌病。⑤频繁发作和(或)症状重、应用药物,预防发作效果不佳的心肌梗死后的室速。

2.禁忌证　只有相对而言。①感染性疾病,如感染性心内膜炎、肺部感染、败血症等。②出血性疾病。③严重肝肾损害。④外周静脉血栓性静脉炎。

3.并发症　导管射频消融可能出现的并发症:二度或三度房室传导阻滞;心脏穿孔造成心脏压塞等。

4.护理措施

(1)术前护理

1)心理护理:向病人及家属介绍射频消融治疗的意义、方法,手术的必要性和安全性,以解除病人及家属思想顾虑和紧张情绪。必要时手术前1d晚上可口服镇静药,保证睡眠。

2)禁食:术前禁食、禁水6h,停用所有抗心律失常药物至少5个半衰期。

3)实验室检查:协助完成出凝血时间、血清肝肾功能检查和超声心动图检查。

(2)术后护理

1)制动:对于采用静脉穿刺的病人,术侧肢体制动4~6h。对于采用动脉穿刺的病人,在穿刺针进入动脉处进行压迫,以左手示、中指压迫止血15~20min,确认无出血后,以弹力绷带加压包扎,用1kg沙袋压迫6h,术侧肢体制动12h。卧床期间做好病人生活护理。术后3个月内要避免剧烈活动。

2)观察生命体征:观察血压、心律、心率变化,注意有无心律失常发生,如房室传导阻滞等。术后3~5d,每天复查心电图。

3)观察病情变化:观察穿刺局部有无出血、血肿、血栓栓塞等情况发生。观察有无血气胸、胸闷憋气等心脏压塞症状,一旦发生及时报告医师,协助处理。

4)动脉搏动:对于采用动脉穿刺的病人,需观察足背动脉搏动情况,检查是否有减弱或消失,观察肢体皮肤颜色、温度、感觉与运动功能变化等,有异常情况要及时报告医师,协助完成进一步检查、处理。

5)用药护理:遵医嘱服用抗血小板聚集药物,如阿司匹林,防止血栓形成。

四、心包穿刺及引流术

心包穿刺及引流术是采用穿刺针经皮穿刺,将心包内异常的积液抽吸或通过引流管引流出来,达到解除心脏压塞,挽救生命;减少心包积液,缓解症状;获取心包积液,用于诊断等目的,起到治疗和协助临床诊断的操作方法。

1.适应证

(1)心脏压塞。

(2)心包积液进行性增长或持续不缓解。

(3)心包内注入药物。

(4)原因不明的心包积液。

2.禁忌证

(1)绝对禁忌证:主动脉夹层。

(2)相对禁忌证:①病人不能配合。②存在凝血障碍、正在接受抗凝治疗或血小板计数<50000/mm³。③积液量少。④位于心脏后部或被分隔的心包积液。⑤无心胸外科后备支持。

3.心包穿刺及引流术操作方法

(1)病人术前准备

1)做好解释工作:向病人及家属解释心包穿刺及引流术的意义、必要性、操作过程、安全性和可能的并发症,争取病人及家属的理解并配合,签署知情同意书。

2)术前检查:病人术前进行心电图、X线、心脏超声检查,完成定位,做好标记。

3)病人准备:择期操作者可禁食4~6h。建立静脉通道;操作时病人取坐位或半卧位。

(2)设备、器械准备

1)设备。心电监测除颤仪、血压监测设备、心电图机、闭式引流装置或50ml注射器、抢救车及复苏设备。

2)器械。穿刺包:包括无菌纱布、消毒碗、治疗巾、洞巾、穿刺针(18号斜面薄壁)、手术刀、血管钳、弯钳。引流物品:J形导丝、扩张管、引流管(常用中心静脉导管)、延长管、三通管、引流袋。缝合针线、持针器。无菌手套、消毒用具、标本送检的试管、培养瓶、无菌纱布、胶布。抢救药品、麻醉药品:常用1%~2%利多卡因,2ml和5ml注射器。

(3)操作流程

1)穿刺定位:一般在超声引导下定位、进行操作,选择进针方向是有大量心包积液,并无胸膜及肺组织覆盖处。常选择的两个途径。心尖途径:胸骨左缘第5肋间,心浊音界内1~2cm处进针,指向后内侧脊柱方向。需注意避开肋骨下缘,以免损伤肋间动脉。剑突下途径:选择剑突与左肋缘夹角处,肋缘下1.5cm处进针,穿刺针与皮肤成30°~40°,并针尖指向左肩。

2)心包穿刺:应在血压、心电监测进行。穿刺部位消毒,铺无菌巾单,2ml注射器抽取1%~2%利多卡因,逐层浸润麻醉至心包。于穿刺点做1个2mm小切口,钝性分离皮下组织。使用5ml注射器接穿刺针,按预定途径和方向缓慢负压进针,如进针有落空感并抽出液体,表示针头已进入心包腔,停止进针。要避免病人肢体活动和大幅度呼吸,注意平稳进针,避免横向摆动,穿刺成功后及时固定针头。

3)心包引流:取下穿刺针后注射器,经穿刺针送入J形导引钢丝至心包腔内,一般送入15~20cm快速撤出穿刺针,保留导引钢丝。沿导引钢丝送入中心静脉导管,送入15~20cm,固定静脉导管,缓慢撤出导引钢丝,导管尾端接注射器,检查回抽是否通畅,如心包积液抽取通畅,取下注射器,接三通连接管,将闭式引流装置或 50ml 注射器连接在三通上进行心包引流。缝合固定中心静脉导管,使用无菌纱布覆盖并包扎。

如应用 50ml 注射器抽取积液后,可在中心静脉导管内注入 1～2ml 肝素盐水,以防凝血堵塞导管。

(4)术后观察

1)病情观察:继续心电、血压监测,观察病人心脏压塞症状是否缓解,观察颈静脉,进行心、肺查体。

2)观察穿刺处局部:注意穿刺处有无渗液,渗液较多时应更换无菌纱布。记录心包积液引流量。

3)防止并发症:术后常规行 X 线胸片,必要时复查心脏超声。留置导管时应给予抗生素预防感染。

4.并发症

(1)心脏穿孔或冠状动脉撕裂,引起心包积血或压塞加重。

(2)血管迷走反射。

(3)心律失常。

(4)脏器或组织损伤:导致气胸或血气胸、腹腔脏器损伤。

(5)急性肺水肿。

(6)气体栓塞。

5.护理措施

(1)术前护理::向病人讲清手术的意义、必要性和需要配合的注意事项,解除病人心理顾虑。必要时术前用镇静药,建立静脉通道,备静脉用阿托品,以备手术中发生迷走反射时使用。术前需行超声心动图检查,确定积液量和穿刺部位。择期操作者可禁食 4～6h。协助病人取坐位或半卧位。

(2)术中护理:术中嘱病人勿剧烈咳嗽或深呼吸;抽液过程中要注意随时夹闭胶管,防止空气进入心包腔;抽液要缓慢,第一次抽液量不超过 200ml,若抽出液为鲜血时,应立即停止抽液,观察有无心脏压塞征象,准备好抢救物品和药品;记录抽出液体量、性状,按要求送化验;注意观察病人的反应,如有无面色苍白、头晕、脉搏、血压、心率、心电图的变化,有异常应及时协助医师处理。

(3)术后护理

1)病情观察:严密观察血压、心电变化,观察心脏压塞症状是否有所缓解。观察体温波动,警惕感染发生,必要时遵医嘱给予抗生素。

2)观察穿刺处局部:穿刺部位覆盖无菌纱布,用胶布固定,心包引流时做好引流管护理。注意穿刺处有无渗液,渗液较多时应更换无菌纱布。记录心包积液引流量。

(张瑞俊)

第十章　消化系统疾病

一、胃炎

胃炎是指不同病因所致的胃黏膜炎症。胃黏膜对损伤的反应包括上皮损伤、黏膜炎症、上皮再生三个过程。按临床发病的急缓,一般分为急性和慢性胃炎两大类型。急性胃炎是指由多种病因引起的急性胃黏膜炎症,表现为上腹部症状。急性胃炎主要包括:①急性腐蚀性胃炎;②急性化脓性胃炎;③急性糜烂性出血性胃炎。慢性胃炎是由多种原因引起的胃黏膜慢性炎症病变。

【评估】

1.一般评估　神志,生命体征等。

2.专科评估　上腹部疼痛发生的时间、部位、性质、程度,及其是否发热、腹泻、呕吐等,呕吐物的性状、气味、颜色、量及呕吐次数。

【护理要点】

1.一般护理

(1)环境:病室温度为18～22℃,空气相对湿度为50%～60%,环境应安静、舒适,保持空气流通、新鲜。

(2)休息与活动:患者应适当休息,减少活动。对急性应激所致或伴有消化道出血者应卧床休息,同时做好患者的心理疏导,减轻或解除其紧张情绪,保证身、心两方面得以充分的休息。病情缓解时,进行适当的锻炼,以增强机体抵抗力。

(3)饮食护理:饮食应定时、有规律,少量多餐,避免辛辣、生硬刺激食物,不可暴饮暴食、饮酒等。一般进食营养丰富的温凉半流质饮食。若有少量出血者可给牛奶、米汤等流食以中和胃酸,以利于胃黏膜的修复。急性大出血或呕吐频繁时应暂禁食。

(4)皮肤护理:患者出现呕吐、呕血时,应用温水及时清理呕吐物及血渍,保持皮肤清洁,无异味,协助患者漱口,保持口腔清洁。发热出汗时以温水擦浴,勤换衣服和床单,保持皮肤清洁、干燥。

2.病情观察

(1)上腹痛患者,观察其发生的时间、部位、性质、程度及其是否发热、腹泻、呕吐等伴随症状和体征。诊断明确后可给予局部热敷或遵医嘱给予解痉止痛药。

(2)恶心、呕吐患者,观察呕吐物的性状、气味、颜色、量,以及呕吐次数。严重呕吐患者密切观察和及时纠正水、电解质平衡紊乱。

(3)高热患者物理降温,可头部置冰袋或用冰水冷敷、乙醇或温水擦浴。畏寒患者要注意保暖。

(4)急性糜烂性出血时注意观察胃管引流液的颜色、量,判断是否继续出血,遵医嘱经胃管给予止血药物;观察呕血或黑便的量、性状、次数、颜色及时间;测血压、脉搏、呼吸,每小时测1次,密切观察尿量、末梢循环、肢体温度、皮肤弹性等;详细记录24小时出入液量;迅速建立静脉通道,快速输液,以补充血容量,遵医嘱测血型,交叉配血,必要时输血;准备好一切急救药品和用物;大出血时,及时清理血迹,倾倒床旁呕吐物或引流物,避免不良刺激,以消除恐惧气氛;安慰患者,让其放松心情。

3.用药护理

(1)禁用或慎用阿司匹林、吲哚美辛、泼尼松等对胃黏膜有刺激性的药物。

(2)应用抗生素阿莫西林时应询问患者有无青霉素过敏史,应用过程中注意有无迟发性过敏反应,如皮疹。甲硝唑可引起恶心、呕吐等胃肠道反应。

(3)胃黏膜保护药如硫糖铝、磷酸铝凝胶宜在饭前30分钟服用。

(4)抗酸药如氢氧化铝应在饭后1小时和睡前服用。服用片剂时应嚼服,避免与奶制品同时服用。

(5)服用奥美拉唑可引起头晕,应嘱咐患者用药期间避免开车或做其他高度集中注意力的工作。

4.心理护理　耐心解答患者及家属提出的相关问题,加强有关疾病知识宣教,让患者了解和掌握疾病的机制、治疗、休养中的注意事项,以及精神因素对疾病的影响。消除紧张、恐惧心理,安慰鼓励患者增强对生活的信心。加强巡视患者,增加其安全感。

【健康教育】

1.向患者及家属讲解疾病有关知识,指导患者避免诱发因素。

2.生活有规律,应保持愉快心情,避免过度劳累。

3.加强饮食卫生和营养,养成有规律的饮食习惯,避免过热、过冷、辛辣刺激食物及咖啡、浓茶等刺激性饮料;嗜酒者应戒酒,防止乙醇损伤胃黏膜。

4.避免使用对胃黏膜有刺激的药物,按医嘱正确服药。

5.告知患者若出现呕血、黑便等消化道出血征象时,及时就诊。

二、消化性溃疡

消化性溃疡指胃肠道黏膜在某些情况下被胃酸/胃蛋白酶消化而造成的溃疡,可发生于食管、胃、十二指肠,也可发生于胃-空肠吻合口附近。因为胃溃疡和十二指肠溃疡最常见,故一般所谓的消化性溃疡,指胃溃疡和十二指肠溃疡(表10-1)。溃疡的发生是由于对胃、十二指肠黏膜有损伤的侵袭因素与黏膜自身防御修复因素之间失去平衡的结果。其中幽门螺杆菌(Hp)感染、服用非甾体抗炎药(NSAID)是主要病因。消化性溃疡的并发症有出血、穿孔、幽门梗阻、癌变。

表 10-1　消化性溃疡疼痛特点

	胃溃疡	十二指肠溃疡
疼痛时间	进食后30~60分钟,至下次进餐前消失。较少发生在夜间	进食后3~4小时,至下餐后缓解,午夜长痛醒
疼痛部位	剑突下正中或偏左	上腹正中或偏右
疼痛性质	烧灼、痉挛感	饥饿感、烧灼感
一般规律	进食-疼痛-缓解	进食-缓解-疼痛

【评估】

1.一般评估　神志,生命体征等。

2.专科评估　上腹疼痛发生的时间、部位、性质、程度、有无规律变化。

【护理要点】

1.一般护理

(1)环境:病室温度为18~22℃,空气相对湿度为50%~60%,环境安静、舒适,保持空气流通、新鲜。

(2)休息与活动:溃疡活动期且症状较重或者有并发症时,应卧床休息,可使疼痛缓解。病情较轻者应鼓励其适当活动,分散注意力。生活有规律,注意劳逸结合,避免过度劳累。

（3）饮食护理:选择易消化、营养丰富的食物。

1）若并发急性大出血伴恶心、呕吐者应禁食。少量出血无呕吐者,可进温凉、清淡流食。症状较重者以面食为主,面食好消化,且含碱能有效中和胃酸。不习惯面食者可用米粥或软米饭替代。

2）禁食酸辣、油炸、过冷、过热的食物,禁止浓茶、咖啡、饮酒等以减少胃酸分泌,保护胃黏膜。牛乳和豆浆能稀释胃酸,但其含钙和蛋白质能刺激胃酸分解,故不宜多饮。

3）进食规律、少量多餐、定时定量,每餐不宜过饱,以免胃窦部过度扩展而刺激胃酸分泌。

4）食物不宜过甜,避免刺激胃黏膜引起反酸,最好隔 3～4 小时进食 1 次,使胃中经常有少量食物用以中和胃酸。

2.病情观察　随时观察腹痛程度、性质、时间及诱发因素,并注意与饮食、服药的关系。观察大便的色、质、量。观察有无溃疡出血征象,如面色苍白、出冷汗、四肢冰凉或呕血等。

3.用药护理

（1）抗酸药:如氢氧化铝凝胶,应在饭后 1 小时和睡前服用。

（2）H_2 受体阻滞药:如西咪替丁应在餐中或餐后即刻服用,也可在睡前服用。

（3）质子泵抑制药:如奥美拉唑应在餐前服用。

（4）胃黏膜保护药:磷酸铝凝胶宜餐前 30 分钟服用,服药后不宜喝水。

（5）抗幽门螺杆菌药:应饭后 30 分钟服用。服用阿莫西林前应询问患者有无青霉素过敏史,使用过程中注意有无迟发性过敏反应,如皮疹等。甲硝唑可引起恶心、呕吐等胃肠道反应。

观察用药后可能出现的不良反应,如视物模糊、头痛、腹泻、便秘、腹痛、恶心或呕吐、乏力、皮疹等,一般停药后可恢复正常。嘱患者按医嘱服药,不可漏服。询问服药后症状改善情况。

4.心理护理　本病的发生和心理因素有很大关系。因此心理护理十分重要。向患者介绍本病病因、机制及疼痛的规律及治疗效果。告知患者紧张、焦虑的心理可增加胃酸分泌,诱发疼痛加重或溃疡复发,平时生活中应保持身心放松,以促进溃疡愈合。经常巡视病房,与患者多交流,鼓励其说出心中的顾虑与疑问,帮助他们了解病情,增加其安全感。

5.疼痛的护理　帮助患者认识和去除病因,向患者解释疼痛的病因、机制,指导其尽量减少或去除加重和诱发疼痛的因素,如少服用非甾体药物、避免进食刺激性食物和暴饮暴食、戒除烟酒。指导患者缓解疼痛的方法,如十二指肠溃疡常空腹痛和午夜痛,疼痛时可进食苏打饼干或服用抗酸药。也可采用局部热敷、针灸止痛等。

6.并发症的护理

（1）出血:溃疡侵蚀血管可引起出血。出血是消化性溃疡最常见的并发症,也是上消化道大出血最常见的病因。出血时按上消化道大出血进行护理。

（2）穿孔:溃疡穿透浆膜层则并发穿孔。溃疡穿孔临床上可分为急性、亚急性和慢性三种类型,以第一种常见。穿孔后密切观察患者的临床表现,及时发现外科手术指征。立即给予禁食、胃肠减压、建立静脉通路输液、备血等术前准备。及时手术治疗。

（3）幽门梗阻:主要是由十二指肠溃疡(DU)或幽门管溃疡引起。溃疡急性发作时可因炎症水肿和幽门部痉挛而引起暂时性梗阻,可随炎症的好转而缓解;慢性梗阻主要由于瘢痕收缩而呈持久性。轻者可进食流质饮食,重者禁食,胃肠减压,补液,准确记录出入液量,监测电解质结果。经胃肠减压、纠正水电解质紊乱、抗溃疡治疗无缓解者应做好手术准备。

（4）癌变:少数(1%以下)胃溃疡(GU)可发生癌变,癌变发生于溃疡边缘。一般发生在有长期慢性 GU

病史、年龄在 45 岁以上、溃疡顽固不愈的患者。按癌症患者护理常规护理。

【健康教育】

1.保持平稳、乐观的情绪,少数睡眠不好的患者可在医生的指导下适当服用镇静药。

2.保持规律的作息时间,适当休息,注意劳逸结合,避免劳累,在秋冬或冬春气候变化时要注意保暖。

3.合理安排饮食,注意定时进食,每天进餐 4～5 次,病情平稳后改为一日三餐。睡前不进食,避免过饥过饱,避免食物过冷、过热和粗糙,进食要咀嚼,戒烟酒。

4.按照医生的要求用药,不要频繁换药,坚持按疗程服药。慎用损害胃黏膜的药物。

5.定期复查,向家属进一步讲解发病的病因和诱发因素,如有疼痛持续不缓解、规律消失、排黑便立即到门诊复查。

三、溃疡性结肠炎

溃疡性结肠炎也称非特异性溃疡性结肠炎,是一种病因不明的慢性直肠和结肠炎性疾病。病变主要位于结肠的黏膜与黏膜下层。主要症状有腹泻、黏液脓血便和腹痛,病程漫长,病情轻重不一,常反复发作。

【评估】

1.一般评估　神志,生命体征,皮肤等。

2.专科评估　腹痛的程度、腹泻的次数、排泄物的性状,是否伴随全身症状,如发热、贫血、营养不良、水电解质紊乱等。

【护理要点】

1.一般护理

(1)环境:病室温度为 18～22℃,空气相对湿度为 50%～60%,环境应安静、舒适,保持空气流通、新鲜。

(2)休息与活动:病情较重者和急性发作期(大便次数每日 5 次或伴有血便)应卧床休息,以减少肠蠕动和肠痉挛。轻者可从事一般轻体力工作。生活起居要有规律,保证充足的睡眠,劳逸结合,避免过度劳累。

(3)饮食护理

1)急性发作期应进流质或半流质饮食,严重者应禁食,使肠道得到休息。给予静脉高营养,以改善全身状况。

2)提供良好的进餐环境,避免不良刺激以增加食欲。

3)给予高热量、高蛋白、高碳水化合物、低脂、少渣半流食,以利于吸收,减轻对黏膜的刺激,供给足够的热量,维持机体代谢的需要。

4)避免食用冷饮、水果、多纤维素,以及辛辣刺激性食物,忌食牛乳及乳制品。

(4)皮肤护理:腹泻频繁时,及时清理排泄物,排便后用温水清洗肛周,保持清洁干燥,可用软纸擦拭,动作轻柔,涂无菌凡士林或抗生素软膏以保护肛周皮肤。

2.病情观察

(1)观察腹痛的性质、部位及生命体征的变化,了解病情的进展。

(2)注意观察腹痛程度,如腹痛性质突然改变应注意是否合并大出血、肠梗阻、肠穿孔等并发症。

(3)有无里急后重、头晕耳鸣、大汗淋漓等虚脱及低血糖反应。

(4)观察腹泻的次数、性质,腹泻伴随症状如发热、腹痛等,观察有无肉眼脓血和黏液。

(5)准确记录出入量。

(6)选择合适的灌肠时间,行保留灌肠前,患者应排尽大小便,取左侧位,抬高臀部 10cm 左右,使药液不易溢出,灌肠速度应缓慢。

药物保留灌肠的方法:①每日一次的灌肠应选择在晚间睡觉前,待患者洗漱完毕后进行,可减少活动,使药物在体内保留的时间相对延长。②患者取左侧屈膝卧位,同时抬高臀部 10～15cm,因溃疡性结肠炎以侵犯左半结肠多见,该体位可使灌肠液顺利到达病变部位,使药物与溃疡出血面充分接触,有利于药物充分吸收,延长药液在肠道内保留时间。③灌肠液温度一般以 39～41℃为宜。④选用细管、软管。现临床上用 16 号的可控吸痰管进行。⑤灌肠时液面距肛门不超过 30cm,临床上现用注射器连接吸痰管灌肠。灌肠时用液状石蜡充分润滑管的前端,插入肛门 20～30cm。⑥灌肠速度要慢,使药液压力低,患者容易适应,药液在结肠内保留时间较长,吸收充分。⑦灌肠过程要注意询问患者的感受,和其沟通以分散注意力,减轻紧张、恐惧心理。⑧如病变侵犯右半结肠,则采取右侧屈膝卧位。全结肠型,则灌肠后每 15 分钟更换 1 次体位,让药物与肠壁充分接触,保留 1 小时以上。

3.用药护理

(1)根据医嘱给予柳氮磺吡啶、糖皮质激素、免疫抑制药等治疗,注意药物的疗效及不良反应。

(2)如应用柳氮磺吡啶,应注意有无恶心、呕吐、皮疹及白细胞减少、关节痛等,应嘱患者餐后服用,服药期间定期复查血常规。

(3)应用糖皮质激素者,要注意激素用量,不要随便更换药物或停药,应逐渐停药,防止反跳现象。

(4)应用硫唑嘌呤时患者可出现骨髓抑制表现,应监测白细胞计数。

4.心理护理　患者长期不良心理因素如焦虑、抑郁、多疑,一方面刺激副交感神经,使肠蠕动亢进、分泌增加,腹泻加剧,另一方面还能使肠道黏膜保护性屏障功能降低,引发溃疡和出血。多巡视病房时与患者沟通交流,解释不良情绪因素对治疗疾病的影响,做好心理疏导工作,使患者树立战胜疾病的信心,主动配合治疗。

【健康教育】

1.合理休息,正确对待疾病。重视午休,提高夜间睡眠质量,减轻肠蠕动和肠痉挛。

2.摄入足够的营养,避免粗纤维食物,忌生冷及隔夜食物。

3.避免复发的一些诱发因素,如精神刺激、过度劳累、感染、擅自加减药等。

4.避免情绪激动,建立积极的应对方式。

5.定期复诊,如果腹泻、腹痛、食欲缺乏、消瘦等症状随时复诊。发生腹痛加剧或出现黑便时,立即就诊。

四、肝硬化

肝硬化是一种常见的慢性肝病,可由多种原因引起。肝细胞弥漫性变性坏死,继而出现纤维组织增生和肝细胞结节状再生,这三种改变反复交错进行,结果肝小叶结构和血液循环途径逐渐被改建,使肝变形、变硬而形成肝硬化。本病早期可无明显症状,后期则出现一系列不同程度的门静脉高压和肝功能障碍。

【评估】

1.一般评估　生命体征,以及饮食、睡眠和精神状态。

2.专科评估　患病史、治疗经过、认知程度、皮肤黏膜、腹部体征、尿量及辅助检查结果。

【护理要点】

1.饮食护理　肝硬化早期饮食要多样化,以高热量、高蛋白、富含维生素、适当脂肪、易消化的饮食为主。合并腹水、水肿者应低盐饮食,钠限制在每天 500～800mg;应用利尿药的患者血钾低时可适当补充钠、钾高的食品;合并肝性脑病者,应低蛋白饮食;合并消化道出血应暂禁食,出血停止 24 小时后进流质饮食,以少量多餐为宜。要忌酒,避免进食粗糙、坚硬或辛辣刺激性食物,严禁喝浓的鸡汤、鱼汤,以防引起食管或胃底静脉曲张破裂出血。同时要注意观察有无呕血或便血,严密观察出血量及生命体征变化。

2.心理护理　肝硬化患者常意志消沉、情绪低落,甚至出现轻生的念头。因为该病具有反复发作、迁延难以治愈的特点。所以对肝硬化患者的心理护理十分重要。护理人员要关心理解患者,掌握患者的心理动态,及时给予心理疏导,用亲切的语言安慰患者,帮助患者消除焦虑和恐惧心理,增强战胜疾病的信心。

3.腹水的护理

(1)体位:患者采取舒适的平卧位,有利于增加肝肾血流量,同时可抬高下肢,以减轻水肿。阴囊水肿可用托带托起阴囊,大量腹水患者卧床可选用半卧位,使膈肌下降,利于呼吸,减轻呼吸困难和心悸。

(2)基础护理:保持病室内空气清新,肝硬化患者抵抗力低,有腹水很容易造成感染,应该加强基础护理,保持皮肤清洁干燥,口腔清洁,保证足够的休息和睡眠。

(3)饮食护理:给予营养支持,增强机体抵抗力,限制水钠摄入。

(4)用药护理:利尿速度不宜过快,以每天体重减轻不超过 0.5kg 为宜。

(5)病情观察:密切观察腹水消长情况,准确记录出入量,测量腹围、体重,并教会患者正确的测量和记录方法。监测血清电解质和酸碱度的变化,及时发现并纠正水、电解质紊乱,防止肝性脑病、功能型肾衰竭的发生。

4.腹腔穿刺放腹水的护理

(1)协助患者取半坐卧位、平卧位或侧卧位,配合医生进行局部麻醉,嘱患者放松。取少量腹水做生化及常规检查。

(2)术中询问患者有无头晕、恶心、心悸等症状,注意观察患者的面色、心率、血压及腹痛情况。如出现出冷汗、面色苍白,应立即停止放液,并做相应处理,如立即停止操作,给予静脉输液、白蛋白等治疗,并进行心理护理,安慰患者,消除其不安、恐惧感。

(3)注意控制放液的量与速度。放液不可过多过快,注意观察排出的液量,初次放液控制在 2000ml 以内,多次放腹水者,可适当放至 3000ml 左右,每次持续放液 20～30 分钟,同时输注白蛋白。放液过多,可引起水盐代谢紊乱,蛋白质丢失,诱发肝性脑病。最好使用一次性腹腔穿刺包,既定时定速,又能准确计量,且能减少污染。

(4)放液完毕拔针后,盖无菌纱布,用手按压片刻,立即用胶布固定。大量放液后,需束多头腹带,以防腹压骤降,引起休克。

(5)术后嘱患者平卧 4 小时,护士应勤巡视患者,询问有无不适,一旦发现异常,及时报告医生处理。

(6)随时观察穿刺部位有无渗液、渗血情况;观察穿刺部位及周围皮肤有无发红、发痒等感染迹象。如有渗液,可用纱布加压或用蝶形胶布固定;如有穿刺部位瘙痒,周围皮肤发红,告诉患者不要抓挠,给予络合碘局部消毒处理。

(7)加强健康宣教,嘱患者注意休息,限制钠盐摄入,配合医生的各项治疗,以达到消除腹水的最佳效果。

【健康教育】

1.休息和体位　代偿期患者应注意劳逸结合,可从事轻体力工作,活动以不感到疲劳为原则。失代偿期患者宜卧床为主,平卧可减少患者能量消耗、代谢压力,改善肝脏血流量,有利于肝细胞的修复;大量腹水者宜绝对卧床休息,或半卧位以降低横膈,缓解呼吸困难和心悸;鼓励和协助患者改变体位,防止局部组织长期受压、皮肤损伤,引起坠积性肺炎、压疮。

2.饮食护理 一般主张多样化饮食,以高热量、高蛋白、维生素丰富和易消化的食物为宜,严禁饮酒。

(1)肝硬化晚期,因为胃肠道瘀血、水肿,消化、吸收障碍,常表现为食欲下降、腹胀、恶心、呕吐,可给予适量蛋白质、适量热量、多维生素、易消化的清淡饮食,蛋白质以豆制品、牛奶、鸡蛋、鱼、猪瘦肉为主,给予新鲜水果和蔬菜,少量多餐,保证营养均衡摄入。

(2)肝功能损害、血氨偏高或有肝性脑病先兆者,应限制或禁食蛋白质。

(3)食管胃底静脉曲张者以软食为主,进食时应细嚼慢咽,避免进食坚硬、带刺、粗糙食物,不宜食用多纤维、油炸、油腻等食物。

(4)轻度腹水者给予足量蛋白质、维生素丰富的低盐饮食,每日摄入的盐量不超过 3g;严重水肿时宜用无盐饮食并限制水的摄入,钠应限制在 500mg 左右,禁食含钠较多的食物,例如蒸馒头时不要用碱,可改用鲜酵母发面,或吃无盐面包,挂面中含钠较多,不宜吃,其次,各种咸菜和酱菜钠含量也非常多,肝硬化患者应绝对限制,每日进水量限于 1000ml 左右;多吃含钾高的食物,如柑橘、生海带、干木耳、香蕉、苹果、番茄等,预防发生低钾血症。

3.皮肤护理 出现黄疸、腹水、全身水肿时,因皮肤瘙痒、干燥、活动减少、受压等因素而致皮肤易受损。

(1)保持皮肤清洁,每日给予温水擦浴,避免使用刺激性肥皂
清洁皮肤。

(2)衣服宜宽大、柔软。

(3)定时更换体位。

(4)剪短指甲,防止抓伤皮肤,并指导患者用触摸或拍打的方式缓解瘙痒的感觉。

(5)慎用胶布,减少不必要的损伤。

4.口腔护理 保持口腔清洁,指导患者避免用力刷牙,对出现食欲缺乏、恶心、呕吐的患者,在进餐前,可给予口腔护理,促进食欲。

5.用药护理 指导患者了解腹水形成的原因和加重因素,在利尿治疗过程中,要遵医嘱服药,防止自行停药,引起腹水反跳;学会自我测腹围、称体重、测量生命体征并做好记录;要在医生指导下用药,不要擅自用药;生活中少接触一些化学毒物,如染料、化肥、农药等。

6.心理护理 积极参与自我护理,减轻痛苦,提倡有规律的生活,适当参加集体活动、看书读报、散步、种花、下棋或从事力所能及的家务事,既分散注意力,又促进了食物的消化和吸收,提高治疗效果,树立战胜疾病的信心,保持心情舒畅、情绪稳定。

五、上消化道大出血

上消化道出血是指屈氏韧带以上的消化道,包括食管、胃、十二指肠、胰、胆道病变引起的出血,以及胃空肠吻合术后的空肠病变出血。出血的病因可分为上消化道疾病或全身性疾病。上消化道大量出血一般指在数小时内出血量超过 1000ml 或循环血容量的 20%,主要表现为呕血和(或)黑便,常伴有血容量减少而引起的急性周围循环衰竭,严重者导致失血性休克而危及生命。

呕血与黑便是上消化道出血的特征性表现。上消化道出血者均有黑便,但不一定有呕血。出血部位在幽门以上者常有呕血和黑便,在幽门以下者可仅表现为黑便。但出血量少而速度慢的幽门以上病变亦可仅见黑便,而出血量大、速度快的幽门以下病变因血液反流入胃引起呕血。食管病变呕血常为鲜红色,食管胃底静脉曲张破裂时出血量大且常呈喷射状。十二指肠球部溃疡的出血以黑便为主且伴有呕血。

呕血与黑便的颜色、性状亦与出血量和速度有关。呕血呈鲜红色或血块提示出血量大且速度快，血液在胃内停留时间短，未经胃酸充分混合即呕出；如呕血呈棕褐色咖啡渣样，则表明血液在胃内停留时间长，经胃酸作用形成正铁红素所致。柏油样黑便，黏稠而发亮，是因为血红蛋白铁与肠内硫化物作用形成硫化铁所致；当出血量大且速度快时。血液在肠内蠕动快，粪便可呈暗红色或鲜红色，需与下消化道出血鉴别；反之，空肠、回肠的出血如出血量不大，在肠内停留时间较长，也可表现为黑便，需与上消化道出血鉴别。

【评估】

1.一般评估　神志生命体征，甲床皮肤的色泽等。

2.专科评估　呕血及黑便的次数、量、性状，血红蛋白值，有无窒息等。

【护理要点】

1.一般护理

(1)环境：室内温度为 $18\sim22\,^{\circ}\mathrm{C}$，空气相对湿度为 $50\%\sim60\%$，环境应安静、舒适，保持空气流通、新鲜。

(2)休息与体位：少量出血者卧床休息，大出血时患者应绝对卧床休息，注意保暖；取平卧位并将下肢略抬高，以保证脑部供血；呕吐时头偏向一侧，防止窒息或误吸。

(3)饮食护理：急性大出血伴恶心、呕吐者应禁食；少量出血无呕吐者可进温凉、清淡流食；出血停止后应进营养丰富、易消化、无刺激性半流食、软食，少量多餐，逐步过渡到正常饮食。

(4)保持呼吸道通畅，给予吸氧，必要时用负压吸引器清除气道内的分泌物、血液或呕吐物。

2.病情观察

(1)严密监测患者生命体征的变化，必要时进行心电监护。

(2)观察患者精神及意识状态，有无昏迷和意识不清。

(3)观察皮肤和甲床色泽，皮肤温暖或潮湿，周围静脉特别是颈静脉充盈情况。

(4)准确记录出入量，疑有休克时留置导尿管，测每小时尿量，应保持尿量每小时 $>30\mathrm{ml}$。

(5)观察呕吐物(或胃管引流液)和粪便的性状、颜色及量，初步判断出血量及是否继续或再次出血。

(6)定期复查血红蛋白，大便隐血，了解贫血程度、出血是否停止。

(7)症状体征的观察，如患者烦躁不安、面色苍白、皮肤湿冷、四肢冰凉提示微循环血液灌注不足；而皮肤逐渐转暖、出汗停止则提示血液灌注好转。

出血量的估计：大便隐血试验呈阳性提示每日出血量 $5\sim10\mathrm{ml}$；出现黑便表明出血量在 $50\sim70\mathrm{ml}$；一次出血后黑便持续时间取决于患者排便次数，如每日排便一次。粪便色泽约在 3 天后恢复正常；胃内积血量达 $250\sim300\mathrm{ml}$ 时可引起呕血；一次出血量在 $400\mathrm{ml}$ 以下时，一般不会引起全身症状；如出血量超过 $400\sim500\mathrm{ml}$，可出现头晕、心悸、乏力等症状；如超过 $1000\mathrm{ml}$，临床即出现急性周围循环衰竭的表现，严重者引起失血性休克。

继续或再次出血的判断：出现下列迹象，提示有活动性出血或再次出血。①反复呕血，甚至呕吐物由咖啡色转为鲜红色；②黑便次数增多且粪质稀薄，色泽转为暗红色，伴肠鸣音亢进；③周围循环衰竭的表现经补液、输血而未改善，或好转后又恶化，血压波动，中心静脉压不稳定；④红细胞计数、血细胞比容、血红蛋白测定不断下降，网织红细胞计数持续增高；⑤在补液足够、尿量正常的情况下，血尿素氮持续或再次增高；⑥门静脉高压的患者原有脾大，在出血后常暂时缩小，如不见脾大恢复亦提示出血未止。

(8)原发病的观察：肝硬化并发上消化道大出血的患者，应注意观察有无并发感染、黄疸加重、肝性脑病等。

3.用药护理

(1)补充血容量：立即配血，先输入平衡液或葡萄糖盐水、右旋糖酐或其他血浆代用品，尽早输入全血，尽快恢复和维持血容量及有效循环。

（2）抗酸药：常用药物及用法有奥美拉唑 40mg 或 60mg，每小时一次；法莫替丁 20mg，每小时一次。

（3）口服止血药：如去甲肾上腺素加入冷盐水中分次口服，也可以经胃管洗胃，可使出血的小动脉强烈收缩而止血。止血药凝血酶也可以用冷盐水稀释后口服止血。

（4）静脉止血药：巴曲酶用无菌注射用水溶解后静脉注射达到止血目的。

（5）生长抑素：奥曲肽能明显减少内脏血流量，用药时要注意药物的首次剂量和持续性。

4.心理护理　向患者说明安静休息有利于止血；护士经常巡视，大出血时陪伴患者，使其有安全感，呕血或黑便后及时清除血迹、污物，减少不良刺激。解释各项检查、治疗措施，听取并解答患者或家属的提问，以减轻他们的焦虑。

【健康教育】

1.帮助患者和家属掌握自我护理的相关知识，减少再度出血的危险。

2.注意饮食卫生和饮食的规律，进营养丰富、易消化的食物。避免过饥过饱或暴饮暴食。避免粗糙、刺激性食物，或过冷、过热、产气多的食物、饮料。

3.生活起居有规律，劳逸结合，保持乐观情绪，保证身心休息。

4.避免长期精神紧张，过度劳累。

5.在医生指导下用药，以免用药不当引发再次出血。

6.随访指导，慢性病者定期门诊随访。有呕血、黑便、上腹部不适者应随时就诊。

六、急性胰腺炎

急性胰腺炎是指胰腺分泌的消化酶引起胰腺组织自身消化的化学性炎症。临床表现为急性上腹痛、发热、恶心、呕吐、血和尿淀粉酶增高，重症伴腹膜炎、休克等并发症。本病可见于任何年龄，但以青壮年居多。

【评估】

1.一般评估　神志，生命体征等。

2.专科评估　腹痛的性质、程度，恶心呕吐的次数，呕吐物的色、量、性状，发热的程度等。

【护理要点】

1.一般护理

（1）环境：室内温度为 18～22℃，空气相对湿度为 50％～60％，环境应安静、舒适，保持空气流通、新鲜，病房定期空气消毒，减少人员探视。

（2）休息与体位

1）患者应卧床休息，保证睡眠，以降低代谢及胰腺分泌。

2）协助患者选取舒适的卧位，可取弯腰、屈膝侧卧位，以减轻疼痛。鼓励患者翻身。

3）剧痛辗转不安者应加床档防止坠床，床周围不要有危险物，以保证安全。

（3）饮食护理

1）急性期应禁食，防止食物进入十二指肠刺激胰腺分泌消化酶，加重胰腺炎。

2）禁食期间每天应补液 2000～3000ml，以补充血容量。

3）胃肠减压时补液量应适当增加，注意补充电解质，维持电解质及酸碱平衡。

4）腹痛和呕吐症状控制后（淀粉酶正常）可逐步给予进食，开始时可给患者饮水，无腹痛时可给予刺激较小的碳水化合物类饮食,从流食逐渐过渡到软食。

5)症状缓解后可选用少量优质蛋白质(每天 25g),有利于胰腺的恢复,忌油脂饮食。

(4)口腔护理

1)在禁食期间一般不可饮水,口渴者可含漱或湿润口唇。

2)安置鼻胃管时为减轻不适及口腔干燥,可用新净界喷雾剂喷洒口腔。

3)口唇干燥者可涂抹香油或润唇膏。

(5)发热护理

1)监测患者体温的变化,注意热型及体温升高的程度。

2)高热时可采取头部冷敷、乙醇擦浴等物理降温方法,并观察降温效果。

3)遵医嘱使用抗生素,严格执行无菌操作。

4)协助患者做好个人卫生,出汗多者及时擦干,更换干净衣服和被服。

2.病情观察

(1)密切观察神志及生命体征的变化。

(2)观察腹痛的部位、性质和伴随症状。

(3)监测患者血尿淀粉酶的值。

血尿淀粉酶测定:①血淀粉酶的正常值为 0~120U/L;尿淀粉酶的正常值为 0~500U/L。②血淀粉酶一般在起病后 6~12 小时开始升高,48 小时后开始下降,持续 3~5 天。血淀粉酶超过正常值 5 倍即可诊断为胰腺炎。③尿淀粉酶升高较晚,常在发病后 12~14 小时开始升高,持续 1~2 周逐渐恢复正常。

(4)准确记录出入量,有胃肠减压者应保持引流通畅,并严密观察引流物的颜色、性状和量。

胃肠减压的护理:妥善固定,分别在鼻、面颊、肩部三处用布胶布固定,防止胃管脱落;保持胃管通畅,维持有效的负压,防止折叠、受压、堵塞、脱落等情况发生;观察引流液的颜色、气味、内容物,记录引流量,发现异常及时报告医生;每日更换负压引流瓶;停胃肠减压拔胃管时,先将吸引装置与胃管分离,捏紧胃管末端,嘱患者吸气并屏气,迅速拔出,以减少刺激,防止患者误吸,擦净鼻孔及面部胶布痕迹。

(5)观察有无手足抽搐现象,观察血尿淀粉酶、血糖等化验值的变化。

(6)特别要注意有无高热不退、腹肌强直、肠麻痹等重症坏死性胰腺炎的症状。

3.用药护理

(1)遵医嘱给予止痛药。观察止痛药的效果,使用阿托品或山莨菪碱效果不佳时应及时告诉医生,可加用哌替啶,必要时可重复给予解痉止痛药。

(2)使用解痉止痛药阿托品时应注意有无心动过速,使用山莨菪碱时应注意有无口干症状。使用哌替啶时应注意观察有无恶心、呕吐、便秘症状。

(3)发热者应用抗感染药物退热后,出汗多者应注意及时更换衣物,做好皮肤护理。

(4)使用生长抑素类药物如奥曲肽抑制胰液分泌时,要注意首剂量、维持量及持续性。

4.心理护理 安慰患者,减轻患者紧张、恐惧,指导患者减轻腹痛的方法,如深呼吸,采取屈膝侧卧位等;满足患者的需求,协助患者做好生活护理。

【健康教育】

1.帮助患者及家属了解本病的主要诱因及疾病过程。

2.有胆道疾病、十二指肠疾病者宜积极治疗。

3.指导患者及家属掌握饮食卫生知识。教育患者避免暴饮暴食和酗酒,平时应进食低脂无刺激性食物防止复发。

七、肠道水疗

肠道水疗是指通过仪器,将水不断地注入结肠,在结肠内轻轻地反复灌入和输出,直达结肠内 1.2～1.5m。使积留在大肠内的粪便排出,达到清除肠内毒素、细菌和寄生虫,恢复肠道正常吸收和排泄功能的目的。

【评估】

1.一般评估　神志,生命体征等。

2.专科评估　腹痛发生的时间、部位、性质、程度及其有否腹胀、发热、呕吐等,排便、排气不畅时间,有无严重心脏病、严重痔疮、严重贫血、动脉瘤、肝硬化晚期、怀孕早期、肾功能不全、肠癌、肠瘘、疝气、巨结肠症之出血或穿孔等。

【护理要点】

1.一般护理

(1)环境:病室温度为 18～22℃,空气相对湿度为 50％～60％,环境应安静、舒适,保持空气流通、新鲜。

(2)休息与体位:患者取左侧卧位,减轻或解除其精神紧张。

(3)饮食护理:粗纤维饮食。

2.病情观察

(1)消化系统:便秘、腹泻、消化不良、慢性结肠炎、口臭、肠梗阻、胃肠功能紊乱、脂肪肝等。

(2)皮肤疾病:皮肤瘙痒、皮肤炎症、过敏性皮炎、牛皮癣、湿疹、皮肤粗糙无弹性、痤疮、皮肤衰老、色斑、雀斑、秃发等。

(3)神经系统疾病:头痛、失昏、头晕、记忆力减退、焦虑、神经过敏、焦虑症、记忆力减退等。

(4)循环系统:早期高血压症状。

(5)因代谢障碍所引起的疾病:糖尿病。

(6)药物中毒引起的疾病:解除乙醇/药物中毒。

(7)手术、检查前的准备:钡灌肠、结肠镜检查和手术前准备。

(8)其他:高热患者、月经不调、痛经、关节痛。

3.用药护理　必要时应用开塞露协助通便治疗。

4.心理护理　耐心解答患者及家属提出的相关问题,加强有关疾病知识宣教,让患者了解和掌握疾病的机制、治疗、休养中的注意事项,以及精神因素对疾病的影响。消除紧张、恐惧心理,安慰、鼓励患者增强对生活的信心。经常巡视患者,增加其安全感。

【健康教育】

1.向患者及家属讲解有关病因,指导患者避免疾病诱发因素。

2.生活有规律,应保持愉快心情,避免过度劳累。

3.加强饮食卫生和营养,养成有规律的饮食习惯,多饮水。

(巴春贺)

第十一章　泌尿系统疾病

第一节　肾小球疾病

一、概述

肾小球疾病系指一组有相似的临床表现,如高血压、水肿、尿异常和不同程度的肾功能损害,但病因、发病机制、病理改变、病程和预后不尽相同,病变主要累及双肾肾小球的疾病。分为原发性、继发性和遗传性肾小球疾病。病变仅局限在肾脏本身的肾小球疾病称为原发性肾小球疾病,目前大多病因不明;由全身性疾病(如糖尿病、系统性红斑狼疮等)引起者称为继发性肾小球疾病;遗传性肾小球疾病是由于遗传基因变异所致(如 Alport 综合征等)。原发性肾小球疾病占肾小球疾病的大多数,是引起慢性肾衰竭的最主要原因。

【发病机制】

多数肾小球疾病属于免疫介导性炎症疾病,但在疾病进程中也有非免疫非炎症性因素的参与。

1.免疫反应　免疫反应为肾小球疾病的始发机制。

(1)体液免疫:体液免疫主要指循环免疫复合物(CIC)和原位免疫复合物,在肾炎发病机制中作用已得到公认。某些外源性或内源性抗原可刺激机体产生相应的抗体,在血液循环中形成循环免疫复合物(CIC),并沉积在肾小球,激活炎症介质而导致肾炎产生。一般认为肾小球系膜区和内皮下免疫复合物常为 CIC 的发病机制。肾小球中的某些固有抗原(如肾小球基底膜抗原)或已经种植于肾小球的外源性抗原(或抗体)与血液循环中的游离抗体或者抗原相结合,在肾脏局部形成原位免疫复合物(IC),导致肾炎,一般认为肾小球基底膜上皮细胞侧免疫复合物常是 lC 的发病机制。

(2)细胞免疫:肾炎动物模型及部分人类肾小球肾炎均提示了细胞免疫的证据,但细胞免疫直接导致肾小球肾炎尚缺乏足够证据,还有待研究。

2.炎症反应　免疫反应导致炎症,炎症反应为肾小球损害的主要机制,起主导作用的是炎症细胞和炎症介质。前者主要有单核—吞噬细胞、中性粒细胞、嗜酸性粒细胞及血小板等,炎症细胞可产生和分泌多种炎症介质,如生物活性肽(心房肽、加压素、血管紧张素等)、生物活性酯(前列腺素、白细胞三烯、血小板活化因子等)、血管活性胺(组胺、5-羟色胺、儿茶酚胺等)、补体、凝血及纤溶系统因子、细胞黏附因子、活性氧、活性氮等损害肾小球。炎症介质又进一步趋化和激活炎症细胞释放更多的炎症介质加重损害肾小球而发病。

3.非免疫非炎症因素　促使肾小球疾病进展及肾小球滤过功能减退的非免疫非炎症性因素较多,如高血压、高脂血症、大量蛋白尿、药物肾毒性、过度疲劳、血液高凝及肾静脉血栓形成、感染等,其中高血压、高脂血症、大量蛋白尿是病变持续、恶化的重要因素。大多数肾小球疾病早期或病情发展阶段均存在不同程度的高血压,可促进肾小球和肾小动脉硬化;高脂血症也具有肾毒性,促进肾小球硬化。大量蛋白尿加重了肾小球的滤过负担,可作为一个独立的致病因素参与肾脏的病变过程。

【分类】

1.病理分型　根据 1982 年世界卫生组织(WHO)美国 J.Churg 教授主持制定的关于肾小球疾病的分类标准,分型如下:

(1)肾小球轻微病变。

(2)局灶性/节段性病变(增殖、坏死、硬化)。

(3)弥漫性肾小球肾炎。

1)膜性肾小球肾炎(膜性肾病)。

2)增生性肾炎:系膜增生性肾小球肾炎;毛细血管内增生性肾小球肾炎;系膜毛细血管性肾小球肾炎;致密沉积物性肾小球肾炎;新月体肾小球肾炎。

3)硬化性肾小球肾炎。

4)未分类的肾小球肾炎。

2.临床分型　根据中华内科肾病专业座谈会 1992 年制定的原发性肾小球疾病的标准分类。

(1)急性肾小球肾炎:起病急,病情轻重不等,多数预后良好,一般在数月至一年内痊愈。有蛋白尿、血尿、管型尿,常有水肿、高血压或短暂的氮质血症,B 超检查肾脏不缩小。

(2)急进性肾小球肾炎:起病急骤,病情重,进展迅速,肾功能进行性减退。蛋白尿、血尿、管型尿,水肿、高血压等表现均比较明显。可在几天、几周或几个月内发展为肾衰竭,若无有效治疗,多于半年内死于尿毒症。

(3)慢性肾小球肾炎:起病缓慢,病程迁延,症状时轻时重,肾功能逐步减退,最终进展为慢性肾功能衰竭。

(4)隐匿性肾小球肾炎:无症状性血尿和(或)蛋白尿。肾功能良好,并能排除除肾小球外引起血尿、蛋白尿的原因。

(5)肾病综合征:具备以下四大特征:①大量蛋白尿＞3.5g/d;②低蛋白血症,血清白蛋白＜30g/L;③高度水肿,一般为全身性水肿,可伴有腹腔及胸腔积液;④高脂血症,以胆固醇增高为主,其中前两项为必备条件。

肾小球疾病的临床和病理类型之间有一定联系,但肾活检仍是确定肾小球疾病病理类型和病变程度的必要手段,正确的病理诊断又必须与临床密切结合。

二、急性肾小球肾炎

急性肾小球肾炎(简称急性肾炎),是以急性发作的血尿、蛋白尿、浮肿、高血压或伴短暂氮质血症为主要特征的一组综合征,又称为急性肾炎综合征。可发生于任何年龄,儿童及青少年多见,男性多于女性。

【病因与发病机制】

急性肾小球肾炎多见于细菌、病毒和寄生虫感染后,也有急性肾炎患者找不到致病因素。其中最常见的是 β 型溶血性链球菌"致肾炎菌株"引起的上呼吸道感染或皮肤感染后,其发作季节与链球菌感染流行季节一致,如上呼吸道感染多见于冬春季,皮肤感染常在夏秋季。感染的严重程度与急性肾炎的发生和病变轻重并不完全一致。本病主要是由感染所诱发的免疫反应而引起的弥漫性肾小球损害。当溶血性链球菌感染后,链球菌体作为抗原,刺激机体 B 淋巴细胞产生相应抗体;抗原抗体结合形成可溶性循环免疫复合物,沉积于肾小球内皮下致肾炎。链球菌胞膜抗原与肾小球基底膜间有交叉抗原反应性,即链球菌胞膜的相应抗体,亦可与肾小球基底膜相结合,由此激活补体系统,诱集白细胞,促使血小板释放第 3 因子及氧自由基的产生,使肾小球内发生弥漫性炎症。病理类型多为毛细血管内增生性肾炎。

【临床表现】

病前 1～3 周多有呼吸道或皮肤感染的前驱病史,如急性咽炎、扁桃体炎、齿龈脓肿、猩红热、水痘、麻疹、皮肤脓疱疮等。部分患者可无前驱症状。病情轻重不一,轻者可无临床症状,仅有尿常规及血清补体 C_3 异常,重者可出现急性肾衰竭。本病有自愈倾向,常在数月内临床痊愈。临床典型表现为血尿、蛋白尿、少尿、水肿、高血压等急性肾炎综合征。

1.尿异常　几乎所有病例均有血尿,但轻重不一。肉眼血尿常为首发症状之一(约占 40％～70％),尿色深呈混浊棕红色或洗肉水样,肉眼血尿持续时间不长,一般在数天内转为镜下血尿,也可持续 1～2 周才转为镜下血尿。镜下血尿多在 6 个月内消失,也可持续 1～3 年才消失。可伴有轻、中度蛋白尿,少数患者可有大量蛋白尿。一般于病后 2～3 周尿蛋白转为少量或微量,2～3 个月多消失,成人患者消失较慢。持续性蛋白尿是转为慢性趋向的表现。少尿或无尿,患者起病时尿量较平时少,一日尿量常在 400～700ml,并随水肿加重而尿量愈减少,持续 1～2 周后逐渐增加。个别患者可无尿,为病情严重表现。

2.水肿　以水肿作为首发症状者约占 70％,水肿多首见于面部、眼睑。眼睑、面部浮肿及苍白,呈现所谓肾炎面容。水肿也可波及下肢,严重时有胸、腹水及心包积液,常伴少尿。水肿的发生是由于病变肾脏小球滤过率减少,而肾小管对水、钠重吸收功能尚好(即球-管失衡),引起水、钠潴溜;另因毛细血管通透性增高,血浆内水分渗向组织间隙。多数患者水肿可随病情好转而消退。

3.高血压　血压可自轻度至中度增高,随尿量增多,血压逐渐趋于正常,一般持续 2～4 周。少数患者可因血压急剧升高(>200/130mmHg)而致高血压脑病或左心衰竭,引起血压升高的原因主要与水、钠潴溜有关。肾素分泌增加,前列腺素分泌减少也参与了高血压的发生。

4.并发症　并发症常发生在急性肾炎综合征少尿期,水钠严重潴留和高血压为重要的诱发因素。可出现急性充血性心力衰竭、高血压脑病、急性肾功能衰竭,常需紧急处理。

【辅助检查】

1.尿液检查　尿检均有镜下血尿,呈多形性红细胞,与红细胞通过肾小球毛细血管基膜裂隙时发生变形有关。蛋白尿,尿蛋白含量不一,一般 1～3g/24h,(尿蛋白定性＋～＋＋),20％左右可有大量蛋白尿,>3.5g/24h,(尿蛋白定性＋＋＋～＋＋＋＋)。尿沉渣中可有白细胞、管型,红细胞管型存在提示肾小球有出血渗出性炎症,是急性肾炎的重要特点。尿比重高,多在 1.020 以上。尿纤维蛋白降解产物(FDP)测定反映肾小血管内凝血及纤溶作用,尿中 FDP 含量增高有助于肾炎诊断。尿常规一般在 4～8 周内大致恢复正常。残余镜下血尿或少量蛋白尿可持续半年或更长。

2.血常规　血红蛋白可有短暂轻度下降,与血液稀释有关,在无感染灶情况下白细胞计数及分类正常。血沉增速。

3.肾功能　可有一过性肾小球滤过率降低,血尿素氮及血肌酐升高,常随尿量增多逐渐恢复正常。个别病例因病情严重,可出现肾功能衰竭而危及生命。

4.血电解质　电解质紊乱少见,在少尿时,二氧化碳结合力可轻度降低,血钾浓度轻度增加及稀释性低血钠,此现象随利尿开始迅速恢复正常。

5.免疫学检查　80％～95％患者在起病后 2 周内可有血清总补体及 C_3 降低,4 周后开始复升,6～8 周恢复到正常水平。此规律性变化为本病的典型表现。血补体下降程度与急性肾炎病情轻重无明显相关，但低补体血症持续 8 周以上，应考虑有其他类型肾炎之可能。抗链球菌溶血素"O"（ASO）增高提示近期曾有链球菌感染史，与急性肾炎的严重性无直接相关性。

6.其他　B 超示双肾形态饱满，体积增大。可有抗脱氧核糖核酸抗体，透明质酸酶抗体及血清免疫复合物阳性。

【诊断要点】

急性肾小球肾炎根据有先驱感染史，浮肿、血尿、同时伴高血压和蛋白尿，诊断并不困难。急性期多有抗链球菌溶血素"O"效价增高，血清补体浓度下降，尿中 FDP 含量增高等更有助于诊断。对不典型病例应详细询问病史，系统查体结合化验综合分析，才能避免误诊，对临床诊断困难者，必要时做肾活检方能确诊。

【治疗要点】

本病有自愈倾向，治疗以休息和对症为主，预防和控制并发症，促进机体自然恢复。

1.一般治疗　急性期患者应注意休息，根据病情给予特殊饮食治疗。具体内容见"护理要点"。

2.对症治疗

(1)感染灶治疗：肾炎急性期存在感染灶，如扁桃体炎、脓疱疮，要给予抗感染治疗，避免应用肾毒性抗生素。无感染灶时，一般无需使用抗菌素来预防。有反复发作的慢性扁桃体炎，待病情稳定后应考虑做扁桃体摘除。

(2)水肿、高血压、心力衰竭的治疗：凡经控制水、盐而仍尿少、水肿、血压高者均应给予利尿剂。可用双氢克尿噻、安体舒通、速尿或氨苯喋啶联合应用，一般间断应用比持续应用要好。凡经休息、限水盐、利尿而血压仍高者应给予降压药（具体内容见慢性肾小球肾炎）。但注意不宜使血压骤降，以防止肾血流量突然减少，影响或加重肾功能不全。本症心力衰竭主因为水钠潴留、血容量扩大而致急性循环充血，故治疗重点应在纠正水钠潴留、恢复血容量，而不是应用加强心肌收缩力的洋地黄类药物。除应用利尿剂外，必要时加用酚妥拉明或硝普钠以减轻心脏前后负荷。

3.透析治疗　少数发生急性肾衰竭而严重少尿或无尿者、高度循环充血状态及不能控制的高血压可进行短期透析治疗，以帮助患者度过急性期。

4.中医药治疗　多采用宣肺利水、疏风清热或清热利湿等治疗，但应密切注意中药的肾毒性，如马兜铃属植物药及其复方制剂应禁用。

5.其他治疗　抗凝可减少肾小球内纤维素沉积及血小板聚集，有助于肾炎缓解。抗氧化剂，如超氧歧化酶（SOD）、含硒谷胱甘肽过氧化酶及维生素 E 等对肾细胞有保护作用，可减轻肾内炎症过程。

【护理要点】

(一)急性期护理

1.休息与活动　休息能降低新陈代谢，减少代谢废物产生，减轻肾脏的负担。急性期患者通常需卧床休息 2～3 周，待肉眼血尿消失、血压恢复正常、水肿减退可逐步增加活动量，如散步等。注意保暖，避免受寒、潮湿，以免寒冷引起肾小动脉痉挛，加重肾脏缺血。病情稳定后可从事一些轻体力活动，3 个月内宜避免剧烈体力活动。1 年后运动量才能恢复正常，但应避免重体力活动和劳累。

2.饮食和水分　为防止水钠进一步潴留，导致循环过度负荷之严重并发症，须减轻肾脏负担，急性期宜限制盐、水、蛋白质摄入。对有水肿、高血压者用无盐或低盐饮食（<3g/d）。水肿重且尿少者进水量以不超过前一天尿量加上 500ml 为宜，但不宜过分限制，以防血容量骤然不足影响肾脏血流灌注。肾功能正常者给予正常量的蛋白质摄入（1.0g/kg·d）；对有氮质血症者限制蛋白质摄入量，进低蛋白饮食持续到利尿

开始,成人按 0.6g/kg·d 计算。以优质动物蛋白为主,如蛋类、乳类、瘦肉等。一般不限制糖类和脂肪的摄入,以保证足够的热量摄入。

3.病情观察

(1)密切观察生命体征的变化,Q4h 测体温,每日测血压 2 次,至少 2 周。

(2)准确记录 24h 出入量,至尿量>800ml/d,连续 3 天时,可停止记录。观察尿的颜色、性质及量,每周尿液检查 2 次。

(3)观察体重和水肿变化,每日至少测体重 1 次,体重增加反映水在体内潴留。密切观察水肿消长情况,注意患者有无胸腹水产生。

(4)密切观察急性并发症,若患者血压突然升高,并有剧烈头痛、呕吐、抽搐、视物模糊,甚至惊厥、昏迷,提示高血压脑病,应及时报告医生,予以降压处理;若患者发生气急、不能平卧、胸闷、频繁咳嗽,甚至咯泡沫血痰、肺底湿啰音提示严重循环充血致急性左心衰,应协助患者坐起,双腿下垂,立即给予酒精湿化吸氧,并通知医生紧急处理。患者出现食欲不振、恶心呕吐、精神萎靡、浮肿加重,持续少尿甚至无尿时应警惕急性肾功能衰竭,应配合医生尽早给予患者透析治疗。

4.用药护理　遵医嘱使用利尿剂和降压药时,注意观察药物的疗效及不良反应。根据病情随时调整药物的剂量、给药途径等。

5.心理护理　适时向患者及家属解释疾病过程及治疗方案,消除焦虑、紧张等不良情绪,使其积极配合治疗。一般患者及家属都担心急性肾炎会转为慢性肾炎,应告知急性肾炎的预后良好,仅极少数患者可演变成慢性肾炎,鼓励患者树立战胜疾病的信心。

(二)恢复期护理

急性肾炎的恢复可能需 1～3 年,当临床症状消失后,蛋白尿、镜下血尿可仍然存在,故应做好健康教育。

1.限制活动量　出院后患者仍要积极休息,避免劳累,以免病情反复。1～2 月适当限制活动,血沉正常可上学、工作。Addis 计数正常后可参加体育运动,但应避免剧烈运动。育龄期女性患者应暂时避孕,以免怀孕加重肾脏负担,导致病情复发。

2.积极预防感染　平日尽量避免到人群集中的场所,注意防寒保暖,保持口腔及皮肤清洁卫生,以减少呼吸道及皮肤感染。一旦感染则应及时就医,彻底治疗,不要随意自行购药治疗,以免误用损害肾脏的药物。感染后 2～3 周时应查尿常规以及时发现异常。慢性感染病灶,如慢性扁桃体炎,最好能及时做摘除术。

3.饮食调理　给予合理饮食,以增进机体抵抗力,促进疾病康复。饮食以清淡、营养、易消化为原则。可根据病情配合食疗,如冬瓜赤小豆粥、乌鱼汤、荠菜汤等。

4.定期随访　出院后每周查尿 1 次,病程 2 个月以后改为每月查尿 1 次,随访期为半年,若尿常规持续异常,应延长随访时间。加强自我病情监测,如果出现血尿、尿液混浊、水肿、血压升高等症状时,提示病情复发,应立即就诊。

三、慢性肾小球肾炎

慢性肾小球肾炎(简称慢性肾炎)是一组病因不同,病理变化多样的慢性肾小球疾病。临床特点为起病隐匿、缓慢,以蛋白尿、血尿及不同程度高血压和肾功能损害为基本临床表现。病情迁延、反复,最终发展为慢性肾衰竭。可发生于任何年龄,但以青、中年男性为主。

【病因与发病机制】

慢性肾小球肾炎病因不清,仅极少数由急性肾炎转变而致。发病机理和急性肾炎相似,免疫介导炎症反应是始动因素。但为何导致慢性过程的机理尚不清楚,可能与机体存在某些免疫功能缺陷有关。免疫功能缺陷可使机体抵抗感染能力下降,招致微生物反复侵袭;机体又不能产生足够量的抗体,以清除致病物质(抗原),致使抗原能持续存留机体内,并形成免疫复合物,沉积于肾组织,产生慢性炎症过程。此外,非免疫介导的肾脏损害在慢性肾炎的发生与发展中亦可能起重要作用,如健存肾单位代偿性血流灌注压增高,肾小球毛细血管祥跨膜压力及滤过压增高,均可引致肾小球硬化。疾病过程中的高血压长期存在,可导致肾小动脉狭窄,闭塞,加速肾小球硬化。

【病理】

慢性肾炎的病理改变是两肾弥漫性肾小球病变。由于慢性炎症过程,肾小球毛细血管逐渐破坏,纤维组织增生;肾小球纤维化,玻璃样变,形成无结构的玻璃样小团。由于肾小球血流受阻,相应肾小管萎缩,纤维化,间质纤维组织增生,淋巴细胞浸润。病变较轻的肾单位发生代偿性肥大,在硬化的肾小球间有时可见肥大的肾小球。一般可有如下几种类型:①系膜增生性肾炎;②膜增殖性肾炎;③系膜毛细血管性肾炎;④膜性肾病;⑤局灶性节段性肾小球硬化。由于病变逐渐发展,最终导致肾组织严重毁坏,形成终末期固缩肾。

【临床表现】

慢性肾小球肾炎多数隐匿起病,病程冗长,病情多缓慢进展。由于病理类型不同,临床表现呈多样性。蛋白尿、血尿、高血压、水肿为其基本临床表现。蛋白尿为本病必有的表现,常常在 1～3g/d。血尿可为镜下血尿或肉眼血尿。水肿程度与持续时间不一。早期水肿时有时无,多为眼睑和(或)下肢轻、中度凹陷性水肿,晚期水肿持续存在。一般无体腔积液。有不同程度高血压,多为轻、中度,持续存在。可因高血压、动脉硬化而出现心脑血管并发症。患者常伴有头痛、头晕、食欲减退、疲乏、失眠等,与高血压、贫血、某些代谢及内分泌功能紊乱等有关。一般根据临床表现的不同,分为以下 5 型。

1.普通型　较为常见。病程迁延,病情相对稳定,多表现为轻度至中度的水肿、高血压和肾功能损害。尿蛋白(＋)～(＋＋＋),离心尿红细胞＞10 个/高倍视野和管型尿等。病理改变以系膜增生、局灶节段系膜增生和轻度膜增殖为多见。

2.肾病型　主要表现为肾病综合征,24h 尿蛋白定量＞3.5g,血清白蛋白低于 30g/L,水肿一般较重和伴有或不伴有高脂血症。病理分型以微小病变、膜性、膜增殖、局灶性肾小球硬化等为多见。

3.高血压型　除上述普通型的表现外,以持续性中等度以上血压,尤以舒张压升高为特点。本型常伴心血管损害和眼底改变,肾功能恶化较快。病理分型以局灶性肾小球硬化和弥漫性增殖为多见。

4.混合型　临床上既有肾病型表现又有高血压型表现,同时多伴有不同程度肾功能减退征象。病理改变可为局灶节段肾小球硬化和晚期弥漫性增殖性肾小球硬化等。

5.急性发作型　在病情相对稳定或持续进展过程中,由于感染或过劳等因素,经较短的潜伏期(多为 1～5 日),而出现类似急性肾炎的临床表现,经治疗和休息后可恢复至原先稳定水平;或病情恶化,逐渐发生尿毒症;或是反复发作多次后,肾功能急剧减退出现尿毒症一系列临床表现。病理改变以弥漫性增殖、肾小球硬化基础上出现新月体及或明显间质性肾炎。

【辅助检查】

1.尿常规　镜检可见多形性红细胞＋～＋＋,尿蛋白微量＋～＋＋＋、管型(颗粒管型、透明管型等)。尿比重偏低,多在 1.020 以下,疾病晚期常固定在 1.010。

2.血液检查　常有轻、中度正色素性贫血,红细胞及血红蛋白成比例下降。血沉增快,可有低蛋白血症,血清电解质一般无明显异常。

3.肾功能检查　肾小球滤过率、内生肌酐清除率降低,血尿素氮及肌酐升高,肾功能分期多属代偿期或失代偿期,酚红排泄试验及尿浓缩稀释功能均减退。

4.肾脏 B 超　早期肾脏大小正常,晚期可出现双侧对称性缩小,肾皮质变薄,肾结构不清。

5.肾组织活检　可以确定本病的病理类型。

【诊断要点】

慢性肾小球肾炎的诊断并不完全依赖病史的长短,多数慢性肾小球肾炎其病理类型决定其起病即为慢性病程。一般而言,凡有尿检异常(血尿、蛋白尿、管型尿)、水肿及高血压病史,病程迁延 1 年以上,无论有无肾功能损害均应考虑此病,肾穿刺活检可确诊并有利于指导治疗和判断预后。

【治疗要点】

迄今尚无满意的治疗方法,多为对症治疗,以防止或延缓肾功能进行性衰退为目标。采用手段为中西医结合,几种西药联合应用的综合治疗措施。

1.一般治疗　包括低磷低蛋白饮食和休息,避免强体力活动等。

2.利尿剂的应用　轻度浮肿不必给利尿剂,中度以上浮肿者可按病情短期、间断服用利尿剂。可选用噻嗪类药物,保钾利尿剂(安体舒通、氨苯喋啶)或速尿,单独或联合应用,剂量宜由小到大,逐渐消肿,注意防止电解质紊乱。

3.控制高血压　控制血压是防止疾病进展极为重要的措施,可以防止肾功能减退或使已经受损的肾功能有所改善,防止心血管合并症,并改善远期预后。

(1)治疗原则

1)力争达到目标值:理想的血压控制水平视蛋白尿程度而定。如尿蛋白<1g/d 者,血压应该控制在 130/80mmHg 以下;如尿蛋白≥1g/d,无心脑血管合并症者,血压应控制在.125/75mmHg 以下。

2)降压不能过低过快,保持降压平稳,以免影响心、脑、肾血流灌注不足。

3)一种药物小剂量开始,逐渐调整,必要时联合用药,直至血压控制满意。

4)降压药物应该在限制钠盐饮食的基础上进行。

5)优选具有肾保护作用、能延缓肾功能恶化的降压药物。

(2)常用降压药物:有血管紧张素转换酶抑制剂(ACEI)、血管紧张素 Ⅱ 受体拮抗剂(ARB)、长效钙通道阻滞剂(CCB)、利尿剂、β 受体阻滞剂等。由于 ACEI 与 ARB 除具有降低血压作用外,还有减少尿蛋白和延缓肾功能恶化的肾保护作用,应首选。使用 ACEI 与 ARB 类药物应该定期检测血压、肾功能和血钾。部分病人首次应用 ACEI 与 ARB 两周左右出现血肌酐升高,需要检查有无危险因素,如果未超过基础水平的 30%,仍然可以继续应用。有双侧肾动脉狭窄者禁用。肾功能不全患者应用 ACEI 与 ARB 要慎重,尤其注意防止高血钾。少数患者应用 ACEI 有持续性干咳的不良反应,可以换用 ARB 类。

4.抗血小板聚集治疗　长期服用抗血小板聚集药可改善微循环,延缓肾功能衰退。可应用大剂量双嘧达莫(潘生丁)300～400mg/d,或小剂量阿司匹林 50～300mg/d。联合抗凝药物(肝素)、抗氧化剂(大剂量维生素 E、SOD),可提高疗效。

5.中医药治疗　可选用下列中草药或方剂治疗,如金钱草、板兰根、败酱草、蒲公英、当归、丹参、桃仁、红花等,具有清热解毒、消肿利尿、活血化瘀等功效。

6.激素及免疫抑制剂治疗　是否应用激素及免疫制剂应根据病因及病理类型来确定。对肾病型和急性发作性患者可加用,以作用时间快、短疗程为原则。

【护理要点】

1.休息与活动　无明显水肿、高血压,血尿和蛋白尿不严重,且无肾功能不全表现者,鼓励生活自理,可以从事轻微劳动,但应避免劳累。有明显水肿或高血压者,或短期内有肾功能减退者,应卧床休息。

2.饮食护理　宜给予优质低蛋白、低磷、高维生素饮食。保证足够的热量,减少自体蛋白质的分解。每天摄入能量 30~35kcal/kg,可增加糖类的摄入。除高脂血症者外,脂肪不限。

(1)水、钠摄入:水肿、高血压或肾功能不全者,要限制钠的摄入量。钠盐应低于 3g/d,水肿严重者则应低于 2g/d;严重水肿伴少尿时,每日摄水量应限制在 1000ml 以内;轻中度水肿且尿量>1000ml/d,不必过分限水,适当控制饮水量即可。

(2)蛋白质的摄入:控制蛋白质的摄入量,也可达到低磷目的,成人一般 0.6g/(kg·d),其中 50% 为优质蛋白质(富含必需氨基酸的动物蛋白质),如鸡蛋、瘦肉、牛奶等。必要时口服适量必需氨基酸。对有大量蛋白尿且肾功能尚可者,可适当提高蛋白质摄入量。

(3)补充各种维生素及微量元素:如维生素 A、B、C、D、E 及微量元素 Ca、Zn、Fe 等。可给予新鲜蔬菜、水果、坚果等。

3.健康教育　慢性肾炎病情发展快慢,与病因、病理类型,机体的反应性及医疗监护等条件有关。教育患者认识到本病病程长、病情迁延,应在生活的各个环节中注意自己的肾脏的状况,避免加重肾损害的因素。

(1)养成良好的生活习惯,劳逸有节,避免过劳过累。在病情稳定时,应当适量运动,增强自己的抗病能力。

(2)避免感染:慢性肾炎的免疫功能较低,特别是伴有贫血及低蛋白血症者,易受感染尤其是上呼吸道感染。教导患者注意防寒保暖,避免与有上呼吸道感染者接触;注意个人卫生,保持口腔、皮肤及会阴清洁。

(3)合理饮食:饮食应按医生的要求选择食品,切忌盲目进补。水盐的摄入根据病情调整,避免过度控制造成脱水,恶化肾功能,或限制不严格,加重水肿、高血压。

(4)合理用药:严格遵医生的指导选择和用药,避免误用肾毒性药物(如氨基糖苷类抗生素、含有马兜铃酸中药、非甾体类抗炎药、造影剂等),损伤肾脏。

(5)妊娠可导致病情反复或加重,育龄妇女应在医生指导下计划生育。

四、急进性肾小球肾炎

急进性肾小球肾炎(RPGN)是肾小球肾炎中最严重的类型,主要表现为急性肾炎综合征(血尿、蛋白尿、水肿、高血压)及急性进行性肾功能减退,肾活检病理通常表现为新月体肾炎。该病起病急骤,病情发展迅速,预后凶险,若未及时治疗,90% 以上的患者于 6 个月内死亡或依赖透析生存。本病可见于任何年龄,但有青年和中、老年两个发病高峰,男女比例为 2:1。

【病因与发病机制】

本病有多种病因。一般将有肾外表现者或明确原发病者称为继发性急进性肾炎,如继发于过敏性紫癜、系统性红斑狼疮等,偶有继发于某些原发性肾小球疾病(系膜毛细血管性肾炎及膜性肾病)者。病因不明者则称为原发性急进性肾炎。

急进性肾小球肾炎的基本发病机制为免疫反应,有体液免疫和细胞免疫的参与。根据免疫病理表现不同可分为 3 型(Couser 分类):Ⅰ型:抗肾小球基膜型,为抗肾小球基膜抗体与肾小球基膜抗原结合,激活补体而致病。根据免疫荧光线条状沉积伴循环抗 GBM 抗体(抗肾小球基底膜抗体)的形成又分为两类:①伴肺部损害的肺出血-肾炎综合征;②不伴肺部损害的抗 GBM 抗体型肾小球肾炎(无肺出血)。Ⅱ型:免疫复合物型,系循环免疫复合物沉积或原位免疫复合物种植于肾小球,激活补体而致病。此型在我国常见。发病前常有上呼吸道感染史,其致病抗原可能为细菌或病毒等。Ⅲ型:非免疫复合物型,其发生可能与肾微血管炎有关,70%～80%患者血清中存在抗中性粒细胞胞浆抗体(ANCA),故又称为 ANCA 相关性肾小球肾炎。

目前临床为了更有利于治疗方案的确定及随访,制定了新 5 型分类。这种分类不强调病因,仅根据肾脏免疫病理学的结果,再结合免疫学实验指标,将 Couser 分类中的Ⅰ型分成Ⅰ型 ANCA 阴性和Ⅳ型 ANCA 阳性;原Ⅲ型患者中,ANCA 阳性者为Ⅲ型,ANCA 阴性者为Ⅴ型。

【病理】

光镜下肾小囊壁层上皮增生,单核、巨噬细胞浸润形成新月体或环状体为 RPGN 的特征性病理改变。新月体的形成是肾小球严重损伤的组织学标志。受累肾小球可达 50%～100%。新月体和肾小球囊腔黏连,造成囊腔闭塞,压迫毛细血管丛,毛细血管袢萎缩、坏死、出血,结构严重破坏。最终整个肾小球纤维化、玻璃样变,功能丧失。此外,也可见到肾小球毛细血管丛增殖性改变,肾小管炎性细胞浸润、上皮细胞变性、萎缩,间质水肿、纤维化。免疫荧光可见抗基底膜抗体呈线样沉积或免疫复合物颗粒状沉积。电镜下新月体上皮细胞高度肿胀,基底膜密度不均或断裂、钉状突起等,部分病例可见基底膜的内皮侧有不规则的电子致密物沉积。

【临床表现】

多呈急性起病,部分病例可有前驱期链球菌感染症状。主要表现为少尿或无尿、严重血尿(常为肉眼血尿并反复发作)、大量蛋白尿、红细胞管型,伴或不伴有水肿和高血压。病情快速进展,致使肾功能急剧进行损害,可在数周或数月发展至尿毒症。它可有 3 种转归:①呈急性肾功能衰竭表现,在数周内迅速发展为尿毒症。②肾功能损害进行的速度稍慢,在几个月或 1 年内发展为尿毒症。③少数患者治疗后病情稳定,甚至痊愈或残留不同程度的肾功能损害。发病时患者全身症状较重,如有疲乏、无力、精神萎靡,体重下降,可伴发热、中度贫血等。

【辅助检查】

1.尿液检查　常见血尿、异形红细胞尿和红细胞管型,非选择性蛋白尿＋＋＋～＋＋＋＋,24h 尿蛋白定量大于 3.5g。尿中可发现纤维蛋白降解产物。

2.肾功能及电解质　血清肌酐、尿素氮快速进行性升高,而肾小球滤过率快速进行性下降。常伴代谢性酸中毒,水、电解质平衡紊乱。

3.血常规　大多数患者(78%～100%)出现贫血,红细胞数及血红蛋白减少,白细胞轻度增高。

4.免疫学检查　Ⅰ型可有血清抗肾小球基底膜抗体阳性;Ⅱ型血循环免疫复合物阳性,血清补体 C_3 降低;Ⅲ型可有 ANCA 阳性。

5.肾脏 B 超　双肾体积增大、饱满。

6.肾活检　肾小囊腔内可见新月体形成。

【诊断要点】

临床对呈急性肾炎综合征表现且以严重血尿、明显少尿及肾功能进行性衰竭为表现者应考虑本病,并及时进行肾活检,50%以上肾小球内有新月体病理改变有利于确诊。明确本病诊断后,尚应详细询问病史,积极寻找多系统疾病的肾外表现和体征,并进行有关检查(如抗-抗体、ASO 等),以区别是原发性或继发性。

【治疗要点】

RPGN 是一组病理发展快、预后差的疾病,近年来该病治疗上进展较大,疗效明显提高。治疗包括针对炎症性肾损伤和针对肾小球疾病引起的病理生理改变两方面。患者如能及时行肾活检明确诊断和早期强化治疗,预后可得到显著改善。

1.强化疗法 RPGN患者病情危重时必须采用强化治疗,包括如下措施:

(1)强化血浆置换:该法是用膜血浆滤器或离心式血浆细胞分离器分离病人的血浆和血细胞,然后用正常人的血浆或血浆成分(如白蛋白)对其进行置换,每日或隔日置换1次,每次置换2～4L。此法清除致病抗体及循环免疫复合物的疗效肯定,已被临床广泛应用。

(2)双重滤过血浆置换:是在强化血浆置换基础上发展起来的治疗方法。即从第1个膜血浆滤器分离出的病人血浆不弃去,让其再通过第2个膜血浆滤器,此滤器膜孔小,能阻挡球蛋白等中、大分子蛋白通过,最后将滤过的不含上述成分的血浆输回自体。这既能清除血中致病抗体及免疫复合物,又避免了输入他人大量血浆可能导致乙肝病毒感染的弊端。不过疗效是否与强化血浆置换相同,尚有待验证。

(3)免疫吸附治疗:该法是用膜血浆滤器分离出的病人血浆,让血浆通过免疫层析吸附柱(如能特异吸附抗GBM抗体的吸附柱,或能广泛吸附IgG及免疫复合物的蛋白A吸附柱)清除其中的致病成分,再自体回输。此法清除致病抗体和(或)循环免疫复合物的疗效肯定,但是价格较昂贵,限制了其推广。

(4)甲泼尼龙冲击治疗:将甲泼尼龙0.5～1.0g静脉滴注,每日或隔日1次,3次为1个疗程,据病情需要应用1～3个疗程(两疗程间需间隔3～7日)。大剂量甲泼尼龙具有强大的免疫抑制、抗炎症及抗纤维化作用。此治疗对于Ⅰ型RPGN疗效不肯定,主要应用于Ⅱ型及Ⅲ型RPGN的治疗。

(5)大剂量丙种球蛋白治疗:当RPGN病人合并感染等因素不能进行上述各种强化治疗时,则可应用此治疗。具体方案是:丙种球蛋白400mg/(kg·d)静脉滴注,5次为1个疗程,必要时可应用数个疗程。

2.基础治疗 应用各种强化治疗时,一般都要同时服用常规剂量的激素及细胞毒药物作为基础治疗,抑制免疫及炎症反应,减少抗体产生。特别是应用上述(1)～(3)项强化治疗大量清除血中致病抗体后,若不用此基础治疗,抗体将会迅速"反跳",影响疗效。

(1)肾上腺皮质激素:常用泼尼松或泼尼松龙口服,用药应遵循如下原则:起始量要足[1mg/(kg·d)],不过最大剂量常不超过60mg/d;减、撤药要慢(足量服用12周后开始减药,每2～3周减去原用量的10%);维持用药要久(以10mg/d做维持量,服半年至1年或更久)。

(2)细胞毒药物:常用环磷酰胺,每日口服100mg或隔日静脉注射200mg,累积量达6～8g停药。然后可以再用硫唑嘌呤100mg/d继续治疗6～12个月巩固疗效。必须注意骨髓抑制及肝脏损伤等不良反应。

(3)其他免疫抑制药:吗替麦考酚酯抑制免疫疗效肯定,而不良反应较细胞毒药物轻,已被应用于肾病治疗,包括Ⅱ型及Ⅲ型RPGN。起始剂量1～2g/d(常为1.5g/d),以后每半年减0.5g/d,最后以0.5g/d剂量维持半年至1年。

3.替代治疗 如果患者肾功能急剧恶化达到透析指征时,应尽早进行透析治疗(包括血液透析或腹膜透析),以维持生命、赢得治疗时间。如果治疗过晚,疾病已进入不可逆性终末期肾衰竭,则应予病人长期维持透析治疗或肾移植。肾移植应在病情静止半年至1年、血中致病抗体(抗GBM抗体、ANCA等)阴转后才进行,以免术后移植肾再发RPGN。

4.对症治疗 利尿、降压、抗感染和纠正水电解质酸碱平衡紊乱。

五、肾病综合征

肾病综合征(NS)不是一种独立性疾病,而是各种肾小球疾病中最常见的一组临床症候群。典型表现为大量蛋白尿(每日>3.5g/d)、低白蛋白血症(血浆白蛋白<30g/L)、水肿及高脂血症。肾病综合征分为

原发性和继发性肾病综合征两大类。原发性由肾脏本身疾病引起,占90％以上;继发性由肾脏以外的疾病引起,如:过敏性紫癜、系统性红斑狼疮、糖尿病、乙肝相关性肾炎等。本节仅讨论原发性肾病综合征。原发性肾病综合征的发病机制为免疫介导性炎症所致的肾脏损害,最终导致肾小球滤过膜分子屏障和电荷屏障受损。其病理类型有五种:微小病变肾病、膜性肾病、系膜增生性肾炎、系膜毛细血管性肾炎及局灶性节段性肾小球硬化,不同年龄段的病理类型不同,其治疗及预后也不尽相同。

【临床表现及发病机制】

1.大量蛋白尿　大量蛋白尿是肾病综合征最主要的诊断依据之一。大量蛋白尿指成年病人每日尿蛋白质排泄量＞3.5g,儿童为50mg/kg。大量蛋白尿的产生是由于肾小球滤过膜通透性异常(机械屏障及电荷屏障)所致。肾小球滤过膜对血浆蛋白(以白蛋白为主)的通透性增加,致尿中蛋白含量增多,当超过远曲小管回吸收量时,形成大量蛋白尿。

2.低白蛋白血症　低白蛋白血症见于大部分肾病综合征患者,即血清白蛋白水平在30g/L以下。其主要原因是尿中丢失白蛋白,其次肾小管分解白蛋白能力增加、肝脏合成白蛋白不足及严重水肿时胃肠道吸收能力下降,蛋白质摄入减少。低白蛋白血症造成患者营养不良,常有疲乏、无力、反应迟钝,儿童生长发育迟缓。低白蛋白血症使血浆胶体渗透压下降,水分从血管腔内进入组织间隙,诱发水肿。

3.水肿　患者常有明显水肿,严重者全身水肿,伴阴囊或会阴部高度水肿,甚至胸水、腹水及心包积液。水肿的出现及其严重程度与低蛋白血症的程度呈正相关。低白蛋白血症是水肿的主要原因,但单一的机理并不足以解释肾病综合征水肿的发生,50％肾病综合征水肿患者血容量正常,甚至增多,血浆肾素正常或下降,提示肾病综合征的水、钠潴留,也与肾脏调节钠平衡的障碍有一定关系。水肿严重程度与肾脏病变严重性并不直接相关,但严重水肿如伴有大量胸腔积液、心包积液或肺间质水肿,则会引起呼吸困难和心肺功能不全。若患者长期低盐饮食或利尿剂利尿,可造成有效循环血容量减少,致低血压甚至低血容量休克。

4.高脂血症　肾病综合征时高脂血症常与低白蛋白血症并存。脂代谢异常的特点为血浆总胆固醇(Ch)、甘油三酯(TG)、低密度脂蛋白(LDL)和极低密度脂蛋白(VLDL浓度)升高,高密度脂蛋白(HDL)浓度可以升高、正常或降低。脂质代谢异常的发生机理:①肝脏代偿性合成Ch、TG及脂蛋白增加。②脂蛋白分解和外周利用减弱。肾病综合征患者的高脂血症对心血管疾病发生率的影响,主要取决于高脂血症出现时间的长短、LDL/HDL的比例、高血压史及吸烟等因素。长期的高脂血症,特别是LDL上升而HDL下降,可加速冠状动脉粥样硬化的发生,增加患者发生急性心肌梗死的危险性。

【并发症】

1.感染　感染是最常见且严重的并发症,也是造成本病复发和疗效不佳的主要原因。患者对感染抵抗力下降的原因有:①尿中丢失大量IgG。②B因子(补体的替代途径成分)的缺乏导致对细菌免疫调理作用缺陷。③营养不良时,机体非特异性免疫应答能力减弱,造成机体免疫功能受损。④转铁蛋白和锌大量从尿中丢失。转铁蛋白为维持正常淋巴细胞功能所必需,锌离子浓度与胸腺素合成有关。⑤局部因素。胸腔积液、腹水、皮肤高度水肿引起的皮肤破裂和严重水肿使局部体液因子稀释、防御功能减弱。在抗生素问世以前,细菌感染曾是肾病综合征患者的主要死因之一,严重的感染主要发生在有感染高危因素的患者,如儿童、老人、全身营养状态较差、长期使用激素或(和)免疫抑制剂及严重低蛋白血症者。临床上常见的感染有:原发性腹膜炎、蜂窝组织炎、呼吸道感染和泌尿道感染。一旦感染诊断成立,应立即予以治疗。

2.高凝状态、静脉血栓形成及栓塞　肾病综合征时血中抗凝血酶Ⅲ(抗凝系统中最重要的成分)自尿中大量丢失,肝脏代偿性合成抗凝血酶Ⅲ时致其他凝血因子合成增加,导致机体凝血、抗凝和纤溶系统失衡,是肾病综合征产生高凝状态的原因之一。激素、利尿剂的应用和高脂血症为静脉血栓形成的加重因素,激素经凝血蛋白发挥作用,而利尿剂则使血液浓缩,高脂血症使血液黏滞度增加,血小板的黏附和凝集力增强。其中以肾静脉血栓最为多见,外周深静脉血栓形成率约为 6%,常见于小腿深静脉,少有临床症状。当血浆白蛋白小于 20g/L 时,肾静脉血栓形成的危险性增加。肾静脉血栓形成,在膜性肾病患者中可高达 50%,在其他病理类型中,其发生率为 5%~16%。肾静脉血栓形成的急性型患者可表现为突然发作的腰痛、血尿、白细胞尿、尿蛋白增加和肾功能减退。慢性型患者则无任何症状,但血栓形成后的肾瘀血常使蛋白尿加重,或对治疗反应差导致误判而增加激素用量。如血栓脱落,则引发肾外栓塞症状,可发生肺栓塞。明确诊断需做肾静脉造影。Doppler 超声、CT、IMR 等无创伤性检查也有助于诊断。血浆 B 血栓蛋白增高提示潜在的血栓形成,血中 α_2-抗纤维蛋白溶酶增加也认为是肾静脉血栓形成的标志。

3.急性肾衰　急性肾衰为肾病综合征最严重的并发症。常见的病因在于肾病综合征常有低蛋白血症及血管病变,特别是老年患者多伴肾小动脉硬化,对血容量及血压下降非常敏感,故当急性失血、呕吐、腹泻所致体液丢失、外科损伤、腹水、大量利尿及使用降压药物后,都能使血压进一步下降,导致肾灌注骤然减少,诱发肾前性氮质血症,经扩容、利尿治疗后多可缓解。少数可发展为肾实质性急性肾衰竭,扩容及利尿无效,须紧急透析治疗,其发生机制可能是肾间质高度水肿压迫肾小管及大量蛋白阻塞肾小管,导致肾小管高压,肾小球滤过率骤减所致。肾病综合征合并急性肾衰一般为可逆性,大多数患者在治疗下,随着尿量增加,肾功能逐渐恢复。

4.肾小管功能减退　肾病综合征的肾小管功能减退,以儿童多见。其机制认为是肾小管对滤过蛋白的大量重吸收,使小管上皮细胞受到损害。常表现为糖尿、氨基酸尿、高磷酸盐尿、肾小管性失钾和高氯性酸中毒,凡出现多种肾小管功能缺陷者常提示预后不良。

5.其他　长期大量蛋白尿可导致多种血浆蛋白浓度发生变化,如免疫球蛋白降低造成机体抵抗力下降,易发生感染;某些金属结合蛋白和 VitD 结合蛋白下降,可致体内铁、锌、铜等微量元素缺乏,肠道对钙吸收障碍而出现低钙血症。内分泌素结合蛋白不足可诱发内分泌紊乱。药物结合蛋白减少可影响药物疗效。

【诊断要点】

肾病综合征的诊断标准为:①24 小时尿蛋白≥3.5g;②血浆白蛋白≤30g/L;③水肿;④高脂血症。其中①②两项为诊断所必需。排除继发性病因和遗传性疾病,才能诊断为原发性 NS。最好能进行肾活检,作出病理诊断,以指导治疗。

【治疗要点】

(一)主要治疗

抑制免疫与炎症反应。

1.肾上腺糖皮质激素(简称激素)　激素是治疗肾病综合征最常用的药物,能减轻急性炎症时的渗出,稳定溶酶体膜,减少纤维蛋白的沉着,降低毛细血管通透性而减少尿蛋白漏出;此外,尚可抑制慢性炎症中的增生反应,降低成纤维细胞活性,减轻组织修复所致的纤维化。

原则和方案:①起始足量:一般泼尼松 1mg/(kg·d),口服 8~12 周。②缓慢减量:经足量治疗后每 1~2 周减原剂量的 10%,当剂量越小时递减的量应越小,速度应越慢。③长期维持:激素的维持量和维持时间因病例不同而异,以不出现临床症状而采用的最小剂量为度,以低于 15mg/d 为满意,维持期 6~12 个月。在维持阶段有体重变化、感染、手术和妊娠等情况时调整激素用量。经 8 周以上正规治疗无效病例,需排除影响疗效的因素,如感染、水肿所致的体重增加和肾静脉血栓形成等,应尽可能及时诊断与处理。

静脉激素冲击治疗:适用于对口服激素治疗反应不良,高度水肿影响胃肠道对激素的吸收,全身疾病(如系统性红斑狼疮)引起的严重肾病综合征;病理上有明显的肾间质病变,肾小球弥漫性增生,新月体形成和血管纤维素样坏死等改变的患者。冲击疗法的剂量为甲泼尼松龙0.5～1g/d,疗程3～5天,但根据临床经验,一般选用中小剂量治疗,即泼尼松龙240～480mg/d,疗程3～5天,1周后改为口服剂量。这样既可减少因大剂量激素冲击而引起的感染等副作用,临床效果也不受影响。相应的地塞米松冲击剂量为30～70mg/d,但要注意加重水钠潴留和高血压等副作用。

2.细胞毒性药物　用于激素治疗无效,或激素依赖型,或因不能耐受激素的副作用而难以继续用药的肾病综合征患者。由于此类药物多有性腺毒性、降低人体抵抗力及诱发肿瘤的危险,因此,在用药指征及疗程上应慎重掌握。局灶节段性肾小球肾炎对细胞毒药物反应很差,故不宜选用。最常用药物为环磷酰胺(CTX)。CTX的剂量为2～3mg/(kg·d),疗程8周,当累积总量超过300mg/kg时易发生性腺毒性。其次是苯丁酸氮介,0.1mg/(kg·d),分3次口服,疗程8周累积总量达7～8mg/kg则易发生毒性副作用。对用药后缓解又重新复发者多不主张进行第二次用药,以免中毒。对狼疮性肾炎、膜性肾炎引起的肾病综合征,有人主张选用CTX冲击治疗,剂量为12～20mg/(kg·次),每周一次,连用5～6次,以后按病人的耐受情况延长用药间隙期,总用药剂量可达9～12g。冲击治疗的目的为减少激素用量,降低感染并发症并提高疗效,但应根据肾小球滤过功能选择剂量或忌用。

3.环孢霉素A(CyA)　CyA是一种有效的细胞免疫抑制剂,可选择性抑制T辅助细胞及T细胞毒效应细胞。用于激素无效和细胞毒药物无效的难治性肾病综合征短期治疗。可有效减少蛋白尿及改善低蛋白血症,但不影响生长发育和抑制造血细胞功能。目前临床上以微小病变、膜性肾病和膜增生性肾炎疗效较肯定。此药亦有多种副作用,最严重的副作用为肾、肝毒性。其肾毒性发生率在20%～40%,长期应用可导致间质纤维化。个别病例在停药后易复发。CyA的治疗剂量为3～5mg/(kg·d),使药物血浓度的谷值在75～200μg/ml(全血,HPLC法),一般在用药后2～8周起效,但个体差异很大,个别病人则需更长的时间才有效,见效后应逐渐减量。用药过程中出现血肌酐升高应警惕CyA中毒的可能。疗程一般为3～6个月,复发者再用仍可有效。

4.中医中药治疗　如雷公藤,具有抑制免疫、抑制系膜细胞增生,改善滤过膜通透性的作用,可与激素或细胞毒性药物联合应用。按中医理论,肾病综合征在水肿期主要病机为脾肾两虚而呈本虚标实的证候,可采用温肾健脾兼利尿消肿。方药可用真武汤、济生肾气丸、实脾饮或防己茯苓汤合参苓白术散加减。

(二)对症治疗

1.低白蛋白血症治疗　静脉滴注白蛋白:由于静脉输入白蛋白在1～2天内即经肾脏从尿中丢失,而且费用昂贵。另外大量静脉应用白蛋白有免疫抑制、丙型肝炎、诱发心衰、延迟缓解和增加复发率等副作用。故在应用静脉白蛋白时应严格掌握适应证:①血浆白蛋白低于25g/L伴严重的全身水肿或胸腔积液、心包积液者。②使用速尿利尿后,出现血浆容量不足的临床表现者。③因肾间质水肿引起急性肾功能衰竭者。

2.水肿的治疗

(1)限制水钠。

(2)利尿消肿

1)利尿剂:多数患者经使用激素和限制水钠后可达到利尿消肿的目的。经上述治疗水肿不能消退者可用利尿剂。利尿剂有速尿、氢氯噻嗪、安体舒通、氨苯喋啶等。速尿为高效利尿剂,属袢利尿剂类,一般在水肿较严重时应用。氢氯噻嗪为中效利尿剂,属噻嗪类,一般在水肿较轻时应用。后两者为低效保钾利尿剂,一般不单独应用,而与前两者联合应用,可增强利尿作用,有利于防止低血钾。肾病综合征患者的利尿药物首选速尿,但剂量个体差异很大。一般每次20mg,每日2次口服。如无效,可递增剂量至60～120mg/d,必要时可给以肌注或静注,每日可达120mg。速尿长期(7～10天)用药后,利尿作用大为减弱,故最好采用间歇给药(停3天后再用)。

2)提高血浆胶体渗透压:严重低蛋白血症利尿效果不佳的患者,采用静脉滴注白蛋白→静注速尿,提高血浆胶体渗透压,可增强用利尿剂后的效果。

3)渗透性利尿剂:该类药物可经肾小球自由滤过而不被肾小管重吸收,从而增加肾小管的渗透浓度,阻止近端小管和远端小管对水钠的重吸收,以达到利尿效果。对无明显肾功能损害的患者间歇、短程使用低分子右旋糖酐或甘露醇,随之加用速尿,可增强利尿效果。注意少尿者应慎用,以免与蛋白结合形成管型,阻塞肾小管。

3.高凝状态治疗 肾病综合征患者由于凝血因子改变处于血液高凝状态,尤其当血浆白蛋白低于$20\sim25g/L$时,即有静脉血栓形成可能,应给予抗凝剂,如肝素,并辅以血小板解聚药如潘生丁。一旦静脉血栓形成或栓塞者,应及早尿激酶或链激酶溶栓,并全身静脉抗凝,必要时手术移去血栓或介入溶栓。

4.高脂血症治疗 高脂血症可加速肾小球疾病的发展,增加心脑血管病的发生率,另外,肾上腺皮质激素及利尿药,均可加重高脂血症,故肾病综合征的高脂血症应使用降脂药物。可选用的降脂药物有:①纤维酸类药物,如非诺贝特、吉非罗齐等。此药偶有胃肠道不适和血清转氨酶升高。②羟甲基戊二酰辅酶 A(HMG-CoA)还原酶抑制剂:如洛伐他汀(美降脂)、辛伐他汀(舒降脂)等。此类药物主要使细胞内 Ch 下降,降低血浆 LDL 浓度,减少肝细胞产生 VLDL 及 LDL。常为首选降脂药。③血管紧张素转换酶抑制剂(ACEI):除有降脂作用外,尚可有不同程度降低蛋白尿的作用。

5.急性肾衰治疗 肾病综合征合并急性肾衰时因病因不同则治疗方法各异。对于因血流动力学因素所致者,主要治疗原则包括:合理使用利尿剂、肾上腺皮质激素、纠正低血容量和透析疗法。

【护理要点】

1.休息 患者应绝对休息,直到尿蛋白消失或减至微量 3 个月后再考虑半日工作。一般无需严格限制活动,但不宜劳累。可根据病情适当安排文娱活动,保持情绪愉快。严重水肿伴低蛋白血症病人应卧床休息,经常变换体位避免皮肤长时间受压,保持适当的床上及床边活动有利于防止下肢血栓形成。大量胸腔积液而致呼吸困难者取半卧位;眼睑及颜面水肿者抬高枕头,下肢水肿者应抬高肢体;阴囊水肿者用托带将阴囊托起。

2.饮食护理 肾病综合征患者常有胃肠黏膜水肿及腹水,影响消化吸收,宜进清淡、易消化的半流饮食。饮食应注意以下几点:

(1)限钠饮食:肾病综合征患者由于水肿、高血压等应限制食盐摄入,但由于患者多同时使用利尿剂,加之限钠后病人常因饮食无味而食欲不振,影响了蛋白质和热量的摄入。因此,限钠饮食应以病人能耐受,不影响其食欲为度。低盐饮食的食盐含量为.3~5g/d,根据水肿程度、有无高血压、血钠浓度及激素剂量来调整钠摄入量。必要时,测定尿钠排出量,作为摄钠量参考。慢性患者由于长期限钠饮食,可导致体内缺钠,应引起注意,防止低钠性休克。

(2)饮水量:水肿严重而尿少的患者,要适当限制饮水量。

(3)蛋白质的摄入:肾病综合征患者通常是负氮平衡,如能摄入高蛋白饮食,则有可能转为正氮平衡。但肾病综合征者摄入高蛋白会导致尿蛋白增加,加重肾小球损害,而血浆白蛋白水平没有增加。因此,不主张高蛋白饮食,建议每日蛋白摄入量为 1.0g/kg。每摄入 1.0g 蛋白质,必须同时摄入非蛋白热卡138kJ(33kcal),以保证机体有足够的热量。供给的蛋白质应为优质蛋白,如牛奶、鸡蛋和鱼、肉类。

(4)脂肪摄入:为降低高血脂,患者应低脂、低胆固醇饮食。限制动物内脏、肥肉及海产品中富含饱和脂肪酸的食物,宜进食富含多聚不饱和脂肪酸(如植物油、深海鱼油)及可溶性纤维(如燕麦、豆类)的食物。脂肪酸摄入≤50~70g/d。

(5)微量元素的补充:一般可进食新鲜蔬菜及水果、杂粮、某些含钙、铁、锌丰富的海产品予以补充,必要时遵医嘱服用维生素微量元素补充剂,如善存片。

3.预防感染　肾病综合征患者由于低蛋白血症、水肿以及大剂量激素的应用,容易发生感染且感染易扩散,宜重视感染的预防。

(1)保持病室通风保暖,夏季注意灭蚊及其他昆虫,防止叮咬致皮肤感染。做好病室物品及空气的清洁消毒,减少探视人数,特别限制上呼吸道感染者探访,以防交叉感染。

(2)保持口腔及皮肤清洁,预防损伤,以减少呼吸道感染及皮肤感染发生。饭前饭后及睡前要漱口,每天定时清洗皮肤及会阴,勤换内衣裤。注意水肿皮肤或黏膜的保护,防止擦伤、烫伤、冻伤及人为破损。有静脉注射或肌肉注射时,拔针后延长局部按压时间,避免渗液造成针眼感染。

(3)一旦有感染征象,如体温升高、咳嗽、脓痰伴肺部干湿啰音或有尿路刺激征、皮肤红肿等感染征象时,应遵医嘱及时予以无肾毒性抗生素治疗。

4.用药护理

(1)激素:肾病综合征患者激素使用时间较长,长期应用激素可引起一系列不良反应,其严重程度与用药剂量及用药时间成正比,应注意观察及预防。

1)水、盐、糖、蛋白质及脂肪代谢紊乱:表现为向心型肥胖、满月面容、多毛、无力、低血钾、高血压、高血糖等,临床上称之为库欣综合征。这些症状停药后一般会自行逐渐消退,数月或较长时间后可恢复正常,宜提前告知病人并做好解释,使其乐于接受激素治疗。定期检查以下项目:血糖、血压、血清电解质、肾功能等。必要时可配用降压、降糖药物,并给以低盐、低糖、高蛋白饮食及补钾等对症治疗。有高血压、糖尿病的病人,要慎重应用激素,加强监测血压、血糖水平。注意激素导致的蛋白质高分解状态可加重氮质血症,促使血尿酸增高,诱发痛风和加剧肾功能减退。激素与排钾利尿药(如噻嗪类或呋塞米)合用,可以造成过度失钾,应及时补钾治疗。激素长期应用可加剧肾病综合征的骨病,甚至产生无菌性股骨颈缺血性坏死,应该适当补充维生素 D 及钙剂。

2)药源性皮质萎缩和功能不全:长期使用,尤其连日给予超生理剂量激素的患者,由于外源性皮质激素反馈性抑制垂体前叶促皮质激素(ACTH)的分泌,从而使内源性皮质激素释放减少及引起肾上腺皮质萎缩。因此,口服糖皮质激素类药物时,应采用顿服的方法,即早晨 7～8 时饭后一次给药或隔日早晨饭后一次给药的方法。可以减少肾上腺皮质功能下降甚至皮质萎缩的不良后果。

3)诱发或加重消化性溃疡:糖皮质激素可使胃酸及胃蛋白酶分泌增多,减少胃黏液分泌,降低胃黏膜的抵抗力,可诱发或加重胃、十二指肠溃疡出血。口服激素应饭后服用,可辅助预防消化性溃疡的药物,加强大便颜色的观察,必要时做大便潜血检查。

4)反跳现象及停药综合征:长期应用激素类药物,症状基本控制时,若减量太大或忽然停药,原来症状可很快出现或加重,此种现象称为反跳现象。停药综合征是指在短期内应用大量激素,在突然停药后出现一些原来没有的临床症候群,如肌痛、关节痛、肌强直、疲乏无力、发热、情绪低落或无欲状态,少数患者可致虚脱,多系下丘脑垂体肾上腺轴系统暂时性机能紊乱所致。这是因病人对激素产生依靠作用或症状尚未完全被控制所致。应嘱病人严格遵医嘱用药,不可自行减量或停药。

5)其他:大剂量激素应用时的感染症状可不明显,特别容易延误诊断,使感染扩散。如乳母接受大剂量的糖皮质激素,则不应哺乳,由于糖皮质激素可由乳汁中排泄,对婴儿造成不良影响,如生长受抑制、肾上腺皮质功能受抑制等。泼尼松在肝内转化为泼尼松龙而生效,故严重肝功能不全的病人只宜应用泼尼松龙。

(2)利尿剂:①肾病综合征患者在使用利尿剂时应注意严格测量并记录尿量、体重及血压,以监测利尿剂的疗效,避免过度利尿致有效血容量不足,诱发血栓形成和肾损害。由于肾病综合征患者有相对性血容量不足和低血压倾向,利尿剂应以每日尿量2000～2500ml或体重每日下降在1kg左右为宜。当观察到利尿剂利尿作用减弱时,应及时告知医生,以便增加剂量或改为间隙用药。②注意观察电解质紊乱现象,尤其是低钾表现,如肢软、乏力,肠鸣音减弱等,定期监测血钾情况。③静脉滴注速尿时注意控制滴速。严重水肿者以静脉用药效果较好,一般将100mg速尿加入100ml葡萄糖溶液或100ml甘露醇中,缓慢静滴1h。④适时使用利尿剂:肾病综合征伴急性肾衰有严重低蛋白血症者,在未补充血浆蛋白就使用大剂量利尿剂时,会加重低蛋白血症和低血容量,肾功能衰竭更趋恶化。故应在补充血浆白蛋白后(每日静脉用10～50g人体白蛋白)再予以利尿剂。一次过量补充血浆白蛋白但未及时用利尿剂时,可能导致肺水肿。

(白雪莲)

第二节　肾功能衰竭

一、急性肾衰竭

急性肾衰竭(ARF)是由各种原因引起的肾功能在短时期内(数小时至几周)急剧、进行性减退而引起的临床综合征。主要表现为少尿或无尿、氮质血症、高钾血症和代谢性酸中毒。

【病因和分类】

ARF有广义和狭义之分,广义的ARF可分为肾前性、肾性和肾后性三类。狭义的ARF是指急性肾小管坏死(ATN)。肾前性ARF常见病因包括血容量减少、有效动脉血容量减少和肾内血流动力学改变等。肾后性ARF的特征是急性尿路梗阻,梗阻可发生在尿路从肾盂到尿道的任一水平。肾性ARF有肾实质损伤,常见的是肾缺血或肾毒性物质(包括外源性毒素,如生物毒素、化学毒素、抗菌药物、造影剂等;内源性毒素,如血红蛋白、肌红蛋白等)损伤肾小管上皮细胞(如ATN)。在这一类中包括肾小球病、血管病和小管间质病导致的。本章主要以急性肾小管坏死为代表进行叙述。

【发病机制】

1.肾小管阻塞学说　毒物、毒素等可直接损害肾小管上皮细胞,其病变均匀分布,以近端小管为主。坏死的肾小管上皮细胞及脱落上皮细胞和微绒毛碎屑、细胞管型或血红蛋白、肌红蛋白等阻塞肾小管,导致阻塞部近端小管腔内压升高,继使肾小球囊内压力升高,当后者压力与胶体渗透压之和接近或等于肾小球毛细管内压时,遂引起肾小球滤过停止。

2.肾血流动力学改变　肾缺血既可通过血管作用使入球微动脉细胞内钙离子增加,从而对血管收缩刺激和肾自主神经刺激敏感性增加,导致肾自主调节功能损害、血管舒缩功能紊乱和内皮损伤,也可产生炎症反应。血管内皮损伤和炎症反应均可引起血管收缩因子产生过多,而血管舒张因子,主要为氧化亚氮、前列腺素合成减少。这些变化可进一步引起血流动力学异常,包括肾血浆流量下降,肾内血流重新分布表现为肾皮质血流量减少,肾髓质充血等,这些均可引起肾小球滤过率(GFR)下降。

3.返漏学说　指肾小管上皮损伤后坏死、脱落,肾小管壁出现缺损和剥脱区,小管管腔可与肾间质直接相通,致使小管腔中原尿液反流扩散到肾间质,引起肾间质水肿,压迫肾单位,加重肾缺血,使肾小球滤过率更降低。

4.弥散性血管内凝血　败血症、严重感染、流行性出血热、休克、产后出血、胰腺炎和烧伤等原因引起ATN,常有弥漫性微血管损害。

【临床表现】

急性肾小管坏死是 ARF 最常见的类型。临床表现在原发病、急性肾功能代谢紊乱和并发症等三方面。急性肾衰竭根据临床表现和病程的共同规律,一般分为少尿期、多尿期和恢复期三个阶段:

1.少尿或无尿期　一般持续 5～7d,有时可达 10～14d。

(1)尿量减少:尿量骤减或逐渐减少,每天尿量持续<400ml 者称为少尿,<50ml 者称为无尿。

(2)进行性氮质血症:由于肾小球滤过率降低引起少尿或无尿,致使排出氮质和其他代谢废物减少,血浆肌酐和尿素氮升高,其升高速度与体内蛋白分解状态有关。

(3)水、电解质紊乱和酸碱平衡失常

1)水过多:见于水分控制不严格,摄入量或补液量过多,出水量如呕吐、出汗、伤口渗透量等估计不准确以及液量补充时忽略计算内生水。随少尿期延长,易发生水过多,表现为稀释性低钠血症、软组织水肿、体重增加、高血压、急性心力衰竭和脑水肿等。

2)高钾血症:ATN 少尿期由于尿液排钾减少,若同时体内存在高分解状态,如挤压伤时肌肉坏死、血肿和感染等,热量摄入不足所致体内蛋白分解、释放出钾离子,酸中毒时细胞内钾转移至细胞外,有时可在几小时内发生严重高钾血症。高钾血症可无特征性临床表现,或出现恶心、呕吐、四肢麻木等感觉异常、心率减慢,严重者出现神经系统症状,如恐惧、烦躁、意识淡漠,直到后期出现窦室或房室传导阻滞、窦性停搏、室内传导阻滞甚至心室颤动。

3)代谢性酸中毒:急性肾衰竭时,由于酸性代谢产物排出减少,肾小管泌酸能力和保存碳酸氢钠能力下降等,致使每天血浆碳酸氢根浓度有不同程度下降。高分解状态时降低更多、更快。

4)其他:高镁、高磷、低钙、低钠、低氯血症等。

(4)心血管系统表现

1)高血压:除肾缺血时神经体液因素作用促使收缩血管的活性物质分泌增多因素外,水过多引起容量负荷过多可加重高血压。

2)急性肺水肿和心力衰竭:是少尿期常见死亡原因。它主要为体液潴留引起,但高血压、严重感染、心律失常和酸中毒等均为影响因素,是严重型 ATN 的常见死因。

3)心律失常:除高钾血症引起窦房结暂停、窦性停搏、窦室传导阻滞、不同程度房室传导阻滞和束支传导阻滞、室性心动过速、心室颤动外,尚可因病毒感染和应用洋地黄等而引起室性期前收缩和阵发性心房颤动等异位心律发生。

4)心包炎:年发生率为 18%,采取早期透析后降至 1%。多表现为心包摩擦音和胸痛,罕见大量心包积液。

5)消化系统表现:是 ATN 最早期表现。常见症状为食欲显著减退、恶心、呕吐、腹胀、呃逆或腹泻等。上消化道出血是常见的晚期并发症。

6)神经系统表现:轻型病人可无神经系统症状;部分病人早期表现疲倦、精神较差。若早期出现意识淡漠、嗜睡或烦躁不安,甚至昏迷,提示病情重笃,不宜拖延透析时间。

7)血液系统表现:ATN 早期罕见贫血,其程度与原发病因、病程长短、有无出血并发症等密切相关。严重创伤、大手术后失血、溶血性贫血因素、严重感染和急症 ATN 等情况,贫血可较严重。若临床上有出血倾向、血小板减少、消耗性低凝血症及纤维蛋白溶解征象,已不属早期 DIC。

2.多尿期　每天尿量达 2.5L 称多尿,ATN 利尿早期常见尿量逐渐增多,如在少尿或无尿后 24h 内尿量出现增多并超过 400ml 时,可认为是多尿期的开始,多尿期大约持续 2 周时间,每天尿量可成倍增加,利尿期第 3～5 天可达 1000ml,随后每天尿量可达 3～5L;进行性尿量增多是肾功能开始恢复的一个标志,但多尿期的开始阶段尿毒症的症状并不改善,甚至会更严重,且 GFR 仍在 10ml/min 或以下;当尿素氮开始下降时,病情才逐渐好转。多尿期早期仍可发生高钾血症,持续多尿可发生低钾血症、失水和低钠血症。此外,此期仍易发生感染、心血管并发症和上消化道出血等。

3.恢复期　当血尿素氮和肌酐明显下降时,尿量逐渐恢复正常。除少数外,肾小球滤过功能多在 3～6个月恢复正常。但部分病例肾小管浓缩功能不全可持续 1 年以上。若肾功能持久不恢复,可能提示肾有永久性损害。

【实验室检查】

1.血液检查　可有轻度贫血、血肌酐和尿素氮进行性上升,血肌酐每日平均增加≥44.2μmol/L,血清钾浓度升高(常>5.5mmol/L)。血 pH<7.35。碳酸氢根离子浓度多>20mmol/L。血清钠浓度正常或偏低。血钙降低,血磷升高。

2.尿液检查　尿蛋白多为±～++,常以小分子蛋白为主。尿沉渣检查可见肾小管上皮细胞、上皮细胞管型和颗粒管型及少许红、白细胞等;尿比重降低且较固定,多在 1.015 以下,因肾小管重吸收功能损害,尿液不能浓缩所致;尿渗透浓度<350mmol/L,尿与血渗透浓度之比<1.1;尿钠含量增高,多在 20～60mmol/L,肾衰竭指数和滤过率分数常>1。

3.影像学检查　影像学检查包括 B 超、肾区腹部 X 线片、CT、尿路造影、放射性核素扫描等,有时常需配合膀胱镜、逆行肾盂造影或静脉肾盂造影等检查结果来判断。

4.肾活检　是重要的诊断手段。在排除了肾前性及肾后性原因后,没有明确致病原因(肾缺血或肾毒素)的肾性 ARF 都有肾活检指征。活检结果可确定包括急性肾小球肾炎、系统性血管炎、急进性肾炎及急性过敏性间质性肾炎等肾疾病。

【治疗】

1.少尿期的治疗　治疗重点为调节水、电解质及酸碱平衡,控制氮质潴留,给予足够营养和治疗原发病。

(1)预防及治疗基础病因:主要采取纠正全身循环血流动力学障碍,以及避免应用和处理各种外源性或内源性肾毒性物质两大类措施。

(2)营养疗法:口服补充营养成分,对于不能口服的病人,可采用鼻饲和胃肠道外营养疗法。

(3)控制水、钠摄入:应按照"量出为入"的原则补充入液量。在有透析支持的情况下,可适当放宽入液量。

(4)高钾血症的处理:最有效方法为血液透析或腹膜透析。血钾轻度升高(5.2～6.0mmol/L)仅需密切随访,严格限制含钾药物和食物的摄入,并使用阳离子交换树脂。当血钾超过 6.5mmol/L,心电图表现为 QRS 波增宽等明显的变化时,则需马上采取紧急措施。具体包括:①在心电图监护下,给予 10%葡萄糖酸钙 10～20ml 稀释后静脉慢推注;②5%碳酸氢钠静脉滴注,尤其适用于伴有酸中毒的病人;③静脉注射 50%葡萄糖注射液加普通胰岛素;④乳酸钠静脉注射;⑤透析疗法适用于以上措施无效和伴有高分解代谢的急性肾衰竭病人,后者尤以血液透析治疗为宜。还有积极控制感染,消除病灶及坏死组织等措施。

(5)低钠血症的处理:一般仅需控制水分摄入即可。如出现定向力障碍、抽搐、昏迷等水中毒症状,则须给予高渗盐水滴注或透析治疗。

(6)代谢性酸中毒的处理:非高分解代谢的少尿早期,补充足够热量,减少体内组织分解,代酸并不严重。高分解代谢型酸中毒往往发生早,程度严重。可根据情况选用 5%碳酸氢钠治疗,对于顽固性酸中毒病人,宜立即进行透析治疗。

(7)低钙血症、高磷血症的处理:出现症状性低钙血症,可临时给予静脉补钙。中重度高磷血症可给予氢氧化铝凝胶。

(8)心力衰竭的治疗:以扩血管药物应用为主,尤以扩张静脉、减轻前负荷的药物为佳。透析疗法应尽早施行。

(9)贫血和出血的处理:中重度贫血治疗以输血为主。急性肾衰竭时消化道大量出血的治疗原则和一般消化道大量出血的处理原则相似,可参考上消化道出血的处理。

(10)感染的预防和治疗:权衡利弊选用抗生素,要密切观察临床表现。

(11)透析疗法:保守疗法无效,出现下列情况者,应进行透析治疗:①急性肺水肿。②高钾血症,血钾在 6.5mmol/L 以上。③血尿素氮 21.4mmol/L 以上或血肌酐 442μmol/L 以上。④高分解代谢状态,血肌酐每日升高超过 176.8μmol/L 或血尿素氮每日超过 8.9mmol/L,血钾每日上升 1mmol/L 以上。⑤无明显高分解代谢,但无尿 2d 以上或少尿 4d 以上。⑥酸中毒,二氧化碳结合力<13mmol/L,pH<7.25。⑦少尿 2d 以上,伴有下列情况任何一项者:体液潴留,如眼结膜水肿、心音呈奔马律、中心静脉压增高;尿毒症症状,如持续呕吐、烦躁、嗜睡;高血钾,血钾>6.0mmol/L,心电图有高钾改变。

2.多尿期的治疗   治疗重点为维持水、电解质和酸碱平衡,控制氮质血症,治疗原发病和防治各种并发症,可适当增加蛋白质摄入,并逐渐减少透析次数直至停止透析。

3.恢复期的治疗   一般无需特殊处理,定期随访肾功能,避免使用肾毒性药物。对从肾排泄的药物应根据内生肌酐清除率进行调整,以防其毒性反应。

【护理措施】

(一)基础护理

1.环境   病室应定时开窗通风、保持空气新鲜、安静,温度、湿度适宜。尽量将病人安置在单人房间,做好病室的消毒,做好保护性隔离,预防感染和感冒。

2.休息与睡眠   病人绝对卧床休息,可减少代谢产物的形成。注意保暖,及时更换衣服,保持皮肤清洁、干燥。

3.饮食护理   ARF 早期给补充热量以糖为主,蛋白质给予高生物效价的优质蛋白,早期限制在 0.5g/(kg·d),并适量补充必需氨基酸,限制钾、钠、镁、磷的摄入,如不宜吃香蕉、桃子、菠菜、油菜、蘑菇、木耳、花生等,优质蛋白限制在 0.50～75g/(kg·d)。

4.心理护理   本病起病较急,症状多,因此思想负担大,注意做好保护性医疗,以鼓励为主,安慰病人,解除其顾虑和恐惧心理。如需做腹膜透析和血液透析时,跟病人讲清治疗的意义和注意事项,使之积极配合。

(二)疾病护理

1.观察病情   密切观察病人的神志、生命体征、脑水肿,尿量、尿常规、肾功能,注意电解质如钠、钾、磷、血感染的前驱症状,观察有无出血倾向(如鼻腔、口腔、皮肤黏膜),注意观察血电解质如钾、钠、钙、磷、pH 的变化情况,观察有无头晕、乏力、心悸、胸闷、气促等高血压、急性左侧心力衰竭征象;有无出现水中毒或稀释性低钠血症的症状,如头痛、嗜睡、意识障碍、共济失调、昏迷、抽搐等。严格控制出入量,量出为入,宁少勿多。应准确记录出入量。掌握水、电解质平衡。

2.用药护理   正确遵医嘱使用药物,尤其是利尿药,并观察治疗疗效及不良反应。严格控制输液速度,有条件监测中心静脉压。

3.皮肤、口腔护理   卧床者定时翻身叩背,防止压疮和肺部感染的发生。由于病人病情较重、卧床时间较长,协助做好口腔护理,保持口腔清洁、舒适。养成良好习惯,餐前、餐后漱口,防止压疮和口腔感染。

(三)健康教育

1.环境   指导病人做好保护性隔离,预防感染和感冒。

2.饮食指导 指导少尿期应严格控制水、钠的摄入量,保证机体代谢需要;恢复期要营养,供给高热量、高维生素、优质低蛋白饮食,并适当锻炼。

3.避免诱因 注意劳逸结合,坚持体育运动,增强机体的抵抗力。

4.心理疏导 应保持精神愉悦,乐观开朗。

5.日常活动 指导病人饮食有节,讲究卫生,做好口腔护理,保持皮肤清洁,避免外邪侵袭。

6.定期门诊随访 指导病人遵医嘱用药,定期复查,发现疲倦、嗜睡、呼吸异常等,及时就诊。

二、慢性肾衰竭

慢性肾衰竭(CRF)又称慢性肾功能不全,是指各种原因造成的慢性进行性肾实质损害,肾单位逐渐硬化,数量减少,肾功能缓慢进行性减退,最终出现代谢产物潴留,水、电解质及酸碱平衡失调,全身各系统受累为主要表现的临床综合征,也称为尿毒症。

【病因】

1.各型原发性肾小球肾炎 膜增殖性肾炎、急进性肾炎、膜性肾炎、局灶性肾小球硬化症等如果得不到积极有效的治疗,最终导致尿毒症。

2.继发于全身性疾病 如高血压及动脉硬化、系统性红斑狼疮、过敏性紫癜肾炎、糖尿病、痛风等,可引发尿毒症。

3.慢性肾脏感染性疾患 如慢性肾盂肾炎,也可导致尿毒症。

4.慢性尿路梗阻 如肾结石、双侧输尿管结石、尿路狭窄、前列腺肥大、肿瘤等,也是尿毒症的病因之一。

5.先天性肾脏疾患 如多囊肾、遗传性肾炎及各种先天性肾小管功能障碍等,也可引起尿毒症。

6.其他原因 如服用肾毒性药物,以及盲目减肥等均有可能引发尿毒症。

【发病机制】

本病的发病机制未完全明了,有以下主要学说。

1.慢性肾衰竭进行性恶化的发病机制

(1)肾小球高滤过学说:CRF 时残余肾单位肾小球出现高灌注和高滤过状态是导致肾小球硬化和残余肾单位进一步丧失的重要原因之一。由于高滤过的存在,可促进系膜细胞增殖和基质增加,导致微动脉瘤的形成。

(2)肾单位高代谢:CRF 时残余肾单位肾小管高代谢状况,是肾小管萎缩、间质纤维化和肾单位进行性损害的重要原因之一。

(3)肾组织上皮细胞表型转化的作用:在某些生长因子或炎症因子的诱导下,肾小管上皮细胞、肾小球上皮细胞、肾间质成纤细胞均可转变为肌成纤维细胞,在肾间质纤维化、局灶节段性或球性肾小球硬化过程中起重要作用。

(4)某些细胞因子(生长因子)的作用:白细胞介素-Ⅰ、单个核细胞趋化蛋白-Ⅰ、血管紧张素Ⅱ、内皮素-Ⅰ等均参与肾小球和小管间质的损伤过程,并在促进细胞外基质增多中起重要作用。

(5)其他:在多种慢性肾病动物模型中,均发现肾脏固有细胞凋亡增多与肾小球硬化、小管萎缩、间质纤维化有密切关系,提示细胞凋亡可能在 CRF 进展中起某种作用。此外,近年发现,醛固酮过多也参与肾小球硬化和间质纤维化的过程。

2.尿毒症的发生机制 目前一般认为,尿毒症的症状及体内各系统损害的原因,主要与尿毒症毒素的毒性作用有关,同时也与多种体液因子或营养素的缺乏有关。尿毒症毒素是由于绝大部分肾实质破坏,因而不能排泄多种代谢废物和不能降解某些内分泌激素,致使其积蓄在体内起毒性作用,引起某些尿毒症症状。尿毒症分为三阶段。①肾功不全代偿期 GFR>50ml/min,血肌酐<178μmol/L,血尿素氮<9mmol/L;②肾功不全失代偿期:GFR>25ml/min,血肌酐>178μmol/L,血尿素氮>9mmol/L;③肾功衰竭期:GFR<25ml/min,血肌酐>445μmol/L,血尿素氮>20mmol/L。

【临床表现】

1.水、电解质和酸碱平衡失调

(1)钠、水平衡失调:常有钠、水潴留,而发生水肿、高血压和心力衰竭。

(2)钾的平衡失调:大多数患者的血钾正常,一直到尿毒症时才会发生高钾血症。

(3)酸中毒慢肾衰时,代谢产物如磷酸、硫酸等酸性物质因肾的排泄障碍而潴留,肾小管分泌氢离子的功能缺陷和小管制造 NH_3 的能力差,因而造成血阴离子间隙增加,而血 HCO_3^- 浓度下降,这就是尿毒症酸中毒的特征。如二氧化碳结合力<13.5mmol/L,则可有较明显症状,如呼吸深长、食欲缺乏、呕吐、虚弱无力,严重者可昏迷、心力衰竭和(或)血压下降。酸中毒是最常见死因之一。

(4)钙和磷的平衡失调:血钙常降低,很少引起症状。

(5)高镁血症当 GFR<20ml/min 时,常有轻度高镁血症,患者常无任何症状,仍不宜使用含镁的药物。透析是最佳解决方法。

(6)高磷血症:防止血磷升高有利于防止甲状旁腺功能亢进。

2.各系统症状体征

(1)心血管和肺症状:心、肺病变水钠潴留、肾缺血、肾素分泌增加引起的高血压长期作用于心可引起心力衰竭。血液内尿素过高渗入心包和胸膜可引起纤维素性心包炎和纤维素性胸膜炎,听诊时可听到心包和胸膜摩擦音。心力衰竭可引起肺水肿。血尿素从呼吸道排出可引起呼吸道炎症,有时沿肺泡壁可有透明膜形成;肺毛细血管通透性增加,肺泡腔内有大量纤维蛋白及单核细胞渗出,很少中性粒细胞,称为尿毒症性肺炎。

(2)血液系统表现:造血系统主要改变为贫血和出血。贫血原因:①严重肾组织损害时促红细胞生成素产生不足。②体内蓄积的代谢产物,有些如酚及其衍生物可抑制骨髓的造血功能。另一些毒物如胍及其衍生物可缩短红细胞生存期,加速红细胞破坏并可引起溶血。③转铁蛋白从尿中丧失过多,造成体内铁的运输障碍。

尿毒症病人常有出血倾向,表现为牙龈出血、鼻出血、消化道出血等。出血的原因:①毒性物质抑制骨髓,血小板生成减少;②有些病人血小板数量并不减少,却有出血倾向;这可能是由于血液内胍类毒性物质造成血小板功能障碍,使血小板凝聚力减弱和释放血小板第Ⅲ因子的作用降低所致。

(3)神经、肌肉系统症状:疲乏、失眠、注意力不集中是慢性肾衰的早期症状之一,其后会出现性格改变、抑郁、记忆力减退、判断错误,并可有神经肌肉兴奋性增加,尿毒症时常有精神异常、对外界反应淡漠、谵妄、惊厥、幻觉、昏迷等。

(4)胃肠道症状:最早最常见症状。消化系统体内堆积的尿素排入消化道,在肠内经细菌尿素酶的作用形成氨,可刺激胃肠黏膜引起纤维素性炎症,甚至形成溃疡和出血。病变范围广,从口腔、食管直至直肠都可受累。以尿毒性食管炎、胃炎和结肠炎较为常见。病人常有恶心、呕吐、腹痛、腹泻、便血等症状。

(5)皮肤症状:皮肤瘙痒是常见症状,尿毒症病人皮肤常呈灰黄色并有瘙痒,皮肤的颜色与贫血和尿色素在皮肤内积聚有关。体内蓄积的尿素可通过汗腺排出,在皮肤表面形成结晶状粉末称为尿素霜,常见于面部、鼻、颊等处。瘙痒的原因不清楚,可能与尿素对神经末梢的刺激有关。

（6）肾性骨营养不良症：包括纤维性骨炎、肾性骨软化症、骨质疏松症和肾性骨硬化症。

（7）内分泌失调在感染时，可发生肾上腺功能不全。慢性肾衰竭的血浆肾素可正常或升高，血浆 $1,25\text{-}(OH)_2D_3$ 则降低，血浆红细胞生成素降低。性功能障碍，患儿性成熟延迟。

（8）易于并发感染：尿毒症常见的感染是肺部和尿路感染。

（9）代谢失调及其他：①体温过低基础代谢率常下降，患者体温常低于正常人约 1℃；②糖类代谢异常，慢肾衰时原有的糖尿病胰岛素量会减少，因胰岛素降解减少；③高尿酸血症，其升高速度比肌酐和尿素氮慢；④脂代谢异常。

【实验室检查】

1.血常规检查　可有红细胞计数降低、血红蛋白浓度下降、白细胞计数可升高或降低。

2.肾功能检查　内生肌酐清除率降低，血肌酐和尿素氮进行性上升。

3.血生化检查　血浆蛋白降低，总蛋白在 60g/L，血清钾、钠浓度随病情变化。血钙降低，血磷升高。

4.尿液检查　夜尿增多，尿渗透压下降。尿沉渣检查可见红、白细胞、颗粒管型等。

5.影像学检查　影像学检查包括 B 超、肾区腹部平片、CT 示双肾缩小。

【预防与治疗】

1.治疗基础　疾病和使肾衰竭恶化的因素，及时诊断治疗慢性肾衰竭基本疾病，是处理肾衰竭的关键。

2.延缓慢性肾衰竭的发展

（1）饮食治疗。①限制蛋白饮食，减少饮食中蛋白质含量能使血尿素氮（BUN）水平下降，尿毒症症状减轻。还有利于降低血磷和减轻酸中毒。一般根据 GFR 具体调整蛋白摄入量。②高热量摄入。摄入足量的糖类和脂肪。

（2）必需氨基酸的应用。

（3）控制全身性和（或）肾小球内高压力首选 ACE 抑制药和血管紧张素Ⅱ受体拮抗药。

（4）其他高脂血症的治疗与一般高血脂者相同，高尿酸血症通常不需治疗。

（5）中医药疗法。

3.并发症的治疗

（1）水、电解质失调

1）钠、水平衡失调没有水肿的患者，不需禁盐，有水肿者，应限制盐和水的摄入。如水肿较重，可试用呋塞米，但必须在肾功能对利尿药发生反应时应用。已透析者，应加强超滤。如水肿伴有稀释性低钠血症，则需严格限制水的摄入，如果钠、水平衡失调而造成严重情况，对常规的治疗方法无效时，应紧急进行透析治疗。

2）高钾血症判断诱发因素，如血钾仅中度升高，应首先治疗引起高血钾的原因和限制从饮食摄入钾。如果高钾血症＞6.5mmol/L，出现心电图高钾表现，甚至肌无力，必须紧急处理。

3）代谢性酸中毒。如酸中毒不严重，低钠饮食情况不可口服碳酸氢钠。二氧化碳结合力低于13.5mmol/L，尤其伴有昏迷或深大呼吸时，应静脉补碱。

4）钙磷平衡失调应于慢性肾衰竭的早期防治高磷血症，积极使用肠道磷结合药，宜经常监测血清磷、钙水平。

（2）心血管和肺并发症

1）慢性肾衰竭患者的高血压多数是容量依赖性，患者宜减少水盐摄入。

2）尿毒症心包炎应积极透析，着重防止心脏压塞。如出现心脏压塞征象时，紧急做心包穿刺或心包切开引流。

3）心力衰竭其治疗方法与一般心力衰竭的治疗相同，要强调清除钠、水潴留，使用较大剂量呋塞米，必要时做透析超滤。可使用洋地黄类药物。

4）尿毒症肺炎可用透析疗法。

（3）血液系统并发症维持性慢性透析，能改善慢性肾衰竭的贫血。在没有条件使用EPO者，如果血红蛋白小于60g/L，则应予小量多次输血，证实有缺铁者应补铁剂，充分补铁后，再使用EPO。

红细胞生成素治疗肾衰竭贫血，其疗效显著。

（4）肾性骨营养不良症：骨化三醇的使用指征是肾性骨营养不良症，对骨软化症疗效颇佳，在治疗中，要密切监测血磷和血钙。

（5）感染抗生素的选择和应用的原则，与一般感染相同。若抗生素是经由肾排泄的，可给予1次负荷剂量后，按GFR下降的情况调整其剂量。在疗效相近的情况下，应选用肾毒性最小的药物。金霉素、呋喃妥因等不宜应用。

（6）神经精神和肌肉系统症状充分地透析可改善神经精神和肌肉系统症状。成功的肾移植后，周围神经病变可显著改善。骨化三醇和加强补充营养可改善部分患者肌病的病状，使用EPO可能对肌病有效。

（7）其他。①糖尿病肾衰竭患者随着GFR不断下降，必须相应调整胰岛素用量；②皮肤瘙痒：外用乳化油剂，口服抗组胺药，控制磷的摄入及强化透析，甲状旁腺次全切除术有时对顽固性皮肤瘙痒症有效。

4.药物的使用　　根据药物代谢与排泄途径，内生肌酐清除率等因素，决定药物使用的剂量。

5.追踪随访　　定期随访以便对病情发展进行监测，应至少每3个月就诊1次。

6.透析疗法　　慢肾衰竭当血肌酐高于707μmol/L，且患者开始出现尿毒症症状时，应透析治疗。

（1）血液透析：先做动静脉内瘘。

（2）腹膜透析特别适用于儿童、心血管情况不稳定的老年人、DM患者或做动静脉内瘘有困难者。腹腔感染为最主要并发症。

7.肾移植可望重新恢复肾功能，但术后长期应用免疫抑制药物。

8.尿毒症的替代治疗　　当慢性肾衰竭患者GFR 6～10ml/min并有明显尿毒症临床表现，经治疗不能缓解时，则应进行透析治疗。对糖尿病肾病，可适当提前（GFR10～15ml/min）安排透析。血液透析（简称血透）和腹膜透析（简称腹透）的疗效相近，但各有其优缺点，在临床应用上可互为补充。但透析疗法仅可部分替代。肾的排泄功能（对小分子溶质的清除仅相当于正常肾的10%～15%），不能代替其内分泌和代谢功能。患者通常应先做一个时期透析，待病情稳定并符合有关条件后，可考虑进行肾移植术。

（1）血液透析：血透前3～4周，应预先给患者做动静脉内瘘（位置一般在前臂），以形成血流通道，便于穿刺。血透治疗一般每周做3次，每次4～6h。在开始血液透析4～8周，尿毒症症状逐渐好转；如能长期坚持合理的透析，不少患者能存活15～20年以上。但透析治疗间断地清除溶质的方式使血容量、溶质浓度的波动较大，不符合生理状态，甚至产生一些不良反应。

（2）腹膜透析持续性不卧床腹膜透析疗法（CAPD）：设备简单，易于操作，安全有效，可在患者家中自行操作。每日将透析液输入腹腔，并交换4次（6h 1次），每次约2L。CAPD是持续地进行透析，对尿毒症毒素持续地被清除，血容量不会出现明显波动，故患者也感觉较舒服。CAPD在保存残存肾功能方面优于血透，费用也较血透低。CAPD的装置和操作近年已有很大的改进，例如使用Y型管道，腹膜炎等并发症已大为减少。CAPD尤其适用于老人、心血管功能不稳定者、糖尿病患者、小儿患者或做动静脉内瘘有困难者。

（3）肾移植：成功的肾移植会恢复正常的肾功能（包括内分泌和代谢功能），可使患者几乎完全康复。肾移植需长期使用免疫抑制药，以防排斥反应，常用的药物为糖皮质激素、环孢素（或他克莫司）、硫唑嘌呤

(或吗替麦考酚酯)等。由于移植后长期使用免疫抑制药,故并发感染者增加,恶性肿瘤的患病率也有增高。

【护理措施】

(一)基础护理

1.环境　做好病室的消毒。病室应定时开窗通风、保持空气新鲜、流通,安全、安静,温度、湿度适宜。做好保护性隔离,预防感染和感冒。

2.休息与睡眠　重症病人应卧床休息,可减少代谢产物的形成。注意保暖,及时更换衣服,保持皮肤清洁、干燥。

3.饮食护理　少量多餐,应摄入高热量、高维生素、高钙、低磷和优质低蛋白饮食,适当限制钠盐和钾盐,蛋白质不可过多,以减轻肾脏负担,对长期热量不足的病人,需经胃肠外补充热量。

4.生活指导　保持皮肤清洁,注意个人卫生,督促病人勤换衣、勤洗澡。保持口腔、会阴部清洁,避免到公共场所。

5.心理护理　绝大多数病人有多年的慢性肾脏病史,病情迁延不愈,症状日益加重,大部分存在抑郁与恐惧心理,耐心解释疾病有关知识,使他们正确对待疾病,积极参与治疗护理,争取延缓病程进展。做腹膜透析和血液透析时,跟病人讲清治疗的意义和注意事项,使之积极配合。

(二)疾病护理

1.观察病情　绝大多数病人有多年的慢性肾病史,密切观察病人的意识状态,贫血及尿毒症面容、有无血压增高、水肿、呼出气体有无尿味,皮肤是否干燥并有抓痕,有无恶心、呕吐、腹泻、呼吸困难、呼吸的频率和深度、心率是否规律,有无心包摩擦音,皮肤黏膜是否有瘀斑等。注意观察血、电解质,如钾、钠、钙、磷、pH的变化情况,有无出现水中毒或稀释性低钠血症的症状,严格控制出入量,量出为入,宁少毋多。应准确记录出入量。掌握水电解质平衡。

2.用药的护理　正确遵医嘱使用药物,尤其是利尿药,并观察治疗疗效及副作用。严格控制输液速度,有条件监测中心静脉压。

3.对症护理

(1)消化系统:口腔护理,饭后漱口,观察呕吐物及粪便颜色。

(2)贫血严重者,起坐、上下床动作宜缓慢,防止皮肤黏膜受损。

(3)神经系统:如有头痛、失眠、躁动,应安置在光线较暗的病室,保持安静,注意安全,使用镇静药须防止蓄积中毒。

(4)心血管系统:严格观察血压、心律、神志变化及降压药物的不良反应,发生有颅内压增高及心功能不全时应及时告知医师,做必要处理。

(5)呼吸系统:观察患者有无咳嗽、胸闷等表现,若出现深大呼吸伴嗜睡,提示代谢性酸中毒,应及时处理。

(6)皮肤护理:因尿素霜沉积对皮肤的刺激,故应勤用温水擦洗,保持皮肤清洁,忌用肥皂和乙醇,勤换衣裤被单。对严重水肿者,经常更换卧姿,预防压疮。

(三)健康指导

1.环境　室内空气新鲜、流通,安全、安静,温度、湿度适宜。

2.饮食指导　高热量、高维生素、高钙、低磷和优质低蛋白饮食,高血压、水肿及尿量少者应限盐,如行透析治疗,适当增加蛋白质摄入,每日尿量少于500ml时,应避免高钾食物及饮料。

3.避免诱因　注意劳逸结合,坚持体育运动,增强机体的抵抗力。

4.遵医嘱用药　避免使用肾毒性较大的药物,如氨基糖苷类抗生素。

5.心理疏导　指导病人正确对待疾病,积极配合治疗,延缓疾病的发展。

6.日常活动　讲究卫生,做好口腔护理,保持皮肤清洁,注意保暖,避免外邪侵袭。准确记录每日体重、血压、尿量。

7.保护血管　慢性肾衰竭的病人应注意保护和计划地使用血管,尽量保留前臂、肘部等部位的血管,以备透析治疗。已行透析治疗的病人,血液透析者应注意保护好动静脉瘘管,腹膜透析者保护好腹膜透析管道。

8.定期门诊随访,定期复查肾功能、电解质,发现不适及时就诊

（白雪莲）

第三节　泌尿系统常用诊疗技术及护理

一、经皮穿刺肾活组织检查术

由于肾脏疾病的种类繁多,病因及发病机制复杂,许多肾脏疾病的临床表现与肾脏的组织学改变并不完全一致。另外,肾脏病的不同发展时期其组织病理的改变也不一致。所以了解肾脏组织形态学的改变对临床医生判断病情、治疗疾病和估计预后方面提供了重要的依据。经皮穿刺肾活组织检查术是目前临床上被广泛认可和应用的肾活检方法。但此法是一种创伤性检查,穿刺过程必须谨慎,并加强术后护理。

【适应证】

1.内科各种原发、继发及遗传性肾实质疾病(尤其是弥漫性病变)。

2.急性肾小管及间质性病变。不典型的慢性肾盂肾炎,特别是与慢性肾炎鉴别有困难时,需要做肾活检,以明确诊断。

3.原因不明的持续性无症状蛋白尿和血尿,以及病因不明的高血压。

4.原因不明的急性肾功能衰竭,在诊断和治疗上有困难时;或慢性肾脏病的原因不明,病情突然加重者。

5.移植肾肾功能明显减退原因不清时或严重排异反应决定是否切除移植肾,或怀疑原有肾脏病在移植肾中复发。

【禁忌证】

1.绝对禁忌证　①明显出血倾向,②重度高血压,③精神病或不配合操作者,④孤立肾,⑤小肾。

2.相对禁忌证　①活动性肾盂肾炎、肾结核、肾盂积水或积脓,肾脓肿或肾周围脓肿。②肾肿瘤或肾动脉瘤。③多囊肾或肾脏大囊肿。④肾脏位置过高(深吸气肾下极也不达十二肋下)或游走肾。⑤慢性肾功能衰竭。⑥过度肥胖。⑦重度腹水。⑧心功能衰竭、严重贫血、低血容量、妊娠或年迈者。

【护理】

1.术前准备

(1)向病人及家属说明肾活检的必要性和安全性及可能出现的并发症,并征得患者本人及家属同意。向患者解释肾穿刺操作,解除病人的恐惧心理,以取得病人的配合。让其练习憋气(肾穿刺时需短暂憋气)及卧床排尿(肾穿后需卧床24h),以便密切配合。

(2)查血型,出、凝血时间,血小板计数及凝血酶原时间,以了解有无出血倾向及备血。检查肌酐清除率、血肌酐及尿素氮了解肾功能。查同位素肾图了解分肾功能,并做 B 超了解肾脏大小、位置及活动度。

(3)术前 2～3 日口服或肌注维生素 K。血小板数量及功能异常可于穿刺当日术前输注新鲜血小板。严重肾衰病人最好在肾穿刺前作血液透析数次,在肾穿刺前 24 小时停止透析,透析结束时应给鱼精蛋白中和肝素,并在肾穿刺前复查试管法凝血时间,以证实肝素作用消失。

(4)术前嘱患者排空膀胱,常规清洁肾区皮肤。

(5)穿刺点定位:多选择右肾下级的外侧缘。定位的方法有:①体表解剖定位;②X 线定位;③同位素肾扫描定位;④B 超定位,是目前最常采用和比较安全的方法。

(6)用物准备:常规消毒物品、肾穿刺包、棉签、胶布、手套、消毒盒、钢尺、腹带、沙袋、垫枕(宽 10～15cm,长 50～60cm)、注射器、小剪刀、装有 1%福尔马林的小瓶、戊二醛小瓶、荧光组织小瓶等。

2.操作过程　　患者排尿后俯卧位于检查台上,腹部垫枕,将肾推向背侧固定,双臂前伸,头偏向一侧。一般选右肾下级为穿刺点,以穿刺点为中心,消毒背部皮肤,铺无菌巾。无菌 B 超穿刺探头成像,用 1%～2%利多卡因局部麻醉。取 10cm 长心内注射针垂直从穿刺点刺入肾囊,注入少量局麻药物。将穿刺针垂直刺入达肾囊,观察肾脏上下级随呼吸移动情况,当肾脏下极移到穿刺最佳的位置时,令患者屏气,立即快速将穿刺针刺入肾脏内 2～3cm,拔出穿刺针,嘱患者正常呼吸。穿刺点覆盖纱布、胶布固定。穿刺点压沙袋并用腹带包扎压迫止血。

检查是否取到肾组织,并测量其长度,在解剖镜下观察有 5 个以上肾小球后,送光镜、电镜、免疫荧光。如无肾组织可重复以上步骤。一般 2～3 次为宜。

3.术后护理

(1)病人肾活检后,平车推入病房,继续平卧硬板床 24h,沙袋压迫 8h 后解除。

(2)卧床期间,嘱病人安静休息,减少躯体的移动,避免引起伤口出血,同时应仔细观察伤口有无渗血并加强生活护理。平卧 24h 后,若病情平稳、无肉眼血尿,可下地活动。若见肉眼血尿,应延长卧床时间至肉眼血尿消失或明显减轻。

(3)定期观察血压、脉搏、体温以及尿的颜色,注意有无腹痛、腰痛。每半小时测血压、脉搏一次,4h 后血压平稳可停止测量。若病人血压波动大或偏低应测至平稳,并给予对症处理。术后嘱病人多饮水,以尽快排出少量凝血块。对肾功能不全的患者应避免过度饮水造成心衰,同时注意排尿情况。常规留取尿标本 3 次送检。

(4)并发症观察及护理

1)血尿:镜下血尿发生率几乎为 100%,常于术后 1～5 天消失,无需处理。当肾穿刺针穿入肾盏或肾盂后,可以出现肉眼血尿,大多于 1～3 天消失。出现肉眼血尿伴血块时,一般在静滴 $VitK_1$ 或垂体后叶素后可以得到缓解,注意此时不要使用止血药,以免出现尿路梗阻造成严重后果。鼓励患者多饮水,保证尿路通畅。患者出血严重时,应输血或输液,监测血压和血红蛋白。若经过抢救仍不能维持血压者,应考虑行选择性肾动脉造影,以明确出血部位,并决定用动脉栓塞治疗,或采取外科手术。

2)肾周围血肿:发生率 60%～90%,一般较小,无临床症状,多在 1～2 周内吸收。较大血肿少见,多因肾撕裂或穿至大中血管尤其是动脉造成。多在穿刺当天发生,表现为腹痛、腰痛、穿刺部位压痛、反跳痛,严重时血压下降、红细胞压积下降,行 B 超或 X 线检查可进一步证实,一般采取保守治疗,若出血不止,可手术清除血肿。术后 B 超检查发现肾周围血肿的病人应延长卧床时间。由于血肿的吸收,可有中等度发热,应按发热病人护理,并给予适当的药物处理。伴有腰痛剧烈者可给予麻醉性止痛药止痛。

3)腰痛及腰部不适:多数病人有轻微的同侧腰痛或腰部不适,一般持续 1 周左右。服用一般止痛药可减轻疼痛。

4)腹痛、腹胀:个别病人肾活检后出现腹痛,持续 1～7 日,少数病人可有压痛及反跳痛。由于生活习惯的改变加之腹带的压迫,使病人大量饮水或可出现腹胀,一般无需特殊处理,对腹胀、腹痛明显者可给予乳酶生及解痉药等以缓解症状。

二、血液净化治疗的护理

血液净化疗法是肾脏替代疗法的重要组成部分。接受该疗法患者的存活率、存活时间、存活质量均有大幅度提高。血液净化疗法主要有两种:血液透析与腹膜透析。

(一)血液透析

血液透析,简称血透,也称之为人工肾,是一种较安全、易行、应用广泛的血液净化方法之一。主要是利用半透膜原理,通过弥散、对流作用清除血液中的有害物质,以及通过半透膜两侧压力差产生的超滤脱水作用去除多余的水,达到净化血液,维持水电解质及酸碱平衡的目的。透析器是物质交换的场所,最常用的是中空纤维型透析器。中空纤维是由人工合成的半透膜,空芯腔内供血液通过,外为透析液。血液透析机可控制透析液的流量及温度、脱水量、血液的流量等,并具有体外循环的各种监护系统。透析液含钠、钾、钙、镁、氯、碱基及葡萄糖等,其渗透压与细胞外液相似。根据所含碱基的不同,透析液分为醋酸盐透析液和碳酸氢盐透析液。

【适应证】

1.急性肾功能衰竭　主张早期频繁透析,其指征为:BUN>28.6mmol/L,血 Scr>442umol/L。血钾>6.0mmol/L。CO_2CP<15mmol/L;血 pH<7.25。药物不能控制的严重高血压,血压增高超过基础血压的30mmHg,体重进行性增长超过 2～3kg,有急性左心衰、肺水肿先兆症状。无尿或少尿48h 以上。

2.慢性肾功能衰竭　慢性肾衰者的内生肌酐清除率下降接近 5ml/min 时,应开始透析治疗。有下列情况时,可酌情提前开始透析治疗:严重并发症,经药物治疗等不能有效控制者,如容量过多包括急性心力衰竭、顽固性高血压;高钾血症、代谢性酸中毒、高磷血症、贫血;体重明显下降和营养状态恶化,尤其是伴有恶心、呕吐等。

3.急性药物或毒物中毒　凡分子量小,不与组织蛋白结合的毒物,在体内分布均匀,且能通过透析膜被析出者,应争取透析治疗,最好在 8～16h 内进行。

【禁忌证】

无绝对禁忌证,但下列情况应慎用:颅内出血或颅内压增高;药物难以纠正的严重休克;严重心肌病变并有难治性心力衰竭;活动性出血;恶性肿瘤晚期;精神障碍不能配合血液透析治疗。

【实施】

1.建立血管通路　血管通路又称血液通路,即建立动静脉通道,将动脉端血液引入管道和透析器,使血液净化。然后将净化了的血液再由静脉端回输体内。一条稳定可靠的血管通路,是顺利进行血液透析的基本保证。良好的血管通路的基本要求是血流量能够达到 200～300ml/min。可分为临时性血管通路和永久性血管通路。

(1)临时性血管通路:指能迅速建立,立即使用的血管通路。主要用于急性肾功能衰竭、慢性肾功能衰竭还没有建立永久性血管通路等。一般选择股动-静脉、桡动脉-头静脉穿刺或锁骨下静脉导管法,以保证血流量。

(2)永久性血管通路:动-静脉内瘘(AVF)即使用手术将动脉和静脉永久性地连接后,静脉扩张,管壁肥厚,可耐受穿刺针的反复穿刺。AVF成熟一般需要4～8周,如需提前使用,至少应在2～3周以后。

2.血液透析中的抗凝 血透治疗过程需抗凝。抗凝方法则视患者有无出血倾向而定。常用肝素进行抗凝治疗。目前临床上使用的低分子肝素,如速避凝等.效果同肝素相仿,可替代肝素,但价格较贵。

(1)全身肝素化法,为常规方法。适用于无出血倾向,无心包炎的病人。首次肝素剂量为0.8～1.2mg/kg,于治疗前5分钟静脉穿刺时注入,以后追加10mg/h,透析前0.5～1h停止追加肝素。有条件时应监测PTT或KKPTT,使其保持在基础值的180%较为合适。

(2)边缘肝素化法。适用于有轻中度出血倾向,有心包炎的病人。首次肝素剂量为0.5～0.7mg/kg,以后追加5～7mg/h,保持透析器内血液凝血时间。

(3)局部(体外)肝素化法。适用有严重出血倾向者。用肝素泵将肝素以0.25mg/分的速率持续注入动脉管道,同时在静脉管道将鱼精蛋白以0.25mg/分的速率注入,以中和肝素。治疗结束后3小时静注鱼精蛋白30～50mg,以防肝素反跳。

3.血液透析模式

(1)急性血液透析

1)血管通路:由颈内静脉、股静脉或锁骨下静脉等处插管以保证血流量。

2)抗凝:根据有无出血倾向,可选择肝素、低分子肝素或不用肝素。

3)透析频度:根据患者原发病及每日治疗用药的情况灵活掌握。

4)超滤量:急性肾功能衰竭以水潴留为主要表现时,脱水量依不同情况具体决定,一般初次脱水不要超过4.0l。

5)透析方法:选用普通透析、透析滤过或连续性的肾脏替代治疗。

6)透析器:选用不易激活补体的膜材料,如聚丙烯腈膜、聚砜膜及乙酸纤维膜等。

(2)慢性血液透析,即维持性血液透析

1)血管通路:动静脉内瘘、永久性深静脉置管或人造血管。

2)透析时间:每次4.0～4.5h。

3)透析频度:可每周两次或3次,或每两周5次,应根据患者的尿量来决定,如每24h尿量在800ml以下,每周透析时间应达15h,即每周3次,若24h尿量在800ml以上,透析时间应达9h,即每周两次。

4)透析血流量:为体重的4倍,一般为250～300ml/min。

5)透析液流量为500ml/min。

(3)诱导透析:为避免初次透析时透析脑病(失衡综合征)的发生。根据病情诱导透析,可进行1～3次。

1)小面积透析器。

2)血流量:150ml/min。

3)超滤量:小于1.5L(若有容量负荷过重可适当放宽)。

4)时间:小于3h。

5)Scr或BUN下降幅度:应限制在30%以内。

6)蛋白制剂的应用:透析中给予新鲜血或20%白蛋白以提高血浆渗透压。

(4)肾移植前的透析:同慢性血液透析,在移植前酌加透析1次,以减轻患者的容量负荷,为术中输血补液创造条件,增加手术的耐受性。

【血液透析护理】

1.透析前的护理

(1)透析环境和设备的准备:必须由专人对透析设备和透析室严格执行清洁及消毒制度。透析器是物质交换的场所,最常用的是中空纤维型透析器。中空纤维是由人工合成的半透膜,空芯腔内供血液通过,外为透析液。血液透析机可控制透析液的流量及温度、脱水量、血液的流量等,并具有体外循环的各种监护系统。护士应熟练掌握透析机的操作,且注意在开机后各项指标达到稳定后才能开始进行透析。透析设备还包括透析供水系统、透析管道和穿刺针、透析液的准备。透析液可分为醋酸盐和碳酸氢盐两类,首先配制成浓缩 35 倍的透析液,经机器稀释后流入透析器。

(2)透析药品的准备:包括透析用药(生理盐水、肝素、5%的碳酸氢钠)、急救用药、高渗葡萄糖注射液、10%的葡萄糖酸钙、地塞米松及透析液等。

(3)病人的准备:①血管通路的准备:应熟悉其使用方法,注意观察导管有无滑脱、出血、栓塞、感染等情况的发生,保持导管的清洁无菌。②透析病人的饮食营养:注意补充蛋白质[摄入量为 1.2～1.4g/(kg·d)];控制摄入水量,即透析间期病人的体重增长不能超过 2.5kg。③心理护理:透析前应向病人及家属做好介绍和解释,使其了解血透的必要性、方法及注意事项。尽量消除病人的恐惧和紧张心理,保证患者在透析前夜有充足睡眠。④透析前常规嘱患者排尿,并测量体重、体温、血压、脉搏。

2.透析过程中的护理

(1)透析装置的监护:血液透析是一种体外循环,操作人员须严格遵守操作规程,保证各种管道连接紧密、通畅,并与外界空气隔绝。定时检查并记录透析中各种监视装置及机器上显示的各种数据,一旦出现机器报警或异常情况,应立即查找原因,采取措施,保证透析的正常进行,确保患者的生命安全。

(2)透析患者的监护:密切观察患者的情况,预防并处理透析相关并发症,以提高透析质量。

1)低血压:是透析中主要并发症之一,发生率为 25%～60%。

原因:可能与脱水过多过快;血浆渗透压迅速下降,水分移向组织间或细胞内致有效血容量减少;自主神经功能紊乱以及心脏因素等有关。

表现:低血压是指透析中收缩压下降>20mmHg 或平均动脉压降低 10mmHg 以上,并有低血压症状(面色苍白、出汗)。

处理:①采取头低位;②停止超滤;③补充生理盐水 100ml～200ml,或血浆、白蛋白等。上述处理后,如血压好转,则逐步恢复超滤,期间仍应密切监测血压变化。如输入 500ml 或更多液体血压仍不上升,可采用升压药,并进一步检查有否其他原因或采取其他相应的措施。如透析中低血压反复出现,而上述方法无效,可考虑改变透析方式,如采用单纯超滤、序贯透析和血液滤过,或改为腹膜透析。

2)失衡综合征:是指发生于透析中或透析后早期,以脑电图异常及全身和神经系统症状为特征的一组病症,轻者可表现为头痛、恶心、呕吐及躁动,重者出现抽搐、意识障碍甚至昏迷。

原因:由于血液透析快速清除溶质,导致患者血液溶质浓度快速下降,血浆渗透压下降,血液和脑组织液渗透压差增大,水向脑组织转移,从而引起颅内压增高、颅内 pH 值改变。失衡综合征可以发生在任何一次透析过程中,但多见于首次透析、透前血肌酐和血尿素很高、快速清除毒素(如高效透析)等情况。

处理:①轻者仅需减慢血流速度,以减少溶质清除,减轻血浆渗透压和 pH 值过度变化。对伴肌肉痉挛者可同时输注高张盐水或高渗葡萄糖,并予相应对症处理。如经上述处理仍无缓解,则提前终止透析。②重者(出现抽搐、意识障碍和昏迷)立即终止透析,并作出鉴别诊断,排除脑血管意外,同时给予甘露醇输注。之后根据治疗反应给予其他相应处理。透析失衡综合征引起的昏迷一般于 24h 内好转。

预防:针对高危人群采取预防措施,是避免发生透析失衡综合征的关键。①首次透析患者:避免短时间内快速清除大量溶质。首次透析血清尿素氮下降控制在 30%～40%。采用低效透析方法,包括减慢血流速度、缩短每次透析时间(每次透析时间控制在 2～3h 内)、应用面积小的透析器等。②维持性透析患者:采用钠浓度曲线透析液序贯透析可降低失衡综合征的发生率。另外,规律和充分透析,增加透析频率、缩短每次透析时间等对预防有益。

3）透析器反应：又名"首次使用综合征"，但也见于透析器复用患者。临床分为两类：A 型反应（过敏反应型）和 B 型反应。

①A 型反应：为快速的变态反应，常于透析开始后 5min 内发生，少数迟至透析开始后 30min。发病率不到 5 次/10000 透析例次。

原因：主要是患者对与血液接触的体外循环管路、透析膜等物质发生变态反应所致，可能的致病因素包括透析膜材料、管路和透析器的消毒剂（如环氧乙烷）、透析器复用的消毒液、透析液受污染、肝素过敏等。另外，有过敏病史及高嗜酸细胞血症、血管紧张素转换酶抑制药（ACEI）应用者，也易出现 A 型反应。

表现：依据反应轻重可表现为皮肤瘙痒、荨麻疹、咳嗽、喷嚏、流清涕、腹痛、腹

泻，甚至呼吸困难、休克、死亡等。

处理：一旦考虑 A 型透析器反应，应立即采取处理措施，包括：立即停止透析，夹闭血路管，丢弃管路和透析器中血液。予抗组胺药、激素或肾上腺素药物治疗。吸氧，如出现呼吸循环障碍，立即予心脏呼吸支持治疗。

预防：寻找原因，采取预防措施，避免以后再次发生。如透析前充分冲洗透析器和管路；选用蒸汽或 γ 射线消毒透析器和管路；进行透析器复用；对于高危人群可于透前应用抗组胺药物，并停用 ACEI。

②B 型反应：常于透析开始后 20～60min 出现，发病率为 3～5 次/100 透析例次。其发作程度常较轻，多表现为胸痛和背痛。B 型反应多认为是补体激活所致，与应用新的透析器及生物相容性差的透析器有关。采用透析器复用及选择生物相容性好的透析器可预防部分 B 型透析器反应。B 型透析器反应多较轻，予鼻导管吸氧及对症处理即可，常不需终止透析。

4）溶血

原因：①血路管相关因素，如狭窄或梗阻等引起对红细胞的机械性损伤；②透析液相关因素，如透析液钠过低，透析液温度过高，透析液受消毒剂、氯胺、漂白粉、铜、锌、甲醛、氟化物、过氧化氢、硝酸盐等污染；③透析中错误输血。

表现：胸痛、胸部压迫感、呼吸急促、腹痛、发热、畏寒等。

处理：重者应终止透析，夹闭血路管，丢弃管路中血液。及时纠正贫血，必要时可输新鲜全血，将 Hb 提高至许可范围。严密监测血钾，避免发生高钾血症。

5）空气栓塞：与任何可能导致空气进入管腔部位的连接松开、脱落有关，如动脉穿刺针脱落、管路接口松开或脱落、管路或透析器破损开裂等。

表现：患者突然出现烦躁不安，极度恐惧，呼吸困难，紫绀，剧烈的胸、背部疼痛，心前区压榨感，并迅速陷入严重休克状态。

处理：①立即夹闭静脉血路管，停止血泵。②采取左侧卧位，并头和胸部低、脚高位。③心肺支持，包括吸纯氧，采用面罩或气管插管。④如空气量较多，有条件者可予右心房或右心室穿刺抽气。

预防：空气栓塞一旦发生，死亡率极高。护士应严格遵守血透操作规章操作，避免发生空气栓塞。上机前严格检查管路和透析器有无破损。做好内瘘针或深静脉插管的固定，透析管路之间、管路与透析器之间的连接。透析过程中密切观察内瘘针或插管、透析管路连接等有无松动或脱落。透析结束时不用空气回血。注意透析机空气报警装置的维护。

6）发热：透析相关发热可出现在透析中，表现为透析开始后 1～2h 出现；也可出现在透析结束后。

原因：多由致热原进入血液引起，如透析管路和透析器等复用不规范、透析液受污染等。其他少见原因如急性溶血、高温透析等也可出现发热。

处理：①出现高热者，首先予对症处理，包括物理降温、口服退热药等，并适当调低透析液温度。②怀疑细菌感染时做血培养，并予抗生素治疗。通常由致热原引起者 24h 内好转，如无好转应考虑是感染引起，应继续寻找病原体证据和抗生素治疗。③非感染引起者，可以应用小剂量糖皮质激素治疗。

7）体外循环凝血

原因：凝血发生常与不用抗凝剂或抗凝剂用量不足等有关。另外如下因素易促发凝血，包括：血流速度过慢；外周血 Hb 过高；超滤率过高；透析中输血、血制品或脂肪乳剂；使用了管路中补液壶（引起血液暴露于空气、壶内产生血液泡沫或血液发生湍流）等。

表现：管路和透析器血液颜色变暗、透析器见小黑线、管路（动脉壶或静脉壶内）小凝血块出现等。

处理：①轻度凝血：常可通过追加抗凝剂用量，调高血流速度来解决。在治疗中仍应严密检测患者体外循环凝血变化情况，一旦凝血程度加重，应立即回血，更换透析器和管路。②重度凝血：常需立即回血。如凝血重而不能回血，则建议直接丢弃体外循环管路和透析器，不主张强行回血，以免凝血块进入体内发生栓塞。

预防：透析治疗前全面评估患者凝血状态、合理选择和应用抗凝剂是预防体外循环凝血的关键。

3.透析后的护理

（1）按规定结束透析时间，缓慢回血，较长时间压迫穿刺部位直至完全止血。

（2）测量生命体征及体重，与透析前相比较。24h 复查血生化。注意有无头痛、呕吐、出现倾向、低血压、心力衰竭表现。听诊动静脉瘘管的血流声（柔和的吹风样杂音），注意有无渗血，外瘘管应防止滑脱、出血，并避免在该侧肢体测量血压及做静脉穿刺。

（3）透析后 4h 内尽量避免各种注射、穿刺，侵入性检查或手术治疗。

4.健康教育

（1）透析患者注意适当锻炼，保持规律生活，充足营养，避免劳累，预防感冒等因素加重病情。

（2）透析患者饮食应减少钠盐的摄入；合并心血管疾病，应减少高脂类食物的摄入；透析患者如果尚有残肾功能（每天仍有小便的），可适当放松水的摄入。如透析患者已完全无尿的，平时应注意减少水摄入，以减少因为透析间期体重增长过多引起的长期心脑血管并发症。补充水溶性维生素，如维生素 C、叶酸等，以弥补透析时水溶性维生素的丢失。

（3）监测体重，一般一周三次透析治疗的患者，体重增长控制在个人体重的 3%～5% 以内。两次透析间体重不能超过 2～3kg。

（4）教会病人判断内瘘是否通畅，可用手触摸吻合口的静脉端，若扪及震颤，则提示通畅。注意保护内瘘，勿持重物，不要穿紧袖衣，避免碰撞致伤，以延长其使用期。

（5）教会病人掌握常见并发症的应急措施，并约定下次透析时间，嘱其按时透析。

（二）腹膜透析

腹膜透析是利用腹膜作为半渗透膜，利用重力作用将配制好的透析液经导管灌入患者的腹膜腔，在腹膜两侧形成溶质的浓度梯度差，高浓度一侧的溶质向低浓度一侧移动（弥散作用）；水分则从低渗一侧向高渗一侧移动（渗透作用）。通过腹腔透析液不断地更换，以达到清除体内代谢产物、毒性物质及纠正水、电解质平衡紊乱的目的。

【腹膜透析模式】

1.紧急腹膜透析　短期内作整日持续性透析。多作为急性肾功能衰竭及急性药物中毒的抢救措施。

2.间歇腹膜透析（IPD）　每周透析 5～7 日，每日用透析液 6000～10000ml，分 4～8 次输入腹腔内，每次留置 1～2h，每日透析 10～12h。用于慢性肾功能衰竭伴明显体液潴留者。

3.持续性不卧床腹膜透析(CAPD)　每周透析 5～7 日,每日透析 4～5 次,每次用透析液 1500～2000ml,输入腹腔,每 3～4h 更换 1 次,夜间 1 次可留置腹腔内 10～12h。目前在临床上使用的是一种名为"双联双袋"的连接管路,是一次性使用的,患者每次只需更换一袋即可,同时患者在透析时不需卧床,可自由活动。

4.持续循环腹膜透析(CCPD)　此种透析采用计算机程序控制的自动循环腹膜透析机。患者在夜间睡眠时,腹腔内留置的腹膜透析管端与自动循环腹膜透析机连接,用 8～12 升透析液持续透析 9～10h,清晨可选择在腹腔内存留 2 升透析液或不存留,然后和机器分离,整个白天(10～14h)不需再更换透析液,患者可自由活动。

其他还有夜间间断性腹膜透析(NIPD)、白天自动化腹膜透析(DAPD)、潮式腹膜透析(TPD)等。

【适应证】

与血液透析相似。特别适用于有出血倾向的透析患者,不需要全身应用抗凝血药,腹腔内用肝素量较少且不易被吸收,不增加出血危险。无血流动力学改变,透析平稳,对于老年人,尤其是心血管疾病伴循环不稳定的患者,安全性较大。

【禁忌证】

无绝对禁忌证,但不宜在下述情况下透析:①广泛腹膜黏连、腹腔内脏外伤、近期腹部大手术、结肠造瘘或粪瘘、腹壁广泛感染或蜂窝组织炎、腹腔内有弥漫性恶性肿瘤或病变不明者。②膈疝、严重肺部病变伴呼吸困难者。③妊娠。④糖尿病亦作为相对禁忌证。

【腹膜透析护理】

1.透析前准备

(1)用物准备:准备手术或插管器械、多头腹带、腹膜透析管及透析液等,并检查透析液是否清晰。Tenckoff 腹膜透析导管是最常用的腹透管,有直管和卷曲管(俗称:猪尾巴管)两种。目前植管方法有 3 种:外科直视手术切开法,盲穿法和腹膜镜置管术。所有方法都可由肾科医生或外科医生实施。腹透管插入腹腔后,如无特殊情况,可放置 2～3 年。腹膜透析液通常由渗透剂,缓冲剂和电解质三部分组成,目前常用的腹膜透析液以乳酸盐为缓冲剂,主要是 Dianeal 类腹透液。目前国外也使用一些新型腹透液,例如葡聚糖腹透液、氨基酸腹透液、碳酸氢盐腹透液或三腔袋透析液。

(2)患者准备:①向患者解释腹膜透析的目的、过程和防治透析反应的措施,尽量消除患者恐惧、紧张心理。②备皮(下腹部及会阴部),做普鲁卡因皮肤过敏试验。③测量体温、呼吸、脉搏、血压及体重,并记录。④插管手术前患者禁食,排空膀胱、排便或灌肠。

2.透析过程护理

(1)熟练掌握腹透方法,分离和连接各种管道线要注意消毒和严格无菌操作,透析液进入腹腔前要干加热至 37℃。定期测量生命体征,注意有无伤口渗漏。准确记录透析液输入及流出量(若流出量<输入量,应暂停透析寻找原因),观察流出液的色泽及澄清度,并做常规检查,细菌培养及蛋白定量。

(2)常见并发症的观察及护理

1)腹膜炎:是主要并发症,可引起蛋白严重丧失,腹膜黏连、增厚,导致腹膜透析失效,导管堵塞,甚至危及生命。以细菌性感染多见,感染细菌可来自出口处、血液、肠道或透析液。临床表现为:腹痛、寒战、发热、腹部压痛;透析液色泽变浊和白细胞数增至 100/mm³ 透析液内细菌检查阳性。护理方法:用透析液 1000ml 连续冲洗 3～5 次,暂时改为 IPD,腹透液内加入抗生素及肝素等,全身应用抗生素。若经过 2～4 周后感染仍不能控制,应考虑拔出透析管。

2)腹痛:高渗性透析液、透析液温度过低或过高、腹腔注入液量过多或进入空气过多、透析液 pH 值不当、腹腔感染、导管移位刺激等均可引起腹痛。应注意调节好透析液的温度,降低透析液的渗透压及透析液进出的速度。可在透析液中加入1%～2%普鲁卡因3～10ml,无效时酌减透析次数。

3)透析管引流不畅或透析管堵塞:原因有导管移位或扭曲,被纤维蛋白、血块或大网膜脂肪阻塞,肠腔或腹腔气体过多,透析后肠黏连,透析管端的小孔有部分露在腹腔内液体表面上,致使虹吸作用消失。护理方法:①可采用变换体位或取半卧位式,按摩腹部。②排空膀胱。③服用导泻剂或灌肠,促进肠蠕动。④腹膜透析管内注入肝素、尿激酶、生理盐水、透析液等,并留置30～60分钟,可使堵塞管的纤维块溶解。⑤腹胀明显者可给小剂量新斯的明,腹腔内多注入500ml透析液,再取半卧位,以便恢复虹吸作用。如无效,可在严格消毒下,送入硬质透析管内芯,疏通透析管。⑥无法复通者,可X线透视下调整透析管的位置或重新植入透析管。

4)其他并发症:如脱水、低血压;水过多或肺水肿;低血钾、高血糖等。慢性并发症有肠黏连、腹膜后硬化等。

3.切口护理

(1)术后腹部每天换药1次,并告诉患者衣服宜宽大,内衣衣料柔软无刺激,避免外管被牵拉和打折致滑脱。

(2)在做任何与腹膜透析治疗相关的步骤时,都要先彻底地洗净双手。

(3)透析结束后即可拔除连接管,并以无菌碘伏帽盖住导管开口,伤口周围用无菌敷料包裹固定良好,严密观察伤口有无渗出液或出血现象。如果不再继续透析,可拔除腹透管,并以外科技术缝合伤口。

(4)插管处的切口愈合后可行淋浴,淋浴前将透析管用保鲜膜包好,淋浴后将残存的肥皂液冲洗干净,并用软质清洁毛巾将透析管及周围皮肤拭干,用碘伏消毒透析管及周围皮肤。

4.饮食护理　腹透过程中会流失少许蛋白质及维生素,应通过饮食来补充。要求病人蛋白质摄入量为1.2～1.5g/(kg·d),其中50%以上为优质蛋白,如鱼、肉、蛋、奶等。水果蔬菜可多加补充,以弥补维生素不足。水的摄入量根据每日的出超量来决定,如出超量为1500ml以上,病人无明显高血压、水肿等,可正常饮水。由于透析液是利用葡萄糖来排除多余水分,透析时机体吸收了部分的葡萄糖,可引起病人的体重增加、血甘油三酯及其他脂质升高,所以要适当减少糖分摄取。

(白雪莲)

第十二章　血液系统疾病

第一节　贫　血

一、贫血概述

贫血是指单位容积外周血液中的血红蛋白（Hb）浓度、红细胞计数和（或）红细胞比容（HCT）低于正常范围下限的一种常见的临床症状。其中以血红蛋白浓度最为可靠，也是临床诊断贫血最常见的实验室指标。因红细胞计数不一定能准确反映出贫血是否存在及贫血的程度。在小细胞低色素性贫血时，红细胞的减少比血红蛋白的降低程度轻；相反，在大细胞性贫血时，红细胞的减少比血红蛋白降低的程度更显著。我国血液病学家认为在我国海平面地区，诊断贫血的标准为：成年男性<120g/L，成年女性<110g/L，妊娠时<100g/L。妊娠、低蛋白血症、充血性心力衰竭时血浆容量增加，血液被稀释，血红蛋白的浓度降低，容易被误诊为贫血；在脱水或失血等循环血容量减少时，血液浓缩，血红蛋白浓度增高，即使红细胞容量减少，有贫血也不容易表现出来，容易漏诊。因此，在诊断贫血时应考虑血容量的变化对血红蛋白浓度的影响。

各种类型贫血的病理生理均为红细胞和血红蛋白量减少、携氧能力降低引起全身各器官和组织缺氧，其临床表现基本相似。贫血症状的轻重，不但取决于贫血发生的速度、程度、机体对缺氧的适应能力、病人的体力活动程度，也与病人的年龄、有无心脑血管基础疾病有关。

贫血常常是一种症状，而不是一个独立的疾病，各系统疾病均可引起贫血，如各种原因造成的失血、恶性肿瘤、遗传性疾病、慢性肝病、慢性肾病等，因而在诊断贫血时，应首先明确其原因。

【分类】

基于不同的临床特点，贫血有不同的分类。如：按贫血进展速度分急、慢性贫血；按红细胞形态分为大细胞性贫血、正常细胞性贫血和小细胞低色素性贫血；按病因或（和）发病机制分类更能反映贫血的病理本质；按血红蛋白浓度分为轻度、中度、重度和极重度贫血。

1.按红细胞形态特点分类　按红细胞形态、红细胞平均体积（MCV）和红细胞平均血红蛋白浓度（MCHC），分为大细胞性贫血、正常细胞性贫血和小细胞低色素性贫血，见表12-1。

表 12-1　贫血的细胞形态学分类

类型	MCV/(fl)	MCHC/(%)	常见疾病
大细胞性贫血	＞100	32～35	巨幼细胞贫血、骨髓增生异常综合征、肝疾病
正常细胞性贫血	80～100	32～35	再生障碍性贫血、急性失血性贫血、溶血性贫血、骨髓病性贫血
小细胞低色素性贫血	＜80	＜32	缺铁性贫血、铁粒幼细胞性贫血、珠蛋白生成障碍性贫血

2.按病因或(和)发病机制分类　根据贫血的病因与发病机制,将贫血分为如下三类,见表 12-2。

表 12-2　贫血的病因学分类

类型	病因	常见疾病
红细胞生成减少性贫血	造血干细胞异常	再生障碍性贫血、造血系统肿瘤性疾病
	造血调节异常	骨髓纤维化、免疫相关性全血细胞减少、慢性病性贫血巨幼细胞贫血、缺铁性贫血
	造血原料不足或利用障碍	
红细胞破坏过多性贫血(溶血性贫血)	红细胞自身异常	遗传性球形红细胞增多症、葡萄糖-6-磷酸脱氢酶缺乏症、海洋性贫血
	红细胞周围环境异常	免疫性溶血性贫血、血管性溶血性贫血;蛇毒、疟疾、黑热病;化学毒物及药物中毒、大面积烧伤、血浆渗透压改变
失血性贫血	出凝血性疾病	特发性血小板减少性紫癜、血友病、严重肝病外伤、肿瘤、结核、支气管扩张、消化道出血、痔疮、妇科疾病
	非出凝血性疾病	

3.按血红蛋白浓度分类　根据血红蛋白浓度将贫血分为轻度、中度、重度和极重度贫血,见表 12-3。

表 12-3　按照贫血的严重程度分类

贫血的严重程度	血红蛋白浓度	临床表现
轻度	＞90g/L	症状轻微
中度	60～90g/L	活动后心悸气促
重度	30～59g/L	静息状态下仍感心悸气促
极重度	＜30g/L	常并发贫血性心脏病

【临床表现】

贫血病人因血红蛋白含量减少,血液携氧能力下降,引起全身各组织和器官缺氧与功能障碍。

1.一般表现　疲乏、困倦、软弱无力为贫血最常见和最早出现的症状,可能与骨骼肌氧的供应不足有关,但对贫血的诊断缺乏特异性。严重贫血者,部分病人可出现低热。由于贫血,病人创口愈合较慢,容易并发各种感染。

2.神经系统　由于脑组织缺氧而出现头晕、头痛、耳鸣、失眠、多梦、记忆减退、注意力不集中等症状。严重贫血者可发生晕厥。小儿贫血时可哭闹不安、躁动甚至影响智力发育;老人贫血时可出现神志模糊及精神异常等表现。

3.皮肤黏膜　皮肤黏膜苍白是贫血最突出的体征,常为病人就诊的主要原因。检查以睑结膜、口唇与口腔黏膜、舌质、甲床及手掌等部位的结果较为可靠,但应注意环境温度、人种肤色及人为因素(如化妆)等的影响。另外,还可出现皮肤粗糙、缺少光泽甚至形成溃疡。溶血性贫血时,可引起皮肤、黏膜黄染。

4.呼吸循环系统　轻度贫血无明显表现,仅活动后出现呼吸加快加深、心悸、心率加快。贫血愈重,活动量愈大,症状愈明显。重度贫血,平静状态也可有气短甚至端坐呼吸。长期严重贫血者,由于心脏负荷增加及心肌组织缺血、缺氧,可致心脏功能与结构发生改变,导致贫血性心脏病,可表现为心绞痛、心律失常,甚至全心衰竭。

5.消化系统　胃肠黏膜缺氧可导致消化液分泌减少和胃肠功能紊乱,导致病人消化功能减低、消化不良,表现为腹部胀满、食欲减退、大便规律和性状改变等。长期慢性溶血可合并胆道结石和脾大。缺铁贫血可有吞咽困难或异食癖。巨幼细胞贫血或恶性贫血可引起舌炎、舌萎缩、牛肉舌、镜面舌等。

6.泌尿生殖内分泌系统　部分病人可出现轻度蛋白尿及尿浓缩功能减退,表现为夜尿增多。女性病人可发生月经失调,如闭经、月经过少,偶有月经过多。男性病人可出现性功能减退。

【辅助检查】

1.血常规检查　有无贫血及贫血严重程度,是否伴白细胞或血小板数量的变化。MCV、MCHC有助于贫血的形态学分类及其病因诊断。网织红细胞计数则有助于贫血的鉴别诊断及疗效的观察与评价。外周血涂片检查可通过观察红细胞、白细胞及血小板数量与形态的改变以及有无异常细胞及原虫等。

2.骨髓检查　此检查是贫血病因诊断的必要检查方法,包括骨髓细胞涂片分类和骨髓活检,反应骨髓造血功能的高低及造血组织的改变对某些贫血、白血病、骨髓坏死或大理石变、髓外肿瘤浸润等有诊断价值。

3.贫血发病机制的检查　该检查包括造血原料缺乏的原发病检查;失血性贫血的原发病检查;造血细胞异常有关的染色体、自身抗体、酶及细胞调控检查,以及造血系统肿瘤性疾病。

【治疗要点】

1.对症治疗　重度贫血、老年或合并心肺功能不全的病人应输红细胞以纠正贫血。对反复多次输血者,可使用铁螯合剂预防继发性血色病。对合并出血、感染、脏器功能不全者应给予不同的支持治疗。

2.对因治疗　积极寻找和去除病因是治疗贫血的首要原则。针对贫血的发病机制进行治疗,如缺铁性贫血补铁及治疗引起缺铁的原发病;巨幼细胞性贫血补充叶酸或维生素 B_{12};自身免疫性溶血性贫血采用糖皮质激素或脾切除治疗;再生障碍性贫血可进行造血干细胞移植等。

二、缺铁性贫血

缺铁性贫血(IDA)是指由于体内贮存铁缺乏,导致血红蛋白合成量减少而引起的小细胞低色素性贫血及相关的缺铁异常。体内铁的减少是一个渐进性的变化过程,分为体内贮铁耗尽(ID)、缺铁性红细胞生成(IDE)、缺铁性贫血三个阶段,统称为铁缺乏症。缺铁性贫血是机体铁缺乏症的最终表现,也是临床上最常见的一种贫血,各年龄组均可发病,多见于生长发育期儿童和育龄期妇女。

【铁代谢】

1.铁的分布　人体内的铁分布广泛,其一为功能状态铁,包括血红蛋白(占体内铁 67%)、肌红蛋白(占体内铁 15%)、转铁蛋白(3～4mg)、乳铁蛋白及酶和辅因子结合的铁;其二为贮存铁(男性 1000mg,女性 300～400mg),包括铁蛋白和含铁血黄素。正常成人含铁总量,男性为 50～55mg/kg,女性为 35～40mg/kg。

2.铁的来源和吸收　正常成人每天约需 20～25mg 铁用于造血,主要来自衰老红细胞破坏后释放的铁,但食物中的铁也是重要来源。为维持体内铁平衡,正常成年人每天需从食物中摄铁 1～1.5mg,孕、乳妇 2～4mg。食物中的高铁(Fe^{3+})需转化为亚铁(Fe^{2+})后才易被机体所吸收。动物食品铁吸收率高(可达 20%),植物食品铁吸收率低(1%～7%)。铁吸收主要在十二指肠及空肠上段。食物铁状态(三价、二价铁)、胃肠功能(酸碱度等)、体内铁贮存量、骨髓造血状态及某些药物(如维生素 C)等均会影响铁吸收。

3.铁的转运和利用　吸收入血的亚铁(Fe^{2+})被氧化为高铁(Fe^{3+})后,与血浆中的转铁蛋白结合成为转铁蛋白复合体,被运送到组织或通过幼红细胞膜转铁蛋白受体胞饮入细胞内,再与转铁蛋白分离并还原成二价铁,与原卟啉结合形成血红素,血红素再与珠蛋白结合生成血红蛋白。参与形成血红蛋白。

4.铁的贮存和排泄　人体内的铁除身体能利用的量外,多余的铁以铁蛋白和含铁血黄素的形式贮存于肝、脾和骨髓等器官的单核巨噬细胞系统中。当体内需铁量增加时,铁蛋白可解离后为机体所利用。人体每天铁的排泄量不超过 1mg。主要通过胃肠黏膜脱落细胞、胆汁而随粪便排出,少量通过汗液、尿液排出,哺乳期妇女还可经乳汁排出。

【病因与发病机制】

1.病因

(1)铁需要量增加而摄入不足:是妇女儿童缺铁性贫血的主要原因。正常成年人每天的需铁量,一般饮食已足够供给。婴幼儿、青少年、妊娠和哺乳期的妇女需铁量相对增加,如果不补充蛋类、肉类等含铁量较高的食物,则易引起缺铁性贫血。青少年的挑食或偏食易缺铁,长期食物缺铁也可在其他人群中引起缺铁性贫血。

(2)铁吸收障碍:胃大部切除及胃空肠吻合术后,由于胃酸不足且食物快速进入空肠,绕过铁吸收的主要部位(十二指肠),影响铁的吸收。此外,多种原因造成的胃肠功能紊乱,如胃肠黏膜病变、慢性肠炎、长期不明原因的腹泻、服用制酸剂及 H_2 受体拮抗剂等均可影响铁的吸收。

(3)铁丢失过多:慢性失血是成人缺铁性贫血最重要、最常见的原因。反复多次或持续少量失血,可使体内贮存铁逐渐耗竭,如消化性溃疡出血、月经过多、肠息肉、肠道肿瘤、钩虫病、痔疮出血、血红蛋白尿、反复血液透析等,而导致病人出现缺铁性贫血。

2.发病机制　体内铁缺乏时不但可引起铁代谢异常,同时对造血系统和组织细胞代谢也会产生影响。

(1)缺铁对铁代谢的影响:当体内贮存铁减少到不足以补偿功能状态的铁时,铁代谢各项指标(血清铁蛋白、血清铁、转铁蛋白饱和度及总铁结合力等)发生异常。

(2)红细胞内缺铁对造血系统的影响:缺铁时,大量原卟啉不能与铁结合成血红素,多以游离原卟啉的形式积累于红细胞内,血红蛋白生成减少,发生小细胞低色素性贫血;严重时,可影响粒细胞、血小板生成。

(3)组织缺铁对组织细胞代谢的影响:细胞中含铁酶和铁依赖酶的活性降低,可影响病人的精神、行为、体力、免疫力及病儿的生长发育和智力,出现缺铁性贫血的一些特殊临床表现。缺铁还可引起黏膜组织病变和外胚叶组织营养障碍。

【临床表现】

1.贫血表现　本病多数起病缓慢,有一般贫血的表现,常见症状为乏力、易倦、头晕、头痛、耳鸣、心悸气短、纳差等,伴黏膜苍白、心率增快。

2.组织缺铁表现　①精神行为异常,如烦躁、易怒、注意力不集中、异食癖。②营养缺乏表现,如体力、耐力下降、易感染、皮肤干燥、毛发干枯易脱落、指(趾)甲缺乏光泽、脆薄易裂,重者指(趾)甲变平,甚至出现反甲(匙状甲)。③黏膜损害表现,如口腔炎、舌炎、舌乳头萎缩、口角炎、缺铁性吞咽困难(Plummer-Vinson 征,其特点为吞咽时感觉食物黏附在咽部)。④儿童生长发育迟缓、智力低下。

3.缺铁原发病表现　如消化性溃疡、肿瘤、痔疮、妇女月经过多、功能性子宫出血等疾病的相应临床表现。

【辅助检查】

1.血象　小细胞低色素性贫血,红细胞体积较正常小,形态不一,中心淡染区扩大,甚至呈环形。血红蛋白减少较红细胞减少更为明显。平均红细胞体积(MCV)、平均红细胞血红蛋白量(MCH)及平均红细胞血红蛋白浓度(MCHC)降低。网织红细胞计数正常或轻度增高。白细胞和血小板计数正常或减低。

2.骨髓象　增生活跃或明显活跃,以红系增生为主,粒细胞和巨核细胞系多正常。红系中以中、晚幼红细胞为主,体积变小,核染色质致密,胞浆少。

3.铁代谢　血清铁(ST)低于 $8.95\mu mol/L$;血清总铁结合力(TIBC)大于 $64.44\mu mol/L$;转铁蛋白饱和度(TS)小于 15%;血清铁蛋白(SF)是准确反映体内贮存铁量的常用指标,小于 $12\mu g/L$,是缺铁的重要诊断依据。骨髓铁染色检查细胞外铁消失或明显减少;铁细胞内铁亦减少,粒幼红细胞少于 15%。骨髓铁染色反映单核—吞噬细胞系统中的贮存铁,因此可作为诊断缺铁的金指标。

4.其他检查　主要涉及与缺铁性贫血的原因或原发病诊断相关的检查。如大便常规(隐血试验、寄生虫卵检查)、尿常规、肝肾功能、出凝血检查、纤维胃镜或肠镜检查、妇科 B 超等。

【诊断要点】

1.贫血为小细胞低色素性贫血　成年男性＜120g/L、成年女性＜110g/L、妊娠时＜100g/L;MCV＜80fl、MCH＜27pg、MCHC＜325。

2.有缺铁的依据　符合贮铁耗尽或缺铁性红细胞生成的诊断。

(1)贮铁耗尽的诊断:符合下列任一条即可。①血清铁蛋白降低;②骨髓铁染色显示骨髓小粒可染铁消失,铁粒幼红细胞减少。

(2)缺铁性红细胞生成的诊断:①符合贮铁耗尽的诊断;②血清铁降低,总铁结合力升高,转铁蛋白饱和度减低;③红细胞游离原卟啉/血红蛋白浓度(FEP/Hb)＞4.5μg/gHb。

3.存在病因　存在铁缺乏的病因,铁剂治疗有效。

【治疗要点】

1.病因治疗　IDA 的病因诊断是治疗的前提,只有去除病因才能使 IDA 得以根治。若病因不清,单纯铁剂治疗,只能使血象暂时恢复正常,不能使贫血得到彻底治愈。病因治疗包括改变不合理的饮食结构与方式,预防性增加含铁丰富的食物或铁强化食物;积极治疗原发病,如慢性胃炎、消化性溃疡、功能性子宫出血、子宫肌瘤等;对幽门螺杆菌感染者,给予有效的抗菌药物治疗。

2.铁剂治疗　铁剂治疗是纠正缺铁性贫血的有效措施。首选口服铁剂,如硫酸亚铁(0.3g,每天 3 次)、富马酸亚铁(0.2g,每天 2～3 次)、琥珀酸亚铁(0.1g,每天 3 次)等,每天补充元素铁150～200mg。若口服铁剂不能耐受或吸收障碍,可选用注射铁剂治疗。

注射铁剂的指征:口服铁剂胃肠道反应严重不能耐受;消化道疾病导致铁吸收障碍者,如胃肠吻合术后、萎缩性胃炎、慢性腹泻等;有胃肠道疾病,如消化性溃疡服用铁剂后可使病情加重;病情要求迅速纠正贫血,如妊娠后期、急性大出血的病人等。注射前必须计算补铁总量,以免剂量过大导致铁中毒。计算公式:补铁总量(mg)＝[150－病人 Hb(g/L)]×体重(kg)×0.33,成人首次剂量 50mg,如无不良反应,从第二天起,每天 100mg 至总量完成。目前常用药物有科莫菲(成人一般剂量为 150mg,深部肌内注射或稀释后静滴,每天 1 次,直至完成总量)、右旋糖酐铁(成人一般剂量为每天 50～100mg,深部肌注,每周注射 2～3 次,直至完成总量)。因注射右旋糖酐铁有导致过敏性休克的可能,首次应用必须做过敏试验。

铁剂治疗最早的有效指标是外周血网红细胞增多,服药后 5～10 天达高峰,2 周后血红蛋白浓度上升,一般 2 个月左右恢复正常。铁剂治疗在血红蛋白恢复正常后,至少持续治疗 4～6 个月,以补充体内的贮存铁,待铁蛋白正常后停药。

3.中药治疗　主要药物为皂矾、山楂、陈皮、半夏、茯苓和甘草,可作为辅助治疗手段。

【主要护理诊断/问题】

1.活动无耐力与贫血引起全身组织缺氧有关。

2.营养失调:低于机体需要量与铁需求量增加、摄入不足、吸收障碍或丢失过多有关。

3.口腔黏膜受损与贫血引起的口腔炎、舌炎有关。

4.知识缺乏:缺乏疾病防治的知识。

5.有感染的危险与严重贫血引起营养缺乏和衰弱有关。

6.潜在并发症:贫血性心脏病。

【护理措施】

1.**休息与活动**　提供安静、舒适的环境,保证病人充足的睡眠。评估病人贫血的程度、发生的速度以及病人的症状,与患者共同制定合理的休息与活动计划。轻、中度贫血或贫血发生缓慢、机体已获得代偿能力者,应增加休息时间,活动量以不加重症状、病人不感觉疲劳为度。重度贫血、缺氧症状严重者应卧床休息,取舒适体位,以减轻心、肺负荷,减轻贫血症状。

2.**病情观察**　观察病人的面色、皮肤和黏膜及心悸、气促、头晕等症状有无改善,定期监测红细胞计数、血红蛋白浓度、网织红细胞及铁代谢的有关实验指标,判断病人贫血程度、药物疗效及不良反应。观察有无继续失血的情况,协助医师寻找病因。应观察贫血性心脏病病人有无心力衰竭表现(呼吸困难、心率过快、水肿等),一旦出现立即通知医生。

3.**饮食护理**　应给予高蛋白、高热量、高维生素、易消化的饮食。鼓励病人进食含铁丰富且吸收率较高的食物,如动物的心、肝、肾、瘦肉、蛋以及豆类、海带、紫菜、木耳等;食用含维生素C丰富的食物,促进铁的吸收,尽可能避免同时进食或饮用可减少食物铁吸收的食物或饮料。强调均衡饮食,不偏食、不挑食,养成良好的进食习惯,定时、定量,细嚼慢咽。对于有口腔炎、口角炎、舌炎的病人,避免进食过热或过辣等刺激性食物,加强口腔护理。食欲降低的病人,应变换食物品种,加入适量调味品,以刺激食欲。

4.**对症护理**　严重贫血病人应给予吸氧,以改善组织缺氧症状。根据贫血程度及症状,遵医嘱输全血或浓缩红细胞,注意控制输血速度,严重贫血病人输血时速度宜慢,输入量每小时应少于1ml/kg,以防诱发心力衰竭。

5.**用药护理**

(1)口服铁剂的护理:向病人说明口服铁剂的目的,并给予必要的指导:①铁剂不良反应及其预防:口服铁剂常有恶心、呕吐、胃部不适和黑便等胃肠道不良反应,严重者可致病人难以耐受而被迫停药。因此,为预防或减轻胃肠道反应,可建议病人饭后或餐中服用,反应过于强烈者可减少剂量或从小剂量开始。②避免与茶、牛奶、咖啡、抗酸药及 H_2 受体拮抗剂同时服用,以防影响铁的吸收。③同时加服一些可促进铁吸收的药物,如维生素C、稀盐酸等酸性药物或食物,维生素C可防止二价铁被氧化,稀盐酸可使三价铁转变为二价而利于铁的吸收。④服用液体铁剂时,应使用吸管,以免牙齿被染黑。⑤服用铁剂期间,大便会变黑(铁与肠道内硫化氢作用生成黑色硫化铁所致),应向病人及家属作好解释工作,以消除其紧张情绪。⑥强调要按剂量、按疗程服药,定期复查相关实验室检查,以保证有效治疗、补足贮存铁,避免药物过量而引起中毒。

(2)注射铁剂的护理:铁剂肌内注射可引起局部反应,如药物溢出使皮肤染色,注射部位局部肿痛,长期注射出现硬结;还可出现过敏反应,表现为面色潮红、恶心、头痛、头昏、发热、荨麻疹、关节和肌肉痛、淋巴结炎等全身反应,严重者可发生过敏性休克。因此,护理时应注意:①首次使用应进行过敏试验,取0.5ml药液进行深部肌内注射,同时备好肾上腺素,做好急救准备,如注射后1小时无过敏反应则遵医嘱给予常规剂量治疗。②应进行深部肌内注射,并经常更换注射部位避免硬结形成,有利于铁剂吸收。③不要在皮肤暴露部位注射,抽取药液后,更换针头注射,可采用"Z"形注射法或留空气注射法,以免药液溢出,使皮肤染色。

6.**心理护理**　告知病人缺铁性贫血通过合理的饮食调理和铁剂治疗是完全可以治愈的,且痊愈后对身体无不良影响,消除病人的顾虑。向病人及家属介绍缺铁性贫血相关知识,促进其配合治疗及护理,提高病人的依从性。

7.健康教育 向病人介绍疾病的相关知识,如病因、临床表现、对机体的危害性、相关实验室检查的目的、意义、治疗及护理的配合与要求等。对病人进行饮食指导:均衡饮食,不偏食,不挑食。在高危人群中开展防治 IDA 的卫生知识宣教,如婴幼儿的喂养,应及时添加含铁丰富的辅食。妊娠后期、哺乳期妇女、胃切除者等,可考虑预防性补充铁剂,每天口服 $10\sim20mg$ 铁。护士应帮助病人及家属了解本病的相关知识和自我护理的方法;适当休息、活动和提供含丰富营养饮食的意义,使其主动配合治疗。告知铁剂治疗的不良反应及预防方法,补足贮存铁,同时积极治疗原发病,以达到彻底治愈的目的。遵医嘱坚持用药,定期复查,教会病人进行自我监测病情,一旦出现异常情况,应及时就医。

三、巨幼细胞性贫血

巨幼细胞性贫血(MA)是指由于叶酸和(或)维生素 B_{12} 缺乏或其他原因引起细胞核脱氧核糖核酸(DNA)合成障碍所致的贫血。其特点是骨髓呈典型"巨幼变"。在我国,巨幼细胞贫血 90% 为营养性巨幼红细胞贫血,以叶酸缺乏为主,多见于山西、陕西、河南等进食新鲜蔬菜、肉类较少的人群,恶性贫血罕见。在欧美国家,则以维生素 B_{12} 缺乏及体内产生内因子抗体所致的恶性贫血多见。

【病因与发病机制】

人体不能合成叶酸,所需叶酸由食物供给,需要量约为 $200\mu g/d$,新鲜蔬菜、水果及肉类食物中叶酸含量较高,但长时间的烹调或腌制可使叶酸丧失 50%~90%。叶酸吸收的部位在十二指肠及空肠上段。人体对维生素 B_{12} 的需要量为 $2\sim5\mu g/d$,完全来源于动物性食物,尤其是动物肝脏。维生素 B_{12} 必须与胃壁细胞分泌的内因子结合后才能被肠黏膜吸收。因维生素 B_{12} 摄入不足引起的巨幼细胞性贫血少见,多为内因子缺乏导致维生素 B_{12} 吸收缺乏,而引起恶性贫血。

1.病因

(1)叶酸缺乏的原因:①需要量增加:婴幼儿、青少年、妊娠及哺乳期妇女叶酸的需要量增加,若未及时补充就会发生叶酸缺乏,恶性肿瘤、甲状腺功能亢进症慢性感染等消耗性疾病患者,叶酸的需要量也增加。②摄入量不足:主要原因是食物加工不当,如烹调时间过长、温度过高或腌制食物可使叶酸丢失。其次是偏食,进食新鲜蔬菜、肉蛋类含叶酸较多的食物偏少。③吸收障碍:腹泻、小肠炎症、肿瘤、手术切除后及某些药物(抗癫痫药物、柳氮磺吡啶)、乙醇等均可影响叶酸的吸收。④叶酸利用障碍:抗核苷酸合成药物如甲氨蝶呤、氨苯蝶啶、乙胺嘧啶等均可干扰叶酸的利用;一些先天性酶缺陷也可影响叶酸的利用。⑤叶酸排出增加:血液透析、酗酒可增加叶酸排出。

(2)维生素 B_{12} 缺乏的原因:①摄入量不足:完全素食者因摄入减少导致维生素 B_{12} 缺乏。②吸收障碍:是维生素 B_{12} 缺乏最常见的原因。内因子缺乏(如恶性贫血)、胃酸和胃蛋白酶缺乏、胰蛋白酶缺乏、肠道疾病、某些药物(对氨基水杨酸、新霉素、二甲双胍、秋水仙碱等)等均会影响维生素 B_{12} 吸收。③利用障碍:先天性钴胺素传递蛋白Ⅱ(TCⅡ)缺乏引起维生素 B_{12} 运送障碍;麻醉药氧化亚氮通过抑制甲硫氨酸合成酶的作用进而影响维生素 B_{12} 的利用。

2.发病机制 叶酸的各种活性形式和维生素 B_{12} 是合成 DNA 过程中重要的辅酶,而维生素 B_{12} 还可促进叶酸进入细胞和各种生化反应。当叶酸和维生素 B_{12} 缺乏到一定程度时,细胞核中的 DNA 合成速度减慢,而 RNA 仍继续成熟,细胞内 RNA/DNA 的比值增大,造成细胞体积变大,细胞核的发育较幼稚,形成巨幼变。骨髓中红系、粒系和巨核系均可发生这种巨幼变。巨幼变的细胞大部分在骨髓内未成熟就被破坏,导致无效造血,严重者可造成全血细胞减少,而出现贫血。DNA 合成障碍也累及黏膜上皮组织,造成局部组织萎缩,从而影响口腔和胃肠道功能。此外,维生素 B_{12} 缺乏还可导致神经髓鞘合成障碍以及神经细胞甲基化反应受损,从而使病人出现神经精神异常。

【临床表现】

1.血液系统表现　起病缓慢,除贫血的一般表现外,如疲乏无力、皮肤黏膜苍白、心悸、气短等。重症者可伴有白细胞和血小板减少,反复出现感染和(或)出血。少数病人可出现轻度黄疸。

2.消化系统表现　口腔黏膜、舌乳头萎缩,出现"镜面舌"(舌面光滑)或"牛肉舌"(舌质绛红),可伴舌痛。胃肠道黏膜萎缩可引起食欲不振、恶心、腹胀、腹泻或便秘。

3.神经系统表现和精神症状　可出现远端肢体对称性麻木,深感觉障碍(振动感和运动感消失);共济失调或步态不稳;锥体束征阳性、肌张力增加、腱反射亢进。病人味觉、嗅觉降低、视力减退、黑矇征;重者可有大、小便失禁。叶酸缺乏者有易怒、妄想等症状。维生素 B_{12} 缺乏者可有抑郁、失眠、记忆力下降、谵妄、幻觉、妄想甚至精神错乱、人格变态等。

【辅助检查】

1.血象　呈大细胞性贫血,MCV、MCH 均增高,MCHC 正常。网织红细胞计数可正常。重者全血细胞减少。血涂片中红细胞大小不等、中央淡染区消失,有大椭圆形红细胞、点彩红细胞等,中性粒细胞核分叶过多。

2.骨髓象　骨髓增生活跃或明显活跃。造血细胞出现巨幼变:红系增生显著,胞体大,胞核大,胞核染色质疏松、细致,细胞核发育晚于细胞浆,呈"核幼浆老"现象;粒系可见巨中、晚幼粒细胞,巨杆状核粒细胞,成熟粒细胞分叶过多;巨核细胞体积增大,分叶过多。

3.生化检查　血清维生素 B_{12}、叶酸及红细胞叶酸均减少,血清维生素 B_{12}<74pmol/L(100ng/L)、血清叶酸<6.8nmol/L(3ng/mL)、红细胞叶酸<227nmol/L(100ng/L)。

4.其他　胃酸降低、内因子抗体与维生素 B_{12} 吸收试验阳性。

【诊断要点】

根据营养史或特殊用药史、一般贫血及具有细胞性贫血的特殊临床表现,结合典型的血象和骨髓象,血清 $VitB_{12}$ 及叶酸含量测定等可作出诊断。

【治疗要点】

1.病因治疗　病因治疗是有效治疗或根治巨幼细胞性贫血的关键。针对不同的原因采取相应的措施,如积极治疗原发病(如胃肠道疾病、自身免疫病等);用药后继发的 MA,应酌情停药;改变不合理的饮食结构或烹调方式等。

2.补充叶酸和(或)维生素 B_{12}　①叶酸缺乏:口服叶酸,直至血象完全恢复正常,如同时有维生素 B_{12} 缺乏,必须同时注射维生素 B_{12},否则可加重神经系统损伤。②维生素 B_{12} 缺乏:可肌内注射或口服维生素 B_{12},直至血象恢复;若有神经系统表现的,需维持治疗半年到 1 年,恶性贫血者需终生维持治疗。

【护理要点】

1.休息与活动　参见缺铁性贫血相关内容。

2.饮食护理　进食含叶酸和维生素 B_{12} 丰富的食物,叶酸缺乏者多摄入绿叶蔬菜、水果、谷类和动物肝、肾等。维生素 B_{12} 缺乏者多吃动物肝、肾、禽蛋、肉类、海产品等。避免偏食和长期素食;避免过度烹煮或腌制食物。出现口腔炎、舌炎时注意口腔清洁,饭前、饭后可用朵贝液或生理盐水漱口,可防止感染并增进食欲;食欲减退、腹胀者应进食温凉、清淡的,软食,少食多餐,细嚼慢咽,餐后适当运动,促进消化。

3.用药护理　遵医嘱用药,并注意观察药物的疗效及不良反应。肌内注射维生素 B_{12} 偶有过敏反应(皮疹、药物疹),应注意观察,一旦出现立即停药,给予抗过敏治疗。口服叶酸可同时加服维生素 C,能促进叶酸的利用。严重贫血者在补充叶酸和维生素 B_{12} 后,血钾可大量进入新生成的细胞内,导致血钾突然降低,因此,对老年人、心血管疾病病人和进食过少者,应观察有无低钾血表现,同时应多进食含钾丰富的食物,必要时遵医嘱补钾。

注意观察药物疗效:用药后 1～2 天食欲好转,2～4 天网织红细胞增加、1 周左右达高峰,随后血红蛋白上升,1～2 个月后血象、骨髓象恢复正常,半年到 1 年神经系统症状得到改善。

4.健康教育　向病人介绍疾病相关知识,帮助病人调整饮食结构和饮食习惯,多食富含叶酸和维生素 B_{12} 的食物,纠正偏食、长期素食的习惯,避免食物过度烹调。指导婴幼儿、青少年、妊娠和哺乳期妇女增加叶酸和维生素 B_{12} 的摄入量,并指导父母正确喂养婴幼儿。告知病人此病预后良好,消除其紧张、焦虑情绪,促进病人配合治疗和护理,遵医嘱用药。

四、再生障碍性贫血

再生障碍性贫血(AA)简称再障,是由于多种原因导致骨髓造血干细胞数量减少和(或)功能障碍而引起的一类贫血。主要表现为骨髓造血功能低下、全血细胞减少和贫血、出血、感染。

我国再障的年发病率为 0.74/10 万人口,欧美为(0.47～1.37)110 万人口,日本为(1.47～2.40)110 万人口。可发生于各年龄段,以老年人多见,男、女发病率无明显差别。

再障的分类方法较多。根据病因不同可分为遗传性再障(先天性)与获得性再障(后天性);获得性再障还可根据有无明确诱因分为原发性再障与继发性再障。临床常根据病人的起病形式、进展速度、病情轻重、外周血象、骨髓象及预后,分为重型再障(SAA)和非重型再障(NSAA)。国内学者曾根据上述因素,将再障分为急性型(AAA)与慢性型(CAA),1986 年以后,又将急性型改称为重型再障-Ⅰ型(SAA-Ⅰ),而由慢性型进展而成的急性型称为重型再障-Ⅱ型(SAA-Ⅱ);慢性型称为非重型再障(NSAA)。

【病因与发病机制】

1.病因　尽管约有 50％ 以上的病人无法找到明确的原因,但大量临床观察与调查结果发现,再障的发生与下列因素有关:

(1)药物和化学物质:为再障最常见的致病因素。现已知可导致 AA 的高危药物有氯霉素、磺胺药、保太松、抗肿瘤药物等,其中以氯霉素所致最多见。氯霉素、磺胺类药物与杀虫剂是否引起再障与剂量和疗程关系不大,主要与个体敏感性有关。引起再障的化学物质以苯及其衍生物最为常见,如油漆、塑料、染料及杀虫剂等。除杀虫剂外,这类化学物品的致病作用与剂量有关,只要接受了足够的剂量,任何人都有发病的危险。长期与苯及其衍生物接触者,比一次性大剂量接触的危险性更大。

(2)物理因素:各种电离辐射如 X 射线、γ 射线及其他放射性物质等可阻碍 DNA 的复制而抑制细胞的有丝分裂,使造血干细胞的数量减少,对骨髓微环境和基质也有损害,从而引起再障。

(3)病毒感染:风疹病毒、EB 病毒、流感病毒以及各型肝炎病毒等均可引起再障。其中病毒性肝炎与再障的关系较为明确,主要与丙型肝炎有关,其次是乙型肝炎,临床上又称为病毒性肝炎相关性再障,预后较差。

(4)其他因素:少数阵发性睡眠性血红蛋白尿、系统性红斑狼疮、慢性肾衰竭等疾病均可演变成再障。

另外,有临床资料显示再障的发病可能与遗传因素有关。

2.发病机制

(1)造血干细胞缺陷("种子"学说):包括造血干细胞质和量的异常。再障病人骨髓中的 $CD34^+$ 细胞中具有自我更新及长期培养启动能力的"类原始细胞"明显减少,减少程度与病情相关。造血干祖细胞集落形成能力显著降低,体外对造血生长因子反应差,免疫抑制治疗后恢复造血不完整。上述各种原因导致骨髓内各系造血细胞明显减少,引起外周血液中全血细胞的减少。因此,这类病人需通过造血干细胞移植以恢复其造血功能。

(2)造血微环境异常("土壤"学说):造血微环境是指造血组织中支持造血的结构成分,主要由基质细胞及其产生的细胞因子所组成。再障患者骨髓"脂肪化"、静脉窦壁水肿、出血、毛细血管坏死;部分患者骨髓微环境中的基质细胞分泌细胞外基质及释放造血因子的能力降低,使造血干细胞的生长和发育失去支持和调节。骨髓基质细胞受损的再障进行造血干细胞移植不易成功。

(3)免疫异常(免疫学说):再障病人骨髓及外周血液的淋巴细胞比例增高,T 细胞亚群失衡,T 细胞分泌的造血负调控因子明显增多,髓系细胞凋亡亢进;细胞毒性 T 细胞分泌穿孔素直接杀伤造血干细胞而使髓系造血功能衰竭。多数患者用免疫抑制治疗有效。

以往认为,在一定遗传背景下,再障可能通过以上三种机制发病。近年研究结果表明,再障的主要发病机制是免疫异常。T 细胞功能异常亢进,细胞毒性 T 细胞直接杀伤和淋巴因子介导的造血干细胞过度凋亡引起的骨髓衰竭是再障的主要发病机制。造血微环境与造血干细胞量的改变是免疫异常损伤的结果。

【临床表现】

主要表现为进行性贫血、出血和感染,肝、脾、淋巴结多无肿大。重型再生障碍性贫血(SAA)和非重型再生障碍性贫血(NSAA)的具体临床表现如下:

1.重型再生障碍性贫血(SAA)　该型再障起病急,发展快,病情重;常以感染和出血为首发症状,少数可由 NSAA 进展而来。

(1)贫血:黏膜苍白、疲乏无力、头晕、心悸、气短等症状明显,且进行性加重,严重者可发生贫血性心力衰竭。

(2)出血:出血广泛、严重,不易控制,除皮肤黏膜出血(口腔、牙龈、鼻腔等广泛出血)外,多有内脏出血(消化道出血、血尿、子宫出血、眼底出血和颅内出血),约 1/2 病人发生颅内出血,是本病最主要的致死原因。

(3)感染:感染重,病人多有持续高热,体温在 39℃ 以上,难以有效控制,个别患者自发病到死亡均处于难以控制的高热之中。感染部位以呼吸道感染最常见,其次为消化道、泌尿生殖道及皮肤、黏膜感染等。主要致病菌有革兰阴性杆菌、金黄色葡萄球菌、真菌。多合并败血症,是本病死亡的主要原因之一。

SAA 病程短,病情重,预后差,如不经有效治疗多在 1 年内死亡。近年来随着治疗方法的改进,其预后有明显改善,但仍有约 1/3 的患者死于感染和出血。

2.非重型再生障碍性贫血(NSAA)　此型再障起病缓,进展慢,病情较轻,以贫血为主。

(1)贫血:病人贫血症状较轻。

(2)出血:以皮肤黏膜出血多见,内脏出血少见。

(3)感染:感染的程度较 SAA 轻,发热以中、低热为主,易于控制,极少发生败血症。感染主要发生在上呼吸道、口腔牙龈等处。革兰氏阴性杆菌及各类球菌为主要致病菌。

NSAA 病程长,预后较好,如治疗得当,多数患者可缓解甚至治愈,仅少数进展为 SAA。

【辅助检查】

1.血象　全血细胞减少,呈正细胞正色素性贫血。

2.骨髓象　多部位骨髓增生减低,粒、红系及巨核细胞均明显减少形态大致正常。非造血细胞(淋巴细胞、浆细胞、网状细胞)比例明显增高。骨髓小粒无造血细胞,呈空虚状,可见较多脂肪滴。骨髓活检可见造血组织减少,脂肪组织增加。

【诊断要点】

1.再障的诊断标准

(1)全血细胞减少,网织红细胞百分数<0.01,淋巴细胞比例增高;

(2)一般无肝、脾肿大;

(3)骨髓多部位增生减低,造血细胞减少,非造血细胞比例增高,骨髓小粒空虚;骨髓活检可见造血组织均匀减少;

(4)除外引起全血细胞减少的其他疾病;

(5)一般抗贫血治疗无效。

2.再障的分型诊断标准

重型再障发病急,贫血进行性加重,严重感染和出血,血象具备以下三项中的两项可进行诊断:①网织红细胞绝对值<15×10⁹/L;②中性粒细胞<0.5×10⁹/L;③血小板<20×10⁹/L。骨髓增生广泛重度减低。非重型再障指达不到重型再障诊断标准的再障。

【治疗要点】

1.支持治疗

(1)保护措施:去除和避免可能导致骨髓损害的各种因素,如避免再次接触放射性物质、苯及其衍生物,停用或禁用对骨髓有抑制作用的药物。注意饮食卫生和环境卫生,预防感染。避免剧烈运动,防止外伤,预防出血。

(2)对症治疗

1)纠正贫血:输血是主要支持疗法。通常认为血红蛋白低于60g/L,且病人对贫血耐受较差时,可输注浓缩红细胞。但多次输血会影响其进行造血干细胞移植的效果,因为输注 HLA 不匹配的血制品可能引发同种免疫,增加移植排斥的几率,因此要严格掌握输血指征,尽量减少输血的次数。有条件者于再障确诊后要及早进行 HLA 配型,这不但有利于寻找骨髓移植的供者,同时也有助于选择合适的献血者。

2)控制出血:除应用一般止血药(如止血敏、氨基己酸等),还可根据病人的具体情况选用不同的止血方法或药物。血小板减少引起的严重出血时可输注浓缩血小板、新鲜冷冻血浆,如效果不佳,可输注 HLA 配型相配的血小板;子宫出血者可肌内注射丙酸睾酮;肝脏疾病如有凝血因子缺乏时应及时予以补充。

3)控制感染:及时采用经验性广谱抗生素治疗。对于感染性高热的病人,应反复多次取感染部位的分泌物或尿、大便、血液等做细菌培养和药敏试验,并根据结果选择敏感的抗生素。对于重症病人,为控制病情,防止感染扩散,多主张早期、足量、联合用药。长期应用广谱抗生素易继发二重感染或导致肠道菌群失调,若发生真菌感染可用两性霉素 B 等抗真菌药物进行治疗。必要时可输注白细胞混悬液。

4)护肝治疗:合并肝功能损害时,酌情进行护肝治疗。

2.针对发病机制的治疗

(1)免疫抑制治疗

1)抗淋巴/胸腺细胞球蛋白(ALG/ATG):具有抑制 T 淋巴细胞或非特异性自身免疫反应的作用,可用于 SAA 的治疗。治疗剂量因球蛋白来源和生产厂家的不同而异,马 ALG 10～15mg/(kg•d)连用 5 天或兔 ATG 3～5mg/(kg•d)连用 5 天。

2)环环孢素:可选择性作用于异常 T 淋巴细胞,解除骨髓抑制,是再障治疗的一线药物,适用于各种类型的再障。与 ALG 或 ATG 合用可提高疗效,是 SAA 非移植治疗的一线方案。常用剂量为 6mg/(kg•d)左右,疗程 1 年以上。应参照患者的血药浓度、造血功能、T 细胞免疫恢复情况、药物不良反应(如肝、肾功能损害、牙龈增生及消化道反应)等调整用药剂量和疗程。

3)其他:再障病人应用糖皮质激素疗效有限且副作用大,目前不主张单独应用,但可与 ALG/ATG 联合应用,以减轻其不良反应。CD3 单克隆抗体、吗替麦考酚酯、环磷酰胺、甲泼尼龙等可用于治疗重型再障。

(2)促造血治疗

1)雄激素:是目前治疗 NSAA 的常用药物,其作用机制是刺激肾脏产生更多的促红细胞生成素,并直接作用于骨髓,促进红细胞生成。长期应用还可促进粒细胞系统和巨核细胞系统细胞的增生。常用的药物有司坦唑醇(康力龙)2mg,每日 3 次;十一酸睾酮(安雄)40～80mg,每日 3 次;达那唑 0.2g,每日 3 次;丙酸睾酮 100mg/d 肌注。应视药物的疗效和不良反应(如男性化、肝功能损害等)调整疗程及剂量。

2)造血生长因子:主要用于治疗 SAA,常用的药物有重组人粒系集落刺激因子(G-CSF),5μg/(kg·d);重组人红细胞生成素(EPO)50～100U/(kg·d)。单用无效,多作为一种辅助性药物,在免疫抑制剂治疗 SAA 时或之后使用,剂量可酌减,维持治疗 3 个月以上为宜。

(3)造血干细胞移植:包括骨髓移植、外周血干细胞移植和脐血移植等。主要用于 SAA 病人,最佳移植对象为 40 岁以下、无感染及并发症、配型合适者,可考虑进行造血干细胞移植。

【主要护理诊断/问题】

1.活动无耐力与贫血所致组织缺氧有关。

2.有感染的危险与粒细胞减少有关。

3.有损伤的危险:出血与血小板减少有关。

4.潜在并发症:颅内出血。

5.自我形象紊乱与雄激素的不良反应引起身体外形改变有关。

6.知识缺乏:缺乏疾病防治的知识。

【护理措施】

1.休息与活动　轻、中度贫血,可适当下床活动,重度贫血、缺氧症状严重或合并感染者应卧床休息。血小板计数低于 $50×10^9/L$ 时应减少活动,增加卧床时间,防止外伤;血小板计数低于 $20×10^9/L$ 或有严重出血时,应绝对卧床休息。

2.病情观察　注意观察病人的乏力、易倦、头晕、头痛、耳鸣、心悸气短、伴黏膜苍白等贫血症状有无好转或加重,密切观察病人的心脏功能,警惕出现贫血性心力衰竭。注意观察病人生命体征变化,尤其是体温的变化和热型,并随时观察抗生素的疗效,有无其他系统的感染,如呼吸系统、消化系统和泌尿系统等部位的感染征象。同时应警惕败血症发生,必要时抽血送培养。观察皮肤、黏膜有无出血斑点,有无内脏及颅内出血的症状和体征,应注意出血的部位、出血量和时间。如病人出现头痛、视物模糊、恶心、喷射状呕吐等,应警惕颅内出血的发生。及时了解血象及骨髓象的变化,观察有无药物的不良反应。

3.饮食护理　给予高蛋白、高热量、高维生素、易消化的饮食。血小板减少者应进软食或半流质,避免过硬、粗糙、刺激性食物;有消化道出血者应禁食或给予流质饮食,待出血停止后再逐渐恢复普通饮食;保持大便通畅,大便时不可过于用力,必要时用开塞露等协助排便,避免腹内压增高引起出血。有感染发热时,少量多餐,保证充足的水分和热量供给;指导病人注意饮食卫生,不吃生冷食物、水果削皮后食用,以防止胃肠道感染。

4.对症护理

(1)贫血的护理:参见贫血相关内容。

(2)出血的预防和护理:参见血液系统疾病总论。

（3）感染的预防和护理：参见血液系统疾病总论。

5.用药护理

（1）免疫抑制剂的不良反应及预防：①抗淋巴/胸腺细胞球蛋白（ALG/ATG）：ALG和ATG治疗过程中可出现超敏反应、出血加重、继发感染和血清病（猩红热样皮疹、关节痛、发热）等副作用，用药前需做过敏试验，用药过程中密切观察并应用糖皮质激素防治药物副作用。②环孢素：定期检查肝、肾功能，观察有无牙龈增生及消化道反应。③环磷酰胺：鼓励病人多饮水，以防止出现出血性膀胱炎。④糖皮质激素：可引起肾上腺皮质功能亢进，机体抵抗力下降等，应密切观察有无诱发或加重感染，血压上升，腹痛及黑便等。

（2）雄激素的不良反应及预防：①常见不良反应有男性化作用，如痤疮、毛发增多，女病人停经或男性化等，一般在停药后消失，用药前应向病人说明以消除疑虑。②丙酸睾酮为油剂，不易吸收，需深部缓慢分层肌内注射，更换注射部位，以防形成硬结，发现硬结及时理疗，以促进药物吸收，避免感染。③口服司坦唑醇、达那唑等易引起肝脏损害和药物性肝内胆汁淤积，治疗过程中应注意有无黄疸，并定期检查肝功能。

（3）造血生长因子的不良反应及预防：本类药物用药前应做过敏试验，用药期间定期检查血象。①G-CSF皮下注射，病人偶有皮疹、低热、氨基转移酶升高、消化道不适、骨痛等不良反应，一般在停药后消失。②GM-CSF注射后，病人可出现发热、骨痛、肌痛、胸膜溶液、静脉炎、腹泻、乏力等，严重者可见心包炎、血栓形成。③EPO可静脉注射或皮下注射，用药期间应监测血压，偶可诱发脑血管意外或癫痫发作，应密切观察。

（4）抗生素的使用：遵医嘱给予抗生素，要现配现用，给药时间和剂量要准确，同时观察药物的疗效和不良反应。

6.心理护理　本病，尤其是SAA的预后较差，病人常出现焦虑、悲观、失望等消极情绪，护士应关心体贴病人，做好护患沟通，建立良好的护患关系，了解病人对疾病的认识程度，观察病人的情绪反应，及时给予有针对性的心理疏导和支持。帮助患者认识消极的情绪对身体的不良影响。向病人及家属讲解AA的相关知识，如药物方面，说明免疫抑制剂、雄激素类药物是治疗再障较有效的药物，提高病人的遵医行为。

7.健康教育

（1）知识普及：向病人及家属介绍引起再障的常见原因，指导病人尽量避免接触损害骨髓造血的物理及化学因素；不可滥用抗生素及解热镇痛药物，如氯霉素、磺胺、保泰松等。

（2）用药指导：按医嘱坚持用药，了解药物的不良反应及预防措施。

（3）自我护理：以乐观积极的心态对待疾病，保持心情舒畅；鼓励患者适当参加户外活动，注意劳逸结合；教会患者避免外伤以及防治出血的简单方法；注意个人卫生和饮食卫生，注意保暖，避免受凉感冒，尽量少去公共场所，防止交叉感染；定期复查等。

（4）定期体检：因职业所需凡从事与易患因素有关的人员，应做好防护措施，提高保护意识，定期检查血象、骨髓象。

五、溶血性贫血

溶血性贫血（HA）是指红细胞寿命缩短、破坏速度超过骨髓的造血代偿能力时所发生的一组贫血。临床主要表现为贫血、黄疸、脾大、网织红细胞增高及骨髓中红系造血细胞代偿性增生。我国溶血性贫血的发病率约占贫血的10%~15%，个别类型的溶血性贫血具有较强的民族性或区域性分布。

溶血性贫血按红细胞被破坏的原因可分为遗传性和获得性两大类；按溶血发生的场所可分为血管外

溶血和血管内溶血;按发病机制可分为红细胞自身异常所致的溶血性贫血与红细胞外部异常所致的溶血性贫血,前者主要与遗传因素有关,后者多由获得性因素引起,此分类体系在临床上较为常用。

【病因与发病机制】

1.病因

(1)红细胞自身异常:①红细胞膜异常:遗传性球形红细胞增多症、遗传性椭圆形红细胞增多症等。②遗传性红细胞内酶缺乏:葡萄糖-6-磷酸脱氢酶缺乏、丙酮酸激酶缺乏。③珠蛋白和血红素异常性溶血:地中海贫血、异常血红蛋白病、红细胞生成性血卟啉病。

(2)红细胞外部异常:①免疫因素:新生儿溶血性贫血、血型不合输血后溶血、自身免疫性溶血性贫血、药物性免疫性溶血性贫血。②化学因素:苯、磺胺药、亚硝酸盐等。③生物因素:蛇毒、毒草中毒、细菌、病毒等。④物理和机械因素:大面积烧伤、人造心脏瓣膜、微血管病性溶血性贫血等。

2.发病机制

(1)溶血机制:①红细胞膜的异常:是溶血发生的主要机制。红细胞特殊的双凹圆盘形态及结构特点使其具有可塑变形性、悬浮稳定性与渗透脆性的生理特征,能够抵御一定的外力作用、低渗环境的影响或在通过狭小的微循环管道时不受破坏。红细胞膜的正常结构是保持红细胞正常功能的重要条件。任何红细胞膜的异常,都会导致红细胞易于被破坏而发生溶血。②红细胞酶和能量代谢异常,使红细胞膜的完整性受损而引起溶血。③血红蛋白异常,使分子间易发生聚集或形成晶体,导致红细胞硬度增加,无法通过直径比它小的微循环而被破坏,如地中海贫血。④物理和机械原因使红细胞受到破坏而发生溶血。⑤化学毒物或生物毒素可直接破坏红细胞膜蛋白和脂类,使膜溶解,发生溶血。

(2)不同的溶血场所及血红蛋白的降解途径

1)血管外溶血:指红细胞在单核一吞噬细胞系统内,主要是脾脏内被破坏而发生的溶血。以慢性溶血为主。红细胞破坏后释出的血红蛋白可分解为珠蛋白、铁和卟啉。卟啉降解为游离胆红素,在肝内生成结合胆红素,经肠道细菌还原成尿胆原,大部分氧化为尿胆素随粪便排出;小部分通过"胆红素的肠肝循环"重新入血。其中部分经肾小球滤过,以尿胆原的形式随尿排出。

2)血管内溶血:指红细胞在血管内被破坏,血红蛋白释出后即形成血红蛋白血症。以急性溶血为主。血管内溶血所释出的血红蛋白可经肾小球滤过而形成血红蛋白尿。反复发生血管内溶血时,未能及时输送或被重新利用的铁以铁蛋白或含铁血黄素的形式沉积于上皮细胞内,随肾小管上皮细胞脱落经尿排出,形成含铁血黄素尿。此外,急性溶血的产物还可阻塞肾小管,引起肾小管上皮细胞坏死而导致急性肾衰竭。

【临床表现】

溶血性贫血根据溶血过程持续的时间和溶血的严重程度可分为急性溶血和慢性溶血。

1.急性溶血　起病急骤,全身症状重,突发寒战,随后出现高热,伴有腰背与四肢酸痛、头痛、呕吐、酱油样尿(血红蛋白尿)和黄疸等。这是由于短期内大量溶血,其分解代谢产物对机体的毒性作用所致。严重者还可发生周围循环衰竭、急性肾衰竭。

2.慢性溶血　起病缓慢,症状较轻,以贫血、黄疸、脾大为主要表现。长期高胆红素血症可并发胆结石和肝功能损害。

溶血性黄疸主要与血中游离胆红素浓度增高有关。皮肤多呈柠檬黄色,不伴皮肤瘙痒。有无黄疸及其严重程度取决于溶血的速度与严重度,以及肝脏摄取、转换游离胆红素的能力。

【辅助检查】

1.一般实验室检查　此检查可确定是否为溶血。

(1)血象:红细胞计数和血红蛋白浓度下降;网织红细胞明显增加,甚至可见有核红细胞。

(2)尿常规:急性溶血的尿液颜色加深,可呈浓茶样或酱油样色。尿胆原呈强阳性而尿胆素呈阴性,这是溶血性黄疸的特征性表现。血管内溶血的隐血试验可为阳性,甚至强阳性,但无镜下或肉眼血尿。

(3)血清胆红素测定:总胆红素、游离胆红素增高,结合胆红素/总胆红素小于 0.2。

(4)骨髓象:增生活跃或极度活跃,以红系增生为主,可见大量幼稚红细胞,以中幼和晚幼细胞为主,形态多正常。

2.溶血性贫血的筛查检测

(1)血浆游离血红蛋白检测:用于鉴别血管内和血管外溶血,前者血浆游离血红蛋白明显增高,后者多正常。

(2)血清结合珠蛋白检测:血管内溶血时,血清结合珠蛋白降低。

(3)含铁血黄素尿试验:阳性多见于慢性血管内溶血。若为急性血管内溶血,需经几天后含铁血黄素尿测定才阳性,并可持续一段时间。

(4)红细胞寿命测定:是诊断溶血最可靠的指标。正常值为 25～32 天,溶血性贫血病人常<15 天。

3.红细胞内在缺陷的检测　可协助确定贫血的类型。

(1)红细胞脆性试验:是检测红细胞膜缺陷的常用指标。遗传性球形红细胞增多症时红细胞脆性增加,地中海贫血时脆性降低。

(2)酸溶血试验(Ham 试验):阳性主要见于阵发性睡眠性血红蛋白尿。

(3)抗人球蛋白试验(Coombs 试验):阳性可考虑为自身免疫性溶血性贫血、系统性红斑狼疮等。

(4)血红蛋白电泳:常用于地中海贫血的诊断与鉴别诊断。

(5)高铁血红蛋白还原试验:主要用于红细胞葡萄糖-6-磷酸脱氢酶缺乏症的筛查或普查。

(6)G-6-PD 活性测定:是诊断 G-6-PD 缺乏症最可靠的诊断指标。

【诊断要点】

根据贫血、黄疸、脾大或血红蛋白尿等溶血的临床表现,实验室检查提示有红细胞破坏,骨髓中幼红细胞代偿性增生及红细胞寿命缩短,可作出初步诊断。询问有无引起溶血的病因,结合溶血性贫血的筛查及红细胞内在缺陷的检测,可进一步明确溶血性贫血的原因和类型。

【治疗要点】

1.病因治疗　尽快去除诱因与病因,积极治疗原发病。

2.糖皮质激素及免疫抑制剂　常用于免疫性溶血性贫血。常用药物有泼尼松、氢化可的松、环磷酰胺、硫唑嘌呤、甲氨蝶呤和环孢素等。

3.脾切除　适用于血管外溶血。对遗传性球形红细胞增多症效果较好。对需要大剂量激素维持的自身免疫性溶血性贫血、丙酮酸激酶缺乏症及部分地中海贫血,也可使用。

4.输血　输血可暂时改善病人的一般情况,是起效最快的缓解症状的治疗方法。但对有些病人可加重其溶血,故应严格掌握输血的适应证。

5.其他治疗　增加各种造血物质的补充,以满足机体造血功能代偿性增强的需求,如铁、叶酸、蛋白质等。

【护理要点】

1.饮食指导　避免进食一切可能加重溶血的食物或药物,鼓励病人多喝水、勤排尿,促进溶血后所产生的毒性物质排泄,同时也有助于减轻药物引起的不良反应。

2.用药护理　遵医嘱用药,并注意观察药物的疗效,减少和预防不良反应,如应用糖皮质激素应注意预防感染;环磷酰胺应预防出血性膀胱炎,减轻胃肠道反应;应用环抱素应定期检查肝、肾功能。

3.输血护理 输血时,应严格执行操作规程;严密观察病情及时发现各种不良反应,并协助医生处理。

4.健康教育 介绍疾病相关知识,避免接触会引起溶血的化学毒物、药物和食物。溶血发作期应减少活动或卧床休息;注意保暖,避免受凉;多饮水、勤排尿;进食高蛋白、高维生素食物。指导病人进行自我检测,发现异常及时向医生护士汇报或到医院就诊。

(谷翠红)

第二节 出血性疾病

出血性疾病是由于正常的止血机制发生障碍,引起自发性出血或轻微损伤后出血不止的一组疾病。任何原因造成血管壁通透性增加、血小板数目减少及其功能异常和凝血功能障碍,均可能导致出血。

一、特发性血小板减少性紫癜

特发性血小板性紫癜(ITP)又称自身免疫性血小板减少性紫癜,是一种最常见的血小板减少性疾病,是由于机体的免疫功能紊乱,产生抗自身血小板抗体,导致血小板寿命缩短,过度破坏以及生成障碍,造成外周血中血小板减少,从而引起出血症状。临床上以自发性皮肤、黏膜及内脏出血,血小板计数减少、生存时间缩短和抗血小板抗体形成,骨髓巨核细胞发育、成熟障碍等为特征。依其起病急缓分急性型和慢性型。

(一)病因和发病机制

病因尚不十分清楚,急性型与病毒感染有关,慢性型与机体免疫功能紊乱有关。

1.感染 80%左右的急性ITP病人发病前2周左右有上呼吸道感染史;病毒感染后的ITP病人,在其血中可发现抗病毒抗体或免疫复合物。

2.免疫因素 大部分ITP病人对自身血小板的抗原识别能力下降,机体免疫监视功能紊乱,都可以检测到血小板相关抗体或抗血小板抗体等自身抗体。免疫功能异常促使血小板破坏增多而导致血小板数目减少,此外还可引起血小板功能异常,通过损害毛细血管内皮致通透性增加而引发出血。

3.肝、脾与骨髓因素 肝、脾和骨髓既是血小板相关抗体和抗血小板抗体的产生场所,也是血小板被破坏的主要场所,尤其是骨髓。

4.其他 慢性ITP多见于生育年龄妇女,妊娠可使ITP的病情加重,或使已缓解的ITP复发,推测可能与雌激素水平增高有关。

(二)临床表现

ITP主要表现为出血,以皮肤黏膜出血为主,亦可表现为内脏出血,甚或颅内出血,但深部肌肉血肿和关节腔出血罕见。

1.急性型 多见于儿童,起病前1~3周有上呼吸道感染史,起病急,出血症状重。常有畏寒、发热,皮肤、鼻、牙龈及口腔黏膜出血较重,皮肤可有大片瘀斑、血肿,常先出现于四肢,尤以下肢为多。亦可因颅内出血危及生命,表现为剧烈头痛、意识障碍、抽搐、双侧瞳孔不等大、对光反射迟钝或消失等。急性型病程多呈自限性,自然病程4~6周,痊愈后很少复发。

2.慢性型 多见于生育期妇女。起病隐袭,常在不知不觉中发病,多以月经过多为主诉就诊。出血症状相对较轻,常反复出现四肢皮肤散在的瘀点、瘀斑,牙龈出血或鼻出血。贫血程度和出血严重程度相一致(表 12-4)。

表 12-4　急性型与慢性型 ITP 的鉴别

	急性型	慢性型
年龄	2～6 岁多见	20～40 岁多见
性别	无性别差异	女性多见
诱因	发病前多有上呼吸道感染	多不明确,妊娠、感染可使病情加重
起病	急性起病,伴畏寒和发热	慢性起病,多以月经过多为首发
出血症状	重,常有黏膜和内脏出血	轻,以皮肤紫癜和月经血多为主
血小板计数	常 $<20\times10^9/L$	一般 $>30\times10^9/L$
骨髓巨核细胞	增多,以原始、幼稚巨核细胞为主	增多,以颗粒型巨核细胞为主
血小板寿命	1～6h	24h 以上

(三)实验室检查

1.血象　不同程度的血小板减少,出血严重时可合并不同程度的贫血。

2.骨髓象　粒、红两系一般增生正常,巨核细胞增多或正常并伴有成熟障碍。

3.其他　束臂试验阳性,出血时间延长、血块收缩不良;80% 以上 ITP 病人抗血小板抗体(PAIgG)和血小板相关抗体(PAG₃)增高,血小板生存时间缩短。

(四)治疗要点

1.糖皮质激素　为本病首选药,对急性型和慢性型急性发作的出血症状均有疗效。其作用抑制血小板的抗体形成,减轻抗原抗体反应;刺激骨髓巨核细胞发育成熟;降低毛细血管通透性。常用泼尼松 30～60mg/d 口服,待血小板达到正常水平应逐渐减为最小剂量(5～10mg/d),维持 3～6 个月。用药 6 周以上血小板计数无改善者应视为无效。

2.脾切除　慢性 ITP 糖皮质激素治疗失败者脾切除有效率可达 70% 以上。

3.细胞毒类免疫抑制药　激素和脾切除治疗失败的病人,可加用免疫抑制药。较常用的制剂有:长春新碱、环磷酰胺、硫唑嘌呤、环孢素 A 等。其中最常用的是长春新碱,每周 1 次,每次 1mg,静注,4～6 周为1 个疗程。

4.其他

(1)达那唑可用于难治性 ITP,与糖皮质激素治疗有协同作用。

(2)危重出血或脾切除术病人可输新鲜血或浓缩血小板悬液有较好的止血效果。

(3)静注大剂量丙种球蛋白是目前 ITP 紧急救治最有效的方法之一。剂量为 $400mg/(kg \cdot d)$,5d 为 1个疗程。

(五)护理措施

1.减少活动　急性出血期绝对卧床,限制活动。离床活动要避免外伤,以防再出血。

2.饮食护理　给予高热量、高蛋白质、高维生素、少渣饮食。血小板 $<20\times10^9/L$,进流质、半流质饮食。

3.病情监测　注意观察病人出血的发生、发展或消退情况;特别是出血部位、范围和出血量。注意病人的自觉症状、情绪反应、生命体征及神态变化、血小板计数等。一旦发现血小板计数 $<20\times10^9/L$,出血严重而广泛、疑有或已发生颅内出血者,要及时通知医师,配合救治。

4.用药护理　正确执行医嘱,注意药物不良反应的观察和预防。长期使用糖皮质激素会引起身体外形的变化、胃肠道出血、诱发感染等;长春新碱可引起骨髓抑制、末梢神经炎;环磷酰胺可致出血性膀胱炎;环孢素有肝肾损害。

避免使用可能引起血小板减少或抑制其功能的药物,如阿司匹林、双嘧达莫、吲哚美辛(消炎痛)、磺胺类、氨苄西林、氯霉素等。

5.健康指导　让病人及家属了解本病的病因、主要表现及治疗方法;指导病人避免人为损伤而诱发或加重出血,不服用可能引起血小板减少或抑制其功能的药物;保持充足睡眠、情绪稳定和大小便通畅;遵医嘱合理用药,不可自行减量或停药;定期复查血象,以了解血小板数目的变化,指导疗效判断和治疗方案的调整;如月经量明显增多、呕血或便血、咯血、血尿、头痛、视力改变等应及时就医。

二、血友病

血友病是一组遗传性凝血因子缺乏而引起的一组出血性疾病。临床上主要表现为自幼发生轻微创伤后流血不止或终身自发性出血,以关节腔出血和深部肌肉血肿为主,常伴有关节畸形。分为:①血友病 A,又称遗传性抗血友病球蛋白缺乏或 $FVⅢ:C$ 缺乏症;②血友病 B,又称遗传性 FIX 缺乏症;③遗传性 FXI缺乏症。以血友病 A 为多见,占遗传性出血性疾病的 85%,社会人群发病率为 5/10 万～10/10 万。

(一)病因和发病机制

血友病 A 和血友病 B 是一种性伴隐性遗传病,遗传基因位于 X 染色体上,女性遗传,男性发病。遗传性 FXI 缺乏病为常染色体隐性遗传,男女均可遗传,子女均可发病。约 1/3 的病人无家族史,发病原因不明。血友病实际上是 $FVⅢ:C$ 或 FIX 合成障碍的疾病,控制 $FVⅢ:C$ 和 FIX 合成的基因均位于 X 染色体长臂的末端,因遗传或突变导致其基因缺陷时,可造成 $FXⅢ:C$ 或 FIX 合成障碍,导致凝血因子生成障碍和临床上的出血倾向。

(二)临床表现

1.出血　多表现为轻微外伤后出血不止。其特征为:①生来就有伴随终身;②常有诱因,有时诱因甚至很轻微;③以软组织或深部肌肉血肿为主;④关节腔出血很常见,尤其是负重关节;⑤内脏出血较少见,一旦出现后果严重,颅内出血是病人死亡的主要原因。

2.出血性关节炎　重型血友病患者由于负重即可导致关节腔出血,关节滑膜受血细胞分解产物的刺激,形成无菌性炎症,导致关节面粗糙、强直,关节软骨吸收、破坏,最终融合,形成骨化关节。

3.压迫症状　血肿形成压迫神经可导致局部肿痛、麻木及肌肉萎缩等;压迫血管可导致相应供血组织的缺血坏死或瘀血水肿;咽后壁及颈部的血肿压迫气管可导致呼吸困难甚至窒息死亡。

(三)实验室检查

1.血象　外周血液中红细胞、白细胞及血小板计数大致正常;出血时间、血块回缩试验正常。

2.筛选试验　凝血时间(CT)和活化部分凝血活酶时间(APTT)延长;凝血酶原消耗(PCT)不良及简易凝血活酶生成试验(STGT)异常。

3.凝血因子活性测定　$FVⅢ:C$ 或 FXI 的活性明显降低。

(四)治疗要点

1.一般治疗　注意自我保护,避免剧烈运动和危险作业,预防外伤发生。

2.补充凝血因子　是目前治疗血友病病人出血最重要的措施。常用制剂有新鲜血浆、新鲜冰冻血浆、冷沉淀物、凝血酶原复合物、浓缩的 FVⅢ或基因重组的纯化 FVⅢ。剂量:每毫升正常人新鲜血浆中所含的 $FVⅢ:C$ 或 FIX 的量为 1 个国际单位(U)。每输入 1U/kg 的 FVⅢ或 FIX 可提高患者 FVⅢ或 FIX 水平为2%。凝血因子补充量的计算公式为:首次输入量(U)=体重(kg)×所需提高的凝血因子活性(%)÷2。

3.药物治疗

(1)去氨加压素(DDAVP):可用于轻症血友病 A 病人,该药有抗利尿和动员体内贮存因子Ⅷ释放的作用。每12h 16~32μg,用生理盐水 30ml 稀释后快速静注,也可分次皮下注射或鼻腔滴入。

(2)达那唑:对轻中型者效果较好,可促进 vWF 的释放而提高 FVⅢ:C 的活性,300~600mg/d,分次口服。

(3)抗汗溶药:通过保护已形成的纤维蛋白凝块不被溶解而发挥止血的作用。

4.预防　目前尚无根治本病的方法,预防显得尤其重要。建立遗传咨询,严格婚前检查、加强产前诊断,搞好优生优育是减少血友病患病率的重要手段。

(五)护理措施

1.预防出血　病人不要过度负重或进行剧烈的接触性运动,不要穿硬底鞋或赤脚走路;小心使用刀、剪、锯等工具;尽量避免手术治疗,必须手术则术前应补充足够量的凝血因子;尽量避免不必要的各种穿刺或注射,必须时拔针后局部按压 5min 以上;注意口腔卫生,防龋齿;少食带骨刺的食物,以免刺伤口腔或消化道黏膜;避免使用阿司匹林等有抑制凝血机制作用的药物。

2.病情观察

(1)监测病人出血情况,及时发现危重症病人,以争取有效的救治时间。

(2)评估关节腔出血、畸形和功能情况,如关节外形、局部有无压痛、关节活动能力有无异常等。

3.局部出血处理配合　局部出血时应给予冷敷,并加压包扎或用含有凝血酶的海绵敷贴;咽喉部出血或血肿形成者,为避免血肿压迫呼吸道而引起窒息,应协助病人取侧卧位或头偏向一侧,必要时用吸痰器将血吸出,并做好气管切开的准备;一旦出现颅内出血,遵医嘱紧急注射凝血因子。

4.正确输注各种凝血因子制品　严格"三查七对",冷冻血浆或冷沉淀物应置于 37℃温水中解冻融化后,以病人可耐受的速度快速输入,输注过程中密切观察输血的反应。

5.用药护理　DDAVP 快速静注可有颜面潮红、心率加快、血压升高、少尿及头痛等不良反应,要密切观察。

6.出血性关节炎护理　急性期为避免出血加重,促进关节腔内出血的吸收,应予局部制动并保持肢体于功能位;在肿胀未完全消退、肌肉力量未恢复之前,切勿使患肢负重,增加卧床时间,避免过早行走,预防关节腔反复出血。关节腔出血控制后,可帮助病人循序渐进地进行受累关节的被动或主动活动。

7.健康指导

(1)说明本病为遗传性疾病,需终身治疗;说明疾病的原因、遗传特点、主要表现、治疗方法。

(2)制订有效的预防出血的各种措施。

(3)出血症状和体征的自我监测,一旦出现出血,应及时就医。

(4)外出应携带写明血友病的病历卡,以备发生意外时可得到及时的处理。

(5)遗传咨询、婚前检查和产前诊断是预防血友病的重要措施。

三、过敏性紫癜

过敏性紫癜是一种常见的血管变态反应性出血性疾病,其发病与抗原-抗体合物在小血管壁基底膜沉积并激活补体,引起免疫性炎症有关。主要表现为皮肤瘀点或紫癜,可伴有腹痛、便血、关节痛、血尿及血管神经性水肿和荨麻疹等过敏表现。本病多见于儿童及青少年,以春秋季发病居多。

（一）病因和发病机制

本病可由下列因素引起：①感染：细菌、病毒、寄生虫；②食物：如鱼、虾、蛋、乳类等异性蛋白；③药物：抗生素、磺胺类、水杨酸类、保泰松、苯巴比妥类；④其他：花粉、昆虫叮咬、寒冷及预防接种等。

由于机体对某些致敏物质发生变态反应。①Ⅰ型变态反应：主要与致敏细胞的形成及再次接触过敏后生物活性物质的释放有关；②Ⅲ型变态反应：与免疫复合物形成、局部沉积及补体激活后炎性物质的产生有关。这些生物活性物质和炎性物质引起血管壁的免疫性炎症，致血管壁通透性增加，血浆外渗，导致相应组织或脏器的出血和水肿。

（二）临床表现

本病是一种全身性血管炎性病变，除皮下血管外，较常累及的部位有肾小球、关节、胃肠道黏膜的血管。紫癜主要分布于四肢，特点为高出皮肤。发病前1～2周常有上呼吸道感染史。根据血管受累部位不同分为五型：

1. 单纯型（紫癜型）　最常见，皮肤紫癜以四肢为主，对称分布，成批出现，高出皮肤，压之不褪色，早期可有皮肤瘙痒及血管神经性水肿，重症可有出血性皮肤坏死。随着时间的推移，紫癜颜色由紫红变成紫色、黄褐色、淡黄色，多数可于7～14d消退，但可以反复出现。

2. 胃肠型（Henoch型）　除皮肤紫癜外，主要表现为腹痛、恶心、呕吐、腹泻或便血。腹痛多位于脐周、下腹或全腹，是突发的阵发性绞痛，但无明显的腹肌紧张及反跳痛。部分病人在皮肤紫癜出现之前有明显的腹痛，伴有压痛、反跳痛、肠鸣音亢进，易误诊为急腹症，应予注意。

3. 关节型　除皮肤紫癜外，主要表现为关节肿、痛及功能障碍，膝、踝、肘、腕等大关节较常受累，疼痛呈游走性，经数月自愈，不遗留关节畸形。

4. 肾炎型　除皮肤紫癜外，出现血尿、蛋白尿、管型尿等肾炎的表现，是病情最为严重的一种临床类型。少数病人可出现水肿、高血压和肾功能不全。多数病人在3～4周恢复，也有反复发作迁延不愈，发展为肾盂肾炎或肾病综合征。

5. 混合型　具备两种以上类型的特点。

除以上类型的表现外，个别病人累及心包、胸膜、眼球、脑及脑膜血管，出现心包炎、胸膜炎、虹膜炎、视网膜出血及水肿，中枢神经系统症状、体征等。

（三）实验室检查

半数左右病人出血时间延长，束臂试验阳性，血小板计数正常，凝血功能正常。

（四）治疗要点

1. 病因治疗　清除体内慢性感染灶，避免接触可能的过敏原。

2. 药物治疗

（1）抗组胺类药物：异丙嗪、氯苯那敏、阿司咪唑、钙剂等。

（2）糖皮质激素：该药有抑制免疫复合物形成，减轻炎症反应，增强血管致密度等作用，可以明显改善过敏性紫癜症状，对腹型和关节型疗效较好。常用泼尼松30mg/d，顿服或分次口服，疗程不超过1个月为佳。重者可用氢化可的松或地塞米松静注。

（3）一般性药物：大剂量维生素C、复方芦丁等。

（4）其他：上述治疗效果不佳，可酌情应用细胞毒类免疫抑制药，或中医中药等辅助治疗。

（五）护理措施

1. 避免诱因　及时预防和治疗上呼吸道感染、猩红热、病毒感染以及肠道寄生虫感染；注意避免过敏性食物的摄入；避免服用有过敏反应副作用的药物；避免寒冷刺激、花粉接触、昆虫咬伤。

2.生活护理　卧床休息,避免过早或过多的行走性活动;选择清淡、少刺激、易消化的普食、软食或半流质饮食;协助病人采取舒适体位,如腹痛者取屈膝平卧位;关节肿痛者注意局部关节的制动和保暖。

3.病情观察　注意病人出血的进展与变化,如皮肤瘀点或紫癜的分布或消退情况;有无新发出血、肾损害;主诉关节痛的病人应评估受累关节的部位、数目、局部有无肿胀反压、关节活动障碍等表现;评估腹痛病人的疼痛部位、性质及严重程度,肠鸣音活跃或亢进,多提示肠道出血或渗血,注意粪便的性质与颜色。

4.用药护理　用药前做好解释工作,若用糖皮质激素应说明可能出现的不良反应,加强护理,预防感染的发生;静脉注射免疫抑制药,要保护局部血管并密切观察,一旦出现静脉炎要及时处理,用环磷酰胺时,嘱病人多饮水,注意尿量及尿色改变,警惕出血性膀胱炎。

5.健康教育　本病为变态反应疾病,积极寻找致病因素,避免接触再次诱发是预防本病的重要措施。让患者学会自我观察,发生症状随时来诊。如发现大量瘀点或紫癜、明显腹痛或便血、关节肿痛、血尿、水肿、泡沫尿甚至少尿者,多提示病情复发或加重,应及时就医。

（谷翠红）

第三节　白血病

白血病是一类造血干细胞的恶性克隆性疾病。由于造血干细胞受损,其克隆中的白血病细胞自我更新增快、增殖失控、分化障碍、凋亡受阻,而停滞在细胞发育的不同阶段。临床特点为白血病细胞在骨髓和其他造血组织中弥漫性、恶性增生,并浸润器官和组织,正常造血受抑制,正常血细胞生成减少。临床表现为贫血、出血、感染及各器官浸润症状,周围血细胞有质和量的变化。

【分类】

1.根据白血病细胞的成熟程度和自然病程,将白血病分为急性和慢性两大类。

2.根据主要受累的细胞系列分类。

AL 分为急性淋巴细胞白血病(简称急淋白血病或急淋,ALL)和急性髓细胞白血病(简称急粒白血病或急粒,AML)。这两类再分成多个亚型。

CL 则分为慢性髓细胞白血病(简称慢粒白血病或慢粒,CML)、慢性淋巴细胞白血病(简称慢淋白血病或慢淋,CLL)及少见类型的白血病如:毛细胞白血病(HCL)、幼淋巴细胞白血病(PLL)等。

成人以急性髓细胞白血病最多见,儿童则以急性淋巴细胞白血病最多见。

【病因与发病机制】

人类白血病的病因尚不完全清楚,目前已知的病因如下:

1.生物因素　主要是病毒和免疫功能异常。成人 T 细胞白血病/淋巴瘤(ATL)可由人类 T 淋巴细胞病毒Ⅰ型(HTLV-Ⅰ)所致。部分免疫功能异常者,如某些自身免疫性疾病患者白血病危险度会增加。

2.物理因素　X 射线、γ 射线等电离辐射有致白血病的作用,与放射剂量大小、放射部位及年龄有关。研究表明,大面积和大剂量照射,特别是骨髓受到照射,可使骨髓抑制和机体免疫力下降,DNA 突变、断裂和重组,导致白血病的发生。尤其是年幼者危险性较高。职业性长期照射也可致白血病。据国外调查的资料证实,1929～1942 年放射科医师白血病的发病率为非放射科医师的 10 倍,而后随着对防护的重视和防护措施的不断完善,发病率渐减少。诊断性照射是否会致白血病尚无确切依据,但孕妇胎内照射会增加小儿出生后白血病的危险性。

3.化学因素　苯的致白血病作用比较肯定,与累积剂量有关。长期接触苯及其衍生物发生白血病的危险性较高。早年制鞋工人(接触含苯胶水)的发病率高于正常人群的3～20倍。有些药物可损伤造血细胞引起白血病,如氯霉素、保泰松所致造血功能损伤者发生白血病的危险性显著增高;乙双吗啉是乙亚胺的衍生物,用于治疗银屑病,具有极强的致染色体畸变和致白血病作用,与白血病发生有明显关系。抗肿瘤药物中烷化剂和拓扑异构酶Ⅱ抑制剂被公认为有致白血病的作用。化学物质所致的白血病以急性非淋巴性白血病为多,并且具有一定的潜伏期。

4.遗传因素　家族性白血病约占白血病的千分之七。单卵孪生子,如果一个人发生白血病,另一个人的发病率为1/5,比双卵孪生者高12倍。Downs综合征(唐氏综合征)有21号染色体三体改变,其白血病发病率达50/10万,比正常人群高20倍。先天性再生障碍性贫血(Fanconi贫血)、Bloom综合征(侏儒面部毛细血管扩张)、共济失调.毛细血管扩张症及先天性免疫球蛋白缺乏症等白血病发病率均较高,表明白血病与遗传因素有关。

5.其他血液病　某些血液病最终可能发展为白血病,如骨髓增生异常综合征、淋巴瘤、多发性骨髓瘤、阵发性睡眠性血红蛋白尿症等。

一、急性白血病

急性白血病(AL)的细胞分化停滞在较早阶段,多为原始细胞及早期幼稚细胞,病情发展迅速,自然病程仅几个月。

【分类】

国际上通用的法美英FAB分型,将AL分为ALL及AML两大类。

ALL共分3型:L_1型,原始和幼淋巴细胞以小细胞为主(直径.≤12μm);L_2型,原始和幼淋巴细胞以大细胞(直径＞12μm)为主,混有一定数量的小细胞,大小不等明显;L_3型,以大细胞为主,大小较一致。细胞嗜碱性呈深蓝,胞浆量不等,空泡明显呈蜂窝状。

AML共分8型:微小分化急性髓系白血病(M_0型);急性原始粒细胞白血病未分化型(M_1型);急性原始粒细胞白血病部分分化型(M_2型);急性早幼粒细胞白血病(M_3型);急性粒-单核细胞型白血病(M_4型);急性单核细胞白血病(M_5型);急性红白血病(M_6型);急性巨核细胞白血病(M_7型)。

1986年FAB协作组提出了MIC分型法,将形态学和细胞化学、免疫学、细胞遗传学和分子生物学结合起来,形成MICM分型。提高了诊断的准确性,对指导临床判断预后提供有价值的参考。

【临床表现】

AL起病急缓不一。急者可以是突然高热,类似"感冒",也可以是严重的出血。缓慢者常为脸色苍白、皮肤紫癜,月经过多或拔牙后出血难止而就医时被发现。

1.正常骨髓造血功能受抑制表现

(1)贫血:部分患者因病程短,可无贫血。半数患者就诊时已有重度贫血,尤其是继发于骨髓增生异常综合征(MDS)者。

(2)发热:半数患者以发热为早期表现。可低热,亦可高达39～40℃以上,伴有畏寒、出汗等。虽然白血病本身可以发热,但高热往往提示有继发感染。感染可发生在各个部位,以口腔炎、牙龈炎、咽峡炎最常见,可发生溃疡或坏死;肺部感染、肛周炎、肛旁脓肿亦常见,严重时可致败血症。最常见的致病菌为革兰阴性杆菌,如肺炎克雷伯杆菌、铜绿假单胞菌、大肠杆菌、产气杆菌等;革兰阳性球菌的发病率有所上升,如金黄色葡萄球菌、表皮葡萄球菌、粪链球菌、肠球菌等。长期应用抗生素者,可出现真菌感染,如念珠菌、曲霉菌、隐球菌等。因患者伴有免疫功能缺陷,可发生病毒感染,如单纯疱疹病毒、带状疱疹病毒、巨细胞病毒感染等。偶见卡氏肺孢子虫病。

（3）出血：以出血为早期表现者近40%。出血可发生在全身各部位，以皮肤瘀点、瘀斑、鼻出血、牙龈出血、月经过多为多见。眼底出血可致视力障碍。M₃型易并发凝血异常而出现全身广泛性出血。颅内出血时会发生头痛、呕吐、瞳孔大小不对称，甚至昏迷而死亡。有资料表明AL死于出血者占62.24%，其中87%为颅内出血。大量白血病细胞在血管中淤滞及浸润、血小板减少、凝血异常以及感染是出血的主要原因。

2.白血病细胞增殖浸润的表现

（1）淋巴结和肝脾肿大：淋巴结肿大以ALL较多见。纵隔淋巴结肿大常见于T细胞ALL。白血病患者可有轻至中度肝脾大，除CML急性变外，巨脾罕见。

（2）骨骼和关节：常有胸骨下段局部压痛。可出现关节、骨骼疼痛，尤以儿童多见。发生骨髓坏死时，可引起骨骼剧痛。

（3）眼部：粒细胞白血病形成的粒细胞肉瘤或绿色瘤常累及骨膜，以眼眶部位最常见，可引起眼球突出、复视或失明。

（4）口腔和皮肤：ALL尤其是M₄和M₅，由于白血病细胞浸润可使牙龈增生、肿胀；皮肤可出现蓝灰色斑丘疹，局部皮肤隆起、变硬，呈紫蓝色结节。

（5）脑：中枢神经系统白血病（CNSL）可发生在疾病各个时期，但常发生在治疗后缓解期。这是由于化疗药物难以通过血脑屏障，隐藏在中枢神经系统的白血病细胞不能被有效杀灭，因而引起CNSL。以ALL最常见，儿童尤甚，其次为M₄、M₅和M₂。临床上轻者表现头痛、头晕，重者有呕吐、颈项强直，甚至抽搐、昏迷。

（6）睾丸：睾丸白血病多见于ALL化疗缓解后的幼儿和青年，是仅次于CNSL的白血病髓外复发的根源。临床表现为睾丸出现无痛性肿大，多为一侧性，另一侧虽无肿大，但在活检时往往也发现有白血病细胞浸润。

此外，白血病可浸润其他组织器官。肺、心、消化道、泌尿生殖系统等均可受累。

【辅助检查】

1.血象　大多数患者白细胞增多，超过10×10^9/L以上者，称为白细胞增多性白血病。也有细胞计数正常或减少，低者可<1.0×10^9/L，称为白细胞不增多性白血病。血涂片分类可见数量不等的原始和幼稚细胞，但白细胞不增多型病例血片上很难找到原始细胞。患者常有不同程度的正常细胞性贫血，少数患者血片上红细胞大小不等，可找到幼红细胞。约50%的患者血小板低于60×10^9/L，晚期血小板往往极度减少。

2.骨髓象　骨髓象是诊断AL的主要依据和必做检查。FAB协作组提出原始细胞≥骨髓有核细胞（ANC）的30%为AL的诊断标准，WHO分类将骨髓原始细胞≥20%定为AL的诊断标准。多数病例骨髓象有核细胞显著增生，以原始细胞为主，而较成熟中间阶段细胞缺如，并残留少量成熟粒细胞，形成所谓"裂孔"现象。M₃以多颗粒的异常早幼粒细胞为主，此类患者的原始细胞也可能<30%，正常的巨核细胞和幼红细胞减少。在原始和幼稚红细胞≥50%时，若非红系有核细胞（NEC）中原始细胞≥30%，即可诊断为红白血病。少数骨髓增生低下但原始细胞仍占30%以上者称为低增生性AL。Auer小体仅见于急性非淋巴细胞白血病，有独立诊断意义。

3.细胞化学　主要用于协助形态鉴别各类白血病。常用的方法有过氧化物酶染色、糖原染色、非特异性酯酶及中性粒细胞碱性磷酸酶测定。

4.免疫学检查　通过针对白血病细胞所表达的特异性抗原的监测，借以分析细胞所属系列、分化程度和功能状态,以区分急淋与急非淋及其各自的亚型。

5.染色体和基因检查　白血病常伴有特异的染色体和基因改变,并与疾病的发生与发展、诊断、治疗及预后关系密切。例如 90% 的 M_3 有 t(15;17)(q22;q21),即 15 号染色体上的 PML(早幼粒白血病基因)与 17 号染色体上 RARa(维 A 酸受体基因)形成 PML/RARa 融合基因。这是 M3 发病及用全反式维 A 酸治疗有效的分子基础。

6.血液生化改变　患者血清尿酸浓度增高,特别在化疗期间。尿酸排泄量增加,甚至出现尿酸结晶而影响肾功能,主要与大量细胞破坏有关。患者发生 DIC 时可出现凝血象异常。M_4s 和 M_5 血清和尿溶菌酶活性增高,其他类型 AL 不增高。出现 CNSL 时,脑脊液压力升高,白细胞数增加,蛋白质增多,而糖定量减少。脑脊液涂片中可找到白血病细胞。

【诊断要点】

根据临床表现、血象和骨髓象特点,诊断白血病一般不难。但因白血病细胞类型、染色体改变、免疫表型和融合基因的不同,治疗方案及预后亦随之改变,故初诊患者应尽力获得全面 MICM 资料,以便评价预后,指导治疗,并应注意排除下述疾病:骨髓增生异常综合征、某些感染引起的白细胞异常、巨幼细胞贫血、急性粒细胞缺乏症恢复期等。

【治疗要点】

白血病确诊后,应权衡患者知情权和保护性医疗制度,以适当的方式告知患者和家属。根据患者的 MICM 结果及临床特点,进行预后危险分层,按照患方意愿、经济能力,选择并设计最佳完整、系统的方案治疗。考虑治疗需要及减少患者反复穿刺的痛苦,建议留置深静脉导管。适合行异基因造血干细胞移植者应抽血做 HLA 配型。

1.对症支持治疗

(1)防治感染:是保证急性白血病患者争取有效化疗或降低死亡率的关键。粒细胞缺乏期间,患者宜住层流病房或消毒隔离病房。对怀疑感染发热患者,应做细菌培养和药敏试验,并迅速先按经验早期静脉应用足量广谱高效性抗生素治疗,以后再根据病原菌和药敏试验结果更换敏感抗生素。若是真菌或病毒感染,则应抗真菌或抗病毒治疗。

(2)成分输血:积极缓解白血病是最有效纠正贫血和出血的方法。严重贫血可吸氧、输浓缩红细胞维持 Hb>80g/L,白细胞淤滞时,不宜马上输红细胞以免进一步增加血黏度。如果因血小板计数过低而引起出血,最好输注单采血小板悬液,保持血小板>$20×10^9/L$。在输血时为防止异体免疫反应所致无效输注和发热反应,可以采用白细胞滤器去除成分血中的白细胞。

(3)紧急处理高白细胞血症:高白细胞血是是急慢性白血病的一种特殊症候群,如外周血中白细胞数>$200×10^9/L$,患者可产生白细胞淤滞征,造成小血管血流淤滞及血管壁浸润,易发生局部血栓及出血。尤其损害肺、脑,致急性呼吸衰竭或脑出血,常迅速死亡,故应作急症处理。治疗的关键在于迅速降低外周血中的白细胞。当血中白细胞>$100×10^9/L$ 时,应紧急使用血细胞分离机,单采清除过高的白细胞(M_3 型不首选),并给以化疗和水化。没有此条件的医院可选择强的松和羟基脲治疗,AML 常选用羟基脲口服,ALL 则用地塞米松静脉注射。同时需预防白血病细胞溶解诱发的高尿酸血症、酸中毒、电解质紊乱、凝血异常等并发症。

(4)防治高尿酸血症肾病:高尿酸血症肾病是因白血病细胞大量破坏分解,血清和尿中尿酸浓度增高,积聚在肾小管,引起阻塞所致。因此化疗期间应鼓励患者多饮水。当血尿酸超过 595umol/L 时,应大量输液和碱化尿液。最好 24 小时持续静脉补液,使每小时尿量>150ml/ml。在化疗同时给予别嘌呤,能阻断嘌呤转化为尿酸,抑制尿酸合成。少数患者对别嘌呤会出现严重皮肤过敏,应予注意。当患者出现少尿和无尿时,应按急性肾衰竭处理。

(5)维持营养:白血病系严重消耗性疾病,而化疗、放疗的副作用会引起患者消化道黏膜炎及功能紊乱,故在治疗期间应注意补充营养,维持水、电解质平衡,给予患者高蛋白、高热量、易消化食物,必要时经静脉补充营养。

2.抗白血病治疗　急性白血病一经诊断,即应采取抗白血病治疗,化疗是主要的治疗方法。

(1)化疗方法:采取早期、联合、足量用药原则,分为诱导缓解及巩固强化治疗两个阶段

1)诱导缓解:目标是使患者迅速获得完全缓解(CR),所谓 CR,即白血病的症状和体征消失,白细胞分类中无白血病细胞;骨髓中原始粒Ⅰ型＋Ⅱ型(原单＋幼单或原淋＋幼淋)≤5％,M_3 型原粒＋早幼粒≤5％,无 Auer 小体,红细胞及巨核细胞系列正常,无髓外白血病。理想的 CR 为初诊时的免疫学、细胞遗传学和分子生物学异常标志消失。

2)巩固强化治疗:诱导缓解获 CR 后,体内仍有残留的白血病细胞,称之为微小残留病灶(MRL)。此时中枢神经系统、眼眶、睾丸及卵巢等髓外组织器官中,由于常规化疗药物不易渗透,也仍可有白血病细胞浸润。为争取患者长期无病生存(DFS)和痊愈,必须对 MRL 进行 CR 后治疗,以清除这些复发和难治的根源。ALL 巩固维持治疗一般需 3 年。定期检测微小残留病灶并根据亚型决定巩固和维持治疗强度和时间。LASP(左旋门冬酰胺酶)和 HD-MTX(大剂量甲氨蝶呤)已广为应用并明显改善了治疗结果。对于ALL,即使经过强烈诱导和巩固治疗,仍需维持治疗。巯嘌呤(6MP)和甲氨蝶呤(MTX)联合是普遍采用的有效维持治疗方案。一般控制白细胞在 $3×10^9/L$ 以下,以控制微小残留病灶。AML 可用原诱导方案巩固 2～6 疗程,或中剂量阿糖胞苷为主的强化治疗等。强化治疗每月 1 次,共计 1～2 年,以后观察随访。

急性早幼粒细胞白血病(APL)是 AML 的特殊类型,可采用 AfRA 25～45mg/(m^2·d)口服治疗直至缓解。与单用化疗药物相比,ATRA＋化疗的 CR 率为 70％～95％。

复发指 CR 后在身体任何部位出现可检出的白血病细胞,多在 CR 后两年内发生,以骨髓复发最常见。此时可选择原诱导化疗方案再诱导。但 ALL 一旦复发,不管采用何种化疗方案和再缓解率多高,总的二次缓解期通常短暂(中位 2～3 个月),长期生存率<5％。

3)髓外白血病治疗:CNSL 多采用早期强化全身治疗和腰穿鞘内注射预防。一般鞘内注射 MTX 10mg,每周一次,至少六次。对于睾丸白血病患者,即使仅有单侧睾丸白血病也要进行双侧照射和全身化疗。

(2)造血干细胞移植:是目前治疗急性白血病的重要方法。除儿童 ALL 以外(化疗效果较好),年龄在50 岁以下的患者,只要有 HLA 匹配的同胞供髓者应在第一次缓解期内进行。详见本章"造血干细胞移植"。

(3)细胞因子治疗:细胞因子具有促进造血细胞增殖的作用。粒细胞集落刺激因子(G-CSF)和粒单集落刺激因子(GM-CSF)与化疗同时应用或化疗后应用,可以减轻化疗所致的粒细胞缺乏,缩短粒细胞恢复时间,提高病人对化疗的耐受性。

(4)老年 AL 的治疗:大于 60 岁,由骨髓增生异常综合征转化而来、继发于某些理化因素、耐药、重要脏器功能不全、不良核型者,更应强调个体化治疗。多数患者化疗需减量用药,以降低治疗相关死亡率,少数体质好,支持条件佳者可采用类似年轻患者的方案治疗。

【主要护理诊断/问题】

1.有损伤的危险:出血与血小板减少、白血病细胞浸润有关。

2.有感染的危险与正常粒细胞减少、化疗有关。

3.疼痛:关节、骨骼疼痛与白血病细胞浸润骨髓有关。

4.潜在并发症:化疗药物不良反应。

5.预感性悲哀与急性白血病治疗效果差、死亡率高有关。

6.活动无耐力与大量、长期化疗,白血病引起代谢增高及贫血有关。

【护理措施】

1.病情观察　　观察病人有无体温升高、血压下降、脉搏细速弱、尿量减少等败血症表现;有无皮肤黏膜出血加重及头痛、意识障碍、瞳孔不等大等颅内出血表现;化疗后注意观察有无头痛、呕吐、脑膜刺激征等中枢神经系统白血病表现。

2.预防和控制感染。

3.预防和护理出血。

4.化疗的护理　　肿瘤化疗后的用药已从过去每日或隔日给药一次改变为间断大剂量给药,以最大限度杀伤肿瘤细胞,并给骨髓及其他正常组织以修复的机会。临床上化疗常采用静脉、动脉、腔内、肌内注射及口服等途径给药。现代医学的介入疗法,是化疗的新途径。

(1)心理支持:向患者做好有关治疗的宣教和解释工作。尤其是采用介入疗法时,应该施以精神开导,增加战胜疾病的信心,解除其紧张、恐惧、消极的精神状态,以取得患者的配合。如有脱发者,可配置发套,病情允许情况下,可以组织患者散步及娱乐活动,尽量使患者在接受化疗过程中处于最佳身心状态。

(2)生活护理:因化疗反应致体虚加重,生活不能自理的患者,应耐心细致地做好生活护理,以满足生活上的基本需要,尽量创造良好的生活环境,控制探视人员,省语言,少思虑,避风寒,注意保暖,防止复感外邪。

(3)饮食护理:治疗期间应给予清淡、营养丰富、易于消化的食物,并应注重食物的色、香、味、形,以增进食欲,保证营养。治疗间歇阶段则宜给具有补血、养血、补气作用的食品,以提高机体的抗病能力。

(4)静脉给药治疗护理:①药液配制要新鲜;剂量、浓度及使用方法要准确无误,以免影响药效。②保护血管以备长期用药,注射部位每次更换,计划使用。操作时应先用生理盐水进行穿刺,待成功后再注药液。药液输注完成后再次生理盐水冲管。③操作要稳、准、轻、快。事先做好穿刺局部的准备(按摩、保暖等),力求穿刺成功。④药液滴注出现外渗及外漏时应立即停止注入,重新穿刺。局部可用药物外敷,或作局部封闭,以减轻局部组织的损伤,促其吸收并防止感染。

(5)介入疗法给药治疗护理:①术前应做好思想工作,根据给药途径备皮,做药敏试验,药液配制要求同静脉给药法。②体位护理:最常用股动脉导管给药,患者应取平卧位,手术肢体严禁屈曲移动,导管创口部位置沙袋压迫止血24h。观察创面如有渗血或出血应立即报告医师,给予重新处置。③病情较重的患者如出现吐血或便血,可疑似应激性胃溃疡,应立即报告医师。④术后给药应严格按医嘱执行,并观察患者的全身反应。严格按水化、解毒、排毒三步护理程序给药,并应注意时间及剂量准确性。

(6)鞘内注射化疗药物的护理:鞘内注射化疗药物是防治中枢神经性白血病(CNS)最有效的方法之一。鞘注化疗药可引起双下肢麻木及疼痛、头痛、头晕、恶心、呕吐、发热、抽搐等不良反应,尤以双下肢麻木或疼痛为最常见,停止鞘注一般很快自行缓解,与药物刺激神经关系密切。鞘注不良反应严重时可出现神经毒性反应,如不及时给予强有力的脱水治疗,甚至可导致死亡。

鞘注前后的护理要点包括:协助病人采取头低抱膝侧卧位,协助医生做好穿刺点的定位和局部的消毒与麻醉,推注药物速度宜慢;操作过程中应严密观察病人生命体征,注意病人面色、口唇、瞳孔等。如发现出汗、恶心、呕吐、口唇发绀、瞳孔不等大、颈项强直等,立即停止穿刺,并作相应的处理。拔针后局部予消毒纺纱覆盖、固定,嘱病人去枕平卧4~6h。做好腰穿点的观察与护理,预防感染发生。

（7）化疗药物副作用的护理

1）局部反应：一些刺激性较强的化疗药物当静脉注射时可引起严重的局部反应。化疗引起静脉炎是常见的不良反应。根据临床表现可分为三类：红热型（沿静脉血管走向区域发热、肿胀及疼痛）、栓塞型（沿静脉走向处变硬，呈条索状硬结，外观皮肤有色素沉着；血流不畅伴疼痛）、坏死型（沿静脉穿刺部位疼痛加剧，皮肤发黑坏死，甚至深达肌层）。

预防：为保护外周静脉及减轻病人痛苦，化疗最好能采用留置深静脉导管；如果患者经济状况不允许留置深静脉导管，化疗前为患者长期治疗考虑，护士应当慎重选择经静脉化疗采用的血管，使用血管一般由远端向近端，由背侧向内侧，左右臂交替使用，因下肢静脉易形成血栓，除上肢静脉综合征外，不宜采用下肢静脉给药。同时，护士应避免反复穿刺同一部位静脉，在推注药液过程应反复抽回血，以确保针在血管内；还应根据血管直径选择针头，针头越细对血管损伤面越小，一般采用 6 号半～7 号头皮针；此外，当有数种药物给予时，先用刺激性强的药物，且药物稀释宜淡，静脉注射宜缓，注射前后均用 10～20ml 生理盐水冲人；拔针前回吸少量血液在针头内，以保持血管内负压，然后迅速拔针，用无菌棉球压迫穿刺部位 3～5min，同时抬高穿刺的肢体，以避免血液返流，防止针眼局部瘀斑，有利于以后再穿刺。

药液外漏及静脉炎的处理：如果注射部位刺痛、烧灼或水肿，则提示药液外漏，需立即停止用药（边回抽边退针，不宜立即拔针）并更换注射部位。漏药部位根据不同的化疗药物采用不同的解毒剂做皮下封闭，如氮芥、丝裂霉素、更生霉素溢出可采用硫代硫酸钠，如长春新碱外漏时可采用透明质酸酶或 8.4% 碳酸氢钠。其他药物均可采用等渗盐水或加地塞米松封闭方法；可用 20ml 注射器抽取解毒剂在漏液部位周围采取菱形注射，为防止疼痛还需局部注射普鲁卡因 2ml，必要时 4h 后可重复注射。漏液部位冷敷，也可配合硫酸镁湿敷直到症状消失。静脉炎发生后局部血管禁止静注，患处勿受压，可行局部热敷，按血管走行用强的松软膏或喜辽妥等药物外涂，或金黄膏、青敷膏等清热解毒、活血化瘀药物外敷。鼓励病人多做肢体活动，以促进血液循环。

2）胃肠道反应：胃肠道黏膜上皮细胞对化疗药物极为敏感，大多数化疗药物可引起胃肠道反应，表现为：口干、厌食、恶心、顽固性呕吐，甚至腹痛、腹泻等。出现反应的时间、程度与病人体质有关，大多数病人在用药后 3～4h 出现。

预防与护理：①促进食欲：及时去除呕吐物，消除令病人不快的气味，尽量保持环境清洁，安静；做好口腔护理，使病人感到舒适，提高食欲；鼓励病人家属尽量与病人一起用餐，以提高病人的食量等。依据病情适当活动，休息时取坐位或半卧位，避免饭后立即平卧，饭后 1～2h 时坐在椅子上休息。②采取舒服的卧位，鼓励病人做深呼吸，以减轻恶心感；可以利用针灸、指压来减轻症状，常用内关、足三里等穴位。发生呕吐时头侧向一边，呕吐后及时漱口，清洁口腔；给予心理支持，分散注意力。③药物消除：必要时，应在化疗前 1～2h 和化疗后 4～6h 给予止吐剂，每 6～8h 重复给药 1 次，维持 24h 的有效血药浓度，以减轻恶心呕吐。止吐剂可引起嗜睡，口服止吐剂应卧床休息半小时至一小时后再起床。化疗后呕吐 1 天以上不能进食，要遵医嘱给予营养支持治疗。

3）黏膜、皮肤反应：某些化疗药物的毒性亦表现在黏膜上，尤其是大剂量应用时常引起严重的口腔炎、口腔糜烂、坏死。口腔炎发生后应给予及时、合理的治疗和护理：①口服化疗药物后反复漱口并多次饮水，以减轻药物对黏膜的毒性刺激。②保持口腔清洁，给予 1%～2% 雷夫诺尔或 4% 苏打水漱口，1 日 4 次。③口腔炎发生后应改用 1%～2% 雷夫诺尔和 1% 双氧水交替漱口；嘱病人不要使用牙刷，而用棉签轻轻擦洗口腔牙齿；涂药前先轻轻除去坏死组织，反复冲洗，溃疡者可用龙胆紫或紫草油涂抹患处，也可给予西瓜霜等局部治疗。因口腔疼痛而致进食困难者给予 2% 普鲁卡因含漱，止痛后再进食，给予无刺激性软食或流质。

大约有 50% 的病人在化疗中出现不同程度的皮肤反应,轻者皮肤干燥,色素沉着,全身瘙痒,局部可用开水洗净涂氟轻松软膏;重者形成斑丘疹,有渗出液或小水泡,涂龙胆紫防止破溃感染;对发生剥脱性皮炎者,应采取保护性隔离,局部涂氧化锌软膏,红外线照射每日 2 次。

脱发常见于阿霉素、更生霉素、环磷酰胺的反应,是化疗药物损伤毛囊的结果。病人因头发大量脱落甚至秃发而精神苦闷,应告诉病人这一反应是可逆的,化疗结束后头发可再生,化疗前头颅置冰帽或充气止血带,用药结束后 10min 除去此带,采取这种措施可减轻脱发。向病人解释因身体外表变化而引起的心理反应是正常的,化疗时,身体的某些变化是暂时的,以后会慢慢恢复。鼓励病人说出自己的感受,并给予正面的引导,告诉病人可戴假发以掩饰缺陷,鼓励病人参加社交活动。

4)骨髓抑制:化疗药物杀伤肿瘤细胞的剂量与损害骨髓的剂量差异很小,因此,对接受化疗的病人应密切观察骨髓抑制征象,其特征是血细胞减少,这是抗肿瘤治疗的主要危险,故应定时为病人进行血细胞计数和骨髓检查,当白细胞低于 $4 \times 10^9/L$,血小板计数下降至 $100 \times 10^9/L$ 时,除停止化疗外,还应予以保护性隔离,并采取预防并发症的措施:①为患者创造一个空气清新、整洁的环境,绝对禁止病人与传染性疾病相接触,防止交叉感染,严格无菌操作,病人一切用物经灭菌处理后方可使用。②预防呼吸道感染,病房用紫外线空气消毒每日 1 次,2% 来苏水湿式扫床,地面消毒每日 2 次,消毒液擦地每周 2 次。③观察病人任何部位有无出血倾向,如牙龈、鼻子出血,皮肤瘀斑,血尿及便血等。保持室内适宜的温度及湿度,病人的鼻黏膜和口唇部可涂石蜡油防止干裂,静脉穿刺时慎用止血带,注射完毕时压迫针眼 5min,严防利器损伤病人皮肤。

5)泌尿系毒性反应:因化疗药物导致肿瘤细胞及正常组织细胞大量破坏,少数病人可出现高尿酸血症。有些药物通过肾脏以原型排出,其代谢产物在酸性环境中易沉淀甚至形成结晶造成尿路阻塞,导致肾功能衰竭,因此,治疗中必须采用水化和碱化来预防这一并发症。

水化能保证药物快速从体内排出,故除医嘱外,应鼓励病人多次饮水,保证每日入量在 4000ml 以上,尿量在 3000ml 以上;对入量已够,但尿量少者,需给予利尿剂以促进药排泄。

尿碱化时保证 pH>6.5~7,可加速代谢产物的溶解、排出,避免沉淀产生尿酸结晶,这要求在病人每次尿后测 pH 值,如 pH 值低于 6.5 时,报告医生及时增加碱性药物用量。

环磷酰胺的药物特点是以原型排出,如摄水量不足,药物在尿中过度浓缩可引起出血性膀胱炎,护理中除嘱病人大量饮水外,还应重点观察有无膀胱刺激症状,排尿困难及血尿。

6)心、肝、神经毒性:引起心脏毒性的药主要有蒽环类抗生素(如柔红霉素、阿霉素)及三尖杉酯碱类药物。蒽环类抗生素造成的心脏毒性反应在临床上有急性心脏损害和慢性蓄积性心脏毒性反应,可引起心肌及心脏传导损害。用药前、后应监测病人的心率、节律及血压;药物要缓慢静滴,<40 滴/分;注意观察病人的面色和心率,以病人不觉心悸为宜。一旦出现毒性反应,应立即报告医生并做好相应的处理准备与配合工作。巯嘌呤、甲氨蝶呤、门冬酰胺酶对肝功能有损害作用,用药期间应观察病人有无黄疸,并定期监测肝功能。长春新碱等可引起周围神经炎,表现为指(趾)麻木、腱反射消失,感觉异常,有时还可发生便秘或麻痹性肠梗阻。有些药物可产生中枢神经毒性,主要表现为感觉异常、振动感减弱、肢体麻木、刺痛、步态失调、共济失调、嗜睡、精神异常等。

⑦其他:如听力减退、皮疹、面部或皮肤潮红、指甲变形、骨质疏松、膀胱及尿道刺激征、不育症、闭经、性功能障碍、男性乳腺增大等也可由部分化疗药物引起。

【健康教育】

1.向患者及家属解释白血病的有关知识,如常见病因及早期表现、治疗进展、治疗效果等,并介绍治疗成功的典型病例,树立患者治疗的信心。

2.教会患者及家属预防感染和出血的措施。

3.指导患者及家属进行饮食调养。食物应尽量做到多样化,多吃高蛋白、多维生素、低动物脂肪、易消化的食物,及新鲜水果、蔬菜。为防止化疗引起的白细胞、血小板等下降,宜多食血肉之品,如动物肝、蛋、瘦肉、鱼、鸡肉等;同时可配合药膳提高免疫功能,如党参、黄芪、当归、红枣、花生等。增加食欲,可采取更换食谱,改变烹调方法,增加食物的色、香、味;少量多餐,在饮食中可加入一些生姜,以止呕;也可用药膳健脾开胃,如山楂肉丁、黄芪、山药、萝卜、陈皮等。

4.缓解期保持良好的生活方式,起居规律,充分休息,情绪乐观,结合个人的兴趣爱好选择合适的锻炼方式,增强免疫力。

5.指导患者出院后按医嘱用药,定期复查。有病情复发征象,如贫血、出血、感染、骨痛等应及时就医。

二、慢性白血病

慢性白血病(CL)的细胞分化停滞在较晚的阶段,多为较成熟幼稚细胞和成熟细胞,病情发展缓慢,自然病程为数年。

CL临床上可分为两大类,即慢性髓细胞白血病(简称慢粒白血病或慢粒CML)和慢性淋巴细胞白血病(简称慢淋白血病或慢淋CLL)。少见类型的白血病,如毛细胞白血病(HCL)、幼淋巴细胞白血病(PLL)等也归于慢性淋巴细胞白血病。我国以慢性粒细胞白血病为多见。

(一)慢性粒细胞白血病

本病是一种发生在多能造血干细胞上的恶性骨髓增生性疾病(获得性造血干细胞恶性克隆性疾病)。特点为病程发展缓慢,外周血粒细胞显著增多并有不成熟性,脾脏肿大。在受累的细胞系中,可找到Ph染色体和BCR-ABL融合基因。其自然病程分三期:慢性期(CP)、加速期(AP)、急变期(BP/BC),多因急性变而死亡。

CML在各年龄均可发病,以中年最多见,45~50岁年龄组发病率最高,男性略多于女性。

【临床表现】

起病缓慢,早期常无自觉症状。患者可因健康检查或因其他疾病就医时发现血象异常或脾大而被确诊。

1.慢性期(CP) CP一般持续1~4年。患者有乏力、低热、多汗或盗汗、体重减轻等代谢亢进的症状。脾脏肿大为最显著体征,程度不一,与外周血白细胞升高水平有关,质地坚实,平滑,无压痛,患者常自觉左上腹坠胀感。50%以上患者就医时脾已达脐或脐以下,如果发生脾梗死,则脾区压痛明显,并有摩擦音,自发性脾破裂罕见。肝脏明显肿大较少见。部分患者胸骨中下段压痛。当白细胞显著增高时,可有眼底充血及出血。白细胞极度增高时,可发生"白细胞淤滞症"。

此期就诊的患者辅助检查可出现如下改变:

(1)血象:外周血白细胞升高是主要的特征。早期即明显增高,常超过$20\times10^9/L$,可达$100\times10^9/L$以上,粒细胞显著增多,分类可见各期粒细胞,以中性中幼、晚幼和杆状核粒细胞居多,原始细胞<10%;血小板多在正常水平,部分患者增多;晚期血小板渐减少,并出现贫血。

(2)中性粒细胞碱性磷酸酶(NAP):活性减低或呈阴性反应。治疗有效时NAP活性可以恢复,疾病复发时又下降,合并细菌性感染时可略升高。

(3)骨髓象:骨髓增生明显至极度活跃,以粒细胞为主,粒红比例明显增高,其中中性中幼、晚幼及杆状核粒细胞明显增多,原始细胞<10%。嗜酸、嗜碱性粒细胞增多。红细胞相对减少。巨核细胞正常或增

多,晚期减少。

(4)细胞遗传学及分子生物学改变:95%以上的 CML 细胞中出现 Ph 染色体(小的 22 号染色体),显带分析为 t(9;22)(q34;q11)。9 号染色体长臂上 C-ABL 原癌基因易位至 22 号染色体长臂的断裂点簇集区(BCR)形成 BCR-ABL 融合基因。

(5)血液生化:血清及尿中尿酸浓度增高。血清乳酸脱氢酶增高。

2.加速期(AP)　起病后 1～4 年间 70%的慢粒病人进入加速期,常有发热、虚弱、进行性体重下降、骨骼疼痛,逐渐出现贫血和出血。脾持续和进行性肿大,对原来治疗有效的药物无效。AP 可维持几个月到数年。外周血或骨髓原始细胞≥10%,外周血嗜碱性粒细胞>20%,不明原因的血小板进行性减少或增加。除 Ph 染色体以外又出现其他染色体异常,粒-单系祖细胞(CFU-GM)培养,集簇增加而集落减少,骨髓活检显示胶原纤维显著增生。也有 20%～25%的患者无明显加速期阶段,而直接进入急变期。

3.急变期(BP/BC)　加速期历时几个月到 1～2 年,即进入急变期,为 CML 的终末期,临床与 AL 类似。多数急粒变,少数为急淋变或急单变,偶有巨核细胞及红细胞等类型的急性变。急性变预后极差,往往在数月内死亡。外周血中原粒+早幼粒细胞>30%,骨髓中原始细胞或原淋+幼淋或原单+幼单>20%,原粒+早幼粒细胞>50%,出现髓外原始细胞浸润。

【诊断要点】

凡有不明原因的持续性白细胞数增高,根据典型的血象、骨髓象改变,脾肿大,Ph 染色体阳性,BCR-ABL 融合基因阳性即可做出诊断。

【治疗要点】

CML 治疗应着重于慢性期早期,避免疾病转化,力争细胞遗传学和分子生物学水平的缓解,一旦进入加速期或急变期则预后很差。

1.对症治疗　脾放射用于脾肿大明显、有胀痛而化疗效果不佳时。使用血细胞分离机,单采清除过高的白细胞,可预防和治疗白细胞淤滞征。预防尿酸性肾病可口服别嘌醇,并补充水分、碱化尿液,保证足够的尿量。

2.化学治疗　化疗可使大多数 CML 患者血象及异常体征得到控制,CML 化疗后中位生存期 39～47 个月,5 年生存率 25%～35%,8 年生存率 8%～17%,个别可生存 10～20 年。

(1)羟基脲(Hu):为细胞周期特异性抑制 DNA 合成的药物。起效快,但持续时间短,用药后两三天白细胞即下降,停药后又很快回升。本药副作用少,耐受性好,与烷化剂无交叉耐药性,对患者以后接受 HSCT 也无不良影响,为当前 CML 首选化疗药物。常用剂量为 3g/d,分 2 次口服,待白细胞减至 $20\times10^9/L$ 左右时,剂量减半。降至 $10\times10^9/L$ 时,改为小剂量(0.5～1g/d)维持治疗。需经常检查血象,以便调节药物剂量。

(2)白消安(马利兰):是一种烷化剂,作用于早期祖细胞,起效慢且后作用长,剂量不易掌握。白消安长期用药可出现皮肤色素沉着,精液缺乏及停经,肺纤维化等,有诱导急变作用,现已较少使用。

(3)其他药物:Ara-C、高三尖杉酯碱(HHT)、靛玉红、异靛甲、二溴卫茅醇、6-巯基嘌呤(6-MP)、美法仑、环磷酰胺,砷剂及其他联合化疗亦有效,但多在上述药物无效时才考虑使用。

3.干扰素-α(IFN-α)　IFN-α 具有抗增殖、免疫调节等作用。IFN-α 持续用数月至数年不等,50%～70%的患者能获完全缓解。对白细胞显著增多者,IFN-α 与 Ara-C 联合使用可提高有效率。常见毒副反应为流感样症状:畏寒、发热、疲劳、头痛、厌食、恶心、肌肉及骨骼疼痛。并用扑热息痛、苯海拉明等可减轻副反应。

4.甲磺酸伊马替尼(格列卫)　IM 为 2-苯胺嘧啶衍生物,能抑制 BCR-ABL 阳性细胞的增殖。若经济条件许可,推荐为慢粒的首选治疗药物,有显效。常见的非血液学不良反应包括:水肿、肌痉挛、腹泻、恶心、肌肉骨骼痛、皮疹、腹痛、疲劳、关节痛和头痛等,但一般症状较轻微。联用造血生长因子可预防血象下降副作用。

5.异基因造血干细胞移植(Allo-SCT) Allo-SCT 是目前认为可以根治 CML 的标准治疗。骨髓移植应在 CML 慢性期待血象及体征控制后尽早进行。常规移植患者年龄以 45 岁以下为宜。

慢粒白血病一旦进入加速期或急变期,应按急性白血病治疗,但疗效差,缓解率低且缓解期很短,多数病人于几周或几个月内死亡。

【护理要点】

1.疼痛 脾胀痛与脾大、脾梗死有关。

(1)病情观察:每天测量病人脾的大小、触诊其质地并做好记录。注意脾区有无压痛,观察有无脾栓塞或脾破裂的表现。脾栓塞或脾破裂时,病人突感脾区疼痛,发热、多汗以至休克。脾区拒按,有明显触痛。脾可进行性肿大,脾区可闻及摩擦音,甚至出现血性腹水。

(2)缓解疼痛:置病人于安静、舒适的环境中,减少活动,尽量卧床休息,并取左侧卧,以减轻不适感。指导病人进食宜少量多餐,以减轻腹胀,尽量避免弯腰和碰撞腹部,防止外伤致脾破裂。协助医生作脾放射治疗,减轻患者疼痛。

2.潜在并发症:尿酸性肾病

(1)病情观察:化疗期间观察病人尿量的变化或记录 24h 出入量;定期进行白细胞计数、血尿酸水平、尿常规和肾功能等检查。一旦出现少尿或无尿时及时报告医生,协助做好急性肾衰竭的救治。

(2)保证足够的尿量:鼓励病人多饮水,化疗期间每天饮水量 3000ml 以上,遵医嘱 24h 持续静脉补液,保证每小时尿量 $>150ml/m^2$,以利于尿酸和化疗药物降解产物的稀释和排泄,减少对下尿路的化学刺激。

(3)用药护理:遵医嘱预防性服用别嘌醇和碳酸氢钠,以抑制尿酸的生成和碱化尿液,减少尿酸结晶的析出。在化疗给药前后遵医嘱给予利尿剂,以促进尿酸的稀释与排泄,注射化疗药后,最好每半小时排尿 1 次,持续 5h,就寝前排尿 1 次。

3.健康教育

(1)饮食:给予病人高蛋白,高维生素,高热量饮食,以补充体内营养所需。宜多食水果、蔬菜,化疗期间要保证充足的营养,禁食辛辣刺激的食物,宜食清淡易消化的软食,并注意饮食卫生,食物要煮熟,牛奶要消毒,尽量不买熟食,若食用时,需重新蒸 20min,以免发生腹泻。每日用 4% 苏打水和 0.05% 碘伏溶液交替漱口,保持口腔的清洁。

(2)休息与活动:根据病人情况制定合理的活动量。由于病人白细胞过度增殖,基础代谢率升高,贫血、缺氧等,因此病人要多加休息,每日保证睡眠时间在 7h 或以上。

(3)用药:慢性期的病人必须主动配合治疗,以延长慢性期,减少急性变的发生。注意观察药物的不良反应。定期检查血象,不良反应严重者需减量或暂时停药。

(4)自我监测与随访:出现贫血加重、发热、腹部剧烈疼痛,尤其是腹部受撞击致脾破裂时,应立即到医院检查。感染与出血的预防见急性白血病。

(二)慢性淋巴细胞白血病

慢性淋巴细胞白血病(CLL)是一种单克隆性小淋巴细胞疾病,细胞以正常或高于正常的速率复制增殖,大量积聚在血液、骨髓、脾、淋巴结和其他器官,最终导致正常造血功能衰竭的低度恶性疾病。这类细胞形态上类似成熟淋巴细胞,但是一种免疫学不成熟的、功能不全的细胞。CLL 绝大多数起源于 B 细胞,T 细胞者较少。本病在欧美各国是最常见的白血病,而在我国、日本及东南亚国家较少见。患者多系老年人,90%的患者在 50 岁以上发病,中位年龄 65 岁,男女比例 2∶1。

【临床表现】

患者起病缓慢,多无自觉症状。许多患者因其他疾病就诊时才被发现。早期症状可能有乏力疲倦,而后出现食欲减退、消瘦、发热、盗汗等症状。60%~80%的患者有淋巴结肿大,多见于颈部、锁骨上、腋窝、腹股沟。肿大的淋巴结较硬,无压痛,可移动。CT 扫描可发现肺门、腹膜后、肠系膜淋巴结肿大。偶因肿大的淋巴结压迫胆道或输尿管而出现阻塞症状。50%~70%的患者有轻至中度脾大,轻度肝大,但胸骨压痛少见。晚期患者骨髓造血功能受损,可出现贫血、血小板减少和粒细胞减少。由于免疫功能减退,常易并发感染。也常出现自身免疫现象,如 Evans 综合征、自身免疫性溶血性贫血(AIHA)、免疫性血小板减少性紫癜(ITP)等。终末期可出现幼淋巴细胞白血病(PLL)、Richter 综合征(转化为弥漫大 B 细胞淋巴瘤等)和第二肿瘤。

【诊断要点】

主要依据病人有全身淋巴结肿大而无压痛,伴肝、脾肿大,结合外周血中持续性单克隆性淋巴细胞大于 $5 \times 10^9/L$,骨髓中小淋巴细胞≥40%,以及根据免疫学表面标志,可以作出诊断和分类。

1.血象 持续淋巴细胞增多为其主要特点。白细胞>$10 \times 10^9/L$,淋巴细胞占 50%以上,绝对值≥$5 \times 10^9/L$(持续 4 周以上)。大多数患者白血病细胞形态与成熟小淋巴细胞相同,胞浆少,胞核染色质呈凝块状;随病情发展,血小板减少,贫血逐渐明显。

2.骨髓象 有核细胞增生明显活跃或极度活跃,淋巴细胞≥40%,以成熟淋巴细胞为主。红系、粒系及巨核系细胞均减少,伴有溶血时,幼红细胞可代偿性增生。

3.免疫学检查 约半数病人血清蛋白含量减少。淋巴细胞具有单克隆性。绝大多数病例的淋巴细胞为 B 淋巴细胞,20%病人抗人球蛋白试验阳性,晚期 T 细胞功能障碍。

4.细胞遗传学 50%~80%的病人出现染色体异常。部分病人出现基因突变或缺失。

【治疗要点】

根据临床分期、症状和疾病活动情况而定。CLL 为一慢性惰性病程,随访结果表明早期治疗并不能延长患者生存期,早期(Rai0-Ⅰ、Ⅱ期或 Binet A 期)患者无需治疗,定期复查即可。对 B 期病人如有足够数量的正常外周细胞且无症状,也多不治疗,定期随访。出现下列情况说明疾病高度活动,应开始化疗:①体重减少≥10%、极度疲劳、发热(38℃)>2 周、盗汗;②进行性脾肿大或脾区疼痛;③淋巴结进行性肿大或直径>10cm;④进行性淋巴细胞增生,2 个月内增加>50%,或倍增时间<6 个月;⑤激素治疗后,自身免疫性贫血或血小板减少反应较差;⑥骨髓进行性衰竭,贫血或血小板减少出现或加重。在疾病进展期(Ⅲ、Ⅳ期或 C 期),而却无疾病进展表现者,有时也可"观察和等待"。

近来研究发现,完全缓解(CR)患者生存期较部分缓解和无效者长,因此应致力于提高 CR 率和尽可能清除微小残留白血病。

1.化学治疗 常用的药物有苯丁酸氮芥和氟达拉滨。苯丁酸氮芥(CLB):为烷化剂,临床首选,有连续和间断两种用法。其间需每周检查血象,调整药物剂量,以防骨髓过度受抑制。氟达拉滨(Flu):为嘌呤类似物,烷化剂耐药者换用 Flu 仍有效。其他嘌呤类药物还有喷妥司汀(dCF)和克拉曲宾(2-CdA),烷化剂还有环磷酰胺。

2.免疫治疗 常用单克隆抗体,如阿来组单抗、利妥昔单抗。α-干扰素也可选用。

3.HSCT 在缓解期行自体干细胞移植治疗 CLL 效果优于传统化疗,患者体内的微小残留白血病可转阴,但随访至 4 年时,50%复发。Allo-HSCT(异基因造血干细胞移植)治疗 CLL,可使部分患者长期存活至治愈,但患者多为老年,常规方案的移植相关并发症多。

4.并发症治疗　因低γ球蛋白血症、中性粒细胞缺乏及老龄,CLL 患者极易感染,严重感染常为致死原因,应积极治疗。反复感染者可静脉输注免疫球蛋白。并发 AIHA(自身免疫性溶血性贫血)或 ITP(特发性血小板减少性紫癜)者可用糖皮质激素治疗,无效且脾大明显者,可考虑切脾。

【护理要点】

CLL 是一种异质性疾病,病程长短不一,有的长达 10 余年,有的仅 2～3 年,多死于骨髓衰竭导致严重贫血、出血或感染。本病病人可能出现的护理问题主要有:

1.有感染的危险　与低免疫球蛋白血症、正常粒细胞缺乏、老龄有关。

2.活动无耐力　与贫血、持续化疗等有关。

3.有损伤的危险:出血与本病晚期血小板减少有关。

4.营养失调:低于机体需要量与食欲不振、持续发热及代谢亢进有关。

5.知识缺乏:缺乏预防感染的知识。

这些护理问题的护理措施可参照本章相关章节。因低γ球蛋白血症、中性粒细胞缺乏及老龄,CLL 患者极易感染,严重感染常为致死原因,应特别加以预防和护理。

(谷翠红)

第十三章 肿瘤疾病一般护理

第一节 肿瘤的化疗护理

一、概述

化疗是恶性肿瘤治疗的三大主要方法之一。化疗之所以不同于手术治疗和放射治疗在于它对人体治疗的整体性,通过口服及静脉给药等在全身起作用。而癌症,正是一种全身性疾病的局部表现。对病人的最大威胁是扩散和转移。化学治疗对于消灭癌症的远处转移或防止复发有其独到之处,是癌症治疗方法中不可缺少的组成部分。

近代肿瘤化疗的历史虽然很短,但半个世纪来已取得很大成果,化疗正从姑息向根治性治疗过渡,至少有 10 种恶性肿瘤单用化疗有获得治愈的可能,如绒毛膜上皮癌、急性淋巴细胞白血病、睾丸精原细胞瘤、部分恶性淋巴瘤等;约有 20 余种肿瘤单用化疗可以得到缓解,尤其对于一些全身性肿瘤如白血病、多发性骨髓瘤等,已经转移扩散的肿瘤,化疗可作为首选的治疗方法。

化疗与其他治疗方法相配合,大大提高了恶性肿瘤的治疗效果,并有效地控制了恶性肿瘤的扩散和转移,是近年来在肿瘤治疗中进步最快的治疗方法之一。

【化疗周期】

即重复使用化疗药物的时间。指从应用化疗药物的第 1 天算起,至下一周期用药的时间,一般为 14～28d,即 2～4 周称为 1 个周期。一般用药 6～8 周期。

【实体瘤疗效评价标准】

1.肿瘤病灶的定义

(1)可测量病灶:常规检测条件下病灶最大径≥20mm 或螺旋 CT 检测最大径≥10mm。

(2)不可测量病灶:小病灶,常规检测条件下病灶最大径<20mm 或螺旋 CT 检测最大径<10mm 和其他不可测量的病灶,包括骨病变、脑膜病变、腹水、胸腔积液、心包积液、炎性乳腺癌、皮肤/肺的炎性淋巴管炎、影像学不能确诊和随诊的腹部肿块、囊性病变等。

2.疗效评价标准

(1)WHO 的可测量病灶疗效评价标准:①完全缓解(CR);所有可见病变完全消失至少维持 4 周;②部分缓解(PR),肿块缩小 50% 以上,至少维持 4 周;③病变稳定(SD),肿块缩小不及 50% 或增大未超过 25%;④病变进展(PD),1 个或多个病灶增大 25% 以上或出现新病灶。

(2)RECIST 疗效评价标准分为目标病灶评价与非目标病灶评价。

1)目标病灶评价:①CR,所有目标病灶消失至少维持 4 周;②PR:基线病灶最大径之和至少减少 30％,至少维持 4 周;③SD,基线病灶最大径之和有减少但未达 PR,或有增加但未达 PD;④PD,基线病灶最大径之和至少增加 20％或出现新病变。

2)非目标病灶评价:①CR:所有非目标病灶消失和肿瘤标志物恢复正常;②PR:基线病灶最大径之和至少减少 30％,至少维持 4 周;③IR/SD(未完全缓解/病变稳定),基线病灶最大径之和有减少但未达 PR,或有增加但未达 PD;④PD,出现新病灶和(或)非目标病灶明显进展。

3.总疗效评价　①有效率(ORR),达到 CR＋PR 人数占所治疗人数的百分比;②疾病控制率(DCR):达到 CR＋PR＋SD 人数占所治疗人数的百分比。

实体瘤化疗后能达到 CR 或 PR 是病变得到有效控制的指标,但还有很多病人化疗后病灶大小无明显变化,而肿瘤相关的症状,如疼痛、发热等明显减轻或消失,全身状况好转,生活质量提高,也是肿瘤得到控制的表现。

【肿瘤化疗的形式】

根据治疗目的不同,肿瘤化疗分为以下几种形式。

1.根治性化疗　对化疗可能治愈的部分肿瘤,如急性淋巴性白血病、恶性淋巴瘤、睾丸癌和绒癌等,应进行积极的全身化疗。

2.辅助化疗　部分癌症在采取有效的局部治疗(手术或放疗)后,使用化疗。主要目的是针对可能存在的微小转移病灶,防止癌症的复发转移。

3.新辅助化疗　手术前进行的化疗。希望通过化疗使局部肿瘤缩小,降低分期,减少手术或放疗造成的损伤,使部分不能手术的局部晚期病人也可以手术切除;另外,化疗可清除或抑制可能存在的微小转移灶从而改善预后。

4.姑息性化疗　目前,临床上最常见的恶性肿瘤,如非小细胞肺癌、胃癌、大肠癌、乳腺癌、胰腺癌、食管癌的化疗疗效仍不满意。对此类癌症的晚期病例,已失去手术治疗的价值,化疗也仅为姑息性,主要目的是减轻病人痛苦、提高生活质量。

【化疗的适应证】

1.造血系统恶性肿瘤,如白血病、多发性骨髓瘤、恶性淋巴瘤,基本以化疗为主。

2.某些实体瘤(皮肤癌、绒毛膜上皮癌、恶性葡萄胎、精原细胞瘤)。

3.实体瘤术后或放疗后配合化疗巩固疗效。

4.晚期,广泛转移,不宜手术或放疗。

5.癌性胸腔积液、腹水和心包积液。

6.肿瘤引起的上腔静脉压迫综合征、脑转移等。

【化疗的禁忌证】

1.白细胞总数低于 $4×10^9/L$ 者。

2.肝、肾功能异常,明显贫血,白细胞或血小板减少,心肌病变、感染发热等情况下,不适合用化疗,须先改善以上症状。

【停用化疗的指征】

1.白细胞下降至 $3×10^9/L$ 以下,血小板下降至 $4×10^9/L$ 以下。

2.肝肾功能或心肌严重损伤者。

3.感染发热,体温在 38℃以上。

4.出现并发症,如胃肠道出血或穿孔、肺纤维化、大咯血等。

5.用药 2 个周期,肿瘤病变恶化,可停用此方案,改换其他方案。

二、肿瘤化疗原则与给药途径

1.化疗药物选择原则

(1)根据病人的病理诊断和分期:不同病理细胞类型对化疗药的敏感性不同,不同的病理分期决定了不同的治疗目的,应选择不同的药物和剂量。

(2)根据病人的身体情况和重要脏器功能选择化疗药物。

(3)根据病人既往治疗情况选择化疗药物。

(4)多种药物联合化疗时要考虑每种药物疗效且毒性及不良反应不叠加。

(5)化疗方案的选择同时需考虑病人的经济情况。

2.肿瘤化疗临床给药途径

(1)静脉给药:为最常用的给药途径。①静推:即静脉注射,用于一般刺激性药物和有些强刺激性药物。②静冲:即将稀释的化疗药物由莫菲式滴管注入,目的是使药物快速进入体内,短时间达到较高的血药浓度,杀伤肿瘤细胞,如氟尿嘧啶的冲击治疗。③静滴:即静脉滴注药液,为最普遍的给药途径,需将药物加入液体中静脉滴注输入,一般须按医嘱严格掌握化疗药物的输入时间、输液速度,输液滴数,计算公式如下:每分钟滴数—输液总量(ml)×滴数(ml)÷药物输注时间(min)。目前使用的输液器其每毫升液体滴数多为每毫升 16~22 滴(具体可参考输液器包装上所提供的数据)。

(2)肌内注射、皮下注射、瘤体内注射:适于对组织无刺激性的药物。肌内注射宜深,以利药液吸收,如博来霉素。

(3)口服:口服药须装入胶囊或制成肠溶剂,以减轻药物对胃黏膜的刺激,并防止药物被胃酸破坏。有些化疗药应饭后半小时吞服,如卡培他滨片,以免直接接触胃黏膜,引起不适;有的药物宜空腹或至少餐前 1h 服用,并与止吐药物同时使用,如替莫唑胺胶囊,以免食物影响吸收,减轻胃肠道反应。洛莫司汀(环己亚硝脲)可以睡前给药,以减少呕吐。化疗药物片剂及胶囊,应整个吞服,不可嚼碎或打开。若胶囊破损,应避免内部药粉接触皮肤与黏膜。

(4)腔内注射:主要用于癌性胸腔积液、腹水及心包积液等。注药后协助病人每 15 分钟更换体位,以利于药物扩散均匀,并可预防粘连。晚期卵巢癌术后,于腹部两侧留置导管,为术后腔内化疗使用。

(5)鞘内化疗:由于多数抗肿瘤药物不能透过血-脑屏障,为缓解中枢神经受侵出现症状或治疗单纯脑脊髓膜受侵时,应选择脊髓腔内注射。鞘内注药后,应去枕平卧 6h。

(6)局部涂抹:将药物制成油膏外用。

(7)动脉内化疗:适用于某些晚期不宜手术或复发而局限性肿瘤,直接将药物注入供应肿瘤的动脉,以达到提高肿瘤局部药物的浓度和减轻全身性毒性反应。常用插管部位有:由甲状腺上动脉或颞浅动脉插入颈外动脉;由胃网膜右动脉插入肝动脉;由外阴动脉或股动脉插入髂动脉或腹主动脉分叉处,或由肱动脉或股动脉插管达到需要的动脉。

三、肿瘤化疗药物分类

化疗药物是对病原微生物、寄生虫,某些自身免疫性疾病,恶性肿瘤所致疾病的治疗药物。化疗药物可杀灭肿瘤细胞,可作用于肿瘤细胞繁殖的各个周期,从而抑制或杀死肿瘤细胞。和正常组织相比较恶性肿瘤的生长有两个显著的特点,一是无限制生长(增殖异常),二是幼稚细胞不能发育成熟(分化停滞)。目前临床所应用的"细胞毒性药物",其作用机制均为抑制细胞增殖以及阻滞细胞的不成熟分化。

细胞动力学研究的对象是细胞群体生长、繁殖、分化、游走、死亡等各种运动变化的规律。细胞增殖呈阶段循环特性。

(一)细胞周期分期

1.G_1 期 为 DNA 合成前期或分裂后期,为下一阶段的细胞合成准备必要物质(如蛋白质、核酸)。

2.S 期 为 DNA 合成期,脱氧核糖核酸的合成,并作为细胞核最重要的成分合成,在此期进行。

3.G_2 期 为 DNA 合成后期或分裂前期。核糖核酸和蛋白质已经合成,细胞膜为下一阶段分裂做转化准备。

4.M 期 为分裂期或真正细胞裂变期。染色体以纺锤体形式分裂和复制,一个细胞分裂成两个相同大小的子细胞。

5.G_0 期 静止期,部分细胞可以处于安眠状态,从几个月甚至到几年不等,成为肿瘤复发、转移的主要原因之一。

(二)化疗药物分类

【根据药物的化学结构和来源分类】

有烷化剂、抗代谢类药物、抗肿瘤抗生素、抗肿瘤植物药、激素和杂类。

1.烷化剂 是临床上较常用的一类抗肿瘤药物,能将小的烃基转移到其他分子上的化学物质。烷化剂的共同特点是有一个或多个高度活跃的烷化基团,在体内能和细胞的蛋白质和核酸相结合,使蛋白质和核酸失去正常的生理活性,从而杀伤肿瘤细胞,抑制肿瘤细胞分裂。烷化剂因对细胞有直接毒性作用,故被称为细胞毒类药物。分裂旺盛的肿瘤细胞对其敏感,其缺点是选择性差。因对骨髓、胃肠道上皮和生殖系统等生长旺盛的正常细胞有较大的毒性,对体液或细胞免疫功能的抑制也较明显,所以在临床应用方面受到一定的限制。烷化剂为细胞周期非特异性药物,一般对 M 期和 G_1 期细胞杀伤作用较强。小剂量时可抑制细胞由 S 期进入 M 期。G_2 期细胞较不敏感,增大剂量时可杀伤各期的增殖细胞和非增殖细胞,具有广谱抗癌作用。

烷化剂可以进一步分为以下几种。①氮芥类:均有活跃的双氯乙基集团,比较重要的有氮芥、苯丁酸氮芥、环磷酰胺(CTX)、异环磷酰胺(IFO)等。其中环磷酰胺为潜伏化药物需要活化才能起作用。目前临床广泛用于治疗淋巴瘤、白血病、多发性骨髓瘤,对乳腺癌、肺癌等也有一定的疗效。该药除具有骨髓抑制、脱发、消化道反应,还可以引起充血性膀胱炎,病人出现血尿。临床在使用此药时应鼓励病人多饮水,达到水化利尿,减少充血性膀胱炎的发生,还可以配合应用尿路保护剂美司钠。②亚硝脲类:最早的结构是 N-甲基亚硝脲(MNU)。以后,合成了加入氯乙集团的系列化合物,其中临床有效的有尼莫司汀(尼氮芥、嘧啶亚硝脲、ACNU)、卡莫司汀(卡氮芥、BCNU)、洛莫司汀(环己亚硝脲、CCNU)、甲基 CCNU。其中 ACNU、BCNU、CCNU 能通过血-脑屏障,临床用于脑瘤及颅内转移瘤的治疗。主要不良反应是消化道反应及迟发性的骨髓抑制,应注意对血常规的监测,及时发现给予处理。③乙烯亚胺类:在研究氮芥作用的过程中,发现氮芥是以乙烯亚胺形式发挥烷化作用的,因此合成了 2,4,6-三乙烯亚胺三嗪化合物(TEM),并证是在临床具有抗肿瘤效应,但目前在临床应用的只有塞替派。此药用于治疗卵巢癌、乳腺癌、膀胱癌,不良反应主要为骨髓抑制,注意对血常规定期监测。④甲烷磺酸酯类:为根据交叉键联系之复合成的系列化合物,目前临床常用的有白消安(马利兰)。临床上主要用于慢性粒细胞白血病,主要不良反应是消化道反应及骨髓抑制,偶见出血、再生障碍性贫血、恶心、呕吐、腹泻、阳萎、不育、停经、畸胎。大剂量可引起肺纤维化等。遇到这种情况应立即停药,更换其他药物。⑤其他:具有烷化作用的有达卡巴嗪(DTIC)、甲基苄肼(PCZ)、六甲嘧胺(HHN)等。

2.抗代谢类药物　作用于核酸合成过程中不同的环节,按其作用可分为以下几类药物。

(1)胸苷酸合成酶抑制药:氟尿嘧啶(5-FU)、卡培他滨(CAP,希罗达)、呋喃氟尿嘧啶(FT-207)、二喃氟啶(双呋啶 FD-1)、优氟啶(UFT)、氟铁龙(5-DFUR)。抗肿瘤作用主要由于其代谢活化物氟尿嘧啶脱氧核苷酸干扰了脱氧尿嘧啶苷酸向脱氧胸腺嘧啶核苷酸转变,因而影响了 DNA 的合成,经过 40 年的临床应用,成为临床上常用的抗肿瘤药物,成为治疗肺癌、乳腺癌、消化道癌症的基本药物。其不良反应比较迟缓,用药 6～7d 出现消化道黏膜损伤,例如口腔溃疡、食欲缺乏、恶心、呕吐、腹泻等,1 周以后引起骨髓抑制。临床上如长时间连续滴注此类药物,应做好病人的口腔护理,教会病人自己学会口腔清洁的方法,预防严重的黏膜炎发生。

(2)二氢叶酸还原酶抑制药:甲氨蝶呤(MTX)、氨蝶呤(白血宁)等。它们具有对二氢叶酸还原酶抑制作用,应用甲酰四氢叶酸(CF)解救 MTX 的毒性后,可较大地增加 MTX 的剂量。它对治疗成骨肉瘤和头颈肿瘤以及某些免疫性疾病有效。其不良反应可引起严重的口腔炎、溃疡性胃炎、出血性肠炎,甚至肠穿孔而死亡。骨髓抑制与剂量和给药方案有关。临床上应做好病人的口腔护理,认真观察病人有无肠穿孔等严重的不良反应的发生,及时报告医生,做好抢救准备。

(3)DNA 多聚酶抑制药:阿糖胞、吉西他滨(GEM)、安西他滨(环胞苷)、氯环胞苷,它们在体内变成阿糖胞苷三磷酸(Ara-CTP)后发挥作用,此反应由脱氧胞苷激酶催化。在白血病细胞及淋巴细胞中此激酶的含量较高.故它对白血病有选择作用,对 DNA 多聚酶有强大的抑制作用,而影响 DNA 的复制。一般剂量可以引起骨髓抑制、恶心、呕吐等不良反应,但较轻。高剂量时有严重的骨髓抑制,如白细胞、血小板降低和贫血,明显的恶心、呕吐,严重的腹泻。护士应根据病人出现的不良反应类型做好相应的护理。如做好预防感染、出血、腹泻的护理,减少不良反应带来的并发症。

(4)核苷酸还原酶抑制药:羟基脲(HU)、肌苷二醛、腺苷二醛、胍唑,包括胞苷酸、鸟苷酸、腺苷酸、胸苷酸,通过抑制核酸还原酶的抑制还原成相应的脱氧核苷酸,最终阻止 DNA 的合成。临床用于治疗慢性粒细胞白血病、恶性黑色素瘤、乳腺癌、头颈部癌、肠癌,对银屑病也有效。不良反应主要为骨髓抑制。临床上应注意对血常规的监测,预防感染。

(5)嘌呤核苷酸合成抑制药:6-巯嘌呤(6-MP)为嘌呤类衍生物,由于 6-MP 对鸟苷酸激酶有亲和能力,故 6-MP 最后可以取代鸟嘌呤,掺入到核酸中去。它可以抑制嘌呤合成中的反应。临床用于治疗白血病,也可作为免疫抑制药,用于肾病综合征、器官移植、红斑狼疮。主要不良反应除骨髓抑制和消化道反应外还可以引起高尿酸血症,用药后要充分水化及碱化尿液,减少高尿酸血症的发生。

3.抗肿瘤抗生素　抗肿瘤抗生素是由微生物产生的具有抗肿瘤活性的化学物质,是在抗感染抗生素研究基础上发展起来的,在寻找抗结核药时发现了放线菌素 D(ACD),它是第 1 个被发现的抗肿瘤抗生素。作用机制是采用不同机制影响 DNA、RNA 及蛋白质的生物合成,使细胞发生变异,影响细胞分裂,导致细胞死亡。抗肿瘤抗生素为细胞周期非特异性药物,对增殖和非增殖细胞均有杀伤作用。此类药多有较大的毒性,临床使用时需检查血常规,心、肝、肺和肾功能。分为以下几类药物。

(1)蒽环类抗肿瘤抗生素:多柔比星(ADM)、柔红霉素(DRN)、表柔比星(EPI 或 E-ADM)、米托蒽醌(MITX)、吡柔比星(吡喃阿霉素、THP)。作用机制:与 DNA 结合;自由基的生成;与金属离子结合;与细胞膜结合。对几乎 70% 实体瘤有效,如乳腺癌、恶性淋巴瘤、肺癌、急性白血病等;但其心脏毒性和骨髓抑制成为限制剂量提高的主要因素,故临床上应用时注意做好心脏的监护,预防心力衰竭的发生。此药外渗引起组织溃疡坏死,临床使用时注意避免外渗、杜绝外漏。

(2)放线菌素类抗肿瘤抗生素:放线菌素 D(ACD)。作用机制是抑制 RNA 的合成。静脉注射时可引起静脉炎,漏出血管外可能导致组织坏死。用药注意事项同多柔比星。

(3)博来霉素类抗肿瘤抗生素:博来霉素(争光霉素、BLM)、平阳霉素(A_5)。可引起皮肤反应,表现为色素沉着、皮炎、角化增厚、皮疹等。还可引起肺组织的纤维化,用药期间应注意检查肺部,如肺底有啰音应停药。

(4)丝裂霉素类抗肿瘤抗生素:丝裂霉素 A、丝裂霉素 B、丝裂霉素 C。作用机制是与 DNA 形成双链间或链内交叉连结,从而抑制 DNA 合成。另外,丝裂霉素(MMC)导致的氧自由基增加也可能与抗肿瘤活性有关。此药不良反应有骨髓抑制,主要表现为血小板下降,用药时加强对血常规的监测。药物外渗可引起组织溃疡坏死,用药注意事项同阿霉素。

(5)普卡霉素(光辉霉素)类抗肿瘤抗生素:普卡霉素(MTH)、橄榄霉素。作用机制是与 DNA 结合,抑制 DNA 依赖性 RNA 聚合酶,从而抑制 RNA 的合成。尚能阻断药理剂量维生素 D 的升血钙作用,并能抑制甲状腺对破骨细胞的作用。主要用于睾丸胚胎癌。

(6)其他抗肿瘤抗生素:链脲霉素(STT)。作用机制是能抑制 DNA 合成,并能抑制嘧啶核苷代谢和糖原异生的某些关键酶。临床主要用于恶性淋巴瘤、急、慢性淋巴细胞白血病和肾母细胞瘤等。主要不良反应为骨髓抑制,临床应用时注意定期对血常规的监测。

4.抗肿瘤植物成分药　抗肿瘤植物药指来源于植物的具有抗肿瘤作用的药物,其有效成分中以生物碱占多数,作用机制可归为以下 3 类。

(1)作用于微管和微管蛋白:长春碱和紫杉类。长春碱(VLB)、长春新碱(VCR)、长春花碱酰胺(VDS)、去甲长春花碱(长春瑞滨、诺维本、NVB)、紫杉醇(PTX)、多西紫杉醇(多西他赛、泰索帝、艾素、TXT)。抑制微管蛋白的聚合,而妨碍纺锤体微管的形成,使有丝分裂停止于中期;也可作用于细胞膜,干扰细胞膜对氨基酸的转运,使蛋白质的合成受抑制,从而导致肿瘤细胞死亡。抗瘤谱广,主要用于各种实体瘤的治疗。长春碱类药物的不良反应为血液毒性、消化道反应如恶心、呕吐等;周围神经毒性表现指(趾)尖麻木、四肢疼痛、肌肉震颤、腱反射消失,在应用过程中注意观察,可以用一些营养神经的药物。还可以引起局部刺激,出现组织坏死,在使用过程中避免外渗、杜绝外漏。紫杉类药物主要不良反应是过敏反应,在用药前先询问有无过敏史,服用抗过敏药物预防过敏反应的发生,使用中静脉滴注 3h,认真观察生命体征,注意有无过敏反应,发现过敏反应立即停药。输紫杉醇时应使用聚丙烯输液器,不可使用聚乙烯输液器。

(2)作用于拓扑异构酶:喜树碱类和鬼臼毒类。喜树碱类:喜树碱(CPT)、羟基喜树碱(HCPT)、伊立替康(开普拓、CPT-11)、盐酸拓扑替康(和美新、TPT);鬼臼毒类:鬼臼乙叉苷(依托泊苷、足叶乙苷、VP-16)、替尼泊苷(卫萌、VM-26)。干扰 DNA 的复制。临床用于膀胱癌、大肠癌、原发性肝癌等取得一定效果。不良反应主要为消化道反应,表现恶心、呕吐、腹泻等。做好消化道反应的护理。

(3)抑制肿瘤细胞 DNA 合成:三尖杉酯碱和靛玉红。用于治疗血液病,如急、慢性粒细胞白血病。不良反应有轻微的消化道反应,如恶心、呕吐;血液毒性表现为全血细胞下降,注意对血常规的监测。

5.抗肿瘤激素类药　激素治疗目前已成为肿瘤治疗的重要手段,主要用于治疗乳腺癌和前列腺癌。激素治疗有效的先决条件是肿瘤细胞上具有激素受体,并且肿瘤细胞的生长和繁殖在一定程度上仍受激素控制,通过改变机体激素水平,有效的控制肿瘤生长。按作用机制可归为以下类别。

(1)抗雌激素:枸橼酸他莫昔芬(三苯氧胺、TAM)、枸橼酸托瑞米芬(TOR)、依西美坦。

(2)芳香化酶抑制剂药物:氨鲁米特(AG)、福美司坦(兰他隆,FMT)、来曲唑(弗隆)、阿那曲唑(瑞宁得)。

(3)孕酮类:甲地孕酮、甲羟孕酮(MPA)。

(4)性激素类药物:雄性激素类,丙酸睾酮、甲基睾酮;雌性激素类,己烯雌酚(DES)、雌二醇。

(5)抗雄性激素类:氟他胺、尼鲁他胺。

(6)黄体生成素释放激素激动药/拮抗药:戈舍瑞林、醋酸亮丙瑞林。

(7)肾上腺皮质激素:泼尼松、地塞米松(DXM)、泼尼松龙。

激素类药物可以增加食欲,使蛋白质摄取增加,促成氮质平衡,也可减轻癌症引起的疼痛。常见的不良反应为面部潮红、水钠潴留等。

6.其他抗肿瘤药　主要有铂类化疗药(顺铂、卡铂、奥沙利铂)、左旋门冬酰胺酶。作用靶点是增殖细胞的 DNA,有类似烷化剂双功能集团的作用,可以和细胞内的碱基结合,使 DNA 分子链内和链间交叉键联,因而失去功能不能复制。高浓度时可以抑制 RNA 及蛋白质的合成。包括顺铂(DDP)、卡铂(CBP)、草酸铂(奥沙利铂,L-OHP)。抗瘤谱广,适用于多数实体瘤,如睾丸肿瘤、乳腺癌、头颈部癌、卵巢癌、骨肉瘤等。还可以联合用药作为黑色素瘤、甲状腺癌、非小细胞肺癌、食管癌、肝癌、膀胱癌等首选药物。DDP 主要不良反应为严重的消化道反应、肾脏毒性,其次还有骨髓抑制、听神经毒性,均与使用剂量有关。

在用药前应检查肾功能及听力,并注意鼓励病人多饮水或进行水化利尿。对于严重的消化道反应如恶心、呕吐应给予有效的止吐药物,并做好病人的饮食宣教,以少食多餐、清淡饮食为主;卡铂克服了顺铂消化道不良反应,但骨髓抑制较重,使用时禁止用生理盐水溶解,应使用葡萄糖(GS),否则会引起较严重的肾毒性反应;草酸铂主要不良反应为外周神经毒性,表现为遇冷神经痉挛,所以病人在用药后 1 周内忌冷,以防喉痉挛引起窒息。

【根据抗肿瘤作用的分子靶点分类】

1.直接作用于 DNA 结构的药物　通过共价键直接与核酸结合,使 DNA 链交连或断裂,破坏 DNA 功能。主要药物:烷化剂、铂类化合物。

2.主要影响核酸合成的药物　影响核酸合成的药物又称抗代谢药。它们的化学结构和核酸代谢的必需物质如叶酸、嘌呤、嘧啶等相似,能竞争性地拮抗相关的物质代谢,干扰 DNA 的正常生物合成,阻止细胞的分裂和繁殖。此类药物主要作用于细胞周期中的 DNA 合合期(S 期)细胞,属细胞周期特异性药物。根据其干扰核酸合成的环节不同,可进一步分为:①二氢叶酸还原酶抑制药:甲氨蝶呤(MTX);②胸苷核苷合成酶抑制药(抗嘧啶药):氟尿嘧啶(5-FU)、优福定(FT207)、卡培他滨;③嘌呤核苷酸合成抑制药(抗嘌呤药):巯嘌呤(6-MP)、硫鸟嘌呤(6-TG);④核苷酸还原酶抑制药:羟基脲(HU);⑤DNA 多聚酶抑制药:阿糖胞苷(Ara-C)、吉西他滨。

3.主要作用于核糖转录的药物　作用于核酸转录的药物,本类药物可嵌入 DNA 碱基对中,选择性作用于 DNA 模板,抑制 DNA 依赖 RNA 聚合酶,从而抑制 RNA 合成。主要品种:放线菌素 D、表柔比星、柔红霉素、多柔比星(阿霉素)、阿克拉霉素等。

4.作用于 DNA 复制的拓扑异构酶 1 抑制药　伊立替康、托泊替康、喜树碱类化合物、喜树碱、羟喜树碱等。

5.主要作用于有丝分裂 M 期干扰微管蛋白合成的药物　紫杉醇(PTX)、多西紫杉醇(TXT)、VLB、VCR、NVB、鬼臼碱类、三尖杉酯碱。其影响纺锤丝形成,干扰核蛋白体功能,干扰氨基酸供应。

6.其他　门冬酰胺酶、维 A 酸类化合物。

【根据药物作用的周期或时相特异性分类】

分为细胞周期非特异性药物和细胞周期(时相)特异性药物。

1.细胞周期非特异性药物(CCNSA)　这类药物能杀死细胞周期各时相的肿瘤细胞,包括 G_0 期(静止期细胞群)细胞。均在大分子水平上直接破坏 DNA 的双链,与之结合成复合物,因而影响 RNA 转录与蛋白质的合成。烷化剂、亚硝脲类、铂类、氮烯咪胺（达卡巴嗪）、抗肿瘤抗生素中的蒽环类和丝裂霉素属于此类。

近来随着对恶性肿瘤细胞增殖动力学的研究深入,发现CCNSA的非特异性也不是绝对的,可能对细胞周期的某一时相有更为突出的作用。CCNSA对癌细胞的作用较强而快,能迅速杀死癌细胞。CCNSA的剂量反应曲线接近直线,在机体能耐受的毒性限度内,其杀伤能力随剂量的增加而增加。剂量增加1倍,杀灭癌细胞的能力可增加数倍至数十倍,在浓度（C）和时限（T）的关系中,C是主要因素。这提示在临床应用这类药物时应加大剂量给药。但考虑到大剂量给药带来的毒性增加的后果,所以应大剂量间歇给药,以发挥药物的最佳疗效而减少毒性。

2.细胞周期特异性与时相特异性药物（CCSA）　CCSA主要杀伤处于增殖期的细胞,此类药物只能杀伤处于增殖周期中各时相的细胞,在小分子水平上阻断DNA的合成,因而影响RNA转录与蛋白质的合成。G_0期细胞对其不敏感。在增殖期细胞中,S期（DNA合成期）和M期（有丝分裂期）细胞对其最为敏感。CCSA作用较弱而慢,需要一定时间才能发挥其杀伤作用。作用特点是给药时间依赖性。剂量反应曲线是一条渐近线,即在小剂量时类似于直线,达到一定剂量后不再上升,出现平台,即增加剂量,也不增加疗效,在影响疗效的C与T的关系中,T是主要的因素。这是因为S期或M期的细胞数量有限,其他细胞对CCSA不敏感再增加剂量,也不会增加疗效。而考虑到间隔一定时间后S期、M期细胞又继续出现,所以小剂量持续性给药是最好的给药方法,以缓慢静脉滴注或肌内注射为宜。CCNSA药物宜静脉一次注射。

而在联合化疗方案中常有两类药物共同应用才能取得良好疗效。长春碱类、喜树碱类、紫杉类、鬼臼类是M期特异性药物;门冬酰胺酶、肾上腺皮质类固醇是G_1期特异性药物。博来霉素、平阳霉素是G_2期特异性药物;阿糖胞苷、双氟胞苷、氟尿嘧啶及其衍生物、甲氨蝶呤、羟基脲等是S期特异性药物。

综上所述,无论是CCNSA或CCSA只能按其作用特点杀伤肿瘤细胞,而不能杀死全部肿瘤细胞。所以目前强调的肿瘤的综合治疗是治疗肿瘤的发展方向。

【耐药性机制】

化疗过程中,肿瘤细胞对抗恶性肿瘤药物产生不敏感现象即耐药性,是肿瘤化疗失败的重要原因,亦是肿瘤化疗急需解决的难题。有些肿瘤细胞对某些抗肿瘤药物具天然耐药性,即有对药物一开始就不敏感现象。

耐药性产生的原因十分复杂,不同药物其耐药机制不同,同一种药物存在着多种耐药机制。耐药性的遗传学基础业已证明,肿瘤细胞在增殖过程中有较固定的突变率,每次突变均可导致耐药性瘤株出现。因此,分裂次数愈多（亦即肿瘤愈大）,耐药瘤株出现的概率愈大。

【辅助药物】

1.升血药物　粒细胞集落刺激因子（G-CSF）、粒细胞—巨噬细胞集落刺激因子（GM-CSF）、白介素-11（IL-11）、血小板生成素（TPO）、红细胞生长因子（EPO）等。

2.止吐药物　托烷司琼、格拉司琼等。

3.止痛药物　阿司匹林、吲哚美辛（消炎痛）栓、曲马朵、可待因、盐酸羟考酮控释片、吗啡、多瑞吉等。

4.抑制破骨细胞药物　骨膦、帕米磷酸二钠等。

四、肿瘤化疗的毒性反应及护理

现有化疗药物中的绝大多数在抑制肿瘤生长或杀伤瘤细胞的同时,对人体正常细胞也会造成不同程度的损害,特别是对一些生长较活跃的细胞,如骨髓、淋巴系统、胃肠道上皮、皮肤、头发根、生殖器官的生发上皮和胚胎组织等细胞具有一定的影响。这些正常细胞的增殖周期时间往往比肿瘤细胞更短,因此用化疗药时,极易对正常组织产生毒性,有些严重的毒性反应是限制药物剂量或使用的直接原因,使用时应恰当掌握适应证并密切观察毒性反应。

肿瘤化疗药物导致的毒性反应可分为近期和远期毒性反应两种。近期毒性反应常于化疗开始后发生,也可以持续数周。可分为局部反应,如局部组织坏死和静脉炎;全身反应,包括胃肠道毒性反应、骨髓抑制、心脏毒性、泌尿系毒性、肝脏毒性、肺毒性、神经系统毒性、过敏反应、脱发、其他反应等。远期不良反应主要是第二肿瘤的发生、导致不育、致畸形等。此外,化疗由于其毒性反应,有时还可出现并发症,常见的有感染、出血、穿孔、尿酸结晶等。

(一)局部毒性反应及护理

化疗局部毒性反应占抗癌药物所致各种反应的 2%～5%,是给癌症病人造成痛苦的主要原因之一。化疗药物在静脉给药过程中意外渗漏的发生率为 0.1%～6%。因此用药前熟悉各种药物刺激性反应,采取相应预防措施及出现外渗反应的应急处理方法,可减轻不良反应。

根据化疗药物外渗后对皮下组织损伤的程度将化疗药物分为三类。①发疱性化疗药物:一旦渗入血管外,短时间内可发生红、肿、热、痛,甚至皮肤及组织坏死,也可导致永久性溃烂。主要有长春碱类:去甲长春碱、长春碱、长春新碱、长春碱酰胺等;蒽环类抗肿瘤药物:多柔比星、表柔比星、柔红霉素;丝裂霉素、普卡霉素、放线菌素 D、氮芥等。②刺激性化疗药物:可引起轻度组织炎症和疼痛,不会导致皮下及组织坏死,如卡氮芥、氮烯咪胺(DTIC)、紫杉醇、和足叶乙苷(VP-16)、氟尿嘧啶(5-FU)等。③非发疱性化疗药物:对皮肤及组织无明显的刺激,如环磷酰胺、塞替派、顺铂(DDP)、甲氨蝶呤(MTX)、博来霉素、阿糖胞苷、米托蒽醌、门冬酰胺酶等。但也应引起注意。

【病因机制】

1.化疗药物渗漏的原因

(1)药物因素:如缓慢注射高浓度刺激性化疗药物,可造成药物在血管内滞流时间过长,导致血管内皮细胞毒性反应,血管渗透性增加,引起血管结构进行性损伤;由于化疗药物理化因素改变了血浆渗透压或 pH,对血管内膜产生不良刺激,如 NVB 是碱性药物,可使血管内二氧化碳蓄积,造成血管内压力升高,通透性增强,导致药物外渗。因此应尽量选择中心静脉输液,并根据病人静脉情况,选择合适的药物浓度,并在允许的最短时间内输注。

(2)生理因素:年老体弱病人由于血管硬化、营养不良等可致血管脆性变大、管腔变细、血流速度变慢,此时静脉输入化疗药物会导致局部药物浓度升高,增加局部刺激使血管内膜发生损伤,导致外渗;并发上腔静脉压迫综合征或由于腋窝淋巴结清扫后,造成淋巴液回流受阻、肢体肿胀,上腔静脉压升高,如经患侧肢体外周静脉输入化疗药物可增加外渗危险。

(3)穿刺性损伤:操作技术不当,如静脉穿刺失败(刺破血管壁或针头斜面未完全进入血管内)而引起外渗;或穿刺失败又在其注射部位远端再次穿刺而致药液从原穿刺处渗漏至皮肤组织。

(4)医务人员因素:医务人员缺乏使用化疗药物的相关知识或经验,重视不够,未采取适当的预防措施,外渗后未进行及时有效地处理。

2.化疗药物渗漏的机制

(1)化学性静脉炎主要是由于化疗药物对血管的刺激而引起管壁化学性炎症。

(2)渗出药物浸润皮下组织,血管通透性增加,组织炎性渗出,造成受损静脉皮肤周围形成水肿。

(3)与细胞 DNA 结合的药物最易引起组织坏死,反应可在刺激性药物撤除后持续数周。

（4）化疗药物的强酸、强碱或高渗性刺激可诱导增殖细胞成熟停滞，也可导致局部组织毒性，造成内皮损伤。

（5）配制药物过程中，违反操作规程、环境污染，也可使小毛细血管的微粒进入血管，刺激损伤血管内壁，产生组织水肿，形成炎症。

【临床表现】

1.肿胀、烧灼感　输液过程中，穿刺静脉周围常表现出肿胀及急性烧灼样疼痛。

2.静脉炎　由于药物刺激，局部血管渗透压改变，在静脉给药时常可引起静脉炎或栓塞性静脉炎。静脉部位红、肿、热、痛的炎性反应，有时可见静脉栓塞和沿静脉走行色素沉着等。临床表现为输液过程中注射部位出现沿血管暂时性发红，主诉局部疼痛、针刺感，停药后可逐渐缓解。或在输液后沿静脉走行，整条静脉发红或色素沉着、疼痛、血管呈条索状以致血流受阻，出现栓塞性静脉炎。

化疗静脉反应的分级：0级为无疼痛等不适；Ⅰ级局部皮肤发红，轻微疼痛；Ⅱ级为轻度肿胀、灼热，中度疼痛；Ⅲ级为局部中度肿胀，重度疼痛，水疱形成，直径＜1cm，Ⅳ级为中度或重度肿胀，顽固性疼痛，水疱直径超过1cm，影响肢体功能。

3.紫色红斑、关节僵硬、活动受限、神经病变　如处理不及时或未加处理，严重时可出现大水疱及簇疱疹、紫色红斑。紫色红斑坚硬、烧灼样疼痛，皮下组织受累，并活动受限。由于药物刺激皮下组织，组织受损、刺激神经末梢引起放射性疼痛，并累及颈、腋下淋巴结肿大等。由于皮下组织受累，还可出现关节僵硬、活动受限、神经病变。

4.溃疡形成　随后出现局部紫斑溃疡、大斑块或两者皆有，斑块或溃疡下方常可见广泛组织坏死。溃疡、斑块部位最终出现坚硬的黑色焦痂，焦痂外周的红斑肿块持续数周。

5.病理表现　溃疡部位之下可见全层皮下及皮下组织坏死；溃疡外侧有明显表皮增生、成纤维细胞及内皮细胞有丝分裂多见，多数表皮细胞发生有丝分裂；炎性反应迹象在新旧损伤中均不常见。

6."静脉怒张"反应　这一反应的特征是沿静脉通路出现串状皮疹，注药局部可见红斑、水肿、硬结、瘙痒、触痛、浅表的疱疹和水疱。用药停止1～2d及以后，反应可消退且无残留组织损伤。据估计经外周静脉输注阿霉素的病人中3％以上出现静脉怒张。

7.延迟的局部反应　抗肿瘤药物渗漏炎症反应时间：长春新碱12～24h或＞2周；阿霉素、更生霉素1～2周或＞2周；丝裂霉素、普卡霉素1周或＞2周。应用丝裂霉素化疗的病人，在日晒后出现皮肤毒性反应。"回忆反应"见于应用阿霉素、丝裂霉素的病人，如一侧手臂输药后，当从对侧手臂再次给药时可在上一次化疗给药部位出现局部损伤。

8.放疗回忆反应　即曾放疗并发生皮炎患者，在应用化疗药物（ADM、MMC、5FU）后原照射部位可再现类似放射性皮炎的改变，如皮肤红斑、湿性皮炎等。

【护理要点】

1.预防

（1）化疗药物评估：评估所给化疗药物的性质，确定配药溶媒、稀释药液的浓度、配伍禁忌、给药方法及输注速度（参见附录A：附表5）；一般发疱性化疗药物采用静脉冲入法，同时化疗药物稀释浓度不宜过高，一般一次稀释液为10～20ml（强刺激性化疗药物可适当增加稀释液量）。根据医嘱合理安排化疗药物输入程序，以提高疗效或减轻化疗药物毒性反应。多种药物化疗时每种药物间输注5％～10％葡萄糖注射液或0.9％氯化钠注射液≥10ml，每次间隔时间≥15min。

（2）遵医嘱合理采用给药途径，以减轻药物对血管内膜的刺激。如有疑问，与医生沟通、确认后，确定给药途径。

（3）化疗药物静脉给药原则

1）合理选择输液通路：原则上首选经外周静脉插管的中心静脉导管（PICC），因其保留时间长，可满足多个化疗周期治疗的需要，避免化疗药物对血管造成的损伤。如果病人外周血管条件欠佳，可在超声引导下行PICC置管术，以提高置管成功率，减轻病人痛苦。如果病人外周血管条件差或认为在肘部置管影响自身形象，可以选择静脉输液港植入术，根据治疗需要还可以选择动脉泵置入。如果病人拒绝使用，或外周条件不允许时，应签署外周静脉化疗知情同意书，并在护理记录单详细记录。采用外周表浅静脉化疗，选择前臂粗、直的血管穿刺，建议使用静脉留置针，保证静脉输液的安全和质量，避免化疗药物的外渗，杜绝化疗药物外漏。严格执行无菌操作、定期维护，做好规范护理、健康教育，保证管道的正常使用。

2）合理选择输液部位：根据置管要求进行选择。选择外周静脉化疗时，避开手背和肘窝、关节韧带及施行过广泛切除性外科手术的肢体末端。由于手背和腕部富有细小的肌腱和韧带，药液一旦外漏造成损伤极难处理，甚至致残，因此对强刺激性药物，不可在该处注射。

3）合理选择输液静脉：目前临床多采用两种以上药物联合化疗，且病程较长，因此应建立系统的静脉使用计划。选择管径粗、弹性好、走行直、易固定的静脉输注药物，由远心端到近心端选择血管，忌用末梢循环静脉，尤其是发疱性化疗药。判断病人是否有静脉化疗及放疗史，曾用过的穿刺部位尽可能不重复使用，以防回忆反应及放射回忆反应的发生。避开24～48h穿刺过的静脉，尤其不能在其远端穿刺输液，避免渗漏。左右臂多部位交替使用，使损伤的静脉得以修复。乳腺癌术侧一般不输液。下肢不宜输入化疗药物，因下肢静脉易于栓塞，除上腔静脉压迫征外，一般不宜采用下肢静脉注药，对造血系统肿瘤患者更应注意保护静脉。化疗药物的静脉输液建议使用不超过24h，次日化疗或输液时应重新建立静脉通道，以免加剧局部刺激或损伤，因其他的输液药物也可能刺激静脉。

4）合理的注射方法：避免机械性损伤，提高静脉穿刺的一次成功率，避免反复穿刺，其次要妥善固定针头，避免针头滑脱或刺破血管壁，输入强刺激性化疗药（NVB）时嘱穿刺肢体制动，由护士在床旁观察。

5）注射化疗药物前评估静脉：化疗前必须确保输液管道在血管内，并保持管道通畅。化疗前一般先用生理盐水或葡萄糖注射液等静脉滴注，观察有无不适或异常。初置中心静脉导管者，常规拍胸部X线片明确导管位置，确认导管无反折、异位，并于置管6h后才能使用化疗药，避免化学性静脉炎的发生。中心静脉输液时，询问病人有无输液时不适，如输液侧近心端疼痛、肿胀等，应查明原因，有无血栓或导管移位，确保通畅时才能使用。外周表浅静脉化疗时，每次注射化疗药物前均应仔细检查，是否有回血或外渗，如没有回血、或局部红肿热痛发生外渗，应及时另选注射部位，避免使用同一静脉远端。

6）安全用药：化疗给药必须由经验丰富的护士执行或指导。如果同时使用多种化疗药物，两次给药之间应用生理盐水或5％葡萄糖注射液冲洗管道。输液中巡视病房或更换液体时，主动询问、严密观察局部有无红肿热痛等刺激症状及渗漏可能，确保液体通畅。如发生任何堵塞或渗漏的迹象均需要立即停止输液并检查，根据不同情况给予处理。如怀疑发生药物外渗，应给予更换生理盐水或葡萄糖注射液观察，如仍不能确保没有外渗，应按外渗进行处理，并用生理盐水或葡萄糖注射液等重新建立静脉通道。

7）输入化疗药物后处理：均应使用生理盐水或5％葡萄糖注射液冲洗管道和针头后再拔针，可稀释局部药物浓度，减少血管刺激，并避免化疗药物拔针时带出造成外漏。拔针时手法及按压时间正确：采用示指、中指、环指三指的指腹同时按压皮肤和血管两个穿刺点5min。

（4）其他预防静脉炎的方法：有报道硝酸甘油贴剂、维生素E胶丸刺破后外涂、2％山莨菪碱10mg加0.9％氯化钠1ml湿敷，用于预防化疗所致静脉炎，效果较好。诺维本致静脉反应的预防，在推注诺维本（NVB）前给1％地卡因湿敷，并于推注NVB后推注地塞米松（或利多卡因）。研究表明，1％丁卡因能抵制钠离子进入细胞内，阻止钾离子由细胞内向外流，减轻神经末梢膨体内小泡释放乙酰胆碱，保持细胞膜电位稳定,阻止神经传导,从而有效地预防推注 NVB 引起静脉反应及疼痛。地塞米松具有稳定溶酶体膜,有效地抑制炎症介质、组胺、5-羟色胺成分释放、降低毛细血管的通透性,增强细胞对各种刺激的耐受性,对抗各种原因如物理、化学、免疫等所引起的炎症反应。利多卡因可以稳定细胞膜跨膜电位,减少各种刺激反应,还可以阻断炎症刺激引起交感神经兴奋的传出,有效地减少静脉炎的反应。

(5)输液前重视培训及宣教:①加强肿瘤专科护士理论知识及技能的培训,提高护士对化疗药物局部毒性反应的主观重视度及对局部刺激的识别、处理能力,做到及早预防,及时处理;②在输液前应向病人讲解局部毒副反应及药物外渗的临床表现,说明保护静脉的重要性及外渗后所产生的后果,使病人积极配合;③对强刺激性药物,病人初次用药时,应做好健康教育、消除恐惧、着重指出药物的刺激性,注射部位疼痛或有异常感觉及时告知护士,不要强忍受,以免造成组织坏死;④如果出现红肿热痛甚至局部隆起或输液不通畅时,教会病人呼叫护士进行处理,尽量减少化疗药物的刺激及局部渗出量。

2.发生外渗,立即处理

(1)立即停止输液。

(2)立即报告病房护士长及主管医生。

(3)保留针头,患肢制动。

(4)抽吸出残留在针头、套管针中的药物或是疑有外渗的药物。通过原输液针给予相应解毒剂,然后拔除针头(若针已穿出血管则通过皮下注射解毒剂)。

(5)选择相应的药物进行局部封闭,常用药物 0.2%利多卡因 2ml 加生理盐水 10ml,既可以稀释外漏的药液和阻止药液的扩散,又起到镇痛作用,封闭液的量可根据需要配制。局部封闭的方法:局部皮肤常规消毒,根据外渗部位大小,距皮肤外渗处 1～2cm 进针,采取多点逐渐向中心部位边注射边进针(应避开血管,并注意回抽,防止注入血管),应用解毒药物局部多点封闭,封闭范围应超过渗漏部位 3cm。封闭后,应轻微压迫局部以免出血,避免局部受压不均匀,导致封闭范围缩小,影响效果。化疗药物外渗早期采用静脉注入解毒剂可阻止化疗药物与组织细胞相结合,减少药物对组织的刺激损伤作用。尤其是采用静脉注射加局部封闭效果更好。

(6)外渗 24h 内可以用冰袋局部间断冷敷,冷敷期间应加强观察,防止冻伤,冷敷可使血管收缩,减少药液向周围组织扩散;外渗 24h 后改用热敷,以改善深部的血液循环,促进组织恢复,减轻肿胀,如蒽环类药物。强刺激性药物如长春瑞滨(NVB)建议冷敷 3d。长春碱、长春地辛、长春新碱等应在发生外渗 24～48h 每天至少热敷 15～20min。

(7)外涂喜疗妥或七叶皂苷钠:适量药物外涂,并按摩至吸收,每日多次,范围覆盖外渗区域外周 3cm。外渗局部肿胀严重的可以用如意金黄散外敷。方法:需加食醋、蜂蜜或茶水调成糊状外敷,并透明敷料覆盖,敷料要求透气性好,妥善固定,保证药物的充分作用时间。24h 内观察疗效。也有用红花、当归组成的红归酊及四黄散、双柏散等中药制剂局部外敷,效果较好。如果局部颜色发白、发紫或黑紫色,说明局部血液循环障碍,再次给予局部封闭,再外敷;如颜色为淡粉或疼痛减轻,说明症状减轻局部血液循环处于恢复状态,也可继续局部封闭并外敷药物,每日 1 次,直至颜色恢复正常。也可用银离子膜外敷。

(8)抬高患侧肢体至少 48h。详细做好记录并交接班,密切观察局部变化,以便进一步处理。待炎症急性期过后可理疗以促进恢复。

(9)如经非手术治疗 2～3d,仍持续疼痛或发生溃疡应进行外科处理。对皮肤溃烂的处理,一旦药物外渗引起溃烂应高度重视,每日清创换药 1～2 次,应用氯苯液 200ml 加庆大霉素 16 万 U、地塞米松 10mg 局部浸润,或无菌纱布湿敷,减少污染,并给予抗生素治疗控制炎症,清除坏死组织,也可局部涂磺胺嘧啶银(AD-Ag),使局部干燥、结痂、新生肉芽形成。早期手术切除可以加快愈合,避免长期疼痛。

(10)对于溃疡不愈合者可考虑外科植皮手术。

3.常见抗癌药静脉外渗的解毒方法

(1)氮芥:10%硫代硫酸钠 4ml 与无菌注射用水 6ml 混合,局部静脉注射 5～6ml,外渗部位做多处皮下注射,数小时重复。解毒机制:加速烷基化。

(2)丝裂霉素:方法同上。还可用 50mg/ml 的维生素 C 1ml 局部静脉注射。解毒机制:直接灭活。丝裂霉素可给予维生素 B$_6$ 50～100mg 局部注射。

(3)阿霉素:50～200mg 氢化可的松琥珀酸钠局部静脉注射,1%氢化可的松霜外敷;8.4%碳酸氢钠 5ml＋地塞米松 4mg 局部静脉注射,外渗部位多处皮下注射。解毒机制:减少炎症;还可用抗氧化剂二甲亚砜涂于患处,每 6 小时 1 次。

(4)柔红霉素:8.4%碳酸氢钠 5ml＋地塞米松 4mg 局部静脉注射,外渗部位多处皮下注射。解毒机制:减少药物与 DNA 结合,减少炎症。

(5)放线菌素 D:方法同丝裂霉素。解毒机制:减少药物与 DNA 结合。

(6)卡氮芥:8.4%碳酸氢钠 5ml 局部静脉注射。解毒机制:化学灭活。

(7)长春新碱、长春碱、依托泊苷(足叶乙苷):8.4%碳酸氢钠 5ml 或 150U/ml 透明酸质酶 1～6ml,每隔数小时在外渗部位皮下多处注射,并采用热敷。使用皮质类固醇和局部冷敷会加重毒性。解毒机制:化学沉淀;加快外渗药物的吸收、分散。

(8)更生霉素:硫代硫酸钠 10% 4ml 减低与 DNA 结合。

(9)普卡霉素:硫代硫酸钠 10% 4ml 迅速碱化。

如没有上述解毒药可以使用 2%利多卡因 2ml＋地塞米松 5mg＋生理盐水 7ml 局部封闭。

化疗药物外渗重在预防,高度的责任心、熟练的穿刺技术及血管的合理选择,正确掌握药物的输注浓度和方法,是预防其发生的关键。而药液外漏出现炎性反应的时间为 1～2 周,所以在注射时可疑有渗漏,应立即按渗漏处理,切勿轻易放过而造成严重后果。

(二)胃肠道毒性反应及护理

大多数化疗药物可引起胃肠道反应,包括胃、肠、口腔、咽部等部位的黏膜上皮细胞的损害,表现为口干、食欲缺乏、饮食量减少、恶心、呕吐,口腔黏膜炎或溃疡,吞咽困难、腹痛、腹泻,便秘、麻痹性肠梗阻、胃肠出血等。

【常见原因】

1.心理因素 治疗前的紧张、恐惧、焦虑等不良情绪的影响,均能降低患者对胃肠道反应的耐受性。

2.性别与年龄的因素 女性病人发生胃肠道反应多于男性。另外年龄大的病人由于心理承受能力较年轻病人强,细胞代谢较年轻病人慢,普遍比年轻病人能更好地耐受化疗引起的胃肠道反应。

3.体质与疾病因素的影响 体质虚弱、疲劳、机体免疫功能低下及易患胃肠疾病的病人,容易出现胃肠道反应。

4.饮食与环境因素的影响 化疗期间进食油腻、辛辣的食物容易引起胃肠道反应。另外病人在接受化疗期间病房进食环境尤为重要,病人在味觉功能紊乱时极易出现胃肠道反应。

【临床表现】

1.恶心呕吐 化疗引起的恶心与呕吐是病人最恐惧的化疗不良反应之一,严重者可导致脱水、电解质紊乱、疲乏、体重减轻,影响病人的生活质量,甚至拒绝化疗。恶心与呕吐的发生率与严重程度与化疗药物、剂量、用法及病人个体差异有关。70%～80%接受化疗的病人会出现恶心呕吐,10%～44%接受化疗的病人会出现期待性恶心呕吐。

(1)分类:化疗所致的呕吐分为急性呕吐、迟发性呕吐和预期性呕吐3种。急性呕吐是指化疗24h内出现的呕吐;延迟性呕吐是指化疗24h后出现的呕吐,可持续5～7d,如顺铂所至的恶心与呕吐在用药后48～72h达到高峰,可持续6～7d。预期性呕吐是指病人在化疗前即出现的恶心呕吐,是一种条件反射。

(2)护理要点

1)预防:①加强健康宣教及心理支持。化疗前应耐心向病人讲解化疗的目的和方法、可能出现的不良反应,使病人能正确认识和对待化疗,减少紧张、焦虑及抑郁,提供心理支持,减轻预期性恶心呕吐。健康宣教也要因人而异,对于较敏感尚不知情的患者,要掌握好分寸,以免出现相反的效果。②按医嘱及时准确给予止吐药如格拉司琼等,一般化疗前半小时应用,必要时使用镇静药物辅助治疗。③可在化疗前给予抑制胃酸的药物如奥美拉唑等,或化疗同时给予小苏打、氢氧化铝凝胶等,能起到保护胃黏膜的作用。④遵医嘱睡前给化疗药可降低消化道反应,口服药物一般应餐后30min服用,个别药物可采用空腹给药,如替莫唑胺,应整个吞服,避免嚼服或碾碎。

2)呕吐时应侧卧以防呕吐物误吸入气管,导致吸入性肺炎甚至窒息。

3)呕吐后应协助病人漱口,并注意呕吐的量及性质,必要时留少量呕吐物化验检查,警惕有无胃肠道出血的可能。

4)饮食护理:①化疗期间应根据病人个体需求,给予高热量、高蛋白质、富含维生素、少油腻、易消化的食物,少量多餐,避免刺激性食物。②对无恶心呕吐的病人每餐不宜吃太多食物,以免影响消化,诱发恶心呕吐,甚至引起窒息。③如果患者只是恶心未吐,可在治疗前稍吃点东西,若无禁忌可给予冰块或橘子水冰块含在嘴里,对减轻恶心有一定的效果。④对恶心呕吐的病人要鼓励进食,但不可勉强。⑤鼓励尽量吃一些干的食物,并将其与汤和饮料分开。也可进清淡流质饮食,如苹果汁、橘子汁、茶水等,避免吃过甜、油腻、辛辣、气味不良的食物。此外,食物不宜过热;如果对病人接受或用药无影响,可进冷食,以减轻气味。⑥如病人身体状态允许,可在饭前、饭后适当散步,以促进胃肠蠕动。⑦严格记录出入量,以评估其脱水情况,根据医嘱定期检查血常规及电解质,确定有无贫血、低钾、低钠等,并对症处理。⑧营养严重失调或不能经口进食者,可酌情给予肠内或肠外营养支持治疗,保证水电解质平衡。⑨保持病房无异味、干净、整洁,减少不良刺激,以免诱发呕吐。⑩如果病人出现持续性呕吐或喷射性呕吐,应及时通知医生。前者一般见于肠梗阻;后者则多见于脑膜刺激征的病人。

2.黏膜炎 口腔溃疡也是肿瘤病人化疗时最常见的并发症之一,常影响到病人的心理状态,最明显是不能进食造成的挫折感。临床表现为唇、颊、舌、口底、牙龈出现充血、红斑、疼痛、糜烂、溃疡,食欲减退,腹胀、腹痛、腹泻、便秘或发生血便。

(1)临床表现及主要药物

1)口腔黏膜炎:由于化疗药物减弱了口腔黏膜的再生能力导致口腔黏膜炎的发生。引起口腔黏膜炎的化疗药包括:烷化剂、抗代谢类、植物类、抗癌抗生素等。随着口腔黏膜炎的加重,口腔黏膜可出现假膜、溃疡,伴有疼痛、感染、出血,甚至影响进食。

2)腹泻:有些化疗药物可以引起腹泻。氟尿嘧啶、甲氨蝶呤、阿糖胞苷等常引起腹泻,放线菌素D、脱氧氟脲苷、羟基脲、去甲氧柔红霉素、伊立替康(CPT-11)、亚硝脲类、紫杉醇等引起腹泻亦相当常见。持续性腹泻可导致电解质紊乱、脱水等。

3)便秘、肠道麻痹:长春碱、长春新碱等。

(2)护理要点

1)口腔黏膜炎:注意口腔卫生,治疗口腔疾病,防治口腔感染。在化疗开始前,应先清除口腔内的断牙残根,因这极易引起口腔感染而引起溃疡。在防治口腔黏膜炎中,口腔清洁尤为重要,保持口腔清洁和湿润,每日饭前、饭后用生理盐水漱口,以稀释口腔内有害菌浓度,保持口腔清洁;睡前及晨起用软毛刷仔细清洁口腔,动作轻柔,避免口腔黏膜及牙龈的机械性损伤。一旦发现口腔黏膜有充血、水肿,可用西地碘片(华素片)含化,选用呋喃西林溶液、氯己定、复方硼砂溶液(朵贝尔液)或 1%过氧化氢溶液、冰水含漱;若有真菌感染应给予抗真菌药物治疗,如制霉菌素 10 万 U/ml 含漱,同时给予 5%碳酸氢钠漱口;若疑有厌氧菌感染可以用 3%过氧化氢钠漱口;如有溃疡形成,患处可涂锡类散、西瓜霜、冰硼散、百多邦等,或贴复方氯己定地塞米松膜,口服 B 族维生素,还可以用 2%利多卡因溶液喷雾或取 15ml 含漱 30s,每隔 3 小时 1次,或用 2%利多卡因 2ml、地塞米松 5mg、庆大霉素 8 万 U 配制于生理盐水 250ml,分次含漱,都可用于餐前镇痛。对于剧烈疼痛病人,可考虑全身用药,如用芬太尼透皮贴剂或口服镇痛药。黏膜保护、修复:用硫糖铝、维生素 E 溶液等含漱,或集落细胞刺激因子加入生理盐水含漱,每日 4 次;应吃些无刺激性的饮食,最容易接受的食物是大米粥、麦片粥、蔬菜泥、牛奶蛋糊、肉松、冰淇淋等,如果能吃固体食物,也应该选择柔软的,或能煮烂的食物。在化疗期间避免进食过硬、过粗、过冷、过热和辛辣的食物。

2)腹泻:应进软食、少渣、低纤维、无刺激性食物,避免食用易产气的食物,如红薯、玉米、高粱、豆类、糖类、卷心菜、黄瓜、大蒜、青椒,不饮汽水等。以外应注意饮食卫生,防止胃肠道感染;多饮水,每日约3000ml,以补充腹泻丢失的水分;保持会阴部皮肤的清洁,便后应用温水洗净,轻轻沾干,避免损伤皮肤,必要时可局部涂氧化锌软膏,防止腐蚀肛门周围的皮肤。病人出现腹痛、腹泻等消化道症状时,应注意观察腹痛、腹泻的性质和腹泻的次数及量,因较严重的毒性反应可引起黏膜坏死、脱落,以致出血或穿孔。如有异常情况应给予止泻药物,留粪标本化验检查,同时要监测血生化,补液治疗,及时纠正水、电解质紊乱。对怀疑有合并感染的病人应进行粪常规、粪培养等检查,酌情应用抗生素。常用止泻药物有复方地芬诺脂片、洛哌丁胺(易蒙停)等。尤其使用伊立替康时,应警惕延迟性腹泻的发生。伊立替康最常见的毒性反应有延迟性腹泻,用药 24h 后出现,发生率 80%～90%。发生严重腹泻占 39%,中位发生时间为用药后第 5天,如合并白细胞下降,可导致肠道感染,且不易控制。因此一旦发生水样便,应立即给予洛哌丁胺口服,首剂 4mg,然后 2mg/次,每 2 小时 1 次,直至腹泻停止 12h,最长使用不超过 48h。

3)便秘:便秘的同时常伴有腹胀等症状,多由进食少、食物精细而缺乏纤维素,活动减少,镇痛药、止吐药、化疗药的使用及精神紧张等多种因素引起。鼓励多饮水,尤其是晨起饮入 200ml 温白开水,身体不适水温可略高些,以有效润滑肠道。进食含有适量纤维的食物,如芹菜、韭菜,多吃新鲜蔬菜、水果(如香蕉、苹果等)和一些粗粮。养成规律排便习惯:依据过去的排便习惯,即使没有便意,也应按时(或按习惯)如厕诱导排便,经验证明,此做法对预防便秘有一定帮助。适当运动:在病情允许的情况下,可协助病人离床活动,如果身体状况许可,应尽可能做一些力所能及的事情,力争生活自理,可增加胃肠蠕动,也可调节心情,分散紧张情绪,增加自信心。遵医嘱应用缓泻药:适量应用麻仁润肠丸、新清宁等。遵医嘱调整镇痛药、止吐药的使用。如果 3d 未排便,可用液状石蜡 30ml 口服,每日 3 次,还可使用开塞露纳肛。大便干燥时,可遵医嘱给予 1∶2∶3 灌肠液(50%硫酸镁 30ml、甘油 60ml、温开水 90ml)灌肠,以软化粪便,促进排便,或戴手套进行人工排便(如为直肠癌患者,应尽量避免人工排便),并注意观察处理效果。若处理效果欠佳或出现腹胀、肠鸣音减弱,疑有肠梗阻发生者,应及时摄腹部 X 线片,给予禁食、水、胃肠减压等;食欲减退者可给予孕酮类药物促进食欲等;注意观察体温变化,早期发现感染征兆,早期治疗。

(三)骨髓抑制及护理

大多数化疗药物均有不同程度的骨髓抑制,而骨髓抑制又常为抗肿瘤药物的剂量限制性毒性。不同的药物对骨髓作用的强弱、快慢和长短不同,所以反应程度也不同。

【主要药物】

1.作用最强的药物　蒽环类、米托蒽醌、白消安、卡莫司汀、阿糖胞苷、达卡巴嗪、放线菌素 D、甲氨蝶呤、尼莫司汀、紫杉醇、吉西他滨。

2.其次　烷化剂、依托泊苷、氟尿嘧啶、羟基脲、丝裂霉素、丙卡巴肼、抗嘌呤类、卡铂、苯丁酸氮芥、顺铂、链脲霉素、长春碱。

【临床表现】

骨髓抑制在早期可表现为白细胞或粒细胞尤其是总细胞减少,或血小板的减少,严重时血小板、红细胞、血红蛋白均可降低。当血小板减少低于 $50×10^9/L$ 时,容易发生中枢神经系统、胃肠道以及呼吸道出血,同时病人还可有疲乏无力、抵抗力下降、易感染、发热等表现。

【护理要点】

1.严格掌握化疗适应证,化疗前检查血常规、骨髓情况。如白细胞少于 $4×10^9/L$ 时,血小板少于 $80×10^9/L$ 时,化疗应慎重执行,需要适当调整治疗方案,必要时应暂缓化疗,给予对症治疗。

2.化疗中给予必要营养支持,如高蛋白质、高热量、高维生素饮食、药膳等。

3.化疗中、后期应定期查血常规,必要时每日检查,以了解血象情况。

4.遵医嘱应用促进血细胞生成药物,并观察疗效,如 G-CSF、GM-CSF、IL-11、TPO、EPO 等。

5.必要时输入新鲜血、成分血,如输入全血、白细胞、红细胞或血小板等。

6.白细胞特别是粒细胞下降时,感染的概率将增加,尤其白细胞低于 $1×10^9/L$,骨髓抑制时,要采取保护性隔离措施,避免交叉感染;应让病人在层流病房或单间接受治疗,病房紫外线 30min,每日 2 次;减少探视,尤其感冒者禁止探视。注意保持口腔、肛周及会阴部清洁,预防感染。严密监测体温,预防性给予抗生素,必要时做血培养。

7.血小板低时应注意预防出血,协助其做好生活护理。嘱病人少运动、缓慢活动,避免磕碰。密切观察出血症状,包括消化道出血,如病人主诉头痛、恶心、出现意识模糊等症状应考虑颅内出血可能,如有腹痛、黑便等应考虑消化道出血的危险,及时汇报给医生并给予相应的处理。

8.避免服用阿司匹林等含乙酰水杨酸类药物,注意监测出血、凝血时间。如出血,病人会自觉疲乏,应嘱其多休息,必要时可给予吸氧。血红蛋白低于 80g/L 时需要给予输血治疗,多采用成分输血等。

9.女性病人月经期间注意出血量和持续时间,必要时使用药物推迟月经期。

10.如病人出现重度骨髓抑制,应警惕肿瘤骨髓转移,同时应与骨髓抑制相鉴别,因为对于两者的治疗、护理有所不同。

(四)心脏毒性反应及护理

【主要药物】

阿霉素、柔红霉素、表阿霉素、吡柔比星、去甲氧柔红霉素、米托蒽醌、喜树碱、三尖杉生物碱、顺铂、氟尿嘧啶。

【临床表现】

部分化疗药物可产生心脏毒性,损害心肌细胞,是蒽环类化疗药物的剂量限制性毒性。

1.轻者可无症状,仅心电图表现心动过速、非特异性 ST-T 段改变、QRS 电压降低,窦性心动过速通常是肿瘤病人心脏毒性作用的最早信号。

2.重则心悸、气短、心前区不适或疼痛、呼吸困难,临床表现如心绞痛,还可出现心肌炎、心肌病、心包炎,甚至心力衰竭、心肌梗死。

3.心电图显示各类心律失常等,因化疗导致的心血管系统的症状、体征是非特异性的,应该仔细与肿瘤引起的或既往心脏病史相鉴别。

4.蒽环类的急性心脏毒性在用药后数天出现,多表现为短暂性室上性心律失常与 ST-T 改变等,约

40％病人可有此异常,与累积剂量无关,常停药后消失。

5.蒽环类的慢性心脏毒性在末次用药后数月或数年出现,以充血性心肌病为主要表现,症状包括:心动过速、心律失常、呼吸困难、干咳、双足水肿、肝大瘀血、心脏扩大等。充血性心肌病与累积剂量有关,为不可逆的毒性反应。阿霉素用量超过 $550mg/m^2$,充血性心肌病的发生率高达 30％。

【护理要点】

1.化疗前先了解有无心脏病史,做心电图,必要时做动态心电监测、心脏超声等检查,了解心脏基本情况。

2.对有心脏病变的病人,应避免使用对心脏有毒性作用的化疗药物。婴幼儿及老年人、纵隔放疗者、与CTX 等药物联合应用,可增加蒽环类所致充血性心肌病的危险,应慎重使用或调整使用方案。

3.限制蒽环类药物储积量,必要时查血药浓度,特别是要严格控制阿霉素的使用总量。

4.改变给药方法,延长静脉滴注时间,改变给药次数,可减少心脏毒性。可使用心脏毒性较低的药物如表柔比星等,或使用与阿霉素结构相似的米托蒽醌,减轻心脏毒性。

5.保护心脏,用 1,6 二磷酸果糖、维生素 E、辅酶 Q_{10}、ATP、钙拮抗药、N-乙酰半胱氨酸等药物。地拉佐生被 FDA 批准用于临床,可防止心肌细胞线粒体磷脂的过氧化和巯基氧化,保护心肌。多用于阿霉素的累积计量＞$300mg/m^2$ 者,在阿霉素应用前 30min 使用。

6.严密观察病情变化,重视病人主诉,如有无心悸、气短、心前区不适等症状,监测心律的变化,必要时做心电图或心电监测,发现异常立即汇报医生,及时处理。

7.发生心力衰竭等,给予强心、利尿等治疗。

(五)泌尿系统毒性反应及护理

部分化疗药物可引起肾损伤,主要表现为肾小管上皮细胞急性坏死、变性、间质水肿、肾小管扩张,病人可出现腰痛、血尿、水肿、小便化验异常等,严重时肾衰竭。

【临床表现】

1.肾脏毒性　许多抗癌药及其代谢物从肾排出,因而肾极易受损害。主要是顺铂、普卡霉素、丝裂霉素、柔红霉素、大量的甲氨蝶呤等药物,均可以引起肾毒性。主要表现尿中出现红细胞、白细胞和颗粒管型,蛋白尿,血肌酐升高,肌酐清除率下降,严重者甚至无尿。①铂类:顺铂的肾损害在肾近曲小管与远曲小管,集合管亦受累。肾毒性是顺铂的剂量限制性毒性,临床表现为氮质血症、血肌酐升高、尿少、电解质紊乱,低镁血症、低钙血症等。②甲氨蝶呤:甲氨蝶呤及其代谢物 7-羟基甲氨蝶呤在酸性环境下易沉积于肾小管,导致机械性阻塞。如果有充足的水化、碱化、利尿,大剂量甲氨蝶呤的肾毒性颇低。

2.出血性膀胱炎　主要药物是喜树碱、环磷酰胺、异环磷酰胺等。临床表现尿频、尿急、尿痛及血尿,其程度与药物剂量大小有关。

3.尿酸性肾病　主要表现少尿或无尿,尿 pH 下降,血浆尿素及肌酐增高,出现尿毒症。

【护理要点】

1.化疗前评估肾功能。

2.化疗前和化疗期间嘱病人多饮水,可以多饮绿茶及服利尿通淋的中草药,使尿量维持在每日 2000～3000ml,减少泌尿系统的毒性作用和不良反应。

3.顺铂使用:水化可促进血液循环,减少顺铂与肾小管的接触时间,从而有助于减轻肾毒性;氯化物可抑制顺铂在肾小管的水解,故常用生理盐水进行水化。水化方法:用顺铂前 12h 开始水化(200ml/h 或 $3L/m^2$),至顺铂结束后 24h;至少水化 1000ml 后方可给药;每 1 升水化溶液中可加入约 1g 硫酸镁(约 4mmol/L);20％甘露醇利尿;保持尿量在 2500ml 以上,每小时尿量在 100ml 以上;注意水、电解质平衡;根据肾功能调整顺铂剂量。

4.丝裂霉素在给药前应避免或尽量减少输血,以减少微血管病溶血性贫血的发生。

5.大剂量甲氨蝶呤应用时可导致急性肾功能不全,解决方法是水化、碱化、利尿、救援。监测甲氨蝶呤血药浓度。甲氨蝶呤及其代谢物在不同 pH 下的溶解度不同,尿 pH>7,溶解度明显增加,如果尿 pH<7,应设法提高尿 pH,否则不能开始用 MTX。水化:用甲氨蝶呤前 12h 开始水化,至少水化至 48h。可用 5%葡萄糖注射液、0.9%氯化钠注射液水化,每天液体量至少 3L,维持滴速 150ml/h,加入氯化钾 10mmol/h;碱化:把碳酸氢钠加入补液中(40mmol/L),维持尿 pH>7;利尿:乙酰唑胺是碳酸酐酶抑制药,能增加肾小管的 pH;救援:根据甲氨蝶呤的用药时间及测定的甲氨蝶呤浓度,决定甲酰四氢叶酸的起始时间及用量。

6.异环磷酰胺可产生多种肾异常,使用泌尿系保护剂,巯乙磺酸钠,其巯基与丙烯醛形成无活性的复合物,可减轻其对膀胱黏膜的损伤,预防出血性膀胱炎。巯乙磺酸钠每次用量为异环磷酰胺的 20%,于异环磷酰胺用药前及用药后 4h、8h 分别静脉给药。如果用大剂量的环磷酰胺,化疗前给予环磷酰胺的 1/5 量的巯乙磺酸钠,化疗同时给予环磷酰胺等量的巯乙磺酸钠,化疗后 12h 给予环磷酰胺半量的巯乙磺酸钠。同时也可以给予充足水的水化、利尿,有助于稀释丙烯醛等代谢产物,减轻其毒性,增加排尿次数及尿量并碱化尿液,减轻肾和膀胱毒性。

7.对于尿酸性肾病的防治,除每日给予大量液体促使尿液增多外,还可以口服碱性药物,以利于尿酸溶解。别嘌醇可用于预防尿酸性肾病。同时应注意控制食用嘌呤含量高的食物,如肉类、动物内脏、花生、瓜子,多食用新鲜蔬菜水果等。

8.护士认真观察尿液的性状,准确记录出入量。如出现任何不适及时报告医生。

(六)肝脏毒性反应及护理

【主要药物】

甲氨蝶呤、环磷酰胺、6-巯鸟嘌呤、门冬酰胺酶、氮芥、苯丁酸氮芥、柔红霉素、放线菌素 D、链左星(链氮霉素)等。

【临床表现】

化疗药物引起的肝脏反应可以是急性而短暂的肝损害,包括坏死、炎症,也可以由于长期用药,引起肝慢性损伤,如纤维化、脂肪性变、肉芽肿形成、嗜酸粒细胞浸润等。临床可表现为乏力、食欲缺乏、恶心、呕吐、肝区疼痛,肝大、血清转氨酶、胆红素升高,严重的会引起黄疸、肝硬化、凝血机制障碍,甚至急性肝萎缩、中毒性肝炎、肝功能衰竭等。

【护理要点】

1.注意卧床休息,避免劳累,以利于肝脏血液的供应,促进肝细胞功能的恢复。

2.化疗前进行肝功能检查,如有异常应谨慎使用化疗药物,必要时先行保肝药物治疗,甚至暂缓或停止化疗。

3.定期检测凝血功能,观察有无出凝血倾向,如有异常,遵医嘱应用维生素 K 等药物。

4.严密观察病情,倾听不适主诉,如肝区胀痛、黄疸等,及时发现异常,对症处理。

5.给予保肝药物,如葡醛酸钠、谷胱甘肽、复方甘草酸苷、复合维生素 B、维生素 C、辅酶 A 以及中药等。

6.饮食以清淡可口为宜,适当增加蛋白质和维生素的摄入量。如有肝性脑病时应限制蛋白质的摄入,按肝性脑病进行护理。

7.做好心理护理,减轻焦虑。

8.化疗后定期复查肝功能,如有异常及时给予保肝药物。

(七)肺毒性反应及护理

对呼吸系统有毒性作用和不良反应的化疗药物可引起急性化学性肺炎和慢性肺纤维化,甚至出现呼吸衰竭。

【主要药物】

博来霉素、丝裂霉素、卡莫司汀、平阳霉素、环磷酰胺、吉西他滨、长春新碱、博来霉素等。

【临床表现】

表现为肺间质性炎症和肺纤维化。临床可表现为疲劳、不适、干咳、气急、呼吸困难、哮喘,伴有发热、胸痛、咯血,多急性起病,伴有粒细胞增多。严重者可发生呼吸衰竭。肺底可闻及干性、湿性啰音,胸部 X 线片、肺功能检查可见异常。与肺部放疗同时进行时会加重肺毒性。

【护理要点】

1.评估病人有无增加肺毒性的危险因素,如胸部放疗、吸入高浓度氧、吸烟、年龄＞70 岁、肾功能损害、博来霉素累积量＞360～400mg,避免相关危险因素。

2.观察病人的病情变化,有无干咳、气急、呼吸困难、咯血等表现;观察皮肤黏膜的颜色,有无发绀、呼吸频率、节律的变化,必要时监测血氧饱和度等;有无发热等伴随症状。

3.用药期间定期检查肺部情况,检测病人的血常规、X 线、CT、肺功能等有无异常。

4.出现肺毒性表现及时停用博来霉素等导致肺毒性的药物,并用糖皮质激素治疗。丝裂霉素可用泼尼松 60mg 每日 1 次,口服,2～3 周后改为 20mg,每日 1 次口服。卡莫司汀激素类药无效,预防性用黏液溶解剂如安普索 30mg,每日 3 次口服,可能有帮助。及时给予止咳、吸氧、平喘、抗生素等处理,并给予舒适卧位。必要时给予呼吸机辅助呼吸。

5.停药后还要注意随访。

(八)神经系统毒性反应及护理

【临床表现】

主要为癌肿浸润或治疗引起的神经末梢或中枢神经系统受损所致。有些化疗药物可引起周围神经炎,指化疗药物对周围末梢神经产生损害作用,主要表现为:感觉异常,指(趾)麻木、腱反射消失,肢端感觉迟钝,烧灼样、钳夹样的阵发性疼痛,往往伴有感觉或运动功能丧失,有时还可发生便秘或麻痹性肠梗阻。还有些药物可产生中枢神经毒性,主要表现为感觉异常、振动感减弱、刺痛、步态失调、共济失调,严重者头痛、恶心、呕吐,意识改变、精神异常、嗜睡、昏迷、甚至死亡等。

【主要药物】

1.铂类:奥沙利铂、顺铂。

2.长春碱类。

3.阿糖胞苷。

4.异环磷酰胺。

5.氟尿嘧啶。

6.甲氨蝶呤。

7.紫杉醇类。

【护理要点】

1.预防:熟练掌握化疗药物相关知识,严格按照医嘱用药,联合用药时应注意有无毒性相加的作用。

2.密切观察毒性反应,定期做神经系统检查,如出现严重的神经毒性,应考虑减量、停药或改用其他替代药物,并遵医嘱给予营养神经的药物。

3.奥沙利铂用药期间应减少寒冷刺激,避免吃凉或冰的食物及接触凉或冰的物品,注意保暖。奥沙利铂一般输注时间为 2～6h,如时间过长会增加神经毒性。有文献报道:减慢输注速度,延长输注时间至 5～

6h 可以有效地将速发型外周感觉神经毒性反应降到最低。禁止用生理盐水稀释,在其输液前后应输葡萄糖溶液。因与氯化钠和碱性溶液(特别是氟尿嘧啶)之间存在配伍禁忌,本品不要与上述制剂混合或通过同一条静脉同时给药(应冲管)。在配置药物及输注时应避免接触铝制品。

4.顺铂停药后数月神经症状可能恢复,细胞保护剂氨磷汀对预防顺铂的神经毒性有一定的帮助。应避免顺铂每个疗程单一剂量过高及累积量过高(600mg/m²)。

5.长春碱类神经系统毒性目前暂无有效的治疗方法,停药后数周或数月,神经症状逐渐改善。

6.有的药物如 VP-16 易引起直立性低血压,故在用药过程中应嘱病人卧床休息或减少活动,告知病人缓慢改变体位,避免发生直立性低血压,如厕时有人陪同,以免发生意外。

7.阿糖胞苷神经系统毒性目前尚无有效的治疗,停药后数天症状会改善,但严重的神经损害是不可逆的。有以下危险因素时慎用阿糖胞苷:年龄>50 岁,阿糖胞苷剂量>1g/m²(神经毒性发生率 15%～37%),多周期阿糖胞苷治疗,肾功能不良。

8.异环磷酰胺神经系统毒性较明显时可给予静脉用地西泮及亚甲蓝。有以下危险因素时慎用异环磷酰胺:低蛋白血症,肾功能不全,曾用过顺铂(隐性肾功能不全),中枢神经系统肿瘤,年龄小(儿童易受影响)。

9.氟尿嘧啶神经系统毒性症状在停药后可恢复。而大剂量氟尿嘧啶后常出现小脑功能紊乱,因此药物剂量不宜过大。

10.甲氨蝶呤使用时注意加强水化、四氢叶酸救援等,详见本节泌尿系统毒性反应及护理。同时避免同步放疗,脑脊液找到肿瘤细胞、药物累积是脑病发生的危险因素。

11.紫杉醇类的神经病变可在首剂后数天或数个疗程后发生,停药一段时间后症状可恢复。周围神经病变是其剂量依赖性毒性,紫杉醇>175mg/m²,神经毒性的发生率明显升高。累积剂量亦增加神经毒性的发生,Docetaxel 累积量 400mg/m² 可产生严重神经症状。

12.若病人出现肢体活动或感觉障碍,应加强安全护理,避免进行打开水、缝纫等活动,以免灼伤、烫伤、刺伤等,适当给予按摩、针灸、被动活动等,促进血液循环、神经系统功能恢复。

13.症状明显者如共济失调、意识障碍等予生活护理,如饮食、如厕、皮肤护理等,创造一个安全的居住环境,避免碰伤、摔伤等意外事件发生。

(九)过敏反应及护理

多数抗癌药会引起过敏反应,但只有少数抗癌药引起的过敏反应率达 5%。紫杉醇、门冬酰胺酶常常引起过敏反应,成为其治疗限制性毒性。

【临床表现】

多为Ⅰ型变态反应:支气管痉挛性呼吸困难、喘鸣、瘙痒、皮疹、面部潮红、血管水肿、肢体痛、低血压等,甚至过敏性休克。紫杉醇引起过敏反应的机制不详,可能是紫杉醇本身或赋形剂聚氧乙基蓖麻油引起过敏反应。过敏反应发生率为 39%,其中严重过敏反应发生率为 2%。几乎所有的反应都发生在用药后最初 10min 内,严重过敏反应常发生在用药后 2～3min,即使是很少的剂量亦可引起过敏反应。门冬酰胺酶是一种来源于细菌的多肽,具有多抗原性,能刺激机体产生 IgE 或其他免疫球蛋白,引起过敏反应,发生率为 10%～20%。

【护理要点】

1.给药前做好预防措施,准备好肾上腺素、血压计等抢救物品。

2.避免增加左旋门冬酰胺酶过敏反应的危险因素:有其他药物过敏史,以前用过左旋门冬酰胺酶(包括数年前用药)、高剂量给药(≥5000U/m²)、静脉内给药(每周 3 次,连续数周)、与泼尼松、长春新碱联合用药亦减轻过敏反应的危险。左旋门冬酰胺酶更换厂家及批号时应重新做皮内试验。

3.用药前应给予预处理,标准预处理可以减少发生率,减轻发生程度。用紫杉醇前应用以下药物。①糖皮质激素:地塞米松 20mg,在应用紫杉醇前 12h 及 6h 口服;②组胺 H_1 受体拮抗药:苯海拉明 10mg,于用紫杉醇前半小时肌内注射;③组胺 H_2 受体拮抗药:西咪替丁 400mg 或雷尼替丁 50mg 于用紫杉醇前半小时静脉注射。用门冬酰胺酶前预防性用糖皮质激素,防止迟发型过敏反应。

4.输入紫杉醇,应使用特制的有滤过装置的输液器,因为紫杉醇附加剂聚氧乙烯蓖麻油可以使增塑剂二基己肽酸化物从聚氯乙烯滴注袋中漏出引起肝毒性。故紫杉醇不可接触聚氯乙烯塑料器械及设备,稀释的溶液应储存于瓶内(玻璃、聚丙烯)或塑料袋内(聚丙烯、聚烃烯),并采用非聚氯乙烯注射器和输液器,使用特制的带有滤过装置的输液器,过滤器的微孔膜直径不超过 $0.22\mu m$,以防止紫杉醇溶液中的细小微粒进入体内,从而降低过敏反应发生率。初次使用紫杉醇,配药时第 1 支药物加入 100ml 溶液中,缓慢静脉滴注,尤其在最初的 10min 内,特别是最初的 2～3min,严密观察病情变化,有无胸闷、憋气、呼吸困难、发绀、低血压等。如无过敏反应,100ml 溶液基本输完时方可配制其他的药物,以备过敏时停药,避免造成药物浪费及经济损失。预处理常常减轻过敏反应的严重性,但仍会在给药后出现过敏反应,因此,初次使用一定要重视,规范操作,严密观察病情。

5.若出现过敏反应立即停药,同时更换输液器及液体,给予抗过敏处理甚至抢救。①用组胺 H_1 受体拮抗药(如苯海拉明 50mg,肌内注射),或盐酸异丙嗪 25mg 肌内注射;②过敏性休克时用肾上腺素 0.5～1mg 皮下注射或肌内注射,必要时重复;③如果持续低血压,可给予扩容治疗;④支气管痉挛可用糖皮质激素等。

6.若不严重,遵医嘱在医护监护下继续缓慢滴注,出现严重过敏反应者禁止再用。

(十)脱发及护理

有些化疗药物可引起不同程度的脱发,这是化疗药物损伤毛囊所致。脱发通常发生在用药后 1～2 周,2 个月内最显著。脱发的程度通常与药物的浓度和剂量有关。脂质体偶联的多柔比星及米托蒽醌可明显减轻脱发。

【主要药物】

多柔比星、博来霉素、柔红霉素、环磷酰胺、甲氨蝶呤、放线菌素 D 等。

【护理要点】

1.心理护理　脱发常造成病人心理上、情绪上的损害,甚至会放弃治疗。护理上首先应该从精神上给予支持,并告知病人脱发是暂时的。

2.形象改变的护理　给予病人维护自身形象指导,建议剪发或佩戴假发、丝巾、帽子等发饰,以获得可令人接受的外观。增强自信,还可请专门的形象设计师或美发师进行形象设计,塑造美的形象。

(十一)其他毒性反应及护理

1.皮肤反应　并不是所有的病人都会出现,即使出现也不必过分担忧,因为停药后,皮肤的红斑、皮疹和色素沉着、指甲变形会逐步好转或消失。

(1)手足综合征:几乎 50% 使用希罗达的病人发生手足综合征,表现为麻木、感觉迟钝、感觉异常、刺麻感、无痛感或疼痛感,皮肤肿胀或红斑、脱屑、水疱或严重的疼痛,严重者可出现脱皮、脱指甲。

建议在使用希罗达的同时给予维生素 B_6 营养神经,手脚外涂尿素霜等以预防手足综合征。

(2)色素沉着:肿瘤化疗所致色素沉着是由皮肤黏膜黑色素沉积增多所致。①主要药物有:白消安(马利兰)、环磷酰胺、氟尿嘧啶、多柔比星、博来霉素等。②主要表现为局部或全身皮肤色素沉着,甲床色素沉着,皮肤角化、增厚,指甲变形。皮肤角化可服用维生素 A,避免目光暴晒。

2.发热　主要药物有博来霉素、平阳霉素等,可在化疗前半小时给予吲哚美辛栓等解热镇痛药物,预防发热或减轻发热的程度。

3.疲乏　长期化疗可导致病人一般状况下降,周身疲乏无力、精神委靡、出虚汗、头晕、头痛、嗜睡、体重下降、虚弱等,做好安全及生活护理,适当活动,增加营养,防止摔倒。

4.免疫抑制　化疗药物多是免疫抑制药,对机体的免疫功能有不同程度的抑制作用,机体免疫系统在消灭体内残存肿瘤细胞上起着很重要的作用,当免疫功能低下时,肿瘤不易被控制,反而加快复发或转移进程,甚至出现第二种癌症。

5.其他　骨质疏松、性功能障碍、男性乳腺增大等,也可由部分化疗药物引起。一旦出现均应对症处理。

6.心理影响　化疗药物引起的社会心理方面的影响不容忽视。化疗药物造成的恶心、呕吐、脱发、性功能障碍等可使病人产生自卑、恐惧心理,故化疗药物的不良反应除了对身体、外表造成损伤外,还包括药物引起的社会心理方面的不良反应。其护理参见第4章癌症患者心理护理。

(十二)远期毒性反应及护理

多数的抗癌药能够诱导机体细胞突变,某些药物可以导致第二肿瘤的发生、不育、致畸形等,因此,医务工作者应严格遵守抗癌药的准备、使用、处理规则。

1.第二肿瘤的发生　抗癌药如烷化剂能够引起非肿瘤细胞DNA的持续性改变,受损的细胞通过自动修复机制,常常能够恢复,但DNA受损的细胞仍可能存活,并在某些环境下过度增生,形成肿瘤。亦与免疫抑制有关。

2.不育　所有的烷化剂都能引起性腺功能障碍,例如用甲基苄肼治疗后,男性患者出现精子缺乏、睾丸萎缩,而女性病人则出现卵巢衰竭、闭经,其严重程度与药物总剂量及年龄有关。

3.致畸　胚胎与胎儿的生长极易受抗癌药毒性的影响。动物试验证实,这些药物能够引起动物胎儿畸形。亦有孕期接受化疗的妇女产出畸形婴儿的报道。致畸的危险性在怀孕后的前3个月最高。

化疗期间,男性病人应节育,妇女应避孕。女性病人如妊娠应中止妊娠或避免化疗,一般停药后生育功能可恢复,并在结束化疗后2年才能考虑生育。

(十三)肿瘤化疗药物使用注意事项

肿瘤化疗的种类很多,不同药物有不同的给药方法和不同的毒性反应,但是总的应注意以下几点。

1.化疗前评估病人化疗适应证及禁忌证、营养状况、血常规、心肺肝肾功能、消化道状况、对化疗的耐受程度、有无基础疾病及危险因素等。

2.严格按照医嘱及药物使用方法准备并配制、使用化疗药物。严格三查七对,安全、规范、合理用药。

3.配制化疗药时,护士要做好自我防护,戴口罩、手套(聚氯乙烯手套),有条件的医院在配制化疗药时应该有专用的生物安全柜、配液室或配液中心。

4.化疗药物应遵循现用现配的原则。

5.化疗前应给予保护肝脏、保护胃黏膜、预防过敏的药物,并在化疗药使用前半个小时给予止吐药物。

6.化疗药物刺激性强,使用时要注意保护静脉,确保输液管路在血管内,严格预防外渗,以免引起组织坏死。输注化疗药物前后及两种化疗药物之间均需用生理盐水或葡萄糖注射液冲洗管道,具体根据化疗药物所用溶液决定。

7.配制化疗药物的注射器、空药瓶及输液袋,立即用专用塑料袋封闭包装,单独处理,防止化疗药物污染空气。

8.积极预防药物外渗,一旦发现,即刻处理并汇报及交班。

9.严格遵照规定时间使用化疗药物,恰当控制液体滴速。

10.联合用药时应按药物序贯给药,合理安排用药顺序,以免药效下降、影响疗效或增加毒性。

11.严密观察药物的毒性反应,尤其是过敏反应,及时汇报医生并对症处理。

12.定期化疗、及时复查,巩固疗效,防止复发与转移。

五、肿瘤化疗的防护

目前临床所使用的抗肿瘤药物大多数为细胞毒性药物,因此对正常组织及肿瘤组织均有抑制作用。不但使化疗病人出现毒性反应,同时对经常接触抗肿瘤药物的专业人员也会带来一定危害。临床研究证实这些潜在危害都与其接触剂量有关,接触药物剂量多则会给人体带来毒性反应,并引起一定的长期潜在危险。因此要求专业人员在接触化疗药物操作过程中必须遵守操作规程,正确采用安全防护措施,以加强专业人员职业保护。

(一)医护人员接触化疗药物的场所与吸收途径

1.医护人员在工作时都有机会接触化疗药物并被动吸收,如配制化疗药物、执行化疗、处理化疗药物溢出、处理化疗污染物和病人的排泄物等。

2.医护人员被动吸收化疗药物的途径有皮肤吸收、呼吸道吸入、消化道摄入,主要通过皮肤吸收。①玻璃瓶、安瓿掉在地上或运输过程中打破后药物溢出;②开安瓿时药物、药液、玻璃碎片飞溅;③在瓶中溶解药物时如事先不抽出空气减压,拔针时就会有一部分药物喷射出来;④操作过程中有时针头脱落,药液溢出;⑤不慎被接触过化疗药的注射器针头或药瓶碎片刮破皮肤也会导致直接接触;⑥废弃物,如用完的玻璃瓶、安瓿,静脉输液管、病人的排泄物等都含有少量药物;⑦上述直接接触后未彻底清洗双手就还可导致消化道吸收。

(二)化疗药物的职业危害性

澳大利亚卫生部门通过特殊显影试验已经证实,在抗肿瘤药物配制过程中,当粉剂安瓿掰开时及瓶装药液抽取后拔针时均可出现肉眼看不见的逸出,形成含有毒性微粒的气溶胶或气雾,通过皮肤或呼吸道吸入人体,危害备药人员并污染环境。

芬兰及美国等国家多位学者的研究证实了接触抗肿瘤药物护士的尿液有诱变性。Hirst 不但研究了这种致畸变作用,而且还直接从接触抗肿瘤药物护士的尿液中检测出含有一定浓度的抗肿瘤药物及其代谢产物,如发现护士在接触顺铂后检测护士的尿液中发现铂的含量明显增高,并证明环磷酰胺、氮芥、甲氨蝶呤等抗肿瘤药物可以通过皮肤吸收进入人体,使护士的淋巴细胞染色体突变、姊妹染色体交换频率增大、DNA 断裂增多。

国内学者采用单细胞凝胶电泳法对单个细胞 DNA 的损伤进行检测,结果发现实验组淋巴细胞慧星样的发生率明显高于对照组,表明职业接触抗肿瘤药物可损伤细胞 DNA。以上研究证实专业人员在接触抗肿瘤药物过程中,根据其毒性反应具有剂量依赖性的特点,虽然在日常配制药液或给药时沾染的剂量虽小,但是频繁接触抗肿瘤药物会因其蓄积作用产生毒性反应。

1.早期临床表现　包括刺激性症状,如咳嗽、眼睛或黏膜不适;皮肤反应,局部出现红、肿、热、痛,甚至出现皮肤黏膜坏死;恶心、呕吐、腹泻;口腔炎、舌炎、食管炎、口腔溃疡、脱发;对化疗药物高度敏感者还可以出现过敏反应、白细胞减少或血小板减少。

2.远期毒性作用　接触化疗药物的妇女可引起畸胎、异位妊娠和流产。Stuker 研究证明抗癌药物可以通过胎盘运转,造成胚胎或胎儿宫内接触,而造成女性医护人员职业性接触抗肿瘤药物可致胎儿流产明显高于对照组。女性月经不调与接触化疗药物也有很大关系。致癌作用,部分接触化疗药物的医护人员,在若干年后有可能发生与化疗药物相关的恶性肿瘤,主要为急性白血病。

(三)防护

1.防护原则　　根据化疗药物剂量依赖性的特点,可减少对化疗药物的接触剂量,从而达到防护目的。操作时应遵循以下原则:①工作人员尽量减少与化疗药物不必要的接触;②尽量避免化疗药物污染环境。

2.加强专业人员职业安全教育　　①执行化疗的医护人员必须经过专业培训,包括化疗的基础知识,化疗的不良反应及预防处理、化疗潜在的职业危害及防护措施。对可能被动接触化疗药物的清洁工人、护工等都应进行相关的教育,做好自我防护,学会如何适当处置被化疗药物、血液、体液污染的物品。②从事化疗专业人员在妊娠及哺乳期避免直接接触抗肿瘤药物。临床研究发现低浓度抗肿瘤药物的接触可以引起流产,尚可导致胎儿死亡、畸形及染色体基因突变。如果孕妇及母亲不加保护地接触抗肿瘤药物,也会给胎儿及孩子带来潜在的危害。因此,专业人员在此期间应及时调离化疗科室或安排非化疗性质的护理工作。③对经常接触化疗药的医护人员应建立健康档案,定期体检包括肝、肾功能、血常规等指标测定,并做好记录,以监测其健康状况。合理安排休假,发现异常,及时报告。

3.改善医疗器具,完善防护设施　　为了避免专业人员在接触抗肿瘤药物时由于操作不慎而造成潜在危害,并遵照化疗防护原则,建议临床采取适宜的制剂及包装。①提倡使用无排气管的软包装输液袋,防止有毒气体排至空气中。②建议药厂根据临床抗肿瘤药物应用剂量生产多种剂量的制剂,建议医院采用多种剂量制剂的供应,减少专业人员的备药过程。③抗肿瘤药物的制剂尽量用瓶装,药品标签要详细注明药物的性质及其警示等。包装一定要安全,运送时应采用无渗透性密封装置并注明特殊的标志,防止运输药物过程中打破药瓶药物溢出。

4.在生物安全柜内操作备药　　生物安全柜即使用特制的垂直层流装置的安全柜配制抗肿瘤药物,以防含有药物微粒的气溶胶或气雾对操作者的危害,使之达到安全处理抗肿瘤药物要求。

生物安全柜作用原理:①该设施采用垂直层流装置,使空气在操作台内循环过滤,通过台面下的过滤吸附器充分过滤和吸附药物的微粒及空气中的尘粒,以保持洁净的备药环境。②由于操作台内形成负压状循环气体,从而在操作者与操作台之间形成空气屏障,防止柜内污染空气外溢。③同时在操作台侧面有一排气孔,内装有吸附剂,可吸附溢出的药物微粒,防止污染气体排出大气。

根据上述原理该设备符合二级生物安全要求并可达到以下防护作用:①保护操作者及环境在备药和处理废物时不受药物微粒气溶胶或气雾的危害。②保护备药环境无微粒物质(包括生物的),防止药物污染。③保护维修人员在常规检查、更换附件或修理污染滤器时的安全。

5.药物处理中心化　　国外学者已经提出,如果要保证临床在使用抗肿瘤药物过程中达到安全防护,必须将抗肿瘤药物处理中心化。近年来卫生部在《医疗机构药物管理暂行规定》中明确提出:医疗机构要根据临床需要逐步建立肿瘤抗肿瘤药物等静脉液体配制中心(室),实行集中配制和供应。采用集中式管理,即由经过培训的专业人员在防护设备齐全的化疗备药操作室负责所有抗肿瘤药物的配制及供应。这样才能施行比较有效的、经济的防护措施,并利于废弃物的集中处置,以使污染缩小到最小范围,有利于职业安全和环境保护。

(1)设立抗肿瘤药物备药操作室:为了加强抗肿瘤药物使用过程中安全防护措施,有条件的医院应专门设立备药操作室或配液中心,以便集中式管理达到药物处理中心化,要求非配液人员不得进入配液室(中心),配液人员进入室内要戴好帽子、口罩、更换清洁工作服或隔离衣及拖鞋作为防护,并要求配液前所需药品、物品在准备室备好,通过传递窗送入配液室。配液时尽量减少人员流动,配液完毕由专用窗口递出,以使药物污染缩小到最小范围。

配液室内除备有一台生物安全柜外,尚配备一次性口罩、圆顶帽子、一次性防渗透隔离衣、聚氯乙烯手套、乳胶手套、一次性注射器、一次性双层台布、污物专用袋及封闭式污物桶等。

没有此条件的医院,病房可设置专门的化疗配药间或独立配药地点,使用特制的层流净化操作台,并定期监测。上述条件都不具备的,一定要确保在配制和使用化疗药物场所装抽风、排风设备,以保证空气对流,降低化疗药物粉末在空气中的浓度。应戴防护眼镜及防护口罩,避免操作者被药物污染,使之达到安全防护的效果。

(2)严格遵守接触抗肿瘤药物操作规程

1)备药前准备:①宜在生物安全柜内备药,备药前启动紫外线灯进行柜内操作区空气消毒30min,保持洁净的备药环境。②备药前洗手、佩戴圆顶帽子(能有效盖住全部头发)、一次性口罩,工作服外套一次性防渗透隔离衣。操作过程中从呼吸道吸入抗肿瘤药物的危险性较大,因此必须戴一次性防护口罩。③操作时戴双层手套,即在聚氯乙烯手套外戴一副乳胶手套。有些抗肿瘤药物对皮肤有刺激作用并通过接触皮肤直接吸收,如多柔比星能与皮肤上的蛋白质结合而被吸收,不能从皮肤上洗去,因此备药前必须正确选择手套。Slevin研究结果表明乳胶手套或聚乙烯手套具有弹性,使用时手套胀大变薄会出现一些小孔,因此其防渗透性差,只有聚氯乙烯手套具有防护作用,但由于其使用时不能紧贴皮肤操作不便,因此要求戴双层手套。在操作中一旦手套破损应立即更换,使之保持有效的防护效果。④操作台面应铺一次性双层台布,上层宜用吸水材料,接触工作台的下层用防水材料,以防因操作不慎药液溢洒台面便于清理,减少药液污染。一旦污染或备药完毕应即刻更换。⑤在备药操作室内禁止进餐、饮水、吸烟、化妆,减少药物对人体的损害。

2)备药操作规程:①严格三查七对,即操作前查、操作中查、操作后查,核对住院号、姓名、药名、浓度、时间、剂量、用法,并经2人查对。②严格执行无菌技术操作原则,以防药液污染而给病人造成不良后果。准备安瓿类化疗药物时应遵守"弹、锯、消、掰"的操作步骤,即应轻弹安瓿颈部和顶部,以保证没有药液或粉末留于该处;用小砂轮锯安瓿颈根部。75%乙醇消毒安瓿颈部及膨大部;然后用无菌纱布包裹,轻轻掰开,防止安瓿折断时药物在空气中传播和雾化,或玻璃碎片划破手套及手指。③掰开粉剂安瓿溶解药物时,溶媒应沿瓶壁缓慢注入瓶底,等药粉浸透后再行缓慢转动安瓿,以利药粉充分溶解,防止粉末逸出。瓶装药液稀释后立即抽出瓶内气体,以防瓶内压力过高药液从针眼处溢出。从药瓶中吸取药液后在针头撤出时应用无菌棉球或纱布裹盖住药瓶塞穿刺针孔,防止药液外溢。④在瓶装药液稀释及抽取药液时还可以采用双针头抽取药液方法,以排出瓶内压力防止针栓脱出或药液溢出而造成的污染。双针头抽取药液法步骤:溶药前,先经瓶塞插入一个有滤过装置的排气针头,再将带有溶酶注射器的针头以40°~60°插入瓶塞,沿瓶壁注入溶液。溶药时排气针头必须保持在液面上;在摇晃药瓶促使药物充分溶解前,用无菌纱布覆盖排气针头。⑤抽取药液时,插入带有注射器的针头,然后倒转药瓶,必须使排气针头保持在液面上,再抽药液;抽药毕,将注射器内空气排至瓶内再拔针。⑥抽取药液应采用一次性注射器,并应注意抽出药液以不超过注射器容量的3/4为宜,防止针栓脱出。⑦2人查对:药物备好后必须严格2人查对。⑧在完成全部药物配制后,需用75%乙醇擦拭操作柜内部和操作台表面2遍。⑨备药过程中所用一切废弃物统一放于污物专用袋中集中封闭处理。操作完毕脱去手套后用肥皂及流动水彻底洗手并行沐浴,减轻其毒性作用。

6.静脉给药

(1)严格三查七对。

(2)静脉给药时护士应洗手,戴一次性口罩、帽子,做好个人防护,并戴手套。

（3）静脉滴注药液时应采用密闭式静脉输液法,注射溶液以软包装输液袋为宜,避免有毒气体从排气针头逸出及利于液体输入后污染物品的处理。

（4）静脉给药时若需从莫菲滴管加入药物,必须先用无菌棉球围住滴管开口处再行加药,并加药速度不宜过快,以防药液从管口溢出。

（5）静脉输液前先用同一配制化疗药物的溶液预冲,如奥沙利铂需用5％葡萄糖注射液溶解,输入奥沙利铂前后则均需用5％葡萄糖注射液静脉滴注。输液完毕,冲管后才拔管,避免药液残留在输液管内,以降低药液外渗和药液雾化的危险。

（6）静脉给药结束,可将带针头的注射器放入一防穿透、防泄漏的废弃物收集容器中统一处理。

（7）操作完毕脱掉手套后用肥皂及流动水彻底洗手,同时要用清水漱口。洗手和漱口是降低污染和防止药液进一步吸收的重要步骤。

7.抗癌药物污染处理防护规则　即使医护人员完全按照操作规程操作,仍有可能意外接触到化疗药物。溢出是最常见的原因。

（1）抗癌药物外溅后,应立即标明污染范围,避免其他人员接触。

（2）护士必须戴一次性口罩、帽子、双层手套、护目镜1副,做好个人防护后方可处理污染区。

（3）如果少量药液溢到桌面或地上,应用纱布吸附药液;但大量溢出（＞5ml）时应用吸收力强的纱布垫清除。若为药粉溢出则利用潮湿纱布或具有吸附性纱布垫轻轻覆盖并擦拭,以防药物粉尘飞扬,污染空气,并将污染纱布置于专用袋中封闭处理。

（4）溢出的区域用清洁剂和清水擦洗污染表面3次,再用75％乙醇擦拭2遍。

（5）在操作过程中如不慎皮肤接触抗肿瘤药物应立即用肥皂及流动清水彻底清洗;如眼睛内溅入抗肿瘤药物应用大量清水或生理盐水持续冲洗5min。

（6）污染物及用过物品的处理。用过的物品,如针头、注射器、安瓿、药瓶、输液瓶、输液管、用过的棉球、纱布、棉签等收集在密闭的防渗漏的垃圾桶或袋内,统一处理,标有明显的警示标记。

（7）所有污染物,包括用过的防护衣、帽等需经高温统一焚烧处理,以达到细胞毒药物的灭活及废弃物处理中心化。

（8）化疗病人呕吐物、排泄物及接受化疗的患者48h内其血液和体液含有抗癌剂,因此在处理其呕吐物、尿液、粪便或分泌物时必须戴手套以免沾染皮肤。水池、马桶用后至少冲水2次。医院内必须设有污水处理装置。

总之接触处理抗肿瘤药物过程中存在一定的危险性,但只要施行认真规范的防护措施,这种危险可以降到最低,以达到职业防护作用。

（饶井芬）

第二节　乳腺癌

乳腺癌是发生在乳房腺上皮组织的恶性肿瘤,是一种严重影响女性身心健康甚至危及生命的最常见的恶性肿瘤之一。乳腺癌男性罕见。

【常见病因】

乳腺癌病因尚不明确,可能与遗传因素、放射线照射、内分泌激素水平有关。乳腺癌转移与扩散途径有直接浸润、淋巴转移、血行转移。

【临床表现】

乳腺皮肤改变、乳头凹陷或抬高或偏向一侧、无痛性肿块、乳头溢液及乳晕有湿疹样改变,甚至结痂、溃烂。炎性乳腺癌:乳房肿大、发红、变硬,伴疼痛及皮肤水肿,开始比较局限,短时间内扩大到大部分乳腺,触及时可感觉皮肤温度升高。

【辅助检查】

乳腺钼靶摄片;活组织病理检查方法:肿块切除、切取活检、细针穿刺、涂片细胞学检查;雌激素和孕激素受体测定;B超、乳腺导管内镜检查。

【治疗原则】

1.外科手术治疗　手术方式有乳腺癌扩大根治术、改良根治术、乳房单纯切除术、全乳切除合并淋巴结清扫术。

2.激素治疗

(1)卵巢去势疗法:绝经前病人可采用卵巢切除或卵巢局部放疗,从而降低或阻断雌激素对肿瘤的作用。

(2)内分泌治疗:①雌激素受体抑制药:雌激素受体(ER)检测阳性的乳腺癌病人,应用雌激素拮抗药,可有较好的抑癌作用。②三苯氧胺:绝经前一般每天口服20mg,绝经后分2次服用,至少服用3年,一般服用5年,该药安全有效,长期应用后少数病例可能发生子宫内膜癌,但发病率较低,预后良好。③黄体酮类药物:大剂量的黄体酮有拮抗雌激素的作用。④雌激素合成抑制剂:雄烯二酮,经芳香化酶转化为雌酮。而芳香化酶抑制剂可阻断此过程,从而发挥抗肿瘤的作用。

3.化学治疗　对于乳腺癌化疗分为辅助化疗和新辅助化疗。辅助化疗用于术后或放疗后,主要针对可能存在的微转移癌灶,为防止复发转移而进行的化疗。新辅助化疗指对临床表现为局限性肿瘤,可用局部治疗手段者,在手术或放疗前先进行化疗。

【乳腺癌术后化疗注意事项】

1.化疗宜尽早开始,一般于术后2周,不宜超过4周。

2.剂量要足够,以期尽可能杀灭残存肿瘤细胞。

3.化疗期限以6～12个月为宜,延长用药期不能改善生存率。

4.联合化疗优于单药化疗。

【护理】

1.护理评估

(1)病因:是否有遗传因素、放射性照射史、激素水平、机体免疫功能、心理状态等。

(2)主要症状、体征:乳腺皮肤"橘皮样"改变、乳头病变、乳头溢液、炎性样表现(红、肿、热、痛)、乳头和乳晕皮肤发红、糜烂、潮湿等。

(3)查体:无痛性肿块、腋窝淋巴结肿大。

(4)评估心理状态及社会支持系统:患者有无恐惧,焦虑、抑郁等。

2.护理要点及措施

(1)心理护理

1)恐惧:①100%的病人都有恐惧心理。病人的恐惧心理主要来自两个方面,一是受社会上"癌症—死亡"错误认识的影响。大多数人错误地认为,癌症是不治之症,得了癌症就等于是被判了死刑或死缓,这种对癌症的恐惧主要来自于对死亡的恐惧。二是对化疗不良反应的恐惧。由于化疗可能引起呕吐、脱发、局部皮肤坏死等不良反应,大多数病人错误地认为化疗药物是一种毒药,这种恐惧主要来自于化疗相关知识的缺乏及对化疗后自我形象的担心。②消除病人对癌症的恐惧:坦诚地解答病人的疑问,耐心地给病人讲解癌症的有关知识,告诉病人癌症不是不治之症。随着医学的发展,有许多癌症可以治愈,甚至可以根治,恢复正常生活。根据病人的理解及承受能力适当解释病情,告诉病人不良情绪对疾病及预后的影响,给病人讲述成功病例,使病人消除恐惧心理,树立战胜疾病的信心,积极配合治疗。另外还应适当对病人进行死亡教育,以减轻病人对死亡的恐惧。③消除病人对化疗不良反应的恐惧:根据病人的理解及承受能力给病人讲解化疗药物的作用机制及可能出现的不良反应。应讲究谈话艺术性,多与病人交谈,耐心倾听病人倾诉,对于病人提出的疑问,做耐心细致的解释。告诉病人,应用化疗药物会伴随不良反应,但应用化疗药前,会应用预防性药物及措施,如果仍有不适,医护人员会想办法给予处理,使病人消除思想顾虑,有必要的心理准备,积极配合治疗。

2)焦虑:①病人的焦虑主要来源于知识缺乏。由于大多数病人错误地认为,手术是治疗疾病的唯一方法,手术越快越好,而术前化疗使等待手术的时间延长,病人焦虑的情绪会随之增加。②消除病人对化疗的焦虑情绪。耐心细致地给病人讲解术前化疗的意义及其必要性,告诉病人手术并不是唯一的治疗方法,医生会采取最佳治疗方案,使其愉快的接受治疗。

3)忧郁:这种情绪主要来自于对自我形象紊乱担忧及家庭条件较困难的患者。对自我形象紊乱者,可做好病人及家属对术后或激素治疗导致的第二性征缺失、化疗致脱发等的正确认识,增强病人的自信及家属的支持。对家庭经济的担忧及强烈的责任感,会使病人产生忧虑。由于术前化疗使等待手术的时间延长,住院费用会增加,病人焦急忧虑的情绪也会随之增加,加强健康教育及社会支持,包括心理支持及经济支持,使病人安心治疗。

(2)功能锻炼:是提高手术效果,促进机体器官功能恢复和预防畸形的重要手段。功能锻炼原则:①术侧上臂活动应循序渐进,10d 内不能做肩关节外展运动,上肢持重不能超过 5kg。②术后 10～14d:可练习肩关节。双手放置颈后,由低度头位练至抬头挺胸位,进而练习手越过头顶摸到对侧耳,练习手指爬墙及患肢梳头,并每日记录爬墙高度,加强患侧肢体抬高功能。③继续练习爬墙运动,并逐渐以肩关节为中心,做向前、向后旋转运动及适当的后伸和负重锻炼。

(3)化疗护理

1)医学资料准备:化疗前,应测量病人的身高、体重,完成血常规、心电图、肝功能、肾功能等检验,充分了解各种化疗药物的毒性不良反应,以便出现不良反应时做出相应的处理。

2)掌握操作技巧:保护小静脉,熟练的操作技术和无痛注射技巧可减轻病人对化疗的恐惧。护理人员应熟练掌握操作技术及丰富的专业知识,有计划地选用患侧肢体表浅静脉。因乳腺癌术后应避免患侧上肢静脉输液,故术后输液只能在健侧进行,为保护健侧静脉,术前化疗应选择患侧上肢浅静脉。

3)化疗不良反应的预防及处理

胃肠道反应:是病人主诉的最严重且最忧虑的化疗不良反应,可导致营养不良而影响治疗效果,故应做好充分的准备工作。护理:①创造良好的治疗环境,消除房间异味,指导合理饮食,不宜在饱餐后或空腹时行化疗,在饭后 2～3h 应用化疗药物最佳;饮食宜少量多餐,化疗期间不宜进食过饱及油腻食物;鼓励进营养丰富的食物,多饮水及富含钾离子的鲜果汁,协助病人制订合理食谱。②化疗前 30min 遵医嘱肌内注射异丙嗪(非那根)25mg,甲氧氯普胺(胃复安)20mg,或静脉应用止吐药物。③化疗中勤巡视病房,多与病人交谈,分散其注意力,有条件者,可在听音乐、看电视中接受化疗。④保持排便通畅,必要时可给缓泻药。⑤化疗中出现恶心、呕吐应及时处理,呕吐严重者,应给静脉营养。

骨髓抑制:是化疗药物最常见的不良反应。化疗的同时应定期复查血常规,白细胞低于 $3.0 \times 10^9/L$,应遵医嘱给予升白细胞药物,预防性应用抗生素,实施保护性隔离,限制探视,以避免交叉感染。

脱发：由于脱发所致的"化疗特殊形象"是影响病人自尊的严重问题，因此，化疗前应进行相关知识宣教，使其有充分的思想准备。可在化疗过程中佩以冰帽或在发际下用橡皮条扎紧头皮予以预防。采用戴假发、帽子、头巾等方式，进行自我形象完善，减轻焦虑。

化疗药物外渗的预防：化疗药物外渗可致局部组织坏死，一旦形成溃疡，经久不愈，缺乏有效的治疗办法，因此，重在预防。化疗药物应按要求配制，先以不含化疗药物的液体穿刺血管，待穿刺成功，确认无液体外渗后再更换含有化疗药物的液体。静脉注射时，应先回抽，见回血后方可推注。注射过程中，反复回抽观察，注射速度不宜过快，亦不宜过慢，以免发生渗出及静脉炎，注射时间以 $10\sim15min$ 为宜。静脉滴注时，应定时巡回观察。化疗药物注射或滴注结束后，再换上不含化疗药物的液体冲洗静脉通路后拔针或封管。

化疗药物外渗的处理：化疗药物一旦发生外渗，应立即停止注射，抽吸外渗药液，给予局部封闭，24h 内冷敷，局部已明显坏死、溃疡者，需外科清创处理。

(4)湿疹样乳腺癌护理

1)局部护理：保持病变局部清洁、干燥，尤其是胸壁及腋部的皮褶处，告诉病人穿宽大、柔软、纯棉（或真丝）开身内衣，穿套头衫，免戴胸罩，保持局部干燥，局部忌用肥皂或粗毛巾擦拭，瘙痒时不可涂乙醇或刺激性油膏止痒，以免刺激皮肤，加重皮肤反应。可用手轻轻拍打，不可用手或其他物品抓挠。局部不可使用热水袋或热敷、冰敷及理疗。

2)特殊护理：①在病人初次就诊及根据治疗周期、定期测量并记录局部皮肤转移的部位、范围、性质等，如皮疹外观区或溃疡区域大小、是否有转移性皮肤结节、是否伴瘙痒、病变区域皮温是否伴有红、肿、热、痛继发感染表现，以便给医生疗效评估提供客观依据。②创面换药与疼痛护理。溃烂处清创换药，每日 1 次，方法是：用过氧化氢溶液反复冲洗或 2%碘伏擦拭，将创面渗出及分泌物清洗干净后，给予金霉素眼药膏适量涂抹，再用无菌纱布覆盖。遵医嘱给予氨酚羟考酮或硫酸吗啡等药物镇痛治疗。

3.健康教育

(1)治疗过程中，做好心理护理，使病人保持乐观情绪，做好充分思想准备，使整个治疗计划得以顺利完成，为战胜疾病创造良好条件。

(2)讲解饮食注意事项，良好的营养和身体状态，有助于增强抵抗力，手术前后和化疗间歇期应加强营养，保证治疗顺利完成。部分病人在化疗过程中会出现消化系统不良反应，如恶心、味觉不敏感、食欲下降而影响进食量，导致营养缺乏、抵抗力下降，不利于组织修复，因此要合理调整饮食，避免单一饮食，保持营养均衡。忌食过冷、过热、油腻、辛辣等刺激性强的食物。进食不宜过饱、过快，宜缓慢进食，使食物得到充分咀嚼，以利于消化吸收，防止快速进食而引起腹痛、腹胀，同时还要保证机体得到充分的水分。

(3)保障适宜的环境，定期开窗通风，保持空气清新；嘱病人注意休息，减少外出，家人尽量少探视；保持个人清洁卫生，定期检查白细胞，预防感染。

(4)告知患肢注意事项，禁止提重物，禁止用力甩动上肢。禁止患肢采血、静脉输液、肌内注射、测量血压等。避免患肢皮肤破损和感染。

(5)讲解功能锻炼的必要性，乳腺癌术后，为防止术后因活动少、皮肤瘢痕牵扯所致的上肢抬举受限，病人应尽早活动患侧上肢，进行患肢的爬墙锻炼。每天早、中、晚各 1 次，直至患肢与健肢爬的高度一致。每次爬墙之后，前后活动上肢，并以健侧手对患肢进行按摩，患肢功能恢复时，应坚持打太极拳等锻炼。

(6)指导病人出院后应保持心情舒畅，情绪稳定，注意休息，不要疲劳，注意饮食调节，适当锻炼身体，教会病人对健侧乳腺每月的自查方法，发现异常及时就诊，定期到医院复查。

(7)讲解乳腺保健知识，术后 5 年内需避孕，因妊娠常促使乳癌复发。

（饶井芬）

第三节　胃癌

胃癌是消化道最常见的恶性肿瘤,发病率在我国居消化道肿瘤第 1 位,好发年龄在 50 岁以上,男性多于女性,比例约为 3 : 1。不同人种、国家、地区胃癌的发病率与病死率有明显区别。

【常见病因】

胃癌病因尚不明确,可能与以下因素有关:环境因素、遗传因素、免疫因素、癌前病变。胃癌的转移途径有直接播散、淋巴结转移、血行转移。

【临床表现】

早期胃癌可无任何症状和体征,常在查体时被发现。一旦出现临床症状,大多属于中、晚期,它的症状常与发生部位、肿瘤大小和组织类型有关。

1.症状　上腹部不适、疼痛、食欲减退、消瘦、乏力、恶心、呕吐,可有呕血、黑便。呕血和黑便与出血量相关,出血量少呈黑便、出血量大可呕血与黑便共存。

2.体征　可有消瘦,贫血貌、腹部压痛,约 1/3 的患者上腹部可扪及质地坚硬、形状不规则、固定的肿块。晚期有恶病质、黄疸、腹水、左锁骨上淋巴结肿大。

【辅助检查】

1.实验室检查　早期可疑胃癌,游离胃酸低度或缺乏,如血细胞比容、血红蛋白、红细胞下降,粪隐血(＋)。水电解质紊乱、酸碱平衡失调等。

2.X 线钡剂检查、纤维内镜检查　是诊断胃癌最直接、准确有效的诊断方法。

3.其他检查　脱落细胞学检查、B 超、CT 检查、PET-CT。

【治疗原则】

1.无远处转移的病人,临床评估为可手术切除的,首选手术治疗。

2.无远处转移的病人,临床评估为不可手术切除的,可行放疗的同时进行氟尿嘧啶增敏,治疗结束后进行疗效评价,如肿瘤完全或大部分缓解,可观察,或合适的病人行手术切除。如肿瘤残存或出现远处转移,考虑全身化疗。

3.有远处转移的病人,以全身化疗为主。不能耐受化疗的给予最佳支持治疗。

4.中、晚期病人可辅以中药、免疫治疗。

【护理】

1.护理评估

(1)病因:病人有无家族史、免疫功能低下及饮食习惯,有无癌前病变如慢性萎缩性胃炎、恶性贫血、胃息肉、残胃、胃溃疡、巨大胃黏膜皱襞症及异形增生与间变、肠化生。

(2)临床表现:有无上腹部不适如饱胀、烧灼感、嗳气,疼痛的强度、部位、性质、加重或减轻的因素,有无食欲减退、恶心、呕吐,消瘦,呕血、黑便。

(3)查体:贫血貌、体重减轻、上腹部压痛、腹部肿块,恶病质、黄疸、腹水、左锁骨上淋巴结肿大。

(4)有无并发症:出血、穿孔、贲门或幽门梗阻、胃肠瘘管、胃周围粘连及脓肿形成。

(5)其他:评估各辅助检查结果。

2.护理要点及措施

(1)出血的护理

1)预防出血的发生:给予高热量易消化饮食,避免过冷、过热、粗糙坚硬、辛辣食物及刺激性饮料,如浓茶、咖啡等。

2)及时发现出血征象:如黑便、呕血等,监测生命体征、尿量、血红蛋白、血细胞比容等指标。

3)若病人出现出血症状:安慰病人保持镇静,及时清理床旁血迹,倾倒呕吐物或排泄物,避免不良刺激,消除紧张情绪。

4)出血量大时,给予暂时禁食水。观察呕血、黑便的性质、颜色、量、次数及出血时间。监测血压、脉搏、呼吸、尿量、血红蛋白值等指标。迅速建立2条以上静脉通路,遵医嘱测定血型、交叉配血,输液、输血,以补充血容量,给予抑酸药和止血药,如奥美拉唑(洛赛克)、巴曲酶(立止血)等。观察有无休克指征,给予抗休克、保暖等措施。必要时给予硬化治疗或介入栓塞止血治疗。

(2)营养失调护理:由肿瘤慢性消耗、纳差、食欲下降,化疗所致恶心、呕吐引起。主要表现为消瘦、体重进行性下降,皮肤弹性差、黏膜干燥。

1)给予高蛋白质、高糖类、富含维生素及易消化的饮食。

2)提供清洁、安静的就餐环境,增加食物的色、香、味,增进食欲。

3)让病人了解充足的营养对疾病的治疗和机体康复的重要作用,鼓励病人进食。

4)对进食困难者,给予少食多餐或采用鼻饲,给予胃肠内营养;必要时静脉补充营养,如人血白蛋白、脂肪乳剂等。准确记录出入量,保持出入量平衡。

5)监测体重、尿量、白蛋白及血红蛋白水平及皮肤、黏膜温度、湿度及弹性的变化。

(3)疼痛护理:主要由肿瘤浸润性或膨胀性生长、慢性消耗等引起。表现为开始仅有上腹部饱胀不适,进食后加重,继之有隐痛不适,偶呈节律性溃疡样胃痛,最后疼痛持续而不能缓解。肿瘤穿透入胰腺可出现剧烈而持续性上腹放射性疼痛。

护理措施:①提供安静的休养环境,给予舒适体位,保证病人得到充足休息;②评估疼痛的强度;③观察病人疼痛部位、性质、持续时间及伴随症状;④分散病人的注意力,如听音乐、看书报等;⑤对急性、剧烈疼痛,在未明确病因前慎用镇痛药物,以免穿孔或出血等急腹症时延误病情观察及治疗;⑥对慢性痛遵循三阶梯止痛原则遵医嘱给予镇痛治疗;⑦观察镇痛药物的疗效及不良反应,针对副作用给予对症处理。

(4)活动无耐力的护理:由疲乏、营养失调、疼痛等引起。主要表现:眩晕、眼花、四肢无力。活动后感气促、呼吸困难、胸闷、胸痛、出汗多等。活动量减少,活动持续时间缩短。日常生活自理能力下降,表现为下床活动、如厕等行动困难。

护理措施:①嘱病人减少活动,卧床休息,尤其是在下床活动前或进食前以保存体力;②根据病人需要,把常用的日常用品置于病人容易取放的位置;③在病人如厕或外出检查时有人陪同,并协助其生活护理;④根据病情与病人共同制订适宜的活动计划,以病人的耐受性为标准,逐渐增加活动量;⑤教会病人对活动反应的自我监测:生命体征的变化,有无头晕、眼花、疲乏、晕厥等,有无气促、呼吸困难、胸闷、胸痛、出汗等;⑥活动量以病人在交替进行活动和休息时不感到疲倦,甚至感到精神较好为佳。避免摔伤等不安全因素。

(5)心理护理:由疾病晚期、预感绝望引起。主要表现:沉默寡言,拒绝进食,伤心哭泣。有自杀念头,拒绝与人交谈和交往。不能配合治疗和护理。

1)给予耐心、细致的护理,关心体贴患者,取得病人的信赖。

2)经常与病人交谈,提供安全、舒适和独立的环境,让病人充分表达悲哀情绪。

3）在病人悲哀时,应表示理解,维护并尊重病人的尊严。

4）以临床上一些成功的病例,鼓励病人重新鼓起生活的勇气,能够配合治疗与护理。

5）鼓励病人或家属参与治疗和护理计划的决策制定过程。寻求合适的支持系统。

6）鼓励家属成员间进行交流、沟通,陪伴病人,提供必要的家庭与心理支持。

7）与其工作单位合作,提供社会支持。

8）鼓励与病友的交流,使获得更多的支持。

9）做好安全防护及预见性护理,警惕意外事件发生。

10）评价效果,必要时请心理科干预或药物治疗。

（6）放、化疗的护理。

3.健康教育

（1）告知病人如何预防胃癌的相关知识,保持心情舒畅,避免精神刺激,进行适量运动与体育锻炼,增强体质。鼓励病人树立战胜疾病的信心。

（2）督促病人积极治疗与胃癌发病有关的疾病,尤其是对高危人群需定期随访。

（3）向病人宣教良好的生活方式,正确的饮食方法,如术后1个月内应少食多餐,必要时补充一些必需的营养素（如铁、维生素 B_{12} 等）,之后视身体恢复情况逐渐过渡到正常饮食。指导病人合理饮食,少吃腌、熏食品,防止高盐饮食,戒烟酒,多食含维生素 C 的新鲜蔬菜、瓜果,多吃肉类、乳品。食物加工得当,储存适宜,注意卫生,不食霉变食物,避免刺激性食物,防止暴饮暴食。

（4）嘱病人出院后1个月内注意休息,2个月后参加轻微劳动,3个月后可根据自己的恢复情况从事力所能及的工作。

（5）说明复查时间,如有不适及时就诊。

（饶井芬）

第十四章　神经系统疾病的康复护理

第一节　脑卒中的康复护理

一、概述

脑卒中又称脑血管意外(CVA),由于急性脑血管破裂或闭塞,导致局部或全脑神经功能障碍所引起的神经功能缺损综合征,持续时间>24小时或死亡。脑卒中后一周的患者73%~86%有偏瘫,71%~77%有行动困难,47%不能独坐,75%左右不同程度地丧失劳动能力,40%重度致残。在我国目前需要和正在进行康复的患者中,脑卒中患者占有相当大的比例。随着科学技术和医疗服务水平的不断提高,脑卒中的致死率呈现逐渐下降的趋势,同时,由于发病率的逐年增高,导致脑卒中的致残率亦呈现逐年增高的趋势,这样造成了大量的需要进行康复的残疾人。脑卒中的康复开展最早,也是目前研究最多的领域,早期康复介入已成为共识。

早期康复的意义:早期康复运动功能恢复1个月可提高92.11%;2个月可提高56.67%;3个月可提高18.18%;3个月后96%手功能恢复可能性较小。

(一)流行病学

脑血管疾病的发病率、死亡率和致残率很高,它与恶性肿瘤、心脏疾病是导致全球人口死亡的三大疾病。根据新近的流行病学资料,我国脑血管疾病在人口死因中居第二位,仅次于恶性肿瘤,在不少城市中已占首位。我国脑卒中年发病率为120/10万~180/10万,局部地区有逐渐上升的趋势,死亡率为60/10万~120/10万,据此估计我国脑卒中新发病例150万/年,死亡约100万/年,病后存活的600万患者中,残障率高达75%。发病率、患病率和死亡率随年龄增长,45岁后增长明显,65岁以上人群增长更显著,75岁以上发病率是45~54岁组的5~8倍。此外,脑卒中发病率与环境、饮食习惯和气候(纬度)等因素有关,我国脑卒中总体分布呈北高南低、西高东低,纬度每增高5度,脑卒中发病率增加64.0/10万,死亡率增加6.6/10万。

(二)病因

1.血管病变　动脉粥样硬化和高血压性动脉硬化最常见,其次为结核性、梅毒性、结缔组织病和钩端螺旋体等所致的动脉炎,先天性脑血管病如动脉瘤、血管畸形和先天性血管狭窄、外伤、颅脑手术、插入导管和穿刺所致的血管损伤,以及药物、毒物和恶性肿瘤等导致的血管病损。

2.心脏病和血流动力学改变　如高血压、低血压或血压急骤波动,心功能障碍、传导阻滞、风湿性或非风湿性瓣膜病、心肌病等,以及心律失常特别是心房纤颤。

3.血液成分和血液流变学改变　如高黏血症(见于脱水、红细胞增多症、高纤维蛋白血症和白血病等)、凝血机制异常(应用抗凝剂、口服避孕药和弥散性血管内凝血等),血液病及血液流变学异常可导致血黏度增加和血栓前状态

4.其他病因　包括空气、脂肪、癌细胞和寄生虫等栓塞,脑血管痉挛,受压和外伤等。部分脑卒中原因不明。

(三)促发因素

1.血流动力学因素

(1)血压过高或过低:瞬时高血压是出血性脑卒中重要诱发因素,一过性低血压可诱发缺血性脑卒中。

(2)血容量改变:血容量不足,血液浓缩可诱发缺血性脑血管病。

(3)心脏病:心功能不全,心律失常可诱发脑梗死。

2.血液成分异常

(1)血黏度改变:红细胞增多症、异常球蛋白血症等引起异常高血黏度,可诱发脑梗死。

(2)血小板数量或功能异常:血小板减少常引起出血性脑卒中;增多时可引起脑梗死,但是由于此时血小板功能低下,也可致出血性脑卒中。

(3)凝血或纤溶系统功能障碍:如血友病、白血病可引起出血性或缺血性脑卒中。

(四)危险因素

危险因素是当前脑血管病研究的一个重大课题。脑卒中的危险因素可分为可干预和不可干预两类,其中可干预的有高血压、糖尿病、高脂血症、(冠心病)心脏病、高同型半胱氨酸血症、短暂性脑缺血性发作(TIA)或脑卒中史、肥胖、无症状性颈动脉狭窄、酗酒、吸烟、抗凝治疗、脑动脉炎等;不可干预的有年龄、性别、遗传、种族等因素。其中高血压是各类型脑卒中最重要的独立危险因素。

(五)分类

脑卒中分为三大类:蛛网膜下腔出血、脑出血和脑梗死。其中脑梗死又分为 7 类:动脉粥样硬化性血栓性脑梗死、脑栓塞、腔隙性梗死、出血性梗死、无症状性梗死、其他梗死和原因未明的脑梗死。

二、临床表现

(一)主要症状和体征

1.起病突然　立即出现相应的症状和体征,是脑卒中的主要特点。

2.全脑症状　头痛、恶心、呕吐和不同程度的意识障碍。这些症状可轻重不等或不出现,主要与脑卒中类型和严重程度有关。

3.局灶症状和体征　根据损害的部位不同而异。

(1)颈内动脉系统损害表现:主要由大脑半球深部或额、颞、顶叶病变所致,可表现为:①病灶对侧中枢性面、舌下神经瘫痪和肢体瘫痪;②对侧偏身感觉障碍;③优势半球损害时可有失语;④对侧同向偏盲。

(2)椎-基底动脉系统损害表现:主要由脑干、小脑或枕叶病变所致,可表现为:①眩晕伴恶心、呕吐;②复视;③构音、吞咽困难;④交叉性瘫痪或感觉障碍;⑤小脑共济失调;⑥皮质盲。

(3)脑膜刺激征:颅内压增高或病变波及脑膜时发生。表现为颈项强直、Kernig 征和 Brudzinski 征阳性。

(二)常见并发症

压疮、关节挛缩、肩关节半脱位、肩—手综合征、失用综合征、误用综合征、骨折、肺炎等。

三、主要功能障碍

由于病变性质、部位、病变严重程度等的不同,患者可能单独发生某一种障碍或同时发生几种障碍。其中以运动功能和感觉功能障碍最为常见。

(一)运动功能障碍

运动功能障碍是最常见的功能障碍之一,多表现为一侧肢体瘫痪,即偏瘫。脑卒中患者运动功能的恢复,一般经过弛缓期、痉挛期和恢复期 3 个阶段。

(二)感觉功能障碍

偏瘫侧感觉受损但很少缺失。据报道,65％的脑卒中患者有不同程度和不同类型的感觉障碍。主要表现为痛觉、温度觉、触觉、本体觉和视觉的减退或丧失。44％的脑卒中患者有明显的本体感觉障碍,并可影响整体残疾水平。

(三)共济障碍

共济障碍是指四肢协调动作和行走时的身体平衡发生障碍,又称共济失调。脑卒中患者常见的共济失调障碍有大脑性共济障碍、小脑性共济障碍。肢体或躯干的共济失调在小脑损害的患者较常见。常因小脑、基底核、反射异常、本体感觉丧失或运动无力、反射异常、肌张力过高、视野缺损等所致。

(四)言语障碍

脑卒中患者常发生言语障碍,发生率高达 40％～50％。包括失语症和构音障碍。失语症是由于大脑半球优势侧(通常为左半球)语言区损伤所致,表现为听、说、读、写的能力障碍。构音障碍是由于脑损害引起发音器官的肌力减退、协调性不良或肌张力改变而导致语音形成的障碍。

(五)认知障碍

认知障碍主要包括意识障碍、智力障碍、失认症和失用症等高级神经功能障碍。

1.意识障碍　是指大脑皮质的意识功能处于抑制状态,认识活动的完整性降低。脑卒中患者的意识障碍的发生率约 40％。

2.智力障碍　智力是个人行动有目的、思维合理、应付环境有效聚集的较全面的才能。思维能力(包括推理、分析、综合、比较、抽象、概括等),特别是创造性思维是智力的核心。脑卒中可引起记忆力、计算力、定向力、注意力、思维能力等障碍。

3.失认症　常因非优势侧半球(通常为右半球)损害,尤其是顶叶损害而导致的认知障碍。其病变部位多位于顶叶、枕叶、颞叶交界区。如视觉失认、听觉失认、触觉失认、躯体忽略、体像障碍等。

4.失用症　是指在没有感觉和运动损害的情况下不能进行以前所学过的、有目的的运动。脑卒中常见的失用症有:意念性失用、结构性失用、意念运动性失用、步行失用等。

(六)ADL 能力障碍

日常生活活动是指一个人为独立生活每天必须反复进行的、最基本的、一系列的身体动作或活动,即衣、食、住、行、个人卫生等基本动作和技巧。脑卒中患者,由于运动功能、感觉功能、认知功能等多种功能障碍并存,导致 ADL 能力障碍。

(七)继发性功能障碍

1.心理障碍　是指人的内心、思想、精神和感情等心理活动发生障碍。患者的行为也可因认知障碍而受影响,表现为易怒、顽固、挑剔、不耐心、冲动、任性、淡漠或过于依赖他人。这种行为使患者的社会适应性较差,甚至环境也可增加其孤独感和压力。

2.膀胱与直肠功能障碍　表现为尿失禁、二便潴留等。

3.肩部功能障碍　多因肩痛、半脱位和肩手综合征所致。肩关节疼痛多在脑卒中很长时间后发生,发生率约为72%;肩关节半脱位在偏瘫患者很常见,发生率为81%。肩手综合征在脑卒中发病后1~3个月很常见,表现为肩痛、手肿.皮肤温度上升、关节畸形。

4.关节活动障碍　因运动丧失与制动导致关节活动度降低、痉挛与变形,相关组织弹性消失,肌肉失用性萎缩进而导致关节活动障碍。

5.面神经功能障碍　主要表现为额纹消失、口角歪斜及鼻唇沟变浅等表情肌运动障碍。核上性面瘫表现为眼裂以下表情肌运动障碍,可影响发音和饮食。

6.疼痛　丘脑腹后外侧核受损的患者最初可表现为对侧偏身感觉丧失,数周或数月后感觉丧失将可能被一种严重的烧灼样疼痛所代替,称为丘脑综合征。疼痛可因刺激或触摸肢体而加重。疼痛的后果常使患者功能降低,注意力难以集中,发生抑郁并影响康复疗效。

7.骨质疏松　脑卒中后继发性骨质疏松是影响患者运动功能恢复和日常生活能力的一个重要因素。

8.失用综合征　长期卧床,活动量明显不足,可引起压疮、肺感染、尿路感染、直立性低血压、心肺功能下降、异位骨化等失用综合征。

9.误用综合征　病后治疗或护理方法不当可引起关节肌肉损伤、骨折、肩髋疼痛、痉挛加重、异常痉挛模式和异常步态、足内翻等。

10.吞咽功能障碍　吞咽困难是脑卒中后的常见并发症,脑卒中患者为29%~60.4%伴有吞咽功能障碍。临床表现为进食呛咳、食物摄取困难、哽咽、喘鸣、食物通过受阻而鼻腔反流;体征为口臭、流涎、声嘶、吸入性肺炎、营养不良、脱水和面部表情肌的不对称等。部分患者可能需要长期通过鼻饲管进食。

11.深静脉血栓形成　主要症状包括小腿疼痛或触痛、肿胀和变色。约50%的患者可不出现典型的临床症状,但可通过静脉造影或其他一些非侵入性技术进行诊断。

四、康复评定

(一)脑损伤严重程度的评定

1.格拉斯哥昏迷量表(GCS)　GCS是根据睁眼情况(1~4分)、肢体运动(1~6分)和语言表达(1~5分)来判定患者脑损伤的严重程度。GCS≤8分为重度脑损伤,呈昏迷状态;9~12分为中度脑损伤;13~15分为轻度脑损伤。

2.脑卒中患者临床神经功能缺损程度评分标准　评分为0~45分,0~15分为轻度神经功能缺损;16~30分为中度神经功能缺损;31~45分为重度神经功能缺损。

3.美国卫生研究院脑卒中评分表(NIHSS)　NIHSS是国际上使用频率最高的脑卒中评分量表,有11项检测内容,得分低说明神经功能损害程度轻,得分高说明程度重。

(二)运动功能的评定

脑卒中后运动功能障碍多表现为偏侧肢体瘫痪,是致残的重要原因。评定常采Bobath、上田敏、Fugl-Meyer评定等方法。运动功能评估主要是对运动模式、肌张力、肌肉协调能力进行评估。

肢体的运动功能障碍按照脑卒中后各期(软瘫期、痉挛期、相对恢复和后遗症期)的状况,采用Brunnstrom6阶段评估法),可以简单分为:Ⅰ期——迟缓阶段;Ⅱ期——出现痉挛和联合反应阶段;Ⅲ期——连带运动达到高峰阶段;Ⅳ期——异常运动模式阶段;Ⅴ期——出现分离运动阶段;Ⅵ期——正常运动状态。

(三)感觉功能评估

感觉功能评估包括浅感觉、深感觉和复合感觉。评估患者的痛温觉、触觉、运动觉、位置觉、实体觉和图形觉是否减退或丧失。脑卒中感觉功能评定的目的在于了解感觉障碍的程度和部位，指导患者正确选用辅助用具及避免在日常生活活动中发生伤害事故。

(四)平衡功能评定

1.三级平衡检测法　三级平衡检测法在临床经常使用。

Ⅰ级平衡是指在静态下不借助外力，患者可以保持坐位或站立位平衡;Ⅱ级平衡是指在支撑面不动(坐位或站立位)身体某个或几个部位运动时可以保持平衡;Ⅲ级平衡是指患者在外力作用或外来干扰下仍可以保持坐位或站立平衡。

2.Berg平衡评定量表　是脑卒中康复临床与研究中最常用的量表，一共14项检测内容，包括:坐→站;无支撑站立;足着地，无支撑坐位;站→坐;床→椅转移;无支撑闭眼站立;双足并拢，无支撑站立;上肢向前伸;从地面拾物;转身向后看;转体360°;用足交替踏台阶;双足前后位，无支撑站立;单腿站立。每项评分0～4分，满分56分，得分高表明平衡功能好，得分低表明平衡功能差。

(五)认知功能评估

评估患者对事物的注意、识别、记忆，理解和思维有无出现障碍。例如:

1.意识障碍是对外界环境刺激缺乏反应的一种精神状态。根据临床表现可分为嗜睡、昏睡、浅昏迷、深昏迷4个程度。临床上通过患者的语音反应，对针刺的痛觉反射、瞳孔对光反射、吞咽反射、角膜反射等来判断意识障碍的程度。

2.智力障碍主要表现为定向力、计算力、观察力等思维能力的减退。

3.记忆障碍可表现为短期记忆障碍或长期记忆障碍。

4.失用症常见的有结构性失用、意念运动性失用、运动性失用和步行失用。

5.失认症可表现为视觉失认、听觉失认、触觉失认、躯体忽略和体像障碍。

(六)言语功能评估

评估患者的发音情况及各种语言形式的表达能力，包括说、听、读、写和手势表达。脑卒中患者常有以下言语障碍表现:

1.构音障碍　是由于中枢神经系统损害引起言语运动控制障碍(无力、缓慢或不协调)，主要表现为发音含糊不清，语调及速率、节奏异常，鼻音过重等言语听觉特性的改变。

2.失语症　是由于大脑皮质与语言功能有关的区域受损害所致，是优势大脑半球损害的重要症状之一。常见的失语类型有运动型失语、感觉性失语、传导性失语、命名性失语、经皮质运动性失语、经皮质感觉性失语、完全性失语等。

(七)摄食和吞咽功能评估

1.临床评估　对患者吞咽障碍的描述:吞咽障碍发生的时间、频率;在吞咽过程发生的阶段;症状加重的因素(食物的性状，一口量等);吞咽时的伴随症状(梗阻感、咽喉痛、鼻腔、反流、误吸等而不同)。

2.实验室评定　视频荧光造影检查(VFG):即吞钡试验，它可以精确地显示吞咽速度和误吸的存在，以了解吞咽过程中是否存在食物残留或误吸，并找出与误吸有关的潜在危险因素，帮助设计治疗饮食，确定安全进食体位。

3.咽部敏感试验　用柔软纤维导管中的空气流刺激喉上神经支配区的黏膜，根据感受到的气流压力来确定感觉障碍的阈值和程度。脑卒中患者咽部感觉障碍程度与误吸有关。

(八)日常生活活动能力(ADL)评估

脑卒中患者由于运动功能、认知功能、感觉功能、言语功能等多种功能障碍并存，常导致衣、食、住、行、个人卫生等基本动作和技巧能力的下降或丧失。常采用改良 Barthel 指数或功能独立性评估法(FIM)。MBI 见评定章节。

(九)心理评估

评估患者的心理状态,人际关系与环境适应能力,了解有无抑郁、焦虑、恐惧等心理障碍,评估患者的社会支持系统是否健全有效。

(十)社会活动参与能力评估

采用社会活动与参与量表评定。该量表分为理解与交流、身体移动、生活自理、与人相处、生活活动、社会参与 6 个方面,共 30 个问题,每个问题的功能障碍程度分为"无、轻、中、重、极重度",相应分值为 1、2、3、4、5 分。

五、康复治疗

(一)康复目标

采用一切有效的措施,预防脑卒中后可能发生的残疾和并发症(如压疮、坠积性肺炎或吸入性肺炎、泌尿系感染、深静脉血栓形成等)改善受损的功能(如感觉、运动、语言、认知和心理等),提高患者的日常生活活动能力和适应社会生活的能力,即提高脑卒中患者的生活质量,重返家庭和工作岗位,最终成为独立的社会的人。

(二)康复治疗

脑卒中的康复应从急性期开始,只要不妨碍治疗,康复训练开始的越早,功能恢复到可能性越大,预后越好。一般认为康复治疗开始的时间应为患者生命体征稳定,神经病学症状不再发展后 48 小时可开始,应尽可能地减轻失用(包括健侧)。脑卒中康复治疗包括偏瘫肢体综合训练、平衡功能训练、手功能训练、言语功能训练、吞咽功能训练、作业治疗、理疗等。

(三)康复训练的原则

1.选择合适的早期康复时机。

2.康复治疗计划是建立在康复评定的基础上,由康复治疗小组共同制订,并在治疗方案实施过程中逐步加以修正和完善。

3.康复治疗始终贯穿于脑卒中治疗的全过程,做到循序渐进。

4.康复治疗要有患者的主动参与和家属的积极配合,并与日常生活和健康教育相结合。

5.采用综合康复治疗,包括物理治疗、作业治疗、言语治疗、心理治疗、传统康复治疗和康复工程等方法。

(四)软瘫期的康复训练

软瘫期是指发病 1～3 周内(脑出血 2～3 周,脑梗死 1 周左右),患者意识清楚或有轻度意识障碍,生命体征平稳,但患肢肌力、肌张力均很低,腱反射也低。康复护理措施应早期介入,以不影响临床抢救,不造成病情恶化为前提。目的是预防并发症以及继发性损害,同时为下一步功能训练做准备。一般每天 2 小时更换一次体位,保持抗痉挛体位,以预防压疮、肺部感染及痉挛模式的发生。

1.卧床期各种体位训练。

2.桥式运动　在床上进行翻身训练的同时,必须加强患侧伸髋屈膝肌的练习,这对避免患者今后行走时出现偏瘫步态十分重要。

(1)双侧桥式运动:帮助患者将两腿屈曲,双足在臀下平踏床面,让患者伸髋将臀抬离床面。如患髋外旋外展不能支持,则帮助将患膝稳定。

(2)单侧桥式运动:当患者能完成双侧桥式运动后,可让患者伸展健腿,患腿完成屈膝、伸髋、抬臀的动作。

(3)动态桥式运动:为了获得下肢内收、外展的控制能力,患者仰卧屈膝,双足踏住床面,双膝平行并拢,健腿保持不动,患腿做交替的幅度较小的内收和外展动作,并学会控制动作的幅度和速度。然后患腿保持中立位,健腿做内收、外展练习。

3.软瘫期的被动活动　如病情较稳定,在病后第3~4日起患肢所有的关节都应做全范围的关节被动活动,以防关节挛缩。每日2~3次,活动顺序从大关节到小关节循序渐进,缓慢进行,切忌粗暴。直到主动运动恢复。

(1)软瘫期的按摩:对患肢进行按摩可促进血液、淋巴回流,防止和减轻水肿,同时又是一种运动感觉刺激,有利于运动功能恢复。按摩要轻柔、缓慢、有节律的进行,不可用强刺激性手法。对肌张力高的肌群用安抚性质的推摩,对肌张力低的肌群则予以摩擦和揉捏。

(2)软瘫期的主动活动:软瘫期的所有主动训练都是在床上进行的。主要原则是利用躯干肌的活动以及各种手段,促使肩胛带和骨盆带的功能恢复。

(3)翻身训练:尽早使患者学会向两侧翻身,以免长期固定于一种姿势,出现继发压疮及肺部感染等并发症。

1)向健侧翻身:患者仰卧位,双手交叉,患侧拇指置于健侧拇指之上(式握手)屈膝,健腿插入患腿下方。交叉的双手伸直举向上方,做左右侧方摆动,借助摆动的惯性,让双上肢和躯干一起翻向健侧。康复护理人员可协助或帮助其转动骨盆或肩胛。

2)向患侧翻身:患者仰卧位,双手呈 Bobath 式握手,向上伸展上肢,健侧下肢屈曲。双上肢左右侧方摆动,当摆向患侧时,顺势将身体翻向患侧。

(五)痉挛期的康复训练

一般在软瘫期2~3周开始,肢体开始出现痉挛并逐渐加重。这是疾病发展的规律,一般持续3个月左右。此期的康复目标是通过抗痉挛的姿势体位来预防痉挛模式和控制异常的运动模式,促进分离运动的出现。

1.抗痉挛训练　大部分患者患侧上肢以屈肌痉挛占优势,下肢以伸肌痉挛占优势。表现为肩胛骨后缩,肩带下垂,肩内收、内旋,肘屈曲,前臂旋前,腕屈曲伴一定的尺侧偏,手指屈曲内收;骨盆旋后并上提,髋伸、内收、内旋,膝伸,足趾屈内翻。

(1)卧位抗痉挛训练:采用 Bobath 式握手上举上肢,使患侧肩胛骨向前,患肘伸直。仰卧位时双腿屈曲,Bobath 式握手抱住双膝,将头抬起,前后摆动使下肢更加屈曲。此外,还可以进行桥式运动,也有利于抑制下肢伸肌痉挛。

(2)被动活动肩关节和肩胛带:患者仰卧,以 Bobath 式握手用健手带动患手上举,伸直和加压患臂。可帮助上肢运动功能的恢复,也可预防肩痛和肩关节挛缩。

(3)下肢控制能力训练:卧床期间进行下肢训练可以改善下肢控制能力,为以后行走训练做准备。

1)髋、膝屈曲训练:患者仰卧位,治疗师用手握住其患足,使之背屈旋外,腿屈曲,并保持髋关节不外展、外旋。待对此动作阻力消失后再指导患者缓慢地伸展下肢,伸腿时应防止内收、内旋。在下肢完全伸展的过程中,患足始终不离开床面,保持屈膝而髋关节适度微屈。以后可将患肢摆放成屈髋、屈膝、足支撑在床上,并让患者保持这一体位。随着控制能力的改善,指导患者将患肢从健侧膝旁移开,并保持稳定。

2）踝背屈训练：当患者可以控制一定角度的屈膝动作后，以脚踏住支撑面，进行踝背屈训练。治疗师握住患者的踝部，自足跟向、向下加压，另一只手抬起脚趾使之背屈且保持足外翻位，当被动踝背屈抵抗逐渐消失后，要求患者主动保持该姿势。随后指导患者进行主动踝背屈练习。

3）下肢内收、外展控制训练：方法见动态桥式运动。

2.坐位及坐位平衡训练　尽早让患者坐起，能防止肺部感染、静脉血栓形成、压疮等并发症，开阔视野，减少不良情绪。

（1）坐位耐力训练：对部分长期卧床患者为避免其突然坐起引起直立性低血压，首先应进行坐位耐力训练。先从半坐位（约30°）开始，如患者能坚持30分钟并且无明显直立性低血压，则可逐渐增大角度（45°、60°、90°）、延长时间和增加次数。如患者能在90°坐位坐30分钟，则可进行从床边坐起训练。

（2）卧位到从床边坐起训练：患者先侧移至床边，将健腿插入患腿下，用健腿将患腿移于床边外，患膝自然屈曲。然后头向上抬，躯干向患侧旋转，健手横过身体，在患侧用手推床，把自己推至坐位，同时摆动健腿下床。必要时治疗师可以一手放在患者健侧肩部，另一手放于其臀部帮助坐起，注意千万不能拉患肩。

（六）恢复期康复训练

恢复期早期患侧肢体和躯干肌还没有足够的平衡能力，因此，坐起后常不能保持良好的稳定状态。帮助患者坐稳的关键是先进行坐位耐力训练。

1.平衡训练　静态平衡为一级平衡；自动动态平衡为二级平衡；他动动态平衡为三级平衡。平衡训练包括左右和前后平衡训练。一般静态平衡完成后，进行自动动态平衡训练，即要求患者的躯干能做前后、左右、上下各方向不同摆幅的摆动运动。最后进行他动动态平衡训练，即在他人一定的外力推动下仍能保持平衡。

（1）坐位左右平衡训练：让患者取坐位，治疗师坐于其患侧，嘱其头部保持正直，将重心移向患侧，再逐渐将掌心移向健侧，反复进行。

（2）坐位前后平衡训练：患者在治疗师的协助下身体向前或后倾斜，然后慢慢恢复中立位，反复训练。静态平衡（一级平衡）完成后，进行自动动态平衡（二级平衡）训练，即要求患者的躯干能做前后、左右、上下各方向不同摆幅的摆动运动。最后进行他动动态平衡（三级平衡）训练，即在他人一定的外力推动下仍能保持平衡。

（3）坐到站起平衡训练：指导患者双手交叉，让患者屈髋、身体前倾，重心移至双腿，然后做抬臀站起动作。患者负重能力加强后，可让患者独立做双手交叉、屈髋、身体前倾，然后自行站立。

（4）站立平衡训练：完成坐到站起动作后，可对患者依次进行扶站、平衡杠内站立、独自站立以及单足交替站立的三级平衡训练。尤其作好迈步向前向后和向左向右的重心转移的平衡训练。

2.步行训练　学习平行杠内患腿向前迈步时，要求患者躯干伸直，用健手扶栏杆；重心移至健腿，膝关节轻度屈曲。治疗师扶住其骨盆，帮助患侧骨盆向前下方运动，防止患腿在迈步时外旋。当健腿向前迈步时，患者躯干伸直，健手扶栏杆，重心前移，治疗师站在患者侧后方，一手放置于患腿膝部，防止患者健腿迈步时膝关节突然屈曲以及发生膝反张；另一手放置于患侧骨盆部，以防其后缩。健腿开始只迈至与患腿平齐位，随着患腿负重能力的提高，健腿可适当超过患腿。指导患者利用助行器和手杖等帮助练习。

3.上下楼梯训练　原则为上楼时健足先上，患足后上；下楼时患足先下，健足后下。上楼时，健足先放在上级台阶，伸直健腿，把患腿抬到同一台阶；下楼时，患足先下到下一级台阶，然后健足迈下到同一级台阶。在进行训练前应给予充分的说明和示范，以消除患者的恐惧感。步态逐渐稳定后，指导患者用双手扶楼梯栏杆独自上下楼梯。

4.上肢控制能力训练　包括臂、肘、腕、手的训练。

(1)前臂的旋前、旋后训练:指导患者坐于桌前,用患手翻动桌上的扑克牌。亦可在任何体位让患者转动手中的一件小物。

(2)肘的控制训练:重点在于再伸展动作上。患者仰卧,患臂上举,尽量伸直肘关节,然后缓慢屈肘,用手触摸自己的口、对侧耳和肩。

(3)腕指伸展训练:双手交叉,手掌朝前,手背朝胸,然后伸肘,举手过头,掌面向上,返回胸前,再向左、右各方向伸肘。

5.改善手功能训练　患手反复进行放开、抓物和取物品训练。纠正错误运动模式。

(1)作业性手功能训练:通过编织、绘画、陶瓷工艺、橡皮泥塑等训练两手协同操作能力。

(2)手的精细动作训练:通过打字、搭积木、拧螺丝、拾小钢珠等以及进行与日常生活动作有关的训练,加强和提高患者手的综合能力。

(七)认知功能障碍的康复训练

1.认知功能障碍常常给患者的生活和治疗带来许多困难,所以认知训练对患者的全面康复起着极其重要的作用。训练要与患者的功能活动和解决实际问题的能力紧密配合。

2.认知行为干预:根据认知过程影响情绪和行为的理论,通过认知和行为来改变患者不良认知和功能失调性态度。首先评估患者认知能力及其与自我放松技巧的关系以及接受新事物的能力,鼓励患者练习自我活动技巧,增加成就感;模仿正面形象,自我校正错误行为,提高患者对现实的认知能力。

(1)放松技巧:康复护理人员根据"代偿"和"升华"心理防御机制,符合患者心理的赞赏、鼓励和美好的语言劝导,巧妙转移患者不良心境。教会其自我行为疗法,如转移注意力、想象、重构、自我鼓励、放松训练等减压技巧,有助于减轻患者抑郁程度。

(2)音乐疗法:对脑卒中后抑郁患者有较好的疗效,其中感受式音乐疗法因其简便易行而常被作为首选方法。通过欣赏旋律优美、节奏舒适的轻音乐可引起患者的注意和兴趣,达到心理上的自我调整。

六、康复护理

早期康复护理能够显著改善脑卒中患者的神经功能和日常生活活动能力,有利于提高患者生活质量。早期康复护理是脑卒中早期康复治疗的重要组成部分。早期康复是指脑卒中患者生命体征平稳、神经系统症状不再发展后即可开始康复治疗。只要不影响治疗,早期康复护理介入越早越好,早期康复护理可促进大脑的可塑性,调动脑组织内残余细胞发挥其代偿作用,促进损伤区域组织的重构和细胞的再生,有效地预防脑神经萎缩,从而使患者各种功能尽早恢复和改善,降低致残率。

(一)康复护理目标

1.改善患侧肢体的运动、感觉功能,改善患者的平衡功能。最大限度发挥患者的残余功能。

2.改善患者言语功能障碍,调整心态,建立有效沟通方式。

3.预防潜在并发症及护理不良事件的发生。

4.提高患者的 ADL 能力,学习使用辅助器具,指导家庭生活自理。

5.提高患者生活质量以及社会参与的能力。

6.实施教育学习的原则:强调残疾者和家属掌握康复知识、技能。

(二)康复护理

1.软瘫期抗痉挛体位的摆放　是早期抗痉挛治疗的重要措施之一。抗痉挛体位能预防和减轻上肢屈肌、下肢伸肌的典型痉挛模式,是预防预后出现病理性运动模式思维方法之一。

(1)健侧卧位:患侧下肢髋、膝关节自然屈曲向前,放在身体前面另一枕上。健侧肢体自然放置。

(2)患侧卧位:患侧卧位可增加对患侧的知觉刺激输入,并使整个患侧被拉长,从而减少痉挛。

(3)仰卧位:该体位易引起压疮及增强异常反射活动,应尽量少用。

2.恢复期康复护理　日常生活活动能力(ADL)训练:早期即可开始,通过持之以恒的 ADL 训练,争取患者能自理生活,从而提高生活质量。训练内容包括进食方法、个人卫生、穿脱衣裤鞋袜、床椅转移、洗澡等。为完成 ADL 训练,可选用一些适用的装置,如便于进食饲喂的特殊器皿、改装的牙刷、各种形式的器具及便于穿脱的衣服。

3.后遗症期的康复护理　一般病程经过大约 1 年左右,患者经过治疗或未经积极康复,患者可以留有不同程度的后遗症,主要表现为肢体痉挛、关节挛缩变形、运动姿势异常等。此期康复护理目的是指导患者继续训练和利用残余功能,此外,训练患者使用健侧肢体代偿部分患侧的功能,同时指导家属尽可能改善患者的周围环境,以便于争取最大限度的生活自理。

(1)进行维持功能的各项训练。

(2)加强健侧的训练,以增强其代偿能力。

(3)指导正确使用辅助器,如手杖、步行器、轮椅、支具,以补偿患者的功能。

(4)改善步态训练,主要是加强站立平衡、屈膝和踝背屈训练,同时进一步完善下肢的负重能力,提高步行效率。

(5)对家庭环境做必要的改造,如门槛和台阶改成斜坡,蹲式便器改成坐式便器,厕所、浴室、走廊加扶手等。

4.言语功能障碍的康复护理　语音为了交流沟通,发病后应尽早开始语音训练。虽然失语,但仍需与患者进行言语或非语言交流,通过交谈和观察,全面评价语言障碍的程度,列举语言功能恢复良好者进行实例宣教,同时还应注意心理疏导,增强其语言训练的信心。

5.摄食和吞咽功能障碍的康复护理　吞咽障碍是急性脑卒中常见的症状,患者可因舌和喉头等运动控制障碍导致吞咽障碍;患者引起误吸、误咽和窒息,甚至引起坠积性肺炎和呼吸困难等;也可因进食困难而引起营养物质摄入不足,水、电解质及酸碱平衡失调等,从而影响患者整体康复。

6.心理和情感障碍的康复护理　心理和情感障碍产生的原因:

(1)对疾病的认识异常:患者往往在脑卒中早期表现出对疾病的否认和不理解,尤其是在患者有半身忽略障碍时,患者自觉四肢仍能活动,完全否认有偏瘫。在护理肢体障碍和半身忽略患者时,要不断给予言语信息,口头述说患侧是患者的一部分,同时以各种方式提醒患者,不能操之过急,以免使患者产生抑郁、失望等严重心理障碍。

(2)抑郁状态:脑卒中急性期过后,由于躯体残疾的挫折,对其后果的担心,不甘成为残疾者和依赖他人,工作和地位的丧失等都可造成患者的抑郁反应,表现为对异性兴趣减退容易哭泣,经常责怪自己,感到孤独,前途无望等。对抑郁患者应利用各种方式促使患者诉及宣泄,具体的帮助患者解决实际问题,如争取家人探望、协调关系,多安排一些他们愿意做的事情,充分发挥他们的生活能力,如安排看电视、报纸、听音乐等,摆脱疾病带来的困扰帮助他们从心理上树立战胜疾病的信心。

(3)情感失控:由于感觉输入的异常和大部分皮质功能紊乱,伴有假性延髓性麻痹的卒中患者,情绪释放不受高级神经系统控制,造成患者情感失控,容易产生强制性哭笑。在此基础上进行上述各种功能障碍的康复护理。

(4)心理康复护理:要鼓励患者积极治疗,对功能障碍要早期康复,防止误用综合征;还要教育患者认识到后遗症的康复是一个长期的过程,需进行维持性训练以防功能退步。长期卧床的患者,要教会家属正确的护理方法,以防压疮、感染等合并症及失用综合征。

1)疾病早期表现出对疾病的不理解和否认的患者,在护理中我们处处给予尊重和照顾,先将治疗的目的、意义、疗效和注意事项等告诉患者,并征求其意见,尊重和保护他们的自尊心,取得合作。使患者感受到在医院有安全感,有信心,避免使患者产生忧郁、失望等严重问题。

2)对性情急躁,情绪易波动的患者要积极的引导。这类患者情绪易受客观因素的影响,易产生波动,急躁不利于控制病情。讲解脑血管病的发病机制,哪些人易于发病,危险因子是什么,应如何预防等知识告诉患者,用科学的方法保护好自己的身体,引导其扩大自己的爱好面,陶冶情操,增添乐趣;消除心理压抑和急躁情绪,避免诱发本病的因素。

3)对于缺乏信心,疑虑重重的患者,应给予真诚的安慰和鼓励、这类患者对自己的病情缺乏了解,信心不足,又怕病后残疾无人照料,过度焦虑,破坏了心理平衡,使病情多次出现反复;通过康复健康教育,帮助患者认识和了解疾病发生、发展的因素,消除其紧张、焦虑。情绪,运用医学知识,启发和指导其主动配合康复治疗。

4)对于抑郁型患者,应主动、热情地与他们接近,每天增加与患者的沟通时间。耐心地倾听他们讲述自己的生活挫折和精神创伤,并给予必要的安慰、开导和照顾,使患者感受到大家庭的温暖。

5)注意患者在不同时期的心理变化,有针对性地做好心理护理。偏瘫患者在发病初期由于偏瘫突然发生,坚持否认病情,情绪激动,急躁阶段康复的欲望极为强烈、对此期间的患者要给予安慰疏导,消除其急躁情绪,使其正视病情,积极配合训练。面对较长时间的康复治疗,肢体功能障碍仍未得到完全恢复,患者常感到悲观、失望、情绪低落,对预后缺乏信心,甚至不愿进行康复训练,对此期患者要因势利导,并让康复成功者现身说教,促使患者变悲观失望为主观努力,树立战胜疾病的信心和勇气。

(三)常见并发症的康复护理

1.肩关节半脱位 治疗上应注意矫正肩胛骨的姿势,早期良好的体位摆放,同时鼓励患者经常用健手帮助患臂做充分的上举活动。在活动中禁忌牵拉患肩,肩关节及周围结构不应有任何疼痛,如有疼痛表明某些结构受到累及,必须立即改变治疗方法或手法强度。

(1)预防:坐位时,患侧上肢可放在轮椅的扶手或支撑台上,或采取其他良好的肢位;站立时可用肩托(Bobath 肩托),防止重力作用对肩部的不利影响。

(2)手法纠正肩胛骨位置:护理人员站在患者前方,向前抬起患侧上肢,然后用手掌沿患肢到手掌方向快速反复地加压,并要求患者保持掌心向前,不使肩关节后缩。

(3)物理因子治疗:用冰快速按摩有关肌肉,可刺激肌肉的活动,对三角肌及冈上肌进行功能性电刺激或肌电生物反馈疗。

(4)针灸、电针:可能对肌张力提高有一定作用。

(5)被动活动:在不损伤肩关节及周围组织的情况下,维持全关节无痛性被动活动,应避免牵拉患肢,而引起肩痛和半脱位。

2.肩-手综合征 多见于脑卒中发病后 1～2 个月内,偏瘫性肩痛是成年脑卒中患者最常见的并发症之一。表现为突然发生的手部肿痛,下垂时更明显,皮温增高,掌指关节、腕关节活动受限等症状。肩手综合征分期标准见表 14-1。

表 14-1　肩手综合征分期标准

Ⅰ期	肩痛,活动受限,同侧手腕、手指肿胀,出现发红、皮温上升等血管运动性反应。X线下可见手与肩部骨骼有脱钙表现。手指多呈伸直位,屈曲受限,被动屈曲可引起剧痛。此期可持续3～6个月,以后或治愈或进入第Ⅱ期
Ⅱ期	肩、手肿胀和自发痛消失,皮肤和手的小肌肉有日益显著的萎缩。有时可引起Dupuytren挛缩样掌腱膜肥厚,手指关节活动度日益受限。此期可持续3～6个月,如治疗不当将进入第Ⅲ期
Ⅲ期	手部皮肤肌肉萎缩显著,手指完全挛缩,X线上有广泛的骨腐蚀,已无恢复希望

肩-手综合征应以预防为主,早发现,早治疗,特别是发病的前3个月内是治疗的最佳时期。

(1)预防措施:避免上肢手外伤(即是小损伤)、疼痛、过度牵张、长时间垂悬,已有水肿者应尽量避免患手静脉输液。对严重的肩痛,应停止肩部和患侧上肢的运动治疗,适当选用一些理疗,如高频电疗、光疗等。

(2)正确的肢体摆放:早期应保持正确的坐卧姿势,避免长时间手下垂。卧位时患肢抬高,坐位时把患侧上肢放在前面的小桌上或扶手椅的扶手上。在没有上述支撑物时,则应在患者双腿上放一枕头,将患侧上肢置于枕头上。

3)患侧手水肿:护理人员可采用手指或末梢向心加压缠绕:用1～2mm的长线,从远端到近端,先拇指,后其他四指,最后手掌手背,直至腕关节上。此方法简单,安全,有效。

(4)冷疗:用湿润的毛巾包绕整个肩、肩胛、和手指的掌面,每次10～15分钟,每天2次;也可以用9.4～11.1℃的冷水浸泡患手30分钟,每天1次,有解痉、消肿的效果。

(5)主被动运动:加强患臂被动和主动运动,以免发生手的挛缩和功能丧失。早期在上肢上举的情况下进行适度的关节活动;在软瘫期,护理人员可对患者做无痛范围内的肩关节被动运动。

(6)药物治疗:星状神经节阻滞对早期肩手综合征有效,但对后期患者效果欠佳。可口服或肩关节腔及手部腱鞘注射类固醇制剂,对肩痛、手痛有较好的效果。对水肿明显者可短时间口服利尿剂。消炎镇痛药物多无效。

(7)手术:对其他治疗无效的剧烈手痛患者可行掌指关节掌侧的腱鞘切开或切除术,有利于缓解手指痛和肩关节痛。

3.压疮的预防及康复护理　防止压疮或减少其加重,对压疮易发生部位积极采取以下措施:

(1)让患者躺在气垫床上,同时保持床单干燥、无皱褶,避免擦伤皮肤。

(2)保护骨头凸起部、脚跟、臀部等易发生压疮的部位,避免受压。

(3)麻痹的一侧不要压在下面,经常更换体位。

(4)对身体不能活动的老人,每2小时要变换体位,搬动时要把其身体完全抬起来。

(5)早期进行下肢、足踝部被动运动,预防下肢深静脉血栓形成。过去对长期卧床的脑卒中患者,凡受压部位变红,都采用按摩方法来防止压疮的发生。近年来认为此法不可取,因软组织受压变化是正常的保护反应称反应性充血,由于氧供应不足引起。解除压力后即可在30～40分钟内褪色,不会使软组织损伤形成压疮,所以不需按摩。如果持续发红,则提示组织损失,此时按摩将更致严重的创伤。

4.失用综合征和误用综合征

(1)"失用综合征":在急性期时担心早期活动有危险而长期卧床,限制主动性活动的结果。限制活动使肌肉萎缩、骨质疏松、神经肌肉的反应性降低、心肺功能减退等,加之各种并发症的存在和反复,时间一久,形成严重的"失用状态"。正确的康复护理和训练,尽早应用各种方法促进患侧肢体功能的恢复,利用健侧肢体带动患侧肢体进行自我康复训练,可防止或减缓健侧失用性肌萎缩的发生,还能促进患侧肢体康复。随着病情的改善,逐渐增大活动量,同时加强营养,可使肌萎缩逐渐减轻。

（2）"误用综合征"：相当多的患者虽然认识到应该较早的进行主动性训练，但由于缺乏正确的康复知识，一味地进行上肢的拉力、握力和下肢的直腿抬高训练，早早地架着患者下地"行走"，或进行踏车训练下肢肌力，结果是加重了抗重力肌的痉挛，严重地影响了主动性运动向随意运动的发展，而使联合反应、共同运动、痉挛的运动模式强化和固定下来，于是形成了"误用状态"，它是一种不正确的训练和护理所造成的医源性综合征。从脑卒中运动功能的恢复来看，康复训练应该循序渐进，以纠正错误的预防模式为主导。早期应以抗痉挛体位及抗痉挛模式进行康复护理和训练，促进分离运动（即支配能力）的恢复，而不是盲目的进行肌力增强训练，才能早期预防误用综合征。

（四）护理不良事件的预防

1.跌倒的预防　进行跌倒的危险因素评估，高危患者提前与患者及家属沟通。

（1）对意识不清、躁动不安的患者应使用约束带进行保护性约束，并向家属强调保护性约束的重要性。不可私自解开约束带，约束肢体应处于功能位，定时轮流松放。做好交接班，加强巡视，观察约束肢体的血液循环并记录。

（2）向患者及家属强调 24 小时留陪伴的重要性，强调患者不能单独活动和如厕。指导患者服用降压药、安眠药或感头晕时，应暂时卧床休息，避免下床活动致跌倒。

（3）改变体位动作应缓慢：告知患者穿防滑鞋，切勿打赤脚、穿硬底鞋，慎穿拖鞋。

2.环境安全

（1）病房大小要考虑到轮椅活动的空间，不设门槛，地面防滑；浴室应有洗澡凳，墙上安置扶手，淋浴旁安装单手拧毛巾器；便器以坐式为宜，坐便器周围或坐便器上有扶手以方便和保护患者。

（2）病床应低于普通病床，并使用活动床栏，防止患者坠床。

（3）房间的布置应尽可能使患者能接受更多的刺激。床档位置要便于使所有活动（如护理、医生查房、探视等）都发生在患侧；重视患侧功能恢复，床头柜、电视机等应安置在患侧。

3.走失的预防　对于意识障碍、认知功能障碍的患者要提前与家属做好沟通，强调 24 小时留陪伴的重要性，患者不能离开陪伴的视线。外出检查时应专人陪同，尽量避免到人员杂乱的地方，快去快回。

（五）脑卒中患者饮食指导

饮食治疗是一个长久的过程，许多患者及家属对饮食治疗的重要性缺乏正确的认识，要做到合理的控制饮食，改变长久形成的饮食习惯对患者来说并不容易，只有通过专业人员对患者及家属进行健康教育，帮助患者制订个性化的饮食治疗方案，让他们认识到饮食治疗的重要性，才能有效地提高饮食控制的依从性。通过有效的健康教育可以使患者学会自我管理，纠正生活中的误区，树立战胜疾病的信心。

指导患者戒烟戒酒。因为酒精不含任何营养素，只提供热量，直接干扰机体的能量代谢，长期饮酒对肝脏不利，易引起血清甘油三酯的升高。吸烟有百害而无一利，可诱发血糖升高，导致周围血管收缩，促使动脉粥样硬化形成和心脑血管疾病发生。

（六）康复健康教育

1.教育患者主动参与康复训练，并持之以恒。

2.积极配合治疗原发疾病，如高血压、糖尿病、高脂血症、心血管疾病等。

3.指导有规律的生活，合理饮食，睡眠充足，适当运动，劳逸结合，保持大便通畅，鼓励患者日常生活活动自理。

4.指导患者修身养性，保持情绪稳定，避免不良情绪的刺激。学会辨别和调节自身不良习惯，培养兴趣爱好，如下棋、写字、绘画、晨晚锻炼、打太极拳等，唤起他们对生活的乐趣。增强个体耐受、应付和摆脱紧张处境的能力，有助于整体水平的提高。

5.争取获得有效的社会支持系统,包括家庭、朋友、同事、单位等社会支持。通过健康教育,使患者对疾病康复有进一步认识,增强康复治疗信心,调动患者及家属的积极性,使患者在良好的精神状态下积极、主动接受治疗,并指导患者将 ADL 贯穿生活中,使替代护理转为自我护理,提高患者的运动功能及 ADL 日常生活能力。使患者最大限度地恢复生活自理能力,降低致残率和复发率,提高生活质量,最大限度的回归家庭,重返社会。

七、社区家庭康复指导

社区康复护理常用的方法有:观察与沟通;纠正残疾者的姿势;帮助患者和家属学习和掌握相关康复技术和训练要点;长期协助患者进行日常生活能力训练以及职业技能的训练。

(一)指导自我护理技术

贯穿"代替护理"为"自我护理"的理念,训练患者和家属自我护理技术和能力;按时吃药,坚持训练,定期到医院检查,让其获得最大的康复机会和效果。

(二)ADL 训练指导

指导教会患者家属能协助患者进行生活自理能力的训练(ADL),并将 ADL 训练贯穿到

日常生活中,鼓励患者独立完成穿脱衣服、洗脸、刷牙、进食、体位变换及手功能训练等,教会患者如何利用残存功能学会翻身、起床、从床移到轮椅、从轮椅到厕所的移动动作。将替代护理变为自我护理。

(三)家庭环境改造

理想的环境有利于实现康复目标。必要时协助患者家属进行家庭环境的评估,帮助进行家庭环境的康复功能型改造,尽量做到无障碍,减低家庭意外损伤的发生几率。

(四)定期随访

深入家庭指导与家属建立良好的联络体系,随时关注患者的心理及情绪情况,要做到有问题随时解决,将患者的不良心理情绪消灭的萌芽中。协助家属为患者营造一个宽松、自由、温暖的家庭气氛,使患者全身心地投入到康复训练及自我重建当中去。

(朱　瑜)

第二节　周围神经损伤的康复护理

一、概述

周围神经病是指周围运动、感觉和自主神经的结构和功能障碍。周围神经疾病的表现多种多样,其分类依赖于解剖结构、病理和临床特征。常见的周围神经病有很多,常见的有 Bell 麻痹、三叉神经痛、Guillain-Barre 综合征等。对周围神经病损进行康复护理时,首先要明确诊断,了解病因,然后在根据症状的不同有针对性地进行护理干预。康复是周围神经并恢复期中的重要措施,有助于预防肌肉挛缩和关节畸形。

(一)病因

1.特发性　如急性和慢性炎症性脱髓鞘性多发神经病,可能为自身免疫性。

2.营养性及代谢性　　慢性酒精中毒、慢性胃肠道疾病、妊娠或手术后等引起营养缺乏;代谢障碍性疾病,如糖尿病、尿毒症、血卟啉病、肝病、黏液性水肿、肢端肥大症、淀粉样变性继发营养障碍和 B 族维生素缺乏,以及恶液质等。

3.药物及中毒　　①药物如氯霉素、顺铂、乙胺丁醇、甲硝唑等可诱发感觉性神经病,胺碘酮、氯喹、戒酒硫、吲哚美辛、呋喃类、异烟肼、苯妥英、青霉胺、长春新碱可诱发运动性神经病;②酒精中毒;③有机农药和有机氯杀虫剂;④化学品:如二硫化碳、三氯乙烯、丙烯酰胺等;⑤重金属(砷、铅、铊、汞、金和白金);⑥白喉毒素等。

4.传染性及肉芽肿性　　如艾滋病、麻风病、莱姆病、白喉和败血症等。

5.血管炎性　　如结节性多动脉炎、系统性红斑狼疮、类风湿关节炎、硬皮病等。

6.肿瘤性及副蛋白血症性　　如淋巴瘤、肺癌和多发性骨髓瘤等引起癌性远端轴索病、癌性感觉神经元病等,以及副肿瘤综合征、副蛋白血症(如 Poems 综合征)和淀粉样变性等。

7.遗传性　　包括:①特发性:如遗传性运动感觉神经病、遗传性感觉神经病、Friedreich 共济失调、家族性淀粉样变性等;②代谢性:如卟啉病、异染性脑白质营养不良、Krabbe 病、无 β 脂蛋白血症和遗传性共济失调性多发性神经病(Refsum 病)等。

(二)分类

Sedden 将周围神经病分为 3 类:

1.神经失用　　神经失用为暂时的神经功能传导阻滞,通常多见于机械压迫、牵拉伤等,一般在 6 周内神经功能可以恢复。

2.轴索断裂　　轴突在鞘内发生断裂,神经鞘膜保存完好,多见于严重的闭合性神经挤压伤,如肱骨干骨折所导致桡神经损伤。轴索断伤时,损伤部位远端神经的感觉、运动和自主神经功能全部丧失,并发生沃勒变性。由于神经膜保存完好,轴突再生时一般不会发生迷路,其神经功能恢复接近正常,但在神经被牵拉的部位,尤其臂丛,可能由于扭转力的关系,被扭转的神经出现结构瓦解,再生时出现轴索迷途,因而交叉支配会不可避免地发生。

3.神经断裂　　是指神经束或神经干的断裂,即除了轴索、髓鞘外,包括神经膜完全横断,必须经过神经缝合和(或)神经移植,否则功能不能恢复。

二、临床表现

(一)活动能力障碍

周围神经疾病表现为弛缓性瘫痪、肌张力降低、肌肉萎缩、抽搐。日常生活、工作中某些功能性活动能力障碍,如臂丛神经损伤者,由于上肢运动障碍可不同程度地影响进食、个人卫生、家务活动以及写字等手精细动作,坐骨神经损伤者可出现异常步态或行走困难。

(二)感觉异常

1.主观感觉异常　　是在没有任何外界刺激的情况下出现的感觉异常:①局部麻木、冷热感、潮湿感、震动感,以麻木感多见。②自发疼痛:有刺痛、跳痛、刀割痛、牵拉痛、灼痛、胀痛、触痛、撕裂痛、酸痛、钝痛等,同时伴有一些情感症状。③幻痛,周围神经损伤伴有肢体缺损或截肢者有时出现幻肢痛。

2.客观感觉丧失　　①感觉丧失,深浅感觉、复合觉、实体觉丧失。②感觉减退。③感觉过敏,即感觉阈值降低,小刺激出现强反应,以痛觉过敏最多见,其次是温度觉过敏。④感觉过度,少见。⑤感觉倒错,如将热的误认为是冷的,也较少见。

（三）反射均减弱或消失

周围神经病损后,其所支配区域的深浅反射均减弱或消失。

（四）自主神经功能表现

1.皮肤发红、皮温升高、潮湿、角化过度及脱皮等。

2.有破坏性病损时皮肤发绀、冰凉、干燥无汗或少汗、菲薄,皮下组织轻度肿胀,指甲（趾甲）粗糙变脆,毛发脱落,甚至发生营养性溃疡。

三、主要功能障碍

1.运动障碍　迟缓性瘫痪、肌张力低、肌肉萎缩。

2.感觉障碍　局部麻木、灼痛、刺痛、感觉过敏、实体感缺失等,包括：

（1）感觉缺失。

（2）感觉异常。

（3）疼痛。

3.反射障碍　腱反射减弱或消失。

4.自主神经功能障碍　局部皮肤光润、发红或发绀、无汗、少汗或多汗,指（趾）甲粗糙、脆裂等。

四、康复评定

（一）运动功能的评定

1.肌力评定　对耐力、速度、肌张力予以评价。

2.关节活动范围测定　注意对昏迷患者可进行瘫痪试验、坠落试验。

3.患肢周径的测量　观察畸形、肌肉萎缩、肿胀的程度及范围,必要时用尺测量或容积仪测量对比。

4.运动功能恢复等级评定　由英国医学研究会（EMRC）提出,将神经损伤后的运动功能恢复情况分为六级,简单易行,是评定运动功能恢复最常用的方法（见徒手肌力测定）。

（二）感觉功能评定

由于传入纤维受损,表现为痛觉、温度觉及本体感觉减退、过敏或异常。感觉功能的测定,除了常见的用棉花或大头针测定触觉、痛觉外,还可做温度觉试验,VonFrey 单丝压觉试验,Weber 两点辨别觉试验,手指皮肤皱褶试验,皮肤定位觉、皮肤图形辨别觉、实体觉、运动觉和位置觉实验,Tinel 征检查等。

（三）反射检查

患者常表现为反射改变,深反射、浅反射减弱或消失,早起偶有深反射亢进。反射检查时需患者充分合作,并进行双侧对比检查。常用反射有肱二头肌反射、肱三头肌反射、桡骨骨膜反射、膝反射、踝反射等。

（四）自主神经检查

自主神经功能障碍,血管扩张,汗腺分泌减少、增强或停止分泌,表现为皮肤潮红、皮温升高或降低、色泽苍白、指甲粗糙脆裂等。常用发汗试验,包括 Minor 淀粉—碘试验、茚三酮试验。

（五）日常生活能力评定

周围神经病损后,会不同程度地出现 ADL 能力困难。ADL 评定对了解患者的能力,制订康复计划,评价治疗效果,安排重返家庭或就业都十分重要。对 ADL 进行评价（详见评定章节）。

（六）电生理学评定

评定神经肌电图、直流—感应电检查,对周围神经病损做出客观、准确判断,指导康复并估计预后。常用方法有：

1.直流感应电测定　应用间断直流电和感应电刺激神经、肌肉，根据阈值的变化和肌肉收缩状况来判断神经肌肉的功能状态。

2.强度-时间曲线　是一种神经肌肉兴奋性的电诊断方法。通过时值测定和曲线描记判断肌肉为完全失神经支配及正常神经支配，并可反映神经有无再生。它可对神经损伤程度、恢复程度、损伤的部位、病因进行判断，对康复治疗有指导意义。

3.肌电图检查　对周围神经病损有重要的评定价值，可判断失神经的范围与程度以及神经再生的情况。由于神经损伤后的变性、坏死需要经过一定时间，失神经表现伤后3周左右才出现，故最好在伤后3周进行肌电图检查。

4.神经传导速度的测定　对周围神经病损是最为有用的。可以确定传导速度、动作电位幅度和末梢潜伏时。既可用于感觉神经，也可用于运动神经的功能评定，以及确定受损部位。

5.体感诱发电位检查　体感诱发电位（SEP）是刺激从周围神经上行至脊髓、脑干和大脑皮质感觉区时在头皮记录电位，具有灵敏度高、对病变进行定量估计、对传导通路进行定位测定、重复性好等优点。对常规肌电图难以查出的病变，SEP可容易做出诊断，如周围神经靠近中枢部位的损伤、在重度神经病变和吻合神经的初期测定神经的传导速度等。

五、康复治疗

（一）康复治疗目标

早期防治各种并发症（炎症、水肿等）；晚期促进受损神经再生，以促进运动功能和感觉功能的恢复，防止肢体发生挛缩畸形，最终改善患者的日常生活和工作能力，提高生活质量。康复治疗应早期介入，介入越早，效果越好。治疗时根据病情的不同时期进行有针对性的处理，包括理疗、肌力训练、运动疗法、ADL能力训练、作业治疗、感觉训练、手术治疗等。

（二）康复治疗原则

1.闭合性神经损伤常为挫伤所致的神经震荡或轴突中断，多能自愈。应作短期观察，若3个月后经肌电图检查仍无再生迹象方可手术探查。

2.开放性神经断裂，一般需手术治疗。手术时机及种类需外科医生决定。

3.神经功能恢复慢，应及早康复治疗，以促进周围神经修复，减缓肌肉萎缩和关节僵硬。

（三）康复治疗

1.早期康复　早期一般为发病后5~10天。首先要针对致病因素去除病因，减少对神经的损害，预防关节挛缩的发生，为神经再生做好准备。

（1）受损肢体的主动、被动运动：由于肿胀、疼痛等因素，周围神经损伤后常出现关节挛缩和畸形，受损肢体各关节早期应做各方向的被动运动，每天至少1~2次，保证受损各关节的活动范围。若受损范围较轻，要进行主动运动。

（2）受损肢体肿痛的护理：水肿与病损后血液循环障碍，组织液渗出增多有关。可抬高患肢、弹力绷带包扎、做轻柔的向心方向按摩及被动运动或冷敷等。

（3）受损部位的保护：由于受损肢体的感觉缺失，易继发外伤，应注意对受损部位的保护，如戴手套、穿袜子等。若出现外伤，可选择适当的物理方法，如紫外线、超短波、微波等温热疗法。

（4）矫形器的应用：周围神经损伤早期使用夹板，可以防止挛缩畸形发生。例如上肢腕、手指可使用夹板固定。足部肌力不平衡所致足内翻、外翻、足下垂，可用下肢短矫形器，大腿肌群无力致膝关节支撑不稳、小腿外翻、屈曲-挛缩，可用下肢长矫形器矫正。

2.恢复期康复　急性期约 5～10 天，炎症水肿消退后，进入恢复期。早期的治疗护理措施仍可选择使用，此期的重点是促进神经再生、保证肌肉的质量、增强肌力、促进感觉功能。

（1）神经肌肉点刺激疗法：周围神经受损后，肌肉瘫痪，可采用神经肌肉点刺激疗法保护肌肉质量。应注意治疗局部皮肤的观察和护理，防治感染或烫伤。

（2）肌力训练：受损肌肉肌力为 0～1 级时辅助患者进行被动运动，应注意循序渐进。受损肌肉肌力为 2～3 级时，进行助力运动、主动运动及器械性运动，但应注意运动量不宜过大，以免肌肉疲劳。随肌力逐渐增强，助力逐渐减小。受损肌肉肌力为 3～4 级时，可协助患者进行抗阻力练习，以争取肌力的最大恢复。同时进行速度、耐力、灵敏度、协调性与平衡性的专门练习。

（3）作业疗法：根据功能障碍的部位及程度、肌力及耐力情况进行相关的作业治疗，如进行木工、编织、打字、雕刻、缝纫、修理仪器等。注意逐渐增加作业难度和时间，在肌力未充分恢复之前，用不加阻力的方法，要防止由于感觉障碍引起机械摩擦性损伤。

（4）感觉功能训练：如果患者存在浅感觉障碍，可选择不同质地的旧毛巾、丝绸、石子，不同温度的物品分布刺激健侧及患侧皮肤，增加感觉输入。开始训练时让患者睁眼观察、体会，逐渐过渡到让患者闭眼体会、辨别。如存在深感觉障碍，在关节被动运动或肌力训练过程中，应强调局部的位置觉及运动觉训练，让患者在反复比较中逐渐体会。

（5）促进神经再生：可选用神经生长因子、维生素 B_1、维生素 B_6 等药物，以及超短波、微波、红外线等物理因子，有利于损伤神经的再生。

（6）手术治疗：对保守治疗无效而又有手术指征的周围神经损伤患者应及时进行手术治疗。如神经探查术、神经松解术、神经移植术、神经缝合术。

六、康复护理

（一）康复护理目标

1.早期目标　止痛、消肿、减少并发症、预防伤肢肌肉和关节的挛缩。

2.恢复期目标　促进神经再生，恢复肌力，增加关节活动度，促进感觉功能的恢复，对于不能完全恢复的肢体，使用支具，促进代偿，最大限度恢复其生活能力。

（二）康复护理

1.早期康复护理　保持功能位：应用矫形器，石膏托等，将受损肢体的关节保持在功能位。如垂腕时，将腕关节固定于背伸 20°～30°，垂足时，将踝关节固定于 90°。

2.指导 ADL 训练　在进行肌力训练时，结合日常生活活动训练，如上肢练习洗脸、梳头、穿衣等训练；下肢练习踏自行车、踢球动作等。训练应逐渐增加强度和时间，以增强身体的灵活性和耐力。

3.心理康复护理　周围神经病损患者，往往伴有急躁、焦虑、抑郁、躁狂等心理问题，担心病损后不能恢复、就诊的经济负担、病损产生的家庭和工作等方面的问题。可采用医学教育、心理咨询、集体治疗、其他患者示范等方式来消除或减轻患者的心理障碍，使其发挥主观能动性，积极地进行康复治疗。

4.康复健康教育　对周围神经损伤的患者应做如下的康复健康教育：

（1）使患者和家属了解疾病的概况、病因、主要临床表现，以及各种功能障碍的状态和预后情况等。

（2）向患者及家属介绍康复治疗措施：包括正确的肢体功能位置、如何保持关节活动度、主要的物理治疗以及感觉功能是如何促进和恢复的。

（3）感觉障碍的患者教育：对于感觉障碍的患者要关注夹板内皮肤的完整情况观察以及关节活动度的范围等。

（4）注意保护，防止伤害：教会患者在日常生活活动中，注意保护肢体，防治再损伤。如患手接触热水壶、热锅时，应带厚手套，避免烫伤；外出或日常生活活动时，应避免他人碰撞患肢，必要时佩戴支具使患肢保持功能位。

（5）尽快适应生活：指导患者学会日常生活活动自理，患者肢体功能障碍较重者，应指导患者如何进行生活方式的改变，指导患者如何单手穿衣、进食等。

（6）向患者及家属讲解健康饮食的重要性：要多吃含高蛋白、高热量、高维生素食物。同时注意原发性疾病如高血压、糖尿病的控制情况。

（7）改善心理状态：指导患者减轻或解除因损伤带来的焦虑、忧虑、躁狂等。

七、社区家庭康复指导

1.继续康复训练　指导并鼓励患者在工作、生活活动中尽可能多用患肢，将康复训练贯穿于日常生活活动中，寻求更多的家庭及社会支持以促进患者的功能早日康复。

2.日常生活指导　指导患者在日常生活中、工作中注意保护无感觉区。注意手脚的保护和坐的姿势。对皮肤有自主神经功能障碍者，可在温水内浸泡20分钟，然后涂上油膏，每天1次，可防止皮肤干燥和皲裂。如果已有伤口，要尽快去医院诊治。

3.指导作业活动　鼓励患者积极地参与家务活动，作业活动，如缝纫、木工、工艺、娱乐等均可在家里进行。

4.定期随访。

（王春丽）

第三节　帕金森病的康复护理

一、概述

帕金森病（PD）又称震颤麻痹，是一种老年人常见的运动障碍疾病，以黑质多巴胺（DA）能神经元变性缺失和路易小体形成为病理特征，临床表现为静止性震颤、运动迟缓、肌强直和姿势步态异常等。65岁以上的老年人群患病率为1000/10万，随年龄增高，男性多于女性。目前我国的帕金森病患者人数已超过200万。在鉴别诊断时需明确区分帕金森病、帕金森综合征、帕金森叠加综合征等疾病，在康复护理中它们具有相同的护理问题和干预措施。

（一）病因

病因和发病机制至今未明，研究主要集中在以下三方面：

1.环境因素　流行病学研究发现PD的发病与乡村生活、农作方式、除草剂、农药及杀虫剂等的接触有关，长期饮用露天井水或食用坚果者发病数增多，吸烟者发病率降低或发病时间延迟，吸毒者易出现帕金森样临床症状。

2.遗传因素 有 10%～15% 的 PD 患者有阳性家族史,多呈常染色体显性遗传。PD 的发病与多种基因突变有关,并不断有新的基因突变被发现。另一方面,PD 的发病与遗传易感性有关,这可能与黑质中线粒体复合物 I 基因缺失有关。

3.其他因素 其他因素的研究包括体内氧自由基和羟基自由基的产生增多导致脂质过氧化,兴奋性氨基酸的产生增多和细胞内的钙超载,这些改变在黑质-纹状体中 DA 神经元的变性死亡中具有重要作用。

(二)分类

运动障碍疾病又称锥体外系疾病,主要表现为随意运动调节功能障碍,肌力、感觉及小脑功能不受影响。运动障碍疾病源于基底核功能紊乱,通常分为两大类。

1.肌张力增高-运动减少。

2.肌张力降低-运动过多。

前者以运动贫乏为特征,后者主要表现为异常不自主运动。

二、临床表现

(一)PD 的主要临床特点

PD 的主要临床特点包括震颤、强直、运动迟缓和姿势障碍等。

1.震颤 是由于协调肌和拮抗肌有节律地交替性收缩所致,多数病例以震颤为首发症状,仅 15% 的病例整个病程中不出现震颤。震颤常开始于一侧上肢或下肢,可累及头、下颌、舌和躯体的双侧。休息时明显,运动时减轻或消失,故称静止性震颤。震颤的频率多为 4～6Hz,情绪激动或精神紧张时加重,睡眠时消失。手的震颤常表现为搓丸样运动。当静止性震颤加剧或与原发性震颤并存时,可出现姿势性震颤。

2.强直 强直常开始于一侧肢体,通常上肢先于下肢,可累及四肢、躯干、颈部和面部,协调肌和拮抗肌的张力均增高,出现头向前倾、躯干和下肢屈曲的特殊姿势,与震颤合并者常出现齿轮样强直或铅管样强直。强直严重者可出现肢体疼痛。

3.运动困难 由于肌肉强直,患者常感肢体僵硬无力,动作缓慢,穿衣、翻身、进食、洗漱等日常活动难以完成,严重病例可出现运动困难。面肌运动减少,形成面具脸;上肢和手部肌肉强直,出现书写困难或写字过小;由于协调运动障碍,行走时上肢的前后摆动减少或消失,步伐变小、变快并向前冲,形成特殊的慌张步态;口、舌、腭、咽部的肌肉运动障碍,常出现流涎或吞咽困难等。

4.其他表现 包括眼睑或眼球运动缓慢,可出现动眼危象、睡眠障碍(失眠和早醒)、情绪障碍(抑郁或焦虑)、静坐不能、疼痛、发凉、麻木等异常感觉,部分病例有皮脂腺分泌增加、口干、下肢水肿、尿频、尿急和认知功能障碍等。

(二)运动迟缓和姿势障碍

尽管有许多例外的情况,但是通常,老年的 PD 患者以步态障碍和运动不能为主,年轻的病例则以震颤为主要表现,儿童和青春期发病者多表现为肌张力异常和帕金森综合征。

三、主要功能障碍

1.缓慢进行性病程障碍

(1)静止性震颤。

(2)肌强直。

(3)运动障碍、运动迟缓。

(4)协调运动障碍。

(5)姿势步态障碍。

2.严重时丧失生活自理能力。

3.心理障碍。

四、康复评定

（一）PD 主要功能障碍程度评定表

十方面内容：

1.运动过缓。

2.震颤。

3.僵直。

4.姿势。

5.步态。

6.从椅子上起立。

7.用手写字。

8.言语。

9.面部表情。

10.日常生活活动能力（ADL）。

PD 主要功能障碍程度评定表采用 5 级 4 分制评分，分值代表严重程度：

0～2 分——正常。

3～10 分——轻度功能障碍。

11～20 分——中度功能障碍。

21～30 分——重度功能障碍。

31～40 分——极重度功能障碍。

（二）辅助检查

1.检测到脑脊液和尿中 HVA 含量。

2.基因检测 DNA 印迹技术、PCR、DNA 序列分析。

3.功能显像检测采用 PET 或 SPECT 与特定的放射性核素检测。

五、康复治疗

1.药物治疗　是主要的治疗手段，需要长期维持。药物治疗遵循的原则是：从小剂量开始，缓慢递增，尽量以较小剂量取得较满意疗效。治疗方案个体化，根据患者年龄、病情等选药：①抗胆碱药；②金刚烷胺；③左旋多巴。

2.外科治疗　目前常用的手术方法有苍白球、丘脑毁损术和深部脑刺激术（DBS）。

3.细胞移植及基因治疗。

4.康复运动治疗

（1）有效的运动功能训练

1）松弛和呼吸训练："变得僵硬"是帕金森病患者心理紧张的主要原因,松弛和腹式呼吸训练有助于减轻症状。可先宽衣,寻找安静地方,放暗灯光,身体姿势尽可能地舒服,闭上眼睛,随后开始深而缓慢的呼吸,并将注意力集中在呼吸上。上腹部在吸气时鼓起,呼气时放松,应经鼻吸气,用口呼气,训练5～15分钟。

2）平衡功能训练:坐位和站立位较慢地重心转移训练,提高患者机体的稳定性。患者身体站直,两足分开25～30cm,向左、右、后移动重心取物,或坐位向前、左、右捡物,以训练平衡功能。

3）步态训练:训练时患者身体站直,两眼向前看,起步时足尖要尽量抬高;先脚跟着地,再脚尖着地,跨步要慢而大,在行走时两上肢作前后摆动。同时进行上下楼梯训练。患者起步和过门槛时容易出现肢体的"僵冻状态",要先将足跟着地,待全身直立,获得平衡后再开始步行;原地踏步几次可帮助冻结足融解。

4）关节及肢体功能训练:加强患者的肌肉伸展活动范围,牵引缩短或僵直的肌肉,增加关节功能稳定性。一日3～5次,每次15～30分钟,尽量保持关节的运动幅度。

5）手部精细动作训练:主要指导患者进行手的技巧性和四肢的精细性协调训练。将两手心放在桌面上,作手指分开和合并动作10～20次;同时左、右手作指屈、伸动作及握掌和屈伸动作。

（2）日常生活功能训练:日常生活能力训练能促进随意、协调、分离的正常运动模式的建立,为整体功能恢复训练创造有利条件。主要训练手的功能和日常生活能力,如通过指导如何自行进食,穿脱衣服,处理个人卫生,自解大小便,完成入浴等,以加强上肢活动及上下肢配合训练,不断提高生活自理能力,提高生活质量。

（3）语言训练:50％的帕金森病患者有语言障碍,说话声音单调、低沉,有时口吃。训练包括音量、音调、发音和语速等内容。训练时心情应放松,闭目站立,发音应尽量拉长,并反复训练。平时积极参与人与人之间的语言交流。

六、康复护理

（一）康复护理

结合帕金森病的特点,对患者进行语言、进食、走路动作以及各种日常生活功能的训练和指导十分重要。

1.饮食护理　根据患者的年龄和活动量予以足够的热量并评估患者的营养状况,口味需要,提供营养丰富的食物,原则上以高维生素、低脂、适量优质蛋白、易消化饮食为宜。多吃谷类和蔬菜瓜果,以促进肠蠕动,防止便秘。

（1）钙是骨骼构成的重要元素,因此对于容易发生骨质疏松和骨折的老年帕金森病患者来讲,每天晚上睡前喝一杯牛奶或酸奶是补充身体钙质的极好方法。

（2）蚕豆(尤其是蚕豆荚)中含天然的左旋多巴,在帕金森病患者的饮食中加入蚕豆,能使患者体内左旋多巴和甲基多巴肼复合(如卡比多巴)的释放时间延长。

（3）限制蛋白质的摄入,每天摄入大约50g的肉类,选择精瘦的畜肉、禽肉或鱼肉。一只鸡蛋所含的蛋白质相当于25g精瘦肉类。为了使半天的药效更佳,也可尝试一天中只在晚餐安排蛋白质丰富食物。

（4）不吃肥肉、荤油和动物内脏,有助于防止由于饱和脂肪和胆固醇摄入过多给身体带来的不良影响。饮食中过高的脂肪也会延迟左旋多巴药物的吸收,影响药效。

（5）对偶有呛咳者可在护士指导下正常进食。频繁发生呛咳者指导患者进食时取坐位或半坐卧位，头稍向前倾；对于卧床患者，进食时应抬高床头≥45°，以利于下咽，减少误吸。指导患者家属正确协助患者进食；当患者发生呛咳时应暂停进食，待呼吸完全平稳再喂食物；对频繁呛咳严重者应暂停进食，必要时予以鼻饲。

2.用药护理　对老年人给予明确用药指导是预防药物不良反应最有效的方法之一。遵医嘱及时调整药物剂量和用药时间，空腹用药效果比较好。如多巴丝肼应在餐前30分钟或餐后45分钟服用。告知患者的服药配伍禁忌：如单用左旋多巴时禁止与维生素 B_6 同时服用。苯海索使老年患者易产生幻听、幻视等精神症状，以及便秘、尿潴留等，应及时发现药物不良反应。抗抑郁剂，尤其是 5-羟色胺（5-HT）再摄取抑制剂，由于起效作用慢应督促患者坚持按时、按量服用。

3.ADL 训练康复护理　室内光线要充足，地面要平坦。病房内尽可能减少障碍物，病床加用防护栏，以防坠床。嘱患者穿防滑拖鞋，卫生间要有扶手，以防跌倒。指导患者衣物尽可能选用按扣、拉链、自粘胶式以代替纽扣，以便于穿脱。裤子与鞋要合身，不能过于肥大，以免自己踩踏导致摔伤。起床或躺下时应扶床沿，动作缓慢进行，避免直立性低血压的发生。

4.语言功能训练　因肌肉协调能力异常，导致语言交流能力障碍。护士要多从营造良好语言氛围入手，让患者多说话、多交流、多阅读，沟通时给患者足够时间表达，训练中注意患者的发音力度、音量、语速频率，鼓励患者坚持连续不间断的训练，减缓病情发展。

5.大小便护理　因老年人特点及治疗用药可能产生的不良反应，多数患者伴有不同程度的便秘。对便秘患者，应多摄取粗纤维食物、蔬菜、水果等，可多饮蜂蜜、麻油，以软化食物残渣。可配以效果好，不良反应小的内服及外用药物，如冲饮适量番泻叶，口服芪蓉润肠口服液及排便前外用开塞露等，促进排便。小便困难者可按摩膀胱、听流水声刺激排尿，必要时可导尿，总之以效果最好、不良反应最小的能持久使用的方法，减少患者痛苦，维护正常排二便功能。

（二）运动功能训练康复护理

帕金森病患者在用药物治疗的同时配合正规、系统且有针对性的康复训练是一种既安全可靠又有明显疗效的方法。运动功能训练根据患者的震颤、肌强直、肢体运动减少、体位不稳的程度，尽量鼓励患者自行进食穿衣、锻炼和提高平衡协调能力的技巧，做力所能及的事情，减少依赖性，增强主动运动。随着病情发展，针对每个患者情况注意以下几个方面训练：

1.步态练习　肌肉持续的紧张度致患者肢体乏力，行走不自如，重心丧失，步态障碍。加强患者行走步伐的协调训练。

（1）原地反复起立。

（2）原地站立高抬腿踏步，下蹲练习。

（3）双眼平视合拍节地行走。患者如有碎步时，可穿摩擦力大的胶底鞋防滑倒。有前冲步时，避免穿坡跟鞋，尽量持手杖协助控制前冲，维持平衡等。

2.面部训练　鼓腮、撅嘴、龇牙、伸舌、吹气等训练，以改善面部表情和吞咽困难现象，协调发音，保持呼吸平稳顺畅。

3.基本动作及运动功能训练

（1）上、下肢的前屈、后伸、内旋、外展，起立下蹲。

（2）肩部内收、外展及扩胸运动，腰部的前屈，后仰，左、右侧弯及轻度旋转等。

（3）在有保护的前提下适当运动，进行一些简单的器械运动项目，有助于维持全身运动的协调。

4.功能锻炼注意事项　功能锻炼越早越好，要按照康复治疗方案执行；运动时间及运动量应因人而异，渐渐地增加运动强度;不宜采取剧烈活动,做到劳逸结合,从一项训练过渡到另一项训练应缓慢进行,避免"跳跃式"运动;运动时动作要轻柔、缓慢,注意安全,避免碰伤、摔伤等事故发生。后期患者没有自主运动能力时,可依靠家属帮助进行被动运动,以尽早恢复一定的自主运动。康复锻炼应循序渐进,及时表扬、鼓励;康复效果不要急于求成,以免产生失望、抑郁心理。

(三)预防并发症

帕金森病是一种慢性进展性变性疾病,疾病晚期由于严重肌强直、全身僵硬终致卧床不起。本病本身并不危及生命,肺炎、骨折等各种并发症是常见死因。因此,做好基础护理工作,积极预防并发症不容忽视。①本病老年患者居多,免疫功能低下,对环境适应能力差。护理工作者应注意保持病室的整洁、通风,注意病室空调温度调节适度。天气变化时,嘱患者增减衣服,以免受凉、感冒,加重病情。②对于晚期的卧床患者,要按时翻身,做好皮肤护理,防止尿便浸渍和压疮的发生。③被动活动肢体,加强肌肉、关节按摩,对防止和延缓骨关节的并发症有意义。④皮肤护理,翻身时,应注意有无皮肤压伤,并防止皮肤擦伤。⑤坠积性肺炎、泌尿系感染是最常见的并发症,因此要给患者定时翻身、叩背,鼓励咳痰,预防肺部感染;鼓励患者多饮水,以稀释尿液,预防尿路感染。

(四)心理康复护理

患者虽然有运动功能障碍,但意识清楚,更需要他人的尊重、友爱,害怕受到歧视。抑郁在帕金森病患者中常见,约有近1/2的患者受此困扰,部分患者以抑郁为首发症。患者对疾病会产生较大的心理压力,为自己躯体的康复、功能的恢复、病后给家庭造成的负担和社会生活能力等问题而担忧。在康复锻炼的同时,更应强化心理护理,解决患者的心理问题,只有身心结合的护理才能体现整体护理。早期心理护理配合康复训练,能提高患者的日常生活能力,减少患者对家庭和社会的依赖,减轻患者的心理负担,因而能使患者有足够的信心和勇气面对疾病带来的急性应激。

1.对收入院的患者从入院时起即给予心理护理,向患者介绍医院环境,科室主要负责人、主管医生和护士,通过与患者交谈,收集患者的资料,了解患者的需要,对患者的心理状况做出评估,并使患者从陌生的环境中解脱出来,以良好的心境接受治疗。

2.根据患者的心理状况,向患者及家属介绍发病的原因、治疗过程、治疗前景、服药注意事项。

3.建立良好的护患关系,良好的护患关系是实施心理护理的基础,并能充分调动患者自身的积极性,提高自我认知能力,参与到自我护理中来,消除对疾病的过度注意和恐惧感。

耐心倾听患者的叙述,诚恳、礼貌对待患者。此时要充分理解患者的心理感受,允许患者情感的发泄和表现,给予适度的劝说和安慰。

4.为患者营造一个温馨的治疗和心理环境,主动与患者交谈,谈话中注意非语言沟通的技巧,如抚摸、握手、点头,使患者感到亲切安全,心情放松。

5.组织患者参加集体活动,安排病情稳定、康复成功的患者,介绍成功经验,增强进一步治疗的信心;选择适合患者的读物,以改善在治疗之余的心理状态。

6.生活自理能力训练,肌强直好转、肌张力正常时逐步训练穿衣、如厕、进食等自理能力,鼓励患者完成力所能及的事情。满足患者自尊的心理需要,提高自信心。

(五)康复健康教育

1.让患者对自己的病情有正确的认识,减缓病情进展,让患者充分认识到康复的作用。向患者和家属介绍主要的治疗措施及方法并取得配合。指导患者注意锻炼的强度从小到大,循序渐进,持之以恒,并根据患者的体力进行调整。

2.用药指导以及饮食指导指导患者按时按量正确服药,不可随意增量、减量、停药,戒烟、忌酒,满足患者糖、蛋白质需要,少食动物脂肪,适量海鲜类食物,多食蔬菜、水果,多饮水保持大便通畅。

3.避免精神紧张和过度劳累,树立正确的生活态度,以积极乐观的情绪对待生活。当患者出现对事物不感兴趣、自我评价过低、绝望感时,给予积极的关注和关爱,一起与患者分析出现的不适,指导患者重视自己的优点和成就,对所取得的点滴成绩给予肯定和鼓励,向亲人、医护人员倾诉内心想法。应协同家属一起做好患者的工作,讲解病情的发展、预后并使患者保持稳定的情绪,对疾病康复具有重要意义。

4.睡眠指导:由于帕金森病患者常有自主神经功能性紊乱,并伴有不同程度的睡眠障碍。所以护士要协助患者及家属创造良好的睡眠环境及条件。首先建立比较规律的活动和休息时间表,避免睡前兴奋性运动,吸烟,进食油腻食物以及含有酒精、咖啡因的饮品和药物。建议采用促进睡眠的措施,如睡前排尽大小便,睡前洗热水澡或泡脚,睡前喝适量热牛奶等。

七、社区家庭康复指导

1.出院指导　增强患者的自我价值观,鼓励患者参加适宜的文娱活动,多接触社会。根据每位患者的家庭情况进行设计,让患者参加力所能及的家务活动。为防止意外,这些活动需在监护下进行。同时嘱患者坚持并合理用药,生活有规律。如有不适及病情变化及时就医。

2.社会家庭的支持　随着功能丧失加重,将逐渐影响患者的自理能力,常需要配偶或家庭成员的帮助与支持。充分发挥亲友和家属的支持作用,指导家属为患者创造良好的康复环境;注意尊重患者的人格,通过学习了解正确的康复方法,鼓励和督促患者参与各项活动,调动患者的积极性,坚持长期的康复训练,提高康复效果。

3.坚持进行有效的运动功能训练　指导患者养成良好的生活习惯并坚持进行有效的运动功能训练每天规律地进行适度的体力活动,患者可采取自己喜爱的运动方式如散步、慢跑、打太极拳、导引养生功、舞剑等。康复训练是一项长期的工作,通过康复训练,还可改善患者的情绪状态,减少焦虑抑郁的发生,增加肢体锻炼的顺应性、锻炼包括:①四肢锻炼;②躯干锻炼;③重心锻炼;④行走锻炼;⑤呼吸和放松训练。要求家属尽量陪同康复运动。

4.定期复诊　帕金森病属慢性终生性疾病,为了控制疾病的发展,延缓功能的丧失,除了回家后需继续康复锻炼外,并要按医嘱定期复诊,及时进行康复效果的评定,适时调整康复方案,发现症状加重时,应及时去医院做好进一步的检查和治疗。

(王春丽)

第四节　脊髓损伤的康复护理

一、概述

脊髓损伤(SCI)是因各种致病因素(外伤、炎症、肿瘤等)引起脊髓的结构与功能的损害,造成损害平面以下的脊髓神经功能(运动、感觉、括约肌及自主神经功能)的障碍。脊髓损伤分为外伤性脊髓损伤和非外伤性脊髓损伤。外伤性脊髓损伤常见于交通、工业、高空作业、体育事故或自然灾害、战争创伤等,通常和脊柱的骨折或错位有关。非外伤性脊髓损伤见于血管性(动脉炎、脊髓血栓性静脉炎、动静脉畸形等)、感染性(格林巴利综合征、横贯性脊髓炎、脊髓前角灰质炎等)、退行性(脊柱肌肉萎缩、肌萎缩性侧索硬化、脊髓空洞征等)、肿瘤[原发性——脑(脊)膜瘤、神经胶质瘤、神经纤维瘤、多发性骨髓瘤等]。占脊髓损伤总人数的30%。

脊髓损伤是一种严重的致残疾性损伤,往往造成患者不同程度的瘫痪,严重影响患者生活自理能力和参与社会活动的能力。近年来,随着医疗水平的不断提高,更多的脊髓损伤患者不仅从初次损伤中存活下来,而且生活充实并能活到老年。因此,脊髓损伤患者急性期康复护理介入并延续到患者终身已成为必需的工作。

二、主要功能障碍及评定

(一)运动、感觉功能障碍及评定

1.运动、感觉功能障碍

(1)按损伤的程度分:①完全性脊髓损伤:为损伤平面以下的感觉运动功能完全丧失。包括:颈髓损伤($C_1 \sim C_8$)造成四肢瘫,胸髓损伤(T_1以下)造成截瘫。②不完全性损伤:脊髓损伤后,损伤平面以下的最低位骶段($S_{3 \sim 5}$)仍有运动或(和)感觉功能存留。不完全性脊髓损伤有不同程度的恢复可能。

(2)按损伤的部位分:①四肢瘫:指由于脊髓腔内神经组织的损伤造成颈段运动、感觉功能的损害和丧失。四肢瘫引起上肢、躯干、大腿及盆腔脏器的功能损害,不包括臂丛病变或椎管外周围神经的损伤。如颈椎损伤($C_1 \sim T_1$)造成四肢瘫。②截瘫:指椎管内神经组织的损伤造成脊髓胸、腰或骶段的运动、感觉功能损害或丧失,其上肢功能完好,不包括腰骶丛病变或椎管外周围神经的损伤。

(3)脊髓损伤综合征:①中央束综合征:脊髓中央部分损害,其主要表现为上肢运动障碍比下肢运动障碍重,运动障碍比感觉障碍重,鞍区感觉有残留等。②半切综合征:脊髓半侧损害,主要表现为受损平面以下同侧的运动及本体感觉障碍,对侧的温痛觉障碍。③前脊髓损伤综合征:脊髓前柱和侧柱损害为主,主要表现为损伤平面以下不同程度的运动和温痛觉障碍,而本体感觉存在。④脊髓圆锥综合征:脊髓圆锥和椎管内腰段脊神经损害,表现除运动、感觉障碍外,通常为无反射性膀胱和肠道运动障碍,下肢反射消失。骶段神经反射如球海绵体反射和排尿反射、肛门反射有时仍可保留。⑤马尾综合征:椎管内腰骶神经损害,临床表现除相应的运动或感觉障碍外,无反射性膀胱及肠道运动障碍,下肢功能包括反射活动的丧失。

2.运动、感觉功能障碍评定

(1)神经损伤平面评定:神经平面是指脊髓具有身体双侧正常感觉、运动功能的最低节段。脊髓损伤平面与功能预后直接相关。对于完全性脊髓损伤患者来说,损伤平面一旦确定,功能预后就已确定。不完全性脊髓损伤患者,应积极采取康复措施,以达到最佳的康复水平。神经平面的综合判断以运动平面为主要依据,但在$T_2 \sim L_1$因无法评定运动平面,故主要依赖感觉平面来确定。运动平面采用关键肌和感觉平面关键点的方式,采用积分方式使不同平面及损伤分类的患者严重程度可以横向比较。

1)感觉平面的确定:脊髓损伤后,保持正常感觉功能(痛、温、触、压及本体感觉)的最低脊髓节段(皮节)。关键点是标志感觉神经平面的皮肤标志性部位。感觉检查包括身体两侧28对皮区关键点。

2)运动损伤平面的确定:运动水平左、右可以不同。运动水平的确定有赖于人体标志性肌肉即关键肌。C_4损伤可以采用膈肌作为运动平面的主要参考依据。根据神经节段与肌肉的关系,将肌力≥3级的关键肌作为运动神经平面,但该平面以上的关键肌的肌力必须≥4级。运动积分是将肌力(0~5级)作为分值,把各关键肌的分值相加。正常者两侧运动功能总积分为100分。评分越高肌肉功能越佳。NT表示无法检查,如果任何因素妨碍了检查,如疼痛、体位和失用等,则该肌肉被认定是NT(表14-2)。

表 14-2　运动评分法

右侧的评分	平面	代表性肌肉	左侧的评分
5	C_5	肱二头肌	5
5	C_6	桡侧腕伸肌	5
5	C_7	肱三头肌	5
5	C_8	中指指深屈肌	5
5	T_1	小指外展肌	5
5	L_2	髂腰肌	5
5	L_3	股四头肌	5
5	L_4	胫前肌	5
5	L_5	拇长伸肌	5
5	S_1	腓肠肌	5

(2)骶部感觉和运动残留判断:即骶部有触觉、痛觉、肛门指诊时有感觉或肛门外括约肌的收缩等四者之一者为骶部残留。有骶部残留者为不完全损伤,没有骶部残留为完全损伤。检查需在脊髓休克期后进行。

(3)脊髓损伤程度评定:ASIA损伤程度量表将损伤程度分为5级(表14-3)。

表 14-3　ASIA 损伤程度分级

级别	指标
A.完全性损害	骶段无任何运动、感觉功能保留
B.不完全损伤	神经平面以下包括骶段($S_{4\sim5}$),有感觉的功能,但无运动功能
C.不完全损伤	神经平面以下有运动功能,大部分关键肌的肌力在3级以下
D.不完全损伤	神经损伤平面以下有运动功能,大部分关键肌的肌力≥3级
E.正常	运动、感觉功能正常

(二)循环系统障碍及评定

由于迷走神经从脑干发出,而交感神经的发出水平在T_6以下,因此T_6以上的SCI失去了对交感神经元的兴奋与抑制的控制。这一改变直接影响到心血管系统的调节机制,产生一系列可能的并发症:心动过缓、直立性低血压、水肿、深静脉血栓形成或栓塞。

(三)呼吸系统障碍及评定

SCI损伤患者长期卧床,肺循环不畅,支气管及喉内的分泌物不易排出,容易发生上呼吸道感染,特别是高位颈髓损伤的患者,由于肺功能和咳嗽功能的降低,容易发生肺炎或肺不张。可以根据临床表现、化验检查及X线检查可作出判断。

(四)神经源性皮肤及评定

SCI后,损伤平面以下的皮肤失去了正常的神经支配,对压力的耐受性降低,以及不能根据所受的压力情况调节姿势,一旦使某处的皮肤受压过久,皮肤的血供障碍时间过长容易发生压疮,压疮危险评估量表可根据Norton和Waterlow量表进行评测。

(五)疼痛及评定

在SCI的患者中非常常见,约有40%的SCI患者的疼痛可影响ADL,疼痛的类型有:①运动系统疼痛：对骨骼、肌肉、肌腱和筋膜的外伤、牵拉或使用过度以及异位骨化和关节炎等均可导致运动系统的疼痛；②神经痛：对神经的牵拉、刺激或压迫。如椎间盘突出对颈脊神经根以及腕管综合征压迫正中神经；⑨脊髓痛：是一种中枢性疼痛，常表现为损伤水平以下的感觉过敏或烧灼感，疼痛较难完全缓解；④内脏痛：胃、肠和膀胱等内脏受到牵拉可导致疼痛，如便秘或尿潴留等，内脏缺血也可致疼痛，如心绞痛；⑤自主神经过反射（AD）引起的头痛：损伤平面高于 T6 的完全性损伤患者可由于尿潴留而发生 AD，血压升高而致头痛。

三、康复护理措施

（一）脊髓损伤早期康复护理

内容包括：生命体征的观察、正确的体位和体位的变换、呼吸系统的管理、神经源性膀胱和肠道功能的训练、预防压疮、防止关节挛缩和痉挛、防止深静脉血栓、调节患者及家属的心理、补充机体所必需的营养等。

1.正确体位和体位的变化　卧床时的正确体位和体位变化对预防压疮,预防肢体挛缩和畸形,减少痉挛和保持关节活动度,预防脊髓神经的进一步损伤有重要的意义。

（1）正确的体位：①仰卧位：颈椎骨折的患者用颈托或围领固定与制动，呈中立位，防止颈部过仰，也可在颈两侧放置沙袋或小圆枕，以防颈部转动而加重脊髓神经损伤。四肢瘫痪患者上肢体位摆放时肩关节外展 90°，肘关节伸直，手前臂旋后位。腕关节背屈 30°～45°以保持功能位，手指自然屈曲，手掌可握毛巾卷，以防形成功能丧失的"猿手"。截瘫患者上肢采用自然摆放，下肢体位截瘫与四肢瘫相同，可选择髋关节伸直位（可轻度外展），膝关节伸直位（膝下不得垫枕，以免影响静脉回流），两腿之间放置一枕头，以保持髋关节轻度外展，踝关节背伸位（应用垫枕）及足趾伸展位。②侧卧位时下侧肩关节前屈 90°，肘关节屈曲 90°，上侧肢体的肩、肘关节伸直位，手及前臂中立位。下肢选择髋关节 20°轻度屈曲，膝关节屈曲 60°左右，踝关节背伸和足趾伸直位，腿之间放枕头，与下侧腿分开，防止肢体受压。背部放枕垫来支撑。

（2）体位变换：颈椎术后患者，除有手术内固定和颈部围领固定外，翻身时一定要注意"轴向翻身"，需 2～3 人同时进行，避免扭曲、旋转和拖拉。应每 2 小时更换体位一次，每次体位变换时，应检查患者骨突处的皮肤情况，保持床单平整、清洁。有条件者可使用气垫床，但任何高级的翻身床也代替不了人力的翻身。

（3）控制危险源对预防皮肤损伤：如远离火炉、热水器和暖水管等；在转移或活动时，注意不要碰到障碍物而受伤；使用轮椅转身时，足部是身体最突出的部位，需注意防止受伤，而且应穿鞋以保护足部。

2.饮食护理　脊髓损伤早期因交感神经功能下降，肠蠕动减慢，消化液分泌减少，食欲缺乏、腹胀，应静脉补充营养。待 2～3 周患者肠蠕动恢复后，给以足够营养和维生素的摄入，多吃富含纤维素的食物，有利于大便的排出。

3.心理护理　几乎所有脊髓损伤患者在伤后均有严重的心理障碍，一般心理状态演变：震惊、否定、抑郁、对抗、承认、独立、适应。护士应根据患者不同时期的心理状态采取不同的护理措施，如震惊期要给以心理安慰，否定期要让患者接受事实，抑郁期要耐心规劝并预防患者自杀，对于患者的问题给予鼓励性的回答，帮助患者建立信心。承认期应积极协助患者安排新的生活，多予以鼓励，帮助他们重新生活，积极配合各种康复治疗。

4.呼吸障碍的训练　尤其是高位颈髓损伤的患者，其受损平面以下所支配的呼吸肌发生麻痹，由于呼吸肌麻痹导致胸廓的扩张和咳嗽能力的下降，容易发生肺炎和肺不张。指导患者呼吸功能训练：呼吸训练、辅助咳嗽、体位引流等。

5.关节活动度训练(ROM)　关节活动度训练有利于保持关节活动度,防止关节畸形,促进肢体血液循环,防止肌肉短缩和挛缩。同时可预防因挛缩引起的关节疼痛、异常体位、压疮和生活自理困难等。进行ROM时应注意:在脊柱仍不稳定时,对影响脊柱稳定的肩、髋关节应适当限制活动;对颈椎不稳定者,肩关节外展不应超过90°;对胸腰椎不稳定者,髋关节屈曲不宜超过90°;由于患者没有感觉,应避免过度过猛的关节活动,以防关节软组织的过度牵张损伤而导致异位骨化的发生。

6.体位适应训练　脊髓损伤患者病情稳定后应尽早开始体位适应性训练,逐步将患者从卧位转向半卧位或坐位,床头每日逐渐抬高10°~15°,以无头晕等低血压不适症状为度。患者坐位下无明显不适,可逐步过渡到斜床上直立训练,训练时间每日累计在半小时以上。高位截瘫患者要固定好上胸、髋和膝关节;截瘫患者下肢可使用弹力绷带或阶梯弹力袜,弹力袜必须长至大腿上部,同时可使用腹带,通过对腹部和腿部的加压,减少体位变化时血液在下肢和腹部的积聚,从而改善低血压的症状。斜床的斜度要由小到大逐渐增加,直至完全直立。截瘫患者在斜床直立训练时亦可利用双上肢玩球游戏,训练躯干平衡和调节能力。从平卧位到直立位需1~3周的适应时间。适应时间长短与损伤平面相关。直立适应性训练的优点:①调节血管紧张性,预防直立性低血压。②刺激内脏功能如肠蠕动和膀胱排空,防止泌尿系统感染。③使身体负重,防止骨质疏松及骨折的发生。④改善通气,预防肺感染。⑤截瘫患者有助于训练躯干平衡和调节能力。⑥牵拉易于缩短的软组织如髋屈肌、膝屈肌和跟腱,保持髋、膝、踝关节有正常活动度。⑦调节患者心理,增强患者康复的信心。

7.早期床上训练　主要是卧床训练及坐位功能锻炼,达到能提高日常生活活动的目的。主要锻炼内容:①床垫上移动身体和翻身;②加强上肢和背部肌肉锻炼,尽快增强残存肌肉的力量,达到双上肢可将躯干撑起,为上下轮椅做好准备。充分锻炼未瘫痪的屈肘及伸肘等上肢各肌力,进而练习依靠自己的臂力弯曲下肢及翻身、上下轮椅等日常活动。

(二)脊髓损伤中、后期护理

脊髓损伤中、后期系指受伤后2~6个月内。这个时期属于病情稳定、脊柱骨折已愈合,康复训练进入全面进行阶段(即PT、OT、心理、社会、文体、辅助具训练及家属配合康复训练教育等),也是为配合回归家庭和社会做好准备。

1.运动功能康复

(1)肌力训练:目标是使肌力达到3级以上,以恢复实用肌肉功能。脊髓损伤者为了应用轮椅、拐或助行器,在卧位、坐位时均要重视锻炼肩带肌力、上肢支撑力训练,肱三头肌和肱二头肌训练和握力训练。对于采用低靠背轮椅者,还需要进行腰背肌的训练。步行训练的基础是腹肌、髂腰肌、腰背肌、股四头肌、内收肌、臀肌等训练,具体内容见第二章第一节。

(2)肌肉与关节牵张:包括腘绳肌牵张、内收肌牵张和跟腱牵张。腘绳肌牵张是为了使患者直腿抬高大于90°,以实现独立坐。内收肌牵张是为了避免患者因内收肌痉挛而造成会阴部清洁困难。跟腱牵张是为了保证跟腱不发生挛缩,以进行步行训练。牵张训练还可以帮助降低肌肉张力,从而对痉挛有一定的治疗作用。

(3)坐位训练:正确的独立坐位是进行转移、轮椅和步行训练的前提。床上坐位可分为长坐位(膝关节伸直)和短坐位(膝关节屈曲)。实现长坐位后才能进行床上转移训练和穿裤、袜和鞋的训练,其前提是腘绳肌必须牵张度良好,髋关节屈曲活动范围超过90°。

(4)步行训练:完全性脊髓损伤患者步行的基本条件是上肢有足够的支撑力和控制力。患者恢复社区功能性步行能力,则神经平面一般在L_4以下水平。步行训练的目标是:①社区功能性行走:终日穿戴矫形器并能耐受,能上下楼,能独立进行日常生活活动,能连续行走900m。②家庭功能性行走:能完成上述活动,但行走距离不能达到 900m。③治疗性步行:上述要求均不能达到,但可借助矫形器进行短暂步行。

2.自助具和双下肢矫形器使用护理　患者在中、后期,将在 PT 师、OT 师的指导下开始佩戴自助具和下肢矫形器并使用拐杖(腋拐、肘拐)。护士应在 PT 师、OT 师指导下,监督、保护患者完成特定动作,发现完成动作时出现的问题,及时反映给康复师、PT 师、OT 师,并且在评价会上讲述护理中出现的各种问题,以便在住院期间及时修正康复方案,不遗留任何问题。

(三)脊髓损伤并发症的护理

1.自主神经过反射　是一种脊髓损伤特有、威胁患者生命的严重并发症。自主神经过反射在脊髓休克结束后发生,见于 T_6 以上的脊髓损伤患者,但不排除个别病例发生在 T_6 以下的脊髓损伤。

(1)自主神经过反射发生原因:自主神经过反射是由于脊髓损伤后,自主神经中交感与副交感的平衡失衡所引起,是因脊髓损伤水平以下的刺激引起交感神经肾上腺素能的介质突然释放而引起。由于此并发症是一个严重需紧急处理的并发症,可能导致脑出血和死亡,因此应使每个医务人员及其患者家属了解和掌握这一并发症的特点和基本处理方法。

(2)临床表现:主要表现为头痛,有时是剧烈的跳痛,患者可能出现视物不清、恶心、胸痛和呼吸困难。主要体征是突发高血压,其次是脉搏缓慢或变快,伴有面色潮红、多汗,有时出现皮疹。

(3)诱因:脊髓损伤水平以下的刺激是自主神经过反射的主要诱因,特别是盆腔内脏器(膀胱、直肠等)扩张,如尿道内插入导尿管时可引起这一反射。其他诱因如压疮、膀胱结石、泌尿系感染、性交和生育甚至穿衣过紧或嵌甲等。

(4)预防:最重要是防止自主神经过反射的诱因。对于 T_6 以上的高位脊髓损伤患者,不要长期留置导尿管形成挛缩膀胱,而诱发自主神经过反射。从急性期开始就要充分排尿、排便。在导尿操作是使用利多卡因凝胶,减少导尿时的刺激。

(5)紧急处理:立即给患者取头高脚低位以减少颅内压,立即监测血压脉搏。立即检查和排除一切可能的排空自主神经过反射诱因,如排空膀胱、肠道等。应用硝苯地平(心痛定)10mg 舌下含服,必要时 10～20 分钟重复应用。

2.深静脉血栓的护理　应在脊柱稳定的情况下鼓励患者活动,每次翻身时将双侧踝关节被动背伸 5 次;抬高下肢,预防重力性水肿;鼓励患者戒烟,因尼古丁可引起血管收缩易诱发血栓形成;尽量避免在瘫痪的下肢进行静脉穿刺;及时处理下肢的其他损伤和病变;积极治疗脱水,防止血液浓缩;每天观察双下肢,比较测量双侧的周径以及有无局部红、肿、热现象;伤后 6 周内需密切观察体温变化,无其他感染症状的低热可提示血栓形成;对疑有深静脉血栓的患者,在确诊前要嘱其休息,减少肢体活动以待确诊。一旦确诊应嘱患者卧床抬高患肢,2 周内患肢减少活动,以防止血栓脱落。按医嘱使用溶栓和抗凝剂时,要加强巡视和护理,发现异常及时通知医生,防止突发肺栓塞的出现。鼓励患者适当增加饮水,防止脱水或其他原因引起血液浓缩。患肢肿胀程度和变化要测量和记录,要做详细护理交班记录。

3.骨质疏松的护理　指导患者在饮食和药物中适当补充钙,并鼓励患者多进行运动,尤其是站立训练,每日应不少于 2 小时。在体位变化、被动活动、穿脱衣裤时都应动作轻柔,否则会引起病理性骨折,更应避免坠床和跌伤。

4.体温调节障碍的护理　脊髓损伤可以出现变温血症,即体温随环境温度而变化。要注意调节好室内温度,维持室温在 20℃左右,使用冰袋和热水袋来调节温度时,一定要指导正确的使用方法,防止冻伤和烫伤。高位脊髓损伤患者测量体温时需测量口温为准,以免耽误病情观察和治疗。

四、康复护理指导

1.教育患者培养良好的心理素质,正确对待目前的残疾状态,充分利用残存功能去代偿致残部分功能,尽最大努力去完成各种生活动作,成为一个身残志不残、对社会有用的人。

2.养成良好的卫生习惯,搞好大、小环境卫生。预防肺部和泌尿系感染的发生。定期到医院做体格检查,防止主要脏器受到并发症侵袭。

3.做到有规律的生活,保持良好的精神状态,利用当地条件、因地制宜地坚持进行康复训练,以充分巩固医院集中康复训练的成果,保持旺盛的体能。

4.帮助患者掌握职业技能,培养患者顽强意志及适应社会生存能力,能真正做到自食其力,残而不废。

5.合理膳食,均衡营养,注意每日补充维生素、蛋白质、钙的食物,是增加患者体能、抗病能力和身体免疫力的重要环节。

6.加强二便管理教育,一定要使患者学会自己处理大、小便,高位截瘫患者指导患者的家属学会协助患者处理大小便,同时注意手卫生。

7.给患者以性教育,并指导患者和家属使用药物和性工具。

(张会梅)

第四篇　外科疾病护理

第十五章　麻醉科护理

第一节　国内麻醉护理发展与现状

由于历史的特殊原因,我国在麻醉专科护士问题上曾走过不少弯路。至今,业内人士对麻醉专科护士的设置仍存有争议。我国的麻醉专科护士配备问题具有特殊性,那就是广义的麻醉科护士包含"护士麻醉师"与"麻醉科护士"两个不同的概念。过去由于客观需求和实用主义以及短期行为等多种因素的影响,大量护士涌入麻醉科医师队伍。这类护士与其称之为"麻醉科护士",倒不如称之为"护士麻醉师"。应该承认的是,她们在麻醉学科发展的某一特定的历史阶段的确起到重要作用,而且至今仍在我国的部分基层医院继续发挥作用。然而,随着医学科学的发展和《执业医师法》及《医疗事故处理条例》的实施,她们已明显不能胜任麻醉科医师的工作。从更长远的发展来看,甚至会滞后我国麻醉学科的整体发展水平,应当逐步加以纠正。

而现代真正意义上的麻醉科护士是指那些隶属于护理系列,专门从事麻醉学及其分支学科护理工作的护理人员。麻醉科护士是麻醉科医师的得力助手,其职责范围是麻醉科护理工作。现代的麻醉科护士与麻醉科医师的关系就和洗手护士与手术医师以及助产护士与产科医师的关系一样,相辅相成,各司其职。在麻醉医学飞速发展的今天,麻醉科护士作为麻醉学专业的配套人才,应当更加积极、稳妥、高起点地加以培养与使用。因此,如何更好的适应我国现代麻醉学的发展,培养和制定麻醉专科护士的职责是值得探讨的重点工作之一。

（任潇勤）

第二节　麻醉科药品管理

一、麻醉药品、第一类精神药品、毒性药品及药品类易制毒化学品管理

1.根据《中华人民共和国药品管理法》《麻醉药品和精神药品管理条例》国家卫生部《处方管理办法》《医疗机构麻醉药品、第一类精神药品管理规定》《医疗用毒性药品管理办法》及《药品类易制毒化学品管理办法》,结合医院实际,制定科室管理规定。

2.由科室主任、护士长、医护人员成立科室麻醉药品、第一类精神药品、毒性药品及药品类易制毒化学品管理工作小组,小组成员不少于3人。

3.麻醉药品、第一类精神药品、毒性药品及药品类易制毒化学品管理工作小组的职责。

(1)制订科室麻醉药品、第一类精神药品、毒性药品及药品类易制毒化学品管理流程,指导、督促临床医护人员贯彻落实,定期组织检查,做好检查记录,对存在问题和隐患提出整改措施。

(2)负责有关麻醉药品、第一类精神药品、毒性药品及药品类易制毒化学品管理重大事件的调查处理。

(3)定期组织麻醉药品、第一类精神药品、毒性药品及药品类易制毒化学品管理工作会议。

(4)掌握麻醉药品、第一类精神药品、毒性药品及药品类易制毒化学品管理相关的法律、法规,熟悉此类药品的使用和安全管理工作。定期组织对医护人员的相关知识培训和考核,职业道德的教育等工作。

(5)指定专人负责麻醉药品、第一类精神药品、毒性药品及药品类易制毒化学品日常管理工作。

4.麻醉药品、第一类精神药品、毒性药品及药品类易制毒化学品的"五专"管理:专人、专锁、专库、专册、专处方。

(1)专人管理:科室指定专人管理麻醉药品、第一类精神药品、毒性药品及药品类易制毒化学品,负责管理的护理人员必须具有护士执业资格的护理师及以上专业技术职务的护士。

(2)专锁、专库管理:麻醉药品、第一类精神药品、毒性药品及药品类易制毒化学品必须储存于有双锁的专库和专柜,专库必须安装监控摄像头等防盗报警装置;专柜必须使用保险柜。做到双人、双锁和摄像头等实时监控的安全防盗管理。

(3)专册管理:对进出药库专柜的麻醉药品、第一类精神药品、毒性药品及药品类易制毒化学品建立专用账册,进出库逐笔记录。专用账册的保存期限应当自药品有效期期满之日起不少于5年。

(4)专处方管理:麻醉药品、第一类精神药品、毒性药品及药品类易制毒化学品处方应使用专用处方。纸质处方为淡红底黑字,麻醉药品、毒性药品处方右上角标注有"麻",第一类精神药品、药品类易制毒化学品处方右上角标注有"精一"字样。药学部对麻醉药品、第一类精神药品、毒性药品及药品类易制毒化学品处方统一按年月日逐日编制顺序号,单独存放、按月汇总,统一保存3年备查。

5.麻醉药品和第一类精神药品实行三级管理程序。

(1)为保证临床麻醉工作需要,科室可申请保留一定数量的麻醉药品、第一类精神药品、毒性药品和药品类易制毒化学品作为基数。基数可定为1周用量,每周凭麻醉药品、第一类精神药品、毒性药品和药品类易制毒化学品专用处方、注射剂空安瓿和有关登记册到药房补充基数。

(2)麻醉科验收及入库管理:麻醉药品、第一类精神药品、毒性药品及药品类易制毒化学品入库验收必须实行货到即验,麻醉科护理人员与药学部人员双人验收,清点验收到最小包装,验收记录双人签字。在验收中发现缺少、破损,及时查询处理。

(3)麻醉科出库及发放管理:设立专册记录品名、剂型、规格、数量、批号、有效期,发药人、复核人和领用人必须签字,药品使用后,由科室向中心药房传送患者用药信息,专人持医师开具的规范的麻精药品专用处方到中心药房领取,药师按规定凭药房打印的麻精药品发药单进行调配,并核对发药单及处方无误后方可发放,并回收注射剂空安瓿和用过的贴剂。做到账、物、批号相符。

(4)药房凭请领单同时附上与请领单内容相符的麻醉药品、第一类精神药品、毒性药品和药品类易制毒化学品处方,空安瓿和用过的贴剂到药库领取药品。麻醉、第一类精神药品须专人领取,当面点收,复核签字。

6.麻醉药品、第一类精神药品、毒性药品及药品类易制毒化学品使用安全管理。

(1)执业医师经培训、考核合格后,方可取得麻醉药品、第一类精神药品,毒性药品和药品类易制毒化学品处方权。

（2）医师开具麻醉药品、第一类精神药品、毒性药品和药品类易制毒化学品处方时，处方必须严格按规定的格式逐项完整书写，不得缺项，不得涂改，特别是患者或亲属（监护人）姓名、身份证明名称、编号等信息应填写完整。因意外事故等抢救手术，患方确实无法提供身份证明情况的，医师必须在处方上写明情况并签字。

（3）开具麻醉药品、第一类精神药品、毒性药品和药品类易制毒化学品应使用专用处方。第一类精神药品、药品类易制毒化学品处方格式为淡红底黑字，处方右上角标注有"麻"；第一类精神药品、药品类易制毒化学品处方格式为淡红底黑字，处方右上角标注有"精一"字样。单张处方最大限量按照《处方管理办法》执行。手术麻醉患者单张处方为一人用量，药品仅限于医院内使用。

（4）医师不得为自己开具麻醉药品、第一类精神药品、毒性药品和药品类易制毒化学品处方。

（5）科室储存的麻醉药品、第一类精神药品、毒性药品和药品类易制毒化学品仅限于院内临床麻醉使用。如用于教学、科研的，按医院《教学和科研用麻醉药品、第一类精神药品和药品类易制毒化学品管理规定》办理。

（6）麻醉药品、第一类精神药品、毒性药品及药品类易制毒化学品储存各环节应当指定专人负责，明确责任，班班交接，做好交接班记录，做到账、物相符。

（7）对麻醉药品、第一类精神药品、毒性药品及药品类易制毒化学品的购入、储存、发放、调配、使用实行批号管理和追踪管理，以便必要时可及时查找或者追回。

（8）对麻醉药品、第一类精神药品、毒性药品及药品类易制毒化学品处方统一编号，计数管理，建立处方保管、领取、使用、退回、销毁管理制度。

（9）麻醉科调配使用麻醉药品、第一类精神药品及药品类易制毒化学品注射剂时应收回空安瓿，核对批号和数量，并做记录。收回的空安瓿由药学部专人负责计数、监督销毁，并做记录。

（10）发现下列情况，应当立即报告医院保卫科、药学部。①在储存、保管过程中发生麻醉药品、第一类精神药品、毒性药品及药品类易制毒化学品丢失、被盗、被抢或者其他流入非法渠道情形的。②发现骗取或者冒领麻醉药品、第一类精神药品、毒性药品及药品类易制毒化学品的。

7.麻醉药品、第一类精神药品及药品类易制毒化学品报残损、销毁管理。

（1）出现过期、剩余的麻醉药品、第一类精神药品、毒性药品及药品类易制毒化学品应办理退库手续，由医院药学部填写销毁报废麻醉药品、精神药品申请表，上报并在辖区卫生行政部门监督下，清点后销毁。销毁方式：注射剂应该将安瓿打烂，贴剂应剪碎，片剂及其他剂型应该溶于水中并倒掉。

（2）临床使用过程中，不小心打烂麻醉药品、第一类精神药品及药品类易制毒化学品注射剂，当事人应小心收集打烂安瓿碎片，写明事情经过，同时有证明人签名，交护士长、科主任审核并签名后，将打烂安瓿及书面报告交科室，由科室上交药学部审查，最后药学部主任签字确认。填写销毁报废麻醉药品、第一类精神药品申请表报辖区卫生行政部门审核，审核后，药学部凭申请表及有科主任签名的报告补发药品，并将申请表及报告书按麻醉药品处方管理进行登记，打烂的安瓿碎片按麻醉药品空安瓿管理和销毁。

（3）临床使用过程中，不小心打烂麻醉药品、第一类精神药品及药品类易制毒化学品的空安瓿，当事人应小心收集打烂安瓿碎片，写明事情经过，同时有证明人签名，交护士长、科主任审核并签名后，将打烂安瓿及书面报告交科室，由科室上交药学部审查，最后药学部主任签字确认。药房凭有科主任签名的报告将打烂的安瓿碎片视为完整的安瓿收回，打烂的安瓿碎片按麻醉药品空安瓿管理和销毁。

8.麻醉科常用麻醉药品、第一类精神药品及药品类易制毒化学品目录

（1）药品类易制毒化学品目录：麻黄碱注射液。

（2）麻醉药品目录：芬太尼、舒芬太尼、瑞芬太尼、吗啡、哌替啶、羟考酮、氢吗啡酮注射液。

（3）第一类精神药品目录：氯胺酮注射液。

二、第二类精神药品管理

第二类精神药品是临床广泛使用的特殊管理药品，为保证其使用安全，根据国家卫生部《处方管理办法》、国家食品药品监督管理局《麻醉药品和精神药品管理条例》制定相关制度。

1.第二类精神药品采购计划由药库依据临床实际用量及各药房情况来制定。

2.采购人员采购时须严格按照有关规定向有资质的第二类精神药品经营企业进行采购。

3.第二类精神药品到货后由采购人员及库管人员双人验收、核对，要求注射剂验收到最小包装、单位，其他剂型验收至最小包装量。验收合格后，方可入库。

4.第二类精神药品按药品说明书规定储存条件贮藏，药库和药房需专区（柜）保管。

5.第二类精神药品使用专用处方，纸质的处方白色，处方右上角标注有"精二"标识。

6.第二类精神药品处方一般不得超过 7d 常用量；对于慢性病或某些特殊情况的患者，处方用量可以适当延长至 14d，医师应当注明理由并签字，方可调配。调剂时必须做到"四查十对"，严格按照规定的药品适应证、用法、用量使用药品，做好用药指导，对用药不合理的处方应拒绝发药。处方保存 2 年备查。

7.第二类精神药品应严格报损、销毁。各类报损、销毁报表应单独存放，保存时间不少于药品有效期后 1 年。

8.科室储存的第二类精神药品要求定基数，定期检查。

9.麻醉科常用第二类精神药品目录：地西泮（安定）注射液、咪达唑仑注射液、苯巴比妥（鲁米那）注射液、曲马朵（舒敏）注射液、地佐辛注射液。

三、高危药品管理

美国的医疗安全协会（ISMP）对高危药物给出定义是：高危药物，亦称为高警讯药物，即指若使用不当会对患者造成严重伤害或死亡的药物。1995～1996 年，ISMP 调研最可能给患者带来伤害的药物，结果表明多数致死或严重伤害的药品差错是由少数特定药物引起的。2001 年，ISMP 最先确定的前 5 位高危药物分别是：胰岛素、催眠药及麻醉药、注射用浓氯化钾或磷酸钾、静脉用抗凝药（肝素）、高浓度氯化钠注射液（＞0.9%）。2003 年，ISMP 公布了包含 19 类及 14 项特定药物的高危药物目录，并逐年更新。目前国内有高危药物的概念，但没有一个明确的定义，包括：①高危药物即药物本身毒性大，不良反应严重，或因使用不当极易发生严重后果甚至危及生命的药物。②高危险药品是指药理作用显著且迅速、易危害人体的药品。③高危药物尤指注射剂，因其给药方式使药物直接进入组织或血液中，吸收快，作用迅速，且用药量大，更具危险性。

（一）高危药物安全管理对策

首先是制定高危药品管理制度办法，建议可由药剂科、护理部、医务科共同发起对高危药物概念的宣传，联合多个职能部门，成立专门的高危药物安全管理组织。

（二）高危药品管理制度

1.参考 ISMP 的分类，由药剂科、护理部及医务科等相关部门共同制定适合各自医院的高危药品目录。

2.建立高危药品清单、摆放及库存原则、管理原则及标准化操作规程，同时做好倡导教育工作。

3.凡属高危药品,调剂处方应严格遵循"四查十对",一查处方,对科别,对姓名,对年龄;二查药品,对药名,对剂量,对规格,对数量;三查配伍禁忌,对药品性状,对用法用量;四查用药合理性,对临床诊断。发放和使用要实行双人复核,在给药时,严格执行给药的 5R 原则,即患者对、药品对、剂量对、给药时间对、给药途径对,确保正确给药。

4.病区根据病种及麻醉要求保存一定数量的高危药品基数,使用时根据"先进先出、近期先用"原则,有计划提前在有效期内使用,剩余高危药品及时退回药房。根据院内药品变动及医疗需求及时更新高危药物信息。

5.新引进高危药品要经过充分论证,引进后要及时将药品信息告知临床,以促进合理用药。

6.高危药品贮存管理

(1)高危药品应专柜(专区)存放,不得与其他药品混放,其中药品名称、外观或外包装相似及多规格、多剂型的高危药品,应错开摆放并贴上警示标识。高危药品应按储藏温、湿度要求,正确存储,需要冷藏保存的高危药品配备冰箱,对保管条件做好相关记录。注射药、内服药与外用药应严格分开放置。

(2)每单元设置 1 名护理师以上专业技术职务的药品质控护士,对高危药品质量、数量、有效期进行定期(每月)检查,专册登记。同时做好防盗、防火、防潮、防腐、放鼠、防污染等工作。

(三)高危药品目录

制定麻醉科常用高危药品目录(表 15-1)。

表 15-1　麻醉科常用高危药品目录

ISMP 分类	通用名称	常用剂型
吸入或静脉全身麻醉药	吸入用七氟烷	250ml
	依托咪酯注射用乳剂	10ml：20mg
	丙泊酚注射液	20ml：20mg/50ml：50mg
	盐酸氯胺酮注射液	2ml：10mg
神经肌肉阻断药	罗库溴铵注射液	5ml：50mg
	注射用维库溴铵	粉剂：4mg
	注射用苯磺顺阿曲库铵	粉剂：5mg/10mg
肾上腺素受体激动药	盐酸多巴胺注射液	2ml：20mg
	盐酸多巴酚丁胺注射液	2ml：20mg
	重酒石酸间羟胺注射液	1ml：19mg(间羟胺 10mg)
	重酒石酸去甲肾上腺素注射液	1ml：2mg
	盐酸肾上腺素注射液	1ml：1mg
	盐酸麻黄碱注射液	1ml：30mg
	盐酸异丙肾上腺素注射液	2ml：1mg
	盐酸右美托咪定注射液	2ml：200μg
肾上腺素受体拮抗药	盐酸艾司洛尔注射液	10ml：100mg
	盐酸乌拉地尔注射液	5ml：25mg
	美托洛尔注射液	5ml：5mg
	盐酸尼卡地平注射液	2ml：2mg
镇静药物	咪达唑仑注射液	5ml:5mg

续表

ISMP 分类	通用名称	常用剂型
阿片类镇痛药物	枸橼酸芬太尼注射液	10ml：0.5mg/2ml：0.1mg
	盐酸吗啡注射液	1ml：10mg
	哌替啶注射液	2ml：100mg
	注射用盐酸瑞芬太尼	粉剂：1mg
	枸橼酸舒芬太尼注射液	1ml：50μg
抗心律失常药	胺碘酮注射液	3ml：150mg
	盐酸利多卡因注射液	5ml：100mg
	普罗帕酮注射液	10ml：35mg
正性心肌力药	去乙酰毛花苷注射液	2ml：0.4mg
抗血栓药	肝素钠注射液	2ml：12500U
胰岛素	生物合成人胰岛素（R）	10ml：400U
局部麻醉药	盐酸利多卡因注射液	5ml：100mg
	盐酸布比卡因注射液	5ml：37.5mg
	盐酸罗哌卡因注射液	10ml：100mg
肌肉松弛拮抗药	新斯的明注射液	2ml：1mg
	硫酸阿托品注射液	1ml：0.5mg
高浓度电解质制剂	50％葡萄糖注射液	20ml：10g
	10％氯化钾注射液	10ml：1g
	25％硫酸镁注射液	10ml：2.5g

四、急救药品管理

1.由药学部和护理部共同拟定《急救药品目录》并经医院药事管理和药物治疗学委员会讨论确定。科室在医院《急救药品目录》中确定本部门的急救药物品种和数量，以确保满足临床急救需要。科室确定的急救药品清单报药学部和护理部备案，本科室同时备留一份。

2.急救药品必须做到定位放置、专人管理。所有急救药物标识清晰、规范药物标识要求有商品名、通用名、剂量、浓度等。急救药品存放处有明显的标识。

3.设立"急救药品检查记录本"，建立急救药品基数的质量检查制度，确保急救药品种类、数量、有效期与账目相符。责任护士每日检查，专项管理负责人每周检查1次，护长每月检查1次。检查结果有记录。

4.每一麻醉单元必须配备一套急救药品，急救药品使用后及时补充，保证处于应急、随时可用的状态。

5.麻醉专科常用急救药品目录，盐酸肾上腺素注射液、重酒石酸去甲肾上腺素注射液、盐酸异丙肾上腺素注射液、重酒石酸间羟胺注射液（阿拉明）、盐酸多巴胺注射液、硫酸阿托品、胺碘酮注射液、盐酸利多卡因注射液、去乙酰毛花苷、5％碳酸氢钠等。

五、冷藏药品管理

1.根据药品说明书要求分类保存冷藏药品。

2.存放药品的冰箱必须有温度计显示冰箱内温度,一般冷藏格温度控制在 $2 \sim 10 ℃$。冰箱温度每日检查,记录结果。发现冰箱温度超出药品保存所需的温度范围,应立即检查原因,及时维修,同时妥善保存冰箱内药品。

3.冰箱内药品保存要求:药品避免与冰箱内壁接触,药品分类放置,标识规范清晰,包括通用名、商品名、浓度、剂量。不同批号的药品分类放置,并按有效期先后顺序使用,标有"先用"或"后用"标识。开启后的药品应注明开启时间、开启后的有效时间,参照药学专业资料或药品说明书正确使用。

4.冰箱内药品应设置登记本(卡),记录内容包括药品的名称、规格、剂型、数量、有效期等,每月检查、盘点。当药品有效期不足 3 个月或有质量问题时,应及时更换。

5.冰箱内药品属高危药品的按高危药品管理制度管理,有明确的警示标识。

6.麻醉科冰箱建议加锁管理。

(任潇勤)

第三节　麻醉方法及并发症处理

现代麻醉包括临床麻醉、急救和复苏、重症监测治疗和疼痛治疗等。

临床麻醉的目的是消除患者手术时的疼痛与不适,清除或减轻手术不良反应,保障患者术中安全,为手术顺利进行创造良好的条件。

麻醉中监护工作十分重要。护理人员不仅在麻醉前、中、后有大量护理工作要做,而且也是麻醉恢复室、重症监护病房的基础力量;不仅要掌握各种护理技术,还要掌握临床麻醉基础知识及各种现代化监护技术,甚至直接参加麻醉配合工作,因此,必须对麻醉有一个全面的了解。

一、麻醉前准备

麻醉前准备的目的在于消除或减轻患者对麻醉与手术产生的恐惧与紧张心理,以减少麻醉的并发症,利于麻醉的诱导与维持,减少麻醉意外。

(一)麻醉前访视

手术前 1d,麻醉医师到病房探访患者,向患者解释麻醉的有关事宜,减少患者的恐惧;查阅病历了解患者的全身状况;同时征求患者对麻醉的同意,根据病情及患者要求酌情处理,并拟定麻醉方案,选择麻醉前用药和麻醉药。

访视患者后做好术前麻醉记录,建立麻醉前讨论制度,由经管麻醉医师向全科汇报患者一般情况、存在并发症、术前准备是否完善以及拟采用的麻醉方法等,由大家讨论确定麻醉方法,让患者及家属签署麻醉同意书。

(二)患者准备

1.术前做好解释工作,使患者了解麻醉方法及麻醉后的反应,以取得合作,并消除对麻醉的恐惧与不安心理。

2.麻醉前应尽可能改善患者的全身体状况,如术前休克患者应予抗休克治疗;高血压患者应将血压控制在较满意水平;有冠心病及心律失常者,应给予心肌营养和抗心律药物治疗;严重贫血者,应先输血,以改善贫血状况。

3.成人麻醉前 12h 内禁食,4h 内禁饮;婴儿和儿童在手术前 6h 禁食。

(三)麻醉前用药

1.目的　使患者情绪稳定,缓解和解除术前的疼痛,以减少麻醉意外;降低基础代谢,减少麻醉药用量;减少呼吸道分泌物,利于麻醉进行。

2.常用药物　一般术前 30～60min,可选用下列药物之一作皮下或肌内注射。

(1)镇静药:地西泮(安定)、咪达唑仑、劳拉西泮(氯羟去甲安定)、氟哌利多或氟哌利多醇、异丙嗪、奋乃静(羟哌氯丙嗪)等。

(2)催眠药:苯巴比妥、戊巴比妥和司可巴比妥等。

(3)镇痛药:吗啡、哌替啶和芬太尼等。

(4)抗胆碱药:阿托品和东莨菪碱。

(5)特殊用药:对于易误吸的患者,予 H_2 受体拮抗药,如西咪替丁和雷尼替丁等。

(四)麻醉药品及器械准备

1.药品准备　根据患者情况和麻醉方法,确定用药的种类和剂量。

2.器械准备　根据不同的麻醉方法准备所需器械物品;同时术前应准备好吸引器、开口器、咽导管、气管插管、喉镜、供氧设备、麻醉呼吸机、生命体征监测仪等急救设备,以保证患者的安全。

二、全身麻醉

全身麻醉指用全身麻醉药使产生中枢神经系统抑制,进入神志消失的麻醉状态,这种抑制是可逆的或可控的,手术完毕患者逐渐清醒,不留任何后遗症。麻醉过程包括麻醉诱导、麻醉维持和麻醉苏醒 3 个阶段,临床上常用的麻醉方法有吸入麻醉、静脉麻醉、复合麻醉。

(一)吸入麻醉

吸入麻醉药经呼吸道吸入,在血液中达到一定浓度,产生麻醉,称为吸入麻醉。

1.常用吸入麻醉药

(1)氧化亚氮(笑气):为无色、无味、无刺激性的惰性气体麻醉药,具有较好的镇痛作用,在不缺氧的情况下,对生理功能影响小;但有弥散性缺氧和体内气体容积增大等不良反应。多在复合麻醉中用,麻醉的同时,吸入氧浓度不应低于 30%。

(2)氟烷:为一碳氢卤族化合物,无色透明液体,带有苹果香味,不燃不爆,麻醉效能强,咽喉反射消失快,不易诱发喉痉挛及支气管痉挛。加深麻醉即血压下降,血压下降程度与吸入浓度成正比。麻醉后心率多减慢,使用阿托品可预防。易发生心律失常,因此禁止同时使用肾上腺素类药物,能抑制子宫收缩,难产、剖宫产等禁用,以免增加产后出血。注意其对肝脏功能的损害。

(3)恩氟烷、异氟烷:是目前最常用的吸入麻醉药,麻醉效能强,诱导迅速,苏醒快而平稳,无燃无爆的危险,对气道无刺激性,不增多分泌物,肌肉松弛作用好,对肝、肾毒副作用小,对循环系统抑制轻微。

2.吸入麻醉方法　吸入麻醉是通过麻醉机和专用挥发罐实施,吸入方法分为开放式、半开放式、半紧闭式和紧闭式,开放式和半开放式吸入法较安全。

(二)静脉麻醉

将麻醉药注入静脉而产生全身麻醉作用称静脉麻醉。常用的药物如下。

1.硫喷妥钠　硫喷妥钠为超短效的巴比妥类药。易通过血-脑脊液屏障,静脉注射后 1min、肌内注射后 2～5min 即入睡,静脉诱导快而平顺。但对循环和呼吸有明显的抑制作用(与用药剂量、注射速度有关),因此呼吸道有梗阻、危重病患者及循环代偿功能差的患者应慎用或禁用。此药还能抑制交感神经,兴奋副交感神经,诱发喉痉挛和支气管痉挛,因此哮喘患者禁用。

(1)适应证:硫喷妥钠适用于全麻诱导、小儿基础麻醉、复合麻醉的辅助药。亦可用于小手术,如脓肿切开、人工流产等的镇痛。

(2)给药方法

1)静脉注射:麻醉诱导用 4～6mg/kg,小手术可分次少量用药。当患者神志消失、眼睑反射消失、眼球固定、针刺或划皮无反应时即可手术。一次总量不超过 1g。

2)肌内注射:配制硫喷妥钠浓度为 2%～2.5%,以 15～25mg/kg 肌内注射作为小儿基础麻醉,一次最大剂量不超过 0.5g,45～60min 后可追加原剂量的 1/2。硫喷妥钠基础麻醉仅为药物睡眠,止痛必须靠局部麻醉或其他麻醉方法方能完成手术。

(3)护理措施

1)硫喷妥钠溶液应现配现用,若粉末不易溶解而有沉淀或溶液带颜色,示为变质,不宜再用。

2)硫喷妥钠为强碱性药物,不能与酸性药物混合。

3)静注时应避免漏到皮下或注入动脉,以免引起组织或肢体坏死。

4)肌注时应达肌层,以防注入皮下使脂肪组织发生皂化。

2.氯胺酮 氯胺酮可选择性地抑制丘脑-新皮质系统及大脑联络径路,而延脑及边缘系统则呈兴奋状态。注射后表现为意识与感觉分离,外观似浅麻醉或浅睡眠状态,或清醒而表情淡漠。眼睑或睁或闭,眼球水平震颤,但有深度镇痛作用,这种选择性的抑制与兴奋作用被称为分离麻醉。该药清醒过程可出现幻觉与噩梦,辅用安定类药有一定预防作用。氯胺酮对循环系统有兴奋作用,可增高颅内压、眼压和肺动脉压,因此有上述情况者禁用。

(1)适应证:小儿基础麻醉、复合麻醉辅助药、烧伤切痂植皮术及表浅手术麻醉。

(2)应用方法

1)静脉注射:1～2mg/kg,1min 起效,维持 10～15min,以后根据手术需要每 10～15min 追加首次剂量的 1/2,或配制成 0.1%氯胺酮溶液静脉点滴维持。

2)肌内注射:适用于小儿,3～6mg/kg,注射后 3～5min 起效,维持 30～40min,以后追加首次剂量的 1/2。

3.羟丁酸钠 为中枢递质 γ-氨基丁酸的中间代谢产物,毒性低,镇静催眠作用强。用药后产生类似自然睡眠的麻醉状态,副交感神经系统功能亢进,可出现心动过缓,阿托品可预防。该药用后可促使钾离子进入细胞内,使血清钾降低,故低血钾患者禁用。

(1)适应证:此药适用于小儿基础麻醉,麻醉诱导及其他麻醉辅助用药。

(2)应用方法:静脉注射 50～100mg/kg,缓慢推注,维持时间 45～60min。

4.丙泊酚(异丙酚) 丙泊酚是超短效静脉麻醉药,静脉注射后 1min 之内睑反射消失,4～5min 即可恢复,苏醒快而完善,无兴奋现象。丙泊酚只有轻度镇痛作用,常需与芬太尼等药物配伍,对心血管影响与硫喷妥钠相似,但对呼吸抑制强于硫喷妥钠。缺点是注射部位疼痛和血压下降。

(1)适应证:此药适应于门诊小手术的全身麻醉。

(2)应用方法:成人静脉注射 2～2.5mg/kg。

(三)静脉复合麻醉

给两种以上静脉麻醉药物,产生催眠、镇痛和肌松等作用的全身麻醉,称静脉复合麻醉。

1.普鲁卡因静脉复合麻醉 普鲁卡因能较快进入神经组织,静注后可抑制中枢神经系统的活动,表现为镇痛和神志模糊。中毒量的普鲁卡因可引起阵挛性惊厥。普鲁卡因仅用于全麻的维持,由于镇痛不全,亦无肌肉松弛作用,因此需辅助用药才能完成麻醉。

(1)应用方法:先用硫喷妥钠诱导麻醉后,再用1%～2%普鲁卡因加0.4%的琥珀胆碱静脉点滴维持。第1小时的静滴速度为1mg/(kg·min),以后酌情减量。术中根据手术刺激的强度辅用止痛药,如哌替啶、芬太尼、氯胺酮或间断吸入麻醉。术毕前10～15min停药,一般都能很快清醒。

(2)麻醉深度的判断:一般根据血压、脉搏、眼部反射、肌张力、肢体活动度等综合因素,调整静滴速度,控制麻醉深度。

2.芬太尼静脉复合麻醉　芬太尼为主的复合麻醉,常与地西泮或咪达唑仑和肌松药复合,为心血管手术首选麻醉方法,它不仅镇痛作用强,而且毒性低,对循环系统影响轻微。

(1)适应证:常用于各种先天性心脏病,如房间隔、室间隔缺损修补术及动脉导管未闭结扎术等。

(2)应用方法:首先计算芬太尼的用量,为估计麻醉手术时间(min),除以10,乘以体重(kg);然后静脉注射总量的1/2量,地西泮或咪达唑仑10～20mg,琥珀胆碱静注后气管插管,机械肺通气。手术开始前将剩余的半量芬太尼静注,以维持麻醉,必要时追加地西泮。

3.神经安定镇痛麻醉　神经安定镇痛麻醉是以神经安定药丁酰苯类氟哌利多和强效镇痛药如芬太尼(50:1)为主的一种静脉复合麻醉方法。临床表现为患者安静不动,对环境漠不关心,闭目嗜睡,唤之能应。此方法对心血管功能和肝肾功能影响较轻微,术后苏醒较快。

(1)适应证:适用于神经外科及腹腔内较大手术患者的麻醉。

(2)应用方法:氟哌利多5mg和芬太尼0.1mg为1U,诱导按0.5U/kg,用琥珀胆碱或其他肌松药辅助完成;麻醉维持按1U/h追加,但以维持循环系统作为用药的指征之一,总量应小于5U。

(四)气管插管术

气管插管术是保持呼吸道通畅,便于麻醉过程中管理呼吸道的最好方法。不仅广泛应用麻醉实施,而且在危重病患者呼吸循环抢救复苏过程中也发挥了重要作用。

1.插管用具

(1)喉镜:根据患者情况、气道不同的解剖特点及操作的习惯选择大小合适的弯形或直形镜片。

(2)气管导管:应根据插管途径、患者的年龄、性别和身材选择导管,导管的粗细以法制(F)为标准,一般成年女性用F32～F38,成年男性用F34～F40,小儿用导管的粗细=年龄+F18。

(3)牙垫:与气管导管并联固定于口中,防止麻醉减浅时咬瘪导管。

(4)插管钳:用于夹住导管送入声门。

(5)滑润剂:涂于气管导管上,以免损伤喉黏膜。

(6)喷雾器:内装表面麻醉药,用于喉黏膜表面麻醉。

2.插管步骤

(1)放入喉镜:患者张口,麻醉者右手提起下颌,左手持喉镜,自患者右侧口角置入,镜片将舌体挡向左侧后移至正中。此时可见悬雍垂。右手推头使头尽量后仰。继续伸入镜片,见会厌后将镜片远端伸入舌根与会厌面间的厌谷再上提喉镜,此时声门显露于视野中。

(2)插入气管导管:右手握笔状持气管导管,将斜口端对准声门裂插入声门下3～5cm。

(3)插入牙垫:将牙垫插入上下齿之间,退出喉镜,用胶布固定导管及牙垫,以防导管深入或滑出。

3.气管插管注意事项

(1)动作轻柔,避免使用暴力,以免损伤咽喉组织而致血肿、出血、水肿。

(2)正确使用喉镜,防止门牙脱落,或老年人牙残根脱掉坠入气道。

（3）插管完成后，及时判断是否有误插入食管的可能，并核对导管插入深度，防止导管插入过深，致单肺通气而缺氧。

（4）有分泌物及时吸引，防止气道阻塞。

三、椎管内麻醉

椎管内麻醉包括蛛网膜下腔麻醉、硬脊膜外腔麻醉及骶管麻醉。椎管内麻醉为我国常用的麻醉方法，其中硬脊膜外腔麻醉应用尤为广泛，约占麻醉总数的 50% 以上。

（一）蛛网膜下腔麻醉

蛛网膜下腔麻醉简称腰麻。是将局部麻醉药自腰椎棘突间隙注入蛛网膜下腔脑脊液中，使一定范围内的脊神经根、脊神经节及脊髓表面部分产生不同程度的阻滞，暂时失去传导功能，从而产生麻醉效果。麻醉平面在胸 10 以上平面称为高位腰麻，胸 10 以下平面称为低位腰麻，仅限于肛门会阴部者称为鞍麻。

1.操作与管理

（1）穿刺时体位：腰麻取侧卧位，鞍麻取坐位。尽量使腰部屈曲，棘突间隙张开，便于穿刺。

（2）穿刺点定位：成人应选第 2 腰椎以下间隙，小儿应选第 3 腰椎间隙以下穿刺，以免损伤脊髓。

（3）腰椎穿刺术：必须在严格的无菌技术下进行。在预定穿刺点做皮内、皮下和棘间韧带逐层浸润。穿刺针在棘突间隙中点进针，与背部皮肤垂直方向逐层进入，并仔细体会针尖处的阻力变化。当针尖穿过黄韧带时，有阻力突然消失的"落空"感觉。继续推进时常有第 2 个"落空"感，提示已穿破硬脊膜而进入蛛网膜下隙，此时脑脊液流出，示穿刺成功。

（4）注射：将预先准备好的麻醉药注入蛛网膜下腔，注药前后均应轻轻回吸脑脊液，确保药液全部注入蛛网膜下腔。

（5）麻醉平面的调节与控制：根据手术时间及部位，在麻醉药的剂量、注药时的体位，药液比重，注药的速度等方面控制与调节麻醉平面在预定范围。

2.适应证与禁忌证　本方法适于腰部以下手术。严重心血管、呼吸系统的疾患，中枢神经系统疾病，脊柱畸形，穿刺点局部有感染，精神病，严重神经官能症，凝血功能异常的患者等禁忌。

3.并发症及防治

（1）头痛：系脑脊液漏至硬脊膜外间隙，使颅内压下降所致，常于术后 24～72h 患者开始活动时发生，典型的症状为直立位时头痛加重，而平卧后好转，一般 3～7d 可自愈。

用 24～26G 细针穿刺，减少硬膜裂口，可预防其发生；术后去枕平卧 6～12h，术中、术后给予足量补液，亦为预防措施。有头痛者适当给予镇静止痛药，亦可于硬脊膜外隙注入中分子右旋糖酐 30～40ml。

（2）尿潴留：局部麻醉药在骶区浓度高，消失晚，因此骶神经功能恢复慢，或因会阴区疼痛，影响排尿。可用针刺治疗或诱导小便，必要时行导尿。

（二）硬脊膜外间隙阻滞麻醉

将局部麻醉药注入硬脊膜外间隙，阻滞脊神经根，使其支配的区域产生暂时性麻痹，称硬膜外间隙阻滞麻醉，简称为硬膜外阻滞。是我国目前应用最广泛的麻醉方法。

1.分类　根据脊神经阻滞的部位不同，临床上分为以下几类。

（1）高位硬脊膜外阻滞麻醉（颈或上胸段）：适用于颈部、上肢和胸壁手术，穿刺点在颈 5 与胸 6 之间。

（2）低位硬脊膜外阻滞麻醉（中或下胸段）：适用于腹部手术，穿刺点在胸 6 与胸 12 之间。

（3）低位硬脊膜外阻滞麻醉（腰段）：常用于下肢和盆腔手术，穿刺部位在腰椎各间隙。

（4）骶管阻滞麻醉：经骶裂孔穿刺，适用于会阴区的手术，小儿可根据局部麻醉药的容积和浓度阻滞下腹部或下肢。

2.方法与步骤

（1）体位：与腰麻相同，低位硬脊膜外隙阻滞亦可采用坐位。

（2）穿刺点的选择：以手术切口为中心选择。

（3）穿刺法：采用直入穿刺法或旁正中穿刺法进入硬脊膜外腔，穿刺针到达黄韧带后，根据阻力的突然消失、负压的出现以及无脑脊液流出等现象，即可判断穿刺针是否已进入硬膜外间隙。

（4）导管插入：当确定针尖已进入硬脊膜外间隙后，插入硬膜外导管，导管再进入硬脊膜外间隙 3～5cm，拔去穿刺针，用胶布固定于患者背部。接上注射器，便于连续用局部麻醉药，称连续硬脊膜外隙阻滞法，此法安全，麻醉时间不受限制。也有一次注药后拔除导管者，但此法不如前者安全，且麻醉效果缺乏可控性，如麻醉药剂量不足，麻醉效果欠佳，将无法弥补。

3.注意事项

（1）必须先注入试验剂量的局部麻醉药，即注入 2％利多卡因 3～5ml，观察 5min 确定无腰麻征才可继续用药。如针尖已误入蛛网膜下腔，试验剂量即可引起腰麻体征。

（2）硬脊膜外阻滞麻醉的管理同腰麻，但其适应证较腰麻广，几乎用于颈部以下尤其是胸部以下的手术，而在上胸部麻醉时，由于肋间肌的麻痹，呼吸管理尤为重要。

（3）硬脊膜外阻滞麻醉的严重问题是全脊髓麻醉和神经损伤，前者可引起呼吸心跳骤停，后者会留下永久性瘫痪。预防与治疗的重点是穿刺时轻柔细致，以防穿破硬膜或损伤神经，用药后密切观察，以便及早发现问题及时处理。

四、局部麻醉

局部麻醉（简称局麻）可使身体一定部位的感觉神经传导功能暂时性阻断，失去痛觉，以利手术施行。

（一）常用局部麻醉方法

1.表面麻醉　局部麻醉药透过黏膜表面，使浅表神经末梢产生的无痛状态。适用于眼、耳、鼻、咽喉、气管、食管、尿道等手术或内镜检查。

2.局部浸润麻醉　将局部麻醉药液注射在手术区组织内，以阻滞组织中的神经末梢。因用药量大，一般应用最低有效浓度。

3.区域阻滞麻醉　在手术野周围及其基底部注入局部麻醉药，阻滞进入手术野的神经干和神经末梢。适用于囊肿切除、活检等小手术。

4.神经干（节、丛）阻滞麻醉　在神经干（节、丛）周围注入局部麻醉药，阻滞其传导，使其支配的区域无痛。临床常用的有颈丛神经阻滞、臂丛神经阻滞、肋间神经阻滞等。

（二）常用局部麻醉药

按化学结构可将局部麻醉药分为脂类与酰胺类，前者有普鲁卡因、丁卡因；后者有利多卡因、布比卡因。

（三）局部麻醉药中毒

由于局部麻醉药进入血循环，使血中浓度超过机体耐受阈所致。

1.原因

（1）一次用药量超过最大限量。

（2）局部麻醉药误入血管或在血管丰富区吸收快。

（3）由于局部麻醉药的个体耐受性差异很大，有的患者用小剂量局部麻醉药或低于常用量，也出现毒性反应，这种情况称为高敏反应。

2.症状及体征　根据中枢神经系统症状及体征可分为轻、中、重 3 度。

（1）轻度：以精神异常为特征，患者失去理智，一般出现多言、烦躁不安或沉默、嗜睡等。

（2）中度：以面部小肌肉震颤为特征，可出现恶心、呕吐等症状。

（3）重度：出现全身抽搐和惊厥，患者可因抽搐缺氧而死亡。

呼吸循环系统早期表现为兴奋，以后转为抑制，严重者呈现昏迷，肌肉松弛，面色苍白，皮肤湿冷，血压下降，脉快而弱，呼吸浅慢。如抢救不及时，可因呼吸循环衰竭而死亡。

3.预防

（1）一次用药不超过最大限量。

（2）局部麻醉药中加入 1/20 万～1/50 万的肾上腺素，以减缓局部麻醉药吸收。但指（趾）、神经阻滞麻醉及高血压患者等禁用。

（3）缓慢注药，注药前先回抽，以免误入血管内。

4.处理

（1）症状轻者停药观察，并做好进一步抢救准备。

（2）静脉输液，促进排泄。

（3）抗惊厥。

1）地西泮：10～20mg 或 0.1～0.2mg/kg。

2）硫喷妥钠：2%～2.5%硫喷妥钠 3～5ml 缓慢静脉注射。

3）肌肉松弛药：应在气管插管或人工呼吸装备下进行。

（4）给氧：自鼻导管或面罩均可，如呼吸抑制或停止，则行气管插管。

（5）支持循环功能：根据不同情况应用升压药或强心药等。

（6）心跳停搏：应立即进行心、肺、脑复苏。

五、低温麻醉

控制性降温，可降低组织代谢，提高机体对缺氧的耐受能力，从而保护大脑及其他代谢率较高的器官免受局部缺血或缺氧的损害。体温每下降 1℃，基础代谢率下降 6.7%，若体温降至 28℃时，新陈代谢可降至正常的一半。

（一）适应证

1.心血管外科手术　如较为复杂的心内畸形矫正术。在深低温停循环时，对婴幼儿可阻断循环 1h；若体表温度降至 28～30℃，可阻断循环 8～10min。

2.神经外科手术　主要应用于需要部分或全部阻断脑血供的手术，体温若降至 30℃，可有效地控制颅内高压及预防脑缺血、缺氧。

3.其他疾病治疗　如甲状腺危象，恶性高热等高代谢疾病的治疗。

（二）实施方法

1.实施低温麻醉的原则

（1）避免应用易引起心律失常的药物（如氟烷）。

（2）术前麻醉诱导后应用具有预防寒战、扩张末梢血管的药物（如吩噻嗪类药）。

(3)待麻醉维持至一定深度时,方可开始体表降温。

(4)深低温麻醉,可给大剂量肾上腺皮质激素,以减少缺氧对脑细胞的损害。

2.降温的方法

(1)在手术床上放置与人体大小相仿的冰槽,待麻醉维持到一定深度时连接好各种监测导线,并向冰槽内注入加有碎冰块的 0～4℃水(成人),小儿一般用 2～4℃水即可。

(2)浸泡 15min,测直肠或食管下段温度达 33℃时,可放出冰水。一般出水后,中心温度还可以继续降至 30℃±1℃。

3.复温方法

(1)电热毯法:术前将电热毯铺于手术床上,当手术已不需要低温,即可接通电源加热,温度控制在 45℃以下。

(2)血液转流法:体外循环下血液复温多用于体外循环降温法,是利用复温器血液加温(40℃)后转流。

(3)体表复温法:手术即将结束,用热水袋(40～45℃),分别置于患者腹股沟、颈部、躯体两侧;注意水温不可超过 50℃,避免发生烫伤。

(三)监测

1.体温监测　一般常用鼻咽、食管及直肠温度监测。

2.心电图监测　降温过程中最危险的并发症为心室纤颤。

3.血压监测　一般采用无创血压监测,但深低温时,因寒冷反应致血管收缩,故常用有创动脉压监测。

4.中心静脉压监测　可作为患者输血、输液的参考指标。

5.血气和电解质监测　因降温过程中可发生酸碱平衡失调和电解质紊乱。

6.尿量监测　有助于掌握肾功能及肾血流灌注情况。

六、控制性低血压

在血液丰富的组织和大血管部位施行手术时,因出血较多且难以控制,为了减少手术中的渗血,在麻醉过程中,采用一定的方法,将收缩压降低至 80～90mmHg,或者将平均动脉压降至 50～65mmHg,不致有重要器官的缺血缺氧性损害,并根据具体情况控制降压的程度和持续时间,称为控制性低血压或控制性降压。

(一)适应证

1.复杂大手术、出血较多而止血困难的手术,如巨大脑膜瘤、先天性颅内动脉瘤、鼻咽部血管瘤等手术。

2.大血管手术如主动脉缩窄或动脉瘤切除手术、动脉导管结扎或切断术。

3.其他手术,如嗜铬细胞瘤手术,眼压很高的青光眼,血源紧缺及不适宜输血的患者。

(二)禁忌证

1.绝对禁忌证

(1)重要脏器实质性病变者,脑血管病,心功能不全,肾功能不全,肝功能不全,冠心病,严重高血压,动脉硬化者,脑血管病变患者,特别是急性心血管疾病的患者。

(2)血管病变患者,外周血管性破裂,器官灌注不良。

(3)循环功能不全患者,如严重贫血或低血容量休克者。

(4)麻醉设备条件不足及技术不过关者。

2.相对禁忌证

(1)高龄或幼儿。

(2)缺血性周围血管病及有静脉炎或血栓史。

(3)慢性缺氧,闭角性青光眼。

(三)监测

1.控制性低血压应监测心电图、体温、中心静脉压、失血量、尿量,并定时做电解质分析,动脉血气分析,血红蛋白及血细胞比容测定。若尿量减少提示肾血灌注不足,需提高血压;若动静脉血氧合正常,pH 正常,而心电图 ST 段发生变化,血压也应做相应调整。

2.血压控制的限度,一般平均动脉压不应低于 6.7kPa(50mmHg)若必须降至 6.7kPa 时,持续时间不应超过 30min。肱动脉或桡动脉压不低于 8.0～9.3kPa(60～70mmHg),老人不低于 10.7kPa(80mmHg)为准。有临床资料证实,当收缩压维持在 8kPa(60mmHg)以上时,对于健全的器官不会造成缺血性损害。

(四)方法

1.轻度降压且时间短的手术:选用氟烷、恩氟烷、异氟烷吸入或单次静脉注射三磷腺苷。

2.以减少渗血为目的,需长时间降压的手术,多采用硝普钠、硝酸甘油或米噻芬静脉滴注。

3.为了降低血管壁张力,防止大出血的手术,常用硝普钠、三磷腺苷或维拉帕米静脉滴注。

七、麻醉期间监测

(一)常用监测指标及临床意义

1.心率　正常成人心率为 60～100/min,心率慢于 50/min 或快于 100/min,心排血量即减少。

2.动脉血压　测压方法有间接法和直接法两种,可酌情选用。

(1)间接法

1)袖带法:上肢测肱动脉压,下肢测股动脉压,通过袖带充气,放气,经听诊获得,为使压力读数准确,应根据肢体的外径,用宽窄适宜的袖带。

2)超声波法:用多普勒监测仪进行监测,准确性较袖带法高,受干扰少。

(2)直接法:常用桡动脉或足背动脉穿刺,直接接到测压器或压力换能器、电子放大器显示并记录。

3.中心静脉压　常用右颈内静脉或右锁骨下静脉穿刺,连接于压力计上。主要反映右心室前负荷。正常值 0.392～1.177kPa(4～12cmH_2O)。

4.肺毛细血管楔压　将 Swan-Ganz 漂浮导管经右颈内或左肘部贵要静脉插入右心房,使其尖端达到肺动脉小分支处,即可测得。反映左心室前负荷。正常值为 0.8～2.0kPa(6～15mmHg)。漂浮导管除可测量上述压力外,还可用温度或染料稀释法测量心排血量以及采取右心房或肺动脉混合静脉血。

5.心排血量　用漂浮导管测量。成人正常值为 4.5～6.0L/min,用于危重病患者或大手术时。

6.失血量及血容量　可根据手术时吸出的血量,称吸血后纱布的重量,检查血细胞比容及测定中心静脉压等推算。

7.动脉血气分析　抽动脉血检查,了解患者有无缺氧、二氧化碳蓄积及酸碱平衡紊乱。抽动脉血注意应使动脉搏动推动注射器内管,勿用力抽吸,以防气泡混入;抽血毕即用橡皮帽堵住针头,轻轻摇动空针,使注射器管壁之肝素与血液充分混合,以防凝血;立即送血气室检查。

8.尿量　放留置导尿管,监测术中、术后尿量变化,可直接了解肾灌注情况,并间接反映内脏器官灌注情况。

9.潮气量和分钟通气量　现代麻醉机都装备有呼吸容计,很容易读出数据。正常人潮气量为 400～

500m1(8～10ml/kg),分钟通气量为 6～8L,低于 3L 为通气不足,超过 10L 为通气过度。

10.心电图 可及时发现心律失常,心肌缺血及某些电解质紊乱等。

11.脑电图 可了解麻醉药对大脑皮质的抑制程度及有无脑缺氧等情况。

12.肌肉松弛度 用周围神经刺激器,监测肌肉松弛状况,使麻醉时合理、精确应用肌肉松弛药。

13.体温 可将测温器电极置入食管、鼻腔、鼓膜旁或直肠,连续监测体温变化。

14.其他 血生化、血糖及其他特殊监测等,根据病情决定。

(二)创伤性监测的护理措施

上述中心静脉压的测量与动脉压的穿刺测量是创伤性的,应采取一定的护理措施。

1.中心静脉压监测的护理

(1)用具准备:消毒包、输液器、三通连接管、测压管、肝素生理盐水、冲洗液、套管针等。

(2)穿刺时采用头低位。连接管要牢固可靠,预防脱落并发空气栓塞。

(3)要严格无菌操作,每天更换输液器与敷料。并每天用肝素生理盐水冲洗导管,抽血后也应冲洗,以保证管道畅通。

2.桡动脉或足背动脉穿刺测压的护理

(1)用具准备:消毒包,固定腕部用的木板和垫高腕部的纱布卷,简易测压器或压力换能器,电子放大器显示或记录仪。肝素冲洗液可用生理盐水配制,如瓶装生理盐水可用长针头接气球加压,袋装生理盐水可用气袋加压。

(2)严格无菌操作,固定好导管位置,避免移动。

(3)注意观察和及时处理并发症,如血栓形成、表面皮肤坏死等。

八、术后镇痛

术后镇痛是应用阿片类药或局部麻醉药减轻疼痛,并防止围手术期并发症,促进患者康复的一种治疗方法。传统的镇痛方法是患者感觉到疼痛时,由护士遵医嘱,肌注镇痛类药物。这种用药方法的缺点是镇痛不及时,药物浓度波动性大,无个体差异,重复肌注引起注射部位疼痛,镇痛效果差等,目前较好的方法是硬脊膜外隙镇痛和患者自控镇痛(PCA)。

(一)硬脊膜外间隙镇痛

术后留置硬脊膜外隙导管,将阿片类药物或局部麻醉药注入硬脊膜外间隙进行镇痛,已广泛地用于术后镇痛治疗。

1.常用镇痛药

(1)阿片类药物:一般推注后 30min 起效,持续时间为 6～12h 不等。

1)芬太尼:单次给药剂量按 0.001～0.002mg/kg 计算;输注浓度为 0.0025～0.0100mg/ml,注入速度为 2～4ml/h。

2)吗啡:单次给药剂量按 0.03～0.06mg/kg 计算,输注浓度为 0.05～0.10mg/ml,输注速度 1～5ml/h。

3)哌替啶:单次给药剂量按 0.35～0.7mg/kg 计算,输注浓度 1.0～2.5mg/ml,输注速度 4～10ml/h。

④氢吗啡酮:单次给药剂量按 0.01～0.02mg/kg 计算,输注浓度 0.05～0.10ml,输注速度 1～5ml/h。

(2)局部麻醉药

1)罗哌卡因:持续输注,给药剂量按 3ml/h 计算,输注浓度为 0.002mg/ml。

2)布比卡因:既可单次给药,又可持续输注。给药剂量按 3ml/h 计算,输注浓度 0.00125mg/ml。

2.镇痛监测及护理

(1)建立监测制度,准备好镇痛监测设备、急救药物及急救设备,最好将纳洛酮和注射器放置于床旁。

(2)硬膜外镇痛患者应监测呼吸频率及深度,每1～2h监测1次。

(3)持续输注局部麻醉药的患者应监测生命体征,感觉平面及运动阻滞情况,1次/4h。

(4)腰段及下胸段硬膜外镇痛的患者应卧床休息,防止硬膜外导管脱落。

(5)注意观察置管局部有无红、肿、疼痛,以防感染。

3.阿片类药物硬膜外镇痛的并发症处理

(1)恶心、呕吐:小剂量(0.1～0.4mg)纳洛酮静脉注射及甲氧氯普胺(胃复胺)10mg肌内注射,可缓解。

(2)皮肤瘙痒和尿潴留:导尿,静脉注射纳洛酮0.1～0.4mg,也可给抗组胺药。

(3)呼吸抑制:最多见于老年患者,使用镇痛药胸段硬膜外镇痛及较衰弱的患者,处理方法可静脉注射纳洛酮0.04～0.40mg。

(4)血压低、运动神经阻滞及相应节段的皮肤感觉缺失:常见于硬膜外局部麻醉药浓度偏高所致,应加强观察。

(5)硬脊膜刺破:因导管太硬,置管时间太长引起。

(二)患者静脉自控镇痛(PCA)

患者自控镇痛是由患者自行控制给予镇痛药的装置,即PCA仪,主要组成部分为:注药泵、自控装置、输注管道和防止反流的活瓣。使用前可预先设定维持剂量、给药间隔时间和最大安全剂量,患者不会出现药物过量,并具有高的自主性和个体化。

PCA应用时,应预先设定维持剂量、间隔时间及装载剂量等。

1.维持给药剂量 是指设定PCA泵参数持续给药,患者间歇按压手柄或机身上的按钮,实现追加给药以维持满意镇痛水平。

2.间隔时间 为降低药物的不良反应,可以设定患者在前一次剂量完全起效之后再次追加药量,间隔时间的设定应考虑到药物起效的速度及达到有效浓度所需时间,同时和维持剂量大小也有关。一般吗啡、哌替啶间隔时间为8～12min;芬太尼、苏芬太尼间隔5～8min;氢吗啡酮间隔6～10min。

3.监测及护理

(1)监测评估镇痛、镇静程度,4h 1次。

(2)监测患者呼吸频率,2h 1次。

(3)监测评估疼痛程度,可提示是否需要改变PCA方案。

(4)术前宣教,告知患者及陪护人员适时按PCA按钮,不要等待剧烈疼痛时再按,确保将疼痛降至最低;在活动或呼吸练习等可能引起疼痛的行为之前使用PCA;若出现不良反应应立即告知护理人员。

4.并发症 阿片类药物最严重的并发症是呼吸抑制。若出现呼吸抑制,应立即停止阿片类药物的使用,吸氧,使用纳洛酮拮抗,其余并发症与硬膜外镇痛相同。

(任潇勤)

第四节 常见麻醉患者护理

所有的麻醉药物和麻醉方法都可影响患者的生理状态稳定性。对麻醉患者实施有针对性的护理,能减轻患者生理、心理负担,提高手术麻醉安全性。临床麻醉方法包括:全身麻醉、局部麻醉、神经阻滞麻醉、椎管内麻醉。无论采用何种麻醉方法,要求在围术期始终保持呼吸道通畅和气体交换良好(简称呼吸管理)。为达到这一目的,需要在气道内置入气管导管、支气管导管或喉罩通气管等,手术结束后的拔管,可能有发生意外的危险,所以拔管应严格掌握拔管适应证与禁忌证,做好麻醉患者的治疗与护理。神经阻滞麻醉或椎管内麻醉也可能因药物作用或技术操作给机体带来不良影响。麻醉专科护士必须熟练掌握不同麻醉方法的患者麻醉护理过程,及时发现并处理麻醉并发症。

一、气管、支气管内插管全身麻醉的护理

【概述】

气管和支气管内插管是麻醉气道管理的主要手段,气管内插管方法大致分为经口腔插管法、经鼻腔插管法、经气管造口插管法三大类,如把导管插入单侧支气管即称为支气管内插管。

【护理常规】

1.麻醉前准备

(1)患者准备

1)麻醉前评估患者劳动能力、吸烟与嗜酒史,有无长期服用催眠药史,有无怀孕,有无食物、药物过敏史。嘱患者清洁口腔、鼻腔,戒烟、酒。

2)术前禁食≥8h,婴幼儿禁食≥4h,禁饮(糖水、清果汁)≥2h。

3)嘱患者取下活动义齿、首饰、手表、戒指等。按医嘱执行麻醉前用药。

4)告知患者麻醉复苏期需要配合的内容:如应答、睁眼、伸舌等。

5)麻醉开始前测量和记录首次体温、心率、血氧饱和度、呼吸、血压。

6)建立上肢静脉通道。

(2)麻醉器械、设备、耗材准备

1)多功能麻醉机、心电监护仪、听诊器、麻醉喉镜、注射泵、加温仪、简易呼吸囊。

2)检测氧气源和吸引装置压力、系统密闭程度,确认无漏气。

3)一次性耗材有气管导管(支气管内插管准备双腔支气管导管或支气管封堵管)或喉罩、导管芯、呼吸回路、麻醉面罩、吸痰管、吸附器、口咽通气管、过滤器、医用水溶性润滑剂。

4)困难气道麻醉用具如支气管纤维镜、可视喉镜。

(3)药物准备按医嘱准备镇痛药、镇静药、肌肉松弛药、胶体和常规急救药品(包括阿托品、麻黄碱、肾上腺素、多巴胺、阿拉明),0.9%氯化钠注射液500ml。

2.麻醉中的护理观察及记录

(1)连续动态监测心电图,每10~15分钟记录麻醉机、监护仪上各参数,支气管内插管麻醉根据手术需要单肺通气时,尤其密切注意血氧饱和度的变化。

(2)协助填写麻醉记录单。

(3)妥善固定气管导管,防止脱管、阻塞。术中变换患者体位时注意观察导管置入的深度。

(4)记录用药时间点、用量。

(5)记录输注液体种类及麻醉手术期间的出入量。

(6)按需要给予液体加温、患者身体保温。

(7)根据医嘱采血进行各种检验。

3.麻醉复苏期护理

（1）气管导管拔管指征：在麻醉医生的指导下进行操作。没有单一的指征能保证可以成功地拔除气管导管，下列指征有助于评估术后患者不需要辅助通气。

1）PaO_2 或 SpO_2 正常（一般 $SpO_2>94\%$）。

2）呼吸方式正常，咳嗽、吞咽反射活跃。患者能自主呼吸，呼吸不费力，呼吸频率<30/min，潮气量>6ml/kg。

3）意识恢复，可以合作和保护气道。

4）肌力完全恢复。

5）气管导管内、口腔内和咽部无异物，无气道梗阻或通气不足现象。

（2）拔管时护理要点

1）拔管前无菌操作下吸干净气管内、咽喉、口鼻内分泌物。吸痰中观察患者脉搏氧饱和度，有口唇发绀、持续呛咳者应停止吸痰，给予吸氧，待症状改善后再吸痰。

2）将气管导管套囊放气，导管内插入输氧管供氧，肺充氧胀气。

3）将吸引管留置在气管导管前端之外，一边吸引一边缓慢拔管。

4）拔出气管导管后继续面罩吸氧，流量4～5L/min。再次清理口鼻咽喉分泌物。

5）当患者未清醒或有舌根后坠时，放置口或鼻咽通气管继续面罩吸氧，流量4～5L/min。

（3）观察和记录

1）氧饱和度、血压、心率，每10～15分钟记录1次。

2）自主呼吸频率、节律、潮气量，每10～15分钟记录1次。

3）有无肺误吸、喉头水肿、气管塌陷等并发症表现。

4）神志恢复情况及对刺激的反应。

5）疼痛程度。

6）出入量：包括输血、输液量及尿量、引流量等。

7）外科专科情况及皮肤情况。

（4）体位护理：患者未清醒时，平卧位头偏向一侧，清醒后可抬高头部15°～20°。做好身体及四肢约束和固定，防止坠床或其他意外的发生。

（5）注意保暖，防止低温。

（6）转出麻醉恢复室的标准：

1）在恢复室停留>30min，神志完全清醒，正确对答。婴幼儿能睁眼、哭声响亮。

2）生命体征等观察指标平稳。

3）停吸氧气5～10min，血氧饱和度>94%。当停氧后血氧饱和度持续<94%，请示麻醉医生，由医生评估患者情况后决定。

4）对镇痛剂的要求间隔>15min。

（7）转回普通病房后的护理建议

1）持续监护脉搏氧饱和度、脉搏、血压≥8h。

2）持续鼻导管吸氧≥8h，流量2～4L/min。

3）观察呼吸频率和节律，每15～30分钟记录1次，连续2h。

4）及时清除呼吸道分泌物。

二、喉罩全身麻醉的护理

【概述】

喉罩(LMA)是由英国医生 Brain 于 1981 年根据解剖成人咽喉结构所研制的一种人工气道,在其通气管的前端衔接一个用硅橡胶制成的扁长形套,其大小恰好能盖住喉头,故有喉罩通气管之称。已被广泛应用于临床全身麻醉施行呼吸管理。

【护理常规】

1.麻醉前准备

(1)患者准备

1)全面评估患者情况,包括年龄、体重、吸烟与嗜酒史,口腔张开程度,有无长期服用催眠药史,有无食物、药物过敏史、术前诊断和拟行手术方式等,重点了解患者有无喉罩插管禁忌证。

2)指导患者术前禁食≥8h,婴幼儿禁食≥4h,禁饮(糖水、清果汁)≥2h。

3)嘱患者取下活动义齿、首饰、手表、戒指等。按医嘱执行麻醉前用药。

4)告知患者麻醉复苏期需要配合内容:如应答、睁眼、伸舌等。

5)麻醉开始前测量和记录首次体温、心率、血氧饱和度、呼吸、血压。

6)建立上肢静脉通道。

(2)麻醉器械、设备、耗材准备

1)多功能麻醉机、心电监护仪、听诊器、麻醉喉镜、注射泵、加温仪、简易呼吸囊。

2)检测氧气源和吸引装置压力。

3)根据患者体重准备选择合适的喉罩及医用润滑剂、喉镜、注射器、吸痰管等。同时备好气管插管用品,便于喉罩置入不能满足需要时能及时更换为气管插管。

4)困难气道麻醉用具如支气管纤维镜、可视喉镜。

(3)药物准备按医嘱准备镇痛药、镇静药、肌肉松弛药、胶体和常规急救药品(包括阿托品、麻黄碱、肾上腺素、多巴胺、间羟胺等),0.9%氯化钠注射液 500ml。

2.喉罩置入操作的配合

(1)LMA 使用前检查:漏气检查;轻度过度充气检查;弯曲度检查:弯曲 180°是否能恢复原状。

(2)通气罩的前端背面应涂抹医用润滑剂,润滑剂避免触及套囊的前缘。

(3)麻醉诱导后将患者头后仰,头部呈后仰伸位,口腔张开。

(4)连接呼吸回路,喉罩套囊注气,固定。

3.术中护理

(1)若术中需要移动患者头部或麻醉变浅出现头部位置移动时,应及时提醒麻醉医师复查喉罩位置、麻醉机通气状态。

(2)术中漏气、反流的判断:

听:有无漏气声、捻发音。

看:口腔、鼻腔有无气雾溢出。

查:套囊位置有无改变致漏气,潮气量、压力改变。

(3)观察和记录连续动态监测心电图、血压、脉搏变化并记录;记录用药输血、输液情况。

4.麻醉复苏期护理

（1）准备负压吸引装置，吸痰管及急救药品。手术结束后及时充分清除口腔内分泌物。

（2）拔除喉罩指征：患者完全清醒；自主呼吸恢复，通气良好；有保护反射出现。

（3）患者清醒前不宜将套囊放气，防止反流误吸。

（4）拔出喉罩后继续面罩吸氧，流量4～5L/min。再次清理口鼻咽喉内分泌物。

（5）观察和记录

1）氧饱和度、血压、心率，每10～15分钟记录1次。

2）自主呼吸频率、节律、潮气量，每10～15分钟记录1次。

3）有无肺误吸、喉头水肿、气管塌陷等并发症表现。

4）神志恢复情况及对刺激的反应。

5）疼痛程度。

6）出入量：包括输血（液）量及尿量、引流量等。

7）外科专科情况及皮肤情况。

（6）体位护理：患者未清醒时，平卧位头偏一侧，清醒后可抬高头部15°～20°。做好身体及四肢约束和固定，防止坠床或其他意外的发生。

（7）注意保暖，防止低温。

（8）转出麻醉恢复室的标准

1）患者在恢复室停留＞30min，神志完全清醒，正确对答。婴幼儿能睁眼、哭声响亮。

2）观察指标平稳。

3）停吸氧气5～10min，脉搏氧饱和度＞94％。当停氧后血氧饱和度持续＜94％，请示麻醉医生，由医生评估患者后决定是否转出恢复室。

4）对镇痛剂的要求间隔时间＞15min。

（9）转回普通病房后的护理建议

1）持续监护脉搏氧饱和度、脉搏、血压≥8h。

2）持续鼻导管吸氧≥8h，流量2～4L/min。

3）观察呼吸频率和节律，每15～30min记录1次，连续2h。

4）及时清除呼吸道分泌物。

三、硬脊膜外腔阻滞麻醉的护理

【概述】

将局部麻醉药注入硬脊膜外间隙，阻滞脊神经根，使其支配的区域产生暂时性麻痹，称为硬膜外腔阻滞麻醉。

【护理常规】

1.麻醉前准备

（1）嘱患者麻醉前禁食≥8h，术前一天行全身皮肤清洁。

（2）麻醉器械、设备准备：麻醉机、心电监护仪、氧气、吸引装置。

（3）物品、药品准备：成人或儿童硬膜外穿刺包（含穿插针、导管、无菌敷料）、2％利多卡因或其他局部麻醉药；急救药品包括麻黄碱、肾上腺素、阿托品等。

　　(4)急救插管用物:麻醉喉镜、气管导管、简易呼吸囊、听诊器。

　　(5)建立上肢静脉通道。

　　(6)麻醉开始前测量和记录首次体温、血氧饱和度、心率、呼吸、血压。

　　2.麻醉中的护理配合及观察记录

　　(1)向患者解释麻醉过程,指导患者配合麻醉穿刺。

　　(2)协助患者采取侧卧位,头部垫小枕,背部紧靠床沿,下颌尽量紧贴胸前,双手抱膝,膝部尽量紧贴腹壁。

　　(3)按外科手术切口要求行穿刺部位皮肤消毒。范围:上至肩胛下角,下至尾椎,两侧至腋后线。

　　(4)连续动态监测心电图、血压、心率、呼吸、血氧饱和度,每10～15分钟记录1次。

　　(5)观察口唇黏膜、皮肤及术野血液颜色,面罩供氧。

　　(6)观察记录输血、输液量与尿量、出血量,根据血容量情况调整输液速度及输液种类。

　　(7)常见并发症的观察及对症护理

　　1)局部麻醉药全身中毒反应:其症状与处理详见局部麻醉的护理。

　　2)全脊髓麻:为最严重并发症。主要表现为低血压、呼吸抑制。应加快输液速度,按医嘱使用血管收缩药,同时做好急救插管准备。

　　3)头痛、神经损伤:头痛常出现于硬膜穿破后6～72h,直立位时头痛加剧而平卧位后好转,此时嘱患者卧床休息,按医嘱对症处理;穿刺中患者出现触电感或痛感,警惕神经根损伤;下肢疼痛、麻木严重时按医嘱对症处理,2周内多数患者症状缓解。

　　3.麻醉复苏期护理

　　(1)拔除硬膜外导管后消毒穿刺部位周围皮肤,覆盖无菌纱布。

　　(2)观察下肢活动情况。

　　(3)监测血压、心率、呼吸、血氧饱和度,每10～15分钟记录1次。

　　(4)面罩或鼻导管供氧。

　　(5)继续密切观察麻醉平面及患者主诉。

　　(6)外科专科情况及皮肤情况。

　　(7)转出麻醉恢复室标准:距离最后1次使用局部麻醉药时间≥20min。

四、蛛网膜下腔阻滞麻醉的护理

【概述】

　　蛛网膜下腔阻滞是指把局部麻醉药注入蛛网膜下腔,使脊神经根、脊根神经节及脊髓表面部分产生不同程度的阻滞,简称脊麻。

【护理常规】

　　1.麻醉前准备

　　(1)患者准备:麻醉前禁食≥8h,术前1天行全身皮肤清洁。

　　(2)麻醉器械、设备准备:麻醉机、心电监护仪、氧气、吸引装置。

　　(3)物品、药品准备:腰麻包(含穿插针、无菌敷料)、2%利多卡因或其他局部麻醉药;急救药品包括麻黄碱、肾上腺素、阿托品等。

　　(4)急救气管插管用物:麻醉喉镜、气管导管、简易呼吸囊、听诊器。

（5）建立上肢静脉通道。

（6）麻醉开始前测量和记录首次体温、心率、血氧饱和度、呼吸、血压。

2.麻醉中的护理观察及记录

（1）向患者解释麻醉过程，指导患者配合麻醉穿刺。

（2）协助患者取侧卧位，头下垫小枕，背部紧靠床沿，下颌尽量紧贴胸前，双手抱膝，膝部尽量紧贴腹壁。

（3）按外科手术切口要求行穿刺部位皮肤消毒。穿刺部位：成人腰 2 以下，儿童腰 。以下腰椎间隙。消毒范围：穿刺点上下 15cm 以上，两侧腋后线。

（4）连续监测心电图、血压、心率、呼吸、血氧饱和度，每 10～15 分钟记录 1 次。

（5）观察口唇黏膜、皮肤及术野血液颜色，面罩供氧。

（6）记录输液/血量与尿量、出血量，根据血容量情况调整输液速度及输液种类。

（7）停留导尿管。

（8）并发症的观察及对症护理

1）低血压：加快输液速度，成人 15min 内输入液体 200～300ml，按医嘱予血管收缩药。

2）恶心呕吐：面罩吸氧，流量 4～5L/min，加快输液速度，按医嘱静脉使用麻黄碱、镇吐药如恩丹司琼。

3）头痛：去枕平卧轻度头痛卧床休息 2～3d 可自行缓解；中度头痛应增加晶体液补充。按医嘱使用镇痛药。

4）若麻醉平面在胸 2 及以上，应警惕全脊麻，做好急救气管插管准备。

3.麻醉复苏期护理

（1）检查穿刺部位皮肤覆盖的无菌纱布有无潮湿，及时更换潮湿纱布。

（2）观察下肢活动情况，麻醉后去枕平卧≥6h。

（3）连续监测血压、心率、呼吸、血氧饱和度，每 10～15 分钟记录 1 次。

（4）面罩或鼻导管供氧。

（5）继续密切观察麻醉平面及患者主诉。

（6）转出麻醉恢复室标准：距离最后 1 次使用局部麻醉药时间≥20min。

五、蛛网膜下腔-硬膜外腔联合麻醉的护理

【概述】

蛛网膜下腔-硬膜外腔联合麻醉已广泛应用于下腹部、盆腔以及下肢手术。但精神病、严重神经官能症以及小儿等不合作患者、严重低血容量、凝血功能异常、穿刺部位感染、中枢神经系统疾病以及脊椎外伤患者禁用。

【护理常规】

1.麻醉前准备

（1）患者准备：麻醉前禁食≥8h，术前 1 天行全身皮肤清洁建立上肢静脉通道。麻醉开始前测量和记录首次体温、心率、血氧饱和度、呼吸、血压。

（2）麻醉器械、设备准备：麻醉机、心电监护仪、氧气、吸引装量。

（3）物品、药品准备：腰硬联合麻醉包（含穿插针、导管、无菌敷料）、2％利多卡因或其他局部麻醉药；急救药品包括麻黄碱、肾上腺素、阿托品等。

　　(4)急救气管插管用物:麻醉喉镜、气管导管、简易呼吸囊、听诊器。

　　2.麻醉中的护理观察及记录

　　(1)向患者解释麻醉过程,指导患者配合麻醉穿刺。

　　(2)协助患者取侧卧位,头下垫小枕,背部紧靠床沿,下颌尽量紧贴胸前,双手抱膝,膝部尽量紧贴腹壁,严重肥胖患者,可采用坐位。

　　(3)按外科手术切口要求行穿刺部位皮肤消毒。消毒范围:穿刺点上下15cm以上,两侧腋后线。

　　(4)连续监测心电图、血压、心率、呼吸、血氧饱和度,每10～15分钟记录1次。

　　(5)观察口唇黏膜、皮肤及术野血液颜色,面罩供氧。

　　(6)记录输液、输血量与尿量、出血量,根据血容量情况调整输液速度及输液种类。

　　(7)停留导尿管。

　　(8)并发症的观察及对症护理

　　1)蛛网膜下腔阻滞麻醉后,须严密监测血压、心率,每60～90s测量1次,每10～15分钟测定呼吸功能。若出现低血压,可保持患者头低足高位,同时按医嘱补充血容量或给予血管活性药物(如麻黄碱、间羟胺等),直到血压回升为止。对心率缓慢者可考虑静脉注射阿托品0.2～0.5mg以降低迷走神经张力。

　　2)当蛛网膜下腔阻滞麻醉作用开始减弱或消退(在用药60min左右),需要经硬膜外腔追加药物时,注意观察硬膜外麻醉的并发症:详见第三节硬膜外腔阻滞麻醉。

　　3.麻醉复苏期护理

　　(1)检查穿刺部位皮肤覆盖的无菌纱布有无潮湿,及时更换潮湿纱布。

　　(2)观察下肢活动情况,麻醉后去枕平卧≥6h。

　　(3)连续监测血压、心率、呼吸、血氧饱和度,每10～15分钟记录1次。

　　(4)面罩或鼻导管供氧。

　　(5)继续密切观察麻醉平面及患者主诉。

　　(6)外科专科情况及皮肤情况。

　　(7)转出麻醉恢复室标准

　　1)距离最后1次使用局部麻醉药时间≥20min。

　　2)其他参见本章第一节气管内插管全身麻醉转出麻醉恢复室标准。

六、全凭静脉麻醉-非气管插管的护理

【概述】

　　全凭静脉麻醉也称作全静脉麻醉(TIVA),是指完全采用静脉麻醉药及静脉麻醉辅助药的一种麻醉方法。其优点是诱导迅速,对呼吸道无刺激,患者舒适,苏醒较快。

【护理常规】

　　1.麻醉前准备

　　(1)患者准备

　　1)无上呼吸道感染症状;麻醉前戒烟、酒;解释药物的刺激性。

　　2)成人禁食≥8h,婴幼儿禁食≥4h,禁饮(糖水、清果汁)≥2h。

　　3)嘱患者取下活动义齿、首饰、手表、戒指等。按医嘱执行麻醉前用药。

4)麻醉开始前测量和记录首次体温、血压、心率、血氧饱和度、呼吸。

5)建立上肢静脉通道。

(2)麻醉器械、设备、耗材准备

1)多功能麻醉机、心电监护仪、听诊器、简易呼吸囊。

2)氧气源和吸引装置。

3)一次性耗材:麻醉面罩、呼吸回路、吸痰管、口咽通气管。

4)抢救用品:麻醉喉镜、气管导管或喉罩、导管芯、吸附器、过滤器。

(3)药物:按医嘱准备镇痛药、镇静药(如丙泊酚、芬太尼等);抢救药品包括麻黄碱、肾上腺素、阿托品等。

2.麻醉中的护理观察及记录

(1)连续动态监测心电图、血压、心率、呼吸、血氧饱和度,每10～15分钟记录1次。

(2)协助填写麻醉记录单,记录用药时间点、用量。记录麻醉手术期间输注液体种类和总量。

(3)注意患者呼吸频率和节律,随时做好气管插管准备。

(4)按需要给予液体加温、患者身体保温。

3.麻醉复苏期护理

(1)连续动态监测心电图、血压、心率、呼吸、血氧饱和度,每10～15分钟记录1次。

(2)去枕平卧位头偏一侧,清醒后可抬高头部15°～20°,做好身体及四肢约束和固定。

(3)面罩或鼻导管供氧。

(4)注意观察外科专科情况并做好相应的护理。

(5)转出麻醉恢复室的标准。

七、神经阻滞麻醉的护理

【概述】

将局部麻醉药注射至神经干、神经丛或神经节旁,暂时地阻断该神经的传导功能,使受该神经支配的区域产生麻醉作用,称为神经阻滞,也称为传导阻滞或传导麻醉。臂神经丛阻滞适用于肩关节以下的上肢手术。颈神经丛阻滞适用于颈项部的手术。

【护理常规】

1.麻醉前准备

(1)患者准备

1)患者麻醉前禁食≥8h,术前1天行全身皮肤清洁。

2)建立上肢静脉通道。

3)麻醉开始前测量和记录首次体温、心率、血氧饱和度、呼吸、血压。

(2)麻醉器械、设备、耗材准备

1)常用物品:多功能麻醉机、心电监护仪、听诊器、麻醉面罩、呼吸回路、吸痰管、口咽通气管。

2)吸引装置、氧气源。

3)穿刺用品:皮肤消毒液、无菌敷料、穿刺针、注射器、连接导管、神经刺激仪。

4)抢救用品:简易呼吸囊、气管导管、麻醉喉镜。

(3)药品:局部麻醉药(0.75%布比卡因,1%罗哌卡因,2%利多卡因等)、抢救药品(麻黄碱、肾上腺素、阿托品等）。

2.麻醉中的护理观察及记录

（1）向患者解释麻醉过程，指导患者配合麻醉穿刺。

（2）臂神经丛阻滞采用锁骨上阻滞法时患者取仰卧位，双臂靠身体平放，头转向对侧，肩下垫一小枕；采用腋路阻滞法时患者取仰卧位，上臂外展90°，前臂屈曲90°，充分暴露腋窝。颈丛阻滞患者取仰卧位，去枕，头偏向对侧。

（3）消毒穿刺部位皮肤，直径15～20cm，铺消毒孔巾或治疗巾，做好神经阻滞麻醉穿刺操作的配合。

（4）连续监测心电图、血压、心率、呼吸、血氧饱和度，每10～15分钟记录1次。

（5）面罩吸氧，流量4～5L/min。

（6）并发症的观察及护理

1）臂神经丛阻滞麻醉常见并发症

①气胸：处理方法依气胸严重程度及发展情况而采取不同的措施。小量气胸可继续严密观察，一般多能自行吸收；大量气胸（一侧肺受压＞30％）伴有呼吸困难时应行胸腔抽气或胸腔闭式引流。

②出血及血肿：局部压迫止血。

③局部麻醉药毒性反应：其症状与处理详见本章第九节局部麻醉的护理。

2）颈神经丛阻滞麻醉常见并发症

①高位硬膜外麻醉及全脊髓麻醉：指药液误入硬膜外间隙或蛛网膜下间隙。应注意观察麻醉平面及呼吸情况。

②局部麻醉药毒性反应：其症状与处理详见本章第九节局部麻醉的护理。

③膈神经麻痹：注意患者有无胸闷及潮气量减少的表现，如出现膈神经阻滞应及时面罩吸氧，并及时辅助呼吸。

④喉返神经阻滞：患者声音嘶哑或失声，甚至出现呼吸困难，应辅助呼吸。

⑤霍纳综合征：阻滞侧眼睑下垂、瞳孔缩小、眼结膜充血、鼻塞、面部发红及无汗。药物半衰期过后症状可自行消失。

⑥椎动脉损伤引起血肿：患者发生惊厥时应做好约束保护，避免发生意外的损伤。

3.麻醉复苏期护理

（1）面罩或鼻导管供氧。

（2）观察穿刺部位有无渗血，保持穿刺部位的无菌。

（3）监测血压、心率、呼吸、脉搏氧饱和度至少30～60min，待生命体征稳定后方可停止监测。

（4）观察外科专科情况。

（5）嘱患者卧床休息30～60min，无头痛头晕后方可下床活动。

（6）转出麻醉恢复室的标准。

八、基础麻醉的护理

【概述】

基础麻醉是指在麻醉准备室内预先使患者意识消失的麻醉方法，主要用于不合作的小儿的麻醉处理。

【护理常规】

1.麻醉前准备

（1）患者准备

1)无上呼吸道感染症状,按医嘱使用抗胆碱药物,抑制腺体分泌。

2)禁食≥6～8h,禁饮（糖水、清果汁）≥2h。

3)麻醉开始前测量首次体温、心率、呼吸。

4)必要时建立静脉通道。

（2）麻醉器械、设备、耗材准备

1)常用物品:多功能麻醉机、心电监护仪、吸引装置、氧气、听诊器、麻醉面罩、呼吸回路、吸痰管、口咽通气管。

2)抢救用品:麻醉喉镜、气管导管或喉罩、导管芯、吸附器、过滤器。

（3）药品准备:麻醉药品如氯胺酮,抢救药品包括麻黄碱、肾上腺素、阿托品等。

2.麻醉中的护理观察及记录

（1）连续动态监测心电图、心率、呼吸、血氧饱和度,每10～15分钟记录1次。

（2）协助填写麻醉记录单,记录用药时间点、用量。

（3）观察患者呼吸频率和节律,随时做好气管插管准备。

（4）记录麻醉手术期间输注液体种类和总量。

3.麻醉复苏期护理

（1）连续动态监测心电图、心率、呼吸、血氧饱和度,每15～20分钟记录1次。

（2）面罩或鼻导管供氧。

（3）去枕平卧位,做好身体及四肢约束和固定。

（4）转出麻醉恢复室的标准

1)在恢复室停留＞30min,神志完全清醒,正确对答。婴幼儿能睁眼、哭声响亮。

2)停吸氧气5～10min,脉搏氧饱和度＞94%。

3)呼吸:12～25/min。

4)疼痛视觉模拟评分法评分≤3分。

九、局部麻醉的护理

【概述】

常见的局部麻醉有表面麻醉、局部浸润麻醉、区域阻滞麻醉、神经传导阻滞麻醉。（其中区域阻滞麻醉、神经传导阻滞麻醉相关护理见本章第七节神经阻滞麻醉的护理）。

【护理常规】

1.麻醉前准备

（1）术前按医嘱使用镇静催眠药。

（2）向患者解释麻醉全过程及配合方法。

（3）麻醉器械、设备、耗材准备

1)常用物品:麻醉机、心电监护仪、吸引装置、氧气、听诊器、麻醉面罩、呼吸回路、吸痰管、口咽通气管。

2)穿刺用品:皮肤消毒液、无菌敷料、穿刺针、注射器、连接导管、神经刺激仪。

3)抢救用品:简易呼吸囊、气管导管、麻醉喉镜。

(4)药品准备:局部麻醉药(0.75%布比卡因、1%罗哌卡因或2%利多卡因等)、抢救药品(麻黄碱、肾上腺素、阿托品等)。

(5)必要时建立静脉通道。

2.麻醉护理观察及记录

(1)连续监测心电图、血压、心率、呼吸、血氧饱和度,每10~15分钟记录1次。

(2)局部麻醉药全身中毒反应的观察及处理。

原因:①1次用量超过限量;②药物误入血管;③注射部位对局部麻醉药的吸收过快;④个体差异致对局部麻醉药的耐受力下降。

临床表现:分兴奋型和抑制型。兴奋型:轻度者精神紧张、定向障碍、舌头麻木、头痛、头晕、耳鸣、视物模糊;中度者烦躁不安、心率加快、血压升高、有窒息感;重度者精神错乱、缺氧、发绀、肌张力增高、惊厥、抽搐、继而呼吸心脏停搏。抑制型:表现为中枢神经系统和心血管系统的进行性抑制,症状隐蔽,也较少见。

处理:①立即停止给药;②面罩供氧,保持呼吸道通畅,做好急救气管插管准备,必要时行气管内插管;③轻度兴奋者按医嘱静脉使用咪达唑仑;④惊厥发生时按医嘱静脉使用丙泊酚;⑤出现循环抑制时,应快速有效地补充血容量,同时酌情使用血管活性药物;⑥呼吸心脏停搏者立即进行心肺脑复苏。

(3)观察局部情况,若局部出现广泛红晕和皮疹,考虑局部麻醉药过敏,按医嘱处理。

(4)若患者发生惊厥时应做好约束保护,避免发生意外的损伤。

3.麻醉复苏期护理

(1)观察穿刺部位有无渗血,保持穿刺部位的无菌。

(2)监测血压、心率、呼吸、血氧饱和度30~60min,待生命体征稳定方可停止监测。

(3)观察外科专科情况。

(4)嘱患者卧床休息30~60min,无头痛头晕后方可下床活动。

(5)必要时面罩或鼻导管供氧。

十、非住院患者手术麻醉的护理

【概述】

主要见于一些时间短、创伤小及浅表的手术。麻醉方法可根据手术特点选择气管内全身麻醉、椎管内麻醉、神经阻滞麻醉或静脉全身麻醉等,目前,静脉全身麻醉为非住院患者手术的主要麻醉方式。

【护理常规】

1.麻醉前准备

(1)将麻醉注意事项和麻醉前须知印发给患者或家属,嘱患者麻醉前取下活动义齿,穿宽松衣服,禁止携带贵重物品。

(2)告知麻醉后离院及回家注意事项,离院时要求有能力的成年人陪护。

(3)嘱患者麻醉前禁食≥8h,禁水≥4h。

2.麻醉中护理　同住院手术麻醉护理。

3.麻醉复苏期护理

(1)连续监测心电图、血压、心率、呼吸、血氧饱和度,每15~20分钟记录1次,直至生命体征稳定。

(2)面罩或鼻导管供氧。

（3）留院观察时间≥1h。

（4）观察外科专科情况：如手术区有无出血。

（5）离院标准

1）血压、心率恢复水平与术前比较相差在20％以内。

2）意识清醒，定向力恢复到手术前水平，没有明显头晕、恶心呕吐，行走步态稳定。

3）疼痛视觉模拟评分法评分≤3分。

4）手术区无出血。

（6）术后饮食指导：告知患者先禁食，无恶心呕吐不适后可从流质逐渐过渡到正常饮食。

（7）离院需要有能力的成人护送，并告知患者24h内不能驾车、登高和操作机械，24h后仍有头晕、恶心呕吐、肌肉痛等不适要即刻回院复查。

（任潇勤）

第五节　麻醉恢复期间的护理

麻醉恢复是指患者从麻醉状态逐渐苏醒的过程。在此过程中，只有在技术熟练医护人员的精心观察和护理下，才能防止患者出现意外情况。医院建立麻醉恢复室就是为患者提供良好的苏醒条件，可有效地减少麻醉后并发症，提高麻醉的质量与安全性。

一、麻醉恢复室的设计与装备

（一）建筑设计

麻醉恢复室应设置在手术室的非限制区，这样既便于麻醉与外科医师能及时到达抢救现场，遇有必要时可将患者迅速返回手术室接受进一步的抢救乃至再手术。恢复室的床位数与手术台的比例为1：2；若全麻手术较少的中小医院可按1：（3～4）的比例；也可按24h内每4例手术设1张床计算更符合实际。一般应以放置3～6张床为宜，对有传染病或创口感染的患者可另设单独的隔离间。恢复室要求光线充足，湿、温度可调控，每张床位均设置有中心供氧、压缩空气、负压吸引和多孔电源插座等接口，墙上放置监护仪。门要高大宽敞，以便接送患者。房顶设输液轨道。

（二）基本设备

1.放置带轮多功能病床或用接送平车，床旁有升降扶栏，可调节患者体位。每张床位应有多功能监护仪，可行心电图、脉搏血氧饱和度及无创血压监测；还应配备直接测量动脉压和中心静脉压的装置，呼吸末CO_2浓度测定仪、肌松监测仪、热电偶温度计和呼吸容量计等监测设备。

2.放置急救必备的器材及物品，如喉镜、气管导管、气管切开包、呼吸机、除颤器、起搏器等心肺复苏装置。床旁备有无菌吸痰管，导尿管，吸氧导管或吸氧面罩，口咽或鼻咽通气管，胸腔闭式引流瓶，尿液引流袋，胃肠减压装置，无菌手套，注射器，记录单等。

（三）常备药品

1.升压药　肾上腺素，去甲肾上腺素，去氧肾上腺素，麻黄碱，间羟胺，甲氧明，异丙肾上腺素，多巴胺，多巴酚丁胺，美芬丁胺等。

2.降压药（抗高血压药）　酚妥拉明，硝酸甘油，硝普钠，尼卡地平，亚宁定等。

3.强心及抗心律失常药 地高辛,毛花苷 C(西地兰),利多卡因,普萘洛尔,普鲁卡因胺,苯妥英钠,氯化钾,维拉帕米(异搏定)等。

4.抗胆碱药 阿托品,东莨菪碱等。

5.抗胆碱酯酶药 毒扁豆碱,新斯的明,依酚氯铵等。

6.利尿脱水药 呋塞米,甘露醇等。

7.中枢兴奋药及平喘药 尼可刹米,洛贝林(山梗菜碱),氨茶碱等。

8.镇静、镇痛药及拮抗药 地西泮(安定),咪达唑仑,硫喷妥钠,丙泊酚(异丙酚),氯丙嗪,哌替啶,芬太尼,吗啡,可待因,纳洛酮,氟马西尼等。

9.肌松药 氯琥珀胆碱,维库溴铵,阿曲库铵(阿曲可宁)等。

10.凝血药及抗凝药 巴曲酶(立止血),抑肽酶,维生素 K,凝血酶,酚磺乙胺(止血敏);去纤酶(纤维蛋白酶),氨基己酸,氨甲苯酸(对羟基苄胺),肝素钠等。

11.激素 地塞米松,氢化可的松等。

12.子宫收缩药物 垂体后叶素,缩宫素等。

13.抗组胺药 苯海拉明,异丙嗪,氯苯那敏(扑尔敏)等。

14.其他 50%葡萄糖液,10%氯化钠,碳酸氢钠,10%氯化钙或葡萄糖酸钙等。

二、麻醉恢复室的作用及工作常规

(一)麻醉恢复室的作用

麻醉恢复室主要用于术后一般情况较好的全麻未清醒的患者进行短时间监测,清醒后立即返回病房。但随着手术范围的扩大,患者情况的复杂化,也收容手术后需呼吸、循环支持的患者。恢复室的作用如下。

1.便于及时观察处理麻醉并发症 因在手术后的数小时内,麻醉药、镇痛药的作用逐渐消失,患者会发生呼吸道梗阻,通气不足,呕吐误吸和循环功能不稳定等并发症。为保障患者安全,应将患者留置恢复室进行观察和处理,防止转运途中发生意外。

2.利于观察、处理手术并发症 手术后的数小时内应密切观察生命体征变化,可利用恢复室的先进设备对患者进行仔细全面的监护,有利于及早发现并发症和处理手术并发症。

3.利于正确评判麻醉质量和术中护理质量 麻醉医师和护士通过对术后患者的监护,观察麻醉恢复情况,了解术中有无护理缺陷(如皮肤、肢体有无压伤灼伤等),可系统正确评价麻醉质量及术中护理质量。

(二)麻醉恢复室的工作常规

1.入室交接 手术结束后,待恢复的麻醉患者,由手术医师、麻醉医师及巡回护士共同护送到麻醉恢复室,并向恢复室医护人员介绍患者的基本情况,包括患者的姓名、性别、年龄、术前诊断、所施手术、麻醉方法、手术中生命体征情况、液体出入量、麻醉中的并发症、有无传染病(如肝炎、结核)等,患者入室后仍需重点监测和检查的项目,护士应做好入室记录。

2.监测和护理 患者入室后由麻醉医师下达医嘱,护士执行。其内容包括:

(1)监测项目:包括心电图、心率、血压、呼吸、脉搏、血氧饱和度、体温及出入量等,并每 15min 监测记录 1 次。

(2)吸氧:包括给氧方法(面罩、鼻导管)、氧流量及浓度。

(3)气管插管:气管切开及各种引流管等的护理。

(4)每 10～15min 观测 1 次患者的神志、瞳孔及肢体的运动、反射等情况。

(5)治疗用药:包括输血输液、对症治疗药物等。

(6)麻醉清醒后,鼓励患者进行咳痰或做深呼吸动作。

(7)发现下列情况时,护士应立即通知麻醉医师:①血压波动明显;②呼吸减弱或停止;③严重恶心和呕吐;④明显心肌缺血和心律失常;⑤呼吸道梗阻;⑥严重躁动不安。

(8)出现下列情况,还应同时通知手术医师:①呼吸、心跳停搏;②伤口明显渗血或引流血量明显增加;③病情严重恶化;④神经外科手术患者神志清醒后再度出现昏迷者,或出现瞳孔散大,两侧不对称,对光反射减弱或消失,或出现癫痫大发作等。

3.离室及离室标准 术后患者经恢复治疗,确认清醒和肌力恢复,达到离室标准者(表 15-2)经麻醉医师核准后即可离室。对病情仍不稳定甚至恶化或出现严重并发症,如不能维持自主呼吸或较长时间不能脱机,循环功能不稳定者,由恢复室护士提出,手术医师和麻醉医师讨论后,转入 ICU 病房。

表 15-2 离开麻醉恢复室标准

项目	标准
意识	清醒、合作
呼吸	自主、无缺氧
血压、呼吸、心率监测指标	正常稳定
并发症	无手术并发症(如血肿、高颅压、出血等)
咳嗽和吞咽反射	灵敏
肢体活动	自主或有目的性,肌力较好
各种反射	对刺激反应灵敏
胃肠道反应	无明显的恶心、呕吐
疼痛反应	术后疼痛控制良好
精神状态	精神状态良好、无嗜睡

三、麻醉恢复期患者的护理

(一)全身麻醉患者

1.护理评估

(1)了解患者的基本情况:包括术前的健康状况及有无传染病。

(2)详细了解术前诊断、患者的麻醉方式、术中所用药物及所施手术及麻醉中的并发症,有无用药过敏史等。

(3)生命体征:了解手术过程中生命体征是否平稳,术中输血、输液的出入量等情况。

(4)入恢复室后仍应监测实验室检查的项目。

2.护理目标

(1)意识清醒,呼之能正确回答。

(2)保持呼吸道通畅,无误吸及窒息的发生。

(3)体温恢复正常范围。

(4)脉搏、血压平稳。

（5）无意外损伤发生。

3.护理措施

（1）一般护理

1）患者入室前，护士应准备好各种器材设备，包括监护仪器、负压吸引、心电除颤器等，并调节好室内温度，对深低温麻醉后患者，应准备复温毯或保暖设备。

2）与手术医师、麻醉师和巡回护士进行术中病情及用药情况交接，了解输血输液量及尿量。根据生命体征等观察结果，综合评定患者的麻醉恢复情况，做出护理诊断，给予及时处理。

3）接收患者后，立即测血压、脉搏、呼吸、体温1次，然后每10～15min监测1次，并做好记录。

4）密切观察意识状态，对未清醒的患者，应注意其瞳孔、眼睑反射及对呼唤的反应程度，正确判断麻醉恢复期患者的意识状态（表15-3）。

表 15-3　意识状态分级

1级	问有所答，而且能合作
2级	问有所答，但模糊不清
3级	呼之应答，但只能回答简单语言
4级	呼之不答，可见睁眼及手等活动
5级	呼之无反应，但有疼痛及刺激反应
6级	刺激无疼痛反应

5）根据监测指标（中心静脉压、动脉压或血压）调整控制输血输液的速度。同时注意观察伤口有无渗血或出血现象。

6）在患者处于苏醒前兴奋状态时，对插有导尿管、气管插管、监测管及其他引流管者，应防止脱落；并观察引流液的颜色和量，同时防止伤口敷料的脱落。

7）防止坠床，监护床两边加护栏，对苏醒期有躁动的患者，应有专人看护。

8）观察有无口唇发绀和肢体末梢冰冷潮湿（潮冷），判断是否存在内出血、换气不足或休克。若有内出血、休克者应立即通知手术及麻醉医师。

9）对苏醒较慢的患者，注意有无肝、肾功能损害造成的意识障碍或低血糖、低钠血症以及脑缺氧等。注意变换体位，使患者肢体保持良好位置。

（2）呼吸功能的维持：主要是预防和及时解除呼吸道梗阻，防止窒息发生。

1）防止舌根后坠：使患者颈部呈过伸状态。若有鼾音时，患者可取侧卧位，托起下颌，使下颌切牙咬合于上颌切牙之前，鼾音即能消失，必要时可插入口咽导管。

2）防止误吸：麻醉前禁食4～6h，若为急诊手术未禁食患者，在全麻苏醒前应特别注意。若患者出现呕吐先兆（频繁吞咽），应立即将其头偏向一侧，摇低床头，使呕吐物容易排出，并用干纱布或吸引器消除口鼻腔内的食物残渣。必要时立即进行气管插管，并反复吸引气管内的异物，直至呼吸正常。

3）喉痉挛的处理：清除咽喉部异物，加压给氧；对不能缓解者，可静脉或舌下注射氯琥珀胆碱，必要时气管内插管。

4）呼吸道分泌物过多的处理：用吸引器吸除咽喉部或口腔内的分泌物。必要时遵医嘱给药。

5）喉头水肿的处理：抬高头部，湿化吸氧及雾化吸入肾上腺素0.5～1.0ml加生理盐水2～3ml混合液。遵医嘱静脉注射地塞米松。

6）伤口血肿压迫的处理：此症状常见于颈部手术后。一旦发生立即通知手术医师准备减压手术，并面罩加压给氧。

7)呼吸抑制的处理:应立即面罩加压给氧,必要时进行气管插管和人工呼吸。

(3)循环功能的维持

1)血压异常:如血压偏低,应考虑出血或补血补液量不足,可调整输液速度及量;若收缩压<80mmHg或>180mmHg时,应报告医师处理。

2)心律失常:低血容量,缺氧和二氧化碳蓄积可引起心动过速;体温过低等可引起心动过缓;若心率<60/min或>100/min并伴心律失常时,应立即向医师报告,及时处理。

3)维持水、电解质平衡:准确记录输血输液及排液量,注意术后患者有无少尿或无尿现象,严格遵医嘱输血输液。

4)休克的防治:密切观察病情变化,早发现,早处理。

5)心跳骤停:立即实施心脏按压、人工呼吸,并向医师紧急报告。

4.健康教育

(1)麻醉清醒后,告知患者由于气管插管,可刺激咽喉部黏膜,待拔除气管内插管后,患者会感觉咽喉部不适(如发干、发痒、轻微疼痛等),但做雾化吸入可使症状慢慢消失。

(2)告知患者深呼吸,可帮助肺扩张,促进肺部气体交换。咳嗽、咳痰或助翻身、叩背,可及时将痰液排出体外,防止肺不张及肺炎。因此,应嘱患者每15min做深呼吸1次;有痰要及时咳出,但要注意保护好伤口。

(3)向普通病区护士交代患者的麻醉恢复情况,以及需重点观察的生命体征等。

(二)椎管内麻醉患者

1.护理评估

(1)了解麻醉平面的高低位置及麻醉穿刺的情况,观察患者是否出现胸闷、呼吸困难及药物毒性反应。

(2)观察循环系统的回心血量,患者是否出现血压下降、脉搏无力、心率减慢或心动过缓等。

(3)观察患者的神经系统,是否出现感觉异常及肢体运动障碍。

(4)观察患者的泌尿系统,是否感觉有排尿困难,出现尿潴留现象。

(5)观察患者的消化系统,是否有恶心、呕吐等症状。

2.护理目标

(1)保持呼吸道通畅,促进正常呼吸功能的恢复。

(2)调整低血压,使血压恢复正常。

(3)恢复肢体功能。

(4)促进自主排尿,解除尿潴留。

3.护理措施

(1)患者入室,立即测量血压、脉搏、呼吸,并注意其麻醉平面的消退及意识情况,以后酌情每15～30min测量1次,并做好记录。

(2)术中应用挥发性麻醉药及保留自主呼吸者。

4.表现症状

(1)发冷。

(2)肌肉或全身组织明显抖动。

5.处理原则

(1)非药物治疗:给氧、红外线照射保暖或使用保温毯等。

（2）药物治疗：①哌替啶能有效消除寒战，可用哌替啶 25mg 静注，或芬太尼 1.5～2-μg/kg 静注，使用时，注意对呼吸功能的抑制；②呼吸兴奋剂多沙普仑 1～1.5mg/kg 静注，可加快大脑皮质从麻醉药抑制中恢复；③曲马朵 1～2mg/kg 静注，安全性高，有镇痛和镇静作用，适用于心肺功能较差的患者；④应用机械性呼吸治疗的患者，也可应用肌松药控制寒战，如维库溴铵 0.1mg/kg 静注后，再以 1.0μg/(kg·min) 的速度静滴。

（三）术后躁动

1.发生原因

（1）术后躁动多见于儿童和年轻人，术前脑功能障碍患者是术后发生谵妄、躁动的危险因素。

（2）对器官、肢体切除术引起的剧烈情感反应，患者也可出现躁动不安。

（3）有呼吸道梗阻、通气不足致缺氧的患者，常剧烈挣扎，力图坐起成半卧位。

（4）苏醒时，患者无法活动身体或肢体可导致剧烈挣扎，想摆脱固定带的约束或医务人员的限制。

（5）药物的不良反应。术前用东莨菪碱可致术后定向障碍及躁动不安，肌松药残留可导致患者焦虑和躁动。

（6）出现呼吸、循环功能障碍及代谢紊乱的患者也可躁动不安。

（7）有不适感，如疼痛、尿潴留、胃膨胀、气管插管或各种置管、引流管等引起的身体不适。

2.术后躁动的并发症

（1）因躁动患者往往会出现心动过速、血压升高，从而增加循环系统并发症，易发生内出血。

（2）躁动易引起各种置管或引流管的脱落，而且还可造成伤口裂开，出血、窒息等意外或手术失败。

（3）躁动易引起意外损伤，包括自伤和对他人的伤害，如挫伤、骨折、扭伤及角膜擦伤等；严重躁动可坠床摔伤。

3.预防和处理

（1）预防：维持良好的术后镇痛，保持呼吸、循环功能稳定，避免不良刺激及身体不适感，均可明显减少或避免术后躁动。

（2）处理：尽早查明引起躁动的原因，立即予以清除。对可能原因除去后躁动仍持续者，若无呼吸循环功能紊乱和低氧血症时，可适当应用起效快、作用时间短的镇静催眠药物，如丙泊酚。谵妄躁动可用氟哌利多醇。

（四）恶心、呕吐

恶心、呕吐是致吐因素作用于呕吐中枢，引起的保护性生理反射。恶心、呕吐可造成患者不适，其自主神经反应，如血压升高、心跳加快，或并发脑出血、心血管意外、伤口裂开等。

1.发生原因

（1）麻醉药物：阿片类受体激动药，如芬太尼、吗啡。

（2）麻醉未完全恢复时进行口咽部操作，如吸痰和放置口咽导管。

（3）麻醉诱导时加压给氧使胃内胀气。

（4）术后低血压、缺氧和二氧化碳蓄积。

（5）急诊患者术前未做胃肠道准备，术后胃肠蠕动减弱，发生胃潴留。

（6）术后患者咳嗽和挣扎，颅内压增高（颅脑疾病患者）。

2.处理原则

（1）预防

1）术前做好胃肠道准备，术后减少口咽部刺激。

2)维持呼吸、循环功能的稳定,纠正低血压、缺氧及二氧化碳蓄积。

3)尽量减少患者的移动,避免使用有严重胃肠刺激的药物。

4)应用 5-HT₃ 拮抗药,如昂丹司琼(枢复宁)等。

(2)处理:遵医嘱给镇吐药物。

1)吩噻嗪类药物有镇吐特性,常用氟哌利多(氟哌啶)1.25~2.5mg 或异丙嗪 12.5~25mg,静注或肌注。

2)甲氧氯普胺(胃复安)10mg 肌注,可抑制外周因素对呕吐中枢的刺激并增强胃肠蠕动,从而达到镇吐目的。

(五)尿潴留

尿潴留在腰麻和肛门、直肠手术后比较常见。尿潴留是指膀胱内充满尿液而不能排出,但必须与因少尿或尿闭而不能排尿作鉴别。尿潴留的主要表现为膀胱膨胀,患者有尿意但不能排出。一般在手术后 8h 内尚未排尿者,即可确定有尿潴留。

1.发生原因

(1)麻醉药物的不良反应,影响膀胱收缩功能。

(2)盆腔广泛手术后由于骶丛神经损伤,影响膀胱收缩功能。

(3)患者本身有隐性前列腺肥大。

(4)患者自我保护意识太强,怕伤口疼痛等。

(5)对改变排尿体位不适应。

2.处理原则

(1)无器质性原因,可给予鼓励和安慰,解除顾虑,增强其自行排尿的信心。

(2)诱导排尿:利用条件反射如听流水声,或温水缓缓冲洗外阴,轻轻按摩下腹部,并放置热水袋进行热敷等。

(3)对因体位造成尿潴留者,若病情允许可协助患者跪在床上或站立床旁排尿。

(4)经以上措施仍不能排尿者,可予导尿。导尿时应注意严格无菌操作;排放尿液时注意排放量及速度,以防膀胱内压迅速减低而出血。

(六)苏醒延迟

全麻结束后超过 24h 意识仍不恢复者,为麻醉苏醒延迟。

1.发生原因

(1)麻醉药、镇痛镇静药,肌松药的残留作用,常见于用药剂量过大或不当。如将半衰期为 30~45min 的芬太尼与半衰期为 4~6h 的氟哌利多混合在一起使用,手术结束时,氟哌利多的作用仍在持续。

(2)呼吸功能不全,缺氧、二氧化碳蓄积,影响残留药物的排放和神经功能的恢复。

(3)循环功能不稳定,麻醉中低血压和低氧血症,使脑血流灌注不足。

(4)代谢功能紊乱:血糖过高、过低、术中过分利尿、脱水,使水、电解质及酸碱失衡,导致内环境紊乱。

(5)体温降低可使麻醉药物代谢减慢和体内蓄积增加,从而导致麻醉后恢复延迟。

(6)术中血流动力学改变引起神经系统损伤如脑出血、脑梗死等。

2.处理原则

(1)加强呼吸、循环功能的管理,纠正缺氧及低氧血症,维持正常血压,促进麻醉药物的排出。

(2)查找苏醒延迟的原因,在实验室检查指导下,维持内环境稳定,纠正水、电解质及酸碱失衡,促进药物代谢,恢复全身脏器功能。

（3）适当使用拮抗药

1）因镇痛药所致的苏醒延迟，可遵医嘱使用烯丙吗啡或纳洛酮进行特异性拮抗。

2）应用氨茶碱 $1\sim2mg/kg$ 缓慢静注。

3）对于因麻醉药、镇静药和麻醉性镇痛药引起的呼吸抑制及苏醒延迟，可使用多沙普仑拮抗，而且不影响药物的镇痛作用。

4）使用拮抗药时，必须在改善通气、维持循环功能时使用。

（4）对伴有灶性脑损伤如感觉、运动功能障碍，精神意识异常者，应立即报告医师，请专科会诊处理。

（任潇勤）

第六节　麻醉科常用药物

一、吸入麻醉药

（一）七氟烷

【药理作用】

本品为含氟的高效吸入麻醉药，具有对热和强酸稳定、不燃烧、不爆炸的特点。本品最小肺泡内浓度（MAC）在纯氧中为 1.7%，在笑气、氧气混合气体（2：1）中为 0.66%，与安氟醚大致相同，约为氟烷的 $1/2$。诱导时间比安氟醚和氟烷短，无刺激性气味而且迅速苏醒，所以在麻醉过程中很容易调节其麻醉深度。麻醉中，其镇痛作用、肌肉松弛作用强度与安氟醚和氟烷相同；呼吸抑制作用较氟烷轻；很少引起心律失常；在诱导麻醉期血压会降低，以后则逐渐稳定。

【临床应用】

全身麻醉诱导和维持，由于七氟烷具有无气道刺激性的特点，尤其适用于在静脉通路无法建立时（例如婴幼儿、儿童等惧怕打针等）的麻醉诱导。

【不良反应和禁忌证】

1.常见的不良反应　血压下降、肝功能异常、心律失常、血压上升、恶心呕吐。

2.严重不良反应

（1）恶性高热（0.1%以下）：出现原因不明的心动过速、心律失常、血压变化、体温急剧上升、肌强直、血液暗红色（发绀）、过度呼吸、碱石灰的异常过热和急剧变色、出汗、酸中毒、高钾血症、肌红蛋白尿（红葡萄酒色尿）等的危重恶性高热。在使用本品时，如果发现了恶性高热并伴随这些症状时，必须立即停止给药，静脉注射丹曲洛林钠，全身降温，进行纯氧的过度换气，并采取修正酸碱平衡等适当处置措施。另外，本症还可能续发肾衰竭，必须维持尿量。

（2）横纹肌融解症（发生频率不明）：出现过以肌肉疼痛、无力、CK、CKP上升、血中或尿中肌红蛋白上升为特点的横纹肌融解症。在这种情况下必须停止给药，进行适当的处置。

（3）休克、类过敏症状（发生频率不明）：出现过休克和类过敏症状，要充分进行观察，发现血压降低、心动过速、皮肤发红、荨麻疹、支气管哮喘发作、全身红潮、面部水肿等异常情况时，必须停止给药，进行适当的处置。

【禁忌证】

1.以前因使用卤素麻醉药而发生黄疸或无名发热的患者（可能会有同样的症状出现）。

2.对本品的成分有过敏既往病史的患者。

【注意事项】

1.慎重给药(下列患者必须慎用)

(1)肝胆疾病的患者(可能会使肝胆疾病加重)。

(2)肾功能障碍的患者(可能会使肾功能恶化)。

(3)高龄者。

(4)静脉注射琥珀酰胆碱后出现肌强直者(显示有恶性高热)。

(5)恶性高热家族史(显示有恶性高热)。

2.使用中的注意事项

(1)请由麻醉技术熟练的麻醉医师使用。

(2)本品在封闭麻醉系统回路中接触碱石灰时会分解,请给予注意。

(3)七氟烷的指示色为黄色。

(4)最好使用能够供给正确浓度的专用七氟烷挥发罐。

(5)包装瓶颈部装有注入装置的接口(环形的挥发罐注入部分)。

(二)异氟烷

【药理作用】

1.麻醉作用:异氟烷的组织及血液溶解度低,血/气分配系数仅 1.48,高于地氟烷及七氟烷,但低于恩氟烷和氟烷。异氟烷的 MAC 在 31~55 岁是 1.15%,20~30 岁是 1.28%,55 岁以上是 1.05%,如并用 70%氧化亚氮则分别降至 0.50%、0.56%及 0.37%。

2.麻醉时无交感神经系统兴奋现象,可使心脏对肾上腺素的作用稍有增敏,有一定的肌松作用。本品在肝脏的代谢率低,故对肝脏毒性小。

【临床应用】

异氟烷可用于麻醉诱导和维持。以面罩吸入诱导时,因有刺激味,易引起患者呛咳和屏气,尤其是儿童难以耐受,使麻醉诱导减慢。因此,常在静脉诱导后,以吸入异氟烷维持麻醉。

【不良反应】

1.偶有心律失常的报道。

2.曾发现在未行手术情况下,白细胞计数增加。

3.由于异氟烷的生物降解作用,使用异氟烷中及使用异氟烷后,发生血清无机氟浓度轻度增加的情况。这种轻微的无机氟浓度增加(据某研究报道平均为 4.4μmol/L)不太可能引起肾脏毒性。因为该浓度远远低于引起肾毒性的阈值。

4.麻醉复苏期时轻度不适反应(如寒战、恶心和呕吐),与其他麻醉药的反应类似。

5.曾报道过发生恶性高热。

6.异氟烷引起脑电图改变和伴发的惊厥十分罕见。

7.临床研究表明,异氟烷极少引起肝功能损害。

【禁忌证】

1.已知对异氟烷或其他卤素麻醉药过敏的患者。

2.已知或怀疑患有遗传性的易感恶性高热的患者。

【注意事项】

由于需要根据麻醉深度迅速调节异氟烷浓度,所以应使用有精确刻度的专用蒸发器,或在可监测吸入和呼出麻醉药浓度的条件下用药。低血压和呼吸抑制的表现均一定程度上反映了麻醉深度。异氟烷与其他氟烷类药物一样,异氟烷应慎用于颅内压升高者,该种情况下应进行过度通气。

(三)地氟烷

【药理作用】

地氟烷血液内气体溶解度为 0.41,因此它比其他卤化的挥发性麻醉药更迅速地进入人体。但是本品的刺激味及其呼吸道应激性减慢了本品的吸入。地氟烷的 MAC 为 6%～7%,在婴儿体内较高,并随年龄增长而降低。用本品麻醉后的恢复较其他卤化挥发性麻醉药快。与其他卤化挥发性麻醉药一样,同其他辅助麻醉药如一氧化二氮、芬太尼和咪达唑仑合用后 MAC 值减小。本品有与异氟醚相似的抑制神经肌肉功能,可减少肌松药的需用量;及与异氟醚一样产生相似的心血管作用,包括与剂量成比例地降低血压、增加右心充盈压和心率。本品抑制呼吸。

【临床应用】

适用于成年人做住院或门诊手术时的诱导和维持麻醉;对婴儿和儿童只可作维持麻醉,不可作为诱导麻醉。

【不良反应】

可以引起剂量依赖性血压下降和呼吸抑制,麻醉诱导时可出现咳嗽、屏气、分泌物增多、呼吸暂停和喉痉挛。术后可有恶心和呕吐。本药麻醉可以触发骨骼肌代谢亢进,导致氧耗增加,引起恶性高热。

【禁忌证】

1.对可能产生恶性高热者禁用。

2.因本品在妊娠或分娩时的安全性尚未确定,故孕妇慎用。

3.本品对婴儿或儿童不宜通过面罩做全身诱导麻醉,因为中重度不良反应发生率较高。

【注意事项】

本药不被推荐用于 12 岁以下小儿麻醉的吸入诱导。对存在冠心病或不希望有心率加快和血压增高危险者,本药不应作为唯一的麻醉诱导药。不推荐使用于神经外科和产科手术。本药可以升高脑脊液压力和颅内占位性病变患者的颅内压。衰弱的患者应使用较低浓度。如果突然发生恶性高热,应立即停用,并给予坦曲洛林治疗。短期内重复麻醉应谨慎。麻醉后 24h 内应避免驾驶和机械操作。妊娠及哺乳妇女慎用。

二、镇静药

(一)硫喷妥钠

【药理作用】

超短作用的巴比妥类药,静脉注射能在几秒钟内促使中枢神经的活动立即处于程度不等的抑制状态,迷睡或全身麻醉;其作用机制至今尚未完全清楚,但可认为主要是对神经细胞膜或神经递质的影响。GABA(γ-基丁酸 A 型受体)是抑制性神经递质,它可激动突触后 GABA 受体,而硫喷妥钠可能与 GABA 受体结合,降低 GABA 从受体体解率,从而促使氯离子通过离子通道增加,引起突触后神经原超级结合,降低 GABA 从受体离解率,从而促使氯离子通过离子通道增加,引起突触后神经原超极化而发挥抑制作用。

【临床应用】

硫喷妥钠因有抑制呼吸、循环和浅麻醉时的抗镇痛效应,以及苏醒延长,现已不单独以此药施行麻醉。目前主要用于全身麻醉诱导、抗惊厥和脑保护。

1.静脉麻醉 一般多用5%或2.5%溶液,缓慢注入。成人,每次4～8mg/kg,经30s左右即进入麻醉,神智完全消失,但肌肉松弛不完全,也不能随意调节麻醉深度,故多用于小手术。极量:每次1g(即5%溶液20ml)。

2.基础麻醉 用于小儿、甲状腺功能亢进症及精神紧张患者。每次灌肠30mg/kg(多用于小儿);或肌内注射,每次成人0.5g,小儿15～20mg/kg,以2.5%溶液,做深部肌内注射。

3.诱导麻醉 一般用2.5%溶液缓慢静脉注射,每次0.3g(每次不超过0.5g),继以其他吸入麻醉药。

4.抗惊厥 每次静脉注射0.05～0.1g。

【不良反应】

1.血管外注射可引起注射局部疼痛及肿胀。

2.动脉注射时立即出现剧烈疼痛,并向末梢放射;内膜损害还可导致血栓形成,并可引起肌肉萎缩及手指坏死等严重后果。

3.静注过快或反复多次给药,总用量偏大时,可导致血压下降和呼吸抑制。

4.临床常规剂量注射后,血浆组胺浓度明显上升,达正常的,但很快在10min内恢复正常。真正的过敏反应很少发生。

5.哮喘患者可致支气管痉挛。血容量不足或脑外伤时,容易出现低血压和呼吸抑制,甚至心搏骤停。心血管病、低血压休克、重症肌无力及呼吸困难、气道堵塞或支气管哮喘等患者,尤其是衰弱者,给药后呼吸抑制、呼吸暂停、血压骤降、心排出量降低的发生率增高,常显示病情危急。

6.有少数病例可出现异常的反应,如神志持久不清醒、兴奋躁动、幻觉,颜面、口唇或眼睑肿胀、皮肤红晕、瘙痒或皮疹,腹痛、全身或局部肌肉震颤、呼吸不规则或困难,甚至出现心律失常。

7.全身麻醉诱导过程中,麻醉偏浅而外来刺激过强,包括使用喉镜、气管内插管等会引起顽固的喉痉挛。

8.即使已进入中等深度的全身麻醉,遇到痛刺激,仍可能出现不能自制的躁动、呛咳或呃逆。

9.苏醒中常见寒战、均可自行消失。

【禁忌证】

1.对巴比妥类过敏者。

2.急性、间歇性或非典型血卟啉病。

3.呼吸道梗阻。

4.支气管哮喘。

5.休克、脱水未纠正前。

6.心力衰竭。

7.缩窄性心包炎。

【注意事项】

1.潮解后或配成溶液后,易变质而增加毒性,故遇安瓿已破裂或其中粉末不易溶解而有沉淀,或溶液带颜色,即表示已变质,不宜再用。

2.容易引起呼吸抑制及喉痉挛,故注射宜缓慢。如出现呼吸微弱,乃至呼吸停止,应立即停止注射。使用时必须备以气管插管、人工呼吸机及氧气。

3.用后无呕吐、头痛等不良反应,但常引起喉痉挛、支气管收缩,故麻醉前最好给予阿托品以作预防。如心搏减少,血压降低,立即注射肾上腺素或麻黄碱。

4.药液不可漏出血管外或皮下。

（二）丙泊酚

【药理作用】

本品通过激活 GABA 受体-氯离子复合物,发挥镇静催眠作用。临床剂量时,丙泊酚增加氯离子传导,大剂量时使 GABA 受体脱敏感,从而抑制中枢神经系统,产生镇静、催眠效应,其麻醉效价是硫喷妥钠的 1.8 倍。起效快,作用时间短,以 2.5mg/kg 静脉注射时,起效时间为 $30\sim60s$,维持时间约 10min,苏醒迅速。能抑制咽喉反射,有利于插管,很少发生喉痉挛。对循环系统有抑制作用,本品作全身麻醉诱导时,可引起血压下降,心肌血液灌注及氧耗量下降,外周血管阻力降低,心率无明显变化。丙泊酚可抑制二氧化碳的通气反应,表现为潮气量减少,清醒状态时可使呼吸频率增加,静脉注射常发生呼吸暂停,对支气管平滑肌无明显影响。丙泊酚能降低颅内压及眼压,减少脑耗氧量和脑血流量,镇痛作用很微弱。与其他中枢神经抑制药并用时有协同作用。应用丙泊酚可使血浆皮质激素浓度下降,但肾上腺皮质对外源性皮质激素反应正常。

【临床应用】

适用于诱导和维持全身麻醉的短效静脉麻醉药。本品也可以用于重症监护成年患者接受机械通气时的镇静。单独或与局部麻醉药联合使用,用于外科手术及诊断时的清醒镇静。

1.麻醉给药　建议应在给药时调节剂量。一般健康成年人每 10s 约给药 4ml(40mg),观察患者反应直至临床体征表明麻醉起效。大多数年龄小于 55 岁的成年患者,需要 $2.0\sim2.5mg/kg$ 的丙泊酚;超过该年龄需要量一般将减少;ASA Ⅲ 级和 Ⅳ 级患者的给药速率应更低,每 10s 约 2ml(20mg)。

2.麻醉维持　通过持续输注或重复单次注射给予丙泊酚都能够较好的达到维持麻醉所需要的浓度。持续输注所需的给药速率在个体之间有明显的不同,通常 $4\sim12mg/(kg\cdot h)$ 的速率范围能保持令人满意的麻醉。用重复单次注射给药,应根据临床需要,每次给予 2.5ml(25mg)$\sim$5.0ml(50mg) 的量。

3.ICU 镇静　当作为对正在强化监护而接受人工通气患者的镇静药物使用时,建议持续输注丙泊酚。输注速率应根据所需要的镇静深度进行调节,通常 $0.3\sim0.4mg/(kg\cdot h)$ 的输注速率范围,应能获得令人满意的镇静效果。

【不良反应】

1.剂量大、注射快,或与镇痛药合用可致呼吸、循环抑制。

2.注射处疼痛,可先用 2% 利多卡因 2ml 后再注射,或先注射镇静药、镇痛药后再给丙泊酚可减轻疼痛,偶见血栓形成或静脉炎。

3.偶见诱导过程有惊厥和角弓反张等癫痫样运动。

4.当迷走神经紧张性增加时,用丙泊酚可能引起心动过缓。

5.因含有脂肪,可引起脂肪代谢紊乱、血脂水平升高。

6.丙泊酚可透过胎盘,引起新生儿呼吸循环抑制。

7.极罕见过敏反应,可表现为支气管痉挛、红斑和低血压等。

8.丙泊酚可增加心肌对肾上腺素的敏感性,在丙泊酚麻醉期间应用肾上腺素容易引起心律异常。

9.其他还可见肺水肿、手术后发热等;丙泊酚引起的欣快感有可能产生潜在的滥用问题。

10.丙泊酚制剂有利于细菌和真菌的生长,应严格无菌技术,防止外源性污染。

11.在加强监护患者中,当丙泊酚注射液剂量超过每小时 4mg/kg 时有极其罕见的横纹肌溶解的报告,又称为丙泊酚输注综合征(PRIS)。

【禁忌证】

1.对本药过敏者。

2.低血压或休克患者。

3.脑循环障碍患者。

4.产科麻醉时。

5.孕妇。

6.哺乳期妇女。

7.禁用于1个月以下儿童的全身麻醉及1岁以下儿童的镇静,对1个月至3岁以下儿童,应慎用。

【注意事项】

1.丙泊酚注射液应该由受过训练的麻醉医师或加强监护病房医师来给药。用药期间应保持呼吸道畅通,备有人工通气和供氧设备。丙泊酚注射液不应由外科医师或诊断性手术医师给药。患者全身麻醉后必须保证完全苏醒后方能出院。

2.癫痫患者使用丙泊酚可能有惊厥的危险。

3.对于心脏、呼吸道或循环血流量减少及衰弱的患者,使用丙泊酚注射液与其他麻醉药一样应该谨慎。

4.丙泊酚注射液若与其他可能会引起心动过缓的药物合用时,应该考虑静脉给予抗胆碱能药物。

5.脂肪代谢紊乱或必须谨慎使用脂肪乳剂的患者使用丙泊酚注射液应谨慎。

6.使用丙泊酚注射液前应该摇匀。输注过程不得使用串联有终端过滤器的输液装置。一次使用后的丙泊酚注射液所余无论多少,均应该丢弃。不得留作下次重用。

(三)氯胺酮

【药理作用】

本品主要是选择性的抑制丘脑的内侧核,阻滞脊髓至网状结构的上行传导,兴奋边缘系统,并对中枢神经和脊髓中的阿片受体有亲和力。产生麻醉作用,主要是抑制兴奋性神经递质(乙酰胆碱、L-谷氨酸)及N-甲基-D-天冬酸受体的结果;镇痛作用主要由于阻滞脊髓至网状结构对痛觉传入的信号及与阿片受体的结合,而对脊髓丘脑传导无影响,故对内脏疼痛改善有限。静脉注射1~2mg/kg或肌内注射4~6mg/kg,分别于30s及3~5min意识消失。麻醉后出现睁眼凝视及眼球震颤,肢体肌力增强,呈木僵状态;眼泪、唾液分泌增多,术前用抗胆碱药可避免或减少发生。对交感神经和循环有兴奋作用,表现在血压升高、心率加快、眼内压和颅内压均升高、肺动脉压及心排血量皆高。但它对心肌有直接抑制作用,在循环衰竭患者更为突出。大剂量应用时,可出现呼吸抑制和呼吸暂停。对肝肾功能无明显影响。可使儿茶酚胺增高、血糖上升、内分泌亢进。不影响子宫收缩,但在剖宫产时,应用本品,可因血压升高而致出血量较多。

【临床应用】

氯胺酮具有显著的镇痛作用,尤其是体表镇痛效果好,且对呼吸和循环影响轻微,因此主要适用于短小手术、植皮与更换敷料、清创、小儿麻醉以及不合作小儿的诊断性检查麻醉及复合麻醉,尤其适用于哮喘患者、老年患者及危重患者的麻醉。

1.**全身麻醉诱导**　成人按体重静脉注射1~2mg/kg,维持可采用连续静脉滴注,每分钟不超过1~2mg,即按体重10~30μg/kg,加用苯二氮卓类药,可减少其用量。

2.**镇痛**　成人先按体重静脉注射0.2~0.75mg/kg,2~3min注完,尔后连续静脉滴注按体重5~20μg/(kg·min)。

3.**基础麻醉**　临床个体间差异大,小儿肌内注射按体重4~5mg/kg,必要时追加1/3~1/2量。在半岁以内的患儿,体重越轻的首次剂量越应减少,特别对早产儿或1个月内新生儿,用量经常是2~4mg/kg已足够;静脉注射同成人。

【不良反应】

1.**心血管系统**　最常见血压升高、脉搏增快;少见低血压、心动过缓。

2.精神神经系统　麻醉恢复期个别患者可出现噩梦、幻觉、错视、倦睡等,偶见躁动及谵妄,青壮年及成人多见。本药还可使脑脊液压明显升高,脑电图癫痫样波形增多。亦可致迟发性颅压升高、癫痫发作。

3.眼压升高。

4.消化系统　少数患者出现恶心、呕吐,血清转氨酶升高。

5.呼吸系统　少见呼吸减慢或困难,一般均能自行消失,但所需时间个体差异较大。偶见呼吸抑制或暂停、喉痉挛及支气管痉挛,在用量较大、分泌物增多时易出现。

6.其他　术中常有泪液、唾液分泌增多,偶见不能自控的肌肉收缩、恶性高热、药物的耐受性和依赖性等。

【禁忌证】

1.对本药过敏者。

2.严重心功能代偿不全及缺血性心脏病。

3.任何病因所致的顽固性、难治性高血压。

4.眼压升高或青光眼。

5.近期有心肌梗死。

6.脑出血、脑外伤或颅压升高。

7.精神分裂症。

8.动脉瘤。

【注意事项】

1.苏醒期间可有幻梦或幻觉,青壮年(15～45岁)更多见,应合理地监护。

2.用药监测主要是心功能,尤其是伴有高血压或心力衰竭史的患者。

3.慎用于嗜酒、急性中毒或慢性成瘾、心功能代偿欠佳、眼外伤眼球破裂、眼内压高、脑脊液压升高、精神失常(包括错乱和精神分裂)以及甲状腺毒性发作等。

4.失代偿的休克患者或心功能不全患者可引起血压骤降,甚至心搏骤停。

5.静脉注射切忌过快,否则易致一过性呼吸暂停。

(四)羟丁酸钠

【药理作用】

羟丁酸钠静脉注射后 3～5min 出现嗜睡,10～15min 进入深睡,作用持续 90～120min,有时可持续数小时不等。

1.中枢神经系统　本品对中枢神经活动的抑制,主要是由于兴奋 GABA 受体所致。一般剂量作用于大脑皮质,产生催眠作用,但不抑制网状激活系统,易出现肌肉抽搐、不随意运动及锥体外系症状。本品无镇痛作用。

2.循环系统　对循环系统有兴奋作用,使血压稍高、脉搏慢而有力,对心排血量无影响,不引起颅内压增高。

3.呼吸系统　一般剂量可使呼吸频率稍减慢,潮气量略增。但大剂量快速注射后能产生呼吸抑制。

4.能使咽喉反射迟钝、抑制、下颌松弛　表面麻醉后能施行气管内插管。

【临床应用】

1.主要适用于儿童、老年人或不适宜用硫喷妥钠的危重患者做静脉诱导麻醉。

2.常与全身麻醉药或麻醉辅助药合用,用于复合麻醉的诱导和维持。

3.有将本药用于治疗纤维肌瘤、酒精戒断、阿片类药物的戒断。

4.对脏器缺血/再灌注损伤有一定的保护作用。并能降低局部麻醉药和氯胺酮的毒性。

全身麻醉诱导：静脉注射，每次按体重 60～80mg/kg，注射速度每分钟约 1g。小儿最高按体重 100mg/kg。成人诱导量 2～5g，手术时间长者每隔 1～2h 追加 1～2g。

全身麻醉维持：静脉注射，每次按体重 12～80mg/kg。

基础麻醉：成人用量为按体重 50～60mg/kg，小儿为按体重 60～80mg/kg。

极量：成人每次总量按体重 300mg/kg。

【不良反应】

1.麻醉诱导与苏醒过程中可引起锥体外系症状。

2.用药后呼吸道分泌物增加。

3.本品能抑制呼吸，出现呼吸频率减慢。

【禁忌证】

1.严重高血压。

2.严重心律失常（如房室传导阻滞）。

3.癫痫。

4.严重低钾血症。

5.支气管哮喘。

6.琥珀酸半醛脱氢酶缺乏。

【注意事项】

1.静脉注射 15min 后可出现血清钾一过性下降，对于低血钾患者应纠正后方能使用，在术中应监测心电图，如有 U 波出现，应及时处理。

2.快速、大剂量静脉注射可引起心率减慢，有传导阻滞患者及心率低于 50/min 患者慎用。

（五）依托咪酯

【药理作用】

依托咪酯为快速催眠性静脉全身麻醉药，其催眠效应较硫喷妥钠强 12 倍，具有类似 GABA 样作用，与巴比妥类药不同，本品在催眠作用开始时导致新皮质睡眠，降低皮质下抑制。本品对心血管和呼吸系统影响较小，可用于休克或创伤患者的全身麻醉诱导，单次静脉注射量大可引起短期呼吸暂停，不增加组胺释放，可降低脑内压、脑血流和眼内压。依托咪酯可降低血浆皮质激素浓度，且可持续 6～8h，使肾上腺皮质对促肾上腺皮质激素（ACTH）失去正常反应。

【临床应用】

主要用于全身麻醉的诱导，特别是休克或创伤等血流动力学不稳定患者的麻醉诱导；也可用于电复律及短小手术麻醉。

1.全身麻醉诱导　以本品 0.3mg/kg（范围 0.2～0.6mg/kg）于 30～60s 注射完，危重、年老、体弱可降至 0.12～0.2mg/kg。术前给予镇静药，或在全身麻醉诱导前 1～2min 静注芬太尼时，本药剂量可酌减。10 岁以上儿童用量可参照成人。

2.短小手术（如眼科手术、人工流产等）　剂量为 0.1～0.2mg/kg，可根据需要于 5～15min 后重复使用。

【不良反应】

1.本品可阻碍肾上腺皮质产生可的松和其他皮质激素，引起暂时的肾上腺功能不全而呈现水盐失衡、低血压甚至休克。术后或危重患者由于应用此药已有需要补充肾皮质激素的报道。

2.本品用后常见恶心呕吐,呃逆。

3.本品可使肌肉发生阵挛,肌颤发生率约为 6%,不自主的肌肉活动发生率可达 32%。

4.注射部位疼痛可达 20%,但若在肘部较大静脉内注射或用乳剂则发生率较低。

【禁忌证】

1.癫痫患者及肝肾功能严重不全者禁用。

2.有免疫抑制、脓毒血症及进行器官移植的患者禁用或慎用。

【注意事项】

1.使用本品须备有复苏设备,并供氧。

2.给药后有时可发生恶心呕吐,麻醉前给予东莨菪碱或阿托品以预防误吸。

3.与任何中枢性抑制药并用,用量应酌减。

4.麻醉前应用氟哌利多或芬太尼可减少肌阵挛的发生。

5.如将本品作为氟烷的诱导麻醉剂,宜将氟烷用量减少。

(六)咪达唑仑

【药理作用】

咪达唑仑具有苯二氮卓类所共有的抗焦虑、催眠、抗惊厥、肌肉松弛和顺行性遗忘等作用。根据剂量不同,可产生自抗焦虑至意识消失的不同程度的效应。此药本身无镇痛作用,但可增强其他麻醉药的镇痛作用,可使脑血流量和颅压轻度下降,而对脑代谢尤其影响。

咪达唑仑有一定的呼吸抑制作用,其程度与剂量相关。静脉注射小剂量 0.075mg/kg 不影响对 CO_2 的通气反应;静脉诱导时呼吸暂停发生率低于等效剂量的硫喷妥钠。呼吸暂停持续时间约 30s。对正常人的心血管系统影响轻微,表现为心率轻度增快,体血管阻力和平均动脉压轻度下降,以及左心室充盈压和每搏量轻度下降,但对心肌收缩力无影响。无组胺释放作用;不抑制肾上腺皮质功能。

【临床应用】

1.麻醉前用药　麻醉前用于镇静。经口服、肌内注射或静脉注射都有效,肌内注射剂量为 5~10mg,口服剂量需加倍。对小儿可用直肠注入,剂量为 0.3mg/kg。

2.全身麻醉诱导和维持　适用于危重患者。减少患者术中知晓的可能性。剂量 0.1~0.4mg/kg,依年龄、体格情况和是否用术前药而定。用于静脉复合或静吸复合全麻的维持,可采取分次静脉注射或持续静脉输注的方法,并与其他有镇痛效能的药物合用。可适用于各类手术,尤其适用于心血管手术、颅脑手术以及需全身麻醉的门诊小手术。

3.局部麻醉和部位麻醉时作为辅助用药　可产生镇静、松弛、遗忘作用,并可提高局部麻醉药的惊厥阈值,特别适用于消化道内镜检查、心血管检查、心、脑血管造影、心律转复等诊断性和治疗性操作。一般剂量为 0.1~0.4mg/kg。

4.患者镇静　对于需用机械通气支持的患者,可用此药使患者保持镇静,控制躁动。

【不良反应】

1.较常见的不良反应为嗜睡、镇静过度、头痛、幻觉、共济失调、呃逆和喉痉挛。

2.静脉注射还可以发生呼吸抑制及血压下降,极少数可发生呼吸暂停、停止或心搏骤停。有时可发生血栓性静脉炎。

3.直肠给药,一些患者可有欣快感。

【禁忌证】

对苯二氮卓过敏的患者、重症肌无力患者、精神分裂症患者、严重抑郁状态患者禁用。

【注意事项】

1.用作全身麻醉诱导术后常有较长时间再睡眠现象,应注意保持患者气道通畅。

2.本品不能用6%葡聚糖注射液或碱性注射液稀释或混合。

3.长期静脉注射咪达唑仑,突然撤药可引起戒断综合征,推荐逐渐减少剂量。

4.肌内或静脉注射咪达唑仑后至少3h不能离开医院或诊室,之后应有人伴随才能离开。至少12h内不得开车或操作机器等。

5.慎用于体质衰弱者或慢性病、肺阻塞性疾病、慢性肾衰竭、肝功能损害或充血性心力衰竭患者,若使用咪达唑仑应减小剂量并进行生命体征的监测。

三、镇痛药

(一)芬太尼

【药理作用】

芬太尼,为合成的苯基哌啶类药物,是当前临床麻醉中最常用的麻醉性镇痛药,临床所用的制剂为其枸橼酸盐。临床上芬太尼的镇痛强度约为吗啡的75~125倍,作用时间约30min。芬太尼对心血管系统的影响很轻,不抑制心肌收缩力,一般不影响血压,但可引起心动过缓,此种作用可被阿托品对抗;芬太尼对呼吸有抑制作用,主要表现为频率减慢,静脉注射后5~10min呼吸频率减慢至最大程度,持续约10min后逐渐恢复。剂量较大时潮气量也减少,甚至停止呼吸;另外,芬太尼可引起恶心、呕吐,但没有释放组胺的作用。

【临床应用】

芬太尼主要用于临床麻醉,作为复合全身麻醉的组成部分;由于此药对心血管系统的影响很小,常用于心血管手术麻醉。

1.成人静脉注射:全身麻醉时初量　①小手术按体重0.001~0.002mg/kg(以芬太尼计,下同);②大手术按体重0.002~0.004mg/kg;③体外循环心脏手术时按体重0.02~0.03mg/kg计算全量,维持量可每隔30~60分钟给予初量的1/2或连续静脉滴注,一般每小时按体重0.001~0.002mg/kg;④局麻镇痛不全,作为辅助用药按体重0.0015~0.002mg/kg。

2.成人麻醉前用药或手术后镇痛　按体重肌内或静脉注射0.0007~0.0015mg/kg。

3.小儿镇痛　2岁以下无规定,2~12岁按体重0.002~0.003mg/kg。

4.成人手术后镇痛　硬膜外给药,初量0.1mg,加氯化钠注射液稀释到8ml,每2~4小时可重复,维持量每次为初量的1/2。

【不良反应和禁忌证】

快速静脉注射芬太尼可引起胸壁和腹壁肌肉僵硬而致影响通气;其他并发症如心动过缓、呼吸频率减慢、恶心、呕吐、皮肤瘙痒、尿潴留;还可产生依赖性,但较吗啡和哌替啶轻。

【注意事项】

由于其药动学特点,芬太尼反复注射或大剂量注射后,可在用药后3~4h出现延迟性呼吸抑制,应引起警惕。

(二)瑞芬太尼

【药理作用】

瑞芬太尼,作为芬太尼族中含酯键的最新成员,是纯粹的μ受体激动药;临床效价与芬太尼相似,为阿芬太尼的 15～30 倍；最显著特点是注射后起效迅速，药效消失快，是真正的短效阿片类药。瑞芬太尼可使动脉压和心率下降 20% 以上，下降幅度与剂量不相关；对呼吸有抑制作用，其程度与阿芬太尼相似，但停药后恢复更快，停止输注后 3～5min 恢复自主呼吸；也可引起恶心、呕吐和肌肉僵硬，但发生率较低；不引起组胺释放。

【临床应用】

由于其独特的药动学特点，瑞芬太尼更适用于静脉输注。控制速率输注时，可达到预定的血药浓度。临床初步研究表明，消除切皮反应的 ED50 为 $0.03\mu g/(kg \cdot min)$，消除各种反应的 ED50 为 $0.52\mu g/(kg \cdot min)$。用于心血管手术患者，其清除率在心肺转流后无改变。其缺点是手术结束停止输注后没有镇痛效应，可在手术后改用镇痛剂量输注。

成人静脉滴注时，负荷剂量为 $0.5～1\mu g/kg$，给药时间应大于 60s；维持剂量为 $0.25～4\mu g/(kg \cdot min)$。老年人剂量减半，2 岁以上儿童剂量同成人。

【不良反应和禁忌证】

主要有恶心、呕吐、呼吸抑制、心动过缓、低血压和肌肉强直、停药或降低输注速度后几分钟内，上述不良反应即可消失。对本药或其他芬太尼衍生物过敏者、重症肌无力患者以及支气管哮喘患者禁用。

【注意事项】

不能用于椎管内注射。

（三）舒芬太尼

【药理作用】

舒芬太尼作用与芬太尼基本相同，但舒芬太尼的镇痛作用更强，为芬太尼的 5～10 倍，作用持续时间约为 2 倍；舒芬太尼可引起心动过缓，但对心血管系统的影响很轻，也没有释放组胺的作用；对呼吸有抑制作用，其程度与等效剂量的芬太尼相似，且持续时间更长；引起恶心、呕吐和胸壁僵硬等作用也与芬太尼相似。

【临床应用】

舒芬太尼在临床麻醉中也主要用作复合全身麻醉的组成部分，其镇痛作用最强，心血管状态更稳定，更适用于心血管手术麻醉。应该根据个体反应以及临床情况的不同来调整本品的使用剂量。给药剂量也取决于手术的难度和持续时间以及所需要的麻醉深度。对于成年患者，当作为复合麻醉的一种镇痛成分应用时：按 $0.5～5\mu g/kg$ 静脉内推注或者加入输液管中，在 2～10min 滴完，当临床表现显示镇痛效应减弱时可按 $0.15～0.7\mu g/kg$ 追加维持剂量。

【不良反应】

典型的阿片样症状，如呼吸抑制、呼吸暂停、骨骼肌强直（胸肌强直）、肌阵挛、低血压、心动过缓、恶心、呕吐和眩晕、缩瞳和尿潴留。其他较少见的不良反应有咽部痉挛、变态反应和心搏停止，偶尔可出现术后恢复期的呼吸再抑制。

【禁忌证】

已知对枸橼酸舒芬太尼注射液或其他阿片类药物过敏者、急性肝卟啉症患者、存在呼吸抑制的患者、重症肌无力患者禁用该药。

【注意事项】

分娩期间或实施剖宫产手术期间婴儿剪断脐带之前，不能做静脉内用药，因为本品可以引起新生儿的呼吸抑制。本品不宜用于新生儿、妊娠期和哺乳期的妇女；如果哺乳期妇女必须使用本品，则应在用药后 24h 方能再次哺乳婴儿。

（四）吗啡

【药理作用】

吗啡常用其盐酸盐或硫酸盐,属于阿片类生物碱,为阿片受体激动药。具有以下药理学特性。

1.通过模拟内源性镇痛物质脑啡肽的作用,激动中枢神经阿片受体而产生强大的镇痛作用。对一切疼痛均有效,对持续性钝痛效果强于间断性锐痛和内脏绞痛。

2.在镇痛的同时有明显的镇静作用,改善疼痛患者的紧张情绪。

3.可抑制呼吸中枢,降低呼吸中枢对二氧化碳的敏感性,对呼吸中枢抑制程度为剂量依赖性,过大剂量可导致呼吸衰竭而死亡。

4.可抑制咳嗽中枢,产生镇咳作用。

5.可兴奋平滑肌,使肠道平滑肌张力增加而导致便秘,可使胆道、输尿管、支气管平滑肌张力增加。

6.可促进内源性组胺释放而导致外周血管扩张、血压下降、脑血管扩张、颅内压增高。

7.有镇吐、缩瞳等作用。

【临床应用】

吗啡主要用于麻醉和手术前给药,使患者安静并进入嗜睡状态;短期用于其他镇痛药无效的急性剧痛,如手术、创伤、烧伤的剧烈疼痛,此外,还用于晚期癌症患者的三阶梯镇痛,以及心肌梗死及心源性哮喘患者。成年患者临床麻醉中使用建议如下。

1.成人静脉注射 镇痛的常用量为每次5~10mg,对于重度癌痛首次剂量范围可较大,每日3~6次。

2.成人硬膜外注射 极量为每次5mg,若在胸段硬膜外用药减为每次2~3mg。

3.成人蛛网膜下隙注射 单次0.1~0.3mg,不重复给药。

4.老年人用量酌减。

5.儿童不宜使用本药。

【不良反应】

包括直立性低血压、鞘内和硬膜外给药可致血压下降;呼吸抑制严重者可致呼吸停止;恶心、呕吐、便秘、腹痛、胆绞痛;排尿困难、尿潴留;瞳孔缩小如针尖状等。

【禁忌证】

1.支气管哮喘;上呼吸道梗阻。

2.严重肝功能障碍。

3.伴颅内高压的颅内占位性病变。

4.诊断未明确的急腹症。

5.待产妇和哺乳妇;1岁以内婴儿。

【注意事项】

本药能透过胎盘屏障影响胎儿,孕产妇禁用;停用单胺氧化酶抑制药2~3周后,才可应用本药;硬膜外和鞘内注射本药时,应严密监测呼吸和循环功能。

（五）哌替啶

【药理作用】

哌替啶是苯基哌啶的衍生物,商品名度冷丁,化学名卜甲基-4-苯基哌啶-4-羧酸乙酯。作用与吗啡相似,但镇痛强度仅为吗啡的1/10;作用持续时间为吗啡的1/2~3/4;镇静作用较吗啡稍弱,也可产生轻度欣快感,反复使用容易产生依赖性。哌替啶有奎尼丁样作用,降低心肌的应激性,对心肌有直接的抑制作用,尤其在代偿机制受到削弱的情况下更为明显;对血压一般无明显影响,但有时可因外周血管扩张和组胺释放而致血压下降，甚至引起虚脱；心率可增加，可能与其阿托品样作用有关；对呼吸有明显的抑制作用，其程度与剂量相关；相较于吗啡，引起呕吐、抑制胃肠蠕动作用较弱。

【临床应用】

哌替啶的临床用途和禁忌证与吗啡基本相同。曾用于Ⅰ型神经安定镇痛（NLA），现已少用。

【不良反应和禁忌证】

见吗啡。

【注意事项】

不宜皮下注射，因对局部有刺激性。余同吗啡。

（六）丁丙诺啡

【药理作用】

丁丙诺啡为 μ 受体部分激动药，主要用于各种术后镇痛，癌性痛、烧伤、肢体痛、心绞痛等。此药为长效和强效镇痛药，其镇痛强度约为吗啡的 30 倍；作用持续时间长，至少维持 7～8h，甚至可长达 18h。此药对心血管的影响与吗啡相似，使心率减慢，血压轻度下降，对心排血量和外周血管阻力无明显影响；呼吸抑制作用与吗啡相似，但出现较慢，肌内注射后 3h 出现最大呼吸抑制效应，持续时间也较吗啡长。纳洛酮对其呼吸抑制只有部分拮抗作用。

【临床应用】

主要用于各种术后镇痛，癌性痛、烧伤、肢体痛、心绞痛等。用于手术后镇痛时，肌内注射 0.3mg 可维持镇痛效果 6～8h。临床麻醉中有人试用此药替代芬太尼施行复合全身麻醉，但并无突出的优点，故未得到广泛应用。

（七）地佐辛

【药理作用】

地佐辛镇痛作用弱于喷他佐辛，是 κ 受体激动药，也是 μ 受体拮抗药，成瘾性小。地佐辛的镇痛强度、起效时间和作用持续时间与吗啡相当，$t_{1/2}$（半衰期）为 2.2～2.8h。在肝脏代谢，用药 8h 内 80％以上经尿排泄。可用于术后痛、内脏及癌性疼痛，当稳态血药浓度超过 5～9ng/ml 时，产生缓解术后疼痛的作用；当平均峰浓度达到 45ng/ml 时则出现不良反应。

【临床应用】

肌内注射：推荐成人单剂量为 5～20mg，但临床研究中的初剂量为 10mg。应根据患者的体重、年龄、疼痛程度、身体状况及服用其他药物的情况调节剂量。必要时每隔 3～6h 给药 1 次，最高剂量 20mg/次，每天最多不超过 120mg。静脉注射：初剂量为 5mg，以后 2.5～10mg/2～4h。

【不良反应和禁忌证】

常见恶心、呕吐、镇静、头晕、厌食、定向障碍、幻觉、出汗、心动过速。静脉注射可引起呼吸抑制，纳洛酮可对抗此抑制作用。冠心病患者慎用。对阿片类镇痛药过敏的患者禁用。

【注意事项】

本品具有阿片拮抗药的性质，对麻醉药有身体依赖性的患者不推荐使用。对于脑损伤、颅内损伤或颅内压高的患者，使用本品产生呼吸抑制可能会升高脑脊液压力，对此类患者仅在必要时使用。

（八）氟比洛芬酯

【药理作用】

氟比洛芬酯注射液是一种非甾体类靶向镇痛药，通过在脊髓和外周抑制环氧化酶（COX）减少前列腺素的合成，降低手术创伤引起的痛觉过敏状态。脂微球制剂药效更强，起效更迅速，持续时间更长，且不易引起胃黏膜损伤等不良反应。因其没有中枢抑制作用,不影响处于麻醉状态患者的苏醒,可在术后立即使用。

【临床应用】

用于手术后及各种癌症的镇痛。成人每次静脉给予氟比洛芬酯50mg,尽可能缓慢给药(1min以上),根据需要使用镇痛泵,必要时可重复应用。并根据年龄,症状适当增减用量。一般情况下,本品应在不能口服药物或口服药物效果不理想时应用。

【不良反应和禁忌证】

1.严重不良反应　罕见休克、急性肾衰竭、肾病综合征、胃肠道出血、伴意识障碍的抽搐。

2.一般的不良反应

(1)注射部位:偶见注射部位疼痛及皮下出血。

(2)消化系统:有时出现恶心、呕吐,转氨酶升高,偶见腹泻,罕见胃肠出血。

(3)精神和神经系统:有时出现发热,偶见头痛、倦怠、嗜睡、畏寒。

(4)循环系统:偶见血压上升、心悸。

(5)皮肤:偶见瘙痒、皮疹等过敏反应。

(6)血液系统:长期使用注意血象改变。

【禁忌证】

1.消化道溃疡患者。

2.严重的肝、肾及血液系统功能障碍患者。

3.严重的心力衰竭、高血压患者。

4.对本制剂成分有过敏史的患者。

5.阿司匹林哮喘,或有既往史的患者。

6.正在使用依洛沙星、洛美沙星、诺氟沙星的患者。

【注意事项】

1.应尽量避免与其他的非甾体抗感染药合用。

2.本品不能用于发热患者的解热和腰痛症患者的镇痛。

3.给药途径为静脉注射,不可以肌内注射。

(九)对乙酰氨基酚

【药理作用】

对乙酰氨基酚为乙酰苯胺类解热镇痛药。通过抑制下丘脑体温调节中枢前列腺素合成酶,减少前列腺素 E_1(PGE$_1$)的合成和释放,导致外周血管扩张、出汗而达到解热的作用,其解热作用强度与阿司匹林相似;通过抑制前列腺素 E_1(PGE$_1$)、缓激肽和组胺等的合成和释放,提高痛阈而起到镇痛作用,属于外周性镇痛药,作用较阿司匹林弱,仅对轻、中度疼痛有效。

【临床应用】

肌内注射1次0.15～0.25g。本品不宜长期应用,解热疗程一般不超过3d,镇痛不宜超过10d。

【不良反应和禁忌证】

常规剂量下,对乙酰氨基酚的不良反应很少,偶尔可引起恶心、呕吐、出汗、腹痛、皮肤苍白等,少数病例可发生过敏性皮炎(皮疹、皮肤瘙痒等)、粒细胞缺乏、血小板减少、贫血、肝功能损害等,很少引起胃肠道出血。

【注意事项】

对本品过敏及严重肝肾功能不全者禁用。

(十)帕瑞昔布钠

【药理作用】

帕瑞昔布钠是一种环氧化酶-2(COX-2)特异性抑制药。属于抗关节炎药中的昔布类镇痛药。帕瑞昔布是伐地昔布的前体药物。伐地昔布在临床剂量范围是选择性环氧化酶2(COX-2)抑制药,环氧化酶参与前列腺素合成过程。现已存在 COX-1 和 COX-2 两种异构体。研究显示 COX-2 作为环氧化酶异构体由前一炎症刺激诱导生成,从而推测 COX-2 在与疼痛、炎症和发热有关的前列腺素样递质的合成过程中发挥最主要作用。

【临床应用】

临床上可用于中度或重度术后急性疼痛的治疗,在决定使用选择性 COX-2 抑制药前,应评估患者的整体风险。

推荐剂量为 40mg 静脉注射或肌内注射给药,随后视需要间隔 6～12h 给予 20mg 或 40mg,每天总剂量不超过 80mg。可直接进行快速静脉推注,或通过已有静脉通路给药。肌内注射应选择深部肌肉缓慢推注。疗程不超过 3d。

【不良反应和禁忌证】

下列情况禁用帕瑞昔布。

1.对注射用帕瑞昔布钠活性成分或赋形剂中任何成分有过敏史的患者。

2.有严重药物过敏反应史的患者。

3.活动性消化道溃疡或胃肠道出血。

4.服用阿司匹林或非甾体抗炎药(包括 COX-2 抑制药)后出现支气管痉挛、急性鼻炎、鼻息肉、血管神经性水肿、荨麻疹以及其他过敏反应的患者。

5.处于妊娠后 1/3 孕程或正在哺乳的患者。

6.严重肝功能损伤(血清白蛋白＜25g/L 或 Child-Pugh 评分≥10)。

7.炎症性肠病。

8.充血性心力衰竭(NYHA Ⅱ～Ⅳ)。

9.冠状动脉旁路移植术后用于治疗术后疼痛。

10.已确定的缺血性心脏疾病。

11.外周动脉血管和(或)脑血管疾病。

【注意事项】

儿童与青少年:没有在儿童或青少年中的使用经验,因此不推荐在此类人群中使用。由于帕瑞昔布与其他药物在溶液中混合出现沉淀,因此不论在溶解或是注射过程中,帕瑞昔布严禁与其他药物混合。

四、局部麻醉药

(一)普鲁卡因

【药理作用】

普鲁卡因为短效局部麻醉药,一般仅能维持 45～60min。pKa(酸离解常数)高,在生理 pH 范围呈高离解状态,故其扩散和穿透力都较差。具有扩张血管作用,能从注射部位迅速吸收,而表面麻醉的效能差。由于小剂量对中枢神经表现为抑制状态,呈嗜睡和对痛觉迟钝,所以可与静脉全身麻醉药、吸入全身麻醉药或麻醉性镇痛药合用,施行普鲁卡因静脉复合全身麻醉。它虽有奎尼丁样抗心律失常作用,但因中枢神经系统毒性较大和生物转化过快,不适于作为抗心律失常药。

【临床应用】

普鲁卡因具有短效和组织穿透力差的缺点,目前临床使用越来越少,偶尔还用作皮肤浸润麻醉和短时间的腰麻(30～45min)。0.25%～1%普鲁卡因溶液,适用于局部浸润麻醉,其他神经阻滞可用1.5%～2%溶液,每次注入量以1g为限。3%～5%溶液可用于蛛网膜下隙阻滞,一般剂量为150mg,不能再提高浓度,以免造成脊髓损害。

【不良反应】

本品可有高敏反应和过敏反应,个别患者可出现高铁血红蛋白症;一旦血药浓度高或误入血管可引起一系列中枢神经系统和心血管系统中毒反应,如惊厥和心率减慢、血压下降。

【禁忌证】

对本品过敏者、高血压患者禁用。

【注意事项】

1.用前需做过敏试验。

2.本品如变色或有沉淀,不可使用。

3.药液不得注入血管内,给药时应反复抽吸,不可有回血。

4.注射器械不可用碱性物质如肥皂、煤酚皂溶液等洗涤消毒,注射部位应避免接触碘,以免引起药液沉淀。

(二)丁卡因

【药理作用】

丁卡因为长效局部麻醉药,起效需10～15min,时效可达3h以上。丁卡因的麻醉效能为普鲁卡因的10倍,毒性也为普鲁卡因的10倍,而其水解速度较普鲁卡因慢2/3。丁卡因不宜多次高压灭菌。

【临床应用】

丁卡因主要用来做腰麻和眼科麻醉,偶尔也用于气道表面麻醉。但是因为其治疗和毒性剂的间隙很窄,用于做气道表面麻醉时可能会导致黏膜麻醉后的全身毒性反应,目前做气道表面麻醉逐渐减少,而应用利多卡因做表面麻醉的安全系数要高得多。眼科常以1%等渗液做角膜表面麻醉,鼻腔黏膜和气管表面麻醉常用2%溶液。硬膜外腔阻滞可用0.2%～0.3%溶液,每次用量不超过40～60mg,但目前已很少单独应用。

【不良反应】

1.毒性反应　毒性反应发生率也比普鲁卡因高,常由于剂量大、吸收快或操作不当引起,如误注入血管使血药浓度过高等。用药过量的中毒症状表现为:头昏、目眩、继之寒战、震颤、恐慌、最后可致惊厥和昏迷,并出现呼吸衰竭和血压下降,需及时抢救。

2.变态反应　对过敏患者可引起猝死,即使表面麻醉时也需注意。

3.其他　可产生皮疹或荨麻疹,颜面、口或(和)舌咽区水肿等。

【禁忌证】

1.对本品过敏者禁用。

2.严重过敏体质者禁用。

3.心、肾功能不全、重症肌无力等患者禁用。

【注意事项】

1.本品为酯类局部麻醉药,与普鲁卡因可能有交叉过敏反应,故对普鲁卡因或具有对氨基苯甲酸结构的药物过敏者慎用。

2.与其他局部麻醉药合用时,本品应减量。

3.大剂量可致心脏传导系统和中枢神经系统出现抑制。

4.本品可与肾上腺素合用,一般浓度为1:200000,即 20ml 药液中加 0.1％肾上腺素 0.1ml。

(三)盐酸丁卡因胶浆

【药理作用】

本品的主要成分盐酸丁卡因作用于外周神经,稳定神经组织细胞膜,减少钠离子内流,使正常的极化与除极交替受阻,神经冲动传递无法进行,起到镇痛作用。甲基纤维素是一种骨架材料,能增加溶液的黏度,起到润滑作用。

【临床应用】

本品为腔道表面润滑麻醉剂,用作尿道、食管、阴道、肛门、直肠等插管镜检或手术时的局部润滑麻醉。外用每次 2～5g,于插管、镜检或手术前用。

【不良反应】

偶见过敏反应。

【禁忌证】

1.高过敏体质患者禁用。

2.腔道破裂、血管外露者禁用。

【注意事项】

1.本品不适用于需做细菌培养的患者。

2.本品的最小包装仅供一次性使用,以免交叉感染。

3.本品与普鲁卡因、肥皂、碘化钾、硼砂、碳酸、碳酸氢盐、碳酸盐、氧化物、枸橼酸盐、磷酸盐和硫酸盐配伍禁忌。

(四)利多卡因

【药理作用】

利多卡因为酰胺类局部麻醉药。血液吸收后或静脉给药,对中枢神经系统有明显的兴奋和抑制双相作用,且可无先驱的兴奋,血药浓度较低时,出现镇痛和嗜睡、痛阈提高;随着剂量加大,作用或毒性增强,亚中毒血药浓度时有抗惊厥作用;当血药浓度超过 $5\mu g/ml$ 可发生惊厥。本品在低剂量时,可促进心肌细胞内 K^+ 外流,降低心肌的自律性,而具有抗室性心律失常作用;在治疗剂量时,对心肌细胞的电活动、房室传导和心肌的收缩无明显影响;血药浓度进一步升高,可引起心脏传导速度减慢,房室传导阻滞,抑制心肌收缩力和使心排血量下降。

【临床应用】

本品为局部麻醉药及抗心律失常药。主要用于浸润麻醉、硬膜外麻醉、表面麻醉及神经传导阻滞。本品可用于急性心肌梗死后期前收缩和室性心动过速,亦可用于洋地黄类中毒、心脏外科手术及心导管引起的室性心律失常。本品对室上性心律失常通常无效。

1.麻醉用法用量

(1)成人常用量

1)表面麻醉:2％～4％溶液每次不超过 100mg。注射给药时每次量不超过 4.5mg/kg(不合用肾上腺素)或每次 7mg/kg(合用 1:200000 浓度的肾上腺素)。

2)骶管阻滞用于分娩镇痛:用 1.0％溶液,以 200mg 为限。

3）硬脊膜外阻滞：胸腰段用 1.5%～2.0%溶液，250～300mg。

4）浸润麻醉或静注区域阻滞：用 0.25%～0.5%溶液，50～300mg。

5）外周神经阻滞：臂丛（单侧）用 1.5%溶液，250～300mg；牙科用 2%溶液，20～100mg；肋间神经（每支）用 1%溶液 30mg，300mg 为限；宫颈旁浸润用 0.5%～1.0%溶液，左右侧各 100mg；椎旁脊神经阻滞（每支）用 1.0%溶液，30～50mg，300mg 为限；阴部神经用 0.5%～1.0%溶液，左右侧各 100mg。

6）交感神经节阻滞：颈星状神经用 1.0%溶液 50mg；腰部麻醉用 1.0%溶液，50～100mg。

7）一次限量，不合用肾上腺为 400mg，合用肾上腺素为 500mg；静脉注射区域阻滞，极量 4mg/kg；治疗用静脉注射，第 1 次初量 1～2mg/kg，极量 4mg/kg，成人静脉滴注每分钟以 1mg 为限；反复多次给药，间隔时间不得短于 45～60min。

（2）小儿常用量：随个体而异，每次给药总量不得超过 4.0～4.5mg/kg，常用 0.25%～0.5%溶液，特殊情况才用 1.0%溶液。

2.抗心律失常用法用量

（1）常用量

1）静脉注射：体重 1～1.5mg/kg，一般用 50～100mg 作首次负荷量静脉注射 2～3min，必要时每 5min 后重复静脉注射 1～2 次，但 1h 之内的总量不得超过 300mg。

2）静脉滴注：一般以 5%葡萄糖注射液配成 1～4mg/ml 药液滴注或用输液泵给药。在用负荷量后可继续以每分钟 1～4mg 速度静脉滴注维持，或以每分钟 0.015～0.03mg/kg 速度静脉滴注。老年人、心力衰竭、心源性休克、肝血流量减少、肝或肾功能障碍时应减少用量，以每分钟 0.5～1mg 静脉滴注。即可用本品 0.1%溶液静脉滴注，每小时不超过 100mg。

（2）极量：静脉注射 1h 内最大负荷量 4.5mg/kg（或 300mg）。最大维持量为每分钟 4mg。

【不良反应】

1.本品可作用于中枢神经系统，引起嗜睡、感觉异常、肌肉震颤、惊厥昏迷及呼吸抑制等不良反应。

2.可引起低血压及心动过缓。血药浓度过高，可引起心房传导速度减慢、房室传导阻滞以及抑制心肌收缩力和心排血量下降。

【禁忌证】

1.对局部麻醉药过敏者禁用。

2.阿-斯综合征（急性心源性脑缺血综合征）、预激综合征、严重心传导阻滞（包括窦房、房室及心室内传导阻滞）患者静脉禁用。

【注意事项】

1.防止误入血管，注意局部麻醉药中毒症状的诊治。

2.用药期间应注意检查血压、监测心电图，并备有抢救设备；心电图 P-R 间期延长或 QRS 波增宽，出现其他心律失常或原有心律失常加重者应立即停药。

（五）布比卡因

【药理作用】

布比卡因为酰胺类长效局部麻醉药，其麻醉时间比盐酸利多卡因长 2～3 倍，弥散度与盐酸利多卡因相仿。对循环和呼吸的影响较小，对组织无刺激性，不产生高铁血红蛋白，常用量对心血管功能无影响，用量大时可致血压下降，心率减慢。对 β 受体有明显的阻断作用，无明显的快速耐受性。母体的药物血浓度为胎儿药物血浓度的 4 倍。

【临床应用】

用于局部浸润麻醉、外周神经阻滞和椎管内阻滞。用法用量：

1.臂丛神经阻滞　　0.25％溶液,20～30ml 或 0.375％溶液,20m1(50～75mg)。

2.骶管阻滞　　0.25％溶液,15～30ml(37.5～75.0mg),0.5％溶液,15～20ml(75～100mg)。

3.硬脊膜外间隙阻滞　　0.25％～0.375％溶液可以镇痛,0.5％溶液可用于一般的腹部手术等。

4.局部浸润麻醉　　总用量一般以 175～200mg(0.25％,70～80ml)为限,24h 内分次给药,每日极量 400mg。

5.交感神经节阻滞　　总用量 50～125mg(0.25％,20～50ml)。

6.蛛网膜下腔阻滞　　常用量 5～15mg,并加 10％葡萄糖成高密度液或用脑脊液稀释成近似等密度液。

【不良反应】

1.少数患者可出现头痛、恶心、呕吐、尿潴留及心率减慢等。如果出现严重不良反应,可静脉注射麻黄碱或阿托品。

2.过量或误入血管可产生严重的毒性反应,一旦发生心肌毒性几乎无复苏希望。

【禁忌证】

本品过敏者禁用。

【注意事项】

1.本品毒性较利多卡因大 4 倍,心脏毒性尤应注意,其引起循环衰竭和惊厥比值较小(CC/CNS＝3.7±0.5),心脏毒性症状出现较早,通常循环衰竭与惊厥同时发生,一旦心脏停搏,复苏甚为困难。

2.局部浸润麻醉儿童用 0.1％浓度。

(六)左布比卡因

【药理作用】

左布比卡因是酰胺类局部麻醉药。局部麻醉药通过增加神经电刺激的阈值、减慢神经刺激的传播和减少动作电位的升高率来阻滞神经刺激的产生和传导。

【临床应用】

主要用于外科硬膜外阻滞麻醉。成人用于神经阻滞或浸润麻醉,一次最大剂量 150mg。外科硬膜外阻滞药液浓度配制为:0.5％～0.75％10～20ml(50～150mg)中度至全部运动阻滞。

【不良反应】

低血压、恶心、术后疼痛、发热、呕吐、贫血、瘙痒、疼痛、头痛、便秘、眩晕、胎儿窘迫等,偶见哮喘、水肿、少动症,不随意肌收缩、痉挛、震颤、晕厥、心律失常、期外收缩、房颤、心搏停止、肠梗阻、胆红素升高、意识模糊、窒息、支气管痉挛、呼吸困难、肺水肿、呼吸功能不全、多汗、皮肤变色等。

【禁忌证】

1.肝、肾功能严重不全、低蛋白血症、对本品过敏患者或对酰胺类局部麻醉药过敏者禁用。

2.若本品与盐酸肾上腺素混合使用时,禁用于毒性甲状腺肿,严重心脏病或服用三环抗抑郁药等患者。

3.本品不用于蛛网膜下腔阻滞,因迄今无临床应用资料。

4.本品不用于 12 岁以下小儿,其安全性有待证实。

【注意事项】

1.使用时不得过量,过量可导致低血压、抽搐、心搏骤停、呼吸抑制或惊厥。

2.如果出现严重低血压或心动过缓,可静脉注射麻黄碱或阿托品。

3.如果出现肌肉震颤、痉挛可给予巴比妥类药物。

4.给予局部麻醉注射液后,必须密切观察心血管、呼吸的变化和患者的意识状态,患者出现下列症状可能是中毒迹象:躁动不安、焦虑、语无伦次、口唇麻木与麻刺感、金属异味、耳鸣、头晕、视物模糊、肌肉震颤、抑郁或嗜睡。

5.酰胺类局部麻醉药,如本品是由肝代谢,因此,给予这类药物特别是多剂量给药时,对有肝疾病的患者须慎重。

6.本品不宜静脉内注射用药,所以在注射给药中,回抽吸血液以确认不是血管内注射是必须的。

(七)罗哌卡因

【药理作用】

罗哌卡因是一种新型长效酰胺类局部麻醉药,其作用持续时间长,且具有麻醉和镇痛作用。其药理学特点为心脏毒性低微,感觉阻滞与运动阻滞分离较明显,具有外周血管收缩作用。因此该药尤其适用于术后镇痛和产科麻醉。

【临床应用】

适用于外科手术硬膜外麻醉,包括剖宫产术、区域阻滞急性疼痛控制、持续硬膜外输注或间歇性单次用药,如术后或分娩疼痛,区域阻滞。本品硬膜外用药的剂量为 113～200mg,常用浓度为 0.5%～1%溶液;0.5%溶液用于产科阻滞或镇痛,可避免运动神经的阻滞。起效时间 5～15min,感觉阻滞时间可达 4～6h。

【不良反应】

有低血压、恶心、呕吐、心动过缓、暂时性感觉异常、背痛、尿潴留和发热。

【禁忌证】

对酰胺类局部麻醉药过敏的患者禁用罗哌卡因注射液。

【注意事项】

对于高龄或伴有其他严重疾病如患有心脏传导部分或全部阻滞、严重肝病或严重肾功能不全等疾病而需施用区域麻醉的患者,应特别注意。为降低严重不良反应的潜在危险,在实施麻醉前,应尽力改善患者的状况,药物剂量也应随之调整。第Ⅲ类抗心律失常药物(如胺碘酮)可能与罗哌卡因存在对心脏的相加作用,所以应该对使用这类药物的患者进行严密的监护,可考虑进行心电图监护。盐酸罗哌卡因用于硬膜外麻醉或外周围神经组织中,特别是老年患者伴有心脏病患者发生局部麻醉药误入血管时,曾有心跳骤停的报道。有些病例复苏困难,发生心搏停止时,为了提高复苏成功率,可能应该延长复苏时间。由于盐酸罗哌卡因在肝脏代谢,所以严重肝病患者应慎用。因药物排泄延迟,重复用药时需减少剂量。通常情况下肾功能不全患者如用单一剂量或短期治疗不需调整用药剂量。慢性肾功能不全患者伴有酸中毒及低蛋白血症,发生全身性中毒的可能性增大。硬膜外麻醉会产生低血压和心动过缓,如预先输注扩容或使用血管性增压药物,可减少这一不良反应的发生。低血压一旦发生可以用 5～10mg 麻黄碱静脉注射治疗,必要时可重复用药。

(任潇勤)

第十六章　损伤患者护理

一、机械性损伤患者的护理

机械性损伤是指各种形式的暴力作用造成组织结构完整性的破坏或功能障碍,如锐器切割或穿刺、钝器打击、过度牵拉、重力挤压、枪弹伤等,是临床最常见的一种损伤,在我国城市中机械性损伤是第五位死因,在农村为第四位死因。

【临床表现】

1.局部疼痛、压痛、肿胀、瘀斑、功能障碍,开放伤可见伤口和出血。若合并重要的神经、血管和内脏损伤,则各有其特殊表现。

2.轻伤患者无明显体征,损伤较重的患者常出现体温增高、脉搏加快、血压下降、脉压缩小、呼吸加快、尿量减少、嗜睡或失眠、食欲不振、乏力、体重减轻等。

3.严重损伤可发生休克或伴有内脏损害,甚至发生多系统器官功能衰竭。

【评估要点】

1.一般情况　评估生命体征有无异常,询问既往健康史、药物过敏史。

2.专科情况

(1)评估受伤原因、部位、时间、程度,受伤当时的体位。伤后症状及演变过程,曾接受过何种治疗。

(2)评估患者神志、面色、脉搏、血压、呼吸、尿量及尿色的变化。

(3)对头部、胸部、腹部损伤的患者,评估有无合并重要脏器损伤。

3.辅助检查　血常规和红细胞压积,可提示贫血、血浓缩或感染等;尿常规可提示肾损伤;X线检查可证实骨折、血气胸、气腹等;CT检查可辅助诊断颅脑损伤和腹部实质器官、腹膜后的损伤。

【护理诊断】

1.组织灌注不足　与出血、体液丢失有关。

2.皮肤完整性受损　与开放伤有关。

3.疼痛　与受伤局部组织肿胀、组织结构破坏有关。

4.感染　与各种开放伤、组织防御功能破坏有关。

5.营养失调　与摄入不足、组织破坏、分解代谢增加有关。

6.焦虑　与损伤后所面临的身体和生活问题有关。

7.恐惧　与精神受强烈刺激、机体创伤有关。

【护理措施】

1.镇静、镇痛和心理护理　遵医嘱合理使用镇静止痛药物,使患者安静休息。关心患者的心理状态,使其保持情绪稳定,配合治疗。

2.密切观察病情变化 对任何部位的严重创伤,除积极处理局部,还要考虑其对全身的影响,采取相应措施防治休克和多器官功能不全。

3.闭合性损伤护理 对伤情稳定的一般挫伤、扭伤患者,重点在局部护理。

(1)局部制动,抬高患肢45°,以利于静脉、淋巴液回流,减轻肿胀。在受伤关节处可用弹力绷带包扎固定,持续7~10d。

(2)早期可用冷敷,以收缩血管减少渗出,24h后改用热敷,促进血肿吸收。血肿较大者,须在严格无菌操作下穿刺抽吸并加压包扎。

(3)可酌情应用药物,缓解疼痛并促进功能恢复。

(4)病情稳定后,可配合应用理疗、按摩和功能锻炼等。

4.开放性损伤护理

(1)清洁伤口经过消毒处理可以直接缝合,达到一期愈合。

(2)污染伤口应行清创术,越早越好,使其转变或接近于清洁伤口,当即缝合或延期缝合,争取一期愈合。

(3)感染伤口经引流、换药以促进肉芽组织形成,逐渐达到二期愈合。

(4)有异物存留时原则上应取出,尤其是感染病灶内的异物。

(5)清创、缝合术后护理:注意观察伤口情况及伤肢末梢循环情况,如出现红、肿、热、痛等感染征象或伤肢肢端苍白、发绀、温度降低、动脉搏动减弱时应通知医生,及时处理。保持敷料清洁,四肢创伤应抬高患肢并适当固定制动。有引流管时应保持引流通畅,一般引流管于术后24~48h后取出。

5.严重创伤的患者 由于剧烈疼痛、大量失血出现循环不稳定或休克表现,要立即建立1条以上的静脉输液通道,必要时考虑做锁骨下静脉或颈内静脉穿刺,尽快恢复有效循环血量,维持循环的稳定。髂静脉或下腔静脉损伤及腹膜后血肿者,禁用下肢静脉输液或输血。

6.剧烈疼痛者 在不影响病情观察的情况下,可皮下或肌肉注射哌替啶75~100mg或盐酸吗啡5~10mg止痛。

【健康教育】

1.告知患者加强营养,以积极的心态配合治疗,促进康复。

2.告知患者积极进行身体各部位的功能锻炼,防止因制动引起关节僵硬、肌肉萎缩等并发症。

二、咬伤患者的护理

咬伤可由很多因素引起,如兽类、毒蛇、蜂、蜈蚣、蝎、毒蜘蛛、蚂蟥等,最常见的是毒蛇和犬咬伤。

【临床表现】

1.神经毒类毒蛇咬伤 患者表现为眼睑下垂、视力模糊、言语不清、吞咽困难、四肢麻木、感觉迟钝、全身软弱、嗜睡昏迷。有时因心肌受到抑制而出现血压下降等循环衰竭症状;当呼吸肌受到抑制时,出现胸闷、呼吸困难,严重时可见呼吸停止。

2.血循环毒类毒蛇咬伤 患者有咯血、呕血、便血和血尿等全身出血现象。严重时因休克、心力衰竭或急性肾衰竭而死亡。

【评估要点】

1.一般情况 观察患者生命体征,询问既往健康史、药物过敏史等。

2.专科情况 询问患者受伤过程,根据症状、体征或带来的毒蛇判断毒蛇的种类。了解被蛇咬伤的时间、部位及咬伤后的处理经过。评估伤口情况及患者全身状况,做出详细记录。

【护理诊断】

1.皮肤完整性受损　与毒蛇咬伤、组织结构破坏有关。

2.疼痛　与局部咬伤、毒素吸收有关。

3.舒适的改变　与机体受伤、毒素吸收有关。

4.感知改变　与机体受伤、毒素吸收有关。

5.急性意识障碍　与中毒严重有关。

6.恐惧　与组织破坏、生命受到威胁有关。

7.感染　与组织破坏、坏死有关。

【护理措施】

1.局部封闭:将胰蛋白酶2000U加入0.5％普鲁卡因5～10ml中,或用地塞米松2～5mg在伤口近端1～2cm处,围绕咬伤在皮下深部进行环形封闭,深达肌肉层,必要时12～24h后重复注射,可直接破坏蛇毒。

2.协助医师彻底清创,用3％过氧化氢溶液或1:5000高锰酸钾溶液湿敷,每2h更换1次。局部也可用万年青、鱼腥草、七叶一枝花等中草药,将药物洗净、捣烂,外敷于伤口周围,也可减轻局部肿胀及疼痛。

3.应用破伤风抗毒素和抗生素防治感染,使用前应做过敏试验。

4.密切观察病情变化,及时给予输液和其他抗休克治疗措施,溶血、贫血现象严重时予以输血。呼吸微弱时给予兴奋剂和吸入氧气,必要时进行辅助呼吸。除抗过敏治疗外,应禁用激素,以免促进毒素吸收。

【健康教育】

1.外出时提高自我防范意识,避开丛林茂密、人迹罕至之处,避免意外伤害事故的发生。学习自救、互救知识。

2.在丘陵地区行军作战、值勤、工作时,可将裤口、袖口扎紧,衣领扣紧,尽可能不赤足。

3.夜间最好不要赤身在田野附近的房子里睡觉,如无条件仍需住在田野或周围多草的房子时,要安装防蚊纱窗,睡觉时要穿衣和挂蚊帐,并保持房间整洁,不要堆放太多杂物,夜间要有照明。

三、冷伤患者的护理

冷伤是机体遭受低温侵袭所引起的局部或全身性损伤。冷伤有两类:一类称非冻结性冷伤,由10℃以下至冰点以上的低温、潮湿所引起,如冻疮、战壕足、水浸足等。另一类称冻结性冷伤,又称冻伤,由冰点以下的低温所造成,又分为局部冻伤和全身冻伤。

【临床表现】

1.冻疮　冻疮多发生在鼻尖、耳廓、手指、脚趾等末梢循环处。局部红肿、发痒或剧痛。可引起水疱,去疱皮后创面发红,有渗液;并发感染后创面形成溃疡。

2.局部冻伤

(1)Ⅰ度冻伤:局部红肿,有发热、痒、刺痛的感觉;伤及表皮层,数日后表皮干脱而愈,不留瘢痕。

(2)Ⅱ度冻伤:局部红肿较明显,且有水疱形成;冻伤损伤达真皮层,若无感染,经2～3周后脱痂自愈。

(3)Ⅲ度冻伤:创面由苍白变成黑褐色,感觉消失。其周围有红肿、疼痛,可出现血性水疱;损伤皮肤全层或深达皮下组织,若无感染,坏死组织干燥成痂,然后脱痂愈合而留有瘢痕。

(4)Ⅳ度冻伤:局部表现类似Ⅲ度冻伤。冻伤损伤深达肌肉、骨骼等组织,局部发生坏死,其周围有炎症反应；易并发感染而造成湿性坏疽；治愈后多留有功能障碍或致残。

3.全身冻伤　初起时患者表现寒战,四肢发凉,皮肤苍白或发绀。当体温由表及里渐降时,患者感觉迟钝、四肢无力、头昏、嗜睡等,严重者神志不清,呼吸循环衰竭,如不及时救治,即可死亡。

【评估要点】

1.一般情况　评估冷伤原因、部位、时间,患者所处环境及既往健康状况。

2.专科情况　对全身冻伤患者应评估其四肢温度、皮肤的颜色、神志、面色、脉搏、血压、呼吸、尿量及尿色的变化。

【护理诊断】

1.组织灌注量不足　与低血容量有关。

2.局部血液循环障碍　与冻伤后继发肢体血管改变有关。

【护理措施】

1.全身治疗护理

(1)注意保暖及复温:迅速使患者脱离低温环境和冰冻物体。脱去潮湿衣物和鞋袜,应用温水(38～42℃)浸泡伤肢或浸浴全身,要求局部在 20min、全身在 30min 内复温。较严重的患者应置于温室内,轻伤患者一般在室温下,加盖被服保暖即可。

(2)增加营养:给予高热量、高蛋白、高维生素饮食,维持水、电解质及酸碱平衡。

(3)改善局部循环:浸泡时可轻轻按摩损伤部位,帮助改善血液循环。遵医嘱应用抗凝剂及血管扩张剂。应用高压氧增加局部组织中的氧张力,改善组织代谢等。

(4)防治感染:对有伤口或组织坏死的,应遵医嘱注射破伤风抗毒素;必要时需注射气性坏疽抗毒血清,以预防厌氧菌感染。

2.局部治疗护理　复温后伤肢应抬高制动,根据损伤情况分别做以下处理。

(1)Ⅰ度冻伤:创面保持清洁干燥。

(2)Ⅱ度冻伤:较小水疱,消毒后做保暖包扎即可;较大水疱,可将疱内液体吸出后,用较干纱布包扎;创面破溃感染者,按换药原则处理。

(3)Ⅲ度、Ⅳ度冻伤:多采用暴露疗法,保持创面清洁干燥;待坏死组织与健康组织边界清楚后予以切除。若发生感染,则应充分引流。对并发湿性坏疽者常需截肢。

【健康教育】

1.耐寒锻炼　告知患者耐寒锻炼要循序渐进、持之以恒。除平时经常进行体育锻炼外,冬季应加强在冷空气中锻炼,如爬山、跑步、滑雪、滑冰等;或加强冷水锻炼,如用冷水洗脚、手、腿等,每日 1～2 次,每次3～5min,洗后用干毛巾摩擦皮肤至局部发红为止。

2.防寒保暖　告知患者平时衣着应温暖合体、遮风性能强,鞋袜要大小合适,并且注意保持干燥,潮湿时要及时更换或烤干。对身体的暴露部位如手、耳、鼻等处应加强保护,戴手套、口罩、棉帽等。

3.增强机体抗寒能力　告知寒冷环境中作业的人员,饮食应有足够的热量,而且间隔时间不宜过长,一般不超过 6h,做到热食、热饮。保证睡眠时间充足,避免过长。禁忌大量饮酒,以免血管扩张,增加身体热量散失。

四、烧伤患者的护理

烧伤是由热力(火焰、热水、热蒸汽及高温金属)、电流、放射线以及某些化学物质等引起皮肤甚至深部组织的损伤。热力烧伤占 80% 左右。

【临床表现】

1.根据烧伤的深度,其局部可表现为　Ⅰ度(红斑),局部轻度红、肿,干燥,无水疱,烧灼感;Ⅱ度(水疱),浅Ⅱ度烧伤局部水疱较大,去疱皮后创底潮湿、鲜红、水肿明显,感觉剧痛、过敏;深Ⅱ度烧伤局部有或无水疱,基底苍白、水肿,干燥后可见网状栓塞血管,感觉迟钝;Ⅲ度(焦痂),局部表现为蜡白或焦黄、炭化,坚韧,干后可见树枝状栓塞血管,感觉消失。

2.全身反应　主要取决于烧伤面积和深度。小面积的浅度烧伤,病情轻,创面愈合也快。严重烧伤者病情危重、复杂,可有休克期、感染期和修复期的各种表现。

3.严重烧伤　可发生休克或伴有内脏损害,甚至发生多系统器官衰竭。烧伤败血症患者可出现弛张热、稽留热,或出现体温、脉搏曲线分离现象,即体温低于 36℃ 而脉搏在 140 次/min 以上,是革兰阴性杆菌败血症的特征。

【评估要点】

1.一般情况　评估烧伤部位、性质、面积、深度。

2.烧伤程度分类评估　我国通用的烧伤严重性分度标准如下。

(1)轻度烧伤:Ⅱ度烧伤面积 9% 以下。

(2)中度烧伤:Ⅱ度烧伤面积 10%~29%;或Ⅲ度烧伤面积不足 10%。

(3)重度烧伤:总面积 30%~49%;或Ⅲ度烧伤面积 10%~19%;或Ⅱ度、Ⅲ度烧伤面积虽不达上述百分比,但已发生休克等并发症、呼吸道烧伤或有较重的复合伤。

(4)特重烧伤:总面积 50% 以上;或Ⅲ度烧伤 20% 以上,或已有严重并发症。

【护理诊断】

1.皮肤完整性受损　与创面烧伤,失去皮肤屏障功能有关。

2.组织灌注不足　与大量体液渗出、血容量减少有关。

3.疼痛　与烧伤创面、痛觉敏感及局部炎症反应有关。

4.营养失调——低于机体需要量　与机体处于高分解代谢状态,摄入量不足有关。

5.自我形象紊乱　与创面烧伤、功能改变有关。

6.感染　与皮肤屏障功能丧失、机体免疫功能低下及炎症介质释放有关。

7.恐惧　与精神受到烧伤场面刺激,特殊部位烧伤,或预见到的畸形、功能障碍有关。

【护理措施】

1.现场急救处理　迅速脱离致热源,保护受伤部位;镇静止痛,安慰鼓励伤者,保持情绪稳定;注意有无复合伤,施行相应的急救处理。

(1)热力烧伤时,尽快脱去着火或被沸液浸渍的衣物;或迅速卧倒滚动压灭火眼;或跳入附近水中。制止患者奔跑呼叫或用双手扑打,以免局部再损伤。不可强行剥脱伤处的衣裤,防止加重局部损伤。用清洁衣、单覆盖创面,以减少沾染。

(2)电击伤时迅速用绝缘物(木棒)使患者脱离电源,呼吸心跳已停止者立即进行口对口人工呼吸和胸外心脏按压等复苏措施。

(3)酸碱烧伤时立即以大量清水冲洗稀释,越快越好,时间不少于 30min。

(4)热烧伤时凉水冲洗或浸浴,减轻损伤和疼痛,如有手足部的剧痛时可用冷浸法减轻疼痛。

2.烧伤创面处理

(1)创面初期处理:剃净创面周围毛发,剪短指(趾)甲,擦净创面周围皮肤。用灭菌水冲洗创面,无菌纱布轻轻拭干。处理创面时动作轻柔,可用吗啡、哌替啶等药物止痛。若休克严重,应控制后再处理。

(2)创面的包扎或暴露:包扎后每日检查有无松脱、臭味或疼痛,注意肢端末梢循环情况,敷料浸湿后及时更换,以防感染。大面积、头面部或会阴部烧伤,暴露治疗时需定时变更体位,痂皮形成前后注意其深部有无感染化脓。

(3)去痂、植皮:深度烧伤创面切痂、脱痂后多采用自体植皮。做好供皮区准备,避免皮肤损伤,消毒用70%～75%乙醇。植皮后保护植皮区肉芽创面勿受压。注意创面渗出,更换敷料时,观察皮片成活情况,防止感染和皮片脱落。

3.如患者发生心率增快、脉搏细弱、呼吸浅快,应警惕休克的发生,休克的早期常表现为脉压变小,随后血压下降,尿量减少,成人尿量低于20ml/h,口渴难忍,烦躁不安,周围静脉充盈不良、肢端凉,患者诉畏冷,血液化验常出现血液浓缩、低血钠、低蛋白、酸中毒等。液体疗法是防治烧伤休克的主要措施。

液体疗法:

(1)国内通用的补液方案:是按烧伤面积和体重计算补液量,即伤后第1个24h,每1%烧伤面积(Ⅱ度、Ⅲ度)每千克体重应补液体1.5ml(小儿为1.8ml,婴儿为2.0ml)。其中晶体和胶体液量之比为2:1,另加每日需水量2000ml(小儿按年龄或体重计算),即为补液总量。晶体首选平衡液、林格液等,并适当补充碳酸氢钠;胶体首选同型血浆,也可给全血或血浆代用品,但用量不宜超过1000ml,Ⅲ度烧伤可输全血,全血因含红细胞,在烧伤后血液浓缩时不宜用,深度烧伤大量红细胞损害时可用;生理需水量多为5%～10%葡萄糖液。上述总量的一半,应在伤后8h内输完,另一半在其后的16h内输完。伤后48h补液量,按第1个24h补液量的1/2,再加每日需水量补给。72h补液量,视伤员病情变化而定。在抢救过程中,一时不能获得血浆时,可用低分子量的血浆代用品,以利扩张血管和利尿,总用量不超过1000ml。以上补液量和输入计划与烧伤创面渗出及病理改变特点相关。

(2)建立有效的周围或中心静脉通路:输液开始时先用晶体液,补液期间注意合理安排输液的种类和用量,监测心、肺、肾功能,根据监测结果调整输液速度。心肺疾病者防止输液过快引起心力衰竭、肺水肿等;还要防止葡萄糖输入过多过快,加重水肿,口服时避免引起急性胃扩张。

4.如发生全身性感染　患者可能出现性格改变,初始时有些兴奋、多语、定向障碍,继而可出现幻觉、迫害妄想,甚至大喊大叫,有的表现为对周围淡漠。体温骤升或骤降,波动幅度较大(1～2℃)。心率加快,成人常在140次/min以上,呼吸急促。创面骤变,常可一夜之间出现创面生长停滞、创缘变锐、干枯、有出血坏死斑等,白细胞计数骤升或骤降。防治的关键在于积极纠正休克,维护机体的防御功能,正确处理创面,合理使用抗生素,给予充足的营养支持。

5.心理护理　重视心理的康复,同情安慰患者,稳定其情绪。尤其对于颜面部烧伤、手烧伤等遗留瘢痕、畸形或功能障碍及需多次植皮的患者,可采用心理疏导的方法,指导患者正确对待伤残。

6.加强烧伤患者的基础护理　加强皮肤护理,保护骨隆突处,暴露的创面尽可能避免受压,使用烧伤专用翻身床或气垫床,1～2h翻身1次。定时消毒病室空气,保持温度在28～32℃和相对湿度为40%左右。

7.并发症的防治　加强巡视,留置导尿管观察尿量,利尿、碱化尿液,翻身拍背、吸痰、祛痰,必要时氧气吸入,监测各项生命体征及重要器官的功能。

【健康教育】

1.告知患者及家属防火、灭火、自救的常识,预防烧伤事件的发生。

2.康复期患者指导

(1)指导康复期患者保护皮肤,防止紫外线、红外线的过多照射,避免对瘢痕组织的机械刺激等。

(2)制订康复计划,加强肢体的功能锻炼。在烧伤早期即注意维持各部位的功能位,颈部烧伤应取后伸位,四肢烧伤取伸直位,手部固定在半握拳的姿势且指间垫油纱以防粘连。创面愈合后尽早下床活动,逐渐进行肢体和关节的锻炼,以恢复功能。

(3)加强营养,忌食辛辣、刺激性强的食物,禁止吸烟、饮酒,服用维生素 C 和 B 族维生素,随时了解其生活情况并给予生活指导,协助制定生活目标。

五、皮肤移植患者的护理

皮肤移植又称为植皮术,是利用自体或异体皮片移植到皮肤缺损区域,使创面愈合;或因整形需要再造体表器官的方法。临床以游离植皮应用最广。

【游离植皮种类】

游离植皮根据所取皮片厚度不同,分为以下四种。

1.表层皮片　为表皮及少量真皮乳头层,成活率高,用于消灭肉芽创面。但有色素沉着,不宜植入面部、手掌、足底等处。

2.中层皮片　含表皮及部分真皮层,用途最广,存活率高,色素变化不大。

3.全厚皮片　包括全层皮肤,但不可含有皮下组织,需在新鲜创面上移植,愈合后功能好。

4.点状植皮　用针挑起皮肤后削取,故皮片边缘薄而中央厚,皮片面积小,易存活,用于肉芽创面移植容易成功。

【评估要点】

1.一般情况　评估患者生命体征,询问既往健康史、食物及药物过敏史等。

2.专科情况

(1)患者受皮区创面有无感染,是否有新生肉芽组织形成。

(2)评估皮瓣局部血运情况。如皮肤红润是循环良好的标志。

(3)评估引流管或引流条是否妥善固定,保持通畅,观察有无渗出物。

【护理诊断】

1.皮肤完整性受损　与自体皮片移植取皮有关。

2.感染　与皮肤屏障功能丧失和继发组织坏死有关。

3.营养失调——低于机体需要量　与摄入不足和机体能量消耗增加有关。

4.疼痛　与取皮创面有关。

【护理措施】

1.心理护理　热情接待患者,减轻患者的顾虑,增强自信,更好地配合手术。

2.病室要求　术后室温保持在 25～28℃。在接受皮瓣的局部可用 60～100W 灯泡照射,促进局部血液流通。

3.体位选择　皮瓣远端稍高于蒂部,保证患处妥善固定制动,并保证皮片与创面紧贴、不移位。如胸部植皮应仰卧;背部植皮应俯卧;乳房切除植皮后,应将患者上肢固定于躯干旁,以免影响胸大肌活动。

4.生活护理　术后营养很重要,可给予高蛋白、高维生素、高热量的饮食,如牛奶、鸡蛋、瘦肉、各种水果等。

5.供皮区创面护理

(1)鼓式取皮机取皮后的创面为无菌创面,取皮后即刻用肾上腺素盐水纱布敷盖 3min 后去除,敷盖凡士林纱布,再继续包扎,24h 后除去外层敷料保留内层凡士林纱布,烤灯照射,避免受压,保持干燥。采取半暴露,使其自然愈合。

(2)反鼓取皮法,最好在侧胸或侧腹部取皮。取皮后,供皮区拉拢缝合,术后用腹带包扎,以减轻创口张力和疼痛。术后 10~14d 间断拆线,并继续使用腹带包扎,3 周后撤去腹带。

6.受皮区护理

(1)皮瓣的观察:密切观察皮瓣的局部血运情况。

(2)皮肤温度的测量:每小时测量 1 次皮肤温度,肌皮瓣的温度应略高于正常皮肤 1~3C。

(3)引流管的护理:为防止皮瓣下血肿形成,术中常放置引流管或引流条,术后要妥善固定,保持通畅,观察有无渗出物。

【健康教育】

1.告知患者植皮虽然成活,尚未恢复感觉时,应注意避免烫伤和损伤。在四肢、供皮区或植皮区边缘出现瘢痕增生时,可用局部压迫法防治,如弹力绷带捆绑或穿弹力裤(袖)等,要坚持半年以上才能达到防治效果。

2.心理康复指导:帮助患者了解康复阶段可能持续数年,应保持良好的心理状态,树立正确的康复信念,以积极的心理状态面对康复治疗。积极主动地参与康复训练。

3.功能康复指导:使患者了解皮肤移植手术的目的不仅是要恢复原来的外形,更重要的是恢复功能,因此,术后功能锻炼就显得尤为重要。术后 1~2 周保持功能位,术后 2 周是疤痕增生期,可采用热敷或弹性压迫,也可采用康复治疗仪行功能锻炼,防止肌肉萎缩或皮瓣收缩。康复锻炼从每次 5min 开始逐渐增加到每日 1~2 次,每次不超过 30min,停止训练时间最好不超过 2d。

(张晓丽)

第十七章　感染患者护理

外科感染是指需要外科治疗的感染,包括创伤、烧伤、手术、器械检查、有创性检查或治疗后等并发的感染。分为非特异性感染和特异性感染。

1.非特异性感染　又称化脓性或一般性感染,常见的有疖、痈、丹毒、急性淋巴结炎、急性乳腺炎、急性阑尾炎、急性腹膜炎等,手术后感染多属此类。

2.特异性感染　是指由一些特殊的病菌、真菌等引起的感染。如结核杆菌、破伤风杆菌、产气荚膜杆菌、炭疽杆菌、白色念珠菌、新型隐球菌等。

一、全身性感染患者的护理

全身性感染是指致病菌侵入人体血液循环,并在体内生长繁殖或产生毒素而引起的严重的全身性感染或中毒症状,通常指脓毒血症和菌血症。脓毒血症是指因感染引起的全身性炎症反应,如体温、循环、呼吸等明显改变的外科感染的统称。菌血症是脓毒血症中的一种,即血培养检出致病菌者。

【临床表现】

1.患者突发寒战、高热,体温可达 40～41℃ 或体温不升;头痛、头晕、恶心、呕吐、腹胀、面色苍白或潮红、出冷汗等。

2.神志淡漠或烦躁、谵妄甚至昏迷。

3.心率加快、脉搏细速、呼吸急促甚至困难。

4.代谢失调和不同程度的代谢性酸中毒。

5.重症者出现感染性休克、多器官功能障碍;也可出现黄疸或皮下出血、瘀斑等。

【评估要点】

1.一般情况　了解患者发病的时间、经过及发展过程。

2.专科情况　了解原发感染灶的部位、性质及其脓液性状;评估患者有无突发寒战、高热、头痛、头晕、恶心、呕吐、腹胀等;评估患者的面色、神志、心率、脉搏、呼吸及血压等的改变;观察患者有无代谢失调、代谢性酸中毒、感染性休克及多器官功能障碍等表现;了解包括血常规,肝、肾等重要器官的检查及血液细菌或真菌的培养结果。

3.辅助检查　白细胞计数显著增高,常达 $20 \times 10^9/L$ 以上,但是也有降低的;核左移,幼稚型增多,出现中毒颗粒。

【护理诊断】

1.体温过高　与全身性感染有关。

2.焦虑　与突发寒战、高热、头痛等有关。

3.潜在并发症　感染性休克等。

【护理措施】

1.一般护理

(1)卧床休息:提供安静、舒适的环境,保证患者充分休息和睡眠。

(2)营养支持:鼓励患者进食高蛋白质、高热量、含丰富维生素、高糖类的低脂肪饮食,对无法进食的患者可通过肠内或肠外途径提供足够的营养。

2.病情观察　严密观察患者的面色和神志,监测生命体征等,及时发现病情的变化;体温超过39℃,给予物理或药物降温。监测24h出入量,保证水、电解质和酸碱平衡;在患者寒战、高热发作时,做血液细菌或真菌培养。

3.保持呼吸道通畅　协助患者翻身拍背,鼓励其深呼吸、咳嗽、咳痰,若痰液黏稠给予雾化吸入,必要时吸痰。

4.药物护理　及时、准确地执行静脉输液和药物治疗,以维持正常血压、心输出量并控制感染。

5.心理护理　关心、体贴患者,给予患者及家属心理安慰和支持。

【健康教育】

1.注意个人日常卫生,保持皮肤清洁。

2.加强饮食卫生,避免肠源性感染。

3.发现身体局部感染灶应及早就诊,以免延误治疗。

二、软组织化脓性感染患者的护理

(一)疖

疖俗称疖疮,是皮肤单个毛囊及其周围组织的急性化脓性感染。常发生于头部、面部、颈部、背部、腋部及会阴部等毛囊和皮脂腺丰富的部位。

【临床表现】

1.初期,局部皮肤出现红、肿、痛的小结节。

2.化脓后,中心处先呈白色,触之稍有波动,继而破溃流脓并见黄白色脓栓,脓栓脱落、脓液流尽后,局部炎症即可消退愈合。

3.面疖常较严重,红肿范围较大。鼻、上唇及其周围称为"危险三角区",该部位的疖被挤压时,致病菌可经内眦静脉、眼静脉进入颅内,引起颅内化脓性感染,可有寒战、发热、头痛、呕吐、意识异常等表现。

【评估要点】

1.一般情况　有无体温升高、头痛、乏力、食欲不振、全身不适。

2.专科情况　患者感染的部位、性质、程度。

【护理诊断】

1.疼痛　与感染有关。

2.潜在并发症　颅内化脓性感染。

【护理措施】

见"(六)脓肿"处"软组织化脓性感染的护理措施"。

(二)痈

邻近多个毛囊及其周围组织的急性化脓性感染,可由多个疖融合而成。

【临床表现】

1.小片皮肤硬肿、色暗红、界限不清。

2.随着病情发展,皮肤肿硬范围增大,脓点增多,中央部为紫褐色凹陷,破溃后呈蜂窝状如同"火山口"状,其内含坏死组织和脓液。

3.痈可向周围和深部组织发展,伴区域淋巴结肿痛。患者多伴有全身症状,包括寒战、发热、食欲不佳和全身不适等。

4.严重者可致脓毒血症或全身化脓性感染而危及生命。

【评估要点】

1.一般情况　有无头痛、乏力、食欲不振、全身不适及体温升高等。

2.专科情况　患者感染的部位、性质、程度。

3.辅助检查　白细胞计数增加和中性粒细胞比例增高。

【护理诊断】

1.疼痛　与感染有关。

2.潜在并发症　全身化脓性感染。

【护理措施】

见"(六)脓肿"处"软组织化脓性感染的护理措施"。

(三)急性蜂窝组织炎

皮下、筋膜下、肌间隙或深部疏松结缔组织的急性弥漫性化脓性感染。

【临床表现】

1.浅表时表现为局部皮肤和组织红肿、疼痛,病变边界不清,并向四周蔓延,中央部位常出现缺血性坏死。

2.深部组织的急性蜂窝组织炎,有局部组织肿胀和深压痛,全身症状明显,如寒战、高热、乏力、血液白细胞计数增高等。

3.一些特殊部位,如口底、颌下、颈部等处的蜂窝组织炎可致喉头水肿而压迫气管,引起呼吸困难甚至窒息,如炎症蔓延至纵隔而影响心肺功能则预后较差。

4.厌氧性链球菌、拟杆菌和一些肠道杆菌所致的急性蜂窝组织炎,常发生在易被肠道或泌尿生殖道排出物污染的会阴部或下腹部伤口处,表现为进行性的皮肤、皮下组织及深筋膜坏死,脓液恶臭,局部有捻发音。

【评估要点】

1.一般情况　有无寒战、高热、乏力、食欲不振、全身不适。

2.专科情况　患者感染的部位、性质、程度、是否有外伤史。

3.辅助检查　白细胞计数增高。

【护理诊断】

1.体温过高　与感染有关。

2.潜在并发症　呼吸困难。

【护理措施】

见"(六)脓肿"处"软组织化脓性感染的护理措施"。

(四)丹毒

皮肤淋巴管网的急性炎症感染,为乙型溶血性链球菌侵袭所致,好发部位是下肢和面部。

【临床表现】

1.起病急,有畏寒、高热、头痛、全身不适等。

2.有片状皮肤红疹、微隆起、色鲜红、中间稍淡、边界较清楚。

3.局部有烧灼样疼痛,有的可起水疱,附近淋巴结常肿大、有触痛,但皮肤和淋巴结少见化脓破溃。下肢丹毒反复发作导致淋巴水肿,在含有高蛋白淋巴液的刺激下局部皮肤粗厚,肢体肿胀,甚至发展成"象皮肿"。

【评估要点】

1.一般评估　有无畏寒、高热、头痛、全身不适,有无外伤史、接触史。

2.专科情况　患者感染的部位、性质、程度。

【护理诊断】

疼痛:与感染有关。

【护理措施】

见"(六)脓肿"处"软组织化脓性感染的护理措施"。

(五)急性淋巴管炎

致病菌经破损的皮肤、黏膜或其他感染病灶侵入,经组织的淋巴间隙进入淋巴管,引起淋巴管及其周围组织的急性炎症。

【临床表现】

1.局部表现

(1)皮下浅层急性淋巴管炎,在病灶表面出现一条或多条"红线",触之硬而有压痛。

(2)深层急性淋巴管炎,表面无红线,但患肢肿胀,有压痛。急性淋巴结炎初期,局部淋巴结肿大、疼痛和触痛,与周围软组织分界清晰。

(3)感染加重时形成肿块,往往为多个淋巴结融合所致,疼痛加剧、触痛加重,表面皮肤发红、发热,脓肿形成时有波动感,少数可破溃流脓。

2.全身表现　患者常有全身不适、寒战、发热、头痛、乏力和食欲不振等症状。

【评估要点】

1.一般情况　有无外伤史,有无寒战、发热、头痛、乏力、食欲不振、全身不适等症状。

2.专科情况　患者感染的部位、性质、程度。

【护理诊断】

1.疼痛　与感染有关。

2.潜在并发症　血栓性静脉炎。

【护理措施】

见"(六)脓肿"处"软组织化脓性感染的护理措施"。

(六)脓肿

身体各部位发生急性感染后,病灶局部的组织发生坏死、液化而形成的脓液积聚,周围有一完整的脓腔壁将其包绕。

【临床表现】

1.局部表现

(1)红、肿、热、痛,与正常组织界限清楚,压之剧痛,可有波动感。

(2)寒性脓肿无明显的红、肿、热、痛等化脓性炎症表现,但可试出波动。

2.全身表现　大而深的脓肿,可有明显的发热、头痛、食欲减退、乏力和白细胞计数增加等症状。

【评估要点】

1.一般情况　患者感染的部位、性质、程度,有否外伤史。

2.专科情况　全身症状和生命体征的异常变化。

(1)有无头痛、乏力、食欲不振、全身不适。

(2)有无体温升高,脉搏加快,血压下降。

(3)是否消瘦、贫血、水肿、低蛋白血症。

3.辅助检查

(1)水、电解质有无失衡。

(2)血糖、尿糖是否正常。

(3)白细胞分类、计数有无增高或下降。

【护理诊断】

1.疼痛　与感染有关。

2.体温过高　与感染有关。

3.营养不良　低于机体需要量,与消耗增加有关。

4.潜在并发症　坠积性肺炎。

【软组织化脓性感染的护理措施】

1.保持疖、痈周围皮肤清洁,避免挤压未成熟的病灶,尤其是"危险三角区"的疖,以免感染扩散引起颅内化脓性感染。

2.化脓切开引流后,应及时更换敷料,注意无菌操作,促进创口愈合。

3.伴有全身反应的患者要注意休息,摄入含丰富蛋白质、维生素及高能量的食物,以提高机体抵抗力,促进愈合。

4.注意个人日常卫生,尤其夏季,应做到勤洗澡、洗头、理发、剪指甲。注意用物的消毒,防止交叉感染。免疫力差的老年人及糖尿病患者尤其应该注意防护。

5.病情观察

(1)体温超过39℃,应给予药物或物理降温,鼓励患者多饮水,必要时静脉补液并监测24h出入量。

(2)特殊部位如口底、颌下、颈部等处的蜂窝组织炎,应严密观察患者有无呼吸困难、窒息等症状,警惕突发喉头痉挛,做好气管插管等急救准备。

6.厌氧菌感染者,用3%过氧化氢溶液冲洗创面。注意皮肤清洁,及时处理小创口,局部可以用50%硫酸镁溶液湿热敷。在给丹毒患者换药后,应当做手的消毒,防止医源传染;与丹毒相关的足癣、溃疡、鼻窦炎等应积极治疗以避免复发。

7.脓肿的患者应密切观察脓肿变化,注意面部、颈部感染的发展,尽早发现并控制颅内化脓性感染等严重并发症的发生。监测体温变化,鼓励患者多饮水,必要时可静脉输液,补充机体所需的液体量和热量,纠正水、电解质和酸碱失衡。

8.对感染较重或肢体感染者,应嘱患者卧床休息,患肢制动抬高,并协助做患肢运动,以免病愈后患肢活动障碍。卧床期间,要鼓励患者经常做深呼吸、咳痰等活动,并协助其翻身、叩背、排痰,必要时可给予雾化吸入,以预防坠积性肺炎及血栓性静脉炎的发生。

【感染患者的健康教育】

1.注意个人卫生,指导病人正确使用皮肤消毒剂或抗菌肥皂,特别注意消毒剃刀等。

2.劝告病人避免使用油性药膏,以防其阻塞皮肤毛囊孔,教会病人使用抗菌药膏和更换敷料,小心处理污染的敷料并消毒洗手。

3.病人衣服、枕巾、床单等予以消毒,并注意隔离,预防交叉感染。

三、特异性感染患者的护理

(一)破伤风患者的护理

破伤风是指破伤风杆菌侵入人体伤口并生长繁殖、产生毒素而引起的一种特异性感染。常继发于各种创伤后,亦可发生于不洁条件下分娩的产妇和新生儿。

【临床表现】

1.潜伏期　通常为 6～12d,也可短于 24h,亦有受伤后数月或数年因清除病灶或异物而发病。新生儿破伤风一般在断脐后 7d 发生,故常称"七日风"。

2.前驱症状　前驱症状一般持续 12～24h。患者全身乏力、头晕、头痛、失眠、多汗、烦躁不安、打呵欠、咀嚼无力、局部肌肉发紧、扯痛,并感到舌和颈部发硬及反射亢进等。

3.典型症状　出现前驱症状后,在肌紧张性收缩(肌强直,发硬)的基础上,呈阵发性强烈痉挛。通常最先受影响的肌群是咀嚼肌,随后顺序为面部表情肌、颈、背、腹、四肢肌,最后为膈肌。表现为:张口困难(牙关紧闭)、蹙眉、口角下缩、咧嘴"苦笑"、颈部强直、头后仰,出现"角弓反张"或"侧弓反张";膈肌受影响后,患者出现面唇青紫,呼吸困难,甚至呼吸暂停。上述发作可因轻微的刺激,如光、声、接触、饮水等而诱发。发作时神志清楚,表情痛苦,每次发作时间由数秒至数分钟不等。强烈的肌痉挛,可致肌断裂,甚至发生骨折;膀胱括约肌痉挛时可引起尿潴留。持续的呼吸肌和膈肌痉挛,可使肌断裂,可造成呼吸骤停。患者死亡原因多为窒息、心力衰竭或肺部并发症。

4.其他症状　少数患者仅有局部肌持续性强直,可持续数周或数月,以后逐渐消退。新生儿破伤风,常表现为不能啼哭和吸吮乳汁,活动少、呼吸弱甚至呼吸困难。恢复期间还可出现一些精神症状,如幻觉、言语、行动错乱等,但多能自行恢复。

【评估要点】

1.一般情况　评估发病前的受伤史,深部组织感染史、近期人工流产及分娩史。

2.专科情况　评估患者发病的前驱症状及持续时间;观察患者强烈肌痉挛发作的次数、持续时间和间隔时间,以及伴随的症状;评估患者呼吸形态,呼吸困难程度;观察患者有无血压升高、心率加快、体温升高、出汗等症状;了解患者排尿情况以及其他器官功能状态等。

【护理诊断】

1.窒息　与持续性喉头痉挛及气道堵塞有关。

2.组织完整性受损　与强烈肌痉挛抽搐,造成肌腱撕裂或骨折有关。

3.排尿异常——尿潴留　与膀胱括约肌痉挛有关。

4.营养失调——低于机体需要量　与痉挛消耗和不能进食有关。

5.有组织灌注不足的危险。

【护理措施】

1.一般护理

(1)环境要求:将患者置于隔离病房,室内遮光、安静,室温 15～20℃,湿度约 60％。病室内急救药品和物品准备齐全,处于应急状态。

(2)减少外界刺激:医护人员要做到走路轻,语声低,操作稳,避免声、光、寒冷及精神刺激;使用器具无噪声;护理治疗安排集中有序,尽量在痉挛发作控制的一段时间内完成;减少探视,尽量不要搬动患者。

(3)严格隔离消毒:严格执行无菌技术;医护人员进入病房应穿隔离衣,戴口罩、帽子、手套,身体有伤口时不要进入病室内工作;患者的用品和排泄物应严格消毒处理,伤口更换敷料后应立即焚烧。尽可能使用一次性材料物品。

(4)保持静脉输液通畅:在每次发作后检查静脉通路,防止因抽搐使静脉通路堵塞、脱落而影响治疗。

(5)加强营养:轻症患者,应争取在痉挛发作间歇期,鼓励患者进高热量、高蛋白、高维生素饮食,进食应少量多次,以免引起呛咳、误吸。不能进食的重症患者,可通过胃管进行鼻饲,但时间不宜过长。也可根据机体需要由静脉补充或给予全胃肠外营养。

2.呼吸道管理　在痉挛发作控制后的一段时间内,协助患者翻身、叩背,以利排痰,必要时吸痰,防止痰液堵塞;给予雾化吸入,稀释痰液,便于痰液咳出或吸出。气管切开患者应给予气道湿化。患者进食时注意避免呛咳、误吸而引起窒息。

3.病情观察　定时测量体温、脉搏、呼吸、血压,观察患者痉挛、抽搐发作次数,持续时间及有无伴随症状,并做好记录,发现异常及时报告医生,并协助处理。

4.人工冬眠的护理　应密切观察病情变化,做好各项监测,随时调整冬眠药物的剂量,使患者无痉挛和抽搐的发作。

5.保护患者,防止受伤　为患者加床档和使用约束带,防止痉挛发作时患者坠床和自我伤害;应用合适的牙垫,以防舌咬伤;剧烈抽搐时勿强行按压肢体,关节部位放置软垫,以防止肌腱断裂、骨折及关节脱位;床上置气垫,防止压疮。

6.基础护理　对于不能进食的患者要加强口腔护理;抽搐发作时,患者常大汗淋漓,护士应及时为其擦干汗液,病情允许情况下应给患者勤换衣服、床单、被褥;按时翻身,预防压疮发生;高热是病情危急的标志,体温超过 38.5℃,应行头部枕冰袋和温水或乙醇擦浴等物理降温。持续留置导尿,每日会阴护理 2 次,防止感染。

【应急措施】

窒息:喉头呼吸肌持续痉挛时可出现窒息。对抽搐频繁、持续时间长、药物不易控制的严重患者,应立即行气管切开,清除呼吸道分泌物,必要时进行人工辅助呼吸。

【健康教育】

1.加强宣传教育　增强人们对破伤风的认识,加大宣传力度,可用黑板报、宣传小册子、印制各种图片、授课等形式开展健康教育。

2.加强劳动保护,防止外伤　不可忽视任何小伤口,如木刺伤、锈钉刺伤,要正确处理深部感染如化脓性中耳炎等,伤后及时就诊和注射破伤风抗毒素。

3.避免不洁接产　防止新生儿破伤风及产妇产后破伤风等。

(二)气性坏疽患者的护理

气性坏疽通常指由梭状芽孢杆菌所致的以肌坏死或肌炎为特征的急性特异性感染。此类感染发展急剧,预后不良。

【临床表现】

1.潜伏期　短的伤后 8～10h,长的 5～6d,一般在伤后 1～4d。

2.局部表现

(1)患处出现胀裂样剧痛,使用止痛剂不能缓解。

(2)患处肿胀明显,多进行性加剧,压痛显著。

(3)伤口周围皮肤水肿、紧张、发亮,很快变为紫黑,并出现大小不等的水疱,可触及捻发感。

(4)伤口处可有恶臭,夹有气泡的浆液性或血性液体流出。伤口内肌肉坏死,呈暗红或土灰色,失去弹性,刀割时不出血。

3.全身表现　高热、脉速、呼吸急促、出冷汗、进行性贫血等中毒症状,甚至发展为中毒性休克。

【评估要点】

1.一般情况　患者的发病时间、经过,尤其注意了解有无创伤史。

2.专科情况　伤肢疼痛性质及应用止痛剂的效果;评估伤口情况,如有无水疱、有无气泡溢出,分泌物的性状、颜色及气味;伤口周围皮肤颜色、肿胀程度及有无捻发音,评估患者生命体征、意识状态、皮肤黏膜色泽及温度等。

3.辅助检查　伤口分泌物涂片可发现革兰染色阳性杆菌,X线检查显示患处软组织间积气,有助于确诊。

【护理诊断】

1.疼痛　与创伤、感染及局部肿胀有关。

2.组织完整性受损　与组织感染坏死有关。

3.体温升高　与感染有关。

【护理措施】

1.严格隔离消毒　患者立即住隔离室。医护人员进入病室要穿隔离衣和戴帽子、口罩、手套等,身体有伤口者不能进入室内工作;患者的一切用品和排泄物都要严格隔离消毒,患者的敷料应予以焚烧;尽可能应用一次性物品及器具,室内的物品未经处理不得带出隔离间。

2.监测病情变化　对严重创伤患者,尤其伤口肿胀明显者,应严密监测伤口肿痛情况,特别是突然发作的伤口"胀裂样"剧痛;准确记录疼痛的性质、特点及与发作相关的情况。对高热、烦躁、昏迷患者应密切观察生命体征变化,警惕感染性休克的发生。如已发生感染性休克,按休克护理。

3.疼痛护理　及时应用止痛剂,必要时给予麻醉止痛剂。亦可应用非药物治疗技巧,如谈话、娱乐活动及精神放松等方法,以缓解疼痛。对截肢后出现幻觉疼痛者,应给予耐心解释,解除其忧虑和恐惧。对扩大清创或截肢者,应协助患者变换体位,以减轻因外部压力和肢体疲劳引起的疼痛。伤口愈合过程,对伤肢实施理疗、按摩及功能锻炼,以减轻疼痛,恢复患肢功能。

4.心理护理　应以关心、同情、热情的态度,帮助患者进行生活护理。对需要截肢的患者,截肢前,向患者及家属解释手术的必要性和可能出现的并发症等情况,使患者及家属能够了解、面对并接受截肢的现实;截肢后,耐心倾听患者诉说,安慰并鼓励患者正视现实;指导患者掌握自我护理技巧,但绝不勉强患者,避免增加其痛苦和心理压力;介绍一些已经截肢的患者与之交谈,使其逐渐适应自身形体变化和日常活动;指导患者应用假肢,使其接受并做适应性训练。

【健康教育】

1.指导患者对患肢进行自我按摩及功能锻炼,以便尽快恢复患肢的功能。

2.对伤残者,指导其正确使用假肢和适当训练。帮助其制定出院后的康复计划,使之逐渐恢复自理能力。

(汪琰彦)

第十八章　普通外科疾病护理

第一节　普通外科疾病护理常规

一、普通外科疾病一般护理常规

1.新入院患者,接待安置,介绍病区环境及入院须知,介绍责任护士及主诊,主治,并通知医师,及时床旁询问患者并处理,急诊入院患者在无医嘱前应禁食水,对于急诊消化道出血的患者,立即建立静脉通道,快速补充血容量,一般应保持 2 条以上的静脉通道,如果患者周围循环衰竭,肢体血管静脉穿刺困难时,应立即配合医师行大静脉置管或 PICC 置管,快速补充血容量,维持血压稳定。

2.全面收集资料,测体温、脉搏、呼吸、血压、体重,做好入院评估,按病历书写规范及时完成护理首页记录及一般护理记录。新患者入院 3d 每日测体温 3 次,连续 3d 体温正常改为每日 1 次异常者如体温高于37.5℃每日测体温 3 次,连测 3d,如体温高于 38℃每日测体温 4 次,体温高于 39℃则每日测体温 6 次,每日14:00 记录 24h 大便次数,大便异常者应及时通知医师留取标本送验并治疗。

3.做好血、尿、粪常规、出凝血时间、血型,老年患者的血气分析及肝、肾、心、肺功能等检查。

4.告诫患者要严格遵医嘱饮食,对于各种胃肠镜检查要按照检查前的饮食注意事项进行饮食,按时服用泻药排空肠道,要耐心地对患者做好心理护理。

5.胃肠患者手术后,应鼓励患者及早下床活动,老年患者要指导咳痰,定时给予氧气雾化吸入,振肺仪辅助治疗,对于肠蠕动恢复较慢者遵医嘱给予乳酸红霉素等药物治疗及针灸,超声药物渗透等促排气治疗。

6.对于胃肠手术后患者应密切观察病情,观察脉搏、呼吸、血压、体温、腹腔引流液的量及颜色,一旦在24h 内出血量达 800ml,颜色鲜红,出现皮肤湿冷,脉搏细数,面色苍白,四肢冰冷,收缩压血压低于90mmHg 等休克现象,应立即通知医生并紧急处理。

7.腹腔引流管及胃管护理:细心观察各种引流管引流情况,情况异常及时报告医师,引流袋需每天更换并计量。对于胃部术后留置胃管的患者,要严防胃管脱出,每日更换胃管胶布,每日早中晚冲洗胃管 3 次,患者下床活动时,要固定好各种引流管道,并告知患者固定的位置要低于引流口位置,严防引流液逆流导致感染。各种造口袋要及时观察周边有无外渗,引流液多时要及时处理并计量。

8.按医嘱准确记录出入量及各种引流液的量。

二、普通外科疾病术前护理常规

1.按普通外科疾病一般护理常规。

2.护理评估:询问患者既往健康史及家族史。做好药物过敏试验并记录。

3.术前宣教

(1)术前饮食指导:嘱胃部及肠道手术患者术前1d中午吃易消化的饮食如面条,面片汤等,中午12:00服用50%硫酸镁50ml,随即饮水1500～2000ml,18:00服用50%硫酸镁50ml,随即饮水1500～2000ml,对于肠蠕动较慢者,可以适量下床活动以促进肠蠕动,遵医嘱于13:00、16:00、19:00按时服用肠道消炎药(红霉素,甲硝唑,硫酸庆大霉素等),对于老年体弱的患者晚饭可以以口服SP,TPF-D,肠内AA粉等营养液替代,甲状腺,乳腺手术患者术前1d正常进食即可。

(2)术前适应性锻炼:指导患者术后如何翻身,咳痰,并告之早期下床活动等预防肠道粘连的重要性。

4.术前准备

(1)告知患者22:00后禁食水。

(2)术前备皮:备皮时应注意动作轻柔,注意保暖。

颈部手术:由下唇至胸骨角,两侧至斜方肌前缘。

乳房及胸部手术:上至锁骨上部,下至肋缘下,患侧乳房或胸部过同侧腋中线,至对侧腋中线,包括同侧上臂和腋窝皮肤。

腹部手术:上至乳头连线,下至耻骨联合,两侧至腋后线,并剃去阴毛。

会阴及肛门部手术:上至耻骨联合,下至肛门周围,两侧至大腿上1/3内侧及腹股沟部。

腹股沟部手术:上至脐部,下至肛门部,对侧至腹股沟部,同侧至大腿内侧上1/3处。

下肢手术:以切口为中心,上、下延长20cm并环绕肢体的皮肤。

(3)物品准备:遵医嘱给予术中特殊带药(抗肿瘤用药氟尿嘧啶等),将病历、X线片、CT片、术中用药及腹带等手术所需物品与手术室护士核对好后让其带入手术室。

(4)术前1d应进行卫生整顿,如洗澡,剪指甲,剃胡须,理发,更换病号服等。进入手术室前,应嘱患者取下义齿、眼镜、手表、发夹、耳环、项链等饰物交由家属保管。

(5)术日晨遵医嘱放置胃管,肌内注射硫酸阿托品,排空膀胱。

三、普通外科疾病术后护理常规

1.按普通外科疾病一般护理常规。

2.病情观察

(1)生命体征:了解患者麻醉方式和术中情况,术后回病房后严密观察患者生命体征变化,测体温、脉搏、血压、呼吸1次,大手术者每15～30min监测脉搏、血压、呼吸1次,病情稳定后,改为每4h测生命体征1次并记录。术后患者意识恢复较慢时,注意有无肝功能损害、低血糖、脑缺氧、休克等所致的意识障碍。

(2)伤口:观察患者手术切口有无渗血、渗液。一旦发现出血,应观察其出血量、速度、血压、脉搏;如有休克征象,及时报告医师,进行处理。除药物止血外,必要时准备手术止血。如需再次手术,配合做好术前准备。患者切口有渗血、渗液时,应立即更换敷料。

(3)引流:观察并记录引流液的性质和量。如短时间内引流量异常增多,则有继发性出血的可能,结合患者血压和心率的情况,报告医师并配合进行对症处理。

3.卧位　①腰麻术后去枕平卧6h,以防低颅压性头痛,如发生头痛,可取头低脚高位。②硬脊膜外麻醉后:根据患者病情,可取平卧位、侧卧位或半卧位。③全身麻醉后去枕平卧6h,麻醉清醒后,腹部手术患者应取半卧位,以减轻腹部伤口张力、利于渗出液向盆腔积累,预防膈下脓肿,减少毒物吸收,促进伤口愈合。

4.引流管护理　普通的引流管有胃管、肠管、腹腔双套管、骶尾引流管、留置导尿管以及各种伤口、脓肿的引流管等。各种引流管的安放可以引流消化道、胆道及体腔的各种积液,有助于疾病的诊断、治疗和病情观察。因此应做好以下的护理:①引流管固定要稳妥,引流管的长度要适宜,以便于患者翻身、坐起等活动,防止脱落、扭曲。对于麻醉未完全清醒和烦躁不安的患者应有安全防护措施,防止自行拔管。②保持引流管通畅,使其起到充分引流的作用。各种引流管的接口径要大,防止血块或残渣堵塞。胃肠减压管应保持通畅并持续负压吸引,每6小时冲洗1次。③密切观察各种引流液的性质和量,并准确记录。④定时更换引流管,引流袋,更换时应严格无菌技术操作,防止逆行感染。

5.术后不适的观察和护理

(1)疼痛:术后1～2d患者可出现不同程度的切口疼痛,表现为不愿主动翻身、活动、咳嗽、表情痛苦。护士应给予心理安慰,鼓励患者主动活动,在患者翻身、活动、咳嗽时,协助患者双手按压切口处以减轻疼痛。患者疼痛剧烈时,遵医嘱给予镇痛药。

(2)恶心,呕吐:因术中麻醉药物的不良反应,多数患者术后会出现不同程度的恶心、呕吐,患者呕吐时,护士应协助患者头偏向一侧,及时清除呕吐物。呕吐严重时,报告医师。

(3)腹胀:术后早期腹胀常是由于胃肠道蠕动受抑制,肠腔内积气无法排出所致。腹腔镜手术由于术中CO_2气腹,患者腹胀更为明显。随着胃肠功能恢复、肛门排气后症状可缓解。若手术后数日仍无肛门排气、腹胀明显,应报告医师进行进一步处理。

6.术后并发症的观察和护理

(1)出血:术中止血不彻底或术后缝线脱落均可引起术后出血,出血量少时形成局部血肿,出血量多时则可发生出血性休克。因此要密切观察患者生命体征,对放置引流管的患者,应记录引流液的性质和量。

(2)切口感染:术后3～5d,如患者出现体温升高、脉搏细速、局部红肿、压痛明显、白细胞计数升高等现象,应考虑切口感染,根据病情给予抗生素、理疗等治疗。

(3)呃逆、腹胀。①呃逆:多为短暂性的,为膈肌痉挛所致。可通过抽出胃内容物,使用少量镇静药或穴位封闭以解除呃逆。②腹胀:术后由于胃肠蠕动受抑制所致。应根据病情,鼓励并协助患者术后24h开始翻身,促进肠蠕动使之及早排气,以解除腹胀。如肠蠕动恢复缓慢,可协助进行腹部按摩,必要时给予肛管排气,胃肠减压或药物治疗。

(4)肺部并发症:是患者术后发生肺不张、肺部感染、肺水肿、成年人呼吸窘迫综合征等各种肺部异常的统称。与术中麻醉、术后切口疼痛、术后机体抵抗力下降、输液量及速度不当等因素有关。因此术后24h应鼓励、协助患者翻身活动,同时给予双肺区的叩背,协助患者保护切口,做深呼吸运动、咳嗽、排痰,以便及时清除呼吸道分泌物;如痰液黏稠不易咳出时,应给予超声雾化吸入或口服祛痰药,对咳嗽乏力的患者,必要时使用支气管镜吸痰。

(5)尿潴留、尿路感染:由于术中麻醉对膀胱逼尿肌的影响和不习惯于床上排尿,术后易出现尿潴留。对术后12h内不能自行排尿且膀胱充盈的患者,应行留置导尿。长期留置导尿管者易发生尿路感染。因此,对留置尿管者应保持会阴部清洁、干燥;留置尿管每周更换1次,引流袋每周更换2次。已发生尿路感染的患者应选用有效的抗生素治疗。

（6）下肢深静脉血栓：肥胖及活动受限的患者易发生下肢深静脉血栓，其主要症状为患肢疼痛、肿胀、压痛等，因此对患肢应注意观察其下肢有无以上症状，以便及时治疗。术后应鼓励并协助患者早期活动，以预防深静脉炎发生。

（7）维持水电解质酸碱平衡：术后禁食的患者给予输液，以维持其水电解质和酸碱平衡。准确记录患者 24h 的出入量。

（8）预防口腔炎、腮腺炎：正常人唾液中溶菌酶有抑菌作用，而术后禁食的患者，由于抵抗力下降，唾液分泌减少易并发口腔炎、腮腺炎，因此，根据患者口腔的 pH 值选择口腔护理液，进行口腔护理，每日 4 次。

（9）预防压疮：根据术后病情协助并鼓励患者翻身，必要时每 2 小时翻身 1 次，给予温水擦背，按摩背部和骨突处皮肤，每日 3 次，以促进血液循环，使皮肤清洁干燥，同时注意保持床单平整，防止发生压疮。

（张晓丽）

第二节　胃癌

【概述】

胃癌是人类最常见的恶性肿瘤之一，好发于胃窦部，其次是胃体小弯和贲门，发病年龄以 40～60 岁为多见。

【病因与发病机制】

胃癌是慢性疾病，发病过程较长且复杂。目前没有任何一种单一因素被证明是人类胃癌的直接因素。因此，胃癌发病与多种因素有关。

1.亚硝基化合物　亚硝基化合物是一大类化学致癌物，天然存在的亚硝基化合物是极微量的，自然界存在大量的亚硝基化合物的前体物如硝酸盐、食物中的二级、三级胺，这类前体物可在胃内合成亚硝基化合物。当胃黏膜病变发生如胃腺体萎缩，壁细胞减少，胃液 pH 升高时，胃内细菌繁殖，胃内微小环境发生改变，胃内细菌可加速硝酸盐还原为亚硝酸盐，并催化亚硝化反应，生成较多的亚硝基化合物。

2.多环芳烃化合物　致癌物可在污染食品或在加工过程中形成。如冰岛为胃癌高发国，居民多以渔业为生，有食用熏鱼、熏羊肉的习惯。分析熏鱼和熏羊肉的样品，发现这些食品有较严重的包括 3,4-苯并芘在内的多环芳烃化合物的污染。

3.饮食因素　已有比较充分的证据说明胃癌与高盐饮食及盐渍食品摄入量多有关。1985 年以来，在中国，日本，意大利，法国，英国和美国进行的 12 项研究中对 2876 例患者和 8516 例对照调查，结果均显示高盐、盐渍食品为胃癌的危险因素，相对危险度为 1.4～6.2。

4.幽门螺杆菌　幽门螺杆菌为带有鞭毛的革兰阴性细菌，在胃黏膜生长、代谢中可产生尿素使局部环境酸性降低。在正常胃黏膜中很少能分离到幽门螺杆菌，而随胃黏膜病变加重，幽门螺杆菌感染率增高。一旦测定胃癌患者患病以前的血清，发现其幽门螺杆菌抗体阳性率明显高于对照组，为胃癌的危险因素。但是，目前认为幽门螺杆菌并非胃癌直接致癌物，而是通过对胃黏膜的损伤，促使病变发展的条件因素，使胃癌危险性增高。

5.遗传　胃癌在少数家族中显示有聚集性。在胃癌患者中调查，一级亲属患胃癌比例显著高于二级、三级亲属，相对危险度为 2.0～4.0。血型与胃癌存在一定关系。A 型血人的胃癌危险度高出其他血型的 20%～30%。

6.其他因素　在全世界数项病例对照，前瞻性研究中，大多数结果显示吸烟为胃癌的危险因素，并有随吸烟量增加而升高的趋势。还有某些职业暴露如煤矿、石棉、橡胶行业工人中胃癌相对高发。

【临床表现】

1.胃部症状　胃癌的早期常无特异的症状,甚至毫无症状。随着肿瘤的发展,影响胃的功能时,才发现较明显的症状,但此种症状也并非胃癌特有,常与胃炎、溃疡病等胃慢性疾患相似。有时甚至出现明显恶性梗阻,腹部扪及肿块或出现淋巴结转移性时才被诊断。

(1)腹痛:是胃癌常见的症状,也是最无特异而易被忽视的症状。初起时仅感上腹部不适,如出现疼痛持续加重且向腰背放射,则常是胰腺受侵犯的晚期症状,肿瘤一旦穿孔,则可出现剧烈腹痛的胃穿孔症状。

(2)食欲减退,消瘦,乏力:这是另一组常见而又非特异的胃癌症状。

(3)恶心,呕吐:早期仅有食后饱胀及轻度恶心感,此症状常见因肿瘤引起梗阻或胃功能紊乱所致。

(4)出血或黑便:此症状也可早期出现,早期胃癌有此症状者为20%。凡无胃病史的老年患者一旦出现黑便时必须警惕有胃癌的可能。

(5)其他症状:患者有时可出现腹泻,便秘及下腹不适,也可有发热的症状。

2.胃癌的体征　一般胃癌尤其是早期胃癌无明显的体征,上腹部深压痛,有时伴有轻度肌抵抗感,常是唯一值得注意的体征。上腹部肿块,直肠前触及肿物,脐部肿块,锁骨上淋巴结肿大等,均是胃癌晚期或已出现转移的体征。

3.辅助检查

(1)纤维胃镜检查:诊断早期胃癌的有效方法,与细胞学检查、病理检查联合应用,可大大提高阳性率。

(2)X线钡剂检查:该项检查无痛苦易为患者接受。X线钡剂双重对比造影检查不仅对胃癌能作出定性诊断(是否为胃癌),还能做定量诊断(胃癌病灶的大小,柔软程度及黏膜皱襞改变),是胃癌早期诊断的主要手段之一,其确诊率达86.2%。

(3)超声诊断

1)腹部 B 超:对胃外肿块可在其表面见到增厚的胃壁,对黏膜下肿块则在其表面见到1~3层胃壁结构,可鉴别胃平滑肌或肉瘤;将胃壁分为五层,可判断胃癌对胃壁浸润的深度和广度;可判断胃癌的胃外侵犯及肝,淋巴结的转移情况。

2)超声胃镜检查:在观察内镜原有图像的同时,又能观察到胃黏膜以下各层次和胃周围邻近脏器的超声图像。同时也能在超声引导下通过胃镜直视下进行深层组织和胃外脏器穿刺,达到组织细胞学的诊断,明确胃周围肿大淋巴结有无转移的目的。有助于胃癌的术前临床分期(TNM),超声胃镜对胃癌 T 分期的准确率为80%~90%,N 分期为70%~75%,超声胃镜与分子,免疫组化,胃癌组织血管计数等技术相结合,对胃癌的分期诊断及恶性度可进行综合判断。

3)CT 检查:可以了解腔外侵及的范围与邻近脏器的关系,还可显示胃周淋巴结的大小来判断是否已有淋巴结转移,可作为临床治疗的参考。

【治疗原则】

1.外科治疗　外科手术是治疗胃癌的主要手段,也是目前治愈胃癌的唯一方法。

2.胃癌外科手术辅助治疗　①术后辅助化疗;②术后免疫治疗;③术后放疗、化疗;④术前化疗;⑤腹腔内化疗;⑥辅助性化疗。

3.胃癌的化学药物治疗　化疗是整个胃癌治疗的重要组成部分,尤其胃癌的手术治疗效果并不令人满意,相当一部分患者不能手术或术后复发须借助于化疗,新的辅助化疗方案也均出自胃癌化疗的治疗经验。

【护理】

1.评估　健康史及相关因素:包括家族中有无胃部系列癌发病者,初步判断胃癌的发生时间,有无对生活质量的影响,发病特点。

(1)一般情况:患者的年龄、性别、职业、婚姻状况、营养状况、粪便的颜色等,尤其注意与现患疾病相关的病史和药物应用的情况及过敏史、手术史、家族史和女性患者生育史等。

(2)相关因素:家族中有无胃系列癌的发病者,男性患者是否吸烟,女性患者是否有饮咖啡的习惯。

2.护理要点及护理措施

(1)术前护理措施

1)按普通外科疾病术前护理常规。

2)全面评估患者的一般情况,包括体温、脉搏、呼吸、血压、神志、行动能力、健康史、精神状态及身心状况等。

3)心理护理:对患者给予同情、理解、关心、帮助,告诉患者不良的心理状态会降低机体的抵抗力,不利于疾病的康复。告知疾病的有关知识,解除患者的紧张情绪,更好地配合治疗和护理。

4)饮食护理:给予高蛋白、高热量、富含维生素、易消化、无刺激的饮食,少食多餐。

5)应用抗酸、解痉、减少胃酸分泌的药物。

6)合并幽门梗阻者禁食,输血输液,营养支持,纠正低氯、低钾性碱中毒,术前 3d 用生理盐水洗胃。

7)做好术前护理:备皮,给患者口服泻药及肠道消炎药。

8)做好术前指导:嘱患者保持情绪稳定,避免过度紧张焦虑,备皮后洗头、洗澡、更衣,准备好术后需要的各种物品如一次性尿垫、痰杯等,术前晚 22:00 以后禁食水,术晨取下义齿,贵重物品交由家属保管等。

9)术前留置胃管。

(2)术后护理措施

1)按普通外科术后一般护理常规及全麻手术后护理常规护理。

2)病情观察:术后定时监测患者的血压、脉搏、呼吸、神志、肤色、尿量、切口渗液情况。

3)禁食、胃肠减压:保持胃管引流通畅,每日用生理盐水冲洗胃管以防血痂堵塞胃管;观察引流液的性质及量,术后 24h 内可由胃管引流出少量血液或咖啡样液体 100～300ml。若有较多鲜血,应警惕吻合口出血,要及时与医师联系并处理;妥善固定胃管,胃管是术中放置在吻合口附近,一旦脱出,难以重新放置到合适位置,告诉患者留置胃管的重要性,不能自行拔出,若胃管脱出,要在医师的指导下重新放置,动作要轻柔,以防造成吻合口出血。

4)饮食指导:胃大部或全胃切除后患者的治疗既要补充营养,又要结合患者自身对饮食的耐受情况,区别对待,切不可强求一律。一般在胃手术后 24～48h 禁食,第 3～4d 肠道恢复功能,肛门开始排气后先进少量多餐的流质饮食,然后改为全量流食,而后逐步由无渣、少渣半流过渡到普食。一般坚持半年以上的半流才能逐渐恢复到正常饮食。

5)预防术后并发症的护理

①术后胃出血:术后 6h 内应每 15～30min 测生命体征 1 次,待病情平稳后可改为 4～6h 测 1 次。如患者出现烦躁不安、脸色苍白、大汗淋漓、生命体征不稳、胃管内引流出鲜红色的胃液,甚至呕血或黑便持续不止,须警惕胃内大出血,应立即报告医师,做好紧急处理的准备。

②术后梗阻:如出现上腹发作性剧烈疼痛,上腹饱胀,频繁呕吐等症状则提示有梗阻发生,应立即给予禁食,持续胃肠减压、输液治疗。如不能自行缓解则应行再次手术。

③胃潴留:注意观察术后 3～4d 肠蠕动的恢复情况,拔除胃管后患者是否出现上腹不适、饱胀、呕吐胆汁和食物、有无排气。处理方法为症状出现后禁食、持续胃肠减压、输液。用温热盐水每天多次洗胃,亦可用新斯的明 0.5～1mg,每天 1～2 次皮下或肌内注射。

④倾倒综合征:向患者和家属详细讲解引起倾倒综合征的机制,告诉其临床表现。指导患者术后早期应少量多餐。避免进食甜的、过热流食,进食后平卧 30min,多数患者在半年到 1 年内逐渐自愈。

【健康教育】

1.保持心情舒畅,注意劳逸结合,胃癌的患者病情得到缓解或相对平稳后,生活要有规律,建立和调节好自己的生物钟,要做到采用适当放松技巧,缓解生活及工作的压力,从而控制病情的发展和促进健康。

2.与患者一起制订饮食计划,胃癌术后一年胃容量受限,应注意少量多餐,避免辛辣刺激食物的摄入。以高蛋白、高热量、高维生素、低脂肪饮食为主,禁止吸烟和饮酒。由于胃肠道消化吸收功能减弱,应注意定期补充铁剂、钙剂、叶酸、维生素 D 制剂和维生素 B_{12} 等营养素。

3.定期门诊复查,术后一年内,每三个月或半年复查 1 次,如正常可改为 1 年检查 1 次。

4.向患者讲解有关化疗的知识及必要性,告诉患者胃癌联合化疗的基本方案,说明化疗的不良反应有恶心、呕吐、白细胞下降、脱发等,以及处理这些不良反应的对策,使患者有心理准备。腹腔化疗时嘱患者改变体位,使药物在腹腔内均匀分布,增加药液与腹膜的接触面。指导患者做好口腔护理,预防口腔炎等并发症的发生。

5.做到早发现、早诊断、早治疗是提高胃癌治愈率的关键。应通过健康教育提高大众的自我保健意识。对下列情况应深入检查并定期复查。

(1)原因不明的上腹不适、隐痛、食欲缺乏及消瘦,特别是中年以上者。

(2)原因不明的呕血、便血、或粪便隐血阳性者。

(3)原有长期胃病史,近期出现胃部症状。

(4)中年既往无胃病史,短期出现胃部症状。

(5)已确诊为胃溃疡、胃息肉或萎缩性胃炎者。

(6)多年前因胃良性疾病做胃大部切除手术,近年又出现消化道症状。

(张晓丽)

第三节　乳腺癌

乳腺癌是女性最常见的恶性肿瘤之一。在我国占全身各种恶性肿瘤的 7%～10%,仅次于子宫颈癌,但近年来乳腺癌的发病率呈上升趋势,有超过子宫颈癌的倾向。部分大城市报告乳腺癌占女性恶性肿瘤之首位。

【评估】

1.一般评估　月经史,孕育史,哺乳情况,饮食习惯,生活环境,既往史,家族史,心理和社会支持状况等。

2.专科评估

(1)局部身体状况:乳房外形和外表,有无肿块及肿块大小、质地、活动度,肿块与深部组织的关系,表面是否光滑、边界是否清楚,有无局限性隆起或凹陷等改变。

(2)全身状况:有无癌症远处转移的征象,如锁骨上、腋窝淋巴结和其他部位有无肿大淋巴结,淋巴结的位置、大小、数目、质地及活动性;有无肺、骨和肝转移的征象;全身的营养状况等。

【术前护理要点】

1.心理护理　乳房是女性性征之一,因术前患者对癌症有恐惧感、对手术害怕、对预后恐惧及对根治术后胸部形态改变存在担忧,故应多了解和关心患者,倾听患者的想法和要求,加强心理疏导,向患者和家属解释手术的必要性和重要性,解除其思想顾虑。介绍患者与曾接受过类似手术且已痊愈的妇女联系,通过成功者的现身说法使其相信一侧乳房切除将不影响正常的家庭生活、工作和社交;告知患者今后行乳房重建的可能,鼓励其树立战胜疾病的信心、以良好的心态面对疾病和治疗。

2.术前常规准备

(1)术前1天皮肤准备:备皮范围是上自锁骨上部、下至髂嵴,自健侧腋前线或乳头线、后过背正中线,包括患侧上臂和腋下。若手术时需要植皮,应同时做好供皮区的皮肤准备,由于乳头、乳晕部位皮肤不甚平滑,更要注意清洁,并避免割伤皮肤。操作时动作要轻柔,以免疼痛。

(2)术前1天根据医嘱交叉配血,做好药物过敏试验。

(3)术前禁食12小时,禁水4小时;术前晚保持充足的睡眠,必要时口服镇静药物。

(4)术前半小时肌内注射苯巴比妥钠0.1g,阿托品0.5mg。

3.术前适应性训练

(1)术前3日指导患者进行腹式呼吸的锻炼。具体方法:患者取立位、平卧位或半卧位,两手分别放于前胸部和上腹部。用鼻缓慢吸气时,令膈肌最大限度的下降,腹肌松弛,膈肌随腹腔内压增加而上抬,推动腹部气体排出,手感到腹部向上抬起。呼气时用口呼出,腹肌收缩,膈肌松弛,膈肌随腹腔内压增加而上抬,推动肺部气体排出,手感到腹部下降。

(2)指导患者掌握在床上使用大、小便器的方法。

4.注意事项

(1)在健侧行PICC穿刺置管术,上肢在24小时内应限制剧烈活动,指导患者做握拳运动。

(2)如病情允许,术前晚上可进行个人卫生清洁。

【术后护理要点】

1.全麻苏醒期的护理

(1)清醒前:①采取去枕平卧位,头偏向一侧。②清除口咽内分泌物,保持呼吸道通畅,防止呕吐误吸引起窒息。③注意观察瞳孔的对光反射是否恢复,以判断患者麻醉清醒的状况。

(2)清醒后:①血压平稳后改为半卧位,利于呼吸和引流。②评估疼痛程度,必要时遵医嘱给予镇痛药。③心理护理,主动到床前关心患者、细心照顾患者,通过亲切的语言、行为来表达对患者的同情、关怀和问候,有的放矢地进行心理疏导。

2.病情观察

(1)密切监测患者生命体征的变化。

(2)扩大根治术注意患者的呼吸情况,及时发现有无气胸,鼓励患者做深呼吸,防止肺部并发症。

3.饮食护理　术后6小时,若无恶心、呕吐等麻醉反应,可给予流质饮食,如豆浆、米汤、面汤、牛奶等;术后第1天可给予半流质饮食,如八宝粥、豆腐脑、鸡蛋羹、烂面条等,以后渐恢复正常饮食,应给予高热量、高蛋白质、高维生素饮食,以促进伤口愈合,身体康复。

4.疼痛的护理　为使患者不被疼痛困扰,有良好的休息和睡眠,术后短时间内适当应用哌替啶,必要时可重复给药。另外,可使用分散患者注意力的方法减轻患者疼痛。

5.胸部锻炼的指导　鼓励患者深呼吸,并使用有效咳嗽排痰的方法,必要时更换体位。对于痰液黏稠者给予雾化吸入;也可使用电振动叩击排痰。

6.患肢的护理

(1)观察皮瓣颜色及创面愈合情况并记录。注意伤口敷料,用胸带或弹力绷带加压包扎,保持患侧手臂血液循环通畅及淋巴回流通畅。平卧时:用软枕抬高患侧上肢20°~30°;半卧时:屈肘90°放于胸腹部,以预防或减轻上肢水肿。同时,注意患者卧位舒适。

(2)严密观察患侧上肢皮肤颜色、温度、脉搏等。

(3)避免在患肢手臂测血压、输液、注射及抽血。

(4)嘱患者术后3周内患侧不要承担1kg以上重物,伤口愈合后也应避免患侧肩部承担超过体重1/4的重物。

(5)在护士的指导下循序渐进地实施功能锻炼

1)术后24小时开始,指导患者伸指握拳动作,以活动腕关节。每天4次,每次10下。

2)术后2~3天,做前臂伸屈运动,前伸小于30°,后伸小于15°,坐位练习屈肘屈腕。每天4次,每次10下。

3)术后4~5天,练习患侧上肢摸同侧耳廓、对侧肩。

4)术后5~7天,患侧上肢慢慢伸直、内收、屈曲肩关节,抬高90°。

5)术后7~10天,练习手指"爬墙"运动,直至患侧手指能高举过头,自行梳理头发,功能锻炼应循序渐进,并避免用患肢搬动、提拉重物。

7.引流管的护理

(1)观察引流液色、质、量并记录,注意有无出血。

(2)妥善固定引流管,患者卧床时固定于床旁,起床时固定于上衣。

(3)保证引流通畅和有效的负压吸引,连接固定,定时挤压引流管或负压吸引器。

(4)引流过程中若有局部积液、皮瓣不能紧贴胸壁且有波动感,应报告医生,及时处理。

(5)一般术后1~2天,每日引流血性液体50~100ml,并逐日减少。术后3~5天,皮瓣下无积液、创面与皮肤紧贴,引流量小于10~15ml即可拔管。若拔管后仍有皮下积液,可在严格消毒后抽液并局部加压包扎。

8.并发症的护理

(1)患侧上肢肿胀:为乳腺癌根治术后患侧腋窝淋巴结切除后上肢淋巴回流不畅或头静脉被结扎、腋静脉栓塞、局部积液或感染等因素导致回流障碍所致。

1)指导患者平卧时用软枕抬高患侧上肢20°~30°,下床活动时用上肢吊带托扶上肢。

2)需他人扶持时应扶健侧,以防腋窝皮瓣滑动而影响创面愈合。

3)患侧上肢间断向心性按摩可减轻或防止上肢水肿。

4)肢体肿胀严重者,可戴弹力袖或使用弹力绷带以利于回流。

(2)皮下积液

1)严密观察引流管有无堵塞、受压、扭曲、脱出。

2)观察引流液的性状、颜色和量并记录。

3)一般情况术后20小时内引流液量不超过150ml,若术后8小时内引流液量超过100ml,为红色血性液体,提示有内出血;若引流液量突然减少,提示引流管不通畅。

4)术后伤口加压包扎,可帮助排出伤口内的积血、积液,包扎松紧要适宜,不影响患者呼吸为度。

(3)皮瓣坏死:最严重的并发症。

1)严密观察皮瓣的血供情况:皮瓣缺血时,温度低于健侧,颜色苍白;皮瓣坏死时,颜色呈黑色,皮瓣下有脓性分泌物。

2)告知患者及家属严格按照护士的指导进行上肢活动。

【健康教育】

1.活动　术后近期避免用患侧上肢搬动、提取重物。

2.避孕　术后 5 年内应避免妊娠,以免促使乳腺癌的复发。

3.义乳或假体　出院时暂佩戴无重量的义乳,有重量的义乳在治愈后佩戴。根治术后 3 个月行乳房再造术。

4.自我检查　定期的乳房自查有助于及早发现乳房的病变。检查最好在月经后的 7~10 天。自查方法如下。

(1)站在镜前以各种姿势(两臂放松垂于身体两侧、双手撑腰、向前弯腰或双手高举枕于头后)比较两侧乳房大小、形状是否对称、轮廓有无改变、乳头有无内陷及皮肤颜色的改变;

(2)于不同体位(平卧或侧卧),将手指平放于乳房,从外向乳头环形触摸,检查有无肿块;

(3)检查两侧腋窝有无肿大淋巴结;

(4)用拇指及示指轻轻挤压乳头查有无溢液。

疑有异常应及时就医。

5.其他　根据雌激素、孕激素受体情况,按医生意见是否服用三苯氧胺等药物。

(张晓丽)

第四节　肠梗阻

肠梗阻是指由于各种原因引起的肠内容物通过障碍,从而诱发一系列的病理生理变化和复杂多变的临床症候群。急性肠梗阻是常见的外科急腹症之一。

【评估】

1.一般评估　生命体征,心理状态等。

2.专科评估　致病因素,腹痛、腹胀、呕吐、停止排气排便等症状出现的时间及变化情况。

【非手术治疗的护理要点】

1.饮食　肠梗阻患者应禁食,若梗阻缓解,如患者排气、排便、腹痛、腹胀消失后,可进流质饮食,忌食产气的甜食和牛奶等。

2.禁食、胃肠减压　禁食期间给予补液,待肠梗阻缓解、肛门排气后,可开始进少量流食。胃肠减压时,保持胃肠减压通畅。因胃肠减压,能有效减轻腹胀,使肠道压力降低,改善肠道血液循环。同时,应观察和记录引流液的颜色、性状和量,若发现有血性液体,应考虑有绞窄性肠梗阻的可能。

3.体位　生命体征稳定者取半卧位,可使膈肌下降,减轻腹胀对呼吸、循环系统的影响。协助患者采取舒适体位,变换体位可促进肠蠕动。重症患者平卧,头转向一侧,以防呕吐物吸入气管,致窒息和吸入性肺炎。

4.缓解腹痛和腹胀　若无肠绞窄或肠麻痹,可遵医嘱应用阿托品类抗胆碱药物以解除胃肠道平滑肌痉挛,使腹痛得以缓解。但不可随意应用吗啡类止痛药,以免掩盖病情。若患者为不完全性、痉挛性或单纯蛔虫所致的肠梗阻,可适当顺时针轻柔按摩腹部。此外,还可热敷腹部、针灸双侧足三里穴,促进肠蠕动恢复。如无绞窄性肠梗阻,可让患者口服或从胃管注入液状石蜡或食用色拉油,每次 100~200ml。

5.呕吐的护理　呕吐时嘱患者坐起或头侧向一边,以免误吸引起吸入性肺炎或窒息;及时清除口腔内呕吐物,给予漱口,保持口腔清洁,并观察记录呕吐物的颜色、性状和量。

6.记录出入液量和合理输液　肠梗阻患者的液体丢失量非常显著,注意观察患者脱水情况。观察和记录呕吐量、胃肠减压量和尿量等,结合血清电解质和血气分析结果,合理安排输液种类和调节输液量。输液的种类应根据患者的具体情况而定。如果患者血容量不足、血压下降,可先输入部分胶体后再给予电解质溶液;如果患者血流动力学稳定,应以电解质溶液为主。高位肠梗阻患者,氯、氢丢失严重,给予等渗盐水有良好的效果;低位肠梗阻患者,钠和碳酸氢根丢失过多,应输入平衡盐液。当尿量正常后,每日还应补充 10%氯化钾溶液 60ml,镁缺乏时可以静脉补充 10%硫酸镁溶液 20～40ml。

7.防治感染和中毒　正确、按时应用抗生素可有效防治细菌感染,减少毒素产生,同时观察用药效果和不良反应。

8.严密观察病情　定时测量记录体温、脉搏、呼吸、血压,严密观察腹痛、腹胀、呕吐及腹部体征情况;若患者症状与体征不见好转或反有加重,应考虑有肠绞窄的可能。

绞窄性肠梗阻的临床特征如下。

(1)腹痛发作急骤,起始即为持续性剧烈疼痛,或在阵发性加重期间仍有持续性疼痛。肠鸣音可不亢进。呕吐出现早、剧烈而频繁。

(2)病情发展迅速,早期出现休克,抗休克治疗后症状改善不显著。

(3)有明显腹膜刺激征,体温升高,脉率增快,白细胞计数和中性粒细胞比例增高。

(4)不对称性腹胀,腹部有局部隆起或触及有压痛的肿块。

(5)呕吐物,胃肠减压抽出血性液体,肛门排出血性液体,或腹腔穿刺抽出血性液体。

(6)经积极非手术治疗后症状、体征无明显改善。

(7)腹部 X 线检查所见符合绞窄性肠梗阻的特点。此类患者因病情危重,多处于休克状态,需紧急手术治疗。应积极做好术前准备。

9.心理护理　评估患者对肠梗阻的焦虑或恐惧程度。主动关心患者,鼓励患者表达自己的不良情绪和自身感受,并及时告知患者检查结果和治疗计划、进展。

【术后护理要点】

1.观察病情　术毕患者回病房后,监测患者的血压、脉搏、呼吸、意识、尿量,每 15～30 分钟 1 次,平稳后 1～2 小时 1 次,并记录。观察伤口敷料及引流液情况,用腹带包扎腹部,减少腹部切口张力。

2.体位　回病房后硬膜外麻醉术后平卧 6 小时或全身麻醉清醒后血压平稳可取半卧位。

3.饮食　禁食,禁食期间给予补液和全肠外营养的支持,待肠蠕动恢复并有肛门排气后,可开始进少量流食。食量 50～80ml/次,第 2 天 100～150ml/次,缓慢摄入,每天 6～8 次,摄入含高蛋白、高维生素的食物,应避免易产气的食物,以蛋汤、菜汤、藕粉为佳,第 4 天可进稀饭,1～3 个月内进易于消化食物,忌生硬、油炸、浓茶、酒等辛辣刺激性食物。

4.肠外营养　不能禁食时,要给予全肠外营养的支持,因肠外营养支持能有效地维持水、电解质与酸碱平衡及营养,纠正负氮平衡和内稳态失衡,使机体迅速恢复到良好的营养状态,纠正低蛋白血症及肠壁水肿,促进肠道功能恢复,从而减少并发症的发生率,缩短病程,有利于术后患者的康复。并做好全肠外营养的护理,如输注时,不可过快,并保证配制后 24 小时内输完,做好导管相关血流感染的预防。

5.胃肠减压和腹腔引流管的护理　妥善固定引流管,保持引流通畅,避免受压、扭曲。密切观察和记录各引流液的颜色、性状及量。

6.早期活动　麻醉清醒后,嘱患者床上翻身活动,24 小时后坐起或下地活动,预防肺部并发症及肠粘连的发生。

7.口腔护理　对禁食、留置胃管、生活不能自理的患者要做好口腔护理,以防口腔炎和腮腺炎。

8.对留置尿管者要行会阴部的护理。

9.并发症的观察及护理

(1)预防吸入性肺炎:鼓励、帮助患者深呼吸,有效咳嗽,咳嗽时按压伤口减轻疼痛,常规超声雾化吸入,保持呼吸道湿润,有利于痰液咳出。

(2)出血:手术后24～48小时内易发生出血等并发症,出血时患者会出现面色苍白、出冷汗、脉搏细数、血压下降或脉压缩小,伤口有渗血,引流液为血液,每小时出血量>200ml,或同时出现腹胀。一旦出现上述情况,应及时报告医师,积极配合抢救。

(3)肠粘连:肠梗阻患者术后仍可能发生再次肠粘连。鼓励患者术后早期活动,尽早下床活动,以促进肠蠕动恢复,预防粘连。密切观察病情,患者有否再次出现腹痛、腹胀、呕吐等肠梗阻症状,一旦出现,应及时报告医生并协助处理,按医嘱给予患者口服液状石蜡、胃肠减压或做好再次手术的准备。

(4)腹腔感染:肠梗阻术后,尤其是绞窄性肠梗阻术后,若出现腹部胀痛、持续发热、白细胞计数增高、腹壁切口处红肿,或腹腔引流管周围流出较多带有粪臭味的液体时,应警惕腹腔感染或切口感染及肠瘘的可能,应及时报告医师,并协助处理。

(5)切口裂开:营养状况差、低蛋白血症及腹胀患者,手术后易发生切口裂开。应给予切口减张缝合,咳嗽时用双手保护伤口,经常调整腹带的松紧度等预防措施。有慢性咳嗽、前列腺肥大排尿困难者,做相应处理,便秘者口服液状石蜡以保持大便通畅。

【健康教育】

1.指导患者注意饮食卫生,多食易消化、低渣饮食,避免暴饮暴食,避免饭后剧烈运动。

2.讲卫生,儿童做到饭前洗手、不吮手指,定期做粪便涂片检查,定期驱虫治疗。

3.指导患者进食蜂蜜、香蕉等食物,保持排便通畅。

4.告知患者若出现恶心、呕吐、腹胀、腹痛等不适,应及时就诊。

(张晓丽)

第五节　腹膜后肿瘤

【概述】

原发性腹膜后肿瘤(PRPTs),指起源于腹膜后潜在腔隙内的肿瘤,但不包括腹膜后脏器如肝、十二指肠、胰、脾、肾、肾上腺、输尿管、骨骼等脏器结构的肿瘤,以及源于他处的转移肿瘤。呈膨胀性生长,一般不具有浸润性,有完整的包膜,不易远处转移,易出现局部复发等生物特性。腹膜后肿瘤发病率低,占全身肿瘤的0.07%～0.20%,占全身软组织肿瘤的10%～20%,据统计我国居民的发病率为0.3/10万～0.8/10万。腹膜后肿瘤可发生于任何年龄,高发年龄为50～60岁,发病率男性较女性略高。原发性腹膜后肿瘤因病理类型多样而预后有所不同,但恶性往往预后不佳。据报道腹膜后软组织肉瘤的5年生存率为35%,10年生存率为15%,高分化肿瘤患者存活期80个月,低分化肿瘤患者存活期20个月,肿瘤全切除者60个月,部分切除者24个月。原发性腹膜后肿瘤手术完全切除后仍有较高的复发率,高达49%～88%,中位复发时间为1.3年。肿瘤病理类型和分化程度以及手术的彻底性和肿瘤切除的完整性是影响PRT术后复发的重要因素。原发性腹膜后肿瘤多为原位复发,极少远处转移,绝大多数患者死于肿瘤的局部浸润。腹膜后肿瘤因此术后应密切随访,一旦复发,应争取早日再次手术,必要时可多次手术,以缓解症状,提高生活质量,延长生存时间。

【病因与发病机制】

腹膜后肿瘤的病因尚不清楚。已知原因包括：理化因子、暴露于电离辐射、遗传及获得性免疫缺陷。因此接触危害因子至发病的潜伏期长，以及该期间多种环境及遗传因子的参与，难以判断该类肿瘤确切病因。由良性肿瘤恶变为腹膜后肉瘤者罕见，有关文献报道良性畸胎瘤恶变为恶性畸胎瘤者，恶性周围神经鞘瘤也多由良性神经纤维瘤转变而来。

【临床表现】

腹膜后肿瘤来自不同组织，种类繁多，表现多种多样，任何年龄均可发病，10％的人发生在10岁以下，80％显示恶性肿瘤特征。腹膜后肿瘤发展较慢，一般较晚才累及邻近器官和转移，故较迟才发现些模糊的非特异的症状，且肿瘤位置深，缺乏特有的临床症状，早期诊断有一定困难。

1.症状

（1）腹部肿块：早期多无症状，在查体时或无意中发现。随着肿瘤逐渐增大可出现相应的症状如在上腹部可有饱胀甚至影响呼吸；下腹部易有坠胀感。肿瘤生长慢、适应性较强，症状较轻；肿瘤生长快突然增大且有出血坏死则出现胀痛或剧痛。

（2）压迫症状：由于压迫脏器而产生的刺激症状，如肿瘤压迫胃可有恶心呕吐；压迫直肠可出现排便次数增多或慢性肠梗阻征象；压迫膀胱则出现尿频尿急；压迫输尿管则有肾盂积水；侵入腹腔神经丛可引起腰背疼痛、会阴部及下肢疼痛；压迫静脉及淋巴管可引起下肢水肿。

（3）全身症状：恶性肿瘤发展到一定程度可出现一系列全身症状，如体重减轻、发热、乏力、食欲缺乏甚至恶病质。如嗜铬细胞瘤因其分泌肾上腺素和去甲肾上腺素可出现阵发性高血压，如肿瘤压迫胰腺可刺激胰岛素的分泌出现低血糖。

2.辅助检查

（1）术前常规检查

1）血液检验：包括血常规、血生化、血清四项、凝血功能和血型，为常规术前检查，了解心、肝、肾、肺、凝血功能，排除异常疾病，为手术做好充分准备。尿便常规检验，了解泌尿和消化系统情况。

2）心电图检查：检查心率和心律，评估手术安全性。

3）胸片检查：为常规术前检查，以了解呼吸系统状况，评估手术安全性，并为术后预防肺部并发症做准备。

4）影像学检查：B型超声、CT、MRI等，可以了解病变的部位、范围，为选择治疗方案提供依据。

（2）术前特殊检查

1）消化道造影检查：胃肠钡剂检查和钡灌肠检查可以排除胃肠道肿瘤或腹腔内肿瘤及了解消化道受压程度。

2）尿路造影：位于腹膜后的肿瘤最易对肾及输尿管造成压迫与侵犯。静脉尿路或逆行尿路造影可显示肾盂、输尿管受压移位及有无扩张积液等改变，对判断肿瘤部位、了解泌尿道受压情况及对侧肾的功能有一定的帮助。

3）血管造影：主要根据供养动脉的走行、分布及形态改变情况，来判断肿瘤的来源、显示血管受侵的程度、发现较小的肿瘤，以利于手术方案的制订。

①下腔静脉造影：能够显示肿瘤对静脉壁的侵犯和推挤程度，有助于术前设计针对受累的下腔静脉的处理方法，并予以适当的术前准备，发生于腹膜后右侧软组织或器官的肿瘤，可能侵及下腔静脉并使其移位、变形、部分或完全阻塞或血栓形成。须指出的是，腹膜后纤维化亦能使下腔静脉向前移位，但主要以下腔静脉发生周围性的狭窄甚或梗阻为特征，若是移位显著者应考虑是肿瘤所致。

②逆行主动脉造影:经股动脉插管主动脉造影可显示肿瘤的部位及其血管分布情况,从而推测其性质,恶性肿瘤可侵犯邻近器官。单纯从血管分布来看很难分辨是原发还是继发。一般说来,如果瘤体内血管分布异常、不规则或血管粗细不匀,肿瘤区有造影剂斑块,动静脉互通以及造影剂从静脉回流很快等反常情况,多为恶性肿瘤动脉造影征象。

③数字减影血管造影:数字减影血管造影能够较好地显示瘤体血管来源及分布。丰富的新生血管常提示恶性肿瘤的存在。也可了解大血管受侵情况并可同时行血管栓塞治疗,减少肿瘤血供以便于手术。通过显示与重要血管及部分脏器的关系,为正确判断病情,制订切除巨大肿瘤或与血管相通的囊性肿瘤的手术方案,减少术中失血提供重要依据。

【治疗原则】

1.手术治疗 手术切除是大多数腹膜后肿瘤的主要治疗方法,不少腹膜后肿瘤可完整地手术切除,达到治愈目的。故对手术应持积极的态度。有些腹膜后肿瘤能否切除,需经术中探查后方能确定。

2.化疗 原发性腹膜后恶性淋巴瘤对化疗十分敏感,一经确诊应首选化疗,可获得较高完全缓解率。

3.放疗 对原发的未分化肿瘤和恶性淋巴瘤有一定的疗效。

【护理】

1.评估

(1)健康史及相关因素:包括家族有无遗传病史,发病时间,发病特点。

1)一般情况:患者的年龄、性别、职业、婚姻状况、营养状况等,并注意与现患疾病相关的病史和药物应用情况及过敏史、手术史、家族史、遗传病史和女性患者生育史等。

2)发病特点:患者有无自行无意识发现肿块、腹痛、腰痛、下肢神经性疼痛。本次发病是体检时发现还是腰痛、腹痛或自己扪及包块而就医,是否给生活带来不便。

3)相关因素:有无家族史,男性患者是否吸烟,女性患者是否有饮咖啡习惯等。

(2)身体状况

1)局部:肿块位置、大小、数量,肿块有无触痛、活动度情况。

2)全身:重要脏器功能状况。

3)辅助检查:包括常规检查及相关特殊检查的结果。

2.护理要点及护理措施

(1)术前护理措施

1)按普通外科疾病术前护理常规。

2)心理护理:护理人员应了解患者的心理状况,有计划地向患者介绍有关疾病的治疗、手术方式及结肠造口术的知识,增强患者对治疗的信心,使患者能更好地配合手术治疗及护理。同时也应取得患者家属的配合和支持。关心体贴患者,及时解答患者提出的问题,尽量满足其合理要求。

3)维持足够的营养:腹膜后肿瘤患者手术前的营养状况欠佳。术后患者需有足够的营养进行组织修补、维持基础代谢。因此术前需纠正贫血和低蛋白血症,提高患者对手术的耐受力,利于术后康复。应给予静脉补液,输入营养液体。指导患者多进食带有营养丰富、易消化、口味清淡的膳食,加强机体免疫力。

(2)术后护理措施

1)按普通外科一般护理常规及全麻手术后护理常规护理。

2)观察病情:术后给予心电监护,严密监测血压、脉搏、呼吸、神志,尤其是副神经节瘤或良、恶性嗜铬细胞瘤,血压高者选用降压药,血压低者根据中心静脉压调节输液滴速或选用升压药,以维持血压的稳定。

3)引流管的护理:妥善固定各种引流管,防止牵拉滑脱,保持引流管的通畅,避免扭曲、折叠,间断挤压引流管,防止血凝块阻塞,胃肠减压应保持持续的负压,每日在无菌操作条件下,更换引流袋,观察引流液的量、颜色、性状,并做好记录。

4)并发症的观察和护理:腹膜后肿瘤与腹膜后重要脏器和血管紧密相连,致手术复杂,创伤大,极易出现多种并发症,如术后出血、感染、吻合口瘘、静脉血栓、脏器衰竭等。

①出血:如切口渗血较多,腹腔引流液每小时大于 200ml,颜色鲜红或伴有血凝块,脉搏>100/min,提示有活动性出血,应立即汇报医师,迅速建立两路静脉通道,快速输液、止血、输血,必要时手术。

②感染:密切监测体温,观察腹部体征以及引流液的性状,及时发现感染症状,保持引流通畅,并根据引流液的细菌培养+药敏试验选用抗生素。

③静脉血栓:由于出血而大剂量地使用止血药物;创伤疼痛使患者卧床时间长以及手术后血液呈高凝状态是导致静脉血栓的主要原因。因此术后应指导患者尽早活动四肢、翻身,病情许可尽早下床活动,如出现下肢肿胀疼痛应做下肢血管彩色多普勒超声,以便及早发现静脉血栓而制止下肢的活动、按摩、防止栓子的脱落导致肺栓塞。

④吻合口瘘的观察和护理:吻合口瘘属腹膜后肿瘤术后一个严重并发症,导致手术后病死率升高。复发腹膜后肿瘤患者病变多累及胃肠道。护理措施有:固定好引流管,防止滑脱,注意腹腔引流管引流液的性质及量,如发现引流量增加、引流液的颜色及性质肠道物、体温持续超过 38℃,伴有腹痛、肌紧张且白细胞升高,应考虑吻合口瘘的发生。对于吻合口瘘者应立即配合医师放置双套管,行腹腔双套管冲洗,持续负压吸引,同时辅以广谱抗生素,认真观察引流液的性质,准确记录冲洗和引流量。引流量逐渐减少和引流液性质逐渐变清亮是冲洗有效的指标。要求保持内吸管通畅和有效的负压吸引,并妥善固定内吸管和冲洗管,防止脱出和堵塞。

【健康教育】

1.注意保持室内清洁卫生,舒适,定时通风换气,保持室内空气清新,室温保持在 18~20℃,注意保暖防止感冒。

2.出院后注意多食营养均衡的食品,为了减轻内脏负担,应多食主食,而肉食、油脂适量为宜。蔬菜在体内消化和吸收过程中多产生碱性物质,而肉食类在体内可产生酸性物质,为此每次进食的酸、碱食物比应是 1:3,酸性食物如肉类、鱼、蛋、糖、面等,碱性食物如蔬菜水果、牛奶、豆腐、含酸味的橘类等。

3.出院后避免重体力劳动,不要做剧烈运动,避免负重过久、久蹲、久立。适当参加户外活动,适当的运动和饮食有助于睡眠,但需要劳逸结合,以保持良好的精神状态。

4.腹膜后肿瘤复发率高,术后 5 年内定期(每 3~6 个月)到正规大医院复查,行 CT、MRI 或 B 超检查,了解有无肿瘤复发。

(张晓丽)

第六节　急性胰腺炎

急性胰腺炎是常见的急腹症之一。一般认为该病是由胰腺分泌的胰酶在胰腺内被激活,对胰腺自身"消化"而引起的急性化学性炎症。按病理分类可分为单纯性(水肿性)和出血坏死性(重症)胰腺炎。前者病情轻,预后好;后者病情发展快,并发症多,死亡率高。

【评估】

1.一般评估　生命体征、精神状态、饮食习惯、既往健康状况及患者的心理状况。

2.专科评估　呕吐的次数、呕吐物的量及性状;腹痛的程度、性质及伴随体征;有无休克的征象;辅助检查结果。

【非手术治疗的护理要点】

1.用药护理

(1)解痉止痛:哌替啶、阿托品肌内注射。在腹痛剧烈、诊断明确时予以应用。不宜单独使用吗啡止痛,因其导致 Oddi 括约肌痉挛,合用阿托品可对抗其所引起的痉挛,效果好;盐酸山莨菪碱、东莨菪碱抑制胰液分泌,宜早期反复应用;同时应给予制酸药西咪替丁 200mg,每日 4 次,氢氧化铝、碳酸氢钠口服以中和胃酸,抑制胰液分泌。

(2)应用抗生素:一般常用青霉素、链霉素、庆大霉素、氨苄西林、磺苄西林、先锋霉素等,为控制厌氧菌感染,可同时使用甲硝唑。由于胰腺出血坏死、组织蛋白分解产物常是细菌繁殖的良好培养基,故在重型病例中尤应尽早使用,可起到预防继发感染及防止并发症等作用。

(3)减少胰液分泌:生长抑素具有抑制胰液和胰酶的分泌,抑制胰酶合成的作用。生长抑素和其类似物八肽(奥曲肽)疗效较好,它还能减轻腹痛,减少局部并发症,缩短住院时间。首剂 0.1g 静脉注射,以后生长抑素/奥曲肽每小时 0.25g/25～50μg 持续静脉滴注,持续 3～7 天。

(4)中药:对急性胰腺炎有一定疗效。主要有柴胡、黄芩、芒硝、黄连、厚朴、木香、白芍、大黄(后下)等,随症状加减。

(5)辅助治疗补钙:表现有低血钙时可静脉补葡萄糖酸钙。其他如 H_2 受体阻断药西咪替丁 300mg,每日 4 次,静脉滴入,可抑制胃酸分泌,减少对胰腺的刺激。

2.一般护理

(1)饮食和胃肠减压:轻症者可进少量清淡流食,忌食脂肪、刺激性食物,重症者需严格禁饮食,以减少或抑制胰液分泌。病情重或腹胀明显者,应行胃肠减压,可抽出胃液,减少胃酸刺激十二指肠产生促胰液素、胆囊收缩素等,使胰液分泌减少,并可防治麻痹性肠梗阻。禁食期间应予输液、补充热量、营养支持。维持水电解质平衡,纠正低血钙、低镁、酸中毒和高血糖等。必要时可给予全胃肠外营养(TPN)以维持水电解质和热卡供应。优点是可减少胰液分泌,使消化道休息,代偿机体分解代谢。

(2)补液护理:发病早期应迅速建立两条静脉通路,必要时留置尿管,准确记录 24 小时出入水量、电解质失衡情况,密切观察有无休克征象。

(3)呼吸道护理:保持呼吸道通畅,氧气吸入,指导深呼吸、有效咳嗽,协助翻身拍背,预防呼吸道感染;因腹腔高压导致呼吸困难时给予呼吸机辅助呼吸。

3.并发症的观察和护理

(1)多器官功能障碍:急性胰腺炎常引起全身炎症反应综合征,若不及时有效地治疗,可引发多器官功能障碍(MODS)。护理上应严密观察生命体征变化,保证中心静脉管道通畅,每 30 分钟记录患者呼吸频率、血压、心率、尿量,定时测中心静脉压,及时调整输液速度,保持水电解质平衡,早期肠内营养支持,判断患者整体病情变化,保持氧气供应。

(2)感染:急性胰腺炎患者的感染发生率高达 40%,病死率为 20%,其死亡原因中 80% 是感染所致,工作中需认真执行无菌操作,处置前后认真洗手,每日雾化吸入 2 或 3 次,合理使用抗生素,定时取血、尿、痰、引流液、咽拭子等送检并监测,手术患者则于术中常规取腹水或坏死组织行细菌学检查。

(3)腹腔内出血:急性胰腺炎并发腹腔内大出血可发生在病程的任何阶段,无论什么原因引起的大出血,迅速恢复血容量和尽快止血是抢救生命的关键。腹腔内出血还包括感染性出血、合并消化道出血、术中及术后出血、凝血功能异常引起的出血等。护理:①注意严密观察生命体征变化,每小时测脉搏、呼吸、血压 1 次。②加强巡视,出血量小者可出现血压下降、脉搏增快等改变;而出血量大者可出现出血性休克,重点观察相关的腹部表现,有无腹膜刺激征等,当出现十分剧烈的腹痛时,应迅速恢复血容量和尽快止血。③密切观察切口敷料是否干燥及引流管中引流液的颜色和量,如有异常及时报告。

4.心理护理　患者由于发病突然,病情进展迅速,常会产生恐惧心理。此外,由于病程长,治疗期间病情反复,患者易产生悲观消极情绪。护士应为患者提供安全舒适的环境,了解患者的感受,耐心解答患者的问题,讲解有关疾病治疗和康复的知识,配合患者家属,帮助患者树立战胜疾病的信心。

【逆行胰胆管造影(ERCP)及十二指肠乳头切开取石术(EST)的护理要点】

1.术前护理

(1)心理护理:告诉患者术中配合要点,要求患者配合好,做好吞咽动作及深呼吸。医生和护士严密观察患者的病情变化,解除患者恐惧,缓解紧张的心理压力。

(2)术前准备:术前充分评估病情和患者的心肺功能,查血常规、凝血时间、血淀粉酶、尿淀粉酶、肝功能、结石大小等。

(3)做碘过敏试验及抗生素过敏试验,备好造影剂:碘过敏试验阳性者可选用碘海醇。告诉患者术前禁食水 8 小时,患者穿着要符合拍片要求,不能太厚,并去除金属物品(如皮带、首饰、钥匙)及义齿等。

(4)体位练习:术前 2 天指导患者进行体位练习,以提高对手术中体位改变的适应性,增加舒适度。

(5)根据情况决定是否建立静脉通道。

(6)术前用药:术前 20～30 分钟,肌内注射 654-2、地西泮 10mg 和(或)哌替啶 50mg;术前 10～15 分钟,用 2g/L 丁卡因做咽部喷雾麻醉。

2.术后护理

(1)病情观察:严密观察患者面色、体温、脉搏、呼吸、血压等变化,如患者出现血压下降、脉搏细数、面色苍白等症状应立即报告医生处理。注意患者大便情况,有无黑便,便中有无碎石排出。术后患者均有不同程度的腹痛,一般不需特殊处理。术后 2 小时和第 2 天抽血测血淀粉酶,若＞200U/L,同时伴腹痛、发热,应积极按急性胰腺炎处理。

(2)用药护理:术中使用碘剂或镇静药可能发生皮疹、心慌等过敏反应,特别是老年患者和心血管、呼吸系统疾病患者,应注意观察药物反应,术后常规静脉滴注抗生素、止血药及生长抑素(奥宁/善宁)以预防胰腺炎。

(3)饮食与休息护理:术后禁食 12～24 小时,如无不适,可由清流食过渡到低脂流食,再到低脂半流食,避免粗纤维食物的摄入,防止对术后十二指肠乳头的摩擦而导致渗血。1 周后可进普食。术后卧床休息 24 小时,以免切开处出血,鼓励患者取坐位,以利排石。

(4)鼻胆管引流护理:留置鼻胆管要妥善固定,末端接一次性引流袋,定时检查引流管是否通畅、引流液的量及颜色并准确记录,对引流欠通畅者可遵医嘱用 0.9％氯化钠 20ml,庆大霉素 8 万 U 或 0.2％甲硝唑溶液 20ml,6～8 小时冲洗 1 次,连续 2～3 次,冲洗时严格无菌操作,控制压力,压力一般为每分钟 10 滴,防止将胆总管的泥沙样结石冲入肝总管。

3.并发症的护理

(1)术后胰腺炎:临床症状为左上腹痛,一般解痉镇痛药难以缓解,血淀粉酶明显升高,恶心、呕吐、体温升高等,胰腺炎的发生常与术中胰管直接损伤及胰管内压力升高有关。

(2)胃肠道大出血、穿孔:术后给予常规禁食、输液、应用止血药物。如患者出现腹痛但不能用胰腺炎及胆管炎解释,应考虑穿孔可能,及时报告医生,行详细检查。

(3)胆道感染:由于绝大多数胆总管结石患者的胆管内都有细菌生长,在胆道压力升高的条件下,感染胆汁中的细菌可以进入血循环引起菌血症,或胆道内操作损伤胆管黏膜,都是胆汁中细菌进入血液循环的主要原因。表现为高热、可达 39℃ 以上,寒战,黄疸,恶心、呕吐,白细胞、中性粒细胞增高。因此 ERCP 及 EST 术前、术后都应预防性经静脉给予抗生素,一般 3 天;造影剂中也可加入广谱抗生素,如庆大霉素,术中严格无菌操作;营养缺乏者,可采用胃肠外营养供给能量,增强机体抵抗力;做好基础护理,保持皮肤、口腔清洁;高热时行物理降温、药物退热,必要时抽血做血培养及药敏试验,选择有效的抗生素。

【健康教育】

1.告知患者及家属饮食管理的重要性,宜采用低脂易消化饮食,忌食刺激性食物,如油炸食品,多食纤维素性食物,少食过甜的食物,睡前不宜进食。

2.饮食要适量、有规律,绝对禁酒、戒烟。

3.心情舒畅,避免情绪过于激动。

4.治疗原有疾病:如胆石症、胆道炎症等胆道疾病或蛔虫症。

5.定期门诊随访。

(张晓丽)

第七节　肾结石

尿路结石是泌尿道最常见的疾病之一,发生于肾脏者称肾结石,男性多于女性,多发生在青壮年,21 岁至 50 岁的患者占 83.2％,左右侧发病相似,双侧占 16％。在肾盂中的结石不活动而又无感染时,可长期无症状,只在腹部 B 超或摄腹部 X 线照片时偶尔发现,但大多数患者有或轻或重的临床表现。疼痛和血尿是肾结石的主要症状。

肾结石的病理特点是易引起尿路梗阻,造成感染和肾功能不全,长期、慢性尿石刺激可诱发癌变。

【护理评估】

(一)健康史

病因不明,可能与下列因素有关:

1.环境因素　自然条件直接或间接地对人体起作用,有明显的地区性,热带地区、亚热带地区结石的发病率高,我国尿石症的发生,在南方也明显高于北方。个体从事高温、出汗多、饮水少的职业,如地质工作者、马拉松运动员、手术医生等易发生尿石症。

2.个体因素　①遗传因素:对尿石症的发生有一定的作用,某些与遗传因素有关的疾病,如痛风、胱氨酸尿症、原发性肾小管性酸中毒、原发性高草酸尿症等均可引起尿石症。②代谢因素:高钙血症、甲状旁腺功能亢进、甲状腺功能亢进、长期卧床、肿瘤、血液病、维生素 D 过多等,均可导致尿中钙排出过多而形成尿石症。尿中草酸排出过多也可引起尿石症,与摄取的食物有关。

3.尿液酸碱度的变化　尿偏碱性易发生磷酸结石,尿为酸性者易发生尿酸结石、胱氨酸结石、黄嘌呤结石,尿路感染者的尿偏碱性,也易发生磷酸结石。

4.尿流动力学改变　尿路梗阻性疾病如肾积水、输尿管或尿道狭窄、肿瘤、前列腺肥大、神经源性膀胱、巨大膀胱等都是结石的发病诱因,尿路阻塞时会引起尿液中形成的颗粒滞留,继续长大成结石。

(二)身心状态

疼痛和血尿是肾结石的主要症状。

1.疼痛:约 75％ 的肾结石患者有腰痛。结石较大、在肾盂中移动度较小时,疼痛多为钝痛或隐痛。结石小、在肾盂内移动度大时,容易引起肾盂输尿管连接部梗阻而出现肾绞痛。典型的肾绞痛是一种突然发生的严重疼痛,呈阵发性发作,从腰部开始,沿输尿管向下,女性放射至膀胱,男性放射至睾丸,一般持续数分钟,亦可长达数小时。当疼痛剧烈时,病人常伴有恶心、呕吐、面色苍白、大汗淋漓。

2.血尿:一般较轻,肉眼难以看出。

3.尿路感染:一部分患者并无上述的典型疼痛与血尿,只有感染的表现。

4.尿潴留、排尿困难:结石阻塞膀胱和尿道间的开口所致。

5.若输尿管长期阻塞,可能导致肾功能不全。

6.尿中偶有结石或小沙粒排出。

（三）实验室资料

1.尿液分析　尿常规检查:有无血尿、脓尿、细菌、白细胞;24 小时尿检查:可测出钙、磷、尿酸、草酸、胱氨酸、枸橼酸、镁、钠、氯化物、肌酐;尿培养:有泌尿道感染时,尿培养阳性;空腹时尿 pH 值测定及尿中有无结石或结晶物,如有,可留作分析。

2.血清检查　可测钙、磷、尿酸、血浆蛋白、血 CO_2 结合力、钾、钠、氯、肌酐。

3.影像学检查　X 光检查:可描绘出人体器官的轮廓,显示其大小,形状及位置,如有显影剂,含钙及胱氨酸的结石可在 X 光片上显影。B 超扫描:可查出阻塞情形,并可辨认肾结石。

4.静脉肾盂造影(IVP)　可发现透 X 线结石,并确认结石的大小和部位。

【护理诊断】

1.疼痛　主要与结石的机械刺激有关。

2.肾组织灌注量改变。

3.有感染的危险　与局部组织受损、抵抗力下降有关。

4.潜在并发症　肾功能不全。

5.排尿障碍　与结石梗阻、嵌顿引起尿路梗阻有关。

6.焦虑。

【预期目标】

1.促进患者身心舒适,清除焦虑。

2.减轻疼痛。

3.控制感染。

4.保护肾脏,预防并发症及结石复发。

【护理措施】

（一）疼痛的护理

1.肾绞痛急性发作者须卧床休息;给予解痉止痛药物,如阿托品 0.5mg,度冷丁 50～100mg,肌内注射。

2.在局部配合应用热敷、针灸等。

3.有恶心、呕吐者,给予止吐剂加以控制。

4.安排适当的卧位。

（二）促进自行排石

1.鼓励病人多饮水,使溶质处于稀释状态,保持大量的尿液形成,有利于结石排出。

2.水分摄取量每天至少需 3000～4000ml,尤其在流失量增加时,如天气炎热、发热等需增加液体的摄入量。

3.在一天 24 小时之中适当均匀地摄取水分,注意夜间饮水。

4.当病人出现呕吐、腹泻时,需静脉输液。

5.任何成分的结石,只要直径小于 0.5cm,均可采用中药排石疗法,让其自行排出。

（三）饮食护理

根据取出的结石或自行排出的结石及尿液分析结果,给予一定的饮食护理:

1.吸收性高钙尿者,控制乳制品,减少动物蛋白和糖的摄取,多食粗粮,避免摄取含大量 VitD 的食物。

2.草酸钙结石或高草酸尿者,禁食菠菜、浓茶、啤酒、大黄和巧克力,限制西红柿、豆类、豆腐及一些水果如柑橘类、苹果等的摄入。

3.尿酸结石者应食低嘌呤饮食,限制动物蛋白,禁食动物内脏;可摄取碱性饮食,包括奶类、豆类、绿色蔬菜、水果(除了橘子、李子、干梅)以调节尿液 pH 值。

4.胱氨酸结石者,应限制动物蛋白,摄取能碱化尿液的食物,如柑橘等。

5.磷酸镁铵、碳酸磷灰石等感染性结石者,应摄取能酸化尿液的食物,如蛋类、肉类、家禽类、鱼类、谷类及一些水果(葡萄、梅子、西红柿、南瓜等)

（四）适当活动

1.长期卧床者,骨组织易脱钙而导致高钙尿症,因此对固定不动者,需经常给予翻身或做肢体被动运动,对四肢活动障碍者可协助病人改变为坐位,以避免尿液淤积。

2.如患者无疼痛或呕吐等症状,可以做跳绳、跑步、上下台阶等运动,应量力而行,以不感到疲劳为宜。

（五）协助医师插入输尿管导管以促进结石排出

当用药、饮水排石效果不佳时,通常都会经由膀胱镜放入一条或两条输尿管导管,通过结石而留在结石的上方。利用机械方法来处理。

1.输尿导管留置时需注明左或右,记录引流量,且要注意固定,避免脱落。

2.输尿管下 1/3 处的结石,可由膀胱镜插入各种附有环圈和可展开的特殊导管以套取结石。

（六）手术的护理

1.手术适应证

(1)结石直径＞1cm。

(2)非手术治疗无效者。

(3)阻塞性结石引起进行性肾损伤。

(4)并发肾功能减退者。

2.手术方式　依病人和结石的具体情况而定,有肾盂输尿管切开取石、肾部分切开取石、肾切除等。

3.术前护理

(1)协助医师完成各种检查。

(2)有合并感染者,应待感染控制后再手术。

(3)加强营养,维持良好的营养状况。

(4)心理护理:对病人需做什么手术及其预后情况给予解释,消除顾虑,保持良好的心态。

(5)皮肤准备:根据手术部位而定,肾手术范围前至前正中线,后至后正中线,上至肋弓缘,下至髂嵴。

(6)其他术前指导:如手术种类和时间、麻醉的方法、减轻疼痛的方法,指导病人做深呼吸及有效咳嗽,女病人必要时给予会阴冲洗或阴道灌洗。

(7)术前 X 线照片:明确结石位置,特别是对容易活动的结石更有必要。

4.术后护理

(1)指导病人做深呼吸运动,进行有效咳嗽及翻身,保持呼吸道通畅。

(2)协助病人取舒适体位。

(3)观察术后病情变化,密切注意血压、脉搏变化。观察尿液的颜色,术后 12 小时尿液大都带血色,若为鲜红色血尿,提示有出血征象;尿量应维持在 50ml/h 以上,观察尿量时应注意有无尿潴留、造瘘管的引出量及敷料有无渗湿等情况。

（4）保持伤口的干燥与无菌,有尿液外渗者应及时更换敷料,并注意保护伤口周围皮肤,可涂擦氧化锌软膏、鞣酸软膏等。

（5）保持床旁引流管通畅、无菌,避免滑落、扭曲,同时注意观察引流液的量、颜色及有无出血现象。护士应了解放置引流管的部位、目的、夹管指征及拔管时间。

肾盂造口管如引流不畅需要冲洗时,冲洗液量≤5ml/次,低压力,以病人不觉腰部胀痛为宜,要长时间放置(大于 10 天)。拔管应慎重,拔管前应夹管 2～3 天,无漏尿、腰痛、发热或经造瘘管造影证明肾盂至膀胱引流通畅时,方可拔除。拔管后,向健侧卧,以防漏尿。

（七）体外冲击波碎石术（ESWL）的护理

原理是利用液电效应,通过一高电压、大电容,在水中瞬间放电产生高温,使水气化膨胀产生的冲击波,其能量经反射聚焦于第二焦点(即结石区),可增至 300 倍以上,局部压力值可达 1000 个大气压,结石因高能量的冲击而粉碎。震波必须通过水传播,必须有精确定位才能完成治疗。该治疗需麻醉或不需麻醉,有疗效高、无创伤性、可反复使用等特点。

1.适应证　除结石以下有梗阻者外均可进行治疗。

2.禁忌证　结石以下有梗阻者;有性疾患病人;结石部位有急性炎症者应先控制感染,体温正常 3～4 天后再进行;心脏病合并心力衰竭及严重心律不齐者;由于肾实质疾患引起的肾功能不全。

3.副作用　①血尿:所有病人均会出现,可自愈;②绞痛:一般较轻;③感染:由于结石碎片堵塞尿路引起或原有感染未控制;④心脏合并症:是严重的合并症,宜及时发现及时处理。

4.治疗后的护理　增加尿量,嘱病人多饮水或静脉输液,多活动,帮助碎石排出。体位排石:下盏结石取头低足高位,马蹄肾合并结石则取俯卧位,为避免结石短时间内在输尿管积聚,则可向患侧卧,以减慢排石速度,防止尿路堵塞。既往有明显感染史者,术后应注意观察体温的变化。观察尿液中结石排出的情况,并作分析。病人在排碎石过程中可能出现肾绞痛,应给予解释和心理支持,并给予对症处理。复查KUB,术后 3 天、7 天拍片观察碎石排出的情况。碎石排出体外约需 4～6 周,少部分病人需 3 个月才能将碎石完全排出。长期随诊,注意检查肾功能及血压变化的情况。

（八）预防并发症

1.预防感染,因感染可增加肾脏负担,导致肾实质损伤。

2.防止结石复发。

（九）出院指导

目的是指导病人预防结石复发及让病人了解结石形成的原因。

1.嘱病人多饮水,多运动,日饮水量达 3000～4000ml,避免脱水,鼓励病人夜间最好起床小便并饮水。

2.预防尿路感染,告诉病人如有疼痛、排尿障碍等情况,可能是阻塞的早期征象,需及时就诊。

3.教导病人调整饮食,并遵医嘱辅以药物治疗,防止结石复发。

4.指导病人观察尿液性质及 pH 值变化,教会使用数层 4×8 纱布过滤小便,如有结石排出需保留并通知医生。

【评价】

1.病人身心舒适,焦虑消除。

2.病人疼痛减轻或消除。

3.病人能摄取足够的水分,能正确调整饮食。

4.感染控制。

（白雪莲）

第十九章　神经外科疾病护理

第一节　神经外科疾病常见症状护理

一、头痛

【概述】

头痛是最常见的临床症状之一,一般是指头颅上半部(即眉弓、耳廓上部、枕外隆凸连线以上部位)的疼痛,有些面痛、颈痛与头痛关系密切,有时难以区分。引起头痛的原因繁多,且程度轻重、长短不一,多数为功能性的长期慢性头痛,脑内并无严重的器质性病变,另有一些头痛是致命性疾患引起的,必须高度警惕。

【常见原因及表现】

多种因素可以引起头痛症状,如:多种物理化学因素,内分泌因素及精神因素等。

1.理化因素　颅内外致痛组织受到炎症、损伤或肿物的压迫、牵引、伸展、移位等因素而致头痛。

(1)血管被压迫、牵引,伸展或移位导致的头痛:颅内占位性病变,如肿瘤、脓肿、血肿等使血管受压迫、牵引,伸展或移位;颅内压增高,如脑积水、脑水肿、静脉窦血栓形成、脑肿瘤或脑猪囊尾蚴(囊虫)压迫堵塞;颅内低压,如腰穿或腰麻或手术、外伤后,脑脊液丢失较多,导致颅内低压。

(2)各种原因引起颅内、外动脉扩张导致的头痛:颅内、外急性感染时,病原体毒素引起动脉扩张;代谢性疾病,如低血糖、高碳酸血症与缺氧;中毒性疾病,如 CO 中毒,乙醇中毒;此外还有脑外伤、癫痫、急性突发性高血压。

(3)脑膜受到化学性刺激:细菌性脑膜炎,常见细菌有脑膜炎双球菌、肺炎双球菌、链球菌、葡萄球菌、肺炎杆菌、结核杆菌等;病毒性脑膜炎,常见病菌有肠道病毒、疱疹病毒、虫媒病毒、流行性腮腺炎病毒;其他生物感染性脑膜炎,如隐球菌、钩端螺旋体、立克次体等;血性脑脊液,如蛛网膜下腔出血、腰穿误伤血管及脑外伤等引起硬、软脑膜炎及蛛网膜发生炎症反应;癌性脑膜炎,如癌症的脑膜转移、白血病、淋巴瘤的脑膜浸润;反应性脑膜炎,如继发于全身感染、中毒,以及耳鼻感染等。

(4)其他因素引起的头痛:如头颈部肌肉持续收缩、颈部疾病引起反射性颈肌紧张性收缩、颈椎骨性关节病、颈部外伤或颈椎间盘病变等。脑神经、颈神经及神经节受压迫或炎症,常见三叉神经炎、枕神经炎、肿瘤压迫等。眼、耳、鼻、鼻旁窦、牙齿等处的病变,也可扩散或反射到头面部引起的放射性疼痛。

2.内分泌因素及精神因素　内分泌因素引起的头痛,常见于女性,为偏头痛。初次发病常在青春期,有月经期好发,妊娠期缓解,更年期停止的倾向;紧张性头痛在月经期、更年期往往加重;更年期头痛,使用性激素类药物可使发作停止。精神因素引起的头痛,常见于神经衰弱、癔症或抑郁症等。

【护理】

1.评估患者的一般情况,包括性别,年龄,个人生活习惯,长期生活地域及该地域气候,既往史及相关疫苗接种历史,是否到过及在疫区生活。

2.评估患者头痛的性质、时间、程度、部位,是否伴有其他症状或体征,头痛性质一般为钝痛、胀痛、压迫感、麻木感和束带样紧箍感。

3.进行相关检查,明确头痛的原因,如是否存在感染、肿瘤、外伤等。

4.头痛经常发生时,了解头痛发生的方式及经过,诱发、加重、减轻的因素。

5.头痛发生时,可采取适当的措施来缓解,指导患者做缓慢呼吸、听轻音乐、理疗及按摩、注意饮食节制、不要饮酒和吸烟、卧床休息。

6.头痛剧烈,频繁呕吐,入睡困难者,可酌情给予镇痛、安眠药对症处理,口服药物治疗头痛时,应告知药物作用,不良反应,让患者了解药物具有依赖性及成瘾性等特点。

7.进行适当心理护理。合理安排好患者的工作与休息,关心体贴患者,帮助患者消除发作因素,如精神方面要消除紧张、焦虑的情绪。满足患者的身心需要,以有效缓解患者因剧烈头痛带来的巨大压力,减轻患者的身心痛苦。

二、语言障碍

【概述】

语言障碍是指对口语、文字或手势的应用或理解的各种异常,包括构音障碍和失语。构音障碍是由于神经肌肉的器质性病变,造成发音器官的肌肉无力、瘫痪及运动不协调而引起的发声、发音及吐字不清等异常。失语是指大脑语言中枢受损导致听、说、阅读等能力丧失或残缺。

【常见原因及表现】

1.构音障碍表现为发音模糊但用词正确。导致构音障碍的原因较多,下运动神经元受损导致的面瘫,可引起唇音障碍;上运动神经元疾病可因一侧皮质脊髓束病变引起构音障碍;肌肉本身病变也能引起构音障碍,如重症肌无力、喉部肌肉功能障碍。

2.失语症的发生是由于参与脑内言语阶段的各结构损害或功能失调。与构音障碍的区别:失语与听觉障碍(言语感受阶段)、言语肌(言语表达阶段)的瘫痪或其他运动障碍无关。常见的失语症兼顾临床特点和病灶定位的分类如下。

(1)运动性失语:又称 Broca 失语或非流利型失语,病灶集中在优势侧额下回后部皮质或皮质下。患者不能讲话,但对言语和阅读书报的理解力无影响,他知道他要讲什么,但表达不清楚,也能及时发现自己言语错误,所以常沉默寡言。

(2)感觉性失语:又称 Wernicke 失语或流利型失语,病灶位于左侧颞顶区或颞顶枕区,特点是流利型错语和理解障碍。感觉性言语中枢是主要的言语中枢,它损害时引起的症状最严重,可同时发生与该中枢联系的其他言语中枢的功能障碍。如果感觉性言语中枢损害,尽管运动性言语中枢仍保存,但言语的正确性已被破坏,必然合并运动性失语。因此,患者不仅不能理解别人对他讲话的内容,也不能发觉自己讲话的错误,因此常苦恼别人不能听懂他的话。患者还喜欢讲话,但讲不准确,用错词,甚至创用新字。

(3)传导性失语:病变部位可能是在优势半球弓状束,特点是语言流畅,表达清楚,理解近于正常,但复述极困难。常规神经系统检查多无变化,大多数患者有命名困难,阅读有严重的错语。

(4)命名性失语:是指以命名障碍为唯一或主要症状的失语,病灶在左颞枕顶结合区,特点是流利性口语,神经系统检查一般无阳性体征,亦可有轻度偏瘫。

(5)完全性失语:病灶在左大脑中动脉分布区,预后差。特点是所有语言功能均严重受损,口语表达明显受限,但真正的缄默亦罕见,通常能发音,为单音节,口语理解严重障碍,不能复述命名,阅读书写障碍,有严重的神经系统体征。

(6)失读:是指对书写语言的理解能力丧失,可以是完全的,也可以是部分的,常伴有命名性失语,病灶在优势半球角回。

(7)失写:几乎所有失语患者均有不同程度的失写,因而可作为失语的筛选测验。书写是最难掌握的语言功能,至今仍无满意的分类。

【护理】

1.评估患者的一般状况,如出生地,生长地,有无方言,有无语言交流困难,言语是否含糊不清,发音是否准确,此外还应评估患者心理是否有孤独及悲观情绪。

2.评价患者是失语症还是构音障碍,评估患者精神状态及意识水平,能否理解他人言语,按照指令执行有目的的动作,是否能书写姓名、地址等,有无面部表情,口腔食物滞留等。

3.通过进一步检查,明确患者语言障碍的原因。是否可以通过药物及手术方式改善患者言语困难,从而给患者治疗及康复的信心。

4.分析患者心理并给予帮助,交流过程中应选用患者易于理解的语言缓慢清楚的说明。提高与失语患者的沟通技巧,能缓解患者紧张烦躁情绪,有利于患者早日康复。

5.康复训练:失语症患者的语言能力恢复依赖于左侧半球结构的修补、功能重组和右半球的功能代偿。了解影响失语症疗效的各种因素,对更好地促进失语症的恢复具有一定意义。由患者、家属及参与语言康复训练的医护人员共同制定言语康复计划,让患者、家属理解康复目标,既要考虑到患者要达到的主观要求,又要兼顾康复效果的客观可能性。

(1)运动性失语者,重点训练口语表达。

(2)感觉性失语者,重点训练听理解、会话、复述。

(3)传导性失语者,重点训练听写、复述。

(4)命名性失语者,重点训练口语命名,文字称呼等。

(5)失语、失写者,可将日常用语、短语、短句或词、字写在卡片上,让其反复朗读、背诵和抄写、默写。

(6)对于构音障碍的患者,训练越早,效果越好,重点训练构音器官运动功能。

(7)根据患者情况,还可选择一些实用性的非语言交流,如手势的运用,利用符号、图片、交流画板等,也可利用电脑、电话等训练患者。

6.心理护理:尊重、关心、体贴患者,鼓励其多与周围人交流,获得家属的支持,并鼓励家属有耐心的与患者交流,不歧视,从而营造良好的语言学习环境。

三、感觉障碍

【概述】

感觉是作用于各个感受器的各种形式的刺激在人脑中的直接反应。感觉可分为一般感觉和特殊感觉,一般感觉又包括浅感觉、深感觉和复合感觉。感觉障碍是指对痛、温、触压、位置、震动等无感知、感知减退或异常综合征。

【常见原因及表现】

常见原因包括末梢神经水平受损、后根及后根节水平受损、脊髓水平受损、脑干水平受损、视丘水平受损等。

1.疼痛　包括根痛、感觉传导束性疼痛,表现为酸痛或烧灼痛、脊柱椎体性痛。

2.感觉异常　是最常见的感觉障碍,如麻木感、蚁走感、束带感、寒冷感、奇痒感和感觉错乱等。

3.感觉缺失　痛觉、温觉、触觉和本体觉的丧失。

4.感觉减退　刺激阈值增高,感觉反应减弱,给予一般刺激不被感知,或感知很轻微,强刺激才有一般程度刺激的感知。

5.感觉过敏　给轻微的刺激,却引起强烈的疼痛感。

6.感觉倒错　对冷刺激感觉温热,对触觉刺激感到疼痛。

【护理】

1.护理评估　评估感觉障碍的原因,注意感觉障碍的分布、性质、程度、频度,是发作性还是持续性,以及加重或减轻因素,注意患者主诉是否有感觉消退或消失、增强、异物感或疼痛、麻木,观察患者有无因自己感觉异常而出现的忧虑情绪。

2.心理护理　护士应主动关心患者,耐心倾听患者的主观感受,及时予以安慰,指导患者可采取听音乐等放松心情、转移注意力的方法,鼓励其以乐观的心态配合治疗和护理。

3.症状护理　疼痛剧烈、频繁和入睡困难者,报告医师,酌情给予镇痛、催眠药对症处理,并注意观察药物疗效与不良反应,发现异常情况及时报告医师处理。

4.安全护理　患者因感觉障碍,对冷热、疼痛感觉减退或消失,告知患者应避免高温或过冷刺激,慎用热水袋或冰袋,防止发生烫伤或冻伤;外出活动时专人看护,活动区域保持平整安全;床旁不能摆放各类利器,避免患者接触利器,防止发生意外;尽量穿平底软鞋,地面湿滑时不要行走,以免发生摔伤等意外。

5.皮肤护理　保持床单位整洁、干燥、无渣屑,每1~2小时翻身1次,消瘦的患者给予垫海绵垫或在骨隆突处贴防压疮膜,防止皮肤发生压疮;防止感觉障碍的身体部位受压或受到机械性刺激。

6.生活护理　患者卧床期间,协助其保持卧位舒适,做好晨晚间护理,满足患者生活上的合理需求。

7.饮食护理　协助患者进食,鼓励患者多吃高蛋白、高热量、高维生素的饮食,增强机体的抵抗力。

8.失用综合征、下肢静脉血栓的预防　协助患者进行功能锻炼,每日按摩、被动活动肢体每日3次,每次30~60min,穿戴抗血栓压力带,防止下肢血栓形成。

9.感知觉训练　每日用低于50℃的温水擦洗感觉障碍身体部位,以促进血液循环和刺激感觉恢复。

四、运动障碍

【概述】

运动障碍主要指自主运动的能力发生障碍,动作不连贯、不能完成,或完全不能随意运动。

【常见原因及表现】

1.痛性运动障碍　见于癔症。

2.间歇性运动障碍　一般见于血管性病变,肢体血液循环障碍。运动中肌肉不能得到相应的血液供应,因而发生运动障碍,休息或暂停运动后又可改善,运动障碍呈间歇性。

3.职业性运动障碍　属于职业性神经官能症。由于心理因素,患者一从事其职业所要求的运动时,就会出现肌肉痉挛或无力,以致不能运动或运动障碍,停止该种运动或做其他动作时则无运动障碍。

4.面-口运动障碍　这是一种专门累及面部及口部肌肉的迟发性运动障碍,多由药物引起。

5.迟发性运动障碍　面颊、口及颈部肌肉不自主的、典型的重复运动,主要因长期服用神经松弛药、抗精神病药物所致,常见于老年人。停药后可能长时间仍不缓解。

6.锥体外系统病变引起的运动障碍　患者肌张力增高,全身肌肉僵硬,故运动笨拙,精细运动困难,行走缓慢,步态慌张,表情呆板。常见于帕金森病或肝豆状核变性等。

【护理】

1.良肢位的摆放　对于抑制肌肉痉挛、减少并发症、早期诱发分离运动均能起到良好的作用,同时也为进一步的康复训练创造了条件,是切实可行的护理干预措施。肢体的功能位是指关节强直固定后能发挥最大功能的位置,一般情况下,各关节的功能位如下。

肩关节:外展 45°～75°,前屈 30°～45°,外旋 15°～20°。

肘关节:屈肘 90°。

尺桡关节:前臂中立位。

腕关节:背屈 30°,略偏尺侧(小手指侧)。

髋关节:屈曲 5°左右或伸直 180°。

距小腿关节:跖屈 5°～10°。

2.康复训练方法

(1)上肢康复训练方法:康复训练应遵循一定的规律,因肢体的运动功能恢复以先近端后远端的顺序出现,因此,在锻炼时以肩关节的活动恢复为先,逐渐地过渡到肘关节、腕关节的恢复,手指功能的恢复则相对较慢,其中拇指的功能恢复最慢。患者不可心急,应循序渐进。

1)肩关节运动:患者双手十指交叉,患手拇指位于健手拇指之上置于腹部,用健侧上肢带动患侧上肢做上举运动,尽量举至头顶。

2)肘关节运动:患者双手十指交叉(交叉方法同前),双侧上臂紧贴胸壁,在胸前做伸肘屈肘运动,屈肘时尽量将双手碰到胸壁。

3)腕关节运动:患者双手十指交叉,患手拇指位于健手拇指之上,肘关节屈曲置于胸前,双侧上臂紧贴胸壁,用健手腕关节带动患侧做腕关节屈伸运动,先左后右。

4)掌指关节运动:患手四指伸直并拢,用健手握住患手四指,拇指抵住手背近侧指关节处做掌指关节屈伸运动。

(2)下肢康复训练方法:患者要重新站起来,腰背肌群的肌力锻炼和髋、膝、距小腿关节的功能康复运动就显得十分重要。

1)桥式运动:患者仰卧位,双手十指交叉(交叉方法同前)上举,双腿屈髋屈膝,双足踏床,慢慢地尽量抬起臀部,维持一段时间(5～15s)后慢慢放下。如果患者不能自动抬起臀部,家属可一手按住患者的两膝,另一手托起患者的臀部帮助患者完成此动作。

2)抱膝运动:患者双手抱住患侧下肢,持续 2～3min,如果不能自行完成,家属可协助完成此动作。该运动可防止肢体痉挛。

3)夹腿运动:患者仰卧位,双手交叉至腹前,屈髋屈膝,足踏床面,然后做髋关节的外展内收运动。

4)屈髋屈膝运动:双手交叉举至头的上方,家属一手扶持患侧膝关节,一手握住踝部,患者足部不离床做向后方滑动,完成髋、膝关节屈曲运动,然后慢慢地将下肢伸直。

5)距小腿关节运动:家属一手按住患侧小腿前部,另一手托住足跟,前臂抵住足掌加压做背伸,并维持数秒钟,手法要柔和,切忌粗暴。

以上动作每天做 2 次,每个动作做 10～20 遍。

3.心理康复护理　患者由于神经系统的完整性受到破坏,患者出现偏瘫、感觉及认知功能障碍,会产生一系列不同程度的心理活动异常和情感变化,常表现为自卑、依赖、焦虑不安、急躁、易怒等心理特征。康复训练中,患者的心理状态能直接影响康复的进展,因此要把心理护理贯穿在整个早期康复训练中。

(1)建立良好的护患关系:良好的护患关系是心理护理的基础和保证。护士与患者接触时要以良好的形象、真诚的态度、娴熟的操作取得患者的信任,言语要谦逊,多予积极暗示,给患者带来积极的心理感受,有意识地与患者建立一种良好的人际关系。

(2)支持性的心理护理:研究表明,社会支持对心理健康具有积极的作用,被试者所获得的社会支持越多,心理障碍的症状就越少。良好的家庭、社会支持系统对脑卒中幸存者的全面康复及回归社会具有明显的促进作用。护士应争取家属和单位的合作,鼓励他们给予患者积极的支持作用,如合理安排探视和陪伴,鼓励家属参与早期的康复训练等。

(3)激励式心理护理:脑卒中患者往往难以接受卒中后的肢体残疾、生活不能自理、不能重返工作岗位等现实,产生各种负面情绪。此时应帮助患者做好由正常人转化为残疾者的角色转换,树立战胜疾病、适应生活、早日重返工作岗位的信心。不定时地请已出院康复患者来康复室进行现身说法,从而激励他们树立起战胜疾病的信心。

(4)音乐疗法:创造优美舒适的环境,在患者康复训练时放一些优美、舒畅、欢快、激昂的音乐来调节患者的情绪。

五、眩晕

【概述】

眩晕是机体对于空间关系的定向感觉障碍或平衡感觉障碍,是一种运动幻觉或运动错觉。表现为患者自觉周围物体旋转或向一侧移动,或者觉得自身在旋转、摇晃或上升下降。

【常见原因及表现】

前庭系统是人体辨别方向的主要结构,因此,该系统的病变是产生眩晕的主要原因。前庭系统分为周围和中枢两部分,此两部分的病变在临床上所引起眩晕的临床表现不一样,分别叫作周围性眩晕和中枢性眩晕。

1.周围性眩晕　起病急,眩晕突然发生,且程度重。每次发作持续时间较短,自数分钟、数小时乃至数天。少有超过 1 周者。患者自觉旋转感、自身运动感,常伴有耳鸣或耳聋,可有自主神经症状。查体有眼球震颤。多见于梅尼埃综合征,中耳感染,乳突及迷路感染,迷路炎,前庭神经炎,急性前庭神经损伤,耳咽管阻塞,外耳道耵聍等。

2.中枢性眩晕　眩晕感较轻,常可忍受。逐渐起病,持续时间较久,数天、数月,甚至与原发病同始终。患者自觉周围物体旋转或向一侧移动,"头重脚轻",有如酒醉之感。自主神经症状不明显,意识状况视病变部位及发展而定,多有意识障碍乃至昏迷,如果前庭和耳窝的功能均受累,则常伴有脑干中其他神经受累的表现。查体可有眼球震颤。多见于颅内压增高、脑供血不足、听神经瘤、颅脑外伤、小脑病变、第四脑室及脑干占位性病变及癫痫。

【护理】

1.护理评估　了解患者眩晕发作的类型、频率、持续时间,有无诱发因素及伴随症状,评估患者对疾病的认识程度,了解患者情绪状态及发作时受伤情况。

2.预防受伤

(1)眩晕发作时患者应尽量卧位,避免搬动。

(2)保持安静,不要恐慌,尽量少与患者说话、减少探视。

(3)在急性发作期间,应卧床休息,避免单独勉强起床行走,以免发生跌倒意外。

(4)间歇期活动扭头或仰头动作不宜过急,幅度不要过大,防止诱发本病发作或跌伤。

(5)发作时如出现呕吐,应及时清除呕吐物,防止误吸。

(6)发作期可给予镇静药及血管扩张药,以起到稳定情绪及改善局部的血液循环作用。

3.生活护理

(1)眩晕发作期间,患者应自选体位卧床休息。病室保持安静,光线尽量柔和,但空气要流动通畅,中午休息可戴眼罩。

(2)眩晕严重时额部可放置冷毛巾或冰袋,以减轻症状。

(3)发作期间由于消化能力减低,故应给予清淡、易消化的半流质饮食,同时还应协助做好进食、洗漱、大小便等护理,保持体位舒适。

(4)外出检查用轮椅外送,专人陪同。

4.心理支持　反复发作眩晕,会使患者及家属精神都十分紧张。医师和护士应态度亲切,给予必要的安慰。鼓励患者保持愉快心情,淡化患者角色,情绪稳定,避免过多操劳和精神紧张。

5.健康教育

(1)眩晕以原发病的防治为主。平时防止进食过饱,晚餐以八分饱为宜;日间多喝淡茶,对心脏有保护作用。注意多摄入含蛋白质、镁、钙丰富的食物,既可有效地预防心脑血管疾病,也可减少脑血管意外的发生。

(2)避免空调冷风直吹颈肩部肌肉,注意保暖。居室宜安静,保证充足的睡眠。保持心情舒畅,情绪稳定。

(3)平时应监测自己的血压,尽量不做快速转体动作,以免诱发眩晕,注意先兆症状,如发现突然眩晕、剧烈头痛、视物不清、肢体麻木等,及时去医院治疗。

(4)戒绝刺激性饮食及烟、酒,宜用少盐饮食。平时应有良好的生活习惯,保持足够睡眠,避免过度紧张的脑力与体力劳动,以防止复发。

六、癫痫

【概述】

癫痫是多种原因导致的脑部神经元高度同步化异常放电的临床综合征,临床表现具有发作性、短暂性、重复性和刻板性的特点。

【常见原因及表现】

异常放电神经元的位置不同及异常放电波及的范围差异,导致患者的发作形式不一,通常由于新生儿窒息、产伤、脑炎、脑猪尾蚴病、脑肿瘤、脑外伤、低血压、代谢障碍等原因引起。

1.癫痫大发作　表现为意识丧失、瞳孔散大、牙关紧闭、呼吸暂停、面色青紫、全身肌肉强直,数秒继而发生肌肉强烈抽搐、大小便失禁,数分钟后症状缓解,患者进入昏睡状态,少数患者出现短时间的精神错乱。发作后患者有头痛、身体酸痛及疲乏感。

2.癫痫小发作　患者突然思维中断或站立不动、失神、面色苍白无表情;有时出现无意识动作,如点头、搓手等。数秒即停,可反复发作。

3.局限型癫痫

(1)局限性运动性发作:肢体一部分或偏身抽搐性发作,无意识障碍。

(2)局限性感觉性发作:肢体一部分或偏身发作性刺痛、麻木,感觉异常。

4.精神运动性发作　患者出现精神症状,表现为情绪突然变化,出现精神病样躁狂、兴奋、恐惧、易愤怒等异常行为,也可出现梦幻、错觉,发作后患者对发作过程无印象。

【护理】

1.安全防护

(1)在生活中应注意消除某些能引起癫痫发作的刺激因素,如红光、刺激的颜色、突然意外的响声、惊吓等以减少或避免反射性癫痫发作。

(2)患者应保持良好的生活规律和饮食习惯,避免过饱、过劳、熬夜、饮酒、便秘和情感冲动,注意劳逸结合,禁止高空作业、攀登、游泳、驾驶车辆以及炉旁或电机旁等危险性的工作及活动。

(3)根据癫痫发作类型合理选择用药,严密观察药物治疗时的反应,并且长期监控药物的不良反应,指导患者坚持长期、规律治疗。严格掌握停药时机及方法,不可任意减量、停药或间断不规则服药,以防引起持续状态发生。

2.癫痫大发作的护理

(1)抽搐发作时,将缠有纱布的压舌板或被角、手帕、小布卷置于口腔一侧上下磨牙之间(不能用硬金属猛橇门齿),防止舌咬伤;患者头偏向一侧,使口涎自动流出,及时清除口腔分泌物。

(2)及时开放衣领,放松腰带,摘去眼镜,取下义齿,舌后坠严重者,将下颌角向前托起,给予纠正。

(3)给予高流量吸氧,氧流量 6～8L/min。

(4)立即遵医嘱注射地西泮、苯巴比妥钠等抗癫痫药物。

(5)不要用力压迫肢体,以免发生四肢或脊柱骨折、脱位。

(6)医护人员应守护在床旁至患者清醒,密切观察,记录发作过程、发作时间、持续时间、抽搐开始的部位,观察肢体有无瘫痪、意识改变、大小便失禁等,给予禁食,并适当约束,防止发生意外。

七、尿崩症

【概述】

鞍区肿瘤或颅脑损伤,颅脑手术后患者出现尿多、尿比重下降,每日尿量超过 4000ml,尿比重<1.005,称为尿崩症。

【常见原因及表现】

1.常见原因

(1)中枢性尿崩或垂体性尿崩:为神经外科常见尿崩,通常当临床症状出现时,约 85%ADH 分泌功能已丧失。肿瘤(如垂体瘤、颅咽管瘤、异位生殖细胞瘤、胶质瘤等)、创伤或颅脑术后(如鞍区肿瘤或动脉瘤术后)、脑膜脑炎、肉芽肿、血液病等为常见病因。

(2)肾性尿崩:肾脏对正常或高于正常的 ADH 耐受性增高,导致过多的水及电解质自肾脏丢失,有先天性和后天性两类。

2.临床表现

(1)暂时性尿崩:术后或伤后几小时内即出现症状,表现为多尿、烦渴等,1～2d 趋于正常。

（2）迁延性尿崩：尿量高于正常且持续数月至 1 年，少数可为永久性。

（3）"三相反应"尿崩

第一期：术后即出现尿崩，由垂体损害 ADH 水平下降所致，历时 4～5d。

第二期：短暂性尿量恢复正常，甚至有类似 ADH 分泌失常所致水、钠潴留，历时也为 4～5d。如临床上未能发现从多尿期转入此期，仍继续用加压素，可导致严重后果。

第三期，由于 ADH 分泌减少或缺乏，出现一过性尿崩或迁延性尿崩。

【护理】

1.准确记录患者尿量、尿比重，观察液体出入量是否平衡，以及体重变化，及时监测电解质、血渗透压变化。

2.区分不同类型的水电解质平衡紊乱：丘脑下部-垂体型主要表现为脑性盐耗综合征与尿崩症即低钠血症＋高钠尿症。脑性盐耗综合征多为反复使用降颅压药及利尿药所致，即高钠血症＋低钠尿症。观察患者的皮肤弹性和意识变化。低钠患者应进食含钠高食物，如咸菜、盐开水；高钠患者多饮白开水，利于钠离子排出。

3.观察脱水症状：注意观察患者有无头痛、恶心、呕吐、昏迷。患者出现脱水症状，一旦发现要及早补液。在进行补钠治疗时要严格控制补钠速度，防止速度过快，而引起渗透性利尿，加重低钠血症。

4.药物治疗及检查时，应注意观察药物疗效及不良反应，遵医嘱准确用药。

5.禁止经胃肠道或静脉摄入糖类（碳水化合物类）物质，以免血糖升高，产生渗透性利尿，加重尿崩症。

八、脑脊液漏

【概述】

脑脊液存在于脑室及蛛网膜下腔内，脑脊液经由鼻腔、耳道或开放伤口流出称为脑脊液漏。

【常见原因及表现】

1.常见原因

（1）自发性（或非创伤性）脑脊液漏：是指无手术或者外伤史而出现的脑脊液漏。但事实上，这种情况很罕见。多数病例追问病史会发现多年前有创伤、手术或肿瘤病史。进一步检查可发现颅底骨质的先天发育异常。

（2）创伤性脑脊液漏：脑脊液漏最常见的原因是外伤。颅骨骨折累及相应的硬膜、蛛网膜撕裂将导致脑脊液漏。

（3）术后发生的脑脊液漏：术后脑脊液漏主要包括脑脊液伤口漏和累及气窦的脑脊液漏。常见部位有颅后窝、颅前窝、筛窦、前床突及蝶窦区域的手术。手术过程中开放了与颅底相邻的气窦，而没有严密修补硬脑膜及修复颅底骨质缺失所引起。

2.临床表现

（1）脑脊液鼻漏：多见于前颅底骨折，发生率高达 39%。急性者伤后常有血性液体自鼻腔溢出，眼眶下瘀血（俗称熊猫眼），眼结膜下出血，可伴有嗅觉丧失或减退，偶有伤及视神经及动眼神经，出现相应症状。

（2）脑脊液耳漏：常为颅中窝骨折累及鼓室所致，因岩骨位于颅中、后窝交界处，无论岩骨的颅中窝部分或颅后窝部分骨折，只要伤及中耳腔，则皆可有血性脑脊液进入鼓室。若耳鼓膜有破裂时，溢液经外耳道流出，鼓膜完整时脑脊液可经咽鼓管流向咽部；甚至由鼻后孔流入鼻腔再自鼻孔溢出，酷似前颅窝骨折所致鼻漏，应予鉴别。

(3)脑脊液伤口漏:因为硬膜修复欠妥或伤口感染愈合不良引起。

【护理】

1.严密观察生命体征,及时发现病情变化。

2.脑脊液漏患者应绝对卧床休息,取头高位,床头抬高 30°,枕上垫无菌垫巾,保持清洁、干燥。耳漏患者头偏向患侧,维持到脑脊液漏停止后 3~5d。

3.做好健康指导,禁止手掏、堵塞冲洗鼻腔和耳道,减少咳嗽、打喷嚏等动作,防止发生颅内感染和积气。

4.脑脊液鼻漏者禁止经鼻插胃管和鼻腔吸痰等操作,以免引起颅内感染。

5.遵医嘱按时使用抗菌药物,并观察用药效果。

九、面瘫

【概述】

面瘫即指面肌瘫痪,是由各种原因导致的面神经受损而引起的病症。

【常见病因及表现】

1.常见病因

(1)外伤性面瘫:颅底骨折造成颞骨骨折,可引起周围性面瘫。引起损伤的原因包括:骨折片的压迫、神经撕裂;神经挫伤、神经内血肿形成等。

(2)Bell 麻痹(特发性面神经炎):是一种原因不明的急性周围性面瘫。病因有着凉、受风等诱因,造成面神经营养血管的痉挛致使神经缺血。

(3)耳带状疱疹感染(Ramsey-Hunt 综合征):耳带状疱疹是由带状疱疹病毒感染,侵犯面神经为主的一种疾病,可同时累及耳蜗神经及前庭神经。发病后除有面瘫外,可合并有耳鸣、听力下降、眩晕、走路不稳,耳后疱疹及耳部疼痛等症状。

(4)耳部及腮腺手术所致:中耳疾病和腮腺手术常可造成面神经损伤。术后即刻出现的面瘫,表明神经有断裂,应急诊行面神经探查吻合术。迟发性面瘫多与神经水肿有关,应予保守治疗。

(5)脑桥小脑角手术所致:多见于脑桥小脑角肿瘤(听神经瘤、脑膜瘤)等手术后,面神经脑桥小脑角段断裂。术中明确面神经断裂者,术后 3 个月内应行面神经-舌下神经或副神经吻合术。术中面神经保留者,术后 3~6 个月应行电生理学检查,评价神经功能,未能恢复者,争取早做神经吻合术。

2.临床表现　出现面瘫后患者表现为额纹消失、眼睑不能完全闭合,鼻唇沟消失,嘴角偏斜;病侧不能做鼓气和撅嘴等动作。吃饭时面瘫侧有食物存留,有时有眼部干燥、味觉减退等症状。

【护理】

1.心理护理面瘫患者因为口角歪斜、进食不便、流涎,且无特殊治疗方法,疗效慢,所以有悲观失望情绪。护士应针对这些心理特点,尊重、关心患者,与患者说话时不要长时间凝视其面部。在治疗护理操作前讲明治疗护理目的、意义,用成功病例鼓励患者,增加其治疗的信心。

2.患者因为眼轮匝肌麻痹,眼睑闭合不全,护士应指导患者日间用眼药水,以生理盐水湿纱布覆盖;夜间涂用抗生素软膏,必要时采用蝶形胶布固定,以防止干燥性角膜炎发生,勿用手去揉擦或触摸眼睛,否则容易感染结膜引起炎症。

3.患者因为颊肌和口轮匝肌麻痹,所以咀嚼食物后易存留于龈沟,护士应指导患者进食后及时清理口腔残留物,防止口腔感染。

4.患者因为面神经受累,可出现唾液分泌减少和味觉减退。护士应指导患者缓慢进食,给予易消化、高营养的半流质或软食,饮食不宜过热过凉,尽量避免用力咀嚼。嘱患者保暖,勿受凉,禁止用力擤鼻、打喷嚏、剧烈咳嗽等增加头部震动。

5.嘱咐患者面部不要受凉,不要着急,外出勿受凉感冒。

6.面瘫的局部护理:热敷祛风:以生姜末局部敷于面瘫侧,每日30min,温湿毛巾热敷面部,每日2～3次,并于早晚自行按摩患侧,按摩时力度要适宜、部位准确;按摩的手法为额部为上下按摩,面部为水平按摩,每次按摩均应在达到患侧风池穴。只要患侧面肌能运动就可自行对镜子做皱额、闭眼、吹口哨、示齿等动作,每个动作做2个八拍或4个八拍,每天2～3次,对于防止麻痹肌肉的萎缩及促进康复是非常重要的。

（朱　瑜）

第二节　颅内压增高患者的护理

一、概述

（一）颅内压及其正常值

颅腔是一个半封闭的容腔,主要经颈静脉孔和枕骨大孔与颅外相通。正常成人的颅腔容积是固定不变的,约为1400～1500ml。其内包含着三类内容物(脑组织,1400g,80%～90%;脑脊液,150ml,10%;血液,75ml,2%～11%),是组成颅内压的解剖学基础。脑脊液的液体静力压和脑血管张力变动的压力是组成颅内压的生理学基础。在正常生理情况下,颅腔容积与其内容物的体积是相适应的,并在颅内保持着相对稳定的压力。这种压力就是指颅内容物对颅腔壁上所产生的压力,即颅内压(ICP)。机体通过生理调节,维持着相对稳定的正常颅内压。正常颅内压是保证中枢神经系统内环境稳定和完成各种生理功能的必要条件。

由于颅内的脑脊液介于颅腔壁和脑组织之间,一般以脑脊液的静水压代表颅内压,通过侧卧位腰椎穿刺或直接脑室穿刺测量来获得该压力数值。正常颅内压,在侧卧位时,成人为0.7～2.0kPa（70～200mmH$_2$O）,儿童为0.5～1.0kPa(50～100mmH$_2$O)。临床上颅内压还可以通过采用颅内压监护装置,进行持续动态观察。

（二）颅内压的调节与代偿

正常颅内压可有小范围的波动,与血压和呼吸关系密切。颅内压随着心脏的搏动而波动,收缩期略有增高,舒张期则略有下降。这是由于心脏的每一次搏出引起动脉扩张的结果。随着呼吸动作的改变,颅内压亦略有波动,呼气上升,吸气下降。这是由于胸腔内压力作用于上腔静脉引起静脉压变动的结果。此外,颅内压还有自发节律性波动,是全身血管和脑血管运动的一种反应。

虽然正常颅内压因受多种生理因素的影响而波动,但可通过生理活动自动地进行调节,并相对稳定地保持在一定的压力范围内。由于颅腔容积是固定的,因此,颅腔内脑组织、供应脑的血液和脑脊液都不允许有大幅度的增减。如其中之一的体积增大时,必须有其他的内容物同时或至少其中之一体积的缩减来平衡。在正常生理情况下,颅内三大内容物中脑组织的体积比较恒定,因此,颅内压的调节除部分依靠颅内的静脉血被排挤到颅外血液循环外,主要是通过脑脊液量的增减来调节。当颅内压较低时,脑脊液的分泌量增加,吸收减少,颅内脑脊液量增多,以维持颅内压不变。反之亦然。

二、颅内压增高的发病机制

(一)病因

1. **颅腔容积缩小**   颅骨先天性病变和畸形、颅骨异常增生症及外伤性颅骨广泛凹陷性骨折等,使颅腔变小,产生不同程度的颅内压增高。

2. **颅腔内容增加**

(1)脑组织体积增加(脑水肿):是引起颅内压增高最常见的因素,包括某些全身性疾病或颅内广泛性炎症引起的弥漫性脑水肿和颅内局灶性病变引起的局限性脑水肿。脑水肿从发病机制和病理方面,分为血管源性与细胞毒性脑水肿两大类。血管源性脑水肿主要由于血脑屏障受损,脑毛细血管通透性增加,血浆蛋白与水分外溢,细胞外液增加。细胞毒性脑水肿主要由于脑缺血、缺氧,使细胞内钙、钠、氧化物与水潴留。

(2)脑脊液量增多:包括先天性和后天性脑积水,以及由于静脉窦阻塞、内分泌失调、血液病、维生素 A 过多症、药物性反应及代谢性疾病等引起的假性脑瘤症候群。

(3)颅内占位性病变:包括颅内血肿和颅内肿瘤,以及颅内脓肿、颅内肉芽肿及脑寄生虫病等。

(二)发生机制

当颅缝闭合后,颅腔容积相对固定。颅腔内容物在正常生理情况下,脑组织体积比较恒定,特别是在急性颅内压增高时不能被压缩。当发生颅内压增高时,首先被压缩出颅腔的是脑脊液,然后是脑血容量。通过生理调节作用以取得颅内压代偿的能力是有限的,可缓解颅内压的代偿容积约为颅腔容积的 8%～10%,当颅内病变的发展超过可调节的限度时,即产生颅内压增高。常见的情况有:①生理调节功能丧失,②脑脊液循环障碍,③脑血液循环障碍。

颅内容积代偿有其特殊的规律。在颅内容积增大的初期,由于颅内容积代偿功能较强,颅内压不增高或增高不明显;随着容积的逐渐增大,代偿功能逐渐消耗,当代偿功能的消耗发展到一个临界点时,即使容积少量增加,也将引起颅内压明显上升,临床上可以从颅内压监测所示的容积-压力曲线反映出来。当颅内压增高的患者颅内容积代偿功能的消耗发展到临界点时,用力排便、咳嗽、呼吸道不畅通、躁动不安或体位不正,均可引起血压升高或颅内静脉回流受阻,进而导致颅内容积的增加,即使这种增加容积量很小,有时也足以使颅内压力急剧上升,发生颅内高压危象。相反,少量容积量减少,如进行脱水疗法、脑室脑脊液引流、过度换气等,也可迅速缓解颅内高压危象。

(三)颅内压增高时的脑血流量调节

脑血流量(CBF)是指每分钟每 100g 脑组织通过的血液毫升数。脑血流量的多少与脑灌注压(CPP)成正比,与血管阻力(CVR)成反比。脑灌注压是脑动脉输入压(平均颈内动脉压)与脑静脉输出压(颈静脉压)之差。一般,平均颈内动脉压与平均体动脉压,即(舒张压＋脉压)/3 相差不大;脑静脉压与颅内压相近似。生理功能良好的情况下,脑血流的调节有以下两方面。

1. **脑血管自动调节反应**   当颅内压不超过动脉舒张压,灌注压大于 4.00～5.33kPa(30～40mmHg)以上,动脉内二氧化碳分压在 4.00～6.67kPa(30～50mmHg)的情况下,血管管径的调节主要受动脉内二氧化碳分压和动脉血酸碱度(pHa)的直接作用,以维持相对恒定的脑血流量。这种机体固有的生理调节血管管径的作用,称为脑血管自动调节反应,又称为化学调节反应。

2. **全身性血管加压反应**   当颅内压增高到 4.67kPa(35mmHg)以上或接近动脉舒张压水平,脑灌注压在 5.33kPa(40mmHg)以下(正常为 10.27kPa,即 77mmHg),脑血流量减少到正常值的 1/2,脑处于严重缺血缺氧状态时,动脉内二氧化碳分压多在 6.67kPa(50mmHg)以上(正常为 4.67～6.00kPa,即 35～45mmHg),脑血管处于麻痹状态,脑血管自动调节功能已基本丧失。为了保持需要的脑血流量,机体会产生另一种调节反射,即通过自主神经系统的反射作用,使全身周围血管收缩,血压升高,心搏出量增加。与此同时,呼吸节律减慢,如增加呼吸深度,可使肺泡内二氧化碳和氧充分交换,提高血氧饱和度,改善缺氧情况。这种以升高动脉压,并伴有心率减慢、心搏出量增加和呼吸减慢加深的三联反应,即称为全身性血管加压反应,或称柯兴(Cushing)三主征。

(四)影响颅内压增高病程的常见因素

1.年龄　一般儿童及青少年颅缝融合尚未完全牢固时,颅内压增高可使颅骨缝分离;婴幼儿颅骨缝及前囟未闭,颅内压增高时均可增加颅腔容积,使颅腔容积的代偿性空间扩大。有脑实质性萎缩的患者(常见于老年人),颅腔的容积代偿空间相对扩大。

2.病变的生长速度和性质　急性硬膜下血肿患者,当脑中线移位 10mm 时,颅内压增高可达 6.67kPa(50mmHg);而慢性硬膜下血肿或良性肿瘤患者,即使脑中线移位 20mm,颅内压力仍可增高不明显。

3.病变部位　位于脑室系统、中线部位或后颅窝的病变,由于容易堵塞脑脊液循环通路,影响脑脊液的吸收,因此虽然病变体积本身可能不大,但常因发生脑积水而使颅内压增高早期出现或加重原有颅内压增高。

4.颅内病变伴发脑水肿的程度　炎症性颅内病变,如脑脓肿、脑寄生虫病、脑结核瘤、脑肉芽肿、弥漫性脑膜炎及脑炎等,均可伴有明显的脑水肿;恶性脑肿瘤,特别是脑转移性癌,常见肿瘤体积并不大而伴发脑水肿却较严重,可导致颅内压增高早期出现。

5.全身情况　严重的系统性疾病,如尿毒症、肝昏迷、各种毒血症、肺部感染、酸碱平衡失调等,都可引起继发性脑水肿,促使颅内压增高。如呼吸道不通畅或呼吸抑制造成脑组织缺氧和碳酸增多,可继发脑血管扩张和脑水肿,导致颅内压增高。后者又使脑血流量减少,呼吸抑制和脑缺氧加剧,进一步加重颅内压增高。颅内压严重增高可引起脑疝,脑瘤可加重脑脊液和脑血液循环障碍;结果颅内压更高,反过来又促使脑疝更加严重。全身性高热也会加重颅内压增高的程度。

(五)颅内压增高的后果

1.对脑血流量的影响　正常成人每分钟约有 1200ml 血液进入颅内,这个数值较为恒定,它是通过脑血管的自动调节来完成的。脑血流量与脑灌注压成正比关系,与脑血管阻力成反比关系。早期颅内压增高引起脑灌注压下降时,可通过血管阻力的降低使两者的比值不变,从而保证脑血流量没有太大的波动。如果颅内压不断增高,脑血管自动调节功能丧失,即脑血管处于麻痹状态,脑血流量不能再保持其稳定状态。当颅内压升至接近动脉压水平时,颅内血流几乎完全停顿下来,这意味着患者已处于极端严重的脑缺血状态,预后不良。

1900 年,柯兴曾用等渗盐水灌入狗的蛛网膜下腔以造成颅内压增高。他发现,当颅内压增高接近动脉舒张压水平时,受试动物的血压显著增高,脉搏减慢、脉压加大;继之出现潮式呼吸、血压下降、脉搏细数、呼吸停止,最后心跳停搏而死亡。这一试验称为柯兴氏反应,对判断颅内压增高的程度有一定帮助。出现柯兴氏反应,说明脑血流量自动调节的功能已濒于丧失,患者处于危急状态。此时病情虽然是危险的,但若进行及时、有效的抢救,有时病情还是可逆转的。

2.脑疝　颅内压增高,尤其是局限性颅内压增高时,脑组织即由病变的高压区向低压区发生移动;若移位发展到一定程度,这些移位的脑组织可压迫邻近的脑干等结构,引起一系列严重的临床症状,即形成所谓的脑疝。急性脑疝常为颅内压增高引起死亡的主要原因,也是神经外科工作中常见的急症情况,应予特别重视。

3.脑水肿　颅内压增高发展到一定程度时,可影响脑代谢和脑血流量,破坏血脑屏障,发生脑细胞代谢障碍、脑脊液循环障碍而致脑水肿,这种使颅腔内容物体积的增大,将进一步加重颅内压的增高。

4.肺水肿　颅内压增高患者可并发肺水肿,年轻人更为多见,且常在一次癫痫大发作之后出现。临床表现为呼吸急促、痰鸣,有大量泡沫状血性痰液。多见于重型颅脑外伤及高血压脑出血患者。颅内压增高导致的全身血压反应性增高,会使左心室负荷加重,产生左心室舒张不全、左心房及肺静脉压力增高,引起肺毛细血管压力增加与液体外渗,形成肺水肿。

5.胃肠功能紊乱　颅内压增高病情严重或长时间昏迷的患者中,有一部分患者可表现为胃肠功能紊乱,可发生胃肠道黏膜糜烂和溃疡,最常见于胃和十二指肠,也可见于食管、回盲部与直肠,严重者可出现穿孔和出血。

6.脑皮层死亡与脑死亡　颅内压增高最严重的后果是脑皮层死亡与脑死亡。由于病变的不断发展,颅内压亦不断增高,脑缺血、缺氧逐渐加重。脑组织对缺氧最敏感,因此脑缺氧发展到一定程度必然导致脑功能严重障碍。实验表明,大脑血液供应完全停止30s,神经细胞代谢就受到明显影响;停止2min,则神经细胞代谢停止;停止5min,神经细胞开始死亡。动物实验证明,脑灰质的血流量较白质多4~6倍,灰质的耗氧量较白质多3~5倍。所以脑缺血、缺氧时,灰质的损害比白质出现得更早而且更明显。

由于大脑皮层首先受累,故颅内压力增高达失代偿的早期,患者可出现记忆、思维、定向、情感或对内外环境反应性下降等意识障碍。若脑供氧量降低到$1.9ml/(100g \cdot min)$,则引起昏迷。若脑缺氧和昏迷时间过长,虽然患者的呼吸始终未停止,经复苏抢救处理后某些脑干反射亦恢复(说明尚有较多残存的脑干组织),然而脑电图并没有皮层生物电活动,患者长期昏迷不醒。此种表现称为"皮层死亡"、"睁眼昏迷"或"植物性生存"等。

脑死亡是一种不可逆的脑损害,表现为全脑功能丧失,脑循环终止,神经系统不再能维持机体的内环境稳定。这种患者常需借助机械呼吸机才能维持生命,故又称"呼吸机脑"。患者早期虽有心跳,但功能永远不会恢复,延续一定时间后,心跳也终将停止。脑死亡的诊断尚无统一标准,其临床表现主要为深度昏迷,双侧瞳孔散大与固定,呼吸靠人工呼吸维持;脑干反射如眼-脑反射及眼-前庭反射(前庭变温试验)完全消失;阿托品试验(2mg静脉注射)不再引起心率加快;脑电图描记无超过2mV以上波形的电活动,脑血管造影显示脑血管不充填,同位素检查也证明脑血流停止。脑死亡患者因脊髓血液灌流尚存,因此,脊髓反射可能存在。上述临床症状和体征观察6h仍无改善者,基本可明确为脑死亡。

三、颅内压增高的分类及临床表现

颅内压增高是由多种原因和因素引起的。根据起病原因、速度和预后,可分为弥漫性和局限性颅内压增高、急性和慢性颅内压增高及良性颅内压增高。各种类型的颅内压增高所表现的基本临床症状是头痛、呕吐、视乳头水肿,称为"颅内压增高的三主征"。但是,由于各型的病因和病理过程不一样,所以都有各自的特定症候,就连上述的"三主征"在各型的具体表现也不尽相同。仔细鉴别各型颅内压增高的临床特点,对于病因及预后的判断是非常重要的。

(一)按病因分类

1.弥漫性颅内压增高　多由于颅腔狭小或脑实质普遍性的体积增加所引起,特点是颅腔内各部位及各分腔之间不存在明显的压力差,因此在脑室造影、颅脑CT等摄片检查上,脑组织及中线结构显示没有明显移位。临床常见各种原因引起的弥漫性脑膜炎、弥漫性脑水肿、交通性脑积水等造成的颅内压增高,都属此种类型。

2.局限性颅内压增高 多因颅内某一部位有局限性的扩张病变引起。在病变部位,压力首先增高,进而促使其附近的脑组织因来自病灶的压力而发生移位,并把压力传向远处。在颅内各分腔之间存在着压力差,这种压力差是导致脑室、脑干及中线结构移位的主要动力。神经外科临床上见到的颅内压增高大多数属于此种类型,原因常见有颅内各种占位性病变,如肿瘤、脓肿、囊肿、肉芽肿等。患者对这种类型颅内压增高的耐受力较低,压力解除后神经功能的恢复较慢且常不完全。

(二)按发生速度分类

1.急性颅内压增高 常见于急性颅内出血、重型脑挫裂伤、神经系统的急性炎症和中毒等。其特点为早期出现剧烈的头痛,烦躁不安,频繁呕吐,继而出现意识障碍,表现为嗜睡或神志恍惚,逐渐陷入昏迷,有时出现频繁的癫痫样发作。抽搐的主要原因是脑组织缺血、缺氧,刺激大脑皮层的运动中枢。脑干网状结构受到刺激或损害时,则出现间歇性或持续性肢体强直;其他生命体征如体温、脉搏、血压、瞳孔等变化也较明显。急性颅内压增高时,眼底可表现为小动脉痉挛,视乳头水肿往往不明显,或只有较轻度的静脉扩张瘀血,以及视乳头边界部分欠清。有部分急性颅内压增高患者,可于短时间内出现眼底视乳头水肿、出血等。

2.慢性颅内压增高 常见于颅内发展缓慢的局限性病变,如肿瘤、肉芽肿、囊肿、脓肿等。其症状和体征表现如下。

(1)头痛:是最常见的临床表现。其特点为持续性钝痛,伴有阵发性加剧,常因咳嗽、打喷嚏等用力动作而加重。初期多不严重,但随着病变的发展头痛逐渐加剧。头痛一般位于双颞侧与前额,与脑膜、血管受到牵扯或挤压有关。后颅窝占位性病变时,头痛则常位于枕部,与小脑扁桃体疝时压迫颈神经有关。

(2)呕吐:常出现于晨起头痛加重时,典型表现为与饮食无关的喷射状呕吐,吐后头痛可略减轻。呕吐前常伴恶心,早期常只有恶心而无呕吐,晚期则在呕吐前不一定有恶心。恶心、呕吐是因高颅压时刺激了迷走神经核团或其神经根引起的。呕吐也是儿童颅内压增高的最常见症状。

(3)视乳头水肿及视力障碍:视乳头水肿是颅内压增高的主要客观体征。颅内压增高过程的早期,先出现视网膜静脉回流受阻,静脉瘀血,继而出现视乳头周围渗出、水肿、出血,甚至隆起。早期一般视力正常;晚期则出现继发性视神经萎缩,视力明显障碍,视野向心性缩小,最后可导致失明。一旦失明,恢复几乎是不可能的。因此,早期及时处理颅内压增高,对于保存视力是很重要的。肿瘤患者,成人70%以上有视乳头水肿,婴儿几乎完全不发生视乳头水肿,幼儿也少见。

(4)其他症状:一侧或双侧外展神经麻痹、复视、黑矇、头晕、耳鸣、猝倒、反应迟钝、智力减退、记忆力下降、情绪淡漠或欣快、意识模糊等症状亦不少见。若病变位于功能区,还可伴有相应的体征出现。

(5)颅内压增高晚期:可出现生命体征的明显改变,如血压升高、心率缓慢、脉搏徐缓、呼吸慢而深等。这些变化是中枢神经系统为改善脑循环的代偿性功能表现,最后将导致呼吸、循环功能衰竭而死亡。

(三)良性颅内压增高

良性颅内压增高是一组病因和发生机制尚未完全清楚的症候群,具有颅内压增高的症状,脑脊液化验正常,无神经系统的其他阳性体征,预后较好。

四、颅内压增高的治疗

对颅内压增高的处理,早期诊断、早期治疗是关键。在颅内压增高的发生和发展过程中,要尽可能地对症降低颅内压,及时中断恶性循环的每一个环节,以预防脑疝的发生,收到治疗的良好效果。

(一)颅内压增高的治疗原则

颅内压增高最根本的处理原则是去病因治疗。对于外伤、炎症、脑缺血缺氧等原因引起的脑水肿,占位效应不明显的,应首先用非手术方法治疗。由于肿瘤等占位性病变所引起者,应采用手术治疗切除病变。由于脑脊液通路受阻而形成脑积水者,可做脑脊液分流手术等。但颅内压增高患者往往情况紧急,有时对确定病因诊断的各种检查来不及进行而患者已处于较严重的紧急状态,此时应先做暂时性的症状处理,以争取时机利用一切可能的检查手段,确定病因后再给予去病因治疗。

1.一般对症处理原则　包括留住院观察治疗,密切注意患者意识、瞳孔、血压、脉搏、呼吸、体温等的改变,由此判断病情的变化,以便进行及时的处理。重症患者应做颅内压监护;清醒患者给予普通饮食。频繁呕吐者应暂禁饮食,以防引起吸入性肺炎;每日给予静脉输液,其量应根据病情需要而定。一般每日给予液体量不超过1500ml,输液不宜过多,以免增加脑水肿,加重颅内压增高;昏迷时间长或不能由口进食者应给予鼻饲流质饮食,以维持水电解质平衡;注意及时处理促使颅内压进一步增高的一些因素,如呼吸道不通畅、痰多难以咳出者,应做气管切开,经常吸痰,保持呼吸道通畅;预防呼吸道感染,减少肺炎的发生;有尿潴留者及时导尿;大便秘结者可用开塞露肛门灌注或用缓泻剂等。

2.病因治疗原则

(1)非手术治疗:颅内压增高的非手术治疗主要是脱水降颅压治疗,包括各种脱水药物的应用、激素治疗、冬眠降温降压治疗等;另外还包括对颅内肿瘤术前或术后的放射治疗和化学药物治疗、免疫治疗、抗感染治疗、高压氧治疗、抗癫痫治疗以及康复治疗等。

(2)手术治疗:其目的是尽可能进行病灶全切除,争取手术后解除或至少部分解除病变对主要功能结构的压迫,为其他治疗如恶性肿瘤的放化疗等创造条件。解除颅内压增高的手术方法,视颅内压增高的性质不同又分为两类。

颅内占位性病变:对颅内占位性病变引起的颅内压增高,在脱水降颅内压的基础上,应首先考虑开颅病灶清除术。颅内良性占位性病变,位于手术易到达的部位,应争取在显微镜下彻底切除;位置深且位于重要功能区,全切除有困难时,可行大部或部分切除术。若病变不能切除而颅内压又比较高,可行去骨瓣减压、颞肌下或枕下减压等外减压术。必要时甚至可行颞极或额极、枕极脑叶切除内减压术。

脑积水的治疗:不论何种原因引起的阻塞性或交通性脑积水,凡不能除去病因者均可行脑脊液分流术。根据阻塞的不同部位,可使脑脊液绕过阻塞处到达大脑表面,再经由蛛网膜颗粒吸收,以达到降低颅内压的目的。或将脑脊液引流到右心房或腹腔等部位而被吸收。若分流术成功,效果是比较肯定的。

(二)降颅内压药物治疗

脱水治疗是降低颅内压,治疗脑水肿的主要方法。脱水治疗可减轻脑水肿,缩小脑体积,改善脑供血和供氧情况,防止和阻断颅内压恶性循环的形成和发展。尤其是在脑疝前驱期或已发生脑疝时,正确应用脱水药物常是抢救成败的关键。常用脱水药物有渗透性脱水药和利尿药两大类,激素也用于治疗脑水肿。

五、颅内压增高的护理

本节重点阐述潜在并发症(PC)颅内压增高的护理,对其他护理诊断如焦虑、呼吸道清除无效等的护理不在此讨论。

护理目标:颅内高压状态得以相应缓解,防止颅内压骤然增高导致脑疝,早期发现脑疝征兆。

护理措施:

1.一般护理　定时观察并记录患者的意识、瞳孔、血压、脉搏、呼吸及体温的变化,掌握病情发展动态。抬高床头15°～30°,以便于颅内静脉回流,减轻脑水肿;吸入高流量氧气,改善脑缺氧,使脑血管收缩;降低脑血流量,控制液体摄入量。不能进食者,成人每日补液量不超过2000ml,神志清醒者可予普通饮食,但应适当减少盐摄入量,注意防止水、电解质平衡紊乱。高热可使机体代谢增高,加重脑缺氧,故对高热患者应予有效降温护理。躁动不安者,应寻找原因及时处理,切忌强制约束,以免患者挣扎使颅内压进一步增高。劝慰患者安心养病,避免因情绪激动、血压升高,增加颅内压力。有视力障碍或复视的患者,护士递送物件时应直送其手中;单独行动时,须注意安全。对复视者可戴单侧眼罩,两眼交替使用,以免视神经废用性萎缩。

2.症状护理　可用适量的镇痛剂缓解疼痛,但禁用吗啡、哌替啶,避免抑制呼吸中枢。防止患者受凉,避免咳嗽、喷嚏或弯腰、低头以及用力活动时头痛加重。当患者呕吐时,护士应陪伴于侧,将弯盆置其下颌处以承接呕吐物,支托头部侧向弯盆,防止呕吐物呛入气管。呕吐不仅使患者不适,且失去自控能力与尊严,以致大部分患者感到窘迫内疚,为此,护士应用屏风或床旁布幔为之遮挡,也避免影响同病室患者。呕吐停止后及时帮助漱口,清洗手、脸,更换污染的被单或衣物,开窗通气。估计呕吐量并记录之,以供补充液量时参考。

3.防止颅内压骤然增高的护理　颅内压骤然增高可导致脑疝发生,故应避免以下情况。

(1)呼吸道梗阻:多见于有意识障碍的患者。呼吸道梗阻时,患者虽用力呼吸却仍无效,且致胸腔内压力增高。由于颅内静脉系统无静脉瓣,胸腔压力能直接逆传至颅内静脉,造成静脉瘀血,加重颅内高压。此外,呼吸道梗阻使血中$PaCO_2$增高,致脑血管扩张,脑血容量增多,颅内压进一步增高。护理时应及时清除呼吸道分泌物,勿使呕吐物吸入气道。任何卧位都要防止颈部过屈过伸或扭曲,以免颈静脉和气管受压。舌根后坠影响呼吸者应及时安置通气管;意识不清或排痰困难者,必要时应配合医生及早行气管切开术。加强定时翻身拍背、口腔护理等,以防肺部并发症。

(2)剧咳及便秘:剧烈呛咳及用力排便均可引起胸腹腔压力骤然增高而导致脑疝。故应防止呛咳,尤其是后组颅神经(Ⅸ、Ⅹ、Ⅺ神经)功能不全者,进食时更应注意。颅内压增高患者每因限制水分摄入及行脱水疗法,引起大便秘结,应鼓励多食粗纤维类食物以利于肠蠕动。凡2d未解便时即给轻泻剂以防止便秘;已出现便秘者,嘱咐患者切勿用力屏气排便,也不可采用高压大量液体灌肠,必要时应协助掏出直肠下段硬结的粪块,再给轻泻剂或低压小量液体灌肠。神志清醒者,告诫勿猛然用力提取重物。

(3)癫痫发作:癫痫发作可加重脑缺氧及脑水肿,两者往往互为因果形成恶性循环,严重时可引起癫痫持续状态,有生命危险。为此,应遵医嘱定时定量给予抗癫痫药物,防止癫痫发作增高颅内压。发作后,应及时给予降颅压处理。

(4)脱水剂应用护理:脱水疗法是降低颅内压力的主要方法之一。通过脱水治疗,可以减少脑组织中的水分,缩小脑体积,达到降低颅内压力,改善脑供血、供氧,防止脑水肿的作用。高渗性脱水剂,如20%甘露醇250ml,快速静脉滴注,每日2～4次,静注后10～20min颅内压开始下降,约维持4～6h;利尿性脱水剂,如呋塞米20～40mg,口服、静脉滴注或肌内注射每日2～4次,与甘露醇联合使用,降颅压效果更为明显。但过多使用呋塞米可引起电解质紊乱,血糖升高,故应注意观察。慢性颅内压增高者还可口服乙酰唑胺,25～50mg,每日2～3次。脱水治疗期间,应及时准确记录出入量。为防止颅内压反跳现象,脱水药物应按医嘱定时、反复使用,停药前逐渐减量或延长给药间隔。

(5)辅助过度换气:通过过度换气使$PaCO_2$降低,PaO_2升高,产生显著的脑血管收缩。据估计,$PaCO_2$每下降0.13kPa(1mmHg),可使脑血流量递减2%,从而使颅内压降低。根据患者情况,按医嘱静脉给予肌松弛剂后,调节呼吸机的各种参数。初始潮气量可按10～15ml/kg体重进行调节,渐次可加至4000ml,呼吸频率12～16次/min,吸气与呼气之比为1∶2;呼气末与吸气末的压力分别为-0.49kPa(-5cmH₂O)及1.47kPa(15cmH₂O)。过度换气的主要副作用是脑血流量减少,血红素对氧的亲和力降低,使已经处于灌注不良的脑区域受到进一步损害,故此,应定时进行血气分析监护,维持患者的PaO_2在12.0～13.3kPa(90～100mmHg),$PaCO_2$在3.33～4.00kPa(25～30mmHg)水平。

(6)激素应用护理:应用肾上腺皮质激素,可稳定血脑屏障,预防并缓解脑水肿,使颅内压降低,同时改善患者的症状。常用药物有地塞米松,5～10mg 静脉注射或肌内注射,0.75mg 口服,每日 2～3 次;氢化可的松 100mg 静脉注射,每日 1～2 次;泼尼松 5～10mg 口服,每日 1～3 次。由于激素有引发消化道出血、增加感染机会等副作用,故在按医嘱给药的同时应加强这方面的观察及护理。

(7)冬眠低温护理:冬眠低温治疗不仅用于颅内压增高的患者,亦用于神经外科其他中枢高热者。

六、并发症脑疝的护理

颅腔分为三个区域,小脑幕将颅腔分隔成上下两部分,其游离缘小脑幕切迹构成的裂孔为幕上幕下的唯一通道,大脑镰又将幕上分隔成左右两半。任何颅内占位病变引起局部颅内压增高时,均可推压脑组织由高压区向阻力最小的区域移位,其中某一部分被挤入颅内生理空间或裂隙,压迫脑干,产生相应的症状和体征,称为脑疝。它是颅内压增高最严重的后果,常见的有小脑幕切迹疝和枕骨大孔疝。

(一)临床表现

1.小脑幕切迹疝　又称颞叶沟回疝,其主要表现除剧烈头痛、反复呕吐、躁动不安外,还出现血压逐渐增高、脉搏缓慢宏大、呼吸深慢等生命体征的颅内高压代偿征象,并有以下表现:

(1)进行性意识障碍:一侧颞叶沟回被推向内下,越过小脑幕切迹疝入环状池,压迫中脑,阻断了脑干内网状结构上行激动系统的通路。患者出现渐进性的意识障碍,原有意识障碍者则表现为意识障碍加重。

(2)同侧瞳孔散大:颞叶沟回疝后,同侧动眼神经受到大脑后动脉的嵌压,该侧瞳孔初期先有短暂缩小,继而出现进行性扩大、光反应消失,并伴上睑下垂及眼球外斜。脑疝晚期对侧动眼神经也受到推挤时,则相继出现类似变化。

(3)对侧肢体瘫痪:沟回直接压迫大脑脚,锥体束受累后,对侧肢体出现渐次加重的上级神经元瘫痪。

如脑疝不能及时解除,病情进一步发展,则患者深昏迷,双侧瞳孔散大、固定,去大脑强直,血压骤降,脉搏快弱,呼吸浅而不规则,呼吸心跳相继停止而死亡。

2.枕骨大孔疝　又称小脑扁桃体疝。由于颅后凹容积较小,对颅内高压的代偿能力也小,病情改变更快。患者常只有进行性颅内压增高的临床表现,头痛剧烈,尤以枕后、前额为甚,频繁呕吐及颈项强直或强迫头位。小脑扁桃体被推压至枕骨大孔以下并嵌入椎管时,像瓶塞一样嵌塞在枕骨大孔和延脑背侧之间,患者不仅血压骤升、脉搏迟缓而有力,且呼吸由深慢至浅快,随之出现不规则乃至停止。而患者意识障碍表现较晚,直至严重缺氧时始出现昏迷,个别患者甚至在呼吸骤停前数分钟仍呼之能应。

(二)抢救配合

脑疝的抢救在于及早发现,争分夺秒地进行有效抢救,解除颅内高压。

1.快速静脉输入甘露醇、山梨醇、呋塞米等强力脱水剂。

2.氧气吸入。

3.准备手术,如剃头、核对血型、通知家属及手术室等。

4.准备气管插管及呼吸机,以便必要时在人工辅助呼吸下,进行抢救手术。

5.准备脑室穿刺用具。脑积水所致小脑扁桃体疝,需在床旁作经眶脑室穿刺,以快速引流 CSF,迅速降低颅压,缓解危象。

手术除颅内血肿清除、颅内肿瘤摘除等病因治疗外,还有姑息性手术,如脑室钻孔引流术、脑积水分流术、颞肌下减压术、枕下减压术及去大骨瓣减压术等。

(朱　瑜)

第三节　颅脑损伤患者的护理

颅脑损伤在所有全身损伤中，仅次于四肢伤而居第 2 位，约占 15％～20％，但其死亡率居首位。平时临床多见闭合性损伤和少数锐器、火器所致的开放伤；战时主要为火器性颅脑损伤。颅脑损伤包括头皮损伤、颅骨损伤及脑损伤。本章重点阐述颅骨和脑的损伤及其护理。

一、颅脑损伤

颅骨损伤即颅骨骨折，系外力直接或间接作用于颅骨所致。其形成取决于外力性质、大小和颅骨结构两方面的因素。颅骨骨折分颅盖骨折和颅底骨折，两者发生率之比为 4∶1。颅骨骨折的临床意义主要在于并发脑膜、血管、脑和颅神经损伤。

【颅脑损伤】

（一）颅盖骨折

按骨折形式分为两种情况。

1.线性骨折　　可单发或多发，后者可能是多处分散的几条骨折线，也可能是一处多发骨折线交错形成粉碎骨折。骨折多系内板与外板全层断裂，也可为部分裂开。头颅 X 线摄片可以确诊。单纯的线形骨折无需特别治疗，但当骨折线通过硬脑膜血管沟或静脉窦时，应警惕并发颅内血肿。

2.凹陷骨折　　骨折全层或仅为内板向颅腔凹陷，临床表现和影响视其部位范围及深度而有所不同，轻者仅为局部压迫，重者损伤局部的脑膜、血管和脑组织，进而引起颅内血肿。有些凹陷骨折可以触知，但确诊常有赖于 X 线摄片检查。

（二）颅底骨折

颅底骨折绝大多数是线形骨折，按其发生部位分为三种情况。

1.颅前窝骨折　　常累及额骨眶板和筛骨，引起的出血经前鼻孔流出；或流进眶内、眶周皮下及球结合膜下形成瘀斑，即所谓"熊猫"眼征。骨折处脑膜破裂时，脑脊液可经额窦或筛窦由前鼻孔流出，成为脑脊液鼻漏，空气也可经此逆行进入颅腔内形成颅内积气。筛板及视神经管骨折可引起嗅神经和视神经损伤。

2.颅中窝骨折　　常累及颞骨岩部，脑膜和骨膜均破裂时，脑脊液经中耳由鼓膜裂孔流出形成脑脊液耳漏；如鼓膜完好，脑脊液则经咽鼓管流往鼻咽部，常合并第Ⅶ或Ⅷ颅神经损伤。如骨折累及蝶骨和颞骨内侧，可伤及脑垂体和第Ⅱ、Ⅲ、Ⅳ、Ⅴ及Ⅵ颅神经。如果伤及颈内动脉海绵窦段可形成颈内动脉海绵窦瘘而出现搏动性突眼；颈内动脉如在破裂孔或在颈内动脉管处破裂，则可发生致命性鼻出血或耳出血。

3.颅后窝骨折　　骨折累及颞骨岩部后外侧时，多在伤后 2～3d 出现乳突部皮下瘀血（Battle 征）。骨折累及枕骨基底部时，可在伤后数小时出现枕下部肿胀及皮下瘀血；骨折累及枕大孔或岩骨尖后缘，还可出现个别或全部后组颅神经（即Ⅸ～Ⅻ颅神经）受累的症状，如声音嘶哑、吞咽困难。

检查主要依据上述临床症状，颅骨 X 线平片检查仅 30％～50％能显示骨折线，必要时行颅底位片、断层摄片或 CT 扫描等检查。

【脑损伤及其临床表现】

脑损伤是指脑膜、脑组织、脑血管以及脑神经的损伤。脑损伤根据脑组织是否与外界相通分为开放性脑损伤和闭合性脑损伤，有时虽头皮裂开、颅骨骨折，脑挫伤严重，但只要硬脑膜未破，仍属闭合性脑损伤。

高速枪弹伤可产生强大的压力波,除了弹道的损伤之外,还常引起远离弹道的软组织损伤。根据脑损伤病理改变的先后发展又分原发性和继发性脑损伤两种:原发性损伤是指暴力作用于头部立即产生的脑损伤,如脑震荡和脑挫裂伤;继发性损伤指受伤一定时间后出现的脑受损病变,如脑水肿和颅内血肿。

(一)脑震荡

脑震荡是最常见的轻度原发性脑损伤,既无肉眼可见的结构损伤,也没有神经功能受损,以功能性损伤为主。临床表现为伤后立即出现一过性意识障碍,数秒或数分钟,一般不超过半小时,清醒后大多数患者对受伤经过及伤前近期事物想不起来,称为逆行性遗忘。较重者可同时出现短暂的面色苍白、冷汗、脉搏呼吸微弱、血压下降、肌张力减退等症状。神经系统检查无阳性体征,脑脊液中无红细胞,CT 或 MRI 无异常发现。此后可能诉有头昏头痛,活动后可有眩晕、呕吐等。

(二)弥漫性轴索损伤

弥漫性轴索损伤常是旋转力所导致的弥漫性脑损伤,由于脑的扭曲变形,在脑内产生剪切或牵拉作用,造成脑白质广泛性轴索损伤。病变可分布在大脑半球、胼胝体、小脑或脑干,显微镜下所见为轴突断裂的结构改变,可与脑挫伤合并存在。临床表现主要为受伤当时立即出现的昏迷时间较长。昏迷原因主要是广泛的轴索损伤,使皮层与皮层下中枢失去联系。若累及脑干,还可有瞳孔变化等表现。CT 扫描可见大脑皮质与髓质交界处、胼胝体、脑干、内囊区或三脑室周围有多个点状或小片状出血灶;MRI 能提高小出血灶的检出率。

(三)脑挫裂伤

脑挫裂伤主要是指大脑皮层及脑干的损伤。挫伤时软脑膜下有散在的点状或片状出血灶,软脑膜裂伤时,多伴有脑组织和血管的破裂,故脑挫裂伤周围常有继发性脑水肿及大小不等的出血灶或血肿形成。外伤性脑水肿反应一般约 3～7d,第 3～4d 为高峰,严重的脑水肿亦常因颅内压增高而引发脑疝,脑水肿较轻者在高峰期后可逐渐消退。脑挫裂伤区的病灶日后可形成胶样组织瘢痕、囊肿,并常与硬脑膜内面粘连,有发生外伤性癫痫的可能,尤其是开放性颅脑伤者发生率较高。如果损伤区的病变影响了脑脊液循环,则有形成外伤性脑积水的可能;广泛的脑缺氧及脑挫裂伤可导致弥漫的或局限的外伤性脑萎缩。

临床表现:由于受伤部位各异,轻重悬殊,临床征象差别较大。一般伤后立即出现意识障碍,其深度及昏迷时间取决于损伤的范围和程度,数小时至数月不等。生命体征紊乱及神经系统阳性病征也是脑挫裂伤的主要临床征象。若在意识恢复过程中出现躁动、伤情加重、脉搏呼吸变慢、血压升高等生命体征变化时,应立即进行神经系统检查,了解有无新的神经系统阳性病征或原有体征加重,例如偏瘫、瞳孔变化、偏盲、失语及脑膜刺激征或头痛剧烈、呕吐频繁、意识再度障碍等征象,此时,往往提示颅内存在继发性病变。

脑干损伤常与弥散性脑损伤并存,常因网状结构上行激动系统受损而持久昏迷。脑干是循环、呼吸等生命中枢所在,伤后早期常出现严重的生命体征紊乱,即使轻度脑干损伤,亦多有交感神经系统紊乱的表现,如大汗淋漓、衣被浸湿,重者交感神经麻痹,皮肤干燥,可出现中枢性高热和"去大脑强直"发作,频繁和持续的肌紧张,体温升高,瞳孔时大时小,甚至出现消化道出血,据此可预知后果不良。部分伤者症状随病情稳定逐步好转,但可能遗留部分神经功能残缺,不同程度的智力障碍和(或)癫痫。

(四)颅内血肿

颅内血肿是一种较为常见的、致命的,却又是可逆的继发性病变。由于血肿直接压迫脑组织,常引起局部脑功能障碍占位性病变的症状、体征和颅内压增高的病理生理改变,如不及时处理,可导致脑疝危及生命,因此及早发现及时处理是改善预后的关键。

根据血肿发展的速度,颅内血肿可分为:

1.急性　3 天内出现症状。

2.亚急性　3天至3周内出现症状。

3.慢性　3周以上始出现症状。

根据血肿的部位又可分为硬脑膜外、硬脑膜下及脑内血肿。由于血肿的范围和受压脑组织的部位不同,局部神经功能受损的症状和体征变化多端。有时一个发展迅速的小血肿可因位于后颅凹或累及脑脊液(CSF)循环而导致患者死亡。反之,一个发展缓慢的硬脑膜下巨大血肿却可能历经数月乃至数年,患者仍能适应。

1.硬脑膜外血肿(EDH)　以急性型最多见,约占85%,多发生在头部直接损伤部位,因颅骨骨折(约90%)或颅骨局部暂时变形血管破裂,血液聚积于硬膜外间隙所致。发生率为各种颅脑损伤的1%～3%,占颅内血肿25%～30%,多数单发,少数可在大脑半球的一侧或两侧,或在小脑幕上下同时发生,或与其他类型血肿同时存在。出血来源为硬脑膜中动脉和静脉、板障血管及静脉窦等损伤。因此血肿多位于颞部、额顶部和颞顶部。随着血肿扩大,可使硬脑膜自颅骨内板剥离,并撕破一些小血管,出血越来越多,结果形成更大血肿。

临床表现:硬脑膜外血肿可同时存在各种类型的脑损伤,血肿又可以出现于不同部位,故其临床表现也各异。以典型的颞部硬脑膜外血肿为例,具有下列特征:

(1)有轻型急性颅脑损伤病史,颞部可有伤痕、有骨折线跨过脑膜中动脉沟,伤后神经系统无阳性体征。

(2)受伤时曾有短暂意识障碍,意识好转后,因颅内出血使颅内压迅速上升,出现急性颅内压增高症状,头痛进行性加重,烦躁不安,频繁呕吐等。生命体征变化,表现为血压升高、脉搏和呼吸减慢,即"两慢一高"的柯兴征。此时受伤对侧出现锥体束征、轻偏瘫等局灶症状,同时又逐渐转入昏迷。两次昏迷之间的时间称为"中间清醒期"或"意识好转期",其短者为2～3h或更短,大多数为6～12h或稍长,24h或更长者则少见。中间清醒期短,表明血肿形成迅速,反之则缓慢。原发性脑损伤很轻者,伤后无明显意识障碍,到血肿形成后才陷入昏迷。

(3)随血肿增大及颅内压增高,逐渐出现脑疝症状。一般表现为意识障碍加重,血肿侧瞳孔先缩小,后散大,光反应也随之减弱而消失,血肿对侧明显的锥体束征及偏瘫。继之则对侧瞳孔也散大,生命功能随之衰竭,终因呼吸首先停止而死亡。

具有上述典型表现的病例约占小脑幕上硬脑膜外血肿的1/3左右,诊断较容易。其余不典型病例,可根据上述规律行脑血管造影或CT脑扫描等做出诊断。

幕下硬脑膜外血肿较为少见,但十分险恶。出血主要来自枕部静脉窦损伤,多为暴力直接作用于枕部,故局部可见头皮损伤、颅骨线形骨折,因后颅凹容量有限,容易造成脑脊液(CSF)循环障碍,出现颅内压增高症状较早,引起剧烈头胀痛、频繁呕吐,伤员烦躁不安,同时因血肿激惹后颅窝硬脑膜,引起颈肌痉挛而出现强迫头位。如果不进行及时正确的处理,患者可能突然呼吸骤停,心跳相继停止后死亡。故幕下硬脑膜外血肿一旦确诊,多须立即手术,清除血肿。如发现、处理及时,预后良好。

2.硬脑膜下血肿(SDH)　常继发于对冲性脑挫裂伤,多见于额颞前部。出血多来自挫裂的脑实质血管损伤。

临床表现:性硬脑膜下血肿的症状类似硬脑膜外血肿,但一般因脑实质损伤较重,原发昏迷时间长,所以中间清醒期往往不明显。慢性硬脑膜下血肿的出血来源都因大脑皮层汇入上矢状窦的桥静脉撕伤所致,由于致伤外力小,出血缓慢,临床症状波动,有来而复去的头痛、间歇性神经定位体征,患者行为个性多有改变,有时智力下降易被误诊为精神病或颅内肿瘤。

手术方法目前多采用颅骨钻孔冲洗引流清除血肿,术后48h拔管。

3.脑内血肿(ICH)　出血来源均为脑挫裂伤所致的脑实质血管损伤所致,主要发生在额、颞叶的脑内,常与急性硬脑膜下血肿并存。神经系统症状更为突出,术后遗留残缺亦较多见。一般采用清除血肿手术治疗,近年来穿刺引流术取得良好效果。

二、颅脑损伤的治疗

(一)颅骨骨折治疗

1.颅盖骨折治疗　线性骨折采用观察保守治疗,但需注意并发急性硬脑膜外血肿的可能。凹陷性骨折治疗的原则是手术复位。手术指征为:

(1)骨折片陷入颅腔的深度在1cm以上;

(2)大面积的骨折片陷入颅腔,因骨性压迫或并发出血等引起颅内压增高者;

(3)因骨折片压迫脑组织,引起神经系统体征或癫痫者。位于大静脉窦部的凹陷骨折如引起神经系统体征或颅内压增高者也应手术,反之则无需手术。术前必须做好充分的输血设备,以防止骨折整复时大出血。

2.颅底骨折治疗　这类骨折多数无需特殊治疗,但要着重处理合并的脑损伤和其他并发损伤。耳鼻出血和脑脊液漏,不可堵塞或冲洗,以免引起颅内感染。多数脑脊液漏能在2周左右自行停止。持续4周以上或伴颅内积气经久不消时,应及时手术,进行脑脊液瘘修补,封闭瘘口。对碎骨片压迫引起的视神经或面神经损伤,应尽早手术去除骨片。伴脑脊液漏的颅底骨折属于开放伤,需给予抗生素治疗。

(二)脑损伤治疗

多数脑震荡患者休息2周左右可望完全恢复,故通常无需特殊治疗及护理;少数自觉症状延续时间长者,需加强心理护理。

脑损伤治疗原则为:

1.严密观察病情变化,必要时作CT或MRI检查以了解颅内伤情。

2.保持呼吸道通畅,维持正常的气体交换,必要时作气管切开或气管内插管辅助呼吸。

3.采用过度换气、脱水疗法对抗脑水肿,降低颅内压。用亚低温疗法降低脑代谢率,清除氧自由基,以减轻脑细胞的损害。

4.营养支持,抗感染。

5.对症治疗及时处理并发症。

6.对开放性脑损伤者,应尽早手术清创,使之转为闭合性脑伤。

三、颅脑损伤的护理

(一)颅骨骨折的护理

【护理评估】

1.了解受伤经过,包括暴力大小、方向,患者当时有无意识障碍,初步判断是单纯颅伤还是伴有脑伤。通过阅读病史及X线片,了解骨折线走向。对骨折线跨越脑膜中动脉骨管沟者,应十分警惕继发硬膜外血肿的可能性。

2.有时由于伤情的影响不宜立即作颅底位X线检查,故临床判断极为重要,尤其是伤后随即出现的口鼻出血、外耳道溢血,而局部又无暴力痕迹者,应估计有颅底骨折的可能。

3.后期早期耳、鼻有血性液溢出,应区别是鼻道或外耳道裂伤所致的出血还是混有 CSF,以判断是否有 CSF 外漏。

【护理诊断】

1.PC　颅内出血的危险

护理目标:出血停止。

护理措施:明确是否有 CSF 外漏。可将漏出液滴于吸水纸上,若在血迹外有较宽的淡黄色浸渍圈,且被 CSF 浸湿的手帕没有像被鼻涕或组织渗出液浸湿干后变硬的现象,即可确认有 CSF 外漏;或行 RBC 计数与周围血液比较是否被稀释以明确诊断。有时颅底骨折虽伤及颞骨岩部,且骨膜及脑膜均已破裂但鼓膜仍完整时,CSF 可经耳咽管流至咽部被伤员咽下,故应观察并询问伤员是否经常有腥味液体流至咽部引起吞咽。

2.PC　颅内感染的危险

护理目标:未发生感染。

护理措施:

(1)密切观察有无颅内继发性损害。颅骨骨折可伴有脑组织和血管的损伤,引发癫痫及颅内出血,故应密切观察意识、生命体征、瞳孔及肢体活动的情况。除了脑膜中动脉骨管沟及血管断裂所致的颞区硬膜外血肿外,亦有可能因粉碎性骨折片戳破硬脑膜静脉窦壁而导致出血;或在颅骨变形时硬膜自颅骨内板剥离,硬膜表面至颅骨的小供养血管被撕伤出血。倘若骨折片压迫静脉窦,则可使脑静脉回流受阻,出现颅内压增高征象。

(2)防止颅内感染。脑脊液外漏属隐性开放骨折,防止颅内感染至关重要。对 CSF 漏患者应每日两次清洁、消毒鼻前庭或外耳道口,切忌棉球过湿使液体逆流入颅。清洁消毒后应松置一干棉球于鼻前庭或外耳道口,随湿随换,记录 24h 浸湿的棉球数以估计漏出液是否逐日减少。严禁为 CSF 漏者从鼻腔吸痰或安插胃管,禁止作耳、鼻滴药及冲洗和填塞。根据医嘱,预防性应用抗生素及破伤风抗毒素(TAT)或破伤风类毒素。

(3)促进颅内外漏道尽早闭合。维持特定的体位,藉重力作用使脑组织移向颅底硬脑膜裂缝处,有助于使局部粘连而封闭瘘口。前颅窝骨折且神志清醒者给予半坐位,昏迷者抬高床头 30°,患侧卧位;中、后颅窝骨折者卧于患侧。维持特定体位至停止漏液后 3 天。绝大部分伤员在伤后 1 周内瘘口常能自行愈合,极少数超过 2 周以上者需行手术修补漏孔。

(4)注意颅内低压综合征。大量脑脊液外流可引起剧烈头痛、眩晕、呕吐、厌食、反应迟钝、脉细弱、血压偏低等,患者常诉当抬高头部或端坐时头痛加重;补充大量水分后可缓解。

【健康教育】

1.防止气颅。劝告伤员勿挖耳、抠鼻,勿用力屏气排便、咳嗽、擤鼻或打喷嚏,以免鼻窦或乳突气房内的空气被压入或吸入颅内,导致气颅和感染。

2.指导伤员正确面对颅骨骨折,教导伤员不可因症状轻微而疏忽大意,也勿因颅骨骨折而忧心忡忡。颅骨的愈合多属纤维性愈合,线形骨折后,小儿约需 1 年,成人则需 2～5 年才可望达到骨性愈合。如有颅骨缺损,可在伤后半年左右作缺损处的颅骨成形术。

(二)脑损伤的护理

由于脑损伤的程度不同,所采取的处理手段也不同,其中护理的质量对预后有很大影响。脑损伤后影响伤员康复的因素有:

1.原发的脑损伤程度。

2.是否发生继发性病变,如血肿、感染及并发症。

3.伤前健康状况。

4.是否采用有效的支持疗法。其中第二、四两项与护理有密切关系。护理的目的是为脑功能的恢复创造最优良的条件,预防以及治疗并发症,以保全生命,争取最理想的康复。要做好护理记录,通过询问现场目击者正确记录受伤经过、初期检查发现、急救处理经过及意识、瞳孔、生命体征、肢体活动等病情演变,以供进一步处理时作参考。

【护理评估】

颅脑损伤伤员往往伤情危重,要求迅速了解伤史和全面检查后尽快做出正确判断,以便及时给予有效的护理。及时有效地现场急救,不仅可使当时的某些致命性威胁得到缓解,如窒息、大出血、休克等,且为进一步的治疗创造有利条件,如预防或减少感染机会,提供确切受伤经过,并在病情改变时作进一步评估。

1.判断是颅伤还是脑伤　头皮挫伤、裂伤、撕脱伤及头皮下血肿的局部表现均较明显。颅盖骨折除开放性和凹陷性者可经临床检查加以识别外,主要靠颅骨平片确定。头皮上的轻微擦伤也常代表暴力作用部位,可借以推断致伤机制,不可忽略。是否伴有脑伤,可根据伤后有无意识障碍、有无逆行性遗忘、有无神经系统阳性病征、有无颅内压增高征象、有无脑脊液外漏等判定。

2.确定脑伤是开放性还是闭合性　刀斧砍伤、牛角戳伤或火器伤,均有显见的创口,大者可见脑组织外溢,并出现相应的神经功能定位病征。CT 扫描可准确定位颅内金属异物、骨折碎片及伴发的血肿。凡有耳、鼻脑脊液漏者,可判断为隐性开放性脑伤。

3.区别脑伤是原发性或继发性

(1)伤后立即出现的意识障碍来源于原发性脑伤,进行性出现来源于继发性损害。

(2)伤后立即出现的一侧瞳孔散大均属原发性损伤。有三种情况:仅伴直接光反应消失者,为前颅窝骨折所致的视神经损伤;伴直接、间接光反应消失者,多系虹膜受伤后的外伤性散瞳;伴直接、间接光反应消失及眼外肌瘫痪,眼球固定于外下方者,为动眼神经损伤。伤后一段时间才出现的进行性一侧瞳孔散大、伴意识障碍加重、生命体征紊乱和对侧肢体瘫痪者,为小脑幕切迹疝的典型改变。

(3)伤后立即出现肢体弛缓性瘫痪和瘫痪程度相对固定者,为对侧脑组织原发性损伤;伤后一段时间渐次出现者,为对侧颅腔内有继发病变。

4.其他　观察有无脑干损伤所致的去大脑强直发作,有无下丘脑损伤所致的中枢性高热,有无癫痫发作,以及伤员是否躁动不安。

【护理诊断】

1.PC　意识障碍。

与脑损伤有关。

护理目标:恢复意识。

护理措施:颅脑损伤伤员的病情变化复杂,如较轻的脑伤可因病情变化未能及时发现而产生严重后果;相反,严重的脑伤也可因观察确切、处理恰当及长期精心护理得到较完全的恢复。动态的病情观察旨在提高警惕,及早发现脑疝。有时病情变化为时短暂,唯有护士在掌握受伤机制及伤情转归的基础上,通过细致的观察才能及时发现,赢得抢救时机。故无论伤情轻重,急救时均应建立观察记录单。观察及记录的间隔时间,根据病情每 15～60min 一次,稳定后可适当延长。

(1)观察意识:意识是人体生命活动的外在表现,反映大脑皮质功能及脑伤的轻重。目前临床对意识障碍的分级方法不一。传统方法根据患者对语言刺激反应、疼痛刺激反应、生理反应、大小便能否自理及能否配合检查分为清醒、模糊、浅昏迷、昏迷和深昏迷 5 级。

　　根据病情采用相同种类、相同程度的语言和痛刺激。记录时应作动态分析,判断意识状态是好转或恶化。例如,深昏迷伤员在口腔护理时出现吞咽反射,提示病情好转;清醒伤员突然遗尿,可能有意识障碍;躁动伤员突然安静、昏睡,应怀疑病情恶化。

　　(2)生命体征:伤后可出现持续的生命体征紊乱。伤后初期,由于组织创伤反应,出现中等程度的发热,若累及间脑或脑干,可导致体温调节紊乱,出现体温过低或中枢性高热。先测呼吸,次测脉搏,再测血压、心律。注意呼吸深浅,有无叹息呼吸、呼吸困难和呼吸暂停;注意脉搏是宏大有力还是细弱不整,注意脉压有无波动。单项指标有变化应寻找原因,如气道梗阻引起的呼吸困难、肢体强直引起的血压增高等。几项指标同时变化,须识别是否为颅内血肿引起的颅内压增高所致代偿性生命体征改变。脑脊液外漏推迟了颅内压增高症状的出现,但一旦出现,抢救更为困难,故必须按脑部损伤定时作观察记录,保持高度警惕。

　　暴力直接作用于枕部的伤员,须警惕后颅窝血肿,如脉搏缓慢、呼吸次数明显下降、强迫体位及呕吐频繁。伤后即有高热者,多系下视丘或脑干损伤,而伤后数日体温增高常提示有感染性合并症。闭合性颅脑损伤者的生命体征呈现休克征象时,应检查有无内脏出血,如迟发性脾破裂、应激性溃疡出血等。

　　(3)神经系统病征观察:神经系统病征有定位意义。须特别重视:①受伤后一段时间出现的症状;②除原有病征外出现的新症状;③逐步加重或发展的症状。这些常提示颅内继发性血肿的存在。

　　神经系统病征多种多样,以眼征和锥体束征为例:

　　瞳孔变化对颅脑损伤有重要临床意义。首先观察两侧睑裂大小是否相等,有无上睑下垂。伤后早期常因眼睑水肿,观察瞳孔时每使睑结合膜外翻引起伤员反感,并影响观察。防止的办法是用拇指轻压上睑缘再向上推送。注意对比两侧瞳孔的形状、大小及光反应。电筒光束应从外侧射向瞳孔。正常瞳孔等大、圆形,直径2~6mm,直接、间接光反应灵敏。瞳孔及眼征涉及多对脑神经,其中第Ⅲ、Ⅳ、Ⅵ对脑神经在颅内行程较长容易累及。不同眼征提示颅内相应部位的病变。患者熟睡时双侧瞳孔缩小,光反应迟钝,如伴有中枢性高热、深昏迷则多为桥脑损伤的表现;双侧瞳孔散大。光反应消失、眼球固定伴深昏迷或去大脑强直者,多为原发性脑干损伤或临终前的表现;双侧瞳孔大小形状多变,光反应消失,伴随眼球分离或异位者,多为中脑损伤。观察有异常时需了解是否用过药物,如吗啡、氯丙嗪使瞳孔缩小,阿托品、麻黄碱使瞳孔散大;眼球不能外展,主诉复视者,为展神经受损;双眼同向凝视提示额中回后部损伤;眼球震颤可见于小脑或脑干损伤。伤后即出现的一侧瞳孔散大,光反应消失,有三种情况:①外伤性散瞳,常可在患侧眼眶找到暴力痕迹;②视神经损伤,伴有该侧间接光反应存在,视力下降;③动眼神经损伤,伴有患侧眼外肌瘫痪。需与继发性脑水肿或血肿致脑疝所出现的进行性一侧瞳孔散大相鉴别。

　　锥体束征亦是需要观察的重要神经系统病征。了解肢体的肌力、肌张力,结合有无感觉障碍及病理反射进行综合分析,对确诊病情有很重要的意义。颅脑损伤伴有四肢损伤者并非少见,单肢活动障碍应在排除骨折、脱臼或软组织损伤后,再考虑对侧大脑皮层运动区的损伤。伤后立即出现的一侧上下肢运动障碍,且相对稳定,多系对侧大脑皮层运动区广泛性原发脑损伤所致。脑干损伤常出现交叉性瘫痪,即一侧脑神经周围性瘫痪,对侧肢体中枢性偏瘫。如伤后一段时间才出现一侧肢体运动障碍者,先经过最初几小时的观察,对伤情有粗略认识后,再根据一般规律找出观察重点。入院早期常因伤情危急,仅作简单的神经系统检查,可于晨、晚间护理时全面观察伤情。注意有无其他部位骨折(尤其是锁骨骨折)以及内脏损伤。如尿色深应排除血尿,痰中带血须排除肺挫伤。对观察所得要进行分析,以得出较正确的判断,只有在认真负责并熟悉业务的医护人员的连续观察下,点滴病情改变才会在正确判断、及时处理的过程中起到巨大作用。对于这种定时的连续的观察,须征得家属的理解和谅解。

　　(4)躁动的护理:躁动不安是颅脑损伤急性期的一个常见表现。引起躁动不安有许多因素,首先要考虑的是脑水肿、肿胀或颅内血肿所致的颅内高压状态;其次是颅外因素,如呼吸道不通畅引起缺氧,尿潴留引起膀胱过度充盈,大便干结引起强烈的排便反射,呕吐物或大小便浸渍衣被,卧姿不适和瘫痪肢体受压以及冷、热、痛、痒、饥饿等。

当伤员突然由安静转入躁动,或自躁动转为安静深睡时,应提高警惕,观察是否有伤情恶化,并对躁动原因逐一加以解除。切勿轻率给予镇静剂,以防混淆观察。对躁动伤员不能强加约束,以免其过分挣扎使颅内压进一步增高并消耗能量,可加床档以防坠床,必要时专人守护;注射时需有人相助以防断针;勤剪指甲或戴手套以防抓伤;加强卫生处理,保持床被平整,以防皮肤擦伤。

(5)昏迷护理:中、重型颅脑损伤者均有不同程度的意识障碍。一方面,突然的暴力打击引起体内各系统的功能紊乱,机体抵抗力骤降;与此同时,颅内出血、脑疝、脑膜炎、支气管炎等继发病变及合并症将进一步威胁伤员生命,任何一种情况的出现,都可能使病情急转直下。具体的护理措施按 GCS 评分进行常规护理。

2.颅内高压　脑受伤后立即出现应激性的脑血管扩张,动脉血流量增加;出现脑肿胀,使脑的体积增大。随之,由于血管活性物质释放,微循环血管麻痹性扩张,血管内液外渗,从而出现脑水肿。前者对脱水剂及冬眠治疗反应甚小,后者则较为敏感。甘露醇、地塞米松、维生素 C、维生素 E 等药物均具有清除体内过剩氧自由基的作用。麻醉清醒后,头部应抬高 15°~30°,以利于静脉回流,减轻脑水肿。

3.清理呼吸道无效　与毛细血管通透性增高、丧失正常的咳嗽反射有关。

护理目标:保持呼吸道通畅。

护理措施:脑组织需氧量极大,因此对缺氧的耐受性极差,会因短暂的严重缺氧导致不可逆损害。脑伤伤员既可因意识障碍、气道不通畅出现周围性呼吸障碍;亦可因病情危重,出现中枢性呼吸衰竭。呼吸道阻塞的后果:①引起胸腔内压力增高,致颅内静脉回流受阻;引起脑水肿,使颅内压增高后脑动脉供血不足,脑缺氧更为严重,脑水肿加剧。②因肺换气不足,血内二氧化碳含量增加导致脑血管扩张;毛细血管通透性增高,亦加重脑水肿,形成恶性循环。因此,保持呼吸道通畅,维持正常呼吸功能应居护理首位。

(1)防治窒息:颅脑损伤者常有不同程度的意识障碍;正常的咳嗽反射和吞咽功能丧失;呼吸道分泌物不能主动排除,血液、脑脊液及呕吐物可逆流进入呼吸道,下颌松弛、舌根后坠等,都可引起严重的呼吸道梗阻。因此,必须尽快掏出口腔和咽部的血块及呕吐物,将伤员侧卧或放置口咽通气道,若情况仍未见改善,可行气管插管。

(2)保持正确体位:抬高床头 20°,将伤员置于侧俯卧位;防止舌后坠阻塞气道,让口角处于稍低位,以使唾液自然引流。上面一侧的肢体需以枕垫支托,以免妨碍呼吸。枕头厚薄应合适,以保持头与脊柱的中枢在同一直线上。头部仰俯或侧屈均会影响呼吸道通畅及颈静脉回流,不利于降低颅压。

(3)保持呼吸道通畅:在患者意识状态逐渐转为清醒的过程中,特别是颅内压增高者,容易因舌根后坠而突然阻塞呼吸道。一旦发生这种情况,要立即抬起下颌,插入通气道,清除分泌物,必要时行气管插管或气管切开术。

对于伴有颌面部损伤、气道分泌物难以排除或伤后昏迷估计短期内难以清醒者,以及接受亚低温治疗者,常需作气管切开以维持正常的呼吸功能。气管切开后,便于清除呼吸道分泌物,解除呼吸道梗阻,减轻阻力,使胸内压、颅内压下降。由于减少了呼吸道死腔,增加了有效气体的交换量,使血中二氧化碳含量减少,降低了颅内压,便于气管内滴药或给氧。除气管切开护理常规外,需注意的是:

1)要根据伤员年龄、体型选择合适的气管套管,及时吸痰,防止分泌物或痰栓堵塞管口。按照 Poisulle 定律:气体通过管道时,管道直径减半,阻力增加 16 倍。因此,套管细了或分泌物未及时清除,不但通气量不足,且呼吸阻力增加,影响呼吸困难的改善。有癫痫、抽搐的伤者,为防止抽搐时头部过仰,气管套管前端反复压迫气管前壁,引起局部溃疡、穿孔,甚至纵隔炎症,应选用硅胶套管。

2)吸痰时,若吸痰管超过套管,可引起呛咳,虽有助于排痰,但剧咳可使颅压增高,宜谨慎对之。

3)接受气管切开的伤员大多有意识障碍,吞咽咳嗽反应迟钝或消失,唾液容易流入呼吸道,且不能自行排出,因此要防止反流所致窒息。

4)仰卧时气管分支与水平线成 $17°\sim20°$ 倾斜,分泌物以重力作用随呼吸进入各级支气管,造成下呼吸道阻塞,影响气体交换,因此不能平卧。

5)有时虽然喉头痰鸣并不明显,也须定时抽痰,并每日数次诱发呛咳,以使下呼吸道分泌物能及时排出。为防止干扰正常呼吸功能和颅内压突然增高,每次吸痰不宜超过 15s,并避免剧咳。痰液黏稠者,给予雾化后 15min 吸痰效果较好。

6)每日检查肺部情况,如局部痰鸣多,可将伤员翻向对侧,雾化吸入、拍背后平卧,深插吸痰管。右支气管短而粗与气管垂线所成夹角仅 $30°$,吸痰管容易进入。

7)有意识障碍的患者没有自卫能力,也不能诉说疼痛与不适,所以要随时保持头颈与躯干在同一轴线上。

气管切开术在处理神经外科病员的呼吸问题上是一项较为重要的有效措施,但需防止因护理不周给病员增加的很多不安全因素,诸如肺部严重感染、套管脱出窒息等。

（4）根据血气分析给予氧疗。

4.PC　水、电解质失衡

与失血、休克、脱水剂应用有关。

护理目标:水、电解质平衡。

护理措施:

（1）抗休克。开放性头伤可出现失血性休克,闭合性头伤除小儿外一般不致有严重休克,所以凡出现休克征象者,应协助医生查明有无颅外其他部位的合并伤,如多发性骨折、内脏破裂等。使伤员平卧、保暖、补充血容量,禁用吗啡,以防呼吸抑制或因瞳孔缩小影响观察。

（2）颅脑损伤患者常有呕吐、高热、大汗、强直抽搐等表现,容易引起代谢紊乱,加上早期限制水钠摄入、脱水利尿、激素治疗等干扰生理平衡的措施,患者常有不同程度的脱水。但静脉补液仍需谨慎,快速滴注可使颅内压增高。自主神经系统受损者容易引起急性肺水肿。

（3）按医嘱、按时按量准确给予脱水剂等药物,以减少脑组织中的水分,缩小脑体积,达到降低颅内压、改善脑供血供氧、防止并阻断脑水肿恶性循环的形成,但补液时须控制液量,注意滴速。

（4）妥善处理伤口。头皮撕裂伤或开放性颅脑损伤累及主要动脉或静脉窦时,均可发生严重失血,威胁伤员生命,并因之失去进一步手术的机会。单纯头皮出血可加压包扎止血,开放性颅脑损伤应剪短伤口周围头发,以酒精擦净。注意勿使酒精流入伤口,不冲洗、不用任何外用药,外露的脑组织周围可用纱布卷保护,以防受压,外加干纱布适当包扎。若伤情许可,宜将头部抬高以减少出血量。全身抗感染及破伤风预防注射应尽早进行。

5.吞咽障碍　与脑损伤有关。

护理目标:保证营养。

护理措施:

（1）营养支持。重型脑伤患者,代谢中枢也可能受损,所以机体的代谢改变较之其他部位损伤要严重而持久。高能量代谢一般持续 1 个月以上,虽然有利于蛋白质转换和组织修复,但大量消耗内源性能源;高分解代谢使重型脑伤患者每日丢失尿氮 $15\sim25g$,负氮平衡一般要持续 $2\sim3$ 周;创伤后急性期的应激反应、血糖升高,在脑外伤患者中也尤为明显,且与伤情密切相关,因血糖增高、乳酸堆积,可加重脑水肿。因此,必须正确补充热能以减轻机体损耗,合理补充蛋白质,同时运用胰岛素将血糖控制在 11mmol/L 以内。虽然肠内营养较肠外营养更有利于肠黏膜的完整,有利于降低细菌移位,发生感染的问题也远较肠外营养少,但一般伤后 10d 患者才能耐受全速、全量的胃内营养,故早期需辅以肠外营养。但无论哪种营养支持方式,都应在伤后 72h 内开始,才可望于 7d 内达到热能平衡。禁食 3d 后如果消化道功能趋于正常,可开始鼻饲。对鼻饲饮食的耐受性个体差异很大,开始可小量试喂,根据情况逐步增加,直至每日 6 餐,每餐300~400ml。管喂内容亦逐步过渡到多种平衡配方。成人每日总热量为 8400kJ(2000kCal),每公斤体重1~1.5g 蛋白质。切勿急于求成,一旦腹泻,得不偿失。高糖、高蛋白管喂可导致溶质性利尿,出现脱水或高渗性昏迷,故应补充水分。

(2)注意消化功能。当脂肪消化不良时,肠鸣增多,腹泻,粪便中可见脂肪颗粒;蛋白质消化不良时,粪便恶臭,呈碱性反应;糖类消化不良时,腹泻,排气多,粪便呈酸性反应。需根据情况随时调整,定时送检血、尿、粪,了解代谢情况,以判断饮食配方是否恰当。

当意识好转,有吞咽反射时,可耐心地从口试喂。由于吞咽肌组的协调功能尚未完全恢复,故开始时以藕粉、蒸蛋等流质为宜。护理人员离开前,务必检查患者口中饮食是否吞下,以防呛入气道。营养不足部分,仍需管喂补充。

6.躯体移动障碍　与肢体瘫痪有关。

护理目标:无废用性肌肉萎缩。

护理措施:

(1)对伤员作任何护理时,均应轻柔呼唤其姓名,提出配合治疗要求,语言简单扼要,注意其意识有无好转,也为以后的功能训练打下基础。瘫痪在床的患者,枕骨、肩胛部、髋部、骶尾部、足跟部等骨骼突出处易发生压疮,应用软枕或海绵垫保护骨隆突处,每 2~3h 翻身一次,避免拖拉、推等动作,床铺经常保持干燥清洁,定时温水擦澡按摩,以增进局部血液循环,改善局部营养状况。

(2)昏迷患者的挛缩畸形出现较早,尤其是小肌肉、小关节。应每日 2~3 次做四肢关节被动活动,维护关节功能,以免发生废用性肌肉萎缩。做好五官护理。眼睑闭合不全者,可给予眼膏保护;若无需随时观察瞳孔时,可用纱布卷压住上睑,甚至行眼睑缝合术,以防暴露性角膜炎。

(3)每日行四肢向心性按摩,每次 10~15min,以促进静脉血回流,防止深静脉血栓形成。一旦发现不明原因的发热、下肢肿痛,应迅速诊治。

(4)保持功能位:保持瘫痪肢体功能位是保证肢体功能顺利康复的前提。仰卧或侧卧位时,头抬高15°~30°,下肢膝关节略屈曲,足与小腿保持 90°,脚尖向正上;上肢前臂呈半屈曲状态,手握一布卷或圆形物。

(5)功能锻炼每日 3~4 次,幅度、次数逐渐增加。

上肢功能锻炼:护理人员站在患者患侧,一手握住患肢手腕,另一手置肘关节略上方,将患肢行上、下、左、右、伸曲、旋转等关节全范围运动;护理人员一手握住患肢手腕,另一手做各指的运动。

下肢功能锻炼:护理人员一手握住患肢的踝关节,另一手握住膝关节略下方,使髋膝关节伸、屈、内外旋转、内收外展;护理人员一手握住患肢的足弓部,另一手做各趾的活动。

此外,每日定时帮助患者翻身拍背 4~6 次,每次拍背 10min 左右。

(6)昏迷患者常有排尿功能紊乱,短暂尿潴留后继以溺床。导尿,尤其是留置尿管极易导致尿路感染,尽量少用。留置过程中,应定时放尿,以保持膀胱贮尿功能,并在每次放尿时告诉患者,帮助其用手轻压膀胱区加速尿液排放,训练定时排尿功能。使用强力脱水剂期间,应缩短放尿间隔。晨、晚间护理时,注意清洗龟头及冠状沟或大小阴唇间的积垢。

7.健康教育　重症颅脑损伤患者,在意识逐渐恢复过程中,常出现遗尿、失语、失读、肢体活动障碍等,即患者在不同程度上丧失了独立生活的能力,影响其个人卫生、仪容仪态,有的甚至难以进行正常学习和工作。不能顺利回归社会,会给患者造成很大的心理负担,往往出现烦躁、焦虑、自卑乃至抗拒等心态。护士作为健康指导者,对患者废损功能的再训练应非常耐心,应教育和指导家属务必让患者随时感到被关怀、支持和鼓励对患者康复的重要性,通过暗示、例证及权威性疏导,增强患者的信心。

(1)不能翻身者,应协助翻身以防褥疮,同时防止碰伤、跌伤和烫伤等意外。

(2)对留置导尿者,定时开放夹管,并注意尿量及性状。对意识已恢复者及早作膀胱功能训练,拔除导尿管。鼓励患者多饮水,以达到清洁尿路的目的。并注意会阴部的清洁,预防交叉感染。如发现尿液混浊、发热,是泌尿系感染的征兆,应及早治疗。瘫痪患者多有便秘,有的可因为用力排便致使脑出血再次发生,因此,应定时定点给便器排便,必要时应用通便药物、灌肠。

(3)加强营养的摄入,注意饮食结构,多给患者吃低脂、高蛋白、高能量饮食及含粗纤维的蔬菜、水果等,并给予足够水分。

(4)注意口腔卫生及护理。

(5)鼓励患者自行功能锻炼的同时配合针灸、理疗、按摩,由完全照顾过渡到协助照顾,直至生活自理,如自行吃饭、穿衣、洗漱、如厕及做一些室外活动,加快康复。

(6)患者常有忧郁、沮丧、烦躁、易怒、悲观失望等情绪反应。因此,护理人员和家属应从心理上关心体贴患者,做好心理护理,多与患者交谈,安慰鼓励患者,创造良好的家庭气氛,耐心解释病情,消除患者的疑虑及悲观情绪,使之了解自己的病情,建立和巩固功能康复训练的信心和决心。

(张会梅)

第四节　颅内肿瘤患者的护理

一、概述

颅内肿瘤有原发与继发之分,原发性颅内肿瘤可起源于颅内的各种组织,有良性也有恶性。常见者有以下几种:

(一)来源于神经上皮的肿瘤

此类约占颅内肿瘤的 $40\%\sim45\%$。

1.髓母细胞瘤　恶性程度高,对放疗敏感。

2.多形性胶质母细胞瘤　恶性程度极高,对放疗、化疗均不敏感。

3.星形细胞瘤　恶性程度较低,生长缓慢,如能彻底切除,可根治。

4.室管膜瘤　有良、恶性之分,但良性手术后常复发。

(二)来源于脑膜的肿瘤

脑膜瘤约占颅内肿瘤的 20%,良性居多,生长缓慢,如能全切,预后较好。

(三)来源于腺垂体的肿瘤

垂体腺瘤约占颅内肿瘤的 10%,良性,生长缓慢。

（四）来源于神经鞘膜的肿瘤

听神经瘤约占颅内肿瘤的 10％，良性，直径小于 3cm 者可用 γ 刀照射治疗。

（五）先天性肿瘤

颅咽管瘤约占颅内肿瘤的 5％，良性，常为囊性，难以全切，容易复发。

（六）转移瘤

由全身各脏器的原发性肿瘤转移而来，可单发亦可多发，有时脑部症状出现而原发病灶却未能定位。

二、护理评估

（一）健康史

颅内肿瘤的病因目前尚无法确定，但存在一些高危因素，如：

1.年龄　髓母细胞瘤好发于 2～10 岁儿童，颅咽管瘤多见于儿童至少年，血管网状细胞瘤以 20～40 岁成人为多，脑膜瘤的高峰发病年龄为 30～50 岁。婴儿患病的预后比儿童差。

2.性别　患颅咽管瘤及血管网状细胞瘤者男性比女性多。

3.患肺癌或乳癌的病人，其癌细胞较易转移至脑部。

（二）身心状况

颅内肿瘤引起的症状有两大类：颅内压增高的症状（参见本章每一节）及局灶性症状。局灶性症状依其在颅内的不同位置可呈现出不同的症状。护士可对这些症状所引发的健康问题作出判断，从而为病人提供生理、心理及社会适应各个层面的护理。

常见的局灶性症状有以下几种：

1.全身性或部分性癫痫发作。

2.意识障碍。

3.进行性感觉障碍。

4.各脑神经的功能障碍。

5.小脑症状。

（三）诊断检查

可参考头部外伤的诊断检查，电脑断层摄影术对诊断颅内肿瘤的准确率较高。

三、护理诊断

1.保护能力改变　与意识障碍、全身性或部分性癫痫发作及进行性感觉障碍有关。

2.适应力下降（颅内的）　与颅内肿瘤的逐渐增大有关。

3.躯体移动障碍　与进行性运动功能障碍有关，表现为一个或多个肢体的无力、瘫痪、肌张力增高、反射亢进等。

4.语言沟通障碍　与视、听觉减退或消失、声音嘶哑、舌肌运动障碍性萎缩等有关。

5.感知改变（视、听、嗅、味、触、运动觉）　与肿瘤压迫或侵犯脑神经组织有关。

6.对死亡的焦虑　与经常发作的头痛、呕吐、肿瘤压迫或侵犯脑神经组织引起的局灶性症状所带来的不适，以及对颅内肿瘤的认识有关。

7.有皮肤完整性受损的危险　与躯体移动障碍有关。

8.合并症　颅内压增高。

四、预期目标

1.病人的安全得到保障。

2.减轻对死亡的焦虑。

3.合并症得以预防或早期发现。

4.颅内压增高引起的不适有所减轻。

5.皮肤完整性未受损。

6.病人的生活及治疗需要能够得到及时满足。

五、护理措施

（一）术前护理

1.提高手术耐受力　①营养支持，教导病人如何摄取足够的营养；②凡因颅内高压频繁呕吐者，须纠正水、电解质和酸碱失衡。

2.维护病人的安全　①对意识障碍或后组脑神经受损致吞咽困难者，须防止进食时食物误入气道导致肺部感染或不慎咬伤舌头；②肢体无力或偏瘫者应防止褥疮、坠床或跌碰伤。

3.选择适当的沟通方式　有语言障碍的病人，常常会有沟通困难。如运动性失语的病人能理解他人的语言，但却因不能用语言准确地表达而显得烦躁不安，护士应耐心地忖度病人的需要，以询问方式去了解病人欲表达的心意；感觉性失语的病人无法理解别人的语意，虽能对答如流却答非所问，护士应反复地用手势、简单的文字或最常用的短语与病人沟通；对命名性失语的病人，护士要避免使用名词性语句，应以物件的属性和用途进行问答。

4.给予病人及其家属心理支持　颅内肿瘤的病人在得知其疾病的诊断后，往往心理冲击很大，加之进行性的颅内压增高所带来的不适以及对手术效果的不了解等因素，均会让病人产生无所适从、焦虑等心理反应。对精神压力大的病人及其家属，护士应给予相应的心理支持，使他们能够面对现实，提供病人所患疾病的有关信息，如现代科学对于诊断和治疗颅内肿瘤最新的有效方法，使他们能看到较高的生存质量的希望。对于那些失语而不能准确表达其需要的病人，应设法告知传呼系统的使用方法，使病人在心理上有安全感。

5.生活护理　面瘫病人在进食时，食物易残留在麻痹侧的口颊内，应注意该侧口颊的清洁。垂体腺瘤病人如经蝶窦手术后，护士应加强口、鼻腔的护理。对于肢体无力或偏瘫者，尤应加强生活照料。

（二）手术前一日护理

1.颅脑手术病人应保持大便通畅。

2.理发，洗头。

（三）手术日晨护理

1.手术前2小时剃光头发，如为颅前凹手术，还需将病人的眉毛剃去。

2.应为手术过程中需使用脱水剂的病人留置导尿管。

3.送昏迷或已行气管切开的病人去手术室之前，应抽吸干净其呼吸道的分泌物，以防在去手术室的途中呼吸道被分泌物堵塞。

4.已行脑室引流者应暂夹闭引流管,待病人卧在手术台上后再开放引流管。

(四)手术后护理

1.**搬运**　将病人从手术台抬上推床及从推床上搬至病床上,均需有专人用双手稳定病人的头部,使病人的头部与颈部成一直线,以防头颈部过度扭屈或震动。

2.**观察**　密切观察病人的血压、脉搏、呼吸、瞳孔、意识状态、肢体活动情况、气道是否通畅,必要时动态观察病人的血气分析,测定脑氧代谢率。观察手术前后神经系统体征是否有变化。

3.**体位**　全麻未清醒的病人取侧卧位,意识清醒、血压平稳后,将床头抬高 100～300,以利颅内静脉回流。幕上开颅术后,应取健侧卧位.以免手术切口受压。切除体积较大的肿瘤后,术后 24 小时内手术区要保持在高位,以免突然翻动时脑和脑干移位,引起大脑上静脉的撕裂、硬膜下出血或脑干功能的衰竭。幕下开颅术后早期宜无枕侧卧或侧俯卧位。

4.**饮食与输液**　术后病人能很快清醒并且病情平稳者,术后第一天即可进流质饮食,第二天以后可从半流质逐渐过渡到普通饮食。较大的脑手术或术后有消化功能紊乱者,可禁食 1～2 日,其营养需要可从静脉补充。术后有吞咽困难、饮水呛咳者,应严格禁食,可采用鼻饲和静脉补充的方法来供给营养,待病人的吞咽功能恢复后再练习进食。

5.**疼痛的处理**　术后 24 小时内如出现手术切口疼痛,可给予一般止痛剂,即可奏效。术后2～4日为脑水肿的高峰期,此时的头痛多为颅内压增高所致,故常出现搏动性头痛等颅内压增高的一系列表现,需要给病人进行脱水、激素等治疗以降低颅内压,头痛才能缓解。血性脑脊液刺激脑膜也会引起头痛,这时需要手术后早期行腰椎穿刺引流出血性脑脊液,当脑脊液逐渐转清时,头痛自然消失。脑手术后不宜轻易使用吗啡及度冷丁,因为这类药物有抑制呼吸和使瞳孔缩小的副作用,不仅影响气体交换,而且影响临床观察。

6.预防术后并发症的发生

(1)预防颅内压增高:术后 3 日内告知病人不可用力排便,必要时按医嘱给予轻泻剂,但禁止采用大量灌肠的方法通便。对有尿潴留及尿失禁的病人予以导尿。对于意识不清或有躁动的病人,为防止其坠床或将身上的引流管拔掉,不能仅靠约束,因为病人经约束后会更用力,将会引起颅内压增高。最好在床的两侧加床栏,并有专人留在病床旁。

(2)切口脑脊液漏的处理:病人取半坐卧位可减少漏出。头部用消毒绷带包扎,枕上垫无菌治疗巾,以防止颅内感染。

(3)颜面水肿的处理:予以冷敷可减轻不适。

(4)压疮的预防:昏迷病人容易发生压疮,应每 2 小时翻身一次,同时保持床褥平整、干燥,防止骨隆突处受压。

(5)预防吸入性肺炎:为保持气道通畅,鼓励病人做深呼吸及有效咳嗽以排出呼吸道的分泌物。有恶心、呕吐等消化功能紊乱者,应给予止吐剂,以防病人因呕吐而造成吸入性肺炎。

7.**健康教育**　对于那些虽经积极治疗仍遗留某些功能残缺的病人,护士应设法协助病人以正向的态度接受事实并面对问题。当病情稳定后可指导病人配合康复训练,如语言训练、游戏训练等,使病人在其身体条件许可的范围内最大限度地恢复生活及劳动能力,提高生存和生活质量。

六、评价

在为病人提供上述护理时,护士应进行随时和阶段性的评价,以确定病人是否达到预期目标。

1.病人的安全是否得到保障。

2.病人是否减轻了对死亡的焦虑,病人及其家属能否适应疾病带来的冲击和获得适当的精神支持。

3.合并症是否得以预防、早期发现并及时处理。

4.颅内压增高引起的不适是否有所减轻。

5.皮肤是否保持完整而无破损。

6.病人的生活及治疗需要能否得到及时满足。

7.病人及其家属能否以正向的态度接受事实并面对问题,他们是否了解术后功能锻炼的重要性,是否知道如何进行功能锻炼。

(张会梅)

第五节　脑血管病变患者外科治疗与护理

脑血管病是指供应脑部血液的血管疾患所致的一种神经系统疾病,主要指脑卒中。临床主要表现为突然发生的局灶性神经功能缺失,如偏瘫、失语、意识障碍等。

【临床表现】

1.**短暂性脑缺血发作**　临床特点是突然发病,神经功能障碍持续数分钟至数小时,并在 24h 内恢复,可以反复发作。

2.**可逆性缺血性神经功能障碍**　临床表现似短暂性脑缺血发作,但持续时间超过 24h,可达数天,也可完全恢复。

3.**完全性脑卒中**　症状较上述两种类型严重,有不同程度的昏迷,神经功能障碍长期不能恢复。

4.**出血性脑卒中**　是指高血压病引起的脑实质内出血。多见于 50 岁以上,长期有高血压及动脉粥样硬化的患者,因脑内硬化的细小动脉变性和破裂,导致脑实质内的自发性出血,血肿压迫脑组织,同时可发生颅内压增高甚至脑疝,是高血压病患者的主要死亡原因。

【评估要点】

1.**一般情况**　了解患者的意识障碍程度、病史等。

2.**专科情况**

(1)询问患者有无眩晕、恶心、呕吐、半身麻木等。

(2)观察患者有无言语不清、一侧肢体无力、失语以及排便排尿失禁。

(3)观察有无呼吸深而有鼾声、脉搏慢而有力、血压升高。

(4)了解患者对疼痛的刺激,瞳孔对光反射、角膜反射等情况。并了解是否有特殊类型的昏迷,如去皮质综合征等。

3.**辅助检查**

(1)腰椎穿刺:脑动脉瘤和颅内动静脉畸形腰椎穿刺抽出脑脊液呈血性,是诊断蛛网膜下腔出血的最直接证据。

(2)CT 扫描:①颅内动脉瘤可见到中央呈高密度的圆形或椭圆形靶标状影块,但 CT 阴性并不能排除动脉瘤的存在。②颅内动脉畸形可显示急性期的出血,脑局部萎缩,及增强扫描中的高密度畸形血管团,部分供应动脉及引流静脉,可为病变的定位提供明确的信息。③高血压脑出血表现为高密度影区,可确定出血部位。

（3）MRI检查：颅内动静脉畸形可显示畸形血管团的流空现象。

（4）脑血管造影：①颅内动脉瘤要求做双侧脑血管造影，有时需做全脑血管造影，可显示出动脉瘤的部位、大小、形状及数目。②颅内动静脉畸形显示病变位置、受累范围，还能显示供血动脉及回流静脉，确定其颅内动静脉畸形的级别。

【护理诊断】

1.清理呼吸道无效　与意识障碍有关。

2.意识障碍　与脑血管病变有关。

3.疼痛　与颅内出血及手术切口有关。

4.有受伤的危险。

5.排尿异常、排便失禁　与中枢神经系统自主控制发生障碍或意识不清有关。

6.营养失调　与不能正常进食、呕吐有关。

7.语言沟通障碍　与神经功能障碍有关。

8.焦虑　与生命受到威胁及肢体伤残有关。

9.潜在并发症　脑疝。

【护理措施】

1.心理护理　建立良好的护患关系，护士应耐心介绍脑卒中的病因和治疗方法，有计划地指导患者配合治疗、合理用药、平衡饮食、改进不良生活习惯和训练康复技能，满足患者的心理需要。

2.术前护理　术前要继续进行内科治疗护理，并做好术前常规护理，按规定备皮，严密观察病情，遵医嘱使用脱水剂等药物，预防脑疝发生。

3.术后护理　术后患者置ICU病房进行监测，具体护理措施参照脑损伤患者的护理。

4.康复护理　脑卒中康复的目标是心理康复、恢复或重建功能、防治并发症、减少后遗症、学习使用移动工具（如轮椅）和辅助器具，达到独立生活和工作的能力以提高生活质量。恢复功能的护理措施包括：运动功能锻炼、感觉功能康复、口面部功能康复、智能康复训练、高压氧治疗及护理、中医治疗法的护理。

【应急措施】

1.脑出血　表现为突然意识障碍、呼吸急促、脉搏缓慢、血压升高，继而出现偏瘫、大小便失禁等。应立即通知医师，做好手术止血的准备。

2.脑疝　常表现为剧烈头痛，与进食无关的频繁的喷射性呕吐，瞳孔和意识的改变等。发生后应做紧急处理，首先保持呼吸道通畅并吸氧，立即使用20％甘露醇200～400ml加地塞米松10mg静脉快速滴入，呋塞米40mg静脉注射，同时做好术前准备。

【健康教育】

1.积极治疗高血压、心脏病、糖尿病等疾病，纠正酗酒、吸烟等不良生活习惯，可以降低脑卒中的发病和复发。避免情绪激动、便秘、慢性咳嗽等脑卒中的诱发因素。

2.病情稳定后应及早开始康复锻炼，有利于防止肌肉萎缩，防止直立性低血压，有效预防骨质疏松、压疮、肺部感染和泌尿系统感染等并发症。指导患者和家属掌握被动运动方法和注意事项。

3.调整患者心理状态：对情绪抑郁者，开展及时的心理治疗和药物治疗。有的偏瘫患者在恢复期仍会采取自杀行为，在护理中应引起注意，床旁不要放置安眠药及锐利物品。

4.告知患者及家属有再次脑出血、脑栓塞的危险，一旦发现异常应及时就诊。

（张会梅）

第六节　颅脑手术病人的护理

头部外伤、脑肿瘤及脑血管疾病的病人,经身体神经学方面及各种辅助性诊断检查后,如发现有无法消失的肿块、血块,即应把握时机给予紧急手术处理,以挽救病人的生命。

一、手术方式

1.开颅术　打开颅骨切除病灶的手术,用于颅内肿瘤、血肿的摘除。

2.去骨瓣减压术　是指切除一块颅骨,敞开硬膜,同时清除挫裂糜烂、血循环不良的脑组织、肿瘤等,作为内减压术。对于病情较重的广泛性脑挫裂伤或已有严重脑水肿存在者,可考虑行两侧支骨瓣减压术。适用于重度脑挫裂伤合并脑水肿且有手术指征者。

3.钻孔探查术　是指在瞳孔首先扩大的一侧钻孔,或根据神经系统体征、头皮伤痕、颅骨骨折的部位来选择钻孔位置。多数钻孔探查需在两侧多处进行。对于伤后意识障碍进行性加重或出现再昏迷等,因条件限制术前未能作 CT 检查,或就诊时脑疝十分明显已无时间作 CT 检查的病人,钻孔探查术是一种有效的诊断和抢救措施。

4.脑室引流术　脑室内出血或血肿如合并脑室扩大,则应行脑室引流术。当脑室内为未凝固的血液时,可行颅骨钻孔穿刺脑室置管引流;如主要为血凝块时,则行开颅术,切开皮质进入脑室清除血肿后置管引流。

5.脑血管手术

(1)颈动脉血栓内膜剥脱术:目的在于扩大及疏通狭窄与闭塞的颈部大动脉,重建脑部的血供。适用于颅外颈动脉狭窄或闭塞的病例。

(2)颅外颅内动脉吻合术:适用于颅内的动脉狭窄或闭塞。可选用颞浅动脉——大脑中动脉分支吻合,枕动脉与小脑后下动脉或枕动脉与大脑后动脉吻合。

(3)颅内动脉血栓内膜剥离术:此手术要求术者对颅内动脉血栓形成的部位了解得十分准确,操作要轻巧精细。

(4)大网膜颅内移植术:该手术的目的是利用大网膜上的丰富血管网建立脑缺血区的侧支供应。移植的大网膜可带蒂也可游离,如为后者则需作血管吻合。

二、护理评估

(一)协助病人完成诊断性检查并确立病灶位置

如 X 线平片、脑血管造影、CT、MRI 及放射性核素检查结果等。注意不要忽视心、肺、肾、肝功能等的检查。

(二)评估并记录病人在手术前的身体精神状况

以作为病人术后恢复的评价标准。

1.意识:按 Glasgow 昏迷评分法评估病人的睁眼、语言及运动三方面的反应。

2.瞳孔:测量瞳孔大小与对光反应。

3.观察病人的人格特征。

4.测量生命体征。

5.检查是否有脑脊液自鼻腔、口腔或耳道内流出。

6.检查病人是否有抽搐、麻痹、失语以及大小便失禁等现象。

7.进行神经系统功能的检查,包括脑神经、肌力与肌张力、感觉功能、深浅反射及病理反射等。

8.服用的药物中是否有影响手术效果的药物。

9.精神状况:病人对此手术有顾虑,如害怕失去肢体功能、怕痛、害怕死在手术台上等。病人及病人家属对手术治疗方法、目的和结果有无充分了解和思想准备。

10.评估病人的经济能力及职业状况:颅部手术病人除面临生存危机外,数目不小的医药费及病人因手术可能会丧失工作机会,常会令病人家庭经济陷于困境。

三、护理诊断

1.清理呼吸道无效　与意识障碍、无法自行将痰咳出有关。

2.脑组织灌注量改变　与颅内出血、脑水肿致颅内压升高有关。

3.有躯体移动障碍的危险　与活动减少、肢体虚弱/偏瘫、医源性限制有关。

4.语言沟通障碍　与神经系统功能障碍有关。

5.有受伤的危险　与癫痫发作及肢体活动能力受损有关。

6.知识缺乏　与不了解新的操作、治疗、手术效果及功能重建有关。

7.合并症

(1)出血。

(2)感染。

(3)尿崩症。

(4)中枢性高热。

(5)胃出血。

(6)顽固性呃逆。

(7)癫痫发作。

四、预期目标

1.维持呼吸道通畅。

2.病人脑组织灌注良好,表现为 GCS 评分>13,无新的神经系统障碍。

3.病人能恢复最佳的活动能力,表现为各关节均能活动,无关节痉挛,无肌肉萎缩。

4.病人能用多种方式与他人沟通。

5.病人未受伤。

6.病人或家属能描述术后一般的恢复过程、康复时间、手术效果及功能重建的方法。

7.合并症得到有效的预防和处理。

五、护理措施

(一)术前护理

1.完成一切例行检查,以评估重要脏器的功能。

2.鼓励病人及家属面对手术,注意交待:

(1)向病人及家属说明手术的程序。

(2)安排机会,使病人或家属在引导下说出所担忧的事或对手术所持的期望。

(3)向病人或家属说明手术后可能会有的改变,如头上会有很厚的敷料,可能会出现暂时性失语、意识不清或肢体麻木感。幕上开颅术后可能会有眼睑水肿、眼眶瘀血,可予以冷敷,约3~4天即可改善。

3.完成术前身体准备:①按医嘱限制食物及入水量以减轻脑水肿;②评估病人是否有便秘或便秘的危险,教导病人勿用力排便,灌肠亦应采取小量灌肠,以防颅内压升高;③开颅术前1日应理发、洗头,术前2小时剃光全部头发,包括两鬓及枕后,颅前凹手术应将眉毛剃去;④术中需使用脱水剂者应在术日晨安放留置导尿管;⑤昏迷病人或已行气管切开者应吸净呼吸道分泌物,以防在推送手术室途中分泌物堵塞呼吸道。

(二)术后护理

1.搬运　术毕应由3~4人协作将病人抬上推床送回病室。搬动过程中动作必须轻稳,需有专人稳托病人头部,防止头部过度扭曲或震动。

2.术后监护　病人在病床上安置好后术后监护立即开始,包括测血压、脉搏、呼吸、瞳孔、意识状态,观察肢体活动状况、气道是否通畅,连接颅外引流管,必要时安置颅内压监护仪及血氧饱和度测试仪。

3.体位　全麻未清醒的病人取侧卧位,以便于呼吸道护理。意识清醒、血压平稳后,宜抬高床头15°~30°,以利于颅内静脉回流。幕上开颅术后应卧向健侧,避免切口受压,幕下开颅术后早期宜无枕侧卧或侧俯卧位。体积较大的肿瘤切除后,因颅内留有较大空隙,24小时内手术区应保持在高位,以免突然翻动时发生脑和脑干移位,引起大脑上静脉撕裂、硬膜下出血或脑干功能衰竭。对于后组脑神经受损、吞咽功能障碍者只能取侧卧位,以免口咽部分泌物误入气管。

4.保持气道畅通　①术后吸氧,预防血氧过低而加重脑水肿;②抽吸痰液;③病人的主动咳嗽和吞咽反射未恢复前,不可由口进食,意识不清者可插胃管以保证营养的供给。④必要时进行动态血气分析,测定脑代谢率;⑤严防肺部感染。

5.止痛　脑手术后若病人诉头痛,应了解和分析头痛原因,然后对症处理。①切口疼痛:多发生在手术后24小时内,使用一般止痛剂当可奏效。②颅内压增高所引起的头痛:多发生在术后2~4日脑水肿的高峰期,常为搏动性头痛,严重时伴有呕吐,需依赖脱水、激素治疗降低颅内压才能缓解。因此,术后使用脱水剂和激素,应注意在24小时内合理分配,不可集中在白天。③对术后血性脑脊液刺激脑膜而引起的头痛,需于手术后早期行腰椎穿刺引流血性脑脊液,待脑脊液逐渐转清,头痛自然消失。脑手术后不论何种原因引起的头痛都不宜轻易使用吗啡和杜冷丁,因为这类药物有抑制呼吸的作用,不仅影响气体交换,而且有使瞳孔缩小的副作用,影响临床观察。

6.镇静　为防止颅内压增高及颅内再出血,术后应减少不必要的刺激,让病人保持安静是必要的,如果发现病人躁动不安,如非颅内压增高或膀胱充盈所引起的烦躁,则可按医嘱使用镇静剂,如氯丙嗪、异丙嗪、安定、10%水合氯醛等。

7.切口脑脊液漏的处理　手术切口如有脑脊液漏,应让病人取半卧位抬高头部,即可减少漏液,另外,及时通知医生妥为处理。注意防止颅内感染,头部包扎应使用消毒绷带,枕上垫无菌治疗巾并经常更换,严防病人抓敷料。定时观察敷料有无浸湿情况,并在敷料上适当标记浸湿范围,估计渗出程度。

8.防止压疮　神经外科病人因卧床较久、大小便失禁、感觉运动障碍及营养不良,容易发生压疮。为预防压疮的发生,应每2小时翻身一次,局部按摩,早晚清洁皮肤,随时保持床褥平整、干燥,防止骨隆突处受压。

9.引流管的护理　颅脑手术后常用的引流有脑室引流、创腔引流、囊腔引流及硬脑膜下引流。

(1)脑室引流:是经颅骨钻孔穿刺侧脑室,放置的引流管可将脑脊液引流至体外。

其目的为:①抢救因脑脊液循环通路受阻所致的颅内高压危急状态,如枕骨大孔疝;②自引流管注入造影剂进行脑室系统的检查,以明确诊断和定位,注入抗生素控制感染;③脑室内手术后安放引流管引流血性脑脊液,减轻脑膜刺激症状、蛛网膜粘连和在术后早期起到控制颅内压的作用。

脑室引流管的护理要点:①病人回病室后,立即在严格的无菌条件下接上引流瓶,并将引流瓶悬挂于床头,引流管的开口需高出侧脑室平面10~15cm,以维持正常的颅内压。②早期脑室引流切忌引流过快过多。因为处于颅内高压状态骤然减压会有危险,如对伴有脑积水的病人可致硬脑膜下或硬脑膜外血肿;对患有脑室系统肿瘤的病人可使肿瘤内出血(瘤卒中);对于颅后窝占位性病变者,幕下压力骤然降低,小脑中央叶可向上疝入小脑幕裂孔。③脑脊液由脑室内脉络膜丛分泌,每日分泌量为400~500ml,因此,每日引流量以不超过500ml为宜。如患者有颅内感染,脑脊液分泌增多,则引流量可相应增加,但同时要注意水盐平衡。④正常脑脊液无色透明,无沉淀,术后1~2日脑脊液可略带血性,以后转为橙黄色。如果术后脑脊液中有大量鲜血或术后血性脑脊液的颜色逐渐加深,常提示有脑室内出血,需严密观察,如大量出血则需紧急手术止血。⑤脑室引流时间一般不宜超过5~7天,过久有可能发生颅内感染,感染后的脑脊液混浊,呈毛玻璃状或有絮状物。⑥引流管要保持通畅,不可受压、扭曲、成角、折叠。翻身及护理操作时,应避免牵拉引流管。术后病人头部的活动范围应适当限制。引流管如无脑脊液流出,则应查明原因。可能的原因有:颅内压低于12~15cmH$_2$O,可将引流瓶放低观察有无脑脊液流出,如确定系低颅内压所致,仍应将引流瓶放在正常高度;引流管放入脑室过深过长致引流管在脑室内盘曲成角;管口吸附于脑室壁,可将引流管轻轻旋转,使管口离开脑室壁;如怀疑引流管为挫碎的脑组织或小血凝块所堵塞,切不可高压注入生理盐水企图冲通,应用无菌注射器轻轻向外抽吸。⑦每日定时更换引流瓶,记录引流量,严格无菌操作,并夹闭引流管以免管内脑脊液逆流入脑室。⑧拔管前一日可试行抬高引流瓶或夹闭引流管,以便了解脑脊液循环是否通畅,颅内压是否有再次升高的情况。夹管后如病人出现头痛、呕吐等颅内压升高的症状,应立即开放夹闭的引流管并告知医师。

(2)创腔引流:指去除颅内占位性病变后,在颅内的创腔内放置引流物。其目的是为引流手术残腔的血性液体及气体,减少局部积液或形成假性囊肿的机会。

创腔引流的护理要点:①术后早期,引流瓶放在与头部创腔一致的位置上,通常放在头旁枕上或枕边。②术后48小时后,可将引流瓶略为放低,以期引流出创腔内残留的液体,使脑组织膨起,以减少局部残腔。③在血性脑脊液已转清时,应及时拔除引流管,以免形成脑脊液漏,一般在术后3~4日拔除。

(3)脓腔引流:对有包膜形成的脑脓肿,在病人发生脑疝或全身衰竭不能耐受开颅手术的情况下,为挽救生命常施行颅骨钻孔、脓肿穿刺抽脓术。术后引流管应低于脓腔至少30cm,同时病人的卧位必须适合体位引流的要求。术后24小时才能开始囊内冲洗,因此时创口周围已初步形成粘连,不致引起感染扩散。冲洗时,应缓慢注入冲洗液,再轻轻抽出,不可过分加压。脓腔闭合后即可拔管。

(4)硬脑膜下引流:对已形成完整包膜、包膜内血肿液化的硬脑膜下血肿或慢性硬脑膜下积液,临床上多采用颅骨钻孔、血肿冲洗引流术。术后安放引流管于包膜内继续引流。

硬脑膜下引流的护理要点为：①卧位：头低脚高位向患侧卧，注意体位引流。②引流瓶低于创腔。③术后不使用强力脱水剂，也不过分限制水分摄入，以免影响脑膨隆。④拔管时间通常在引流术后第3天。

10.术后并发症的护理

(1)出血：颅内术后出血是脑手术后最危险的并发症，术后出血多发生在术后24～48小时内。病人往往有意识改变，麻醉苏醒后又逐渐嗜睡、反应迟钝甚至陷入昏迷。术后出血与病人呼吸道不通畅、二氧化碳积蓄、躁动不安、用力挣扎、呕吐及护理不周等有关。凡能导致颅内压骤然增高的因素均应避免。要严密观察，一旦发现病人有出血征象，应立即通知医生，并做好再次手术止血的准备。

(2)感染：颅脑手术后常见的感染有切口感染、脑膜炎及肺部感染。

1)切口感染：多发生在术后3～5日，病人感切口处再次疼痛，局部有明显的水肿、皮下积液及压痛。

2)脑膜炎：常继发于开放性颅脑损伤，或因切口感染伴脑脊液外漏而导致颅内感染，其表现为术后3～4日外科热消退后再次体温升高，同时伴有头痛、呕吐、意识障碍，甚至抽搐，脑膜刺激征阳性。腰椎穿刺示白细胞增加。

3)肺部感染：一般多在术后一周左右，意识不清、全身情况较差的病人较易发生。如不能及时控制，可因高热及呼吸功能障碍致脑水肿加重。护理肺部感染的病人需注意隔离、降温，保持呼吸道通畅并加强营养。

(3)中枢性高热：系由下丘脑、脑干及上颈髓病变或损害所引起，中枢性高热多于术后48小时内出现，临床上以高热多见，偶有表现为体温过低者，甚至低于32℃以下，常同时伴有意识障碍、瞳孔缩小、脉速、呼吸急促等自主神经功能紊乱症状。高热的处理一般用物理降温效果不佳，需及时采用冬眠低温治疗。

(4)尿崩症：术后尿崩症主要发生在鞍上手术之后，如垂体腺瘤、颅咽管瘤术后。其表现为多饮、口渴，尿量多者可达1万毫升，比重低，在1.005以下。护理上应准确记录出入量，根据尿量的增减和血液电解质的含量调节用药剂量。

(5)胃出血：主要见于下丘脑、三脑室前份、四脑室和累及脑干的手术。其表现为呕吐大量咖啡色胃内容物，并伴有呃逆、腹胀及黑便等症状，出血量多时可发生休克。处理要点为：立即插胃管，抽净胃内容物后少量冰水洗胃，然后从胃管注入云南白药，同时全身使用止血剂并予以输血等治疗。

(6)顽固性呃逆：常发生在三脑室或四脑室或脑干手术后。其处理要点为：先检查上腹部，如有胃胀气或胃潴留，应插胃管抽空胃内容物。因膈肌受激惹所致的呃逆，可给予压迫眼球、压眶上神经、捏鼻、刺激病人咳嗽等遏制呃逆。上述方法效果不佳时可遵医嘱使用复方氯丙嗪50mg肌注。

(7)癫痫发作：多发生在术后脑水肿反应较重或由脑组织缺氧及皮层运动区受激惹所致。当脑水肿消退、脑血循环改善后，癫痫常可自愈。处理要点：注意预防，对皮层运动区及其附近的手术常规给药预防。要求病人卧床休息，保证充足的睡眠，避免情绪激动。病人癫痫发作时，要注意病人安全，保护病人勿受伤，观察发作的表现并记录之。发作后给予吸氧，并遵医嘱给药。

11.给予病人及家属心理支持　病人及其家属在整个病程中都可能会表现其心理适应危机，甚至会干扰医护活动，愤怒、不满等。这些心理反应大多起因于病人对手术过程、病程进展不清楚，而医护人员对此解释不清，无法满足病人及其家属的认知需要而产生的。因此，在做任何医疗、护理活动之前都应耐心地向他们说明，以免因病人及其家属在这方面的知识不足而延误治疗。

六、评价

1.病人呼吸道是否通畅。

2.病人脑组织灌注是否良好,表现为 GCS 评分＞13,无新的神经系统障碍。

3.病人是否恢复最佳的活动能力,表现为各关节均能活动,无关节痉挛,无肌肉萎缩。

4.病人能否用多种方式与他人沟通。

5.易躁动或意识不清的病人是否得到了足够的安全保护。

6.意识障碍或身体移动障碍的病人其皮肤的完整性是否得到了保持。若其皮肤已有破损,是否得到相应的皮肤护理。

7.病人或家属能否描述术后一般的恢复过程、康复时间、手术效果及功能重建的方法?

8.合并症是否得到有效的预防和处理。

七、颅脑手术健康教育

1.颅脑损伤患者致残率高,部分患者遗留不同程度的神经功能障碍症状,鼓励患者正确面对疾病,保持乐观情绪,促进早日康复。

2.加强营养,适当活动,增强体质,着重进行患肢的日常生活练习,逐渐达到生活自理的程度。

3.颅脑损伤后常发生癫痫,应注意安全,避免单独到危险的地方,防止发生意外,并遵医嘱定时服药。

4.颅骨缺损患者注意保护头部,防止发生意外,颅骨缺损修补手术一般在颅脑手术后 3～6 个月进行。

5.定期门诊复查。

(汪琰彦)

第七节　神经外科常用检查和护理常规

一、腰椎穿刺

【概述】

腰椎穿刺是指通过穿刺 $L_3 \sim L_4$ 或 $L_4 \sim L_5$ 间隙进入蛛网膜下腔获取脑脊液的技术。腰椎穿刺术既可协助临床诊断,也可通过引流脑脊液缓解颅内压、椎管注药来治疗疾病,是神经外科临床常用的诊疗方法之一。

【适应证】

1.诊断中枢神经系统炎症如脑膜炎、蛛网膜炎。

2.颅脑损伤后测量颅内压力及有无蛛网膜下腔出血。

3.诊断各种脑血管意外如蛛网膜下腔出血、脑栓塞。

4.用于中枢神经系统变性、脱髓鞘疾病的诊断与鉴别诊断。

5.无明显颅内压增高症状的颅内占位性病变,做腰椎穿刺可测颅内压并进行脑脊液化验。

6.脊髓疾病及其需要做动力学检查,以了解椎管有无梗阻及梗阻程度。

7.对原因不明昏迷、抽搐的进一步明确诊断。

8.进行脊髓腔造影、核素脑池脑室显像检查。

9.鞘内注药,如抗生素、激素、麻醉药物等。

10.引流炎性或血性脑脊液。

【禁忌证】

1.颅内压明显增高,有脑疝征象及颅后窝占位性病变者。

2.严重感染、休克、躁动不安者。

3.穿刺局部存在感染者。

4.穿刺部位腰椎畸形或骨质破坏者。

5.开放性颅脑损伤或有感染的脑脊液漏者。

6.高颈段脊髓占位性病变,脊髓功能消失者。

7.未做神经系统检查,特别是未做眼底检查者,禁做腰穿。

【术前准备】

1.患者告知　向患者讲解腰椎穿刺术的目的、基本过程、配合方法、意义及操作中可能出现的意外,操作后可能的并发症,如头痛、恶心等,以取得患者及其家属的配合并签署知情同意书。

2.物品准备　腰椎穿刺包1个、碘酒、75％乙醇、腰椎穿刺针1个、三通1个、5ml注射器1个、2％利多卡因1支、测压管、无菌手套、胶布、无菌纱球数包、并根据需要备鞘内注射药物及急救药品。

3.患者准备

(1)使患者了解操作目的、操作过程等,并愿意配合操作。

(2)协助患者清洗穿刺部位皮肤。

(3)协助患者排空大小便,嘱患者床上休息15～30min。

(4)特殊患者如意识障碍、过度紧张、躁动、精神症状及小儿患者遵医嘱给予镇静药。

【检查配合】

1.核对患者床号、姓名,向患者解释操作目的,消除紧张、恐惧心理,取得配合。

2.备齐用物,携至患者床前,屏风遮挡。

3.安置体位　指导意识清楚患者左侧卧硬板床上,背部齐床沿,铺好一次性垫巾、治疗巾,头向胸前弯曲,双膝向腹部弯曲,双手抱膝,腰背尽量向后弓起。意识障碍或肢体活动障碍者,护士协助患者摆好体位,充分暴露穿刺部位。

4.确定穿刺点　一般成年人取 $L_3 \sim L_4$ 腰椎间隙,小儿取第5腰椎间隙,两侧髂嵴连线和脊棘线交点为第3腰椎间隙。

5.消毒　常规消毒穿刺部位,以穿刺点为中心,直径>15cm。

6.局部麻醉　打开穿刺包,术者戴无菌手套,铺无菌洞巾,以2％利多卡因做局部浸润麻醉。

7.穿刺　术者持腰椎穿刺针(带针芯),沿腰椎间隙垂直进针,推进4～6cm(儿童2～3cm)深度时,突感到阻力突然消失,表明针头已进入脊膜腔。穿刺过程中,配合护士协助患者保持腰穿的正确体位,多与患者沟通,并密切观察患者病情,若意识、瞳孔、脉搏、呼吸等发生改变,应立即报告医师停止操作,并协助抢救。

8.测压　穿刺成功后,嘱患者放松,缓慢将针芯拔出,接上压力管,可见液面缓缓上升,到一定平面后可见液平面随呼吸而波动,此读数为脑脊液压力。若需了解蛛网膜下腔有无阻塞,可协助医师做动力试验(亦称压颈试验)。即于测定初压后压迫患者一侧颈静脉10s,观察压力管内脑脊液液面是否升高。

9.留取标本　若颅内压不高,可拔出针芯,留取脑脊液3～5ml送检。如需做细菌培养,应严格无菌操作,防止标本被污染;如压力明显增高,针芯则不能完全拔出,使脑脊液缓慢滴出,以防脑疝形成;如需做鞘内注射,将药液缓慢注入。

10.拔针　术毕套入针芯,拔出腰椎穿刺针,针孔以聚维酮碘消毒,覆盖无菌纱布,以胶布固定。密切观察穿刺部位有无疼痛、水肿或出血。

11.整理　协助患者去枕仰卧位,整理床单位,清理用物,并及时送检标本。

12.记录　及时记录操作过程,脑脊液量、颜色、性质,患者的病情变化,送检项目及椎管注药的名称、剂量等。

【护理】

1.心理护理　操作前及操作过程中关心患者,鼓励患者配合,指导患者穿刺过程中维持好体位。

2.一般护理　操作中密切观察患者意识、面色、脉搏、呼吸、血压,如有异常及时报告医师。术后指导患者保护穿刺部位,观察穿刺针眼处敷料有无渗液、渗血,保持敷料清洁、干燥。

3.并发症的预防及护理

(1)低颅压综合征:表现为患者腰椎穿刺后感觉头晕头痛,严重者伴有恶心、呕吐,症状在头部抬高时加重,平卧后减轻或消失。少数尚可出现意识障碍、精神症状、脑膜刺激征等,约持续一至数日。故应使用细针穿刺;术后去枕平卧(最好俯卧)4~6h;多饮开水(忌饮浓茶、糖水);遵医嘱使用镇痛药及静脉补液。

(2)脑疝:颅内压增高特别是颅后窝占位性病变的患者,当腰穿放液过多过快时,可在穿刺不当时,导致脑疝形成,有的突然深昏迷,呼吸停止甚至死亡。故应严格掌握腰椎穿刺适应证,若颅内压高必须进行穿刺,操作前可先用适量脱水剂,以细针穿刺,缓慢放脑脊液,在穿刺过程中要严密观察患者意识、瞳孔、呼吸等情况,如发现脑疝征象,立即通知医师终止穿刺,并遵医嘱使用脱水药;若发生呼吸骤停,立即给予人工呼吸,配合医生进行抢救。

(3)颅内感染:表现为体温升高,脑膜刺激征、颅内压增高、不同程度意识障碍及脑神经受损等一系列症状或体征。要求术中严格无菌操作;若置管,留管时间不宜过长;保持穿刺部位干燥清洁,及时更换伤口敷料;遵医嘱使用抗生素。

(4)神经根痛:由于穿刺位置不当,使患者在穿刺时感到向下肢等处放射的剧烈疼痛或麻木感,退针后疼痛或麻木感立即消失,反复的神经根刺伤后可遗留数天的疼痛等不适感。应嘱患者适当休息、理疗、严重时可应用镇静镇痛药。

(5)脊髓肿瘤症状加重:表现为神经根性疼痛、截瘫、大小便障碍等症状加重,在高颈段脊髓压迫症则可发生呼吸困难与骤停。积极对症治疗,尽早手术。

【注意事项】

1.穿刺后使患者去枕平卧4~6h,颅压高者平卧12~24h。

2.意识不清者头偏一侧,以防呕吐误吸。

3.躁动者使用约束工具,以防其突然坐位及坠床。

二、脑室穿刺术

【概述】

脑室穿刺术是指在头颅额部钻孔或锥孔,将硅胶引流管置于脑室额角,脑脊液或血液经引流管流出,以缓解颅内压增高的应急性手术。常用于脑外科疾病的诊断、治疗及颅内压的监护。脑室持续引流可有效地缓解颅内高压,同时引流脑室内的肿瘤液、炎性液、血性液,能有效地减轻其对脑室的刺激,以减轻症状,为继续抢救和治疗赢得时机。

【适应证】

1.诊断性穿刺

(1)神经系统 X 线检查,向脑室内注入对比剂或气体做脑室造影。

(2)抽取脑脊液标本行脑脊液生化和细胞学检查等。

(3)鉴别脑积水的类型。常需做脑室及腰椎的双重穿刺,测试脑室与蛛网膜下腔是否通畅。做脑室酚红(PSP)或靛胭脂试验等。

2.治疗性穿刺

(1)因脑积水引起严重颅内压增高的患者,特别是抢救急性枕骨大孔疝导致呼吸功能障碍者,行脑室引流暂时缓解颅内压是一种急救性措施,为进一步检查治疗创造条件。

(2)脑室内出血的患者,穿刺引流血性脑脊液可减轻脑室反应及防止脑室系统阻塞。

(3)开颅术中为降低颅内压,以改善手术区的暴露,常穿刺侧脑室,引流脑脊液。术后,尤其是在颅后窝术后,为解除反应性颅内高压,也常用侧脑室外引流。

(4)引流炎性脑脊液,或向脑室内注入药物以治疗颅内感染。

(5)做脑脊液分流手术时,将分流管脑室端置入侧脑室。

【禁忌证】

1.穿刺部位有明显感染者,如头皮感染、硬膜下积脓或脑脓肿患者,脑室穿刺可使感染向脑内扩散,且有脓肿破入脑室的危险。

2.有大脑半球血管畸形或血供丰富的肿瘤位于脑室附近时,做脑室穿刺可引起病变出血,必须十分谨慎。

3.有明显出血倾向者,禁做脑室穿刺。

4.严重颅高压,视力低于 0.1 者,穿刺需谨慎,因突然减压有失明危险。

5.弥散性脑肿胀或脑水肿,脑室受压缩小者,穿刺困难,引流亦无价值。

6.中线过度偏移;脑室外引流术会导致更严重的脑偏移。

【检查前准备】

1.患者告知 向患者及家属讲解脑室引流的目的、意义及操作中可能出现的意外,取得患者及家属的配合,并签署知情同意书。向意识清楚患者及其家属讲解维持有效引流的意义及方法,掌握自我观察的技巧和注意事项。

2.患者准备

(1)患者了解操作目的、操作过程等,愿意配合操作。

(2)协助医师做必要的体格检查,如意识状态、生命体征等,过度紧张、躁动、精神症状及小儿患者遵医嘱给予镇静药。

(3)头部备皮。

(4)除紧急情况外,一般需术前禁食 4~6h。

(5)协助患者取仰卧位,去掉床头护栏。

3.物品准备 脑穿包 1 个、治疗盘 1 个、备碘酒、75％乙醇、无菌纱布、无菌剪口纱、20ml 注射器、5ml 注射器、2％利多卡因、急救药品、脑室外引流器、无菌手套、透明敷料、绷带、胶布等。

【术中配合】

1.携用物至床旁,查对床号、姓名,解释操作目的,摆体位,头下垫垫巾。

2.依据病情及影像学检查选择穿刺部位,并测量进针深度。

(1)额角穿刺(穿刺侧脑室前角):常用于脑室造影及抢救性引流,亦可用于脑脊液分流术。颅骨钻孔部位位于发际内或冠状缝前 2～2.5cm,中线旁开 2～3cm,穿刺方向与矢状面平行,对准两外耳道假想连线,深度依据影像学资料测量而定。

(2)枕角穿刺(穿刺侧脑室三角区):常用于脑室造影、侧脑室—小脑延髓池分流术和颅后窝手术中及手术后的持续性脑脊液引流。颅骨穿刺点位于枕外隆凸上方 6～7cm,中线旁开 3cm,穿刺方向与矢状面平行,对准同侧眉弓中点,深度依据影像学资料测量而定。

(3)侧脑室穿刺(穿刺侧脑室三角区):常用于脑室-心房分流术或脑室-腹腔分流术等,在外耳道上、后方各 3cm 处做颅骨钻孔后,用穿刺针垂直刺入,右手者禁经左侧穿刺,因易造成感觉性失语。

(4)经前囟穿刺:适用于前囟未闭的婴幼儿,经前囟侧角的最外端穿刺,其方向与额入法相同,前囟大者与矢状面平行刺入;前囟小者,针尖稍向外侧。

3.常规消毒,铺巾,局部麻醉:协助医生打开换药包,倒入碘酊、75%乙醇,消毒术区皮肤。打开脑穿包,暴露包内物品,铺孔巾。检查利多卡因药液质量,2 人查对,锯安瓿,协助打开 5ml 注射器,抽取药液,局部麻醉。

4.术者以尖刀在选好的穿刺部位刺一小孔,以颅钻在穿刺部位锥透颅骨,以带管芯的穿刺针穿过骨孔,刺透硬脑膜,按上述方向逐渐进针,动作应平稳而缓慢,注意阻力的改变,至有脑脊液流出时,拔除管芯。

5.严密观察患者意识、瞳孔、生命体征。如有异常,遵医嘱用药或暂停穿刺。

6.穿刺成功后,如需持续外引流者,协助医生缝合头皮,丝线固定引流管,外接脑室引流器,接口处用无菌透明敷料包裹,调整脑室引流瓶高度,固定稳妥。协助医生给予穿刺处敷料包扎。

7.整理床单位,向患者交代注意事项。

8.整理用物,处理医嘱,文书记录。

【护理】

1.严密观察患者意识、瞳孔、生命体征,观察伤口。

2.及时观察、掌握患者血压、头痛程度,重视患者主诉,了解判断颅内压力,及时发现并积极处理并发症。

3.脑室持续引流的护理

(1)引流管的位置:待穿刺完毕后,立即在严格的无菌条件下连接引流瓶(袋),引流管开口需高于侧脑室平面 10～15cm,以维持正常的颅内压。

(2)观察引流速度及量:术后早期尤应注意控制引流速度,若引流过快过多,可使颅内压骤然下降,导致意外发生。因此,术后早期应适当将引流瓶(袋)挂高,以减轻流速,待颅内压力平衡后再放低。此外,因正常脑脊液每日分泌 400～500ml,故每日引流量以不超过 500ml 为宜;颅内感染患者因脑脊液分泌增多,引流量可适当增多,但同时应注意补液,以防止水电解质失衡。

(3)保持引流通畅:引流管不可受压、扭曲、成角、折叠,应适当限制患者头部活动范围,活动及翻身时应避免牵拉引流管。固定引流管时注意留有足够长度,方便患者翻身或活动。当意识模糊、烦躁不安、不合作时,应及时使用约束带,防止导管移位或脱落。严禁在引流管上做任何穿刺。

(4)注意观察引流管是否通畅,若引流管内不断有脑脊液流出、管内的液面随患者呼吸、脉搏等上下波动多表明引流管通畅;若引流管无脑脊液流出,应查明原因。

(5)观察并记录脑脊液的颜色、量及性状:正常脑脊液无色透明,无沉淀,术后 1～2d 脑脊液可略呈血性,几天后转为橙黄色,以后逐步转为无色透明,无沉淀。若脑脊液中有大量血液,或血性脑脊液的颜色逐渐加深,常提示有脑室内出血。一旦脑室内大量出血,需紧急手术止血。一般闭式外引流留置时间为 4～

5d,不宜超过1周;颅内感染率随时间的延长而明显增加。感染后的脑脊液浑浊,呈毛玻璃状或有絮状物,患者有颅内感染的全身及局部表现。

(6)严格遵守无菌操作原则:每日定时更换引流瓶(袋)时,应先夹闭引流管以免管内脑脊液逆流入脑室,注意保持整个装置无菌,定期做脑脊液常规检查或细菌培养。

(7)拔管:颅术后脑室引流管一般放置3~4d,此时脑水肿期已过,颅内压已开始降低。拔管前1d应试行抬高引流瓶(袋)或夹闭引流管24h,以了解脑脊液循环是否通畅,有否颅内压再次升高的表现。若患者出现头痛、呕吐等颅内压增高症状,应立即告知医师,适当放低引流瓶(袋)或开放夹闭的引流管。拔管时应先夹闭引流管,以免管内液体逆流入脑室引起感染。拔管后,切口处若有脑脊液漏出,也应告知医师妥为处理,以免引起颅内感染。

4.预防并发症

(1)硬膜下或硬膜外出血:由于穿刺损伤硬脑膜、脑组织内或脉络丛血管等造成,或由于穿刺后引流脑脊液过快使上述血管受牵拉损伤破裂所致。护理措施:术者穿刺时动作应轻柔,缓慢进入,不能过急过深;进入脑室后放出脑脊液要慢,以防止由于颅内压剧降造成脑组织的迅速移位和血管损伤。出血量少者,应严格卧床休息;遵医嘱应用止血药,如酚磺乙胺(止血敏)、氨甲苯酸、维生素K_1,保持脑室引流管通畅,以利于清除血性脑脊液;定期复查CT,了解血肿吸收情况。出血量多者或有活动性出血,血肿逐渐增大者,宜及时开颅清除血肿,积极做好术前准备。

(2)脑肿及颅内压突然增高:为反应性急性脑水肿及颅内压增高。护理措施:遵医嘱迅速采用药物性脱水治疗,包括20%甘露醇、呋塞米、地塞米松,上述药物联合应用效果尤佳。严密观察脱水效果,如药物性脱水治疗效果不理想,应立即报告医师,考虑行颞肌下减压术。

(3)视力突然减退:出现于以往有颅内压增高及视力已明显下降者。脑室穿刺术后如果脑脊液引流过快,颅内压迅速降低,可导致供应视神经和视交叉的营养血管压力降低,以致血液灌注不足,进一步加重视力障碍。护理措施:对于既往有颅内压增高及视力已明显下降者,应尽可能避免行脑室穿刺术,如果必须进行,操作需小心谨慎,脑室穿刺术后脑脊液引流要缓慢。术后严密观察其视力改变,一旦出现视力突然减退甚至失明,应适当给予①升高血管压力的药物:如间羟胺;②血容量扩充药:除输注适当的晶体液以外,还可给予适量的低分子右旋糖酐和706羧甲淀粉等;③神经营养性药物:如三磷腺苷(ATP)、辅酶A,常与ATP合用,组成能量合剂,效果更好,胞磷胆碱、维生素C、维生素B_1、维生素B_6等。做好患者的心理护理,消除其紧张焦虑情绪。

(4)局部或颅内感染:预防感染是关键,应严格消毒穿刺所需物品,术中严格按照无菌操作技术进行。术后常规应用抗生素,防止颅内感染。一旦发生感染,应加强全身抗菌治疗,根据细菌培养及药敏试验结果,选用敏感的抗生素。通过脑室引流管注射抗生素于脑室内,可增强抗感染效果,同时通过引流管引流脓性脑脊液,有利于感染的控制,应保持脑室引流的通畅。

(5)引流管处脑脊液漏:早期脑脊液漏常因缝合不严密、皮肤对合不好、硬脑膜切口过大所致;迟发性脑脊液漏多见于引流管留置时间4~5d后瘘管形成所致,只需要更换穿刺部位另做外引流,原瘘管处缝合后加压包扎。

【注意事项】

1.患者头枕无菌治疗巾,保持局部清洁、干燥。

2.翻身时注意保护引流管,避免牵拉、滑脱、扭曲、受压。

3.非遵医嘱不可随意抬高或降低引流瓶的位置。

4.对精神症状、意识障碍的患者适当约束防止引流管脱落。

5.当患者出现头痛、呕吐症状，及时通知医生，防止引流管不通出现意外。

6.搬动患者或行其他检查时，先通知医生，夹闭引流管，待患者安置稳定后再打开引流管。

三、颅内压监测

【概述】

颅内压（ICP）是指颅腔内容物对颅腔壁产生的压力，正常成年人为 $0.7 \sim 2.0 \text{kPa}$（$5 \sim 15 \text{mmHg}$）。在神经外科临床中，颅内压增高是导致患者病情恶化、预后不良或死亡的最常见原因之一。颅内压监测是诊断颅内高压最迅速、客观和准确的方法，也是观察患者病情变化、早期诊断、判断手术时间、指导临床药物治疗，判断和改善预后的重要手段。

颅内压监测可分为无创性和有创性两种。无创的方法有很多，如采用前囟测压、测眼压、经颅多普勒测脑血流、生物电阻法、鼓膜移位测试法等，但无创颅内压监测尚处于研究阶段，目前用于临床的颅内压监测均属于有创范畴。有创颅内压监测是在颅腔内放置导管或微型压力传感器探头，使之与颅内压监测仪连接，将导管或探头感受的压力信号转换为电信号，并显示在示波屏或数字仪上，以记录仪描记颅内压数值，及时、动态、准确地了解患者颅内压的变化。其具体又分为脑室内监测、脑实质内监测、蛛网膜下腔监测、硬膜下监测、硬膜外监测、神经内镜监测、有创脑电阻抗监测等。目前，临床上最常用的是脑室内颅内压监测，其被公认为是颅内压监测的"金标准"。

【适应证】

1.具有异常 CT 表现的重型颅脑损伤患者（GCS $3 \sim 8$ 分），或 CT 虽未见异常，但患者年龄超过 40 岁，单侧或双侧肢体呈屈曲或伸直姿势，收缩压<90mmHg 者。

2.多脏器损伤伴意识障碍者。

3.颅内占位性损害清除术后患者。

4.其他需要了解颅内压动态变化的患者。

【禁忌证】

1.意识清楚的患者　一般不需要监测而通过观察神经系统体征评估颅内压。

2.凝血病患者（包括 DIC）　常见于重型颅脑损伤。

【操作前准备】

1.患者告知　向患者及家属讲解颅内压监测的目的、意义、基本过程及操作中可能出现的意外、操作后可能出现的并发症，取得患者及家属的配合，并签署知情同意书。

2.患者准备　此项操作需在急诊室、手术室或监护室完成。其他准备（同脑室穿刺）。

3.物品准备

（1）颅内压监测仪一套：对监护仪及传感器进行性能测试，确保其正常工作。

（2）其他用物（同脑室穿刺）。

【检查配合】

1.患者在局麻下行额角穿刺脑室外引流术（具体配合见脑室穿刺术）。

2.穿刺成功后立即用三通阀连接颅内压监测仪的压力传感器与脑室引流装置，保护固定好各处接头和穿刺处，即可持续进行颅内压监测与脑室引流。

3.传感器在使用前应排气，以室间孔水平为 ICP 测定参考点（零点），将传感器放置固定在此水平。

4.测压时将三通开关调向颅内压监测仪的压力传感器，若需脑室引流，将三通开关调向引流装置即可。

5.引流速度可根据颅内压增高程度,按需要调整引流装置最高点与脑室额角间的高度来控制。距离越低,流速越快,越高则越慢。

【护理】

1.确保监测装置正常　　首先要正确连接监测装置,监测前对监护仪进行性能测试,使各部件工作正常,无机械性误差,减少故障报警,减少不良刺激,每次监测前均要校准"0"点,监护时患者保持平卧或抬高床头 10°～15°为宜,妥善保护监测装置的接头导线,防止扭曲、折叠或脱出,定时校正"0"点。

2.保持 ICP 监测的准确性　　各种操作如:翻身、吸痰、躁动、尿潴留等,均可影响 ICP 值。因此,操作动作必须轻柔,尽量减少刺激,及时发现、排除外界因素的干扰。当颅内血肿、严重脑水肿、伤口疼痛、缺氧时,患者可出现躁动不安,应及时查找原因,对症处理,必要时使用镇静药,让患者平静后测量,确保 ICP 监测的准确性。如出现 ICP 持续负值或不稳定,应检查监护仪各接头是否衔接牢固,有无漏气、漏液等;如 ICP>2.0kPa 即被认为 ICP 增高,在常规治疗的基础上合理使用脱水药效果好。

3.熟练观察 ICP 数据变化　　及时记录各项指标,ICP 正常波形呈下斜形锯齿波,分别命名为 P1、P2、P3,压力增高提示颅内压增高,波幅不良提示颅内组织受压循环不良。在常规治疗的基础上,对 ICP>2.0kPa、血压剧变、意识、瞳孔改变者予以加强脱水,并根据 ICP 监测的波形和数据,调节脱水、利尿药用量及使用时间;对波幅不良或 P3>P1、P2 者取肝素液(生理盐水 500ml 加入肝素 12500U),予引流管灌洗,保持引流通畅。

4.把握 ICP 与病情变化的联系　　ICP 与意识、瞳孔及生命体征有着联动作用,监测过程中,同时需严密观察神志、瞳孔及生命体征变化,并结合 ICP 数据,进行综合、准确的判定,抓住抢救时机。

5.ICP 监测的护理

(1)妥善固定脑室引流管:保持脑室引流管适宜的高度和引流通畅,引流管最高距患者脑室平面 10～15cm,切勿将引流管压在患者头下,以避免发生曲折,脑室引流管不可受压、扭曲、折叠,必要时适当制动患者头部;进行翻身等护理操作时,保护引流管不被牵拉,防止脱出;躁动患者适当约束肢体,防止自行拔管。观察并记录引流是否通畅,引流量及引流液颜色,每日引流量不超过 400ml。根据颅内压情况保持适宜的引流速度,禁忌引流过快,引流过量引起低颅内压性头痛、呕吐,甚至加重颅内出血,导致脑疝形成。颅内压增高时及时根据医嘱使用脱水药或开放脑室引流管,以保持稳定的颅内压。

(2)加强基础护理:保持病室安静,尽量减少各种刺激。患者处于头高脚低位,抬高床头 15°～30°;保持患者的基本指标如血糖、电解质和血氧分压正常和避免高碳酸血症,控制患者体温。维持有效的循环容量及血压以保证维持适当脑灌注压。合理使用镇静、镇痛和肌松治疗,使患者处于安静状态,避免躁动,减低肌张力等。

(3)保持呼吸道通畅:颅内高压患者意识障碍、呼吸深慢、咳嗽吞咽反射减弱,易导致呼吸道梗阻、呼吸骤停。应加强呼吸道管理,及时清除口腔、呼吸道分泌物和呕吐误吸物,保证呼吸道畅通,并给予高流量吸氧,纠正缺氧,改善通气,必要时行气管插管或气管切开,以解除呼吸道梗阻。提高血氧含量,有利于减轻脑水肿,降低 ICP。

(4)保证大小便通畅:尿潴留、便秘可致腹压增高,椎管内静脉丛压力升高,影响脑脊液的吸收,加之患者因不适而躁动不安使血压上升,ICP 明显增高。尿潴留时,及时导尿;便秘时,采取通便措施:开塞露纳肛或肥皂水灌肠,但禁用高压及大量盐水灌肠。

6.预防并发症

(1)感染:轻者为伤口感染,重者可发生脑膜炎,脑室炎和脑脓肿等。一般监测 3～4d 为宜,时间愈长感染的机会也逐渐增多,有研究表明,监测>5d 感染机会增加,监测第 11 天感染机会达 41%。每天更换压力传感器接头处的乙醇纱布,并保持乙醇纱布的湿润。更换脑室引流瓶要严格执行无菌操作原则。遵医嘱给予抗生素,除静脉输入还可以脑室内注射抗生素。最好根据细菌的药敏应用抗生素。

(2)颅内出血:发生率较低,但为严重致命性并发症,与凝血机制障碍、监测系统安置中的多次穿刺有关。直接创伤出血可发生在脑内或脑实质内,由脑脊液引流过度所致的出血主要为硬脑膜出血。如患者存在凝血功能异常应进行纠正,在安装技术方面,应避免反复穿刺,并防止脑脊液引流过快,颅内压偏低。严密观察生命体征:意识、瞳孔、血压、脉搏、呼吸,并做好记录,记录脑室引流量或每小时脑室引流量。

(3)医源性颅内高压:严格按照操作规程处理,输液系统不能与 ICP 监测系统相连接,以防止其意外性开放而将液体输入颅内,导致颅高压。

(4)机械相关并发症:包括传感器脱落、螺钉脱落、探头损坏、引流管扭曲折叠、引流管堵塞、脱落等。这类并发症虽然报道较少但经常发生在日常护理操作、患者活动或躁动以及患者转运过程中。对于此类并发症的预防主要在于对患者的健康教育,增强医护人员的意识。对于堵塞的引流管用 0.9% 生理盐水冲洗外侧端引流管,并关闭近头部端引流管,不能冲洗近头部端引流管,以防逆行感染。反复出现阻塞现象通过冲洗无效,在引流管进行脑室内注射尿激酶 2 万 U 加 0.9% 生理盐水 10ml 每日 2～4 次。

7.心理护理　术后清醒患者会对监护仪的装置产生恐惧心理或由于活动受限而产生烦躁、紧张情绪,护士应及时向患者说明使用监护仪的必要性和安全性,消除紧张感以取得患者的合作。

【注意事项】

1.保持监护及引流装置的密闭性和管道通畅,避免漏液,操作时,严格无菌操作。

2.颅内压监测一般不超过 5d,以免发生颅内感染。

3.颅内压监护期间,要注意由于导管损坏、导管折叠受压、脑脊液渗漏、监护仪零点漂移等因素所致的误差。

4.护士应定时观察颅内压变化,若颅内压超过 2.66kPa 或反复出现"高原"波(A 波),应及时报告医师,协助处理。

5.ICP 监测的患者行其他检查时,在搬动患者前先将引流管关闭以防逆流感染。

四、全脑血管造影

【概述】

全脑血管造影术就是利用血管内导管操作技术,在计算机控制的数字减影的支持下,对累积人体神经系统血管的病变进行诊断,它具有微创和微侵袭的特点,可为神经系统血管病的诊断提供可靠依据。近年来,该技术已成为传统神经外科手术的重要补充手段,并拓展了常规神经内科的治疗范围。

目前,全脑血管造影术已经广泛地应用于神经系统的出血性和闭塞性血管病的诊断,成为一门较为独立的新兴学科,与显微手术、腔镜手术、立体定向以及放射外科等并列为微创医学在神经学科的重要组成部分,并获得了较高的医学地位。

【适应证】

1.有可能存在脑血管病变,均可行全脑血管造影术。

2.磁共振技术(MRA)进行诊断的,由于脑颅底骨质的伪影干扰,使其准确程度受到限制。

3.高龄或因各种原因不能承受手术治疗者。

【禁忌证】

1.呼吸、心率、体温和血压等难以维持。

2.严重动脉硬化、糖尿病、心脏或肾衰竭。

【检查前准备】

1.患者告知 向患者讲解全脑血管造影术的基本过程,术中注射造影剂时头部不适如胀痛等,检查后的并发症如造影剂的过敏反应,穿刺点的血肿,穿刺动脉的继发性狭窄等,以取得患者的配合。

2.环境准备 开净化空调、开电脑、开 DSA 机、开高压注射器机。

3.准备手术用物 准备手术耗材(长短动脉鞘、泥鳅导丝、各种造影管、压力延长管、高注筒)铺无菌台,协助医师穿手术衣、戴无菌手套、铺无菌单。

4.药物准备 肝素、地塞米松、杜非合剂、生理盐水、葡萄糖、碘油、阿托品、多巴胺、甲氧氯普胺。

5.患者准备

(1)检查前 4h 禁食水。

(2)术前行过敏试验,如造影剂、麻药。

(3)GCSS 记分在 8 分以下需全麻行全脑血管造影术。

(4)按医嘱给予术前用药。术前 1d 应给患者会阴和腹股沟部位备皮,洗澡,更衣。

【检查配合】

1.核对患者科室、姓名、床号、是否禁食水。

2.查看 X 线申请单、手术知情同意书、授权委托书、血清四项、自费项目协议书。

3.进入手术室后给患者心电监护、吸氧、建立静脉通道。

4.铺无菌台,打无菌高值耗材,使用高压注射器材抽吸造影剂。

5.协助抽取利多卡因,肝素 10mg 静脉滴注,静脉滴注地塞米松 5～10mg。

6.手术室严格无菌操作。

【护理】

1.检查后密切观察患者生命体征变化,遵医嘱给予抗感染药物。

2.检查后患者应多饮水,以利造影剂排出体外。

3.用压迫器压迫止血 15min 加压包扎后观察皮肤颜色和足背动脉搏动,术后 24h 可下地活动。

4.控制血压,出血患者血压控制 120/80mmHg 以下,防止再次出血,有脑梗死患者血压控制在 140/80mmHg,防止梗死加重。

5.患者头痛时应遵医嘱给予对症处理,颅内高压患者给予 20％甘露醇 150ml 静脉滴注。

【注意事项】

1.消化道溃疡和糖尿病患者需慎用地塞米松。

2.用于利多卡因麻醉的注射器应及时弃除,以避免误将残余利多卡因注入颅内而引发癫痫大发作。

3.老年患者全身动脉硬化和血管狭窄直接插造影管较为困难,最好在导丝的辅助下,通过透视监测插管,以避免误将导管送入沿途的肾动脉或肝动脉内,而可能导致的不必要脏器损伤。

4.检查后患者要多饮水,以利造影剂排出体外。

5.术后观察穿刺部位,防止穿刺部位出血及假性动脉瘤的形成。

五、诱发电位检查

【概述】

诱发电位(EP)是中枢神经系统在感受外在或内在刺激过程中产生的生物电活动。中枢神经系统的自发电位反应的是大脑皮质在无外界刺激时产生的电活动。这种电活动多具有连续性和节律性。诱发电位是代表中枢神经系统(CNS)特定功能状态下的生物电活动的变化,其有助于确定神经感觉及运动传导通路有无病变,同时还可发现潜在的病变而有利于早期诊断、判断疗效、估计预后和指导治疗的作用。分为体感诱发电位、视觉诱发电位、脑干听觉诱发电位和运动诱发电位等。

【适应证】

1.体感诱发电位(SEP) 是指脉冲电流刺激皮肤感觉神经末梢、皮节或混合神经干,神经冲动沿传入神经传至脊髓感觉通路、丘脑至大脑皮质感觉区,在刺激对侧相应部位的头皮上所记录的与刺激有固定时间关系的电位变化。适用于:①疑有躯体感觉神经通路任何水平或大脑皮质感觉中枢受损及功能障碍者;②需协助判断脊髓损伤的程度、范围及预后者;③需对大脑半球病损判断预后进行随访研究者;④对昏迷患者的预后判断和对脊髓手术、颈动脉内膜切除术、颈内动脉瘤手术的术中监护。

2.视觉诱发电位(VEP) 是指给视网膜以视觉刺激时,在头皮枕部记录到的与刺激有固定时间关系的电位变化。按刺激方法不同又分为闪光视觉诱发电位和模式翻转视觉诱发电位。前者因正常变异大及阳性率低等缺点,临床应用较少,后者因重复性好、灵敏度高,目前临床应用广泛。适用于引起视觉通路任何一水平和视皮层功能障碍的病变。

3.听觉诱发电位(BAEP) 是指由声音刺激引起,在头皮上记录到的与刺激有固定时间关系的电位变化。因其电位来源于脑干听觉通路,故称脑干听觉诱发电位(BAEP)。BAEP 主要是由接受短声刺激耳的同侧脑干听觉通路产生。适用于:①所有累及听觉神经通路的病变;②作为一种客观的电反应测听方法;③颅后窝手术的术中监护;④某些药物(链霉素等)的不良反应监护;⑤协助判断昏迷患者的预后和脑死亡。

4.运动诱发电位(MEP) 是一种广义上的诱发电位,仅对自发电位而言,是电流或磁场经颅或椎骨刺激人大脑运动皮质或脊髓,在相应的外周部位记录到的肌肉动作电位。因无不良反应,且操作简便,近年来已逐渐应用于临床诊断。适用于对运动神经系统疾病的诊断及预后判断。

【禁忌证】

此种检查无创伤性,可重复性好,且操作简便,近年来已逐渐应用于临床诊断,无明确禁忌证。

【检查前准备】

1.患者告知 向患者讲解诱发电位检查目的和过程,以消除其紧张心理。

2.物品准备 诱发电位监测仪、无菌电极、导线、脱脂棉、卷尺、导电膏。

3.患者准备

(1)检查前 1d 要洗澡,用洗发水洗干净头(勿擦发胶、头油),不要戴佩饰。

(2)穿宽松的内衣、裤。在检查时容易暴露上、下肢。

(3)不能合作的儿童要在药物睡眠下进行检查。

(4)进行视觉诱发电位检查的患者,使用散瞳药后 12h 内不能进行检查,如有屈光不正要矫正屈光,需佩戴合适的眼镜检查。

【检查配合】

在检查前患者应排空大小便,取舒适体位,全身自然放松,以减少肌电伪迹。保持检测环境的安静,光线稍暗。体感诱发电位检查时,刺激上肢神经时,引导电极置于头顶与外耳孔之间连线,在顶点向下外 7cm、向后 2cm 处;刺激下肢神经时,引导电极置于顶点向后、向外各 2cm 处。视觉诱发电位检查时引导电极先后置于枕外粗隆向上 5cm 处和由此处左右旁开 5cm 处。无关电极均置于两耳或乳突部。

【护理】

检查后对使用镇静药的患者要加强意识、瞳孔、生命体征的监测,防止发生病情变化。清醒患者可洗澡,去除身体上的导电膏,使患者舒适。

【注意事项】

1.电极安放部位必须清除污垢和皮肤油脂。

2.电极应当放牢并有适量导电膏。

3.不宜空腹,以免血糖过低影响检查结果。

4.成年人受试者应适当使其舒适,可能的话要鼓励睡眠,儿童或其他不合作患者,应由医生酌情给予镇静药。

5.在病情允许的情况下,癫痫患者应于检查前24h停服抗癫痫药物,停药困难者则须注明药名、剂量及用药天数。

六、视频脑电图检查

【概述】

视频脑电图(V-EEG)检查是将脑电监测系统与录像装置结合起来,同步记录患者癫痫发作的临床表现与脑电图,医师可根据录像资料仔细观察患者发作时的临床表现,与同步脑电图记录对照分析,能更准确地判断癫痫发作的类型和可能的起始部位,同时准确掌握患者在各时间段的活动状态及相应的脑电图变化,及时发现并排除各种干扰伪差及电极故障,提高脑电图监测结果的准确性和可靠性。

【适应证】

1.主要用于癫痫诊断和鉴别诊断、确定发作类型、评估治疗效果等。

2.中枢神经系统感染性疾病的诊断。

3.脑外伤、脑血管病或躯体性疾病引起的中枢性功能失调或损害的检查。

【禁忌证】

该项检查无禁忌证。

【检查前准备】

1.患者告知　医生告知患者行视频脑电图检查目的、上机时间,将检查要求向患者解释清楚,消除患者的顾虑,以便让患者能充分了解检查的必要性,配合检查,并提供相关病史资料。

2.患者准备

(1)检查前3d遵医嘱停服抗癫痫药,以减少药物对脑波分析的影响。

(2)检查当日患者应沐浴、更衣,清洁头部皮肤,必要时剪短头发或剃头;不可涂抹发油、发蜡、摩丝等物质,以免检查时头皮阻力过大而产生伪差,同时便于电极固定。

(3)患者进入视频监测病房后需要亲属陪护,帮助患者在发作时报警并观察和描述患者发作时的表现和医师要求的相关信息。

(4)对于年龄太小或不能合作的患者,必要时给予水合氯醛口服或灌肠。

3.物品准备　视频脑电监测电极导线、导电糊、软尺、混明胶、干棉签、小方纱、胶布。

【检查配合】

1.对于发作较频繁的患者可不用停药,对发作稀少且不能耐受长时间监测的患者,必要时可通过减药、停药以诱导发作达到监测目的。但减药、停药可能会改变原有的发作形式和癫痫式样放电,故原则上具体情况应遵照医嘱。

2.在监测病房内不可嬉戏、喧哗和打闹,保持病房的安静和舒适。

3.患者发作时陪护人员应立即按铃报警,不要按压、拉拽患者,不要遮挡摄像镜头,同时掀开患者的盖被以利于观察患者发作时的表现。

4.检查过程中避免牵拉电极线,若有电极脱落,应及时按原部位粘牢固。

【护理】

1.基础护理　患者在视频脑电图(V-EEG)监测过程中活动受限,要做好生活护理,保持床单位整洁,协助患者进餐,做好晨晚间护理。

2.安全护理　患者在视频脑电图(V-EEG)监测过程中床边护栏一定要支起,以免发作时发生意外坠床。癫痫大发作时对抽搐肢体不可使用暴力强压,以免造成骨折。癫痫大发作时应注意保护患者,防止舌咬伤。

3.专科护理　按癫痫护理常规,备好氧气及急救用药。注意观察患者意识、瞳孔、生命体征变化,遇有癫痫大发作或持续状态时,遵医嘱给予抗癫痫药物或急救措施。检查过程中癫痫发作,护士应立即到位观察情况,及时通知医师,同时保护患者,避免发生意外,并详细记录癫痫发作的起始时间、持续时间、抽搐开始部位以及扩展抽搐后肢体有无瘫痪、有无大小便失禁等,患者发作后应立即给予吸氧。保持呼吸道通畅,及时做好相关记录。检查过程中注意观察患者的每项活动。

4.患者教育　告知患者和陪护人员,进入视频监测病房后应将手机、电脑、电玩等关机,以免电磁波干扰影响脑电图检查的准确性。陪护人员不可与患者同睡,随时发现患者发作情况并详细记录患者发作时状况和时间。

【注意事项】

1.确定上机时间后遵医嘱通知患者停服抗癫痫药物。

2.检查前一定要协助患者清洁头部皮肤,不可涂抹发油、发蜡、摩丝等物质。

3.发作时要切忌阻挡摄像头,注意暴露患者,以利于观察发作时肢体活动情况。

4.在视频脑电图(V-EEG)监测的全过程,脑电图监测人员应经常巡视监测病房,及时了解患者发作的情况,检查电极导线的连接状态,要保持电极导线连接可靠,以确保 V-EEG 监测的质量。

5.脑电图监测人员应对患者和各项记录进行持续、密切、直接的监视,以便能够快速地识别出发作性事件,以及脑电图记录中的技术故障。遇有特殊和可疑的情况要做好记录,由此而获得的有效、详细的检测结果将对癫痫的诊断和致痫区定位有重要的意义。

七、术中磁共振检查

【概述】

自从框架立体定向技术和无框架的神经导航技术发明以后,神经外科手术的精确性得到了飞跃式的提高。但是,这些技术都尚存不足,由于系统误差、注册及图像变形等均可引起一定的误差;此外,它们都只是依据术前的影像资料,而不能提供术中实时的图像,而在开颅及打开硬脑膜后脑移位的发生是不可避免的,脑脊液丢失、肿瘤切除等更会加重移位和变形,因此传统导航虽然提高了手术精度,尤其在手术切口、骨瓣设计及颅底手术中起到了重要作用,但脑移位等误差却限制了其使用。术中磁共振(iMRI)既可提供实时更新清晰、精确的图像,又无放射线之弊,而且还可整合功能磁共振(fMRI)、磁共振张量成像(DTI)、弥散加权磁共振(DWI)、磁共振波谱分析(MRS)、磁共振血管造影(MRA)及磁共振静脉造影(MRV)等,以帮助外科医师最大限度地保护重要结构并减少对功能区的损伤。笔者医院于 2009 年 2 月在国内首次引进了可移动式悬吊高场强(1.5T)术中 MRI 系统及功能神经导航系统,并应用于辅助临床治疗。该系统采用 1.5T 移动磁体,双室设计,既能在手术中使用标准手术器械,又能在不需要术中 MRI 时,在系统附近的诊断室进行常规诊断性扫描,提高了系统的使用效率,代表了术中 MRI 比较先进的理念。

【适应证】

1.脑移位　在手术过程中,由于重力、脑脊液丢失、脑水肿、脑组织或肿瘤切除、使用脑压板等因素的作用,脑组织将发生移位,在绝大多数开颅手术中脑移位可达到或超过 1cm。以往的神经导航图像均来自于术前 MRI 或 CT 等,而术中脑移位发生,加上导航本身的误差使得这种导航的精确度大为降低,很多学者设计了多种方案以期纠正脑移位引起的误差,但至今均未找到特别有效的方法。iMRI 利用术中扫描更新图像,重新注册,图像质量与术前图像几乎无差异,很好地解决了这个问题,使导航精度得到很大提高。

2.胶质瘤切除术　胶质瘤的治疗原则是在保证患者神经功能不受影响的情况下最大限度地切除肿瘤,高级别胶质瘤辅以放、化疗。Nimsky 等认为 iMRI 的使用显著提高了肿瘤的全切除率。

3.经鼻蝶手术　iMRI 为医生提供了立体实时监测,对垂体腺瘤,特别是无功能性垂体腺瘤,经鼻蝶手术有很大帮助高场强 iMR 对鞍上、鞍旁、鞍内肿瘤显像清楚,甚至海绵窦结构也能清楚显示,另外,iMRI 可超早期发现肿瘤残留,有助于尽早进行术后治疗计划,如观察、放疗或开颅治疗。

4.功能神经外科　传统立体定向有一定技术限制,iMRI 不需要使用立体定向框架,术中可反复确认目标与病变位置,避开关键结构,可在术中调整刺激针位置,优化术中、术后刺激,术中还可及时发现出血等并发症。

5.脑病变活检术　传统的立体定向活检技术根据术前 CT 或 MRI 定位取得病理组织,存在一定的误差和盲目性,约 30% 的活检手术并不能确定病变性质。iMRI 指导穿刺活检术具有传统立体定向活检技术无法比拟的优势:①iMRI 提供 3D 图像,可以立体定位穿刺针的位置。②iMRI 对病变进行多种扫描序列,如 PMR、弥散加权成像(DWI)、磁共振波谱(MRS),不仅从解剖上指导穿刺,还可以进一步根据病变特点选择穿刺部位。③iMRI 对血管和血供丰富的部位进行显像,可以指导穿刺以避开血供丰富的部位,避免出血等并发症。④避免患者和医师受放射影响。

【禁忌证】

注意是否有心脏起搏器、神经刺激器、人工心脏瓣膜、眼球异物及动脉瘤夹(动脉瘤夹含镍量较高,在强磁场中会产生较大扭矩,有导致动脉破裂的危险),有以上任何一种情况均禁止 MRI 检查。

【检查前准备】

1.患者告知　检查前对需要进行增强扫描的患者要重点了解患者是否属于过敏体质的高危人群,要认真履行告知义务,认真详细地向受检者和(或)其家属说明用药的目的、方法、大体过程及注意事项,并告知注射造影剂后可能出现的不良反应,然后请受检者和(或)其家属签署增强造影检查同意书。

2.物品准备　静脉留置针、钆喷酸葡胺注射液 1 支。

3.患者准备　进入检查室以前要取下患者身上的一切金属物品,如义齿、发夹、戒指、耳环、钥匙、钢笔、硬币等以及磁卡、磁盘等,带有避孕环的女性扫描时需到妇产科取环后再行检查。术前行磁共振检查进行手术计划时对幼儿、烦躁不安与幽闭恐惧症患者应给予适量镇静药。对手术中进行磁共振扫描时,应将患者手术区域以无菌辅料包裹并做好生命体征监护。

【检查配合】

静脉穿刺技术,尽量做到一针见血,一次成功。造影剂快速加压推注的过程中及推注后,要密切观察药物反应并做好对症护理,提高警惕,慎防意外。如造影剂在推注时发生外渗,应尽快用如意金黄散外敷。如意金黄散具有清热、消炎、活血、消肿、解(药)毒作用,方法简便,安全有效。术中检查时,除操作磁共振的人员外,其余手术人员均应站在蓝色标识以外。

【护理】

1.心理护理根据患者的年龄、病情、心理状态有的放矢进行心理护理。在检查前向患者详细解释 MRI 检查的过程、准备要求、配合要点,鼓励患者面对现实,发挥其主观能动性,让患者知道该检查时间比较长,噪声比较大,但不会有任何危险,使患者在思想上有所准备。对老人、妇女、儿童这些特殊群体,可予佩戴耳塞、MRI 专用耳罩以减弱噪声。医护人员通过空气传导耳麦以亲切、明确的指令及安慰,使患者感到医护人员时刻在关心他,必要时有医护人员陪同完成检查。

2.患者进入检查室前,护士要严格把关,特别防止遗漏细小隐蔽的金属物件;患者卧于检查床协助技师再次认真仔细询问检查,确保万无一失。

3.防止摔跤及感染医源性疾病要预见各种引起摔跤的危险因素,注意检查床移动时不可上下,保证地面干燥,对年老体弱者必须搀扶。必须严格执行无菌技术操作原则。

4.检查后嘱患者多饮水,以利于造影剂的排泄。

5.对术中磁共振扫描时要仔细检查扫描室内有无金属物品,防止磁体运转时发生意外伤害事件。

6.加强术中扫描过程中患者生命体征的监测,防止发生病情变化。

【注意事项】

1.做好术中扫描的安全管理,防止患者发生坠床及磁体运转时意外伤害事件的发生。

2.扫描前将手术区域以无菌辅料包裹,注意加强扫描过程中患者生命体征监测。

（朱　瑜）

第二十章　胸心外科疾病护理

第一节　胸部疾病患者的护理

一、肋骨骨折患者的护理

肋骨骨折多发生在第4～7肋骨。因暴力、跌倒或钝器撞击胸部，直接作用于肋骨，可使该处肋骨向内弯曲而折断。胸部前后受挤压，则使肋骨在腋中线附近向外过度弯曲而折断。肋骨骨折时，应警惕胸腔内脏器和膈肌损伤。

【临床表现】

1.局部疼痛　是肋骨骨折的主要表现，尤其在深呼吸、咳嗽、喷嚏或改变体位时加剧。用手前后或两侧挤压胸部，可引起骨折处疼痛加剧。疼痛使呼吸、咳嗽排痰受限，易造成肺部感染。

2.反常呼吸　多根多处肋骨骨折后，局部胸壁失去完整的肋骨支撑而软化，形成浮动胸壁，亦称连枷胸。吸气时，软化区的胸壁内陷，而不随其余胸壁向外扩展；呼气时，软化区向外凸出，这种与健康的胸壁呈方向相反的活动称为反常呼吸运动。反常呼吸运动可使两侧胸腔内压力不均衡，纵隔随呼吸左右扑动，造成肺通气及肺换气障碍，且影响静脉回流，严重者可发生呼吸衰竭和循环衰竭。

3.并发症　肋骨断端向内移位，损伤肋间血管、胸膜及肺组织等，可产生血胸、气胸、皮下气肿、血痰或咯血。

【评估要点】

1.一般情况　了解患者受伤的经过、受伤至就诊的时间，测量血压、脉搏、呼吸，注意神志、面色、有无发绀等情况。

2.专科情况

（1）了解有无胸痛、胸闷、气短、呼吸困难、血痰或咯血等表现。

（2）观察胸壁有无开放性伤口及伤口的位置、有无气体进出伤口、有无反常呼吸运动。检查有无直接或间接压痛，有无骨擦音和骨擦感，有无皮下气肿、气管移位。

（3）检查有无其他组织器官的损伤。

3.辅助检查　胸部X线显示肋骨骨折线和断端错位情况，并可判断有无气胸、血胸或胸内脏器损伤。超声技术也常用于肋骨骨折的诊断。

【护理诊断】

1.低效型呼吸形态　与胸廓稳定性破坏使呼吸运动受限有关。

2.清理呼吸道无效　与血液及分泌物潴留、排痰不畅有关。

3.疼痛　与局部组织损伤有关。

4.潜在并发症　血胸、气胸、呼吸窘迫综合征、肺部感染。

【护理措施】

1.心理护理　加强与患者的交流沟通,介绍各项操作的意义及配合方法,消除恐惧心理,帮助患者树立信心。

2.维持呼吸功能　吸氧,1~2L/min。单根肋骨骨折的患者用多头胸带或胶布固定胸部。胶布固定的方法:由上向下,后起健侧脊柱旁,前方越过胸骨,行叠瓦式固定。连枷胸的患者尽快采用厚敷料加压包扎,控制反常呼吸。胸部固定松紧度以伸入一指为宜,过松达不到治疗目的,过紧会使患者感到呼吸困难不能耐受。鼓励并协助患者深呼吸、有效咳嗽排痰,及时清除呼吸道分泌物,保持呼吸道通畅。必要时行气管插管呼吸机辅助呼吸,并做好气管切开的准备。

3.严密观察病情变化　观察患者有无开放性伤口、呼吸困难、皮下气肿、气管移位、发绀、烦躁不安或休克等表现;有无面色苍白、脉搏细速、血压下降、低血容量性休克等表现;有无胸腔或腹腔脏器损伤的症状。

4.有效止痛　对患者的疼痛表示理解和同情,保持环境安静,协助患者取合理体位,减少不必要的搬动。也可通过肋间神经封闭、应用止痛药物等措施减轻疼痛,注意观察止痛效果及不良反应。

5.预防感染　密切观察体温变化,严格执行无菌操作,遵医嘱应用抗生素。

【应急措施】

1.开放性气胸　立即用无菌敷料在患者用力呼气末严密封闭伤口,变为闭合性气胸。用胶布固定或绷带加压包扎,确保不漏气。条件允许时,再彻底清创缝合胸壁伤口,并行胸腔闭式引流术。

2.张力性气胸　立即排气,降低胸膜腔内压力。急救时在伤侧第二肋间锁骨中线插粗针排气,转运时排气针头外口须绑扎橡胶指套,其顶端剪一小口,制成活瓣排气针。尽早行胸腔闭式引流术。

3.血胸　迅速建立静脉液路并保持通畅,补充血容量,遵医嘱使用止血药物,准确记录出入量,采集血标本,送血库进行交叉配血试验。有休克征象的患者取去枕平卧位,以保证重要脏器血液供应。监测生命体征并密切观察神志、面色、尿量等病情变化,了解止血和抗休克治疗的效果。必要时做好开胸探查的术前准备。

【健康教育】

1.让患者了解胸壁固定、肋间神经封闭等治疗的意义和作用,使之能积极配合。

2.胸壁固定的患者,嘱其如固定过紧感觉呼吸困难不能耐受,应立即告知医护人员,及时调整。

3.嘱患者卧床休息,避免剧烈活动引起胸部疼痛。

4.向患者说明深呼吸及咳嗽排痰的目的,并指导患者进行练习。

5.胸壁有开放性伤口的患者,保持伤口周围清洁,预防感染。

6.出院指导:加强营养,3个月后复查X线,了解骨折愈合情况。

二、脓胸手术患者的护理

胸膜腔内积脓称为脓胸,多数脓胸继发于肺部化脓性感染。根据病程的长短分为急性和慢性脓胸,急性脓胸治疗不及时或处理不当,可逐渐发展成为慢性脓胸。按感染波及范围可分为弥漫性(全脓胸)脓胸和局限性(包裹性)脓胸。

【临床表现】

1.急性脓胸　常表现为高热、脉快、气促、咳嗽、胸痛、胸闷、全身乏力、白细胞增高等急性炎症表现和呼吸困难症状。叩诊呈浊音,听诊呼吸音减弱或消失。严重者可出现发绀和感染性休克。

2.慢性脓胸　常有长期低热、食欲减退、消瘦,乏力、贫血、低蛋白血症等慢性全身中毒症状,可伴有气促、咳嗽、咳脓痰等症状。叩诊呈实音,听诊呼吸音减弱或消失。部分患者有杵状指(趾)。

【评估要点】

1.一般情况　了解患者的起病及诊治经过。评估患者的营养状况,有无明显的消瘦、贫血、低蛋白血症等。评估患者的心理状况,有无不良心理反应。

2.专科情况

(1)询问患者有无发热、胸痛、咳嗽、咳痰(痰液的量及性状),有无发绀或杵状指(趾)。评估胸腔闭式引流管是否有效排脓。

(2)胸膜剥脱术后观察并记录引流液的性状、量、颜色,了解有无低血容量的表现。胸廓成形术后了解有无反常呼吸、脊柱侧弯和术侧上肢活动障碍的表现。

3.辅助检查

(1)X线检查患部显示有积液所致的致密阴影。

(2)B超检查所示积液反射波能明确范围和准确定位,有助于脓胸诊断和穿刺。

(3)胸膜腔穿刺抽得脓液,可诊断为脓胸。

【护理诊断】

1.知识缺乏　缺乏对疾病和治疗的相关知识。

2.营养失调(低于机体需要量)　与长期感染使消耗增加、营养摄入不足有关。

3.气体交换受损　与肺扩张受限有关。

4.体温过高　与感染有关。

【护理措施】

1.心理护理:耐心解释疾病的发生、发展及早期治疗的重要性,鼓励患者树立治愈的信心,取得患者的积极配合。

2.改善全身状况:指导患者进食高热量、高蛋白、高维生素饮食,并注意补充电解质。必要时给予静脉营养、输血浆、白蛋白或红细胞以纠正低蛋白血症和贫血,增加机体抵抗力。鼓励患者适当活动和锻炼,增强体质,提高手术耐受力。

3.对症处理:体温超过39℃的患者给予物理或药物降温,嘱患者多饮水。呼吸困难的患者取半卧位,吸氧,1～2L/min。

4.控制感染:遵医嘱使用有效的抗生素。

5.协助医生进行胸腔穿刺及胸腔灌洗,操作过程中观察并询问患者有无不适。

6.保持引流管通畅:胸腔闭式引流术或开胸手术后,观察并记录引流液的性状、量、颜色及水柱波动范围。引流瓶可接负压为−1.96～−3.92kPa(−15～−29mmHg)的吸引装置,并保持负压吸引持续有效。

7.开放引流的患者固定好引流管,防止其脱出或滑入胸膜腔。

8.开窗引流的患者注意观察局部渗出情况,及时更换敷料,保持伤口周围清洁干燥,防止继发感染。

9.鼓励患者早下床活动、深呼吸和用力咳嗽,促进肺膨胀,尽早消除残腔。

10.胸廓成形术后应防止发生反常呼吸,胸带固定松紧度以伸入一指为宜,过松达不到治疗效果,过紧限制呼吸运动。

【健康教育】

1.鼓励患者加强营养,参加体育锻炼,增强机体抵抗力。

2.积极治疗呼吸道及其他胸腹腔脏器的感染,预防发展成脓胸。

3.让患者了解胸腔穿刺及胸腔灌洗等治疗的意义和作用,取得积极配合。

4.胸廓成形术后指导患者做上肢侧屈、抬高、上举、肘部弯曲及回转等运动,加强上肢功能锻炼,并矫正身体姿势防 JE 脊柱侧弯。

三、肺癌手术患者的护理

肺癌大多起源于支气管黏膜上皮,也称支气管肺癌。大量资料表明,长期大量吸烟是肺癌的重要致病因素。职业因素、人体免疫状态、代谢活动、遗传因素、肺部慢性感染等也对肺癌的发病有影响。发病年龄多在 40 岁以上,男性多于女性。

【临床表现】

1.早期肺癌特别是周围型肺癌常无任何症状,多在胸部 X 线检查时发现。

2.刺激性咳嗽:为肺癌的首发症状,主要由于肿瘤及其分泌物刺激支气管黏膜引起,早期为干咳,随病情发展可有少量白痰。继发肺部感染时,可有脓痰,痰量增多。

3.血性痰:通常为痰中带血点、血丝或间断的少量咯血,大量咯血较少见。

4.部分肺癌患者由于肿瘤不同程度地阻塞支气管,出现胸闷、气促、呼吸困难、胸痛、发热等症状。

5.晚期肺癌压迫或侵犯喉返神经,可引起声带麻痹、声音嘶哑;压迫或侵犯膈神经引起同侧膈肌麻痹;压迫上腔静脉引起面部、颈部、上肢和上胸部静脉怒张、组织肿胀等表现;侵犯胸膜和胸壁可出现血性胸腔积液和持续性胸痛;肿瘤侵入纵隔,压迫食管,可引起吞咽困难;上叶顶部肺癌因侵入和压迫锁骨下动脉和静脉、臂丛神经及颈交感神经等胸廓上口的器官或组织,引起剧烈胸肩痛、上肢静脉怒张、水肿、臂痛和上肢运动障碍,同侧上眼睑下垂、瞳孔缩小、眼球内陷、面部无汗等颈交感神经综合征(Horner 征)。肺癌血行转移后,按侵入器官不同而出现不同的症状。

【评估要点】

1.一般情况　了解患者的年龄、吸烟史、家族史,有无糖尿病、高血压等合并症,评估患者的呼吸功能、心血管功能状态。了解患者及家属的心理状态。

2.专科情况

(1)了解患者有无发热、咳嗽、咳痰,痰液的性状和量,有无咯血,咯血的量和次数。

(2)术后评估患者的生命体征是否平稳,疼痛的程度能否耐受;伤口敷料是否干燥,有无渗血、渗液;胸腔闭式引流是否通畅,引流液的性状、量、颜色及有无气泡溢出;气管是否居中,有无皮下气肿。了解患者对术后深呼吸、咳嗽排痰、早期活动的理解和配合程度。

3.辅助检查　胸部 X 线检查、支气管镜检查、痰细胞学检查、CT 检查等。

【护理诊断】

1.气体交换受损　与肿瘤阻塞较大支气管、肺交换面积减少、手术切除肺组织、胸腔积液等有关。

2.清理呼吸道无效　与误吸或呼吸道内分泌物增多、咳痰无力有关。

3.心输出量减少　与心功能不全或出血有关。

4.疼痛　与手术损伤有关。

5.知识缺乏　缺乏疾病治疗、护理、康复知识。

6.焦虑　与对手术安全性和疾病预后的担心有关。

7.潜在并发症　活动性出血、心律失常、肺水肿、肺不张、支气管胸膜瘘。

【护理措施】

1.术前护理

（1）心理护理：肺癌患者易产生焦虑、恐惧心理，应耐心给予解释和安慰，说明手术的必要性和重要性，讲解手术前后的注意事项、可能出现的不适及其应对方法，减轻患者的恐惧心理，积极地接受并配合手术治疗。

（2）呼吸道护理：吸烟的患者应劝其戒烟，避免支气管分泌物增多。鼓励并指导患者练习腹式深呼吸和有效咳嗽排痰；合并呼吸道感染的患者给予雾化吸入 2 次/日、抗生素治疗，控制感染。

（3）加强营养：指导患者进食高蛋白、高热量、高维生素、易消化的饮食，必要时给予胃肠外营养，改善机体状况。

2.术后护理

（1）监测生命体征：每 15～20min 测生命体征 1 次，全麻清醒后生命体征平稳可改为 1～2h 测 1 次，持续监测48h。

（2）体位：全麻未清醒前患者取去枕平卧位，头偏向一侧，以免呕吐物、分泌物吸入呼吸道引起窒息或吸入性肺炎。清醒后生命体征平稳者改为半卧位，有利于呼吸和引流，并减轻伤口疼痛，增加舒适感。呼吸功能较差的患者，尽量避免健侧卧位，以免压迫健侧肺而限制通气。

（3）呼吸道护理：常规给予鼻导管吸氧，2～4L/min，对明显呼吸困难或血氧饱和度低于 95％者，改为面罩吸氧，6～8L/mm。心肺功能较差、血氧饱和度低于 90％的患者可短时间使用呼吸机辅助呼吸。手术后鼓励患者深呼吸、有效咳嗽排痰，可指压胸骨切迹上方的气管刺激患者咳嗽，或患者取坐位，护士叩拍患者健侧胸背部，促使患者咳痰。痰液黏稠不易咳出者可用糜蛋白酶、地塞米松等药物行雾化吸入 3～4 次/日，以稀释痰液利于咳出。对咳痰无力且呼吸道分泌物较多的患者，及时行鼻导管吸痰。必要时协助医生行纤维支气管镜吸痰或气管切开术。肺不张的患者可鼓励其吹气球，促进肺扩张。

（4）胸腔闭式引流的护理：全肺切除术后胸腔闭式引流管一般呈钳闭状态。严密观察有无皮下气肿、气管移位，如患侧胸腔内有大量积液积气，压力增高，气管、纵隔偏向健侧，应开放引流管，放出适量液体或气体，恢复纵隔的正常位置。开放引流管时避免快速大量放液以免引起纵隔突然移位，导致心脏骤停。

（5）补液及饮食：肺手术后严格掌握静脉输液的量和速度，准确记录出入量。全肺切除术后 24h 输液量应控制在 2000ml 以内，速度以 20～30 滴/min 为宜。拔除气管插管后 4～6h，如无禁忌即可饮水，逐渐进流食、半流食、普食。鼓励患者多饮水，以稀释气道分泌物易于咳出。

（6）疼痛的护理：耐心倾听患者的主诉，并评估疼痛的程度。协助患者取舒适卧位，避免牵拉引流管，以减少疼痛刺激。患者咳痰时护士双手张开、手指并拢固定胸部伤口，减轻胸廓震动引起的疼痛。使用止痛药物的患者，注意观察止痛效果及药物的不良反应，观察血压、呼吸变化及有无恶心、呕吐或尿潴留等，发现异常情况及时处理。

（7）活动与锻炼：生命体征平稳者全麻清醒后即可进行肢体的被动活动，术后第 1d 协助患者坐起，鼓励其进行床上主动活动，术后第 2～3d 可协助患者床旁站立或少量活动，以后逐渐增加活动量和范围，以不引起疼痛和疲劳为度。如出现头晕、出汗、心慌或气短等症状，立即停止活动。术后 2 周内不宜下蹲解便，以免诱发肺栓塞，造成患者晕厥猝死。

（8）并发症的护理：术后若患者表现为发热、突然刺激性咳嗽、咳陈旧性血痰、呼吸困难、胸腔引流管内持续排出大量气体或张力性气胸，则疑为支气管胸膜瘘。可向胸腔内注入亚甲蓝，患者咳出带有美蓝的痰液即可确诊。并发支气管胸膜瘘时，患者应取半卧位，患侧卧位，以防大量胸腔积液流向健侧，引起窒息。置胸腔闭式引流管，并做好胸腔闭式引流管的护理。

【应急措施】

急性肺水肿:肺癌患者术后突然出现呼吸困难、发绀、烦躁不安、大汗淋漓、面色苍白、皮肤湿冷、咳嗽、咳出大量粉红色泡沫样痰等表现,提示急性肺水肿的可能,此时可以采取以下措施。

1.立即减慢输液速度,通知医生。协助患者取头高足低位或半卧位,面罩吸氧,6～8L/min,湿化瓶内加20%～30%酒精湿化氧气,酒精湿化吸氧时间不宜过长,一般应间歇应用。

2.密切监测生命体征,观察病情变化。

3.遵医嘱给予镇静剂,多陪伴患者以减轻其紧张焦虑的情绪。遵医嘱给予强心剂、利尿剂等,准确记录出入量,严格控制输液速度及输液量,维持水、电解质平衡。

4.必要时用止血带或血压计袖带进行四肢轮扎,加压以阻断静脉血流但动脉血仍可通过为度,每5～10min轮流放松一个止血带或袖带。

【健康教育】

1.告知患者吸烟的危害,鼓励其坚持戒烟。

2.40岁以上的成年人,应定期行胸部X线检查,特别对久咳不愈、咳血痰者更应提高警惕,及早诊治。

3.术前向患者说明深呼吸和咳嗽排痰可促进肺膨胀、预防肺部并发症,并指导患者进行练习。

4.讲解术后早期活动的意义

(1)有利于肺复张,减少肺部并发症。

(2)避免关节强直和肌肉失用性萎缩。

(3)促进胃肠蠕动恢复,减轻腹胀,增进食欲。

(4)促进血液循环,防止静脉血栓形成。

(5)预防压疮。

5.出院指导:注意防寒保暖,避免出入公共场所及接近上呼吸道感染者,远离呼吸道刺激物,预防呼吸道感染。加强营养,定期复查,继续治疗。

四、食管癌、贲门癌手术患者的护理

食管癌、贲门癌是一种常见的消化道恶性肿瘤。其病因可能与饮食习惯、吸烟、饮酒、营养素缺乏、化学因素、遗传因素等有关。食管癌以中段食管癌较多见,下段次之,上段较少,贲门癌可向上延伸累及食管下段。

【临床表现】

1.早期食管癌　表现为进粗硬食物时偶有停滞感或异物感、轻度哽噎感、胸骨后疼痛或闷胀不适,症状常不明显,时轻时重,且进展缓慢,易被忽视。

2.中晚期食管癌　进行性吞咽困难是食管癌的典型症状,可因食管梗阻造成呕吐和误吸,患者逐渐消瘦、营养不良、恶病质。若癌肿侵犯喉返神经,可引起声音嘶哑;侵入气管,形成食管气管瘘,出现进食时呛咳,可继发肺部感染;侵犯食管外邻近组织可有持续性胸痛或背痛。晚期患者常见锁骨上淋巴结转移,远处转移常累及肝、肺、肾上腺及骨骼。

3.贲门癌　早期常表现为食欲不振、上腹部不适或轻微疼痛、体重减轻,晚期可有吞咽困难、上腹部持续性疼痛、柏油样便、贫血及腹水。

【评估要点】

1.一般情况　了解患者的饮食习惯、烟酒嗜好、家族史等。了解患者对疾病的认知程度、心理状态及社会支持状况。

2.专科情况

(1)了解患者目前的饮食种类及有无吞咽困难,评估患者的营养状况,有无体重减轻、消瘦、贫血、恶病质。有无声音嘶哑、进食时呛咳、淋巴结或远处器官转移的表现。

(2)术后评估患者的生命体征是否平稳,各留置管道是否通畅,引流液的性状、量、颜色,了解患者对饮食及活动原则、咳嗽排痰方法的理解及掌握程度。

3.辅助检查

(1)X线钡餐检查:早期食管癌表现为局限性黏膜破坏,小的龛影或溃疡;中晚期可见充盈缺损、管腔狭窄和梗阻。

(2)食管镜检查:食管镜下可观察到食管黏膜改变,有无肿瘤,以及管腔狭窄程度,并可以夹取组织做病理检查。

(3)食管拉网脱落细胞检查:这是我国首创的一种用于普查早期食管癌的检测方法。采用罩有丝网的气囊导管,经口腔插入胃内,然后注气膨胀,缓慢拉出。将黏附于丝网上的黏液或血性液涂片,查找癌细胞。

(4)CT与MRI:有助于了解食管癌向腔外侵犯情况和有无纵隔淋巴结转移。

【护理诊断】

1.营养失调,低于机体需要量　与吞咽困难、癌症消耗增加、术后禁食水有关。

2.低效型呼吸形态　与手术破坏了胸廓完整性及手术中对肺的机械性压迫有关。

3.疼痛　与手术损伤有关。

4.有肺部感染的危险。

5.焦虑　与疾病的进展、术后能否正常进食的担忧有关。

6.潜在并发症　活动性出血、吻合口瘘、乳糜胸。

【护理措施】

1.术前护理

(1)心理护理:耐心向患者讲解疾病的相关知识,帮助其了解手术的必要性及可行性,解除心理负担,使患者以稳定的心理状态接受手术。

(2)营养支持:指导患者进食高蛋白、高热量、高维生素、易消化的流食或半流食,对不能进食的患者应给予胃肠外营养,改善机体营养状况。

(3)消化道准备

1)口腔卫生:指导患者早晚及餐后漱口刷牙,保持口腔清洁,不仅能增进食欲,还可预防术后并发症。

2)冲洗食管:嘱患者餐后多饮温水,术前3日每晚服生理盐水加抗生素冲洗食管,以减轻局部水肿和感染。

3)术前3d进流食,术日晨禁食、水。

4)术前常规置胃管,对食管梗阻的患者,不能强行置管,可置于梗阻部位上方。

5)肠道准备:拟行结肠代食管术的患者,术前3d进流食,口服肠道不吸收的抗生素,以减少肠道细菌的繁殖。术前1d口服泻药(10%甘露醇等),促进排便,并观察大便性状及次数,术日晨行清洁灌肠,达到排出液至清水为止。大便次数多者酌情给予静脉补液。

(4)呼吸道准备:术前1周戒烟;指导患者练习腹式呼吸和有效咳嗽排痰;合并呼吸道感染的患者遵医嘱给予抗生素治疗,控制感染。

2.术后护理

(1)监测生命体征:术后每 15～20min 测血压、脉搏、呼吸、血氧饱和度 1 次,全麻未清醒前取去枕平卧位、头偏向一侧,防止误吸。清醒后生命体征平稳者取半卧位,改为每 1～2h 监测生命体征 1 次,持续48～72h。

(2)呼吸道护理:吸氧,1～2L/min,观察患者的呼吸变化及有无缺氧症状。鼓励并协助患者深呼吸及咳嗽排痰,雾化吸入 2～4 次/日,对痰多且咳痰无力的患者,行鼻导管吸痰。必要时行纤维支气管镜吸痰或气管切开术,保持呼吸道通畅。

(3)胃肠减压的护理:妥善固定胃管,防止脱出。保持胃管通畅,观察并记录引流液的量、颜色、性状。术后 6～12h 内可吸出少量血性液或咖啡色液,若吸引出大量鲜血或血性液,且患者出现血压下降、脉搏细速、面色苍白等低血容量的表现,应考虑吻合口活动性出血,立即通知医生并配合处理。若胃管不通畅,可用少量生理盐水低压冲洗并及时回抽,但不可随意调整胃管位置。胃肠减压持续 3～4d,待肛门排气后拔除胃管。

(4)饮食护理:手术后第 1～5d 禁食水,静脉输液或鼻饲维持营养,第 6d 开始少量饮水,第 7d 进流食,掌握少食多餐的原则,每 2h 一次,每次 50～200ml,第 11～12d 改为半流食,术后3～4周恢复普食,避免进食生、冷、硬、辣食物。进食时取坐位,进食后 2h 内不要平卧,防止反流。注意观察患者进食后的反应,若出现呕吐、腹泻等情况,应暂停进食;若出现胸闷、气短、心率快、发热等表现,应警惕吻合口瘘发生。

(5)结肠代食管术后的患者,注意观察颈部引流液的性状,若吸出大量血性或咖啡样液,且伴有全身中毒症状,应考虑结肠袢坏死,立即通知医生。结肠代食管术后患者可嗅到口腔异味,向患者解释其原因,并指导患者保持口腔清洁,一般于半年后逐步缓解。

(6)疼痛的护理、活动与锻炼同肺癌术后护理。

3.并发症的护理

(1)胸内吻合口瘘:是食管癌术后最严重的并发症,多发生于术后 5～10d。临床表现为胸闷、气短、心率快、发热等胸腔积液表现和全身中毒症状,胸腔引流液浑浊,性状似胃液或混有食物残渣。口服亚甲蓝后,胸腔引流管见蓝色液体流出即可确诊。发生胸内吻合口瘘的患者,应密切观察生命体征的变化,禁食、水,保持胃肠减压持续有效,保持胸腔闭式引流管通畅,观察并记录引流情况,积极抗感染治疗及营养支持,加强基础护理。需手术治疗者,做好术前准备。

(2)乳糜胸:多因伤及胸导管所致,多发生于术后第 2～10d。临床表现为胸闷、气短、心悸、胸腔引流液量多且由清亮转为淡黄色或乳白色浑浊液。一旦确诊,应进食低脂或无脂饮食,必要时禁食、水,静脉营养支持,维持水、电解质及酸碱平衡。置胸腔闭式引流管及时排出胸腔内乳糜液,促进肺膨胀。需行胸导管结扎术者,做好术前准备。

【应急措施】

胸腔内活动性出血。

1.术后胸腔闭式引流管内血性引流液在 4～6h 内超过 150～200ml/h,或患者出现进行性低血容量的表现,则提示胸腔内可能有活动性出血,应立即通知医生。

2.定时检查伤口敷料及引流管周围有无渗液或渗血,每 15～30min 挤压引流管 1 次,保持通畅,观察并记录引流液的颜色、量及性状。

3.严密监测生命体征变化,观察神志、面色、尿量等病情变化,若出现脉搏细速、血压下降、面色苍白等表现,应考虑低血容量性休克的可能。取去枕平卧位,遵医嘱使用止血药,采集血标本,送血库进行交叉配血试验,迅速补充血容量,并准确记录出入量。

4.做好开胸探查的术前准备。

【健康教育】

1.改变不良的饮食生活习惯,如吸烟饮酒,饮食过热、过快、过硬,口腔不洁,食用较多的霉变食物,营养素缺乏等。

2.讲解留置胃管的目的

(1)术前冲洗食管。

(2)术后行胃肠减压。

(3)术后用于胃肠内营养。

3.说明禁食、水的意义

(1)术前禁食、水的目的是防止麻醉或术中呕吐引起吸入性肺炎或窒息。

(2)术后早期禁食、水是为了防止胃扩张和吻合口瘘的发生。

4.术后及时给予饮食指导,掌握少食多餐、由稀到干、由少到多的原则,避免进食生、冷、硬、辣食物,质硬的药片应碾碎后服用。

5.讲解术后咳嗽排痰和早期活动的意义。

6.嘱患者定期复查,坚持继续治疗。

五、纵隔肿瘤手术患者的护理

原发性纵隔肿瘤多为良性肿瘤,恶性肿瘤只占10％～30％,以年幼者居多。纵隔肿瘤以神经源性肿瘤最常见,其次为畸胎瘤、胸腺肿瘤。除恶性淋巴源性肿瘤适于放射治疗外,绝大部分纵隔肿瘤应尽早手术治疗。

【临床表现】

1.纵隔肿瘤的患者约1/3无症状,多因其他疾病或健康查体时X线检查发现。

2.纵隔肿瘤增大压迫或侵犯周围脏器引起相应的症状,早期常有胸痛、胸闷、咳嗽、气促及前胸部不适等,肿瘤压迫喉返神经可引起声音嘶哑,压迫食管引起吞咽困难,压迫肺和气管可引起呼吸困难甚至发绀等,神经源性肿瘤压迫交感神经干时出现Homer综合征,压迫脊髓可引起肢体麻木甚至截瘫。

3.特异性症状:胸腺瘤患者10％～30％合并重症肌无力,畸胎瘤患者可咳出毛发或皮脂样物等。

【评估要点】

1.一般情况　了解患者的病史、家族史,了解患者对疾病的认知程度及心理状态。

2.专科情况　询问患者有无胸痛、气促、咳嗽、声音嘶哑、吞咽困难等症状;神经源性肿瘤患者有无肢体麻木、截瘫等脊髓压迫症状;胸腺瘤患者有无眼睑下垂、咀嚼无力和吞咽困难、呼吸困难等重症肌无力的症状,并了解抗胆碱酯酶药物的用法及效果。

3.辅助检查　胸部X线检查、CT扫描、MRI检查、B超等。

【护理诊断】

1.知识缺乏　缺乏对疾病和治疗的相关知识。

2.低效型呼吸形态　与肿瘤压迫肺和气管或呼吸肌无力有关。

3.清理呼吸道无效　与呼吸道分泌物增多、咳痰无力有关。

4.焦虑　与知识缺乏和对疾病预后担心有关。

【护理措施】

1.术前护理

(1)心理护理:关心患者,多与患者交流沟通,消除其焦虑心理,以积极的态度接受手术,配合治疗及护理。

(2)呼吸道准备:吸烟的患者劝其戒烟,指导患者练习腹式深呼吸和有效咳嗽排痰。

(3)加强肢体麻木或截瘫患者的基础护理,预防压疮等并发症。

(4)胸腺瘤伴重症肌无力的患者督促其按时服用抗胆碱酯酶药物,剂量要准确,术日晨剂量加倍,保证患者顺利度过麻醉诱导关。

2.术后护理

(1)密切观察病情变化:全麻未清醒前取去枕平卧位,每15~20min测血压、脉搏、呼吸、血氧饱和度1次。清醒后生命体征平稳者取半卧位,改为每1~2h测生命体征1次,持续监测48~72h。

(2)呼吸道护理:吸氧,1~2L/min。鼓励并协助患者深呼吸及咳嗽排痰,保持呼吸道通畅,预防肺部感染。

(3)引流管的护理:保持纵隔引流管或胸腔闭式引流管通畅,观察并记录引流液的性状、量及颜色。

(4)胸腺瘤伴重症肌无力的患者,手术后带气管插管回监护病房,呼吸机辅助呼吸至自主呼吸完全恢复。拔除气管插管后,密切观察患者的呼吸频率、幅度,有无呼吸困难等,床旁备好气管插管及气管切开的用物,备好新斯的明、阿托品等急救药物。术后继续使用抗胆碱酯酶药物,并注意用药后的病情变化,密切观察有无重症肌无力危象的表现。

【应急措施】

肌无力危象或胆碱能危象。

1.胸腺瘤患者手术后若出现肌无力加剧、瞳孔缩小、出汗、腹痛、肌束震颤等表现,及时报告医生,警惕危象的发生,并鉴别肌无力危象和胆碱能危象。

2.对呼吸困难、痰多、已发生危象的患者,立即协助医师行气管切开或气管插管呼吸机辅助呼吸。

3.减量甚至停用抗胆碱酯酶药物,观察并记录病情变化,为调整药物剂量提供准确的依据。

【健康教育】

1.向患者讲解疾病的发生、发展及预后,做到早发现、早治疗。

2.胸腺瘤伴重症肌无力的患者,告知其重症肌无力的常见症状,如出现眼睑下垂、咀嚼或吞咽无力等症状,应立即告知医护人员及时处理。

3.服用抗胆碱酯酶药物的患者,嘱其严格遵医嘱服药,出院后应继续服药,逐渐减量且严密随诊。

4.对需放疗或化疗的患者,告知继续治疗的目的、意义及注意事项。

5.出院后定期复查。

(冯　菊)

第二节　心脏疾病患者的护理

一、先天性心脏病手术患者的护理

先天性心脏病是胎儿时期心脏血管发育异常而致的畸形,是小儿时期最常见的心脏病。临床以房间隔缺损、室间隔缺损、动脉导管未闭及法洛四联症为多见。大多数患儿需手术治疗可使心脏恢复正常结构和功能。

（一）房间隔缺损

房间隔缺损是指原始心房间隔在发生、吸收和融合时出现的异常，左右心房之间仍残留未闭的房间孔。

【临床表现】

绝大多数患儿无症状，活动量不减少，仅表现为生长较慢，易患呼吸道感染。长时间的大量左向右分流，形成肺动脉高压，出现活动后心慌气短、易疲劳、咳嗽等症状。由于肺动脉压力的升高，当右心房压力高于左心房时，出现右向左分流，引起发绀、右心衰竭的表现，发生艾森曼格综合征。

（二）室间隔缺损

系胚胎期室间隔发育不全而形成的单个或多个缺损，由此产生左、右两心室的异常交通。

【临床表现】

1.轻型患者　常无明显的自觉症状，活动量无明显减小，有些患者易患上呼吸道感染，不影响发育，胸壁正常。听诊时胸骨左缘第3、第4肋间可闻及全收缩期响亮的杂音。缺损越小，杂音的范围也越小。收缩期可触及细微震颤。肺动脉瓣第2音正常。

2.中型患者　幼时反复呼吸道感染，体质较弱。有些患者胸廓畸形，活动后心慌、气短。胸骨左缘第3、第4肋间有响亮、粗糙的收缩期杂音，杂音的范围较大，胸骨右缘也可闻及。肺动脉瓣第2音较亢进。心尖搏动范围大，心前区有较粗大的震颤。

3.重型患者　幼儿常有反复发作的肺炎及心衰史，体力极差。活动量较小、心慌、气短明显，哭闹或劳累时出现口唇苍白或发绀，胸廓可有明显畸形。收缩期杂音不响亮，甚至听不到收缩期杂音。而肺动脉瓣第2音响亮亢进，且有急迫感。收缩期震颤很轻或消失。此时左向右分流量明显减少，有些为双向分流，甚至仅为右向左分流。

（三）动脉导管未闭

动脉导管是胎儿时期连接肺动脉与主动脉的生理性血流通道。由于出生后小儿循环血中前列腺素 E_2 及前列腺素 I_2 减少，通过导管血流中的氧分压增加等作用，多于出生后24h内导管的功能丧失，一般出生后4周内形成组织学闭塞，成为动脉韧带。各种原因造成婴儿时期的动脉导管未能正常闭塞，称为动脉导管未闭。

【临床表现】

临床症状的轻重因导管的粗细、分流量的大小及肺循环阻力而不同。分流量小，症状轻微或根本无自觉症状。分流量大者，有心悸、气短、乏力、反复呼吸道感染以及心力衰竭。合并严重肺动脉高压者，有发绀、咯血及腹胀、下肢水肿等心功能不全表现。听诊肺动脉瓣第二音增强或亢进，胸骨左缘第2～3肋间可听到双期连续的机器样杂音，杂音特点是收缩期渐强而舒张期渐弱。此外还有其他体征，如舒张压低、脉压增宽、枪击音（股动脉）、水冲脉（桡动脉）以及毛细血管搏动征等周围血管征。重度者上下肢出现差异性发绀。

（四）法洛四联症

法洛四联症属于圆锥动脉干畸形，病理基础为四种畸形：肺动脉狭窄、室间隔缺损、主动脉骑跨和右室肥厚。

【临床表现】

1.发绀　是法洛四联症的主要症状。发绀程度和出现早晚与流出道狭窄程度和主动脉骑跨程度有关。

患儿多在出生后 6 个月以后出现发绀,有些患儿在儿童期或成人时期才出现发绀。发绀在哭闹与运动时加重,平静休息时减轻,随年龄增长,发绀有加重的趋向。

2.呼吸困难和乏力　因缺氧,患儿多无力,不吵闹,不善活动,好安静。出现缺氧发作时出现呼吸困难,发绀加重,昏厥,甚至昏迷、抽搐、死亡。

3.蹲踞　是法洛四联症的特征性姿势。蹲踞时发绀和呼吸困难减轻,发绀重者蹲踞较频繁,成人四联症少有蹲踞。其机制可能与蹲踞时体循环阻力增加,减少了右向左分流有关。

【评估要点】

1.一般情况　评估呼吸、心率、体温、血压情况,有无呼吸道感染及全身各部位是否有感染灶。

2.专科情况

(1)是否有体格发育落后。

(2)是否有皮肤发绀、眼结膜充血、杵状指(趾)。

(3)有无脉搏增快、呼吸急促、鼻翼扇动和三凹征。

【护理诊断】

1.低效型呼吸形态　与手术、麻醉及机械通气有关。

2.清理呼吸道无效　与使用呼吸机有关。

3.心输出量减少　与心功能不全有关。

4.活动无耐力　与氧的供需失调有关。

5.感染　与机体免疫力低下有关。

6.知识缺乏　不了解先天性心脏病,缺乏有关手术过程和术后恢复方面的知识。

7.恐惧　与疾病的威胁及陌生环境有关。

【护理措施】

1.术前准备

(1)帮助患者适应病区环境,降低恐惧和焦虑情绪。

(2)以高蛋白、高纤维素、易消化的饮食为主。

(3)预防缺氧发作:缺氧发作是发绀型心脏病的重要表现之一,发作的主要表现为烦躁不安、呼吸困难、发绀加重、哭声微弱、晕厥、肌张力低下,偶有意识丧失,甚至猝死。哭闹、排便、感染、贫血、寒冷及创伤等均可诱发,对患儿应做到限制活动,如遇高热、呕吐、腹泻等情况,及时补液,抗感染,伴有贫血者,补充铁剂,严重贫血者可以输血。缺氧发作时,立即将患儿下肢屈起,置胸膝卧位,按医嘱用药。

(4)预防便秘:便秘、排便用力可诱发心律失常(有时甚至猝死)、心源性休克、心衰。应养成定时排便习惯,不要人为抑制排便。多吃含纤维素较多的食物、水果、蔬菜,如粗粮、梨、香蕉、芹菜、韭菜、萝卜等,经常饮些蜂蜜水。一旦发生便秘,不要紧张,更不要用力大便、屏气,应立即与医生护士联系,使用开塞露或口服缓泻剂,若效果不好,可采用灌肠法。

(5)指导患者练习。①呼吸技术:目的是促进肺部膨胀,增加肺活量。②有效咳痰:目的是术后排除痰液,防止肺部感染和肺不张。方法:吸气后屏住呼吸 3～5s,然后经口慢慢呼气,尽可能呼尽;第 2 次吸气后,屏住呼吸,然后用力从胸部深处咳出(不要从口腔后面或咽喉部咳出),再进行两次短促有力的咳嗽。③床上排尿:目的是预防术后尿潴留。④介绍监护病房环境、配相关仪器和抢救设备,各种仪器会发出不同的声音,降低患者术后紧张情绪。

2.术后护理

(1)血流动力学监测及容量补充:观察神志、皮肤、四肢的色泽及温度,脉搏,静脉充盈度及尿量。四肢厥冷、发绀,表示组织灌注不足;皮肤、黏膜颜色苍白,静脉萎陷,中心静脉压低,提示血容量不足;尿量充沛反映肾脏灌注良好,通常提示循环系统稳定。

(2)呼吸道护理:拔除气管插管后,定时翻身,叩背,雾化吸入。鼓励患者咳嗽,深呼吸,可用手轻轻按压伤口以减轻咳嗽时引起的不适。

(3)保持心包内外引流管通畅,切勿将引流管扭曲、受压及滑脱,翻身和下床活动要防止引流瓶倾倒,引流管松脱,以免气体进入胸腔内而致气胸。也不要将引流瓶举起超过引流平面,以免引起逆行感染。

(4)保持尿管通畅,密切观察尿量、颜色、性质,并做好准确的记录。

(5)早期活动:术后长期卧床,易并发下肢深静脉栓塞。一般在术后第 3d,若循环系统已稳定、胸部引流管已经拔除,应起床活动,或坐在靠背椅上。

【应急措施】

1.心律失常　手术创伤,缺氧,水、电解质失衡,酸碱失衡,术前心脏器质性病变等,都是术后心律失常的原因,严重的心律失常未及时处理或处理不当,可诱发室颤,以至心搏骤停。术后应持续心电监测,及时发现心律失常,报告医生并进行及时处理。

2.低心排血量综合征　术前心功能差,术中心肌保护欠佳,术后血容量不足,心功能不全,严重的心律失常等均可导致低心排出量综合征。患者表现为血压低,中心静脉压升高,呼吸急促,动脉血氧分压下降,心率快,尿少,面色苍白,四肢湿冷等。应根据不同原因引起的低心排出量综合征给予相应的处理。有效血容量不足的给予补充血容量;心功能不全,排除心脏压塞后可应用多巴胺、肾上腺素等药物,同时应用血管扩张剂,如硝普钠等,以克服血管阻力降低后负荷,增强心功能。

【健康教育】

1.注意休息,适量活动,循序渐进地增加活动量,若运动中出现心率明显加快,心前区不适,应立即停止活动,需药物处理时,及时与医院联系。

2.注意保暖,预防感冒,及时发现和控制感染。

3.先心病患儿出院后家长应鼓励患儿走路时姿势要端正,以免造成驼背。

4.出院后按医嘱服用药物,在服用地高辛时要防中毒。

5.合理膳食,多食高蛋白、高维生素、营养价值高的食物,如瘦肉、鸡蛋、鱼类等食物,以增加机体营养、提高机体抵抗力,不要暴饮暴食。

6.预防便秘。

7.遵医嘱定时复查。

二、心脏瓣膜病手术患者的护理

心脏瓣膜病是由于炎症、黏液样变性、退行性改变、先天性畸形、缺血性坏死、创伤等原因引起的单个或多个瓣膜结构(包括瓣叶、瓣环、腱索或乳头肌)的功能或结构异常,导致瓣口狭窄及(或)关闭不全。心室和主动脉、肺动脉根部严重扩张也可产生相应房室瓣和半月瓣的相对性关闭不全。二尖瓣最常受累,其次为主动脉瓣。

【临床表现】

1.胸痛或胸部紧迫感、心悸、心绞痛。

2.失眠、疲劳、晕厥、头晕眼花,不能进行日常活动。

3.右心衰竭:肝大伴压痛、腹水和下肢水肿。

4.呼吸改变:气促、端坐呼吸、阵发性夜间呼吸困难。

5.咯血。

6.二尖瓣面容:面颊部呈紫红色,有色素沉着。

7.颈静脉怒张,偶见随心跳搏动。

【评估要点】

1.一般情况　观察生命体征有无异常,询问患者过敏史、家族史、风湿热病史,了解对疾病的认识。

2.专科情况

(1)密切观察患者的心率、心律、血压、脉搏、呼吸变化。

(2)观察患者的神志及末梢循环情况:意识状态、面色、唇色、指甲床颜色等。

(3)监测尿量、体重变化及水肿的消退。

(4)了解心衰体征变化,如水肿、颈静脉怒张程度。

(5)应用洋地黄药物时,严密观察洋地黄的中毒表现。

【护理诊断】

1.心输出量减少　与心脏前后负荷增加,心肌收缩乏力有关。

2.清理呼吸道无效　与手术、麻醉及使用呼吸机有关。

3.体液不足　与外周血管内液体不足、应用利尿药、血液丢失或凝血因子异常有关。

4.体液过多　水肿,与心衰导致肾功能不全、低蛋白血症、肾灌注减少、排尿量减少、摄取过多的钠过少的蛋白质有关。

5.气体交换受损　与心衰引起的肺瘀血、肺水肿及肺部感染有关。

6.活动无耐力　与心排出量减少导致组织缺氧、活动后心律失常、呼吸困难、心肌缺血有关。

7.恐惧　与惧怕手术有关。

8.潜在并发症　出血。

【护理措施】

1.术前准备

(1)长期吸烟者易并发阻塞性呼吸道疾患,术前宜戒烟3周以上,给予呼吸道准备。

(2)因心力衰竭而长期服用利尿药者,需注意纠正电解质紊乱。低血钾者术前补给氯化钾。

(3)准确记录液体出入量,维持体液平衡。

(4)如果患者的心脏前负荷增加,限制食盐和水的摄入量。必要时每日测量体重。

(5)遵医嘱给予利尿剂、强心剂,扩血管药物,抗心律失常药物,同时观察药物的疗效及不良反应,监测有无电解质紊乱。

(6)术前常规输入极化液,即10%葡萄糖加入10%氯化钾、辅酶A、三磷腺苷和胰岛素,目的是补充K^+,增加心肌能量,减少心律失常与洋地黄中毒的发生。输入时应缓慢滴入,嘱患者不要私自调滴数,如胸闷、气促、心率加快应报告医生,遵医嘱停用或调慢滴速。

2.术后护理

(1)血流动力学监测及容量补充:观察神志,脉搏,皮肤、四肢的色泽及温度,静脉充盈度及尿量。四肢厥冷、发绀,常表示组织灌注不足;皮肤、黏膜颜色苍白,静脉萎陷,中心静脉压低,提示血容量不足;尿量充沛反映肾脏灌注良好,通常提示循环系统稳定。

(2)呼吸道护理:一般情况下,呼吸机需辅助呼吸至患者清醒。拔除气管插管后,定时翻身、叩背、雾化吸入。鼓励患者咳嗽,深呼吸,可用手轻轻按压伤口以减轻咳嗽时引起的不适。

（3）严密监测心律的变化，必要时备好利多卡因。

（4）及时纠正酸中毒和电解质紊乱：术后早期，每 4h 做 1 次动脉血气分析和血电解质测定。根据血电解质测定和尿量及时补钾。

（5）早期活动：术后长期卧床，易并发下肢深静脉栓塞。一般在术后第 3d，若循环系统已稳定、胸部引流管已经拔除，应起床活动，或坐在靠背椅上。

（6）抗凝：换瓣术后需终身服用抗凝药物，严格遵医嘱定时、定量服用，严密监测凝血酶原时间，密切观察有无出血倾向。

【应急措施】

1.心律失常　如出现室性异位心律等则反映心肌受损伤，是恶性心律失常，要特别引起重视。恶性心律失常还包括心动过缓（<60 次/min）及房室传导阻滞等，心动过速（>100 次/min），包括房性颤动、房室交界心律、室性期前、室性过速和室性颤动。出现室性心律失常时，首选利多卡因 1～2mg/kg 静脉注射，然后以 1～4mg/min 维持。

2.心包填塞　患者出现血压低、心动过速、奇脉、心音遥远、窦性心动过速、颈静脉怒张，考虑发生心包填塞，应立即遵医嘱大量补液、吸氧、给予血管活性药物，提高重要器官的灌注压，为患者做术前准备，准备急诊手术。

【健康教育】

1.定时复查凝血酶原时间，出院后半年内每 1～2 周复查 1 次，连续 2 次稳定，延长为 1 个月 1 次，半年后每 2～3 个月复查 1 次，1 年后 3 个月复查 1 次。注意保存化验单，按时服用抗凝药。

2.出现下列现象应及时复诊

（1）牙周出血、皮下出血点、柏油样便等出血现象。

（2）头痛、肢体痛、腹痛、发冷及剧痛等栓塞现象。

（3）高热或持续低热、乏力等感染症状。

（4）尿色异常。

（5）水肿明显等心衰表现加重。

3.换瓣术后可结婚，但应避孕，若坚持生育，应在专科医生的指导下做好整个妊娠期的监护。

4.如有不适就医时，应让医生了解目前正使用的抗凝药物和剂量，凝血酶原时间，以利医生选择不影响抗凝药作用的药物。

5.应遵医嘱服用药物，避免自行服用，因为许多药物如止痛剂、解热镇痛剂、抗关节炎药物、感冒药等可能加强抗凝药作用。

6.上呼吸道不适时不可轻视，以防止引起心内膜炎。

7.如果需要到牙科等科室就医时，应告诉医生自己做过换瓣手术，因为在牙科治疗中，细菌也可进入血液并停留于人工瓣膜上引起感染。

8.瓣膜置换患者应进低盐饮食以尽量减少体内水分滞留。如有明显的体重增加、体温升高，疼痛及其他症状，及时到医院复诊。

9.一般术后 6～8 个月可考虑恢复工作，但需检查心功能。

（1）Ⅰ级：可恢复工作，包括轻度至中度体力劳动。

（2）Ⅰ～Ⅱ级：一般轻工作，避免体力劳动。

（3）Ⅱ级：做一般家务劳动或恢复轻工作。

（4）Ⅱ级以上：不参加工作。

三、冠状动脉粥样硬化性心脏病手术患者的护理

　　冠状动脉粥样硬化性心脏病简称冠心病,主要是冠状动脉壁粥样硬化使管腔狭窄以至心肌供血不足。在某些工业化国家,冠心病已成为第一位的致死原因,该病的手术数量已占心脏手术的2/3。冠心病外科治疗主要是应用冠状动脉旁路移植手术(简称"搭桥")为缺血心肌重建血运通道,改善心肌的供血和供氧,缓解和消除心绞痛症状,改善心肌功能,延长寿命。

【临床表现】

　　1.心绞痛　典型症状为心前区剧痛,疼痛部位主要在胸骨后及心前区,并向左肩及左上肢放射,胸骨常常有压迫或有紧迫感,也可能有烧灼感。疼痛持续时间可数分钟或数小时,患者出冷汗,用硝酸甘油等扩冠药物后可得到缓解。

　　2.心肌梗死　胸痛较心绞痛重,持续时间长,休息和服用硝酸甘油无效,患者常烦躁不安、出汗、恐惧或有濒死感。有些患者可出现恶心、呕吐和上腹部胀痛。

　　3.心律失常　在发病后1～2周内,尤其在24h内,75%～95%的患者出现各种心律失常。

【评估要点】

　　1.一般情况　密切观察患者的心率、心律、血压、脉搏、呼吸情况,询问患者有无过敏史、家族史、高血压病史。

　　2.专科情况

　　(1)评价心绞痛发作的过程,找出诱发因素。

　　(2)评估疼痛的部位、性质、程度、持续时间和用药后的止痛效果。

　　3.辅助检查

　　(1)心电图一般可以判定心肌缺血的部位、程度与发病时间以及判断病情恢复或恶化的进程。

　　(2)心力衰竭病例肺瘀血以及心腔变化可通过X线片及超声心电图显示出来。

【护理诊断】

　　1.心输出量减少　与低心排出量综合征有关。

　　2.活动无耐力　与心脏供血不足有关。

　　3.体液不足　与外周血管内液体不足、应用利尿药、血液丢失、凝血因子异常有关。

　　4.焦虑　与冠心病发作及手术有关。

　　5.潜在的并发症　出血、切口感染、吻合血管再狭窄。

【护理措施】

　　1.术前准备

　　(1)长期吸烟者易并发阻塞性呼吸道疾病,术前宜戒烟3周以上,给予呼吸道准备。

　　(2)因心力衰竭而长期服用利尿药者,需注意纠正电解质紊乱。

　　(3)约有10%冠心病患者合并有糖尿病,术前需通过饮食或药物控制血糖水平。

　　(4)高血压能加重心脏负担和增加术后出血的危险性,术前需用降压药物适当降低血压。

　　2.术后护理

　　(1)血流动力学监测及容量补充:观察神志,脉搏,皮肤、四肢的色泽及温度,静脉充盈度及尿量。四肢厥冷、发绀,常表示组织灌注不足;皮肤、黏膜颜色苍白,静脉萎陷,中心静脉压低,提示血容量不足;尿量充沛反映肾脏灌注良好,通常提示循环系统稳定。若患者清醒、安静,四肢温暖,脉搏洪大,静脉充盈,表示排

量足够。

(2)呼吸道护理:一般情况下,呼吸机需辅助呼吸到患者清醒。拔除气管插管后,定时翻身,叩背,雾化吸入。

(3)心律失常的防治:常见的心律失常有房性期前收缩、心房颤动、室性期前收缩、室性心动过速和心室颤动等。偶发房性期前收缩可不处理。术中心房颤动可采用低能量(5~10w/s)电击复律。

(4)及时纠正酸中毒和电解质紊乱:术后早期,每4h做1次动脉血气分析和血电解质测定。根据血电解质测定和尿量及时补钾。

(5)早期活动:术后长期卧床,易并发下肢深静脉栓塞。一般在术后第3d,若循环系统已稳定、胸部引流管已经拔除,应起床活动或坐在靠背椅上。

(6)抗凝:术后需抗凝治疗3~6个月,注意观察患者用药后的反应,如出血、胃肠不适等。

(7)取大隐静脉部位的护理:取大隐静脉的肢体,局部用弹力绷带加压包扎,抬高患肢30°,注意观察末梢血供情况。术后72h更换敷料。术后使用弹力绷带2~3周。

(8)合并糖尿病的处理:术后应控制葡萄糖的输入。在术后前3d每6h测血糖1次,以后每天测1次,至术后1周恢复患者原来的术前治疗方案。若血糖过高,可将胰岛素加入稀释的溶液内,用注射泵缓慢泵入。

【应急措施】

1.心肌梗死 局灶性心梗对患者影响轻微或不被发现,严重时能引发低心排出量综合征或重度心律失常,所以应注意以下几点以便及早发现。

(1)心绞痛发作:术后无原因的心率增快,血压下降。

(2)心电图:用全部导联监测,有S-T段及T波改变或出现心肌梗死的心电图特征。

(3)化验检查特征:心肌肌钙蛋白(cTn),心肌损伤后6~8h即可在外周测出,其半衰期约数小时。

处理:如果梗死面积小、程度轻,可继续观察并以硝酸甘油、肝素静脉输入治疗。如果影响心功能、引起血压下降,应给予正性肌力药物,必要时用主动脉球囊反搏治疗。如果由于手术引起吻合口不通畅,应重新行冠状动脉搭桥手术。

2.急性心包填塞 多发生于术后36h内,患者如果出现下列情况,应警惕心包填塞的发生。

(1)引流量较多,或原先较多的引流突然停止或减少。

(2)血压下降(<90mmHg),脉压小(<20mmHg),脉搏细弱、奇脉,心率加快。

(3)中心静脉压明显升高,颈静脉怒张。

(4)尿量减少。

处理:一旦确诊或高度怀疑本病,应迅速再次剖胸手术,如果在准备手术时患者突然出现心跳停止,可行床旁开胸手术。

【健康教育】

1.控制冠心病的危险因素,养成良好的生活习惯,保证充足睡眠,劳逸结合,戒烟、酒,保持大便通畅。

2.加强体育锻炼,如适当的散步、运动等,都会起到强健心脏的作用。

3.如果出现下列症状:心绞痛、持续发热、乏力、呼吸困难、脉搏不规律、锻炼后要长时间休息才能恢复体力等,要及时就医。

四、胸主动脉瘤手术患者的护理

胸主动脉瘤指的是从主动脉窦、升主动脉、主动脉弓、降主动脉至膈水平的主动脉瘤,是由于各种原因造成的主动脉局部或多处向外扩张或膨出而形成的包块,如不及时诊断、治疗,死亡率极高。

【临床表现】

1.疼痛　多为胸背呈间歇性或持续性胀痛或跳痛,如瘤体压迫侵蚀骨质及神经时,疼痛加重,并出现放射痛,如形成夹层或趋于破裂时,疼痛则骤然加重,有撕裂样剧痛。

2.压迫症状　咳嗽、呼吸困难,严重时可引起肺不张、支气管炎、支气管扩张。

3.压迫食管　吞咽困难。

4.晚期可出现咯血或大量呕血,并可引起窒息或失血性休克。

5.心绞痛　典型症状为心前区剧痛,并向左肩及左上肢放射,疼痛持续时间可数分钟或数小时,患者出冷汗。

【评估要点】

1.一般情况　观察生命体征有无异常,询问患者有无过敏史、家族史、高血压病史。

2.专科情况

(1)评估并严密观察疼痛性质和部位。

(2)评估、监测血压变化。

(3)评估外周动脉搏动情况。

(4)评估呼吸系统受损的情况。

(5)评估有无排便异常。

【护理诊断】

1.心输出量减少　与瘤体扩大、瘤体破裂有关。

2.疼痛　与疾病有关。

3.活动无耐力　与手术创伤、体质虚弱、伤口疼痛有关。

4.知识缺乏　缺乏术前准备及术后康复知识。

5.焦虑　与疾病突然发作、即将手术、恐惧死亡有关。

【护理措施】

1.术前准备

(1)给予心电监护,密切观察生命体征改变,做好急诊手术准备。

(2)卧床制动,保持环境安静、情绪稳定。

(3)充分镇静、止痛,用降压药控制血压在适当的水平。

(4)吸烟者易并发阻塞性呼吸道疾患,术前宜戒烟,给予呼吸道准备。

2.术后护理

(1)持续监测心电图变化,密切观察心率改变、心律失常、心肌缺血等,备好急救器材。

(2)控制血压稳定,防止术后吻合口漏,血压的监测以有创动脉压监测为主,术后需分别监测上下肢双路血压,目的是及时发现可能出现的分支血管阻塞及组织灌注不良。

(3)术后保持中心静脉导管通畅,便于快速输液、肠外营养和测定中心静脉压。

(4)监测尿量:以了解循环状况、液体的补充、血管活性药物的反应、肾功能状况、肾灌注情况等。

(5)一般情况和中枢神经系统功能的观察:皮肤色泽与温度、外周动脉搏动情况是反应全身循环灌注的可靠指标。术后瞳孔、四肢与躯干活动、精神状态、定向力等的观察是了解中枢神经系统功能的最基本指标。术中用深低温停循环的患者常苏醒延迟,这时应注意区分是麻醉状态还是昏迷状态。

(6)体温的监测:体温的监测能反应组织灌注状况,特别是比较肛温与末梢温度差别更有意义。当温差大于 5℃时,为末梢循环不良,间接的反应血容量、心功能状况。同时应注意低温体外循环后体温反跳升高。要进行必要的降温处理。

（7）观察单位时间内引流液的颜色、性质、量,准确记录。

（8）及时纠正酸中毒和电解质紊乱:术后早期,每 4h 做 1 次动脉血气分析和血电解质测定。根据血电解质测定和尿量,及时补钾。

【应急措施】

胸主动脉瘤破裂可出现急性胸痛、休克、血胸、心包填塞,患者可能很快死亡。所以重点应在于及时的诊断和治疗,预防胸主动脉瘤破裂的发生。

【健康教育】

1.注意休息,适量活动,循序渐进地增加活动量,若运动中出现心率明显加快,心前区不适,应立即停止活动,需药物处理,及时与医院联系。

2.注意冷暖,预防感冒,及时发现和控制感染。

3.出院后按医嘱服用药物,在服用地高辛时要防止中毒。

4.合理膳食,多食高蛋白、高维生素、营养价值高的食物,如瘦肉、鸡蛋、鱼类等食物,以增加机体营养、提高机体抵抗力,不要暴饮暴食。

5.遵医嘱定时复查。

（冯　菊）

第二十一章　血管外科疾病护理

第一节　腹主动脉瘤

【概述】

　　腹主动脉是人体最大的动脉,主要负责腹腔内脏和腹壁的血液供应。当腹主动脉某段发生局限性退化扩张,使该段血管的直径超过正常腹主动脉直径的 1.5 倍以上时,被称为腹主动脉瘤。腹主动脉瘤实际上是一种因动脉血管壁退化变性而导致的动脉扩张性疾病,而非通常意义上的"肿瘤",然而它对人体健康的威胁却绝不亚于任何一种恶性肿瘤。近年来,全球腹主动脉瘤的发病率呈上升趋势。在美国,腹主动脉瘤的发病率达 2%～7%,每年约有 15000 人因此而死亡,占疾病死因的第 13 位;在欧洲,自然人群腹主动脉瘤发病率为 4.5%～5.9%;在我国,随着人民生活水平的不断提高和人口老龄化,腹主动脉瘤的发生率已经达到 2%,并有逐年上升的趋势。腹主动脉瘤的致病原因比较复杂,目前认为与动脉粥样硬化关系最密切,同时也与先天因素、遗传因素及代谢因素等相关。高发原因可以归纳为"八高一少":高血脂、高血糖、高尿酸、高体重、高血压、高(血液)黏度、高年龄、高(精神)压力、运动减少。导致腹主动脉瘤形成的直接原因是动脉壁弹力纤维和胶原纤维降解、损伤,使腹主动脉壁的机械强度显著下降,致使动脉壁局限性膨出而成瘤。

【临床表现】

　　1.腹部搏动性肿块　多数患者无任何自觉症状,偶尔患者自己或被医师检查时发现位于脐周或中上腹有搏动性肿块。有些患者仅感腹部有搏动感、轻度不适。有人自觉心脏下坠到腹腔或胸、腹腔内有两颗心脏同时在搏动。

　　2.疼痛　少数患者诉有腹部不适、腰背部疼痛,甚至出现腹胀、腹痛和呕吐等肠梗阻的症状,濒临破裂或已发生破裂时出现剧烈的腹痛及腰背部疼痛,伴有休克症状。

　　3.栓塞症状　瘤腔内的血栓或粥样斑块在动脉血流冲击下脱落,可致下肢动脉栓塞,产生肢体缺血甚至坏死。

　　4.破裂症状　多数动脉瘤破裂入腹腔或腹膜后间隙,导致大出血伴休克,极少数动脉瘤破入十二指肠或空肠并发上消化道大出血,如破入下腔静脉或髂静脉,则形成主动脉—下腔静脉瘘。

　　5.辅助检查

　　(1)腹部超声:直径 3cm 以上的腹主动脉瘤即可被检出,能显示瘤体的大小、有无斑块及血栓,还可提供血流动力学参数。

　　(2)CTA:可判断腹主动脉瘤的存在及血肿形成等情况。

　　(3)MRI 和 MRA:可清楚显示病变的部位、形态、大小等。

（4）DSA：可清楚显示病变的部位、形态、大小等；还可提供血流动力学参数。

（5）心电图检查：可排除心肌梗死、肺栓塞等疾病。

【治疗原则】

腹主动脉瘤如不治疗不可能自愈。外科手术是主要的治疗方法。手术方法有传统的腹主动脉瘤切除、人工血管移植术以及微创的带膜支架腔内置入术。传统手术创伤大、术后恢复慢，不适合老年及体质较差的患者。腔内血管介入治疗创伤小、术后恢复快，但费用昂贵。

【护理评估】

1.健康史　患者的年龄、性别、生命体征等，既往史有无吸烟、动脉粥样硬化病史、高血压病、高脂血症、外伤及感染史、家族史。

2.身体状况

（1）局部：评估患者有无腹痛及肿块，肿块的大小及搏动情况。

（2）全身：评估患者有无神志、呼吸、脉搏、血压等生命体征的改变，有无出血先兆等。

3.辅助检查　通过相关的影像学检查明确动脉瘤的部位、大小、范围、血管壁情况等。

【护理要点及措施】

1.腹主动脉瘤切除、人工血管移植术护理

（1）术前护理措施

1）按血管外科疾病术前护理常规护理。

2）全面评估患者：包括健康史及相关因素、身体状况、生命体征，以及神志、精神状态、行动能力等。有吸烟史者劝其戒烟。

3）心理护理：患者及家属认为腹主动脉瘤是“定时炸弹”，普遍存在恐惧心理。对患者给予同情、理解、关心、帮助，告诉患者注意事项，消除患者的紧张情绪，以积极的心态接受手术治疗，更好地配合治疗和护理。

4）预防动脉瘤破裂

①体位与活动：绝对卧床休息，限制活动，尤其是剧烈活动，告知患者不要突然起身、坐下或转身等，避免任何碰撞、外伤，禁止按摩、挤压、热敷腹部。

②心电监护：床头备吸氧装置，严密监测生命体征变化，尤其患者的血压变化，维持血压稳定，避免血压波动导致瘤体破裂。

③观察腹痛情况：突发剧烈腹痛是动脉瘤先兆破裂症状，因此，应密切观察患者腹痛情况，有无腰背部突发剧痛、面色苍白、大汗淋漓、烦躁不安、头晕、口渴等临床症状。

④预防腹内压增高因素指导：预防感冒、防止咳嗽，避免排便用力，给予麻仁润肠丸、乳果糖口服液等缓泻药物，以保持大便通畅。

⑤先兆破裂患者留置静脉留置针，备好急救物品。外出检查必须有医护人员陪同，以备动脉瘤破裂时采取紧急救护措施。

5）饮食指导：指导患者进食高维生素、高植物蛋白、低胆固醇、中等热量、清淡易消化半流食或软食。

6）做好术前指导：嘱患者保持情绪稳定，避免过度紧张焦虑，术前1d备皮后洗澡、更衣，口服硫酸镁泻药，做好胃肠道准备，术前晚22:00开始禁食、水，术晨取下所有首饰及金属物品（包括义齿），贵重物品交家属保管，留置胃管，备腹带2条。

（2）术后护理措施

1）按血管外科一般护理常规及全麻手术后护理常规护理。

2)体位:患者回病房后绝对卧床,6h后(完全清醒)可垫枕头,平卧位或床头抬高小于15°,以腹部为纵轴的轴位翻身,避免人造血管牵拉、折曲致吻合口破裂出血,一般卧床5～7d方可下地活动。

3)病情观察

①生命体征监测:该手术创伤大,失血多,且术中钳夹主动脉时,外周阻力增加致使心脏负担加重等弊端,而大多数患者年龄大,合并较严重的心、肺、肾等器官的疾病,因此,对手术的耐受力较低,术后给予心电血压监护,密切监测心率、血压、呼吸、血氧饱和度等变化,及时发现有无肺功能不全的表现。

②肾功能观察:腹主动脉瘤阻断肾动脉以上的主动脉使肾动脉缺血,阻断时动脉硬化斑块脱落入肾动脉可使肾功能受损,故监测尿量十分重要,术前留置尿管,维持尿量在30ml/h以上,准确记录24h出入液量,以及时发现早期肾衰竭。

③肢体血供观察:腹主动脉瘤常伴有附壁血栓,术中可能导致血栓脱落,引起下肢肢体坏死。故术后严密监测肢体有无缺血性剧痛,观察患肢皮肤的颜色、温度、感觉及足背、胫后动脉搏动的强弱,警惕血栓形成或动脉栓塞的发生。

④出血观察:观察有无切口渗血或出血的情况,以及引流管引流液的颜色、性质及量,尤其是合并凝血功能异常者应观察有无皮下瘀斑,局部切口内血肿,定时监测凝血功能。

4)饮食护理:患者术后禁食、水,待肠功能恢复,拔除胃管后方可饮水,如无腹胀等不适,可进高热量、高蛋白流食,逐渐过渡到普食。

5)药物护理:遵医嘱使用抗凝药物,并做好抗凝治疗护理。

6)胃管及引流管护理:保持胃肠减压管及腹腔引流管通畅,密切观察胃管、腹腔引流管引流液的颜色、性质和量,定时更换,保持有效引流。

6)并发症预防的护理

①出血:腹主动脉人工血管置换手术创伤大,吻合技术比较难,吻合处较多,术中和术后发生出血和弥漫渗血等都往往致命。因此,术后给予患者2条腹带加压包扎腹部切口,术后返回病房即给予雾化吸入等稀释痰液预防肺部感染措施,防止咳嗽引起吻合口断裂。

②感染:是一种严重的并发症,移植血管的感染最常见的原因是手术污染。腹主动脉人造血管置换手术创面大,人造血管异物植入和带有引流管、输液管等都有可能发生细菌污染和感染,遵医嘱术前给予抗感染控制局部和全身的感染灶,因此预防感染十分重要。

③吻合口假性动脉瘤:是严重的并发症之一,分为感染性和非感染性2种。前者又称为医源性动脉瘤,一般在人工血管移植后2个月左右出现。后者发生在术后6～14个月,也可发生在5～15年时,平均5.4年。有时吻合口动脉瘤可无任何症状,破裂后发生大量内出血和休克。有时可扪及搏动性包块,伴有收缩期杂音,若破入小肠或十二指肠,可引起消化道出血。指导患者经常自查腹部,观察是否有可触及搏动性包块,控制高血压及治疗原有的动脉病变。发现异常,及时就诊。

④血栓和栓塞:腹主动脉人造血管置换术后,再重建血管吻合口,动、静脉腔内易发生血栓和栓塞。为了防止人造血管内血栓形成,遵医嘱术后给予抗凝治疗,并注意观察患者是否出现皮下出血等不良反应,及时向医生反映,以调整用药量。

8)心理护理:根据患者的社会背景、个性,对每个患者提供个体化心理支持,讲解以往手术成功的病例,使其能够积极配合治疗和护理,增强战胜疾病的信心。

2.带膜支架腔内置入术的护理

(1)术前护理措施:同传统手术术前护理。

（2）术后护理措施

1）体位：腔内治疗术后需卧床 24h，可垫枕头，切口沙袋压迫 6～8h，双下肢平伸，避免剧烈活动，以术后行穿刺侧肢体为轴的轴位翻身，防止带膜支架移位及腹股沟穿刺点出血。

2）病情观察：持续心电、血压监测，严密监测生命体征，给予低流量吸氧，特别注意观察血压的波动情况。若术后血压过高，可增加心脑血管意外的危险性，给予静脉泵注射硝酸甘油等降压药控制血压。血压过低，则使肾血流量减少而影响肾功能，要尽快找出血压过低的原因，观察是否有内出血、入量不足或降压药滴数过快等情况，并及时报告医生处理。观察有无发热、腹痛、尿量及下肢血供情况，防止支架置入后综合征、内漏、支架移位、血栓形成与狭窄等各种术后并发症发生。

3）饮食护理：局麻患者术后可进半流食或普食，全麻患者当日禁食，第 2 天可进半流食或普食。

4）药物护理：为预防血栓形成，术中及术后均应使用抗凝血药，定时复查出凝血时间，注意观察有无出血倾向。

5）并发症预防的护理

①腔内治疗术后综合征：术后短期内患者会出现一过性 C-反应蛋白升高、发热、红细胞、白细胞、血小板三系轻度下降等表现，体检时无感染证据，考虑由术中接受放射、置入支架异物引起。向患者介绍发生的原因，减轻患者的担心和焦虑心理。

②内漏：指置入内支架后仍有血液流入动脉瘤腔内，为最常见的并发症。根据发生原因将内漏分为 3 型。Ⅰ 型内漏为覆膜支架附着部内漏，因覆膜支架的近端或远端与瘤颈之间未能完全封闭，导致血流持续性流入动脉瘤腔内。Ⅱ 型内漏为反应性内漏，是因腰动脉、肠系膜下动脉和其他侧支动脉中的血流持续性反流造成的。Ⅲ 型内漏是覆膜支架结构破坏引起的内漏，包括连接部漏、骨架脱节、覆膜破裂。术后严密观察患者有无腹痛和瘤体大小变化情况，限制患者术后过早剧烈活动。观察腹部体征，手术成功后，动脉瘤搏动应减弱乃至消失，腹部包块变小。每天做 1～2 次腹部检查，观察动脉瘤的体积变化及搏动情况。如出现疼痛突然加剧、面色苍白、血压下降，则提示有动脉瘤破裂的可能。应立即报告医师，积极组织抢救。

③血栓形成与狭窄：可发生于内支架或髂动脉、远端肢体等部位。经使用抗凝药一般可以避免，如发生血栓根据病情进行溶栓治疗。

④支架移位：多由操作时定位不准确，主动脉严重纡曲所致。支架若向上移位，覆盖了肾动脉或肠系膜上动脉，可引起急性肾衰竭、高血压、低血压和急性肠坏死。术后应严密观血压、尿量、尿色，记录出入液量，如患者出现少尿、无尿、血尿、剧烈腹痛、血便等应立即通知医师处理。

⑤血栓脱落：腹主动脉瘤常合并动脉粥样硬化及附壁血栓，特别是动脉壁钙化严重者，术中很容易导致栓子脱落，最常见的是肢体栓塞，导致下肢急、慢性缺血。术后每 2h 观察 1 次双侧足背动脉搏动，采用手触摸，记录双下肢皮温、感觉、色泽的变化。若出现异常情况，及时报告医师。

6）心理护理：腔内治疗创伤小，预后好，术后 24h 后如生命体征平稳即可以下床活动，患者都能积极配合治疗和护理。

【健康教育】

1.告知患者避免情绪波动。

2.告知患者避免剧烈活动，劳逸结合，防止腹部受外力撞击，保持乐观心态。劝患者戒烟忌酒，讲解吸烟对动脉硬化的危险性，饮酒可加重高脂血症。

3.指导患者正确服用抗高血压、降血糖和抗凝血药等。定期检查血压，患者可自备血压计，以便随时监测。服用抗凝血药者应定期复查凝血酶原时间，调整药物用量。

4.告知患者食用高蛋白营养食品,多吃新鲜蔬菜及水果,少食动物脂肪及胆固醇含量多的食物,保持大便通畅。

5.向患者说明出院后每半年到门诊进行多普勒超声检查或 CT 检查,以了解机体的康复程度及置入支架有无移位及内漏发生等情况,如有不适,请随时就诊。

(保　燕)

第二节　主动脉夹层

【概述】

主动脉有 3 层结构组成,分别被称作内膜、中膜和外膜。即由于各种原因导致主动脉内膜与中层之间附着力下降,在血流冲击下,内膜破裂,血液进入中层形成夹层,或由于动脉壁滋养血管破裂导致壁内血肿,逐渐向近心端和(或)远心端扩展形成主动脉夹层。发病率为(50～100)人/10 万人,未治疗的夹层动脉瘤一年内 90%死亡,高峰年龄为 50～60 岁,男女之比为(2～3):1。夹层动脉瘤的病因很复杂,常见的有高血压、动脉硬化、外伤、医源性损伤、妊娠、炎症、遗传因素(马方综合征)等。其中以高血压最为重要。

【临床表现和分型】

1.临床表现

(1)胸痛:90%的患者在主动脉夹层动脉瘤急性发病、内膜撕裂时,合并突发的胸部、背部或腹部剧烈疼痛。疼痛常在做某些突发动作时出现,如提重物、打篮球,甚至打哈欠、咳嗽、用力排便等动作也可诱发。疼痛呈刀割样或撕裂样,程度剧烈,从胸骨后或胸背部沿主动脉向远端放射,疼痛起始的部位常提示夹层破口的部位。患者常常烦躁不安、大汗淋漓,有濒死感,可因疼痛而昏厥。从急性期幸存下来的患者,胸痛逐渐消失或转为隐痛。

(2)高血压:高血压是主动脉夹层动脉瘤患者最常见的体征。首先,该病患者多数有高血压的基础;其次,夹层动脉瘤形成后又会反过来进一步增高血压的水平。

(3)主动脉分支缺血表现:除了破裂,夹层动脉瘤的另一危害就是影响主动脉分支血管的供血,包括大脑、心脏、肠管、肾脏、下肢等,可以造成这些脏器的缺血、功能障碍甚至功能衰竭。常见的有脑梗死、心肌梗死、腹痛、四肢疼痛、少尿等。

(4)夹层动脉瘤破裂:约有 50%的患者在发病的急性期因破裂死亡,而从急性期幸存下来、进入慢性期的患者也大多最终死于夹层动脉瘤破裂。主动脉是人体内最粗的一根动脉,它是将血液从心脏输送到全身的主干道,血流迅猛,加之夹层动脉瘤大多发生于高血压患者,主动脉的血流压力更高,好比汛期的江河;而发生夹层动脉瘤时,就犹如汛期的大河发生了管涌,内堤已经被撕开了一个口子,汹涌的河水涌入内外堤之间,并继续猛烈冲击着岌岌可危的外堤,一旦再次得手,便一溃千里了,后果不堪设想,抢救成功的机会很小,往往几分钟就死于失血性休克。破裂发生时,除了上述剧烈胸痛外,还有血压下降、面色苍白、冷汗、发绀等失血性休克的表现,以及其他一些特殊表现:破裂入食管——呕血,破裂人气管——咯血,破裂人心包——心脏压塞等。

2.分型

(1)根据主动脉夹层的部位包括 DeBakey 分型和 Stanford 分型。

1)DeBakey 分型

Ⅰ型:内膜破口位于升主动脉,而扩张累及腹主动脉。

Ⅱ型:内膜破口位于升主动脉,扩张仅限于升主动脉。

Ⅲ型:内膜破口位于主动脉峡部,扩张可仅累及降主动脉(Ⅲa型)或达腹主动脉(Ⅲb型)。

2)Stanford分型

A型:相当于DeBakeyl型和Ⅱ型,其内膜破口均起始于升主动脉处。适合于外科手术治疗。

B型:相当于DeBakeyⅢ型,其夹层病变局限于腹主动脉或髂动脉。主要适合于内科药物治疗。

(2)辅助检查

1)X线检查:内膜钙化斑与主动脉外缘间距宽6mm以上及主动脉呈双腔阴影,此外还有心后间隙变窄、左支气管向下移位、左侧胸腔积液及心影扩大,如烧瓶样改变等。

2)CTA:能准确发现病变的范围及主动脉分支的受累情况,并可发现内膜破裂口、心包和胸腔积液等继发病变。

3)MRI:可准确显示真假两腔、内膜破裂口、病变范围等。

4)DSA:可准确显示真假两腔、内膜破裂口、病变范围等;还可提供血流动力学参数。

【治疗原则】

1.传统外科手术治疗 传统的治疗方法是行人工血管置换术,具体说,就是将患者全麻、开胸(有些患者还要同时开腹),建立体外循环,将夹层动脉瘤解剖出来,将病变破损的主动脉段切除,再用人工血管分别与瘤体两端的相对正常的主动脉吻合,恢复主动脉的血流,有时还需重建多根分支血管。依动脉瘤部位和体积的不同,手术时间从4h到10余小时不等,输血量则常常以千或万毫升计。如此大的手术操作,必然对患者造成巨大的创伤,而且主动脉的长时间阻断对心、肺、脑、肾等重要脏器有着直接的影响,术后易导致心肌梗死等多种并发症,风险较大。这就要求患者有较为健全的体魄来承受这样一个大手术的打击。但不幸的是,夹层动脉瘤的主要袭击对象是中老年人,多数并存有高血压、冠心病、糖尿病、肺肾功能减退等不同疾病,使手术的危险性更加提高,许多患者因无法耐受手术而失去了治疗机会。

2.腔内微创治疗 由于主动脉夹层的治疗目的是预防破裂而不需切除病变组织;腔内修复术是一种微创手术,不需大动干戈地开胸开腹,仅需通过一个腹股沟部3mm长的小切口,在X线透视监视下,将装有移植物(支架一人工血管复合体)的导管,由股动脉导入,到达病变主动脉部位后,将移植物从导管内释放,撑开固定于裂口两端的主动脉壁内,即可将裂口完全封闭,血流从移植物腔内流过,而假腔和薄弱的血管壁被隔绝于高速高压的主动脉血流之外不受冲击,避免了破裂的发生。假腔内的血液将逐渐血栓化,最终形成瘢痕。

【护理评估】

1.健康史 了解患者的一般情况,既往有无高血压及其他心血管疾病病史、遗传性疾病史。

2.身体状况

(1)全身:评估患者的生命体征、意识、面色、皮肤温度、弹性及色泽、尿量变化,有无大出血休克征象。

(2)局部:疼痛的部位、持续时间和性质。

(3)辅助检查:了解CTA、MRI的检查结果。有助于判断病情和制定护理计划。

【护理要点及措施】

1.传统外科手术的护理

(1)术前护理措施

1)按血管外科疾病术前护理常规护理。

2)全面评估患者:包括健康史及相关因素、身体状况、生命体征以及神志、精神状态、行动能力等。

3)心理护理:对患者给予同情、理解、关心、帮助,告诉患者注意事项,消除患者的紧张情绪,更好地配

合治疗和护理。

4)病情观察:绝对卧床休息,床头备氧气,严密监测生命体征变化,持续心电、血压监测,尤其是血压变化,发现异常及时报告医师。

5)给予清淡易消化的半流质饮食或软食,给予通便药以保持大便通畅,忌用力排便,以免加重病情。

6)做好术前指导:嘱患者保持情绪稳定,避免过度紧张焦虑,备皮后洗澡、更衣,行全身麻醉患者术前1d中午嘱患者口服50%硫酸镁30ml,半小时内饮温开水1500~2000ml。如果在晚19:00前大便尚未排干净,应于睡前进行清洁灌肠。术前晚22:00开始禁食、水,术晨取下所有首饰及金属物品(包括义齿),贵重物品交家属保管等。

(2)术后护理措施

1)按血管外科一般护理常规及全麻手术后护理常规护理。

2)体位:患者回病房后绝对卧床,6h后(完全清醒)可垫枕头,可以腹部为纵轴的轴位翻身,一般卧床一周方可下地活动。

3)病情观察

①观察生命体征变化,术后持续心电、血压监测。观察足背动脉搏动及远端肢体的皮温和色泽,防止径路血管损伤和急性血栓形成。

②切口情况:观察切口有无渗血情况,保持切口敷料干燥,防止切口感染。

③尿量:尿量监测对了解循环状况、液体的补充、血管活性物质的反应、肾功能的状况、肾灌注情况等极有帮助。

④引流管的护理:病情稳定后取半卧位,有利于胸腔引流,预防感染。观察引流管的颜色、量、性质及引流通畅情况。

4)饮食护理:患者术后禁食、水,待肠功能恢复,拔除胃管后方可喝水,根据医嘱逐渐更改饮食。

5)药物护理

①抗凝治疗:术后需要根据具体情况适当抗凝治疗,以防止人工血管内血栓形成。

②控制血压:主动脉夹层患者常有高血压病史,术中低温、紧张、疼痛等均可引起术后血压增高。血压高也易使吻合口渗血、结扎线撕脱,因此,术后必须注意控制高血压,减少渗血和假性动脉瘤的发生。

6)并发症预防的护理

①出血:主动脉人工血管置换手术创伤大,吻合技术比较难,吻合处较多,术中和术后发生出血和弥漫渗血等都往往致命。因此,术后对出血的观察和早期发现最为重要。

②神经系统症状:脑部并发症是近端主动脉人造血管置换术后常见的并发症。临床表现为苏醒迟缓、记忆力减退、抽搐、偏瘫、昏迷等。

③感染:主动脉人造血管置换手术创面大,人造血管异物置入和带有引流管、输液管等都有可能发生细菌污染和感染,因此预防感染十分重要。

④血栓和栓塞:主动脉人造血管置换术后,再重建血管吻合口,动、静脉腔内易发生血栓和栓塞。为了防止人造血管内血栓形成,遵医嘱术后给予抗凝治疗,并注意观察患者是否出现皮下出血等不良反应,及时向医师反映,以调整用药量。

7)心理护理:根据患者的社会背景、个性,对每个患者提供个体化心理支持,讲解以往手术成功的病例,使其能够积极配合治疗和护理,增强战胜疾病的信心。

2.腔内微创治疗的护理

(1)术前护理措施:同传统外科手术的护理。

（2）术后护理措施

1）体位护理：腔内治疗术后需卧床 24h，可垫枕头，切口沙袋压迫 6～8h，双下肢平伸，避免剧烈活动，术后以穿刺侧肢体为轴的轴位翻身，防止带膜支架移位及腹股沟穿刺点出血。

2）病情观察：严密观察生命体征，观察有无血压下降等出血指征，用盐袋压迫穿刺点 6～8h，观察切口和穿刺点渗血情况。观察有无发热、腹痛、尿量及下肢血供情况，防止支架置入后综合征、内漏、支架移位、血栓形成与狭窄等各种术后并发症发生。

3）饮食护理：局麻患者术后可进半流食或普食。

4）药物护理：为预防血栓形成，术中及术后均应使用抗凝血药，定时复查出凝血时间，注意观察有无出血倾向。

5）并发症预防的护理

①支架置入术后综合征：术后短期内患者会出现一过性 C 反应蛋白升高、发热（常见于术后第 2 天起、午后发热，体温一般不超过 38.5℃）、红细胞、白细胞、血小板三系轻度下降等表现，体检时无感染征兆，因原因不明故暂且称之为支架置入术后综合征。可能与移植物的异物反应、瘤腔内血栓形成后的吸收、移植物对血细胞的机械破坏、造影剂以及 X 线辐射的影响有关。

②内漏：指置入内支架后仍有血液流入动脉瘤腔内，为最常见的并发症。根据发生的原因将内漏分为 3 型。Ⅰ型内漏为覆膜支架附着部内漏。因覆膜支架的近段或远端与瘤颈之间未能完全封闭，导致血流持续性流入动脉瘤腔内。Ⅱ型内漏为反流性内漏，是因腰动脉、肠系膜下动脉和其他侧支动脉中的血流持续性反流造成的。Ⅲ型内漏是覆膜支架结构破坏引起的内漏，包括连接部漏、骨架脱节、覆膜破裂。术后 1 周以内出现的渗漏为早发渗漏，术后 1 周以后出现的渗漏为晚发渗漏。术后严密观察患者有无腹痛和瘤体大小变化情况，限制患者术后过早剧烈运动。若出现疼痛突然加剧、面色苍白、血压下降，则提示有动脉瘤破裂的可能。

③血栓形成与狭窄：可发生于内支架或髂动脉、远端肢体等部位。经使用抗凝药物一般可以避免，如发生血栓根据病情进行溶栓治疗。

④支架移位：多由操作时定位不准确、主动脉严重纡曲所致。支架若向上移位，覆盖了肾动脉和肠系膜上动脉，可引起急性肾衰竭、高血压、低血压和急性肠坏死。术后应严密观察血压、尿量、尿色，记录出入液量，如患者出现少尿、无尿、血尿、剧烈腹痛、血便等应立即通知医师处理。

⑤截瘫：截瘫是主动脉腔内隔绝术罕见的严重并发症，主要原因与脊髓根大动脉的变异有关。

⑥血栓脱落：腹主动脉瘤常合并动脉粥样硬化及附壁血栓，特别是动脉壁钙化严重者，术中很容易导致栓子脱落，最常见的是肢体栓塞，导致下肢急、慢性缺血。术后每 2h 观察 1 次双侧足背动脉搏动，采用手触摸，记录双下肢皮温、感觉、色泽的变化。

⑦股动脉切开处血肿：观察切口渗血情况。如大量渗血，常规加压包扎，无效者应行外科手术治疗。

⑧血液成分改变：以血红蛋白和血小板明显降低为主，少数患者出现血胆红素升高现象，可能与手术出血、放射线照射、介入器材对血液成分的破坏有关。注意观察有无因血红蛋白、血小板下降而造成的供氧不足或出血情况。

6）心理护理：腔内治疗创伤小，预后好，术后 24h 可以下床活动，患者都能积极配合治疗和护理。

【健康教育】

1.教会患者家属监测血压变化及心率。

2.食用高蛋白营养食品，对伴有糖尿病或高脂血症的患者，宜给予低胆固醇、低脂肪及低糖类饮食，保持大便通畅。

3.告知患者遵医嘱正确服用抗高血压及抗凝血药物。

4.向患者说明若出现胸背肩部隐痛或撕裂样疼痛,以及其他异常症状时,请立即到医院就诊。

5.告知患者服用抗凝血药者应定期复查凝血酶原时间,调整药物用量。出院后的第 1 年内每 3 个月、第 2 年内的每 6 个月、第 3 年后每 1 年都要行 CT 检查。

(保　燕)

第三节　多发性大动脉炎

【概述】

多发性大动脉炎(TA)是一种病因不明的慢性炎症性疾病,主要累及主动脉及其重要分支的非特异性炎性病变,肺动脉也可受累,受累血管多发生狭窄或闭塞,并出现相应脏器的缺血表现。本病名称繁多,如无脉症,不典型性主动脉缩窄症,主动脉弓综合征,高安病,现多称为多发性大动脉炎或大动脉炎。本病好发于女性,也可见于男性。多发性大动脉炎是一种世界性疾病,在我国全国各地均有发病,在北方尤为高发。

1.病因

(1)免疫因素:不少学者认为本病是一种自身免疫性疾病,可能与细菌(结核杆菌、链球菌)、立克次体等在体内的感染,诱发主动脉和(或)其主要分支动脉壁的抗原性,产生主动脉的自身抗体,抗原-抗体发生反应引起动脉壁的炎症反应。认为本病是自身免疫病的临床依据:①相当一部分本病患者可有红细胞沉降率加快、黏蛋白、IgG、IgM 升高;②C-反应蛋白、抗链球菌溶血素"O"及抗黏糖酶异常;③患者血清可有抗主动脉壁抗体,动脉中层组织可检出主动脉抗原,急性期者血清中可发现 Coomb 抗体,且类风湿因子阳性;④肾上腺皮质激素治疗有效。尽管如此,目前尚未发现本病所特有的抗原。

(2)遗传因素:本病多发于亚洲,有种族和地区发病倾向。近年来研究表明,本病与 HLA 系统中 BW40、BE52 位点、HLA-D 有密切关系,属显性遗传。从 1970 年以来,日本共发现有 10 对近亲如姐妹、母女等患有此病,因而认为有一种先天遗传因子与本病有关。从遗传学角度分析,本病属多基因遗传病,即本病由不同座位多个基因协同作用决定。

(3)内分泌异常:本病多见于年轻女性,有非常显著的性别易感差异,男女之间比为 1:4~1:10,起病年龄大都在青少年或成年早期,即内分泌不平衡最显著时期,病变主要累及富含弹性纤维的大中动脉,近年来研究表明本病与雌激素有密切关系。

2.病理　大动脉炎主要病理生理,一是病变远端缺血,二是不能改变的近端高血压。病变的血管呈灰白色,管壁僵硬、钙化、萎缩与周围组织粘连,管腔狭窄或闭塞。病变血管破坏广泛,而结缔组织修复不足,少数引起动脉扩张,甚至动脉瘤形成。病理学提示本病为全层动脉炎,呈节段分布,早期是动脉周围炎及动脉外膜炎,以后向血管中层及内膜发展。有不同程度的浆细胞及淋巴细胞浸润,弹性纤维断裂,基层破坏,纤维结缔组织增生,内膜增生,水肿,滋养血管增生、肉芽形成,管腔变狭,到后期全层血管壁均被破坏,管腔内可有血栓形成,以致完全闭塞。在病变处偶可见吞噬细胞。病程长达 5 年以上者,可能有血管壁的钙化。

【临床表现和分型】

1.临床表现　本病的发展多较缓慢。早期症状轻重程度不一,轻者仅有低热、乏力、肌肉关节酸痛、厌食等不适,重者有高热、胸腹部或颈根部疼痛等,少数可有皮疹。由于这种早期患者在病理上还处于大血管炎症阶段,尚未出现明显的狭窄或闭塞。因此,在体检时仅能发现肌肉关节压痛、大血管区压痛等,而尚未有明显供血不足之体征出现,随着病情发展至数年后,动脉因病变加重而产生狭窄或闭塞,此时临床出现了一系列供血不足的表现。

2.分型　根据受累血管的部位不同,可以分为以下几种类型。

(1)头臂型:病变位于左锁骨下动脉、左颈总动脉和(或)无名动脉起始部,可累及1根或多根动脉,以左锁骨下动脉最为常见,此型占33％。病变可致脑、眼及上肢缺血,表现为耳鸣、视物模糊。少数患者诉眼有闪光或自觉眼前有一层白幕,逐渐出现记忆力减退、嗜睡或失眠、多梦、头昏、眩晕、一时黑矇等。当颈动脉狭窄使局部脑血流降至正常的60％时,可产生一时障碍,出现发作性昏厥,甚至偏瘫、昏迷、突发性失明、失语、失写等。在无名动脉或锁骨下动脉近端受累时,还可以出现患侧肢体发凉、麻木、无力、无脉、血压测不到,锁骨上区可闻及Ⅱ～Ⅳ级收缩期血管杂音。由于患侧椎动脉压力下降,可致血液从椎动脉倒流,脑供血反流入左锁骨下动脉使脑遭受缺血损害,出现"锁骨下动脉窃血征",表现为患肢运动后脑部缺血症状加重甚至产生昏厥。

(2)胸腹主动脉型:病变累及左锁骨下动脉以下主动脉和(或)腹主动脉,大多导致胸腹主动脉的狭窄或闭塞。此时心脏的外周血管阻力明显增加,下肢的血流量明显减少,因此,临床上主要表现为头颈、上肢的高血压及下肢供血不足的症状,如头晕、头痛、心悸、下肢发凉、间歇性跛行等。严重者可出现心力衰竭。

(3)肾动脉型:多为两侧肾动脉受累。单纯肾动脉病变仅占16％,主要累及肾动脉起始部,合并腹主动脉狭窄者达80％。动脉炎性狭窄使肾脏缺血,激活肾素-血管紧张素-醛固酮系统,引起顽固性高血压。临床表现以持续性高血压为特征,腹部可闻及血管杂音。

(4)混合型:该型占32％。其血管受累的范围较广,在临床表现上可同时出现上述头臂型、胸主动脉型和(或)肾动脉型的症状及体征。

(5)肺动脉型:病变主要累及肺动脉。国外文献报道,45％～50％多发性大动脉炎合并有肺动脉病变,可见于单侧或双侧肺叶动脉或肺段动脉。前者多见,并呈多发性改变。单纯肺动脉型临床上一般无明显症状,肺动脉缺血可由支气管血循环代偿,只在体检时与肺动脉瓣区闻及收缩期杂音。

3.辅助检查

(1)实验室检查:①红细胞沉降率(ESR)加快,提示本病活动期方面有一定意义,ESR可达130mm/h,随着年龄增长,ESR有下降趋势。ESR的高低与急性发作不成正比,故不能提示本病活动程度。②C-反应蛋白阳性。③抗链球菌溶血素"O"及黏糖酶反应:抗体水平增高,说明近期曾有链球菌感染。④血常规活动期可有白细胞轻度增高,也常有轻度贫血。⑤血清蛋白电泳:α_1、α_2及γ球蛋白增加,白蛋白降低。⑥血清抗主动脉抗体:滴度≥(1∶32)为阳性,本病阳性率为91.5％。

(2)超声检查:血管壁呈弥漫性或节段性增厚,血管腔狭窄或完全闭塞。

(3)心电图:常有左心室肥厚、劳损或高电压,少数出现冠状动脉供血不足或心肌梗死图形;肺动脉高压时,可出现右心室肥厚。

(4)眼底检查:颈动脉受累者眼部缺血,做眼底检查可发现视网膜供血不足、变性或萎缩等病变。

(5)脑血流图:在头臂型,当颈动脉和(或)无名动脉受累时,脑血供减少。因此脑血流图检查可间接提示上述动脉的病变。

(6)肺扫描:在肺动脉型,同位素113m铟-聚合大分子白蛋白扫描,可见肺野放射性分布明确缺陷。

(7)磁共振显像(MRI):显示本病早期病变的主动脉壁及近段颈动脉壁增厚;对比强化的MRI对判断本病的静止期和活动期有帮助,增厚的主动脉壁及颈动脉壁显示强化影时提示为炎性活动期。

(8)同位素肾图:肾动脉狭窄时可影响肾功能,肾图表现为低功能或无功能,血管段或分泌段降低,若已形成丰富的侧支循环,肾图可完全正常;但肾图只能反映肾功能改变,不能显示结构变化,如果肾动脉供血尚未影响肾功能,肾图可正常。

(9)数字减影血管造影(DSA):可评估血管病变的范围,并为手术提供依据、判断手术疗效及了解病程进展情况。

(10)CT 扫描:可显示活动期病变血管的范围和程度,肺动脉受累时,可呈"枯树枝"样改变,表现为叶、段肺动脉细小,管壁增厚及管腔狭窄。

【治疗原则】

1.非手术治疗

(1)激素治疗:对活动期的患者可减轻炎性反应,降低红细胞沉降率。糖皮质激素长期大量使用时,可引起肥胖、多毛、水钠潴留、血糖升高、消化道溃疡等不良反应,而且长期大量应用激素有可能导致动脉壁变薄,故选用激素治疗时应权衡利弊全面考虑。

(2)免疫抑制药:对于炎症反应重、红细胞沉降率明显增高、激素治疗效果不佳的患者应考虑加用免疫制药。使用免疫制药的需要注意:①长期应用可诱发严重感染,并有致癌、致畸作用,环磷酰胺可导致不孕;②宜与激素合用以增加疗效,减轻不良反应;③一般情况下不宜首选皮质激素,如果疗效不佳或不能耐受时则考虑合用或单用免疫抑制药。

(3)扩血管药及改善循环药:在控制炎症发展基础上,还可辅以血管扩张药物如硝苯地平、妥拉唑啉以改善缺血症状。

(4)抗凝药:肠溶阿司匹林片、双嘧达莫有抑制血小板凝集作用,可作为辅助药物。

(5)抗高血压药的应用:本病对一般降压药物反应不佳,虽然血管紧张素转化酶抑制药降压有效,但是有些学者不主张用它来治疗肾血管性高血压。特别是双侧肾动脉狭窄或单功能肾,对已有肾功能损害的患者不宜使用。对单侧肾动脉狭窄者无手术及扩张适应证时,可以用血管紧张素转化酶抑制药,但应密切注意尿蛋白、血肌酐等肾功能指标变化。

2.手术治疗　本病手术治疗的主要目的是改善脑部供血不足及肢体缺血症状;治疗引起高血压的主动脉和肾动脉狭窄;本病动脉瘤形成是手术适应证之一;手术治疗的对象还包括主动脉瓣关闭不全等并发症。手术患者和手术方式的选择应个体化。手术方式可分为以下几类:①主要针对脑缺血的动脉重建术;②主动脉旁路术;③肾血管重建术;④动脉瘤切除术;⑤腔内血管介入治疗。近年,腔内治疗发展迅速,此方法具有创伤小、出血少、患者术后恢复快等优点,已成为首选方法。

【护理评估】

1.健康史　包括年龄、性别、职业、婚姻状况、营养状况等,有无高血压、外伤、感染史、过敏史、家族史、遗传病史、先天性疾病及手术史,有无出血性疾病。

2.身体状况

(1)局部:有无头晕、眩晕、头痛、黑矇、记忆力减退、视力减退等症状,有无颈动脉、桡动脉、肱动脉搏动减弱或消失等体征。

(2)全身:有无神志、呼吸、脉搏、血压、尿量等生命体征的改变,非手术治疗期间有无出血倾向、皮肤色泽的改变,以了解疾病的发展程度,重要器官功能状态及营养状况,为手术提供依据。

(3)辅助检查:通过 B 超、DSA 等检查结果,了解主动脉及其分支狭窄或闭塞,以及肢体血流情况,血管病变范围。

【护理要点及措施】

1.术前护理措施

(1)按血管外科疾病术前护理常规护理。

(2)全面评估患者:包括健康史、身体状况、生命体征,以及神志、精神状态等。

(3)心理护理:该病多为年轻女性,处在求学、婚恋节段,心理压力大,思想顾虑较多,加强与患者的沟通,讲解疾病的相关知识,向患者介绍以往成功病例,以增加其战胜疾病的信心。

(4)生命体征的监测:该病俗称"无脉症",可有颈动脉、桡动脉、肱动脉等某一动脉或同时多个动脉、一侧或两侧搏动减弱或消失,故在测量时,可选择适当部位,或者测量心率、测量血压时,可选择下肢部位,为病情观察提供依据。

(5)患肢血供的观察:观察有无下肢供血不足症状,如下肢发凉、行走无力、间歇性跛行等,以及足背动脉搏动情况。

(6)改善营养状况:对营养不良的患者提供高蛋白、高热量饮食,必要时输血、补充氨基酸等,改善营养状况,提高对手术的适应能力。

(7)药物护理:对高血压患者,遵医嘱使用降压药物,控制血压。对长期使用激素治疗者,遵医嘱逐日递减激素类药物。

(8)安全护理:本病有头晕、眩晕、头痛、黑矇、记忆力减退、视力减退等症状,以及行走无力等,防止患者发生坠床,护士应增强安全护理意识,告知患者不可单独活动,防止意外发生。

(9)做好术前指导:嘱患者保持情绪稳定,避免过度紧张焦虑,备皮后洗头、洗澡、更衣,准备好术后需要的各种物品,如一次性尿垫等,术前晚 22:00 以后禁食水,术晨取下义齿,贵重物品交由家属保管等。

2.术后护理措施

(1)按血管外科一般护理常规护理。

(2)体位与活动:指导患者平放上肢,避免头部、肩颈部、上肢剧烈活动,避免关节过度屈曲,以免压迫和扭曲人工血管,以及防止增加伤口张力,导致血管吻合口破裂。

(3)病情观察:①观察患者有无意识淡漠或兴奋等表现,以判断有无脑缺血或脑水肿,定时观察瞳孔变化;②颈部手术后观察有无声音嘶哑、伸舌偏斜、呼吸困难,以判断有无神经损伤或血肿压迫;③行肾功能重建术后,观察尿量并记录 24h 出入液量,了解肾功能情况;④观察患肢皮肤颜色、温度、感觉,以及尺动脉、桡动脉或足背动脉搏动情况;⑤观察切口有无渗出,定时更换敷料。

(4)疼痛的护理:心理安慰,遵医嘱给予镇痛药物。

(5)药物的护理:使用人工血管的患者应用抗生素预防感染十分重要,以防止感染导致血管移植失败,应用抗凝药物预防血栓形成,观察用药后反应,有无出血倾向。

(6)饮食的护理:给予静脉营养,肠蠕动恢复后指导进食,避免过冷过热,加强营养物质的摄入。

(7)引流管的护理:观察引流液的性质、颜色、量并准确记录,将引流管妥善固定,活动、翻身时要避免引流管打折、受压、扭曲、脱出等。引流期间保持引流通畅,定时挤压引流管,定时更换引流袋,观察有无活动性出血,如引流袋短时间引流出大量的血性液,应及时报告医师给予处理。

(8)并发症预防护理

1)脑缺血性损伤:手术中对侧支的破坏、血栓、栓塞等原因均可造成脑缺血。术后监测生命体征,尤其是意识及瞳孔的变化。

2)脑过量灌注及脑水肿、脑出血:脑血管重建后,由于脑血流量突然增加,可引起脑过量灌注综合征,患者可有兴奋、欣快、头痛、性格反常等表现,大部分在数周后消失,严重时可引起脑水肿、脑出血。发现以上症状时及时报告医师给予处理。

3)移植血管阻塞:移植血管直径太细、太长、扭曲,吻合口过小或缝合不当,移植血管受压等均可造成。观察患肢远端皮肤颜色、温度,以及尺动脉、桡动脉或足背动脉搏动情况。

4)出血:出血常与手术有关,抗凝药物应用剂量过大等,均可引起出血。少量出血可以采用局部压迫,减少抗凝药物用量,或停用抗凝药物。出血较多时,应及时手术探查。要密切观察患者的生命体征,皮肤有无瘀斑、瘀血,有无便血、血尿,引流液的性质及量。

5)血栓形成:组织和血管损伤、手术操作不当、术后患者卧床均可引起血栓,遵医嘱应用抗凝药物,指导患者进行功能锻炼以及早期下床活动。

6)感染:术后保持切口敷料清洁、干燥,加强管道护理,防止交叉感染。

【健康教育】

1.向患者及家属详细介绍出院后有关事项,并将有关资料交给患者或家属,告知患者出院后 1 个月来院复诊。

2.指导进食高蛋白食品,合理营养。

3.告知患者遵医嘱药物治疗。

4.告知患者注意劳逸结合,避免过度劳累,适当进行户外活动及轻度体育锻炼,以增强体质,防止感冒及其他并发症,戒烟,禁酒。

5.告知患者保持心情舒畅和充足的睡眠,每晚持续睡眠应达到 6～8h。

6.告诫患者如有异常情况应及时来院就诊。

（保　燕）

第四节　颈动脉狭窄

【概述】

颈动脉狭窄是常见的缺血性脑血管疾病,其危害是动脉供血区脑组织缺血、缺氧,严重时造成神经功能障碍。多是由于颈动脉的粥样斑块导致颈动脉管腔的狭窄,其发病率较高,在 60 岁以上人群中患颈动脉狭窄者占 9%,多发生于颈总动脉分叉和颈内动脉起始段。有些狭窄性病变甚至可能逐渐发展至完全闭塞性病变。

1.病因　颈动脉狭窄的病因主要由于动脉粥样硬化、大动脉炎及纤维肌性发育不良等,其他病因如外伤、动脉扭转、先天性动脉闭锁、肿瘤、动脉或动脉周围炎、放疗后纤维化等较少见。在西方,90%的颈动脉狭窄性病变是由动脉粥样硬化所致。动脉粥样硬化所致的颈动脉狭窄多见于中、老年人,常伴存着多种心血管危险因素。头臂型大动脉炎造成的颈动脉狭窄多见于青少年,尤其是青年女性。损伤或放射引起的颈动脉狭窄,发病前有相应的损伤或接受放射照射的病史。最好发部位为颈总动脉分叉处,其次为颈总动脉起始段,此外还有颈内动脉虹吸部、大脑中动脉及大脑前动脉等部位。

2.病理　一般认为,颈动脉斑块主要通过以下 2 种途径引起脑缺血:一条途径是严重狭窄的颈动脉造成血流动力学的改变,导致大脑相应部位的低灌注;另一条途径是斑块中微栓子或斑块表面的微血栓脱落引起脑栓塞。上述二者机制何者更占优势,目前观点尚不一致,但多数认为斑块狭窄度、斑块形态学特征均与脑缺血症状密切相关,二者共同作用诱发神经症状,而狭窄度与症状间关系可更为密切。

【临床表现】

1.脑部缺血症状　可有耳鸣、眩晕、黑矇、视物模糊、头晕、头痛、失眠、记忆力减退、嗜睡、多梦等症状。

眼部缺血表现为视力下降、偏盲、复视等。

2.局部的神经功能　一过性丧失,表现为一侧肢体感觉或运动功能短暂障碍,一过性单眼失明或失语等,一般仅持续数分钟,发病后24h内完全恢复。影像学检查无局灶性病变。

3.缺血性脑卒中　常见临床症状有一侧肢体感觉障碍、偏瘫、失语、脑神经损伤,严重者出现昏迷等,并具有相应的神经系统的体征和影像学特征。许多颈动脉狭窄患者临床上无任何神经系统的症状和体征。有时仅在体格检查时发现颈动脉搏动减弱或消失,颈根部或颈动脉行经处闻及血管杂音。无症状性颈动脉狭窄,尤其是重度狭窄或斑块溃疡被公认为"高危病变",越来越受到重视。

4.辅助检查

(1)多普勒超声检查:显示颈动脉狭窄的程度准确性在95%以上。超声不仅可显示颈动脉的解剖图像,进行斑块形态学检查,如区分斑块内出血和斑块溃疡,而且还可显示动脉血流量、流速、血流方向及动脉内血栓。

(2)磁共振血管造影(MRA):能清晰地显示颈动脉及其分支的三维形态和结构,并且能够重建颅内动脉影像。可以准确地显示血栓斑块,有无夹层动脉瘤及颅内动脉的情况。

(3)CT血管造影:显示颈动脉及其分支的三维形态和结构,并且能够重建颅内动脉影像。

(4)数字减影血管造影(DSA):可以详细地了解病变的部位、范围和程度以及侧支形成情况;帮助确定病变的性质,如溃疡、钙化病变和血栓形成等;了解并存血管病变,如动脉瘤、血管畸形等。

(5)颈动脉狭窄度的测定方法:国际上常用的测定方法有2种,即北美症状性颈动脉内膜切除术试验协作组(NASCET)标准和欧洲颈动脉外科试验协作组(ECST)标准。NASCET狭窄度=(1-颈内动脉最窄处血流宽度/狭窄病变远端正常颈内动脉内径)×100%。ECST狭窄度=(1-颈内动脉最窄处血流宽度/颈内动脉膨大处模拟内径)×100%。上述2种方法都将颈内动脉狭窄程度分为4级:轻度狭窄,动脉内径缩小30%;中度狭窄,动脉内径缩小30%～69%;重度狭窄,动脉内径缩小70%～99%;完全闭塞。

【治疗原则】

颈动脉狭窄的治疗目的在于改善脑供血,纠正或缓解脑缺血的症状;预防TIA(短暂脑缺血)和缺血性卒中的发生。依据颈动脉狭窄的程度和患者的症状进行治疗,包括内科治疗、外科治疗和介入治疗。

1.内科治疗　内科治疗的目的是减轻脑缺血的症状,降低脑卒中的危险,很好地控制现患的疾病,如高血压、糖尿病、高脂血症及冠心病等。内科治疗包括以下几个方面:①降低体重;②戒烟;③限制酒精消耗;④抗血小板聚集治疗:许多随机的、前瞻性多中心的大型临床试验已证实,抗血小板聚集的药物可以显著降低脑缺血性疾病的发生率,临床上常用的药物为阿司匹林、噻氯匹定(商品名抵克立得)等;⑤改善脑缺血的症状;⑥定期的超声检查,动态监测病情的变化。

2.外科手术治疗　颈动脉狭窄外科治疗目的是预防脑卒中的发生,其次是预防和减缓TIA(脑缺血)的发作。标准的手术方式为颈动脉内膜切除术(CE),CE的并发症包括围术期的脑卒中和死亡、脑神经损伤、切口血肿感染、术后高血压、术后高灌注综合征等;心肌梗死、低血压的发生率很低。

3.颈动脉腔内治疗

(1)颈动脉经皮腔内血管成形术(PTA):是一种比较成熟的血管再通技术,它主要通过充盈球囊对狭窄段血管由内向外挤压,使血管壁发生断裂损伤而达到扩张目的。该技术目前已广泛应用于全身各处血管疾病,如肾动脉、髂动脉、冠状动脉等。PTA的主要并发症为术后的再狭窄、栓子脱落造成的TIA和脑卒中、血管痉挛、血管内膜撕裂、动脉夹层及血肿形成等。

(2)颈动脉支架成形置入术:颈动脉支架置入术治疗颈动脉狭窄可能是安全、有效的。颈动脉支架置入术的并发症:①术后再狭窄率<5%;②支架变形、塌陷、移位的发生率较低;③颈动脉狭窄(0%～29%)

伴狭窄同侧症状者,CE 治疗无益。

【护理评估】

1.健康史

(1)详细询问患者的年龄、性别、职业、婚姻状况、营养状况等,尤其注意与现患疾病相关的病史和药物应用情况及过敏史、手术史、家族史、遗传病史和女性患者生育史等。

(2)发病特点:了解脑部缺血症状,局部一过性神经功能丧失症状和脑卒中的症状,是否严重影响生活质量。

(3)相关因素:男性患者是否有吸烟史,女性患者是否有饮咖啡的习惯等。

2.身体状况

(1)局部:一侧肢体感觉或运动功能短暂障碍程度,一过性单眼失明或失语情况。

(2)全身:重要脏器功能情况,有无脑卒中出现昏迷。

(3)辅助检查:包括特殊检查及有关手术耐受性检查的结果。

【护理要点及措施】

1.术前护理措施

(1)按血管外科疾病术前护理常规护理。

(2)全面评估患者:包括健康史及其相关因素、身体状况、生命体征,以及神志、精神状态、行动能力等。

(3)做好心理护理:由于患者对此了解较少,对手术本身可能带来不适及危险性的惧怕,对患者要给予同情、理解、关心、帮助,告诉患者不良的心理状态会降低机体的抵抗力,不利于疾病的康复,护士要详细讲解手术过程,手术的安全性、注意事项,以解除患者的紧张情绪,更好地配合治疗和护理。

(4)饮食护理:指导患者多进食富有营养、易消化的膳食,以加强营养,增进机体抵抗力。

(5)胃肠道准备:手术一般采用全麻,术前 1d 为防止术中患者麻醉后肛门括约肌松弛致大便排出,减少手术污染机会和防止术后发生腹胀,晚餐应吃易消化的软食,不吃肉类和青菜。

2.术后护理措施

(1)按血管外科一般护理及全麻手术后护理常规护理。

(2)病情观察:严密观察病情、生命体征,给予心电血压监测,血压控制在 140/90mmHg 以下,尤其注意神志、呼吸、肢体功能及语言是否障碍。

(3)基础护理

1)患者术后给予平卧位,头部制动,头下垫气枕,24h 后可抬高头部 15°,促进血液回流,减少局部组织水肿,避免不必要的搬动及检查,头略偏向健侧,勿使血管打折及过度受压,以防血栓形成。术后 2 周内避免剧烈活动,有利于血管内膜生长。术后一旦有渗血,需局部压迫止血,可用 100～200g 沙袋,但不可超过 250g。

2)肌力恢复后,及时进行功能训练,保持良好体位,防止足内外翻,尖足、肘关节及手指屈曲痉挛。

3)患者卧床期间,应协助其保持床单位整洁和卧位舒适,定时翻身,按摩骨突处,防止皮肤发生压疮。

4)满足患者生活上的合理需求。

5)做好晨晚间护理。口腔护理,2/d;会阴冲洗 1/d。

6)雾化吸入 3/d。

(4)专科护理

1)为预防吻合口血栓形成,脑栓塞及继发血栓,术后使用抗凝溶栓药物,术后应严密观察伤口渗血情况,如发现血肿,及时报告医师处理。

2)引流管的护理:术后患者留置切口引流管及尿管,活动、翻身时要避免引流管打折、受压、扭曲、脱出等。引流期间保持引流通畅,定时挤压引流管,避免因引流不畅而造成感染、积液等并发症。维持引流装置无菌状态,防止污染,引流管皮肤出口处必须按无菌技术换药,每日更换引流袋。

3)引流液的观察:术后引流液的观察是重点,每日记录和观察引流液的颜色、性质和量,如在短时间内引流出大量血性液体(一般大于 200ml/h),应警惕发生继发性大出血的可能,同时密切观察血压和脉搏的变化,发现异常及时报告医师。

(5)并发症的观察和护理:术后最严重的并发症是脑阻塞病变,可使大脑发生不同程度的缺血、缺氧,导致脑水肿、颅内压增高等,这种恶性循环可导致死亡。其首发症状是健侧肌力改变,继而出现面瘫、失语、昏睡、昏迷。监测生命体征时应检查对侧肢体功能情况及语言障碍,以便早发现,早诊断,早治疗。

【健康教育】

1.向患者及家属详细介绍出院后有关事项,并将有关资料交给患者或家属,告知复诊时间及日常生活、锻炼中的注意事项。

2.指导患者养成良好的生活习惯:严格戒烟,清淡、低盐、低脂饮食。积极活动锻炼身体,增加机体抵抗力

3.向患者说明积极控制好血压、血糖及血脂水平的重要性。

4.告知患者保持心情舒畅和充足的睡眠,每晚持续睡眠应达到 6～8h。

5.告知患者严格遵医嘱服抗凝药物和抗血小板药物。

6.向患者说明出院后第 3、6、9、12 个月定期复查颈动脉超声或 CT,以后每年复查 1 次。

(保　燕)

第五节　颅脑疾病的介入性治疗与护理

一、概述

介入神经放射学就是研究在 X 线的监视下,对中枢神经系统的某些疾病进行直接治疗的学科,又称治疗性神经放射学或血管内神经外科学,例如利用导管经血管向病变部位注入某些栓塞物质的栓塞治疗,利用导管注射酶制剂溶解血栓的溶栓治疗,利用球囊导管将狭窄的血管扩张的血管成形术、动脉内局部化疗以及椎间盘髓核溶解抽出等。介入神经放射学的应用使不少疾病的治疗避免了复杂而危险的手术,为一些手术难以达到部位的疾病开辟了一条新的治疗途径。

血管内栓塞技术的最早应用可以追溯到 1904 年,Dawbarn 将石蜡和凡士林混合制成的栓子注入颈外动脉,为恶性肿瘤进行手术前栓塞。1930 年,Brooks 切开颈内动脉,以"放风筝"的方法,用带线肌肉条栓塞颈内动脉海绵窦瘘,当然,这都仅是一些最初的尝试。直至 20 世纪 60 年代末 70 年代初,法国神经放射学的 Djindjian 教授以其对颈外动脉的超选择性造影和选择性脊髓血管造影的卓越工作,奠定了欧洲介入神经放射学的基础,以后 DiChiro、Doppman、Newton 等对脊髓血管畸形进行的开创性栓塞治疗,Lussenhop 对脑血管畸形的栓塞使这一有意义的工作迅速发展起来,尤其是在 70 年代以后,初步形成了一个专门的学科。80 年代以后,由于数字减影 X 线机的问世,导管也朝着更细、更柔软的方向发展,Tracker 导管、Magic 导管等,使得血管内的栓塞技术进入到一些外科手术达不到的禁区。而且使一些动脉瘤及动

静脉畸形等都能栓塞治愈,使患者免于开颅手术之苦。同时,小动脉的超选择性造影还为许多血管畸形团进行血流动力学和血管结构学的分析提供了方便,丰富了人们的知识,扩大了治疗的范围,并使许多外科手术趋于更加安全、合理和完善。

根据神经系统疾病的介入诊断及治疗分类,颅脑疾病介入治疗种类如下。

(一)经股动脉穿刺全脑选择性造影技术

脑血管造影是 20 世纪 90 年代以后广泛应用于临床的一种崭新的 X 线检查新技术,它是选一入路动脉,一般选用右股动脉,通过右股动脉放置一动脉鞘,通过该动脉鞘管选用不同导管,在导丝引导下,选择进入所要显示动脉,注入含碘对比剂。对比剂所经过的血管轨迹连续摄片,通过电子计算机辅助成像为脑血管数字减影造影(DSA)。该技术是行全脑选择性造影的最佳途径,容易掌握,患者的姿势也较舒服,即使穿刺部位发生血肿,血栓形成等并发症,也较颈部穿刺的危险性小。同时检查者距 X 线球管较远,接受 X 线射线相对少。

(二)缺血性疾病的介入治疗

1.动脉狭窄性疾病的介入治疗　临床上多将血管球囊扩张成形术和血管内支架置入成形术相互结合应用,目前,常用的支架有自膨式支架和球扩支架两种。经股动脉插管进行脑血管造影是经皮肤穿刺股动脉置鞘成功后,通过插入的导丝,将一根特制的导管插入股动脉腔内,在电视监护下插至主动脉弓,再选择性地插至目标动脉,注射对比剂后摄片,来确定病变的部位、范围及性质,如根据病变血管的狭窄情况,可先进行血管球囊扩张再放入支架,或先放入支架再进行扩张,两者的配合使用,在路径图的指导下,先将保护伞装置输送到病变远端,再将支架输送到狭窄部位,依靠支架的自膨性,使支架缓慢展开,必要时使用球囊后扩张给予整形,直至支架形态完好时方可撤下球囊,并经引导管进行造影,再次确认支架后的血管形态完好,保持管腔持久畅通,回收保护伞并撤下导引导管。与单纯的球囊扩张术相比,支架置入术具有避免斑块脱落、内膜夹层、血管弹性回缩以及晚期再狭窄的优点。尤其是脑保护装置(颈动脉滤器和保护球囊)的临床应用,使血管成形术治疗颅内缺血性疾病变得更加安全。

2.闭塞性脑血管病的溶栓治疗　血管内溶栓分为区域性动脉内溶栓、早期超选择动脉内接触性溶栓和颅内静脉窦接触性溶栓。在 DSA 脑血管造影下,经神经介入用微导管于责任血管内直接注入重组链激酶、尿激酶溶栓治疗,使病变部位的药物浓度明显增高,达到血管再通。

区域性动脉内溶栓是用导管把溶栓剂注入病变所在的大血管内,适用于颅内大血管栓塞和血栓形成。

早期超选择动脉内接触性溶栓是用多侧孔的显微导管超选择性进入动脉栓塞处,在栓子前、后及栓子内直接注入溶栓剂,适用于颈内动脉以上的各分支大、小血管的闭塞和椎-基底动脉系统闭塞。

静脉窦接触性溶栓是经动脉通路行脑血管造影,显示静脉窦血栓的部位与程度,再从静脉送入导引导管至静脉远端(近乙状窦处),于发生血栓的静脉窦处分次注入溶栓剂,适用于颅内静脉窦血栓形成。

(三)出血性疾病的介入治疗

1.颅内动脉瘤的介入治疗　在全麻下行介入治疗,经股动脉置管血管造影,明确动脉瘤的位置、大小、形状、瘤颈指向及血管扭曲程度,并测量瘤颈和瘤体的大小。选用合适的微导管,微导丝在 DSA 的监视下将微导管送到动脉瘤内,通过微导管将电解可脱式弹簧圈插入动脉瘤内盘成篮状,通电将弹簧圈解脱。再继续插入数个弹簧圈,直至将动脉瘤完全闭塞,同时保留载瘤动脉通畅。近年来,一些更新的材料和技术又逐渐应用于临床,如"水溶胶弹簧圈"释放后体积能膨胀数倍,可致密填塞动脉瘤囊腔;生物可吸收物质 PGLA 覆盖的基质电解可脱卸弹簧圈(GDC)能促进结缔组织成熟,防止动脉瘤再通;缓凝生物胶可配成不同的浓度分别应用于动静脉畸形、动静脉瘘和动脉瘤的栓塞;带膜支架可直接隔绝动脉瘤,并可封闭主动脉夹层的瘘口等。由此,又派生出各种各样的栓塞技术:①微粒栓塞术;②可脱性球囊栓塞术;③开孔球囊栓塞术;④游离微弹簧圈栓塞术;⑤机械解脱钨丝弹簧圈(MDS)技术;⑥GDC栓塞术;⑦螺旋解脱微弹簧圈栓塞术(DCS);⑧水解脱弹簧圈栓塞术(TDC);⑨HydroCoil系统栓塞术;⑩瘤颈重塑形栓塞术。

2.脑动静脉畸形的介入治疗　脑动静脉介入治疗的基本手段是经股动脉栓塞术,将带孔球囊导管,经股动脉穿刺,利用球囊瞬间充盈、血流的导引作用以及手法操作,可较好地选择进入供血动脉。栓塞剂一般用黏附性液体栓塞材料IBCA胶和非黏附性液体栓塞材料Onyx,直接注射到畸形的血管团内,使其部分、大部分或全部闭塞。使脑动静脉畸形经栓塞后流量降低继而适于手术切除或放射治疗,还可使部分病变通过单纯栓塞即达到治愈。

3.脑动静脉瘘的介入治疗

(1)经动脉途径:在保留颈内动脉通畅的前提下,利用可脱球囊技术,经颈动脉或者股动脉,当导引导管进入动脉后,根据造影显示的瘘口的大小,选择合适的球囊,以等渗盐水和对比剂充盈栓塞球囊,可脱离的球囊导管选择性地插到动脉与静脉相交的瘘口,充盈球囊将瘘口完全闭塞又保持脑动脉血流畅通。球囊到位并固定不动后,轻轻持续地牵拉球囊显微导管,在整个解脱球囊过程中,一定要在透视下密切观察,球囊要充盈合适,位置正确固定,达到治疗后瘘口完全闭合的目的。

(2)经静脉途径:对于瘘口在后方并向岩下窦引流的患者,特别是对于海绵窦区的硬脑膜动静脉瘘,静脉入路可以作为首选。如果经颈动脉途径失败或颈内动脉已被结扎,也可以经静脉途径栓塞。常选择股静脉或颈静脉,穿刺技术及置管法同动脉。

4.颅内恶性肿瘤的介入治疗

(1)肿瘤动脉栓塞术:采用选择性动脉栓塞术栓塞肿瘤供血动脉,即采用血管栓塞剂,如明胶海绵、不锈钢圈、自体血凝块等暂时或永久地阻断肿瘤供血动脉,使瘤体体积缩小,利于手术切除和减少术中出血。对不能手术的晚期恶性肿瘤患者并用动脉灌注疗法,可起到较好的姑息治疗效果,缓解患者的疼痛和出血症状,延长生存时间。但是,这些栓塞方法一般栓塞在较大的动脉及分支,短时间内易形成侧支循环使肿瘤组织恢复供血,治疗效果仍欠满意。

(2)化疗栓塞术:采用介入技术,根据肿瘤的发生位置,经股动脉穿刺后,导管循颈内动脉或椎动脉途径选择或超选择地插入肿瘤的供血动脉,经导管血管内注入化疗药物,即所谓"超选择性动脉内化疗",药物几乎百分之百地到达肿瘤组织,产生首过效应,从而增加肿瘤组织内的血药浓度,提高抗肿瘤的疗效;同时将抗癌药物和栓塞剂有机结合在一起注入靶动脉,既栓塞肿瘤组织末梢分支,阻断血供,又可缓慢释放化疗药物起到局部化疗作用,并且可显著降低体循环的药物浓度,减少全身化疗毒性,称之为化疗栓塞术。其疗效来的直接而迅速,且简便、微创,并具有可重复性。

二、全脑血管造影术的护理

(一)概述

数字减影血管造影不但能清楚地显示颈内动脉、椎基底动脉、颅内大血管及大脑半球的血管图像,还可测定动脉的血流量,所以,目前已被应用于脑血管病首选检查,特别是对于动脉瘤、动静脉畸形等定性定位诊断。其不但能提供病变的确切部位,而且对病变的范围及严重程度亦可清楚地了解,为手术提供较可靠的客观依据。另外,对于缺血性脑血管病,也有较高的诊断价值。DSA可清楚地显示,动脉管腔狭窄、闭塞、侧支循环建立情况等,对于脑出血、蛛网膜下腔出血,可进一步查明导致出血的病因,如动脉瘤、血管畸形、海绵状血管畸形等。总之,DSA对脑血管病诊断,不失为一种行之有效的诊断方法,是目前评价脑血管的"金标准"。

（二）全脑血管造影的适应证和禁忌证

1.适应证

（1）颅内血管性疾病，如颅内动脉瘤、动静脉畸形、动静脉瘘、动脉栓塞等。

（2）颅内占位性病变，如颅内肿瘤、脓肿、囊肿、血肿等，需了解病变的供血来源、血供丰富程度及病变与重要血管之间的关系。

（3）了解某些颅外病变的供血情况，如颈动脉体瘤、头皮血管瘤等。

（4）手术后观察手术效果及脑血循环状态。

（5）蛛网膜下腔出血，需寻找出血原因。

（6）视网膜中央动、静脉血栓形成。

（7）临床可疑静脉窦炎性或非炎性血栓。

（8）非动脉粥样硬化性血管病（包括神经皮肤综合征、遗传性疾病、血管炎等）、烟雾病。

2.禁忌证

（1）老年性动脉硬化者需慎重。

（2）有严重心、肾、肝功能不全。

（3）对比剂过敏。

（4）有严重出血倾向。

（5）有明显动脉硬化及严重高血压。

（6）穿刺处皮肤或软组织感染。

（三）术前护理

1.术前主动了解患者的需求，消除患者的孤独、恐慌感，介绍手术方法，减轻其心理负担，进行充分的术前准备过程。

2.术前准备

（1）在接受造影前，患者必须先做碘过敏试验。无不良反应时，方能接受造影。

（2）造影前患者必须禁食、禁水，避免恶心、呕吐。

（3）用肥皂水把患者的颈部洗净。

（4）穿刺部位术前备皮。要求手术前 1d 进食减少，术前 4h 内禁食、禁水，术前 30min 给患者注射镇静药，必要时留置导尿管。

（四）术中配合

1.麻醉及手术体位　成年人选用局麻，小儿或不配合者可用局麻加基础麻醉。造影时让患者平卧，将颈部稍垫高，保持安静，不要转动头部。

2.手术器材和物品

（1）脑血管造影手术包：治疗巾、大单、小药杯、弯盆、大号不锈钢盆、不锈钢碗、尖刀片、小纱布及卵圆钳。

（2）全脑血管造影材料：5F 单弯造影导管、5F 猪尾导管、0.035in(150cm)导丝、5F 动脉鞘及穿刺针、动脉造影连接管、肝素注射液、Semi 造影导管、Mani 造影导管、非离子型对比剂、利多卡因注射液、注射器（5、10、20ml）、无菌手套、三通开关、Y 阀、输液器及加压输液袋、心电监护仪、除颤器。

（五）术后护理

1.一般护理

（1）穿刺点护理：造影术后 6～12h 内穿刺点加压沙袋包扎，在此期间穿刺下肢严格制动。每小时观察记录穿刺点有无出血、发绀、血肿,足背动脉搏动情况,足部皮肤的色泽、温度,6~12h后去除沙袋,查看包扎处松紧情况(应可插入2~3指)。观察穿刺部位有无出血或肿胀、肢体远侧脉搏、皮肤颜色、温度和功能情况,发现异常情况应及时报告医师处理。咳嗽、大小便时用手压迫穿刺点防止出血,并协助做好生活护理。

(2)病情观察:根据病情测量患者血压、脉搏、呼吸,特别是全麻或病情较重患者,要严密观察病情变化,如有异常,及时报告医师。

(3)饮食护理:鼓励患者大量饮水以促进对比剂排出,4h内饮水1000ml,总量约2500ml,术后即可进食,但避免食用甜汤、鸡蛋,以防胀气。

(4)活动监督:患者卧床24h,期间每2h按摩1次穿刺侧肢体,防止静脉血栓形成。24h后如无异常去除加压后包扎,穿刺点常规消毒,纱布覆盖,可下床行走。

2.并发症的观察及护理

(1)症状性全脑血管痉挛:由于术中脑血管受导管及导丝机械刺激容易发生痉挛,术后可出现头晕、头痛、恶心、呕吐、失语、短暂的意识障碍、肌力下降等,血管痉挛以椎动脉痉挛最危险,常可因椎动脉内一次注射大量浓度对比剂或粗口径导管放在椎动脉,完全阻塞椎动脉血运,引起椎基底动脉急性供血不足,患者发生意识障碍,严重者甚至可以死亡。一旦出现上述情况,及时配合医师进行解痉、止吐等对症处理。

(2)心动过缓和血压下降:导管容易刺激颈动脉窦反射性引起迷走神经兴奋而致心动过缓和血压下降。因此,术后密切观察患者的心率及血压等生命体征的变化特别重要。一旦心率、血压出现急剧下降或心率<60/min,必须立即报告医师,配合医师使用多巴胺、阿托品、异丙肾上腺素等药物进行对症治疗。

(3)穿刺部位的血肿:术后应加强穿刺部位的观察,术侧肢体制动、保持伸直位24h,并使用沙袋压迫止血穿刺部位6~12h,在此期间,尽量满足患者需要,有咳嗽、排便动作时,应及时用手指压穿刺点上方1.5~2.0cm处,如发现局部出现隆起或肿块、表面瘀斑,及时报告医师,并做好标记,严密观察。血肿不继续扩大,一般2d后完全吸收。

(4)迟发性并发症:血管造影后1d或数天内可发生。①迟发性出血:因穿刺时损伤其他较大的静脉分支,虽已被血凝块堵住止血,但过早下床活动,穿刺孔血凝块脱落造成出血;②穿刺部位以下脉搏减弱或无脉,因穿刺血管持续痉挛或栓塞引起;③体温升高;④恶心、呕吐;⑤头痛、晕厥;⑥穿刺局部疼痛或触痛;⑦下肢麻木。

(六)健康教育

1.生活指导

(1)告知患者注意休息,避免劳累,保持良好的心态,避免情绪激动。

(2)避免进食刺激性食物,保持大便畅通,6个月内避免参加剧烈运动及危险性工作。

(3)告知患者脑血管疾病的相关知识,进低盐、低脂肪饮食,戒烟、戒酒。

2.其他　保持生活规律、情绪乐观,告诉患者联系方式,6个月后门诊随访。

三、颈动脉狭窄介入治疗的护理

(一)概述

颈动脉是血液由心通向脑和头其他部位的主要血管。颈动脉狭窄多是由于颈动脉的粥样斑块导致的颈动脉管腔的狭窄,其发病率较高,在年龄>60岁人群中患颈动脉狭窄者约占9%,多发生于颈总动脉分叉和颈内动脉起始段。有些狭窄性病变甚至可能逐渐发展至完全闭塞性病变。近年来,血管内支架成形术治疗脑供血动脉狭窄技术逐渐成熟,在颅外颈动脉狭窄的治疗中已可基本替代血管内剥脱术,并较好地应用于颅内血管以及椎动脉狭窄的治疗。

(二)病因

最好发部位为颈总动脉分叉处,其次为颈总动脉起始段,此外还有颈内动脉虹吸部、大脑中动脉及大脑前动脉等部位。一般认为,颈动脉斑块主要通过两种途径引起脑缺血:①严重狭窄的颈动脉造成血流动力学的改变,导致大脑相应部位的低灌注;②斑块中微栓子或斑块表面的微血栓脱落引起脑栓塞。两者机制哪种更占优势,目前观点尚不一致,但多数认为,斑块狭窄度、斑块形态学特征均与脑缺血症状之间密切相关,两者共同作用诱发神经症状,而狭窄度与症状间关系可更为密切。

动脉粥样硬化所致的颈动脉狭窄多见于中老年人,常伴存在多种心血管危险因素。头臂型大动脉炎造成的颈动脉狭窄多见于青少年,尤其是青年女性。损伤或放射引起的颈动脉狭窄,发病前有相应的损伤或接受放射照射的病史。临床上依据颈动脉狭窄是否产生脑缺血症状,分为有症状性和无症状性两大类。

1.有症状性颈动脉狭窄

(1)脑部缺血症状:可有耳鸣、眩晕、黑矇、视物模糊、头晕、头痛、失眠、记忆力减退、嗜睡、多梦等症状。眼部缺血表现为视力下降、偏盲、复视等。

(2)TIA:局部神经功能一过性丧失,临床表现为一侧肢体感觉或运动功能短暂障碍,一过性单眼失明或失语等,一般仅持续数分钟,发病后24h内完全恢复。影像学检查无局灶性病变。

(3)缺血性脑卒中:常见临床症状有一侧肢体感觉障碍、偏瘫、失语、脑神经损伤,严重者出现昏迷等,并具有相应的神经系统的体征和影像学特征。

2.无症状性颈动脉狭窄　许多颈动脉狭窄患者临床上无任何神经系统的症状和体征。有时仅在体格检查时发现,颈动脉搏动减弱或消失,颈根部或颈动脉行经处闻及血管杂音。无症状性颈动脉狭窄,尤其是重度狭窄或斑块溃疡被公认为"高危病变",越来越受到重视。

(三)颈动脉狭窄血管介入治疗的适应证和禁忌证

1.适应证

(1)有症状或无症状的颈内动脉和(或)椎动脉狭窄。

(2)血管狭窄率＞60％。

(3)无血管外限制因素(如肿瘤和瘢痕)。

(4)无严重的动脉迂曲。

(5)无明显的血管壁钙化。

(6)年龄＜75岁。

(7)血管成形术后再狭窄。

(8)患者存在以下情况应优先考虑血管内治疗:动脉狭窄用药物治疗临床症状无明显改善;动脉严重狭窄,但患者临床情况不能耐受手术或手术带来高的致残率和致死率的可能;动脉狭窄同时存在冠心病、心肌梗死或严重肺疾病。

2.禁忌证

(1)动脉粥样硬化性狭窄存在粥样斑块,内腔极度不规则。

(2)临床体征与血管狭窄不相关。

(3)脑卒中或痴呆所致的严重残疾,6周内发生过脑卒中。

(4)病变动脉完全闭塞。

(5)导管行经的动脉严重硬化、迂曲、导管难以越过。

（6）合并颅内肿瘤或动静脉畸形。

（7）患者或其家属不同意。

（四）术前护理

1.心理护理　血管内支架置入术是一种新开展的介入治疗方法,术前向患者解释手术的方法及疗效,介绍成功的病例,使其做好心理准备,接受手术治疗。向患者解释术后需要平卧的时间、目的,以及如何配合医师拔除动脉鞘管等。同时,通过与患者沟通,了解其语言能力,以便与术后做对比,了解手术的疗效。

2.术前准备

（1）生活护理:患者介入治疗前需要协助生活护理,离床行走时需要有护理人员扶助,防止发生意外损伤。

（2）患者准备:术前 3d 口服肠溶阿司匹林 300mg,1/d;噻氯匹定 250mg,2/d,碘过敏试验,术晨仍需要服用抗凝药,原发性高血压患者服用抗高血压药;术前 6h 禁食、禁水,术前 30min 肌内注射苯巴比妥 100mg。

（3）控制血压:对原发性高血压患者,通常血压降得过低会造成脑灌注不足而引起损伤;血压过高易引起出血。遵医嘱口服或静脉应用抗高血压药,使收缩压控制在原有水平的 75%～80%。

（五）术中配合

1.麻醉及手术体位

（1）麻醉方式:颅外大血管（不包括椎动脉）病变的治疗对患者的配合要求不高,一般可采用局麻,而对颈内动脉颅内部分的治疗,一般采取气管插管,吸入及静脉复合麻醉方式,以利于手术中控制血压,减少患者活动,减少治疗中的不良反应。

（2）手术体位:取平卧位,双下肢外展并轻度外旋,必要时穿刺侧臀下垫枕。

2.常用器材和物品

（1）脑血管造影手术包:治疗巾、大单、小药杯、弯盆、大号不锈钢盆、不锈钢碗、尖刀片、小纱布及卵圆钳。

（2）脑血管造影及支架置入材料:6F 单弯造影导管、6F 猪尾导管、5F 单弯造影导管 0.035in 泥鳅导丝、动脉造影连接管、6F 或 8F 导引导管、保护装置及配套输送系统、微导丝、各型血管内支架、各型球囊、0.035in 交换导丝、Semi 造影导管、Mani 造影导管、阿托品注射剂、多巴胺注射剂、异丙肾上腺素、导尿包、非离子型对比剂、注射器(1、5、10、20ml)、利多卡因注射液、肝素注射液、无菌手套、三通开关、心电监护仪、麻醉机、除颤器、Y 阀、8F 动脉鞘、测量定标钢珠、输液导管及加压输液装置。

3.手术步骤及护理配合流程　脑供血动脉狭窄患者一般弓上血管迂曲比较明显,且窄弓上大血管开口处亦存在一定程度的粥样硬化斑块,因此,在超选血管造影之前,一般先以猪尾导管做弓上血管造影,了解弓上大血管开口位置,血管迂曲以及有无开口处狭窄等情况;必要时再次行弓上造影观察颅内血流代偿情况,以初步确定手术方案。

对颈内动脉起始段狭窄患者,由于放置支架或球囊扩张时压迫颈内动脉窦所致的迷走反射,患者可能出现一过性心率、血压下降,甚至心搏骤停,置入支架或行球囊预扩前应静脉注射阿托品。对责任血管严重狭窄的患者,应注意控制血压,防治过度灌注综合征。

（六）术后护理

1.严密观察患者的生命体征　尤其是心率、心律、血压的变化,由于手术中支架释放刺激了颈动脉压力感受器,有反射性血压下降的危险。患者术后即给予心电监护,最初每 30min 1 次,4h 后调为 1/h,血压稳定后根据医嘱 1/2h,观察 24h 后停止。必要时遵医嘱给予多巴胺、阿托品、异丙肾上腺素等维持血压、心

年

临床实用护理技术与常见病护理

率。对于严重动脉狭窄合并对侧血管狭窄的患者,血管成形后应注意控制血压,防治脑过度灌注而造成患者不良反应。脑过度灌注综合征是脑供血动脉狭窄血管成形术后最严重的并发症之一,可发生广泛的脑血管痉挛、脑水肿以及脑出血,主要表现为头痛、癫痫和局灶性神经功能缺损,应加强观察,及时处理。

2.严密观察神经系统功能 术后了解患者的表达能力及发音能力,观察患者术后肢体活动、肌力的变化,与术前做对比,以了解病情的转归。

3.严格抗凝血治疗 有效的抗凝血治疗可防止血栓形成,对手术的成功非常重要。股动脉鞘拔除后即给予速避凝 0.4ml 皮下注射。1/12h,连续 3d 后改为口服噻氯匹定 250mg,2/d,肠溶阿司匹林 300mg,1/d,口服 3 个月,然后根据复查结果决定是否减少阿司匹林用量。护士应在实施抗凝血治疗前对患者及其家属耐心讲解抗凝血治疗的重要性,同时向其患者讲清在抗凝血过程中引起出血的可能,主要表现为皮肤及黏膜出血、注射针眼出血、注射后局部出现瘀斑、血尿或胃肠道出血。同时,观察有无颅内出血征象,如头痛、喷射性呕吐及意识、瞳孔的改变。对一些影响抗凝血治疗的因素,如含乙醇的饮料、复合维生素、维生素 K 等应避免服用。抗凝过程中需要动态监测出、凝血时间。使患者了解以上情况,主动配合治疗。

4.穿刺部位的护理 严密观察穿刺局部有无渗血、肿胀或血肿发生。因术中全身肝素化,术后抗凝血治疗,穿刺点易出血及形成皮下血肿。拔鞘时嘱患者放松,局部按压 20min,按压力度以既能使穿刺点不出血,又能触到足背动脉搏动为准,按压后用绷带加压包扎,沙袋压迫 24h 并嘱患者穿刺侧肢体制动。在加压包扎期间,应主动向患者解释加压包扎的重要性,患者常感觉不舒适要求解除或放松包扎,注意检查足背动脉搏动情况,若确为加压包扎过紧,应报告医师适度放松。

(七)健康教育

1.生活指导

(1)告知患者脑血管疾病的相关知识,进低盐、低脂肪饮食,戒烟、戒酒。

(2)按医嘱服药,特别是抗凝血药物应在饭后服,观察有无出血倾向。

(3)高血压患者,按时口服抗高血压药物,定时监测血压。

2.随访 保持生活规律、情绪乐观,告诉患者联系方式,术后 6 个月内每月门诊随访。当有任何临床表现(如出现头晕、头痛、语言及肢体活动异常),无创性检查提示有再狭窄时,立即行血管造影。

四、脑动静脉畸形介入治疗的护理

(一)概述

脑动静脉畸形(AVM)是脑动脉和静脉之间的直接交通,即动脉血液不经毛细血管网而直接流入静脉系统,也指局部脑血管发育障碍引起的脑血管局部数量和结构异常,并影响正常脑血流,是一种先天性局部脑血管发育异常,由扩张的、存在动静脉之间的杂乱血管集聚构成。病变大小在数毫米至数厘米不等,可发生在脑的任何部位,尽管这种病变在出生时已存在,但首发症状一般出现在 10～30 岁。也可发生在任何年龄。传统治疗是手术切除畸形,前提为手术不至于加重神经功能损害。对脑的重要功能区和深部小的和中等的病灶,放射介入治疗可有效减少或消除畸形。随着介入神经外科放射学的发展,血管内栓塞已成为治疗该病的主要方法之一。

(二)病因

脑动静脉畸形是发育异常的畸形血管团,动静脉之间缺乏毛细血管间隔,形成直接的短路或分流。血管团大小不等,小至几乎不可见,大到足以覆盖整个大脑半球。大体形态如下。

1.一单元型 只有 1 根供血动脉形成 1 个动静脉瘘及 1 根引流静脉,多为小型动静脉畸形,约占 10%。

2.多单元型　由多根动脉与静脉组成血管团,其中含有多处动静脉瘘,以皮质与白质交界处多见,基底部位于皮质的畸形血管团,最多见,约占82%。

3.直线型　由1根或多根动脉直接与静脉或静脉窦相通,较少见,多见于婴幼儿,常见的为大脑大静脉瘤,约占3%。

4.混合型　由颅外或颅内动脉双重供血,回流静脉也可为颅内或颅外,约占3%。

5.静脉壁型　完全由颅外动脉直接与颅内静脉窦相连,或由颅外动脉发出头皮、颅骨、硬脑膜分支后直接导入颅内大静脉窦,与脑皮质静脉无任何联系。

发病机制:AVM常以颅内出血和脑盗血引起的症状起病。发病的根本原因是AVM病灶中动静脉之间缺乏毛细血管结构,动脉血直接流入静脉,血流阻力骤然减少,导致局部脑动脉压下降、脑静脉压增高,由此产生一系列血流动力学的紊乱和病理生理过程。

(三)脑动静脉畸形介入治疗的适应证和禁忌证

1.适应证

(1)病变广泛深在,不适宜直接手术。

(2)病变位于重要功能区,如语言功能区、脑干等,术后将产生严重并发症或后遗症。

(3)高血流病变盗血严重、病灶巨大、直径>3cm,术后可能发生过度灌注综合征可以分期栓塞,使病变缩小后,再行手术或放射治疗。

2.禁忌证

(1)病变为低血流,供血动脉太细,微导管无法插入,或不能避开供应正常脑组织的穿支动脉。

(2)超选择性脑血管造影显示病灶穿支供血,区域性功能闭塞试验产生相应神经功能缺失。

(3)严重动脉硬化,血管扭曲,导管无法插入病变供血动脉。

(4)全身衰竭状态,不能耐受治疗或拒绝治疗。

(四)术前护理

1.心理护理　由于患者是突发疾病,对疾病缺乏认识和对栓塞治疗的不了解,容易产生恐惧心理,更有甚者对治疗护理产生抵触情绪,表现为不合作。护理人员要熟悉治疗的一般过程,耐心向患者介绍并解释治疗方法、效果及手术时可能出现的不适,术中及术后配合的方法和重要性,并说明该技术的优点以及成功病例,以缓解患者的心理压力,同时要取得其家属的配合。

2.入院疾病卫生宣教　由于AVM血管病的特殊性,入院时应详细给患者做宣教指导,嘱患者绝对卧床休息,有条件者严密监护,控制情绪波动,避免强烈的精神刺激,适当镇痛,控制躁动,常规应用缓泻药,禁烟、酒及刺激性食品,多吃水果、蔬菜等纤维食物,保持大便通畅。护理中应保持病室安静,光线柔和,限制探视陪客。仔细交代与预防脑出血的可能,避免用力咳嗽、排便等。并密切注意突发的头痛、呕吐、意识障碍、脑膜刺激征等出血现象。术前晚保证患者充足的睡眠,必要时给予镇静药物。

3.术前准备

(1)术前3d口服尼莫地平20mg,3/d;有癫痫病史和高血压者应按时服用药物;术前1d穿刺部位备皮(会阴及腹股沟部),做青霉素及碘过敏试验;术前8h禁食;术前30min给予镇静药物。

(2)术者及助手也应做好充分的思想和物品准备,详细阅片,设计治疗方案,预想可能发生的问题,准备防范措施。

(3)患者术前应全面检查患者的身体情况,尤其是血管系统的功能情况,每例患者都应做脑血管造影、脑电图、rCBF、血生化和检查凝血机制。检查血、尿、便常规,出、凝血时间,肝肾功能,胸透,心电图,特别要询问有无药物过敏史、糖尿病及哮喘等。一般术前应做碘过敏试验。术前1～2d应服用阿司匹林,抗血管痉挛药以改善微循环和血流动力学。服药时间过长有可能引起穿刺部位的血肿。术前药可用异丙嗪、苯海拉明、阿托品、罂粟碱、γ-羟丁酸钠等,术中给予右旋糖酐,均有利于球囊的导入和防止并发症。

(4)术前 4～6h 禁食、禁水。在不插导管的肢体建立静脉通路便于治疗及麻醉用药。常规留置导尿,防止术中患者因膀胱充盈而难以坚持,躁动不安,影响手术操作。

(五)术中配合

1.麻醉及手术体位　一般采用气管插管,吸入及静脉复合麻醉方式,以利于术中严格控制血压,并减少患者活动,保证手术中影像清晰、栓塞准确。取平卧位,双下肢外展并轻度外旋,必要时穿刺侧臀下垫枕。

2.手术器材和物品

(1)脑血管造影手术包。

(2)脑血管造影及 AVM 栓塞材料:5F 单弯造影导丝、0.035in(150cm)导丝、6F 动脉鞘、动脉造影连接管、液态栓塞材料(NBCA、ONYX、GLUBRAN)及各型弹簧圈、0.035in 交换导丝、0.035in 超硬导丝、Semi 造影导管、Mani 造影导管、各型专用微导管及微导丝、6F 导引导管、三通开关、Y 阀、非离子型对比剂、加压输液装置、输液导管、注射器(1、5、10、20ml)、利多卡因注射液、肝素注射液、除颤器、心电监护仪、麻醉机、无菌手套、电水壶、无菌小碗及 5% 葡萄糖。

(六)术后护理

1.一般护理

(1)观察意识、瞳孔变化,测血压、脉搏、呼吸,注意穿刺点出血及穿刺侧足背动脉搏动。

(2)术前有癫痫病史或病灶位于致痫区者,术后抗癫痫药物治疗。

2.并发症观察与护理　脑动静脉畸形血管内栓塞治疗的主要并发症包括误栓塞正常供血动脉、引流静脉窦导致神经功能缺失症状、过度灌注综合征、颅内出血、脑血管痉挛等。

(1)脑动静脉畸形栓塞术后原有神经功能障碍加重或出现新的神经功能障碍是较常见的并发症。临床表现为意识障碍、偏瘫、失语、偏盲、感觉障碍、共济失调等。

(2)脑过度灌注综合征:主要发生在高血流病变栓塞时,由于在瞬间将动静脉短路堵塞,原被病变盗去的血液迅速回流至正常脑血管,因正常脑血管长期处于低血流状态,其自动调节功能消失,不能适应颅内血流动力学的改变,将会出现过度灌注。临床上表现为头晕、头痛、呕吐、肢体功能障碍、脑水肿或颅内出血等症状。处理原则是术后使用控制性低血压,常规药物是亚宁定缓慢微泵输入,将收缩压控制在原来水平的 2/3,根据血压高低随时调整输入速度,维持血压平稳,防止大幅度波动,持续时间为 3～5d,以预防或减轻脑过度灌注综合征。

(3)AVM 破裂出血:若带孔的球囊导管前进过多,球囊已进入畸形血管团内,当向球囊内注射对比剂时,可因球囊的突然膨胀撑破畸形血管团,造成脑内出血、血肿甚至死亡。

(4)颅内血肿、脑水肿:颅内血肿是血管内栓塞术后严重的并发症。表现为头痛、恶心、呕吐、烦躁、颈强直,可伴有意识障碍征象。多因血压波动引起,应及早采取措施,避免一切血压骤升的因素,向患者提供术后指导,给予镇静药缓解紧张情绪,保证充分休息,术后严密血压监护,必要时应用控制性低血压治疗,维持血压 150mmHg 以内,并根据血压随时调整药量。

(5)脑血管痉挛:由于导管在脑血管内停留时间长,机械地刺激容易诱发脑血管痉挛。表现为一过性神经功能障碍、肢体瘫痪和麻木、失语,及早发现,及时处理,可避免脑缺血、缺氧而出现不可逆的神经功能障碍。每 1h 观察记录患者的意识、瞳孔、生命体征,24h 后视病情而定。同时注意言语、肢体、运动障碍情况。

(6)栓塞后综合征:栓塞后 2～3d 内因局部和周围组织缺血,引起炎性反应。表现为局部疼痛、发热

（＜38.5℃）、恶心、呕吐等。

（七）健康教育

告知患者避免导致再出血的诱发因素，控制不良情绪，保持心态平稳，避免情绪波动。避免进食刺激性食物，保持大便畅通，6 个月内避免参加剧烈运动及危险性工作。高血压患者应特别注意气候变化，规律服药，将血压控制在适当水平，切忌血压忽高忽低。有癫痫病史者按时口服抗癫痫药物，预防癫痫。告知患者及其家属，如出现剧烈头痛、喷射性呕吐等颅内压增高症状及时就诊；专科门诊随访，3～6 个月后复查 DSA。

五、颅内动脉瘤介入治疗的护理

（一）概述

颅内动脉瘤是由于局部血管异常改变产生的脑血管瘤样突起。其主要症状多由出血引起，部分因瘤体压迫，动脉痉挛及栓塞造成。动脉瘤破裂出血常致患者残废或死亡，幸存者仍可再次出血。颅内动脉瘤占脑血管意外的第 3 位，仅次于脑血栓和高血压出血，占自发性蛛网膜下腔出血的 34％～50％，发病高峰年龄为 40～60 岁。

动脉瘤按其大小分：小动脉瘤直径≤0.5cm，一般动脉瘤直径 0.6～1.4cm，大型动脉瘤直径 1.5～2.4cm，巨型动脉瘤≥2.5cm。按形态大致分：囊状（包括球形、葫芦形、漏斗形）、梭形及壁间动脉瘤 3 种，囊状者占颅内动脉瘤的 95％，梭形者占 4％。

据大宗病例统计，单发动脉瘤约占 85％，多发动脉瘤约占 15％，但在尸检中发现的多发动脉瘤比率还要高，可达 23.5％，且女性多见（占 74％）。

（二）病理解剖

由于颅内血管与外周血管在结构上存在较大的差异，缺乏外弹力层且中层较为薄弱，并在血管分叉处缺如，使其易于发生动脉瘤。动脉硬化引起的动脉壁退化或创伤与炎症导致血管壁的损伤，进一步加速动脉瘤的形成，血流动力学的影响与动脉瘤的形成明显相关。动脉瘤多发生在颅底动脉环（willis 环）及颅底动脉的主要分支上。其中，颈内动脉瘤占 41.3％；前交通动脉瘤占 24.4％；大脑中动脉瘤占 20.8％；大脑前动脉瘤占 9.0％；椎-基底动脉瘤占 4.5％；多发性动脉瘤占 8.0％。当 willis 环发育异常时，动脉瘤多发生于负担血流较重的动脉上，在动脉分支或分叉部受到血流冲击剪切力最大的部位是分叉的隆突部和分支的远侧角，这正是最常发生颅内动脉瘤的部位。

（三）颅内动脉瘤介入适应证和禁忌证

1.适应证

（1）几乎所有的动脉瘤都可采用血管介入治疗。特别是高龄患者，合并心、肝、肾等严重疾病，以及其他不适应外科治疗。椎-基底动脉系统动脉瘤应首选血管内介入治疗。

（2）宽颈动脉瘤、梭形动脉瘤或夹层动脉瘤可采用再塑形技术或支架放置技术治疗。

（3）瘤体与瘤颈比＞1.5，小动脉瘤（M15mm）最适合行血管内介入治疗。

2.禁忌证

（1）临床状况极差（Hunt&Hess 分级为Ⅳ或Ⅴ级）。

（2）有凝血障碍或对肝素有不良反应。

（3）有对比剂过敏史。

（四）术前护理

1.心理护理　做好解释工作，以消除患者紧张、恐惧心理。介入治疗费用高，患者一般对手术不了解，担心治疗效果不佳而产生心理压力,护士应耐心、细致地介绍这种治疗方法的优点、目的,告知患者操作程序及术前、术后注意事项,讲明动脉瘤再出血的危险性及手术的重要性,由于疾病的特殊性,对其家属应详细说明手术的目的、结果及可能发生的危险,以取得患者家属对疾病的了解和同意选择手术治疗。此外,可以让康复患者现身说法,使患者减轻对手术的恐惧感,树立战胜疾病的信心,争取在最佳时机接受介入治疗。为防止患者再次出血,患者入院后术前应避免各种刺激,创造一个安静平和的环境。24h内协助患者完成各种生活需要,经常询问患者有无不适及需要,做好解释工作及心理护理,使患者心情愉快,以达到满意治疗效果。

2.避免一切诱发动脉瘤破裂的因素

(1)镇静:绝对卧床休息,尽量减少活动,同时做好患者及其家属的思想工作,谢绝探视,避免嘈杂及各种导致情绪激动的因素,有条件的患者住单人房,可适当应用镇静药。

(2)镇咳:预防感冒引发的喷嚏、咳嗽。

(3)通便:宜食用高纤维素、易消化的食物,给予口服缓泻药,嘱患者不可用力排便。

(4)保持血压平稳:血压持续升高或突然升高有动脉瘤破裂的可能,故应严密监测血压。应用扩张血管药物尼莫地平 1~1.5mg/h 静脉泵入,预防颅内血管痉挛。

3.术前训练排尿　接受介入治疗的患者,术后常因平卧位和肢体制动所致排尿姿势的改变、担心穿刺处出血、不习惯在有他人在场的环境下排尿等多种因素,造成不同程度的排尿困难、尿潴留。在术前平卧位和一侧肢体制动的情况下进行排尿训练是预防术后排尿困难的有效护理手段。

4.术前准备　术前 3d 完成患者必要的各项检查,需要行血管内支架辅助弹簧圈栓塞动脉瘤的患者开始给予口服肠溶阿司匹林 300mg/d,1/d,噻氯匹定 250mg/d,1/d。动脉瘤伴有垂体或间脑功能障碍者,术前 3~5d 可服用适量激素。术前 1d 充分清洁手术野皮肤及备皮。做好青霉素、碘过敏试验,配血、备血。术前 20:00 开始禁食,保证睡眠,记录术前血压、肢体肌力及足背动脉搏动情况,以备术后对照。

(五)术中配合

1.麻醉及手术体位　一般采用气管插管,吸入及静脉复合麻醉方式,以利于术中严格控制血压,减少患者活动。取平卧位,双下肢外展并轻度外旋,必要时穿刺侧臀下垫枕。

2.常用器材和物品

(1)脑血管造影手术包。

(2)脑血管造影及动脉瘤栓塞材料:5F 单弯造影导管,0.035in 导丝(150cm),6F 动脉鞘,动脉造影连接管,压力泵备用,0.035in 交换导丝,5FSemi 造影导管,Mani 造影导管,各型微导管及微导丝,各型血管内支架、球囊、弹簧圈,6F 导引导管,电水壶,测量定标钢珠,导尿包,除颤器,三通开关,Y 阀,非离子型对比剂,加压输液装置,输液导管,5、10、20ml 注射器,利多卡因注射液,肝素注射液,麻醉机及心电监护仪。

(六)术后护理

1.一般护理

(1)监测体温、脉搏、呼吸、血压、瞳孔变化 1/h,并详细记录,维持血压在 120~130/80~90mmHg,以增加脑灌注,防止脑组织缺血、缺氧。用关心的语言告知患者不用担心大小便问题,并为患者创造一个舒适安静的环境。

(2)脑血管痉挛、脑梗死观察:脑血管痉挛是蛛网膜下腔出血以及介入治疗的常见并发症之一。除术中选择合适导管、轻柔操作外,术后应密切观察患者有无头痛、恶心、呕吐、张口困难、肢体活动障碍等神经系统症状。文献报道,电解脱弹簧圈(GDC)栓塞治疗相关的血栓栓塞并发症为 10%左右,严重者可因脑动脉闭塞、脑组织缺氧而死亡。术后密切观察患者意识、瞳孔、语言及四肢活动情况,早期发现脑梗死症状,及时治疗。

（3）药物治疗的观察和护理：为减轻及预防术后并发症，术后常采用抗凝血、解痉等药物治疗。用以下药品时需要注意：①术后采用尼莫地平静脉输入，以有效缓解脑血管痉挛，改善脑缺血。但此药可引起血压明显下降，用药过程中一定要严格掌握用量及滴速。常规用量为 10mg 静脉输入，3/d，在输液过程中应用微泵控制每分钟输入速度及'流速。一般采用三通管或 Y 阀留置针与其他液体同时输入，输液过程中测量血压、脉搏、呼吸 1/h，并注意有无面色潮红、血压下降、心动过速等临床表现。输液结束后再次测量血压，与基础血压及使用中血压对比，以判断使用尼莫地平后血压是否改变程度，为医师用药提供可靠数据。②术后应用抗凝血药物，预防血管内血栓形成。速避凝是一种低分子肝素钙，药理作用为抗凝快速持久，可用于 GDC 致密栓塞或支架辅助栓塞术后继续抗凝血治疗。常规用量为 0.4ml 皮下注射，每 12h 应用 1 次，3d 后改用小剂量肠溶阿司匹林，每次 300mg，1/d，餐后服，口服 3～6 个月。在抗凝血、抗血小板聚集治疗期间，严密观察有无出血倾向，如患者的意识变化、大小便颜色、皮肤黏膜有无出血点和瘀斑等。各种穿刺或注射后局部压迫止血时间要＞5min。

（4）避免肾损伤：介入治疗时术中对比剂用量较大，患者回病房麻醉完全清醒后，应鼓励其多饮水，促进对比剂从肾排泄，以免引起肾损害。经股动脉途径时，因术侧下肢制动需要卧床 24h，患者往往怕多排尿而不愿意多饮水，怕大便而不愿进食，以致带来血容量不足造成不良的后果。

2.穿刺部位观察及护理　局部给予弹力绷带加压包扎 4～6h，绝对卧床 24h。严密观察穿刺部位局部有无渗血、肿胀。因术中反复穿刺，全身肝素化，穿刺点易出血及形成皮下血肿。术后穿刺侧血管壁损伤、肢体制动、血流缓慢等可导致血栓形成，故密切观察穿刺侧足背动脉搏动有无减弱或消失、皮肤颜色是否苍白，皮肤温度是否正常、下肢有无疼痛及感觉障碍，并与对侧肢体进行比较。应加强巡视，认真观察穿刺肢体的情况。如出现肢端苍白，下肢剧烈疼痛，麻木，皮肤温度下降，则提示有股动脉血栓可能，应及时报告医师采取措施。同时应嘱患者经常轻微活动非穿刺侧肢体，尤其对年龄较大的患者。以防深静脉血栓形成。

3.疼痛护理　患者严格卧床 24h，穿刺肢体处于伸直、制动、平卧位，若感觉全身酸痛、背痛难忍，取平卧位，或者患侧翻身 60°，或向健侧翻身 20～30°交替更换体位，保持髋关节伸直，小腿可弯曲，健侧下肢自由屈伸，并随时按摩受压部位，以减轻患者痛苦。

（七）健康教育

告知患者避免导致再出血的诱发因素，高血压患者应特别注意气候变化，规律服药，将血压控制在适当水平，切忌血压忽高忽低，一旦发现异常应及时就诊。控制不良情绪，保持心态平稳，避免情绪波动。避免进食刺激性食物，保持大便通畅，6 个月内避免参加剧烈运动及危害性工作。按医嘱继续服用抗凝药物，专科问诊随访。3～6 个月后复查 DSA。

六、颈动脉-海绵窦瘘介入治疗的护理

（一）概述

颈动脉-海绵窦瘘（CCF）是动脉瘘中较常见的一种。其最明显的表现是搏动性眼球突出和颅内血管杂音；触诊眼球有震颤，听诊于眼球、额眶部及颞部可闻及杂音，两者与脉搏一致；一部分患者还有眼外肌麻痹所导致的眼球固定以及复视，其中以外展神经损害最多见；患者还会出现进行性视力下降，表现为视网膜及视盘水肿、出血，继发性青光眼以及角膜浑浊、溃疡，日久可致失明。在血管内栓塞治疗技术问世以前，一直是神经外科棘手的问题之一。CCF 的外科治疗始于 19 世纪初期，经过近 1 个世纪的探索，到目前

为止,血管内栓塞治疗技术的应用使本病的治疗获得根本的解决,并且是目前首选的可靠方法。

(二)病因

依照病因可分为外伤性颈动脉-海绵窦瘘(TCCF)和自发性颈动脉-海绵窦瘘(SCCF)。

颈动脉-海绵窦瘘因外伤引起者占 3/4。窦内段颈动脉因外伤而破裂:①颅底骨折(特别是头部挤压伤)引起者最多见,伤后表现为耳及口鼻皆出血;②异物贯通伤;③外伤时窦内段之颈动脉壁受到剧烈动荡血流的冲击而破裂;或因此造成动脉壁的点状出血或局限性挫伤,以后破裂所致。此种原因所致的 TCCF,从受伤到出现症状,中间可有无症状的间歇期。

自发性颈动脉海绵窦瘘(SCCF)病因很复杂,其中先天性、自发性以及继发于动脉瘤破裂以及原来的血栓,血管发育不良等诸多因素。

(三)颈动脉-海绵窦瘘介入治疗的适应证

外伤性颈动脉海绵窦瘘;因手术或栓塞失败,将瘘口近端颈动脉闭塞,而瘘口远端颈动脉未闭,因盗取颅内血流,且以眼静脉为主要回流,可采用眼静脉入路行栓塞治疗,而回流以岩上(下)窦为主,可采用经股(颈)静脉入路,经岩上(下)窦达海绵窦后部行栓塞治疗。

(四)术前护理

1.心理护理　患者因对病情的不了解以及对治疗效果的顾虑,表现出焦虑或顾虑重重。护士应根据患者的心理特点,进行针对性的心理疏导,以减轻其心理压力,满足其心理需求,以利于手术顺利进行。

2.术前准备

(1)评估患者过敏史,包括食物(海鲜类)、药物和碘过敏史,询问有无荨麻疹和支气管哮喘病史等。

(2)评估患者神经系统相关体征,以便于术后对比。

(3)评估双侧股动脉和足背动脉搏动情况。

(4)做碘过敏试验,行凝血酶原时间、肝功能、电解质等检查,停用活血及影响造影结果的药物。

(5)行双侧腹股沟、会阴部备皮。

(6)训练患者深呼吸、屏气和咳嗽动作。

(7)指导患者床上排大小便。

(8)嘱患者去除头颈部金属物品,如耳环、项链等。

(9)手术前禁食、禁水(药物除外)4～6h,术前 30min 排空膀胱。

(五)术中配合

1.麻醉及手术体位　局部麻醉,根据需要可采取全麻。取平卧位,双下肢分开并外展。

2.常用器材和物品

(1)脑血管造影手术包。

(2)穿刺插管用物以及特殊器械准备:穿刺针(16、18G)、导管鞘(5、6F)、导引管(5、8F)、三通开关、微导管、微导丝、NBCA 胶、5%葡萄糖、球囊、连接管(75cm)、Y 阀,三通开关、3F 或 4.5FMagic 导管或 5F 导管、微弹簧圈及可脱球囊。

(六)术后护理

1.一般护理

(1)密切观察神志、瞳孔的变化,根据医嘱定时测量生命体征,直至病情稳定。观察患者颈部有无肿胀或吞咽困难,若有此情况发生则表示急性出血,应立即汇报医师做相应的处理。

(2)穿刺点和肢体的护理:导管鞘拔出后要沙袋持续压迫 12h 以防穿刺动脉出血。注意观察穿刺点有无瘀血、渗出、血肿等情况,如有出血应重新包扎。穿刺侧肢体制动,以防出血的发生。密切观察穿刺侧肢体的颜色、温度、感觉,足背动脉搏动是否有力和对称,若发现穿刺侧肢体疼痛、肤色苍白或发绀、肢体发凉、足背动脉搏动减弱或消失,应考虑动脉血运不良或血栓形成。血运不良应给予保暖或松解包扎,若疑为血栓形成应及时与医师联系给予相应的处理。

(3)鼓励患者多饮水以促进对比剂的排出。

2.并发症护理　经动脉途径用球囊栓塞的并发症比较少见,可能发生的并发症:①脑梗死,由于球囊导管在颈内动脉内操作造成的动脉壁损伤而形成血栓或球囊异位脱落造成颅内血管栓塞。②假性动脉瘤,由于球囊早期回缩或发生移位而形成假性动脉瘤,从而造成颅神经麻痹和眼眶部疼痛。出现眼球活动障碍,不能外展。一般不需做特殊处理,可自行恢复。注意保护眼角膜,可给予润舒眼药水点眼,每天3~4次,用湿无菌纱布遮盖眼睛。③过度灌注综合征,当瘘口被栓塞后,病侧半脑血流量突然增加,正常脑血管的调节机制失调,出现头痛、眼胀等症状。应常规应用20%甘露醇静脉滴注。当头痛明显时,给予硝普钠降压,一般在1~2d可适应新的血流状态,症状消失。

(七)健康教育

1.生活指导

(1)休息:术后1周内应注意休息,起床、下蹲时动作要缓慢。1周后可逐渐恢复日常生活及轻体力劳动,活动量应循序渐进增加,要注意避免引起颅内压增高的动作,如抬重物和用力排便、剧烈活动,防止过度疲劳以防再度出血。

(2)饮食:患者应注意食用清淡、易消化、低脂肪、低胆固醇、高维生素的食物,宜食新鲜蔬菜、豆类及水果等。并注意避免饱餐,减少脂肪含量高的肉类摄入,避免刺激性强的食物和饮料。

(3)保持情绪稳定和良好的心态,避免情绪激动和精神紧张。

2.指导患者定期复查　遵医嘱定期复查,如有头痛,以及其他神经系统症状时应及时就医。告知患者出院后特别注意保护脑部避免受伤。

七、硬脑膜动静脉瘘介入治疗的护理

(一)概述

硬脑膜动静脉瘘(DAVF)是指动静脉直接交通在硬脑膜及其附属物大脑镰和小脑幕的一类血管性疾病,颅外供血动脉直接与颅内静脉窦沟通,也称为硬脑膜动静脉畸形(DAVM)。

临床表现常为颅内杂音、头痛、蛛网膜下腔出血、颅内压增高,中枢神经功能障碍,在海绵窦区的动静脉瘘可出现眼球突出,视物障碍,眼外肌麻痹等症状。

(二)病因

硬脑膜动静脉瘘的发病原因目前尚不明确,分先天性和后天性两种。年轻患者脑膜动静脉瘘,同时伴有血管畸形,多认为先天因素所致,国内外文献报道,一部分患者因头部外伤后发生硬脑膜动静脉畸形,只可分为两组:①前下组,静脉引流至基底窦,如海绵窦、岩窦、蝶顶窦。②后上组,静脉引流至硬脑膜,如矢状窦、横窦或乙状窦。

(三)硬脑膜动静脉瘘介入治疗的适应证与禁忌证

1.适应证　随着本病的发展可导致一系列严重的并发症,故一经确诊为本病均应行血管内栓塞治疗。

(1)有出血史。

(2)难以耐受的颅内血管杂音。

(3)进行性神经功能缺失。

(4)局部压迫症状。

(5)颅内压增高,但应注意供血动脉与颅内动脉之间有无危险吻合存在。

2.禁忌证

(1)硬脑膜动静脉瘘的颈外供血动脉与颅内动脉存在危险吻合,而超选择插管不能避开危险吻合。

(2)硬脑膜动静脉瘘为颈内、椎基底动脉供血,超选择插管不能避开供血动脉发出供应正常组织穿支。

(四)术前护理

1.心理护理　血管栓塞治疗虽比开颅简单,却在清醒状态下执行,患者极易产生恐惧心理,应向患者解释这种新型血管内治疗的目的、方法、必要性、安全性以及术中术后可能出现的不适,以消除患者的疑虑,以其最佳的心理状态接受治疗。

2.术前准备

(1)严密观察意识、瞳孔、血压、呼吸、肢体活动变化,观察有无颅内出血。球结膜充血水肿和眼球突出时应用油纱布覆盖,眼药水滴眼,观察充血水肿和眼球外凸程度。参与术前讨论,详细了解栓塞治疗方法及可能出现的意外以便做好术前充分准备。

(2)评估患者过敏史,包括食物(海鲜类)、药品和碘过敏史,询问有无荨麻疹和支气管哮喘病史等。

(3)评估患者神经系统相关体征,以便于术后对比。

(4)评估双侧股动脉和足背动脉搏动情况。

(5)做碘过敏试验,行凝血酶原时间、肝功能、电解质等检查,停用活血及影响造影结果的药物。

(6)行双侧腹股沟、会阴部备皮。

(7)训练患者深呼吸、屏气和咳嗽动作。

(8)指导患者床上排大小便。

(9)嘱患者去除头颈部金属物品,如耳环、项链等。

(10)手术前禁食、禁水(药物除外)4～6h,术前30min排空膀胱。

(五)术中配合

1.麻醉及手术体位　根据需要取局部麻醉或全麻。取平卧位,双下肢分开并外展。

2.常用器材和物品

(1)常用物品见脑血管造影手术包。

(2)穿刺插管用物以及特殊器械:穿刺针(16、18G)、导管鞘(5、7F)、导引管(5、7F)、3F或4-5F Magic导管或5F导管、三通开关、NBCA胶、球囊、连接管(75cm)、Y阀、3-0或5-0真丝线段、带三通开关的连接管(30cm)、冻干硬脑膜微粒、微导管及可脱球囊。

(六)术后护理

1.一般护理

(1)严密观察患者病情变化:尤其注意患者意识状态、语言功能、肢体运动等,有无栓塞后出现的相应神经功能缺失症状。

(2)穿刺点和肢体的护理:导管鞘拔出后要沙袋或动脉压迫器持续压迫12h以防穿刺动脉出血。注意观察穿刺点有无瘀血、渗出、血肿等情况,如有出血应重新包扎。穿刺侧肢体制动,以防出血的发生。密切观察穿刺侧肢体的颜色、温度、感觉,足背动脉搏动是否有力和对称,若发现穿刺侧肢体疼痛、肤色苍白或发绀、肢体发凉、足背动脉搏动减弱或消失,应考虑动脉血运不良或血栓形成。血运不良应给予保暖或松解包扎,若疑为血栓形成应及时与医师联系给予相应的处理。

2.局部不良反应及并发症观察

（1）因颈外动脉系统栓塞后可出现局部疼痛，张口困难等反应，护士要加强观察，如患者有严重疼痛应汇报医师做相应处理。

（2）并发症观察：硬脑膜动静脉瘘血管内栓塞治疗，主要由于危险吻合造成的误栓塞产生的并发症。①面神经局部缺血所致周围性面神经麻痹，由于脑膜中动脉颞骨岩部后支参与同侧面神经血管供血，不幸栓塞所致。②栓塞剂误入危险吻合，硬脑膜动静脉瘘的治疗关键就是闭塞瘘口，但颅内外动脉间存在的交通支，在栓塞中、栓塞后一旦栓塞剂误入危险吻合就可能出现神经系统功能障碍，应密切观察患者吞咽，发音，有无突然的失明状况出现，肢体活动等与术前对比，及早发现特殊并发症。

（七）健康教育

1.生活指导

（1）休息：术后1周内应注意休息，起床、下蹲时动作要缓慢。1周后可逐渐恢复日常生活及轻体力劳动，活动量应循序渐进增加，要注意避免引起颅内压增高的动作，如抬重物和用力排便、剧烈活动，防止过度疲劳以防再度出血。

（2）饮食：患者应注意食用清淡、易消化、低脂肪、低胆固醇、高维生素的食物，宜食新鲜蔬菜，豆类及水果等。并注意避免饱餐，减少脂肪含量高的肉类摄入，避免刺激性强的食物和饮料。

（3）保持情绪稳定和良好的心态，避免情绪激动和精神紧张。

2.指导患者定期复查　遵医嘱3～6个月后复查，如有头痛，以及其他神经系统症状时应及时就医。

八、急性脑梗死介入溶栓的护理

（一）概述

由缺血性或出血性脑损伤所导致的临床综合征卒中（俗称中风），其中缺血性占全部的75%～90%，是中老年死亡和致残的重要原因。脑梗死是由于脑局部供血障碍导致的脑组织缺血，缺氧引起的脑组织坏死软化而产生的一系列神经系统症状，引起缺血性脑卒中常见原因是脑动脉内血栓形成和脑栓塞。脑动脉栓塞常见的栓子来源是颈内动脉起始部的动脉粥样硬化斑块、心源性栓子及其他栓子。

近年来，经导管介入动脉内溶栓治疗技术得到快速发展，动脉内溶栓可使急性脑梗死患者闭塞的血管再通，及时恢复脑细胞的供血，从而降低患者的病死率和致残率，提高患者的生活质量。

（二）病因（病例解剖、发病机制）

粥样硬化、栓子、创伤或血管或血液功能障碍可导致主要的脑动脉或分支阻塞，对侧血供可进行补偿，如不能满足，将发生缺血性损伤。不管发生原因如何，随后的细胞损伤是相似的。当局部脑灌注停止，脑代谢在10s内停止，如能恢复循环，功能可完全恢复；如局部缺血继续，数分钟内将产生神经损伤，随时间推移而增多，持续超过1h的局灶性缺血将产生缺血中心的神经元、内皮细胞、胶质细胞的坏死；如在6～8h恢复血供，这些细胞具有恢复潜力。所以在早期进行溶栓治疗是非常必要的。

（三）急性脑梗死介入治疗的适应证和禁忌证

1.治疗时机　急性脑梗死发病至治疗的时间最好在6～12h，如果患者在发病6h内应使用脑保护剂，发病至治疗时间可适当延长，超过20h疗效多不理想。

2.适应证

（1）颈内动脉或椎基底动脉颅内段血栓形成或栓塞。

（2）动脉内膜切除术后血栓形成或存在难以切除的浮动血块。

（3）插管技术中意外造成的血管栓塞。

3.禁忌证

（1）血友病、严重肝肾功能不全。

（2）CT 检查可见的出血性脑梗死。

（四）术前护理

1.病情观察　将患者安置在监护病房或给予心电监护以便于观察，指派有经验的护师以上人员负责护理工作。由于患者病情危急，期间出现意识障碍甚至昏迷等病情变化较常见，需要值班医护人员密切观察。

2.心理护理　由于疾病突然发生，患者及其家属表现出极度焦虑、绝望、期盼等情绪反应。因此，做好患者及其家属的安慰与心理护理非常重要，特别注意在言语上给予支持与鼓励，使患者情绪稳定，积极配合治疗。

3.术前准备

（1）将患者安置在监护病房或给予心电监护以密切观察患者的意识、瞳孔、生命体征。

（2）评估患者过敏史，包括食物（海鲜类）、药物和碘过敏史，询问有无荨麻疹和支气管哮喘病史等。

（3）评估双侧股动脉和足背动脉搏动情况。

（4）做碘过敏试验，行凝血酶原时间、肝功能、电解质等检查，停用活血及影响造影结果的药物。

（5）行双侧腹股沟、会阴部备皮。

（6）嘱患者去除头颈部金属物品，如耳环、项链等。

（五）术中配合

1.麻醉及手术体位　局部麻醉。取平卧位，双下肢分开并外展。

2.常用器材和物品

（1）急性脑梗死介入溶栓术的手术包：小治疗巾、中单、大单、洞巾、小药杯、弯盘、大号不锈钢盆、不锈钢碗、蚊式血管钳、刀片、小纱布及持物钳。

（2）急性脑梗死介入溶栓术的物品准备：注射器（1、5、10、20ml）、非离子对比剂 100ml、生理盐水 500ml、加压输液袋、2％利多卡因、肝素（12500U）、尿激酶、链激酶、导管（3、5、6F）及导丝、导管鞘。

3.手术操作途径　穿刺：沿股动脉走行方向穿刺，在 X 线透视下送入导丝，经股动脉→髂总动脉→腹主动脉→胸主动脉→颈内动脉。

（六）术后护理

1.病情观察

（1）密切监测出血症状：患者术毕回病房后，监测神经功能变化和出血征象，心电监护、血压监护 12h。如有皮肤、黏膜、牙龈出血，意识改变等，及时报告医师。加强生化监测：凝血酶原时间、活动度以及出、凝血时间。

（2）密切监测体温以及血压变化：用链激酶治疗后要测量血压 1/15min，测体温 4/d，这是由于部分患者可产生血压下降以及体温升高，链激酶较尿激酶更容易引起发热，体温可高达 38～40℃。白细胞以及中性粒细胞亦可增高。

2.穿刺局部的护理　加压包扎穿刺部位 8～12h，注意观察有无出血，血肿，如大量使用尿激酶、躁动不安、高血压、糖尿病、高龄的患者，可适当延长压迫时间 12h 左右，穿刺侧偏瘫者除外，压迫 8h 即可。穿刺侧肢体取伸直位 6～8h，绝对卧床 24h 后逐渐增加活动量。术后躁动，患肢过早屈曲活动是发生血肿的主要原因，应密切观察病情，对于躁动不安者应专人守护，及时报告给予镇静治疗（如苯巴比妥等），必要时使用约束带。

3.生活护理　卧床患者生活上要给予必要的照顾,对不能自行翻身的患者,按时为其翻身,防止压疮的发生。

(七)健康教育

1.生活指导

(1)休息:术后1周内应注意休息,起床、下蹲时动作要缓慢。1周后可逐渐恢复日常生活及轻体力劳动,活动量应循序渐进增加。

(2)饮食:患者应注意食用清淡、易消化、低脂肪、低胆固醇、高维生素的食物,宜食新鲜蔬菜、豆类及水果等。并注意避免饱餐,减少脂肪含量高的肉类摄入,避免刺激性强的食物和饮料。

(3)指导患者戒烟,保持情绪稳定和良好的心态,避免情绪激动和精神紧张。

(4)注意原发病的治疗,如高血压、糖尿病与高血脂。

(5)服用阿司匹林:要求患者在饭后服用,并定期复查凝血功能。

2.指导患者定期复查　遵医嘱定期复查,如有头痛,以及其他神经系统症状时应及时就医。

九、脑胶质瘤介入治疗的护理

(一)概述

脑胶质瘤、脑转移癌等颅内恶性肿瘤的预后较差,手术加放疗后的平均存活期亦不满1年,在手术后抗肿瘤药物治疗方面,化疗可经口服、肿瘤局部注射、静脉注射等途径,均获得一定的治疗效果,近30年来,许多研究者探索新的给药途径和新的药物,为了提高肿瘤局部药物浓度,减低全身中毒反应,延长药物作用时间,提高治疗效果,使用了动脉注射。

随着微导管技术的发展,将导管插入脑动脉之肿瘤的供应支,采用动脉内持续灌注化疗,使脑胶质瘤、脑转移癌的疗效进一步提高。

(二)超选择性导管化疗术原理

一般认为,影响颅内恶性肿瘤治疗效果的因素有以下3种。

1.血脑屏障和细胞膜的通透性　正常情况下,一些大分子药物难以通过血脑屏障和细胞膜。颅内恶性肿瘤由于肿瘤周围水肿,尤其在手术以及放疗后,血脑屏障和细胞膜遭到破坏,原来不能通过的药物也容易通过。

2.细胞周围的药物浓度　采用超选择性动脉插管,药物以较高的药物浓度直接进入肿瘤周围的滋养血管,从而达到较高浓度,国外实验表明,动脉途径较静脉途径药物浓度高出10倍以上。

3.药物与细胞接触的时间　由于脑动脉的血流速度很快,短暂高浓度的药物,不足以对脑肿瘤起治疗效果,采用动脉灌注,持续时间足够的药物浓度,可以弥补这一不足。

(三)脑胶质瘤介入治疗的适应证和禁忌证

1.适应证　各种颅内恶性肿瘤,如不能完全切除的低分化脑胶质瘤(包括星形细胞瘤、多形胶质母细胞瘤,室管膜瘤及髓母细胞瘤等)、脑转移癌等。一般多用于手术后,与放射治疗同时或在放射治疗后早期进行。

2.禁忌证　有严重骨髓抑制的,肝肾功能不全以及对相关药物过敏(根据不同病情使用药物不同)。

(四)术前护理

1.心理护理　由于该化疗方法与常规的化疗方法不同,部分患者及其家属思想上有顾虑,护士把此方法的优点及特点给患者及其家属讲解,让他们以积极的态度配合治疗,消除心理上的压力。

2.术前准备

(1)常规检查:化疗前行 CT 或 MRI 检查,以便化疗后对比,查血常规,了解白细胞情况,如果白细胞减低则暂时不能化疗,待白细胞正常后进行。做凝血检查,防止化疗后出血。

(2)备皮:化疗前 1d 会阴部备皮,并嘱患者化疗晨清洗会阴。

(3)药物准备:做碘过敏实验,化疗前 3~5d 用地塞米松 10mg/d 静脉滴注,可减轻化疗药物的不良反应和减轻脑水肿,因肿瘤均在大脑半球,苯巴比妥钠 0.2g 肌内注射 2/d,防止癫痫发作,苯巴比妥钠同时还具有维持肿瘤周围有较高抗癌药物浓度,使药物浓度维持较长时间,减少对骨髓的毒性作用。

(4)其他:由于化疗中应用高渗性脱水剂,患者不能活动,化疗前给予留置尿管。

(五)术中配合

1.麻醉及手术体位 局部麻醉。取平卧位,双下肢分开并外展。

2.常用器材和物品

(1)脑胶质瘤介入治疗的手术包:小治疗巾、中单、大单 270、洞巾、小药杯、弯盘、大号不锈钢盆、不锈钢碗、刀片、小纱布及持物钳。

(2)脑胶质瘤介入治疗的常用物品:注射器(1、5、10、20ml)、非离子对比剂 100ml、生理盐水 500ml、加压输液袋、2%利多卡因、肝素 12500U。

(3)脑胶质瘤介入治疗的器械准备:穿刺针(16、18G)、导管鞘(5、8F)、导引管(5、8F)、三通开关、微导管、Magic 导管(3、4.5F)或 5F 导管。

(六)术后护理

1.头痛和眼症状的观察 颈内动脉眼动脉之间灌注时可出现眼部症状,如眶部疼痛,结膜充血、流泪。较重者感到同侧额颞部(颈内动脉灌注)和枕部(椎动脉灌注)疼痛。部分病患不能忍受,需要应用吗啡镇痛。超选择性微导管灌注相关症状较轻,可避免药物对视神经的严重损伤,但脑损害不可避免。

2.监测脑损害症状 脑动脉插管给药由于流程短,流速快,药物在血流中分布极不均匀,可能会有过高浓度的药物流至脑血管的某个分支而造成脑组织损伤。而且插管位置越高,血管越细,药物浓度越高,这对肿瘤细胞会产生大量杀伤,对脑组织也会产生相应的毒性,轻度脑损害包括脑水肿、脑血管炎等,严重脑损害包括脑白质损害、脑出血、脑梗死。临床表现有偏瘫、失语、癫痫发作及定向障碍等,护士要密切观察患者的症状,并汇报医师做相应的处理。

3.穿刺部位的护理 化疗完毕拔管后加压压迫穿刺点 20min,并用加压包扎带压迫 6h,防止穿刺点出血。限制穿刺侧下肢活动并伸直 12h。随时观察足背动脉搏动情况,防止局部形成血肿压迫股动脉导致下肢供血不足,或形成血栓栓塞下肢动脉,导致下肢缺血坏死。

4.出血的观察 为了防止脑血栓及导管内血栓形成,整个过程是在全身肝素化下进行的,化疗后应观察全身皮肤有无出血点,瘀点瘀斑,有无咯血及黑便等现象。

(七)健康指导

1.定时检查血象 化疗药物对于骨髓的抑制作用,导致机体的抵抗力下降。每周检查血象 2~3 次,正常后每周 1 次。

2.胃肠道反应 仍有部分患者在化疗后有轻度恶心,食欲缺乏。多次灌注者恶心程度越厉害。有呕吐者肌内注射甲氧氯普胺(胃复安)或静脉推注雷莫司琼。在胃肠道反应较重时,给予患者富含营养的流质,少食多餐,确保机体需要。

3.其他 注意休息,加强营养,坚持服用抗癫痫药物,不能随意停用,防止癫痫发生,注意随访,按时来院行下一疗程的化疗,以巩固疗效。

(保 燕)

第二十二章　骨科疾病护理

第一节　骨折患者的护理

一、肱骨干骨折患者的护理

肱骨外科颈下 1～2cm 至肱骨髁上 2cm 段内的骨折称为肱骨干骨折。发病率占全身骨折的 2.6%，多见于青壮年。多为直接暴力或间接暴力所引起，直接暴力多引起粉碎性或横断性骨折，间接暴力多为斜形或螺旋形骨折。肱骨干中下 1/3 交界处有桡神经通过，故中下 1/3 交界处骨折易造成桡神经损伤。

【临床表现】

1.上臂肿胀，疼痛，缩短或成角畸形。

2.反常活动与骨擦音。

3.伴有桡神经损伤时，出现垂腕、掌指关节不能伸直，拇指不能外展，手背桡侧皮肤感觉麻木。

【评估要点】

1.一般情况　是否有直接暴力撞击上肢；跌倒时肘部或手掌是否撑地；是否有上肢肌肉急剧收缩史和累积性损伤史；伤后的急救处理情况及是否进行临时固定。

2.专科情况　患肢是否肿胀，是否有内收、外展、成角畸形，是否有垂腕征和伸拇及伸掌指关节功能障碍，以确定是否有桡神经损伤。

3.辅助检查　X 线检查显示骨折类型和移位情况。

【护理诊断】

1.疼痛　与创伤有关。

2.躯体移动障碍　与骨折有关。

3.知识缺乏　缺乏功能锻炼知识。

4.焦虑　与担忧骨折后肢体功能恢复程度有关。

5.潜在并发症　桡神经损伤，肱动脉、肱静脉损伤。

【护理措施】

1.心理护理　肱骨干骨折，特别是伴有桡神经损伤时，患者心理压力大，应向患者介绍神经损伤修复的特殊性，使患者有充分的思想准备，以预防不良情绪的产生。

2.观察病情

(1)夹板或石膏固定者，观察伤口及患肢的血运情况，如出现患肢青紫、肿胀、剧痛等，应立即松解压迫并报告医生处理。

(2)伴有桡神经损伤者,应观察其感觉和运动功能恢复情况。

(3)如骨折后远端皮肤苍白、皮温低,且摸不到动脉搏动,应考虑有肱动脉损伤的可能。

3.体位　患肢固定后,前臂宜屈曲 90°中立位悬吊于胸前,卧位时,患侧肢体以枕垫起,促进静脉回流,减轻患肢肿胀和疼痛,调整好患肢位置,保持固定位置不变。

4.切口及引流管护理　在无菌操作下接负压引流袋,并观察负压引流液的颜色、性质、量,引流的第一个 24 一般应少于 400ml,48～72h 少于 20ml 予以拔除,引流中保持引流管通畅,且无扭曲、压迫。

5.功能锻炼　复位固定后即开始手指主动屈伸运动。2～3 周后进行腕关节、肘关节的主动活动和肩关节的外展、内收活动。4～6 周进行肩关节的旋转活动。

【应急措施】

肱动脉血栓:常发生于术后 12～72h,表现为疼痛、皮肤苍白、毛细血管充盈时间延长、远端的动脉搏动减弱或消失等症状。若早期肢体远端动脉搏动良好,而后搏动减弱或消失,应高度怀疑动脉血栓形成,及时汇报医生紧急处理。

【健康教育】

1.有夹板或石膏外固定者,教会患者及家属观察患肢血运情况,如出现患肢青紫、肿胀或剧痛等,应立即找医生处理。

2.告知患者多食高蛋白、高热量、高维生素、含钙丰富的饮食,如牛奶、鸡蛋、虾皮、瘦肉等,以利于骨折愈合。

3.告诫患者肘关节屈伸活动时要轻柔,避免强力活动。

4.药物:对伴有神经损伤者,遵医嘱口服营养神经药物。

5.体位:对桡神经损伤后行外固定者,应确保外固定的稳定,以保持神经断端处于松弛状态,有利于恢复。

6.遵医嘱复诊:U 形石膏固定的患者,在肿胀消退后,石膏固定会松动,应来院复诊;悬吊石膏固定 2 周后,来院更换长臂石膏托,继续维持固定 7 周左右。伴桡神经损伤者,定期复查肌电图。

二、肱骨髁上骨折患者的护理

肱骨髁上骨折是指肱骨干与肱骨髁的交界处发生的骨折。此处较扁薄,易发生骨折,约占全身骨折的 11.1%。因肱动脉、肱静脉及正中神经从肘窝部经过肱二头肌腱膜下进入前臂,所以,髁上骨折时,上述血管和神经易损伤。儿童时期肱骨髁上部位在结构上最为薄弱,因此,骨折多见于 5～12 岁儿童,占小儿肘部骨折的 50%～60%。成年人和老年人亦可发生,但少见,男性多于女性,左侧多于右侧。分伸展型和屈曲型。

【临床表现】

1.疼痛　如出现前臂剧痛,桡动脉搏动减弱或消失,手部皮肤苍白、发凉、麻木,则是血管受压或损伤的征兆,应及时处理。

2.肿胀　肘部肿胀,伸直型骨折时,肘关节呈半屈曲位畸形,肘前窝饱满并向前突出,肘部向后突出。

3.肘前可触及骨折断端,有反常活动和骨擦音。

【评估要点】

1.一般情况　儿童是否有外伤史及受伤时的情况,以了解暴力作用的部位和方式,推断骨折的类型。

2.专科情况　肘部和前臂肿胀的程度,肘部有无畸形,拇指、食指是否能屈曲,拇指能否外展和对掌以判断有无正中神经损伤。肱骨下端有无压痛,肘后三角关系是否正常,以便与肘关节脱位鉴别。腕部桡动脉搏动是否减弱或消失。

3.辅助检查　X线检查了解骨折及移位情况、注意与其他损伤相鉴别。

【护理诊断】

1.疼痛　与创伤有关。

2.恐惧　与患者多为小儿,对环境陌生及疼痛有关。

3.知识缺乏　缺乏功能锻炼知识。

4.潜在并发症　缺血性肌挛缩、骨筋膜室综合征、骨化性肌炎、血管神经损伤。

【护理措施】

1.心理护理:护理人员必须热情、亲切、关心、体贴患儿,消除其紧张恐惧心理,以利配合治疗。在治疗和检查时,安慰和鼓励患者,以取得患者的配合。

2.严密观察伤肢情况,包括肿胀程度、肢端皮肤颜色、温度、桡动脉搏动的强弱及患者感觉等,及时调整外固定松紧度,以防止外固定过紧造成肢体内压力增高,导致血液循环障碍,引起肌肉缺血性坏死。

3.体位:患肢采用石膏托于肘关节屈曲位固定,于患肢下垫枕,使其高于心脏水平,促进静脉回流减轻水肿。行尺骨鹰嘴持续骨牵引治疗时,取平卧位,并保持牵引针眼处干燥、清洁。

4.伴有正中神经损伤时,注意观察神经功能恢复情况,给予相应护理。

5.功能锻炼

(1)伤后1周内开始练习握拳、伸指、腕关节屈伸及肩关节各种活动。

(2)4～5周后去除外固定,开始练习肘关节屈伸活动。

【应急措施】

骨筋膜室综合征:如肢体持续性剧烈疼痛,且进行性加重;局部感觉异常;被动牵拉患侧手指引起剧痛等,应立即去除一切外固定物和敷料,将肢体放平,并通知医生紧急处理。

【健康教育】

1.告知患者多食高蛋白、高热量、含钙丰富且易消化的饮食,多食蔬菜及水果。

2.指导患者行长臂石膏托固定后,卧床时患肢垫枕与躯干平行;离床活动时,用三角巾或前臂吊带悬吊于胸前。

3.功能锻炼:家长应督促指导患儿按计划进行功能锻炼,最大限度地恢复患肢的功能。

4.告知患者石膏固定后,如患肢皮肤发绀、发凉、剧烈疼痛或感觉异常,应立即就诊。自石膏固定之日起,2周后复诊,分别在骨折后1个月、3个月、6个月复查X线片,了解骨折的愈合情况。

三、股骨干骨折患者的护理

股骨干骨折系指小粗隆下2～5cm至股骨髁上2～5cm的骨折,儿童及青壮年常见,约占全身骨折的6%,是下肢常见骨折之一。多由强大的直接暴力或间接暴力所造成。骨折多为粉碎、蝶形或近似横行。股骨下1/3骨折时,由于血管位于骨折的后方,而且骨折断端常向后成角,故易刺伤该处的腘动脉、腘静脉。

【临床表现】

1.局部肿胀,疼痛剧烈,不能站立行走。

2.患肢有缩短、成角或旋转畸形。

3.局部压痛明显,有异常活动及骨擦音。

4.有的局部可出现大血肿,皮肤剥脱和开放伤及出血。

【评估要点】

1.全身情况　及时测量体温、脉搏、呼吸、血压,观察指甲、皮肤、毛细血管回流速度,有无尿少、意识障碍等,以了解血容量减少程度,从而估计出血量。

2.专科情况

(1)患肢是否有成角畸形。足背动脉有无搏动,了解有无血管损伤。患肢是否有缩短畸形。患肢的感觉是否正常,以了解有无神经损伤。

(2)受伤史:患者是否有交通事故、高处坠落伤、重物打击伤,以明确外力的方式、性质和程度,从而估计伤情。

3.辅助检查　X线检查可了解骨折部位、类型和移位方向。

【护理诊断】

1.疼痛　与创伤有关。

2.躯体移动障碍　与骨折有关。

3.知识缺乏　缺乏骨折后预防并发症和康复锻炼的相关知识。

4.焦虑　与担忧骨折后肢体功能恢复程度有关。

5.潜在并发症　失血性休克、脂肪栓塞、肢体血液循环障碍。

【护理措施】

1.心理护理　由于股骨干骨折多由强大的暴力所致,骨折时常伴有严重的软组织损伤、大量出血、内脏损伤、颅脑损伤等可危及生命安全,患者多恐惧不安,应多关心体贴患者,稳定患者的情绪,配合医生采取有效的抢救措施。

2.病情观察　对创伤后1～3d的患者应加强观察和护理,认真监测生命体征。如发现患者烦躁不安、心跳加快、脉搏细速、血压下降等失血性休克表现,应及时配合医生抢救。

3.保持有效牵引　抬高床尾,牵引力的方向应和股骨干纵轴成一条直线,牵引绳应在滑轮内,上面不能压盖被子、衣物等,牵引锤不能触地要悬空,患足勿蹬在床栏上等,以保持有效牵引。

4.皮肤护理　应在受压部位垫以气圈、棉垫,定时按摩受压部位皮肤。保持床单位干燥、清洁。教会患者利用牵引架拉手抬起臀部,使局部减轻压力,预防褥疮的发生。同时,足跟要悬空预防压疮。

5.体位　根据患者受伤机制、骨折类型及局部解剖生理特点,保持患肢有效体位。股骨上段骨折患肢保持屈髋屈膝50°～60°,并尽力外展;中段骨折时,屈髋屈膝20°～30°,外展30°～45°;下段骨折时,屈髋屈膝20°～30°,外展15°～30°。

6.功能锻炼

(1)伤后1～2周内应练习患肢股四头肌等长收缩,即大腿前方肌肉放松及收缩练习,收缩保持10s后再放松10s,15～20次/组,每日2～3组。同时被动活动髌骨,还应练习踝关节和足部其他小关节。

(2)第3周健足踩床,双手撑床或吊架抬臀练习髋、膝关节活动,防止股四头肌和膝关节粘连。

【应急措施】

1.休克　如发现患者脉搏加快甚至摸不到,血压下降明显,表情淡漠、意识模糊甚至昏迷、尿量每小时少于20ml,提示有休克,要及时报告医师。给予保暖,吸氧及心电监护,监测神志和呼吸功能,迅速补充血容量。

2.脂肪栓塞　如发现患者体温突然升至 38℃以上,脉搏 120～200 次/min,又无其他感染迹象;或有烦躁不安、呼吸困难、神志障碍、皮下瘀血点、血压下降、进行性低氧血症等,均提示有脂肪栓塞的可能,应立即吸氧并报告医生及时抢救。

【健康教育】

1.告知患者室内应经常通风换气,保持空气清新。

2.加强患肢功能锻炼,要循序渐进不可操之过急。

3.指导患者进食高蛋白、高热量、高维生素饮食,多食粗纤维及含钙丰富食物,如牛奶、海米、虾皮等以促进骨折愈合。

4.教会患者正确使用双拐。骨折未完全愈合前,患肢不负重。

5.2～3 个月后拍 X 线片复查。若骨折已骨性愈合,可酌情使用单拐而后弃拐行走。

四、股骨颈骨折患者的护理

股骨颈骨折指股骨头下至股骨颈基底部之间的骨折,是下肢常见骨折之一。股骨颈骨折常发生于中老年人,平均年龄在 60 岁以上,其发病率为老年人骨折总发病率的 68.41%。少数青壮年的股骨颈骨折,则由强大的直接暴力致伤。临床治疗中存在骨折不愈合(15%左右)和股骨头缺血性坏死(20%～30%)两个主要问题。

【临床表现】

1.疼痛　患侧髋部疼痛,活动时明显加重。

2.肿胀　腹股沟韧带下或大粗隆部有肿块、瘀斑。

3.畸形　患肢多有轻度屈髋、屈膝及外旋畸形。

4.功能障碍　移位骨折患者在伤后不能坐起或站立。但也有一些无移位的线状骨折或嵌插骨折患者,在伤后仍能走路或骑自行车。

5.患肢短缩　移位骨折远端受肌群牵引而向上移位,因而患肢变短。

【评估要点】

1.全身情况　脉搏、血压是否正常,观察指甲、皮肤颜色,以了解末梢循环,从而判断是否有全身情况的改变。

2.专科情况

(1)患肢是否呈内收、外旋和缩短畸形,大转子是否向上移位。髋关节活动是否受限。是否有髋前方的压痛,叩击大转子或足跟时,是否有髋部疼痛加剧。

(2)受伤史:受伤时的体位,伤后立即发生的功能障碍及其发展情况、急救处理的经过等,以明确外力的方式、性质,推断骨折的类型及伤情。

3.辅助检查　X 线检查可了解骨折部位和类型。

【护理诊断】

1.疼痛　与创伤有关。

2.躯体移动障碍　与患肢功能丧失,不能活动有关。

3.有废用综合征的危险。

4.焦虑　与担心骨折后肢体功能恢复程度有关。

5.潜在并发症　便秘、感染、血栓形成。

【护理措施】

1.心理护理　深入病房与之亲切交谈,介绍骨折的特殊性及治疗方法,并给予悉心的照顾以减轻或消除心理问题。

2.病情观察　监测生命体征,观察有无合并心脏病、高血压、糖尿病等疾病,注意观察患肢有无苍白、发绀、疼痛、感觉减退及麻木等,有无肿胀,发现异常及时通知医生处理。

3.维持有效牵引　抬高床尾 10cm,牵引力的方向应和股骨干纵轴成一条直线,牵引绳应在滑轮内,上面不能压盖被子、衣物等,牵引锤不能触地,患足勿蹬在床栏上等。

4.皮肤护理　股骨颈骨折多为老年人,卧床期间应教会患者双手撑床抬臀,按摩受压部位或在臀部垫气圈或泡沫海绵垫,预防褥疮的发生。

5.体位　指导和协助维持患肢于外展中立位,忌外旋、内收,不盘腿、不侧卧,仰卧时在两大腿之间置软枕。

6.功能锻炼　术后第 2d 开始指导患者做股四头肌等长收缩锻炼及踝部运动,20～30 次/组,3 组/d。

【应急措施】

肺栓塞:患者呼吸急促、口唇发绀、脉搏细速、意识模糊,继而颈、胸部有散在出血点,胸片显示有"暴风雪"样改变,立即给予高浓度氧 5～6L/min,急查血气分析,行溶栓治疗。

【健康教育】

1.告知患者多食含维生素 D 及含钙量高的食物,如牛奶、豆制品、虾皮等防止骨质疏松,促进愈合。

2.告知患者室内经常通风换气,保持空气新鲜;应积极参加户外活动,进行各种力所能及的体育锻炼。

3.告诫患者术后半年内避免患肢内收、外旋,禁止盘腿、侧卧。

4.无移位骨折及三翼钉等内固定者,术后 2d 可以坐起;2 周后坐轮椅下床活动;3～4 周可扶双拐下地,患肢不负重,防跌倒;6 个月后去拐,患肢负重。

5.告知患者若骨折愈合一段时间后感觉髋内疼痛,说明股骨头有坏死的可能,及时检查,早期治疗。

五、胫腓骨骨折患者的护理

胫腓骨骨折是指自胫骨平台以下至踝骨以上的部位发生的骨折,占全身骨折的 13%～17%,以青壮年和儿童居多。重物直接撞击或车轮碾压等直接暴力,高处跌落、强烈扭转等间接暴力均可造成胫腓骨干骨折。胫骨的前缘与前侧较表浅,骨折端容易穿破皮肤,成为开放性骨折。若发生在中下段,易引起延迟愈合或不愈合。

【临床表现】

1.肿胀　局部充血肿胀,功能障碍。

2.疼痛　局部压痛明显,可有异常活动和骨擦音,易触及骨折端。

3.畸形　局部疼痛有移位骨折者,可有肢体短缩、成角及足外旋畸形。

4.如伴有血管、神经损伤则可出现患肢远端供血不足、感觉运动障碍、足趾不能背伸、足下垂等。合并小腿骨筋膜室综合征则出现患肢缺血性疼痛、皮肤肿胀出现水疱、肌肉被动牵拉痛、肢体感觉丧失。

【评估要点】

1.全身情况　脉搏、血压是否正常,观察指甲、皮肤以了解末梢循环,从而判断是否有全身情况的改变。

2.专科情况

(1)伤肢情况是否有缩短、成角畸形,有无足下垂;小腿皮肤有无破损;软组织的肿胀情况;足背动脉的搏动能否扪到。

（2）受伤史：了解受伤时的体位和环境，伤后立即发生的功能障碍、急救处理经过等，以推断骨折的类型及伤情。

3.辅助检查　X线检查可了解骨折类型、移位方向。

【护理诊断】

1.疼痛　与创伤有关。

2.潜在并发症　小腿骨筋膜室综合征、腓总神经损伤。

3.知识缺乏　缺乏骨折后预防并发症和康复锻炼的相关知识。

【护理措施】

1.密切观察病情变化，发现肢体远端动脉搏动触及不清、肢端发凉、感觉迟钝、肿胀严重、皮肤颜色改变，应立即通知医生，同时做好切开减压的术前准备。

2.体位　抬高患肢，促进血液循环，减轻水肿。为防止足跟压伤，可在踝部垫小软枕，使足跟悬空。

3.心理护理　介绍骨折的特点及治疗方法，解除患者及家属的顾虑，使患者对疾病充满信心。

4.观察伤口渗血情况以及引流液的性质和量，保证伤口敷料清洁干燥无异味。

5.皮肤护理　保持床单位清洁、干燥，2h按摩受压部位一次。外固定支架术后预防针眼感染，每日用75％酒精或0.5％碘伏消毒针眼2次。

6.功能锻炼

（1）伤后早期，练习股四头肌等长收缩，髌骨的被动活动及足部各关节的活动。

（2）夹板固定的患者，可练习踝关节屈伸活动。

（3）外固定去除后，充分练习各关节活动，逐步下地活动。

【应急措施】

骨筋膜室综合征：注意观察早期有无肢体持续性灼痛，并进行性加重；局部感觉异常，过敏或迟钝，两点分辨觉消失；患侧足趾呈屈曲状；被动牵拉引起剧痛。如有上述症状，立即松开所有的外固定物，将肢体放平，及时通知医生紧急处理。

【健康教育】

1.告知患者进食高蛋白、高维生素、高热量饮食，如排骨汤、鸡汤、甲鱼汤、水果蔬菜。以增强抵抗力，促进骨折愈合，有利于功能恢复。

2.教会患者正确使用双拐。骨折未愈合前，患肢不负重。

3.复诊：定期复查，出院后3个月、6个月、1年复查X线片，以了解骨折愈合情况。

4.告知患者发现患肢血液循环、感觉、运动等异常时，及时就诊。

六、脊柱骨折患者的护理

脊柱骨折是指脊椎骨的连续性中断，常表现为椎体的压缩。是较为常见的骨折之一，占全身骨折的5％～6％，尤其胸腰段脊柱骨折多见。脊柱骨折往往伤情较重且复杂，最常见的并发症是脊髓或马尾神经损伤，脊髓损伤造成的截瘫，可使患者丧失全部或部分肢体功能，严重者可致残甚至丧失生命。

【临床表现】

1.有严重外伤史。

2.局部疼痛和活动受限。

3.损伤部位的棘突明显压痛,胸腰段损伤时,常有局部肿胀和后突畸形。

4.有脊髓损伤的相应症状和体征。

【评估要点】

1.一般情况　血压、脉搏、呼吸、神志及是否有休克和其他危及生命的重要器官损伤。

2.专科情况　患者脊柱局部损伤节段是否有肿胀、皮下瘀斑或皮肤破损以及棘突有无压痛,腰背肌有无痉挛、压痛。有无四肢或下肢的麻木或无力;有无多发伤;有无腹胀;有无尿潴留及便秘等并发症。

3.辅助检查　X线检查骨折的部位类型、移位程度。

【护理诊断】

1.躯体移动障碍　与生活自理能力下降、需采用被动式体位有关。

2.排便异常　与不习惯卧床排便有关。

3.疼痛　与损伤有关。

4.皮肤完整性受损　与长期卧床、局部受压有关。

5.知识缺乏　缺乏康复锻炼知识。

6.焦虑　与应激的心理反应、躯体痛苦不适有关。

【护理措施】

1.术前护理

(1)疼痛:剧烈者可使用止痛药。

(2)密切观察其心理变化,耐心讲解手术的目的、必要性及简单过程,使患者主动积极配合治疗。

(3)每 2h 翻身 1 次,预防压疮,采用轴线翻身法。

2.术后护理

(1)严密观察生命体征并了解术中情况、出血量、检查各管道是否通畅。

(2)密切观察伤口敷料渗血、引流液性质及量并记录,引流管妥善固定,避免扭曲和受压。

(3)术后认真检查患者肢体感觉及运动情况。

【健康教育】

1.及时纠正患者对病情的错误判断,使其克服恐惧、焦虑心理,树立信心,正确对待疾病。

2.指导患者叩击胸部辅助排痰,鼓励患者深呼吸咳嗽。

3.指导患者及家属参与留置导尿管及排尿功能训练,建立自主性膀胱。

4.伤后第 1 个月指导患者在床上进行四肢活动及腰背肌锻炼,受伤治疗经过 2～4 个月,脊柱骨折已基本愈合,脊柱也较稳定,即可锻炼起坐,上下轮椅,带支架站立和行走。

(1)起坐:由卧位→靠坐→扶坐→自坐,而达到床边垂足坐。

(2)上下轮椅。

(3)站立:扶床边站→扶双杠站→扶双拐站→扶人站→直站→扶墙站立。

(4)行走:扶双杠走→扶双拐护膝走→扶双拐走→扶单棍走→自己行走。

七、骨盆骨折患者的护理

骨盆骨折是一种严重外伤,多由直接暴力致使骨盆挤压导致骨盆的完整性和连续性破坏,严重时可伴有腹腔脏器受损。多见于交通事故和塌方。战时则为火器伤。骨盆骨折半数以上伴有并发症或多发伤。最严重的是创伤性失血性休克,及盆腔脏器合并伤,救治不当有很高的死亡率。

【临床表现】

1.疼痛 骨盆局部广泛压痛,活动下肢或坐位时加重。

2.肿胀 会阴部、耻骨联合处可见明显肿胀。

3.瘀斑 会阴部皮肤可见皮下瘀斑。

4.肢体缩短 患侧肢体从脐至内踝长度缩短。

5.合并腹腔、盆腔脏器损伤时,伴有相应症状,如失血性休克、创伤性休克、膀胱后尿道损伤、直肠损伤、坐骨神经损伤等。

【评估要点】

1.一般情况 社会心理状态,包括饮食、睡眠、对疾病的认识等。受伤情况及生命体征。

2.专科情况 受伤局部是否疼痛、肿胀,有无瘀斑,患侧肢体有无短缩。是否合并其他重要脏器损伤,如肝、脾、胰、肾、胃、肠等。

3.辅助检查 X线检查骨折的部位、类型、移位程度。

【护理诊断】

1.体液不足 与创伤、失血有关。

2.组织灌注异常 与休克有关。

3.躯体移动障碍 与骨折、外伤有关。

4.知识缺乏 缺乏疾病有关的知识。

5.疼痛 与损伤有关。

6.潜在的并发症 压疮、肺部感染、泌尿系感染。

【护理措施】

1.休克的抢救及护理

(1)快速建立两条或两条以上的静脉通道以迅速扩充血容量。一条为上肢浅静脉,另一条经颈内静脉或锁骨下静脉置入中心静脉导管。

(2)应在受伤后 30min 内输入平衡液 1000～2000ml,然后输入全血。

(3)保持呼吸道通畅,吸入氧浓度 37％～45％为宜。

(4)每 15～30min 测量一次体温、脉搏、呼吸、血压或持续心电监护,观察并记录体温、脉搏.呼吸、血压、血氧饱和度等变化。

(5)一般每小时测量一次尿量和尿比重。严密观察有无血尿。

(6)监测中心静脉压,以准确反映右心前负荷的情况,指导液体输入的量,防止心衰和肺水肿。

(7)严密观察患者,如患者表情淡漠、烦躁、谵妄或嗜睡、昏迷,反映脑部血液循环不良;皮肤苍白、干燥,四肢冰凉说明休克情况仍存在,应及时向医生报告,调整治疗方案。

2.腹腔脏器损伤患者常表现为腹部压痛、反跳痛、肌紧张和失血性休克,应及时配合医生处理。

3.膀胱或尿道损伤表现为排尿困难、尿道口有血溢出,会阴及下腹胀痛等。护理要点如下所示。

(1)护士插尿管时动作轻柔,切勿强行插入以免加重尿道损伤。

(2)若导尿管插入深度已达膀胱,但无尿液排出或只有少许血尿,多为膀胱有损伤;或经导尿管注入无菌生理盐水,若排出量减少,可考虑有膀胱破裂的可能。

(3)如尿道口流血,导尿管难于插入膀胱内提示有后尿道损伤的可能。报告医生进一步检查确诊。

4.会阴部或直肠损伤表现为腹痛及里急后重感或肛门出血。

(1)保持会阴部清洁,便后用温水擦洗。

（2）保持引流通畅,观察伤口分泌物的色泽、气味,必要时送细菌培养或药敏。

5.牵引外固定的护理:骨盆托带悬吊牵引者,托带要保持平衡,以防压疮。托带要离床面约 5cm,并要保证托带宽度、长度适宜。使用便器时,不要解掉托带,可用便器放于托带与臀部中间,大小便污染时要及时更换。下肢牵引者,一般是双下肢同时牵引,双下肢外展中立位。只牵引一侧患肢,容易造成下肢内收畸形,使骨盆倾斜,影响走路的功能。

6.心理护理:护士要与患者谈心,关心患者思想情绪,采用安慰性的语言,使患者处于良好的心境中,与医护人员建立良好的护患关系,以消除其恐惧感,树立其战胜疾病的信心。

7.饮食护理:早期应给予低脂肪、高维生素、高铁、含水分多、清淡、易消化的饮食。后期给予高蛋白、高糖、高维生素、高镁的饮食,以利于骨折修复和机体消耗的补充。食欲不佳者,可少食多餐,以满足机体的需要。

8.皮肤护理:建立皮肤翻身卡,每 2h 用 50％红花酒精按摩皮肤受压及骨隆突处,或用棉球、气圈垫骨隆突处。保持床单位的清洁平整、无渣屑,大小便后要用温水擦洗。防止受压部位发生压疮。

【应急措施】

肺部脂肪栓塞:患者在伤后出现呼吸困难、发绀、脉搏细数给予对症治疗未见好转时,应考虑到肺部脂肪栓塞。及时报告医生配合抢救。

【健康教育】

1.指导患者按计划进行功能锻炼

（1）骨盆环保持完整的骨折:伤后 1 周练习下肢肌肉收缩及踝关节屈伸活动,伤后 3～4 周即可下地行走。

（2）骨盆环完整性遭破坏的骨折,复位 3 周内应完全卧床休息,1 周左右可于膝下置横枕做踝关节和膝关节的屈伸锻炼。6～8 周内对骨折无明显移位或轻度移位不需牵引复位者,可在床上做适当翻身活动以避免褥疮;还可做抬腿及抬高骨盆的锻炼;有明显移位的骨折患者,可在患肢牵引下,用健侧下肢及两上肢的协助,做抬高骨盆的锻炼。骨牵引拆除后,可在床上翻身、半坐及扶双拐下床活动,但患肢不负重。伤后 3 个月,扶双拐做部分负重锻炼,并逐渐过渡到弃拐行走,注意行走的步态及坐立姿势,并做下肢的功能锻炼,以逐步恢复正常的步态和坐立姿势。

2.长期卧床的患者采取舒适卧位,受伤肢体保持功能位。

3.出院后需继续石膏固定治疗的患者,应向患者及家属详细讲解石膏护理的知识,如石膏保护、石膏清洁、功能锻炼的方法、肢体抬高等,以及可能发生的问题。

4.生活规律,宜食营养丰富的食物,如牛奶、新鲜蔬菜、水果等。

5.发现肢体肿胀或疼痛明显加重,骨折远端肢体感觉麻木,肢端发凉,石膏变软或松动等,应立即回医院复查。

6.术后 1 个月、3 个月、半年、1 年各复查 1 次。如有不适可随时到医院复查。

八、脊髓损伤患者的护理

脊髓损伤是脊柱骨折损伤后的严重并发症,由于椎体骨折、脱位或附件骨折,移位的椎体向后或骨片突入椎管,可压迫脊髓或马尾神经,产生不同程度的损伤。

【临床表现】

1.受伤平面以下,单侧或双侧感觉、运动、反射的全部或部分丧失,常伴膀胱平滑肌麻痹和排尿反射消失,导致尿潴留,溢出性尿失禁。

2.在脊髓半横切损伤平面以下同侧肢体的运动和深感觉消失,对侧肢体的痛觉和温度觉消失。

3.瘫痪的早期为弛缓性瘫痪,胸髓及颈髓损伤常在伤后 3～6 周,逐渐转变为痉挛性瘫痪。

【评估要点】

1.一般情况　详细询问病史,包括受伤的时间、原因、部位,受伤时的体位,急救的情况,搬运和运送的方式。患者对功能失调的感性认识和面对现实的承受能力。

2.专科情况　评估患者感觉运动功能;患者有无肠鸣音降低或丧失,有无腹胀、便秘及大便失禁;检查肛门括约肌能否自主收缩,有无尿潴留或溢出性尿失禁。

3.辅助检查　CT 或 MRI 检查显示脊髓早期的水肿、血肿、受压程度和后期的液化、纤维化,并从形态学上显示损伤的范围。

【护理诊断】

1.低效型呼吸形态　与呼吸传导束功能障碍有关。

2.清理呼吸道无效　与呼吸肌麻痹无法咳痰有关。

3.躯体移动障碍　与双下肢感觉运动功能障碍有关。

4.体温调节无效　与脊髓损伤后体温调节中枢的传导通路障碍有关。

5.反射性尿失禁　与膀胱功能失调有关。

6.自我形象紊乱　与长期卧床有关。

7.潜在并发症　窒息,压疮,肺部感染,便秘,深静脉血栓形成。

【护理措施】

1.经常改变体位,定期指导患者做深呼吸和用力咳嗽,促进肺膨胀和排痰。

2.注意患者饮食的质和量,加强营养,增强机体抵抗力,多吃新鲜水果和蔬菜、多饮水以利大便通畅。

3.颈脊髓损伤时,对高热可使用物理降温的方法,如冰水擦浴、冰袋、冰水灌肠等,同时应调节室温。对低温采用物理升温的措施,注意保暖。

4.截瘫早期留置尿管,持续引流尿液,经过 2～3 周后,改为定时开放,每 4～6h 开放 1 次。鼓励患者多饮水,达到 3000ml/d 左右,每日冲洗膀胱 1～2 次。导尿管一般每 2 周更换一次并预防感染。在病情稳定后进行间歇导尿。

5.加强皮肤护理,应每 2～3h 翻身 1 次。

6.进行腹部按摩;可戴手套每日饭后定时为其扩张肛门,加快反射性排便形成;大便失禁者,可清洁灌肠,连续 2～3 次,使大便一次排净。

【应急措施】

呼吸心搏骤停:应立即给予心肺复苏,同时报告医师。

【健康教育】

1.功能锻炼与康复训练　是提高生活自理能力及生活质量的重要措施。

(1)下肢瘫痪的功能训练:

1)卧床练习:可利用哑铃、拉力、拉杆等锻炼,脊柱稳定后可以举哑铃,以锻炼上肢伸肌与屈肌。

2)练习穿脱衣裤、鞋袜等,包括在椅上坐档、坐直及保持平衡的练习。

3)站立练习:扶床站立、带支具及不带支具的站立、站稳,逐步用步行车完成从床上到轮椅、从轮椅到床上的练习。

(2)四肢瘫痪的功能训练:四肢瘫痪患者主要是卧位与坐位的训练。上肢功能锻炼的主要内容有肌力练习和生活活动功能(ADL)练习;瘫痪手,主要锻炼捏与握的功能。

2.继续预防长期卧床并发症　如压疮、泌尿系统感染、坠积性肺炎。

3.嘱患者行内固定术后1个月、3个月、6个月后各复查1次,检查内固定有无松动移位、骨折愈合及神经恢复情况。

九、多发性骨折患者的护理

多发性骨折是指除手、足小骨骨折外,有两处以上的大骨骨折为多发性骨折。这往往是一种较严重的损伤,因系高能量损伤,故容易合并有其周围组织结构的损伤,也可伴发颅脑和内脏器官的损伤。在合并损伤中,最常见的是脑、脊柱和肺部损伤,其次是周围神经损伤、泌尿系损伤、血管损伤和腹腔内脏损伤。

【临床表现】

1.骨折的局部表现为疼痛、肿胀、畸形。

2.大量失血而致的失血性休克以及严重创伤刺激和神经精神因素影响而致的创伤性休克。

3.若合并损伤,可有其他脏器的损伤和体征。

【评估要点】

1.一般情况　血压、脉搏、呼吸、神志及是否有休克和其他危及生命的重要器官损伤。

2.专科情况　疼痛的部位、性质、程度。肢体的运动、感觉、动脉搏动和末梢循环情况。

3.辅助检查　X线检查确定骨折部位、类型和移位情况。

【护理诊断】

1.生命体征的改变　与严重创伤出现并发症有关。

2.疼痛　与创伤性多发骨折有关。

3.应激的心理反应　与突然的创伤刺激有关。

4.营养不良,低于机体需要量　与创伤后机体内分泌及代谢改变有关。

5.生活自理能力下降　与多发骨折后长期不能下床有关。

【护理措施】

1.首先处理危及患者生命的重要器官;其次才是骨折局部的处理,以达到既抢救生命又保护伤肢的目的。警惕患者颅脑、胸、腹、盆腔等合并损伤。

2.多发性骨折合并损伤者,积极抗休克的同时应及时给予止血、包扎、固定。

3.严密观察生命体征的变化,监测体温、脉搏、呼吸、血压,必要时开放两条静脉通路。

4.保持呼吸道通畅:对合并颅脑损伤者,要严密观察患者的神志、血压、脉搏、呼吸变化,及早吸氧。同时,积极进行脱水治疗,预防脑水肿。

5.发现患者手足冷、面色苍白、脉弱、脉压变小等症状,应结合失血量,立即进行积极的输血、补液等抗休克处理。

【应急措施】

脂肪栓塞,可表现为:①皮下或黏膜下出现出血点,在前胸、肩部及球结膜处有点状瘀斑。②呼吸急促、缺氧、发绀。③脑部发生栓塞时,表现为意识障碍、昏睡、谵妄或痉挛抽搐。若患者发生以上征象,应立即报告医生,保持呼吸道通畅,给氧,使动脉压维持在9.3kPa(70mmHg)以上。

【健康教育】

1.病情稳定后嘱患者多食高蛋白、营养丰富的食品。如蛋、肉、动物内脏、豆制品等。

2.指导患者术后早期以有限的被动活动为主,每日1～2次,每次约30min。

3.指导患者在伤后2～4周开始进行患肢的主动与被动活动。

4.后期:指导患者在伤后1个月以主动锻炼为主,对膝关节、髋关节、肘关节、腕关节、踝关节等活动障碍者,在患者主动锻炼的同时,利用体重下蹲,或在床上双手抱小腿,用适当力量屈曲关节。活动范围由小到大,循序渐进,每次应以不感到疲劳为度,以免给骨折带来不良影响。

十、截肢患者的护理

截肢术是指经骨或关节将肢体截除的外科手段,截肢的目的是将已失去生存能力、危害健康和没有生理功能的肢体截除,并通过体疗训练和安装假肢使该残肢发挥其应有的作用。我国肢体缺损者约80万人,上肢缺损约占2/3,下肢缺损占1/3。下肢截肢以胫骨水平最常见;上肢截肢多见于因工作造成损伤的成年男性,以桡骨水平截肢多见。

【临床表现】

1.肢体缺失。

2.残端肿胀。

3.残肢痛。

【评估要点】

1.一般情况　评估患者体温、脉搏、呼吸、血压、神志、尿量以及全身皮肤黏膜色泽等。

2.专科情况　检查残端有无肿胀、积液积血、波动感及周围皮肤发黑和异味。残肢外形是否适合佩戴假肢、关节活动度是否受限、残端的皮肤有无溃疡、感染、窦道、破损或皮肤病。

3.使用假肢能力的评定　评价患者心血管功能、视觉及肌力和关节活动范围。

【护理诊断】

1.身体活动功能障碍　与肢体丧失有关。

2.疼痛　与外伤、患肢痛有关。

3.身体形象紊乱　与身体外观的改变有关。

4.知识缺乏　缺乏截肢后义肢的护理知识。

5.组织灌流改变(周边血管)　与血液循环减少有关。

6.潜在并发症　关节挛缩。

【护理措施】

1.术前护理

(1)首先抢救患者生命,纠正休克和水、电解质紊乱及酸碱失衡,预防重点脏器的病理损害和功能衰竭。

(2)控制和消除潜在性疾病,对糖尿病、贫血、严重衰竭等患者应采取内科治疗和支持系统,以提高残端和伤口愈合能力,减少术后并发症。

(3)配合良好的心理疏导,有助于患者消除悲观情绪,利于术后康复。

2.术后护理

(1)严格床头交接班,严密观察全身状况及残端伤口情况,床头备止血带,预防继发性大出血。

(2)残端应妥善包扎,所有骨凸处均应用软棉垫衬护,然后用弹力绷带裹扎,直到安装假肢为止。

(3)伤口愈合后,每日用中性肥皂清洗残肢,观察残端的皮肤,注意有无压痛、发红或其他皮肤受到刺激或撕裂现象。

（4）对残端给予经常和均匀的压迫,促进残端软组织收缩。

（5）如患者出现幻肢痛,引导患者注视残端,以加强其对肢体截除事实的心理感受。

【应急措施】

残端出血:床旁准备止血带及足够的沙袋,以便残端大出血时压迫止血。

【健康教育】

1.为患者选择合适的假肢,帮助其装卸,指导假肢使用的注意事项。

2.告诉患者避免在残肢下垫枕来抬高患肢,应通过加高床脚使截肢端抬高。

3.避免将患肢长时间悬于床缘、长时间屈膝。

4.膝上截的患者,避免将残肢长时间置于拐把上,以免关节发生挛缩。

（瞿　莉）

第二节　骨与关节疾病

一、骨关节炎的治疗与护理

【概述】

骨关节炎（OA）是一种常见的风湿性疾病,以透明软骨改变,关节软骨损伤,骨组织肥大,骨赘形成为特征的骨关节病变,临床特征为进行性软骨丧失和骨性超常增生,关节软骨发生原发性或继发性退行性变,并在关节边缘有骨赘形成,出现不同程度的关节僵硬与不稳定导致功能减退甚至丧失。有许多因素可以引起骨性关节炎:体重过重、关节损伤、肌肉无力及关节部位神经损伤等。滑膜疾病和某些遗传病、骨性关节炎可以影响任何关节,但多发生于手的小关节,还常影响髋关节、膝关节和脊柱,很少累及到腕、肘和踝关节,除非是受了外伤或非正常压迫。骨关节炎总患病率为15%,40岁人群患病率为10%～17%,在60岁以上人群中为50%,最早可发生于20岁。几乎所有人到40岁时负重关节都有一些骨关节炎的病理改变,但仅少数人出现症状,男女发病率相同。

【临床表现】

（一）症状

1.关节疼痛　关节疼痛为最主要的症状,早期关节活动后出现疼痛、酸胀、不适,休息可以减轻或消失。初期昼重夜轻,为轻度至中度,间歇性疼痛。随后疼痛逐渐加重,呈持续性,夜间可痛醒。

2.关节僵硬　晨僵为局限性,活动后解。时间较短,一般持续5～15min,不超过30min,可有短暂的节胶化,即关节从静止到活动有一段不灵活时间,如久坐后站立行走,需站立片刻并缓慢活动一会儿才能迈等。

3.功能障碍　表现为骨关节炎关节不稳定,活动受限。膝节或髋关节不稳定表现为行走时失平衡,下蹲、下楼无力,不能重等,其原因往往是关节面不对称及不吻合。

（二）体征

1.关节压痛　常局限于损伤严重的关节,在手骨关节炎比较明显,尤其是伴有滑膜炎时关节压痛明显,由于伴有炎症,关节局。部皮温较高,但皮肤通常不红。

2.关节肿胀　可由关节积液、滑囊增厚、软骨及骨边缘增生向外生长而致。后期呈骨性肥大,部分患者可扪及骨赘,偶尔伴半脱位。

3.关节畸形　在手、趾和膝关节可以触及无症状的骨突出物。手远端指间关节背面的骨性突出物称为Heberden结节。手近端指间关节背面的骨性突出物称为Bouchard结节。手部多个结节及近端和远端指间关节水平样弯曲形成蛇样畸形。由于大鱼际肌萎缩,第一掌骨底部骨质增生隆起,第一掌腕关节半脱位而形成方形手。

4.摩擦感　多见于大关节,关节活动时出现。粗糙的摩擦感是关节软骨损伤,关节表面不平,骨表面裸露的表现。

5.关节活动受限　持物、行走和下蹲困难。

(三)好发部位

负重和易被磨损的关节较多受累,如手、膝、髋、足、颈椎和腰椎关节最易累及。

1.手　关节疼痛、压痛和肿胀,手指僵硬还造成弹响指或扳机指。具有特征性的改变是Heberden结节和Bouchard结节。由于结节性增生,手指各节可向尺侧或桡侧偏斜,构成蛇样手指掌指关节较少受累。

2.膝　疼痛、酸胀,双膝发软、无力,易摔倒,出现明显的关节胶化现象;有局限性压痛及骨赘所致的骨肥大。少数患者可出现短暂的关节肿胀和积液,被动运动时膝关节有响声或触及骨摩擦音。后期出现膝内翻或外翻,关节半脱位。

3.髋　隐袭性疼痛,跛行。疼痛多位于腹股沟或沿大腿内侧面分布,也有表现为臀部、坐骨区或膝部疼痛,初站立时加重,活动后稍有缓解。可有内旋和伸直活动受限。

4.足　以第一跖趾关节最常见,局部关节外形不规则,有结节和压痛及骨性肥大,随后第一趾外翻畸形,活动受限。

5.颈椎　是可能导致严重并发症的重要部位,国内将颈椎分为6型:①颈型(主要为颈椎局部疼痛);②神经根型;③脊髓型;④椎动脉型;⑤交感神经型;⑥其他型,如食管受压型。

6.腰椎　是骨关节炎的好发部位,以第3、4腰椎最为常见。软组织酸痛、胀痛、僵硬与疲乏感,弯腰受限,严重者压迫神经。

【辅助检查】

(一)实验室检查

骨关节炎患者大多数血沉正常,在疾病活动时可轻度至中度增快,表现为C反应蛋白、血清淀粉样蛋白A、α-酸性黏蛋白和触珠蛋白等急性时相反应蛋白增高。滑液检查呈轻度炎性改变,滑液量增多,一般呈淡黄色、透明,时有浑浊和血性渗出,黏度多降低,约50%的患者显示黏蛋白凝固不良。白细胞总数轻度升高,多在$8.0×10^9$/L以下,分类以中性多叶核细胞为主。

(二)影像学检查

1.X线检查　早期X线平片无改变,随后表现为关节间隙狭窄,宽度不均匀,但不形成骨性强直。软骨下骨板粗糙、密度不均,增生、硬化,骨性关节面下囊肿,骨刺或唇样突起。晚期出现关节半脱位及关节游离体等。

2.磁共振检查　显示关节软骨、韧带、半月板及关节腔积液等病变情况,如:关节软骨病变,膝交叉韧带松弛变细,半月板变性、撕裂,滑囊和纤维囊病变等。

【治疗】

（一）内科治疗

1.患者教育

（1）超重者应减轻体重.合理功能锻炼,尽量避免长途或频繁上下楼梯,尽量进行非负重的锻炼;

（2）穿适合的鞋袜;

（3）使用辅助工具,如手杖等;

（4）按医嘱用药;

（5）避免关节腔反复穿刺。

2.理疗　急性期以止痛消肿和改善功能为主,慢性期以增强局部血液循环,改善关节功能为主。

3.药物治疗

（1）非甾体类抗炎药:很多非甾体类抗炎药都可用于骨性关节炎的治疗,如阿司匹林、美林、布洛芬。但是每种药物的化学结构都不一样,在体内的作用也略有不同。所有的非甾体抗炎药的机制都是阻断前列腺素的产生,而前列腺素是引起疼痛的炎症物质,这些药物作用基本相似:抗炎消肿和缓解疼痛。非甾体抗炎药可能会造成严重的胃肠道疾患,包括溃疡、出血和穿孔。因此,此类药应与饭同服。

（2）环氧化酶Ⅱ抑制剂:两种新的非甾体类抗炎药,西乐葆和万诺。它们是环氧化酶Ⅱ抑制剂类药物,作为治疗的新型药物,它们与传统的非甾体抗炎药一样可以减轻炎症,但是引起的胃肠道反应少一些。临床一般以西乐葆常用。

（3）对乙酰氨基酚（醋氨酚）:对乙酰氨基酚是一种非抗炎性疼痛缓解药,这种药不会刺激胃肠道,长期应用的副作用也比非甾体抗炎药要少得多,研究表明,很多患者使用对乙酰氨基酚可以获得与非甾体抗炎药相同的缓解疼痛的效果。

（4）其他药物:①局部用的缓解疼痛的乳剂或喷雾剂。双氯芬酸（扶他林）软膏,直接涂于皮肤上;②皮质类固醇。强有力的抗炎药物,在体内天然存在,也可人工合成作为药物使用,这类药物可以在受累关节处局部注射,暂时缓解疼痛,但适合短期使用,每年使用不超3～4次;③透明质酸。一种用于关节内注射的新药,用于治疗膝关节炎,这种物质是关节的正常组成成分,起润滑和营养关节作用。大多数治疗骨性关节炎的药物都有副作用,所以对患者来说,了解自己正在使用什么药物很重要。

（二）外科治疗

1.早期 OA 的治疗　对关节 X 线不正常的治疗有截骨关节矫形术,以恢复关节正常力线,包括先天性膝内翻、脊柱侧弯等。

2.中期 OA 的治疗

（1）关节清理术:用关节镜或开放性关节腔清理,可以直接检查关节里面以确定软骨破坏的程度,同时在关节炎早期也用于去除部分破坏的软骨或将破坏的软骨表面磨平。

（2）关节软骨移植术:是另一种手术治疗。对于少数患者可将其自身的软骨植入关节破坏区域。但这种方法的使用是有限制的,最适合于外伤后患骨性关节炎患者。

3.晚期 OA 治疗

（1）关节置换术:有关节置换、全关节置换术。即用假体人工关节代替受累的关节,用特殊的水泥粘到骨面上。近来已有新型的不用骨水泥的人工关节应用于临床。这种关节上有小孔,表面粗糙或有特殊的覆盖面可以使之附着于骨头。用这种关节术后恢复时间长,但这种关节的使用寿命长,非常有利于年轻人。人工关节能用 10～15 年或更长时间,大约 10％需要再次更换。外科医师会根据患者的体重、性别、年龄、关节活动度等情况来选择假体的设计样式和制作材料。摘除关节内松动的骨片或软骨来改善关节功能。不适宜行关节置换术的因素有：①年龄大；②伴发多种疾病如心脏病、糖尿病、高血压；③肥胖。

（2）关节融合术要求：①骨质好、硬，可以不用骨水泥；②要求处理为硬化骨面及囊性变缺损；③术后早期要活动，以防止血栓性静脉炎。

【护理】

（一）一般护理

骨性关节炎的总体质量目标有：①通过药物和其他方法控制疼痛；②通过休息和锻炼加强关节护理；③保持适宜的体重；④保持健康的生活方式。

1.补充营养　有些营养品，如葡糖胺和硫酸软骨素已很普遍地应用于骨性关节炎，研究者认为这些物质有助于修复和保护软骨。

2.休息和关节护理　治疗方案一定要包括定时休息，患者要学会认识身体发出的警告，懂得何时该停止活动或使活动慢下来，这可以防止由于过度锻炼引起的疼痛。有的患者掌握了放松法、减压法或生物反馈法，有的患者用拐杖或夹板来保护关节，缓解它们的压力，夹板或支架能给脆弱的关节以额外的支持，还能使患者在睡觉或活动时保护在合适的位置，但夹板只能使用一段时间，因为关节和肌肉需要锻炼以防止僵硬和萎缩。

3.功能锻炼　研究表明功能锻炼是对骨性关节炎最好的治疗方法之一。这样的活动可以改善患者的情绪和生活态度，减轻疼痛，增加灵活性，改善心功能和血供，保持适当的体重，促进身体健康。锻炼的方式和运动量得看要锻炼哪个关节，其稳定性如何，以前是否做过关节置换术。对于年老体弱者，可以选择一些力所能及的家务劳动，避免劳累过度，以某一种姿势从事一项活动，无论它是重体力还是轻体力活动，都应该在持续30min时，改变一下姿势，哪怕是数次数秒钟，对关节的恢复都是有利的。无论是工作还是运动，都要随时保护好关节，动作幅度不要过大，以免损伤关节。关节肿胀和小腿肌肉疼痛是运动过度的表现，应加以注意。运动的数量和力量要适当。复杂的、频繁的和过度的运动并不能使关节得到更好康复，不恰当的运动反而加重关节损害和延长恢复期。

有规律的锻炼身体对于自我护理和恢复健康起着关键的作用。有两大类锻炼对骨性关节炎患者很重要。治疗性锻炼能使关节尽可能发挥正常作用，有氧锻炼可以增强力量、改善体形、控制体重。患者在进行锻炼时要根据自己的实际情况，应该学会怎样进行正确的锻炼，因为锻炼不当会造成严重的后果。

大多数患者最好在疼痛很轻时进行锻炼。要先做好准备活动，然后再慢慢开始。经常休息可以使锻炼效果更好，还能减少损伤的发生。理疗师可以评价患者的肌肉力量到底怎么样，这有助于为患者制定安全的、个体化的锻炼方案，从而增强关节肌肉的力量和柔韧性。很多人喜欢多种体育运动，比较适合的运动有游泳和其他水上运动、散步、慢跑、骑自行车、滑雪和使用器械锻炼及观看运动教学录像带。

骨性关节炎患者在开始一项锻炼方案之前应先请医师给自己做个全面体检。医护人员也可以告诉你什么样的锻炼方法最适合你，怎样正确的做准备活动，什么时候要避免活动有关节炎的关节。药物及冰袋冷敷可以减轻疼痛。

4.缓解疼痛　可以采用药物治疗以外的方法来缓解疼痛，可以用热毛巾、暖水袋敷或洗热水澡都可以使关节保持一定的热度和湿度，这有助于减轻关节疼痛和僵硬，有的患者还可以用冰袋来缓解疼痛。

5.控制体重　超重或肥胖的患者得减轻体重。体重减轻就可以减少承重关节所受的压力，从而防止更大的伤害。营养学家可以帮助患者建立良好的饮食习惯，健康的饮食和有规律的锻炼有助于减轻体重，尤其对女性肥胖患者尤为重要。

6.健康教育　使患者主动参与治疗。①鼓励使其尽可能多学点关于骨性关节炎的知识，关心自己的病情有可能出现的一些变化。②鼓励患者投入于自己感兴趣的有目标的事情中去，分散自己的注意力。

③鼓励其与家人和朋友谈论他们的感受,让周围的人更好地理解他们。④耐心地开导,使他们能积极地看待问题。虽然他们的骨性关节不会痊愈,但对于其症状的控制,您还是大有可为的。⑤注意天气变化,避免潮湿受冷。

(二)人工关节置换的术前护理

1.心理护理　首先应考虑患者的主观要求,一般关节置换术的患者都经过长久的考虑,他们要求手术能解决行走疼痛。对于手术后如何防止脱位及加强指导下的功能锻炼作为术前谈话的内容,使患者对疾病和治疗有初步的认识,有利于术后功能锻炼的配合,同时患者对手术情况不了解,对手术效果也有疑虑,护理人员应消除其顾虑增强治愈疾病的信心,以良好的心态迎接手术。

2.了解病史　了解患者以往的过敏史、药物史,以往手术史及对麻醉的不良反应,患者心、肝、肾功能情况,近期有无呼吸道感染,皮肤感染等。

3.局部皮肤清洁　观察关节周围皮肤的条件,如有皮肤破损、虫咬搔痕、化脓性感染病灶、足癣等需治愈后才能手术。手术当日做备皮工作以减少感染的机会,同时避免损伤皮肤。

4.预防性抗生素的应用　预防性抗生素应在手术开始前使用,抗生素给予的量和类型各不相同,早期感染往往革兰阳性菌占主导地位,常用的抗生素有头孢类药物及合成青霉素,手术前静脉注入广谱杀菌药而不是抑菌药,常于术前 2～3d 开始应用,亦有人主张术前 2～3h 开始静脉滴入抗生素是维持血中抗生素浓度的最有效的方式。

5.床单位准备　床边备吸氧装置、床上需置 T 形枕、铺一次性中单、放置小海绵垫。

6.术前康复训练　人工髋关节置换术的患者术前康复训练的目的是使患者预先掌握功能锻炼的方法并明确注意事项。

(1)体位指导:向患者说明术后为防假体脱位应采取正确的体位。可平卧或半卧位,但患髋屈曲＜60°,不侧卧,患肢外展 30°并保持中立,两腿间放置 T 形枕,必要时准备合适的防旋鞋,将患者安排至有床上拉手的病床。

(2)训练引体向上运动:平卧或半卧,患肢外展中立位,健侧下肢屈膝支撑于床面,双手吊住拉环,使身体整个抬高,臀部离床,停顿 5～10s 后放下。

(3)训练床上排便:目的是防止术后因体位不习惯而致尿潴留及便秘。注意放置便盆时,臀部抬起足够高度并避免患肢的外旋及内收动作。给女患者使用特制的女式尿壶以避免过多使用便盆,增加髋部运动。

(4)指导下肢肌肉锻炼方法:等长收缩训练:踝关节背屈,绷紧腿部肌肉 10s 后放松,再绷紧一放松,以此循环。等张收缩训练:做直腿抬高、小范围的屈膝屈髋活动、小腿下垂床边的踢腿练习。直腿抬高时要求足跟离床 20cm、空中停顿 5～10s 后放松。每日做 3 组,每组 30 次左右。

(5)关节活动训练:指导其健肢、患肢的足趾及踝关节充分活动,患肢屈膝屈髋时,髋关节屈曲＜60°,并避免患髋内收、内旋。

(6)指导正确使用助步器或拐杖:准备四脚助步器或合适的双杖,使拐杖的高度及中部把手与患者的身高臂长相适宜,拐杖底端配橡胶装置(防滑),拐杖的顶端用软垫包裹(减少对腋窝的直接压力),对术前能行走者训练其掌握使用方法,练习利用双杖和健腿的支撑站立,以及在患肢不负重状态下的行走。

人工膝关节置换术的患者,常伴有不同程度的股四头肌萎缩,为实现术后改善膝关节稳定的目的,术前必须指导患者作股四头肌锻炼,帮助患者掌握锻炼方法,具体步骤可嘱患者作下肢足背屈练习,或护士手掌按压股四头肌嘱患者做股四头肌静力性收缩,坚持每日 3 次,每次 10～15min,循序渐进。首先应加强患肢股四头肌的静力性收缩练习,以及踝关节的主动运动,要求股四头肌每次收缩保持 10s,每 10 次为 1

组,每日 100 次。此外,还应教会患者如何使用拐杖行走,为术后执杖行走作准备。

(三)人工关节置换的术后护理

1.髋关节置换术后护理

(1)老年患者术后护理特点:髋关节人工关节置换术大多是老年患者,老年患者全身免疫系统功能低下,临床上以心肺功能低下尤为明显,长期卧床易发生心肺疾患。手术中接受了相当多量的输血和补液,所以术后要严密观察患者的血压、脉搏、尿量、中心静脉压,严格控制输液量和滴速。为预防肺部并发症,麻醉清醒后就可以给予头高位 45°,使患者有较好的通气量。定期协助患者抬臀、叩背,帮助搬动患肢,并鼓励患者做深呼吸和咳嗽排痰,预防肺部感染。

(2)基础护理。预防压疮,保护骨突部位,用海绵、软枕分垫臀部、下肢。使其卧位舒适,同时鼓励患者多吃蔬菜、水果、多喝水,预防便秘。

(3)体位:术后患肢置于外展中立位,用 T 形枕固定在两下肢之间,以避免患者在苏醒过程中发生髋关节极度屈曲、内收、内旋,而造成髋关节脱位。T 形枕可固定 5~14d,患肢膝关节和小腿下放置棉垫,以避免皮肤和神经干的不必要的压迫。搬运患者及使用便盆时要特别注意,应将骨盆整个托起,切忌屈髋动作,防止脱位。如果患者发生剧烈的髋关节疼痛,肢体变得内旋或外旋位及短缩时,应立刻报告医师,进一步明确有无脱位的可能。

(4)深静脉血栓的护理:术后患肢肿胀、疼痛、浅静脉曲张,体温多不超过 38.5℃,常有轻度全身性反应时,应警惕深静脉栓塞的可能,如发生应嘱患者患肢制动并报告医师给予处理。

(5)功能锻炼:术后 3~5d 根据医嘱协助患者可扶双拐下地不负重,3 个月后脱拐行走。

(6)出院指导

1)继续加强功能锻炼,术后 6 周时,髋关节屈曲可达 90°;

2)2 个月后给予翻身,但两腿之间夹一枕头;

3)日常个人卫生,如上厕所、洗澡等,应避免髋关节过度屈曲,不坐低凳,若有胸痛、小腿肿胀、髋部红肿或切开部位出血或流脓,或尿路感染等应及时就医;

4)术后 6 周复查 X 线片,观察假体松动或位置有无改变,如果患者情况良好,应鼓励患者增加活动量,特别加强髋关节外展肌,屈髋、屈膝肌的锻炼。但必须避免髋关节遭受应力,如爬梯、跳、跑、提重物等;

5)手术后因肺炎、龋齿、尿路感染等引起菌血症,从而导致髋关节晚期感染的发生,因此全髋术后患者如需拔牙或泌尿生殖系统手术等任何可能引起菌血症的情况,均应给予预防性服用抗生素治疗,并要严密观察髋关节有无任何感染症状;

6)肥胖患者适当减肥。

2.膝关节置换术后护理　全身护理与髋关节人工关节置换术相同。

(1)石膏护理:术后患肢可用石膏筒或托固定,须抬高患肢,高于心脏 15~20cm,冬天用护架撑被,避免重物压迫足趾,严密观察伤口渗血及足趾血液循环,如有发绀、苍白、皮温降低、按压后回血缓慢等血液循环障碍,石膏压迫过紧的表现时,应及时放松绷带.石膏筒正中切开或给予局部开窗减压等措施,要认真听取患者的主诉,不随便给镇痛药。

(2)引流管护理:严格灭菌,保持引流管通畅是防止膝关节感染的重要因素之一,术后可采用负压引流,为防止引流管滑脱和曲折,用别针将引流管固定在床单上,保持有效的引流通畅,要注意在锻炼时将引流管关闭,防止引流液倒流而引起感染。注意观察引流液的色、质、量并记录,一般 24h 拔除引流管。由于目前手术技术的改进,术后出血量并不多,已逐步取消引流管的放置,从而也减少了术后感染的途径。

(3)功能锻炼与康复:术后 6h 即可在床上进行股四头肌等长收缩练习,通过肌肉的收缩和舒张活动,促进肢体血液循环,以利于肿胀的消退和积液的排出,并为抬腿运动做好准备。从术后第 2 日起,应每日进行直腿抬高运动。具体做法是:先用力使脚背向上勾,再用力将膝关节绷直,然后整条腿抬高到与床面成 45°角,维持这个姿势 10~30s,最后将腿放下,并完全放松。分组练习,每组 5~10 次,每日 3~5 组,并逐渐增加。如果一开始运动量过大,出现膝关节后部和小腿肌肉疼痛时,应适当减少运动量。如果关节腔内积液消退,可做膝关节的屈膝锻炼和压腿运动。①屈膝锻炼可在床侧进行,先用健侧托住手术一侧的腿,使身体坐起并转到床旁,膝关节凭借重力垂到床下,即能达到 90°。然后再用好腿放到患侧小腿的前方,轻轻用力向后压,即可增加屈膝角度。用力的大小以能够忍受为度。如果能在一定的屈膝角度上维持用力 10min 或更长一些时间,则效果更好。②压腿运动的目的是恢复膝关节的伸直和超伸功能。方法是将腿放于病床上,踝下垫软枕,患者自己用手持续在膝部加压。压力应恒定持久,不应使用冲击动作。如由他人帮助按压,左右手应分别放于大腿和小腿上,不应将压力直接作用于髌骨,以免引起不适。③每日的屈伸活动不仅要保证数量,而且要注意质量。要尽量伸直和屈曲关节,达到一定的程度,使每日都有进步。如果活动次数过多会出现关节水肿和积液,此时必须减少屈伸活动次数,并注意暂时不能热敷。术后 3~4d 给予 CPM 机辅助锻炼,开始角度为 20°,2min 完成一个来回,2/d,每次 30min,每次增加 1°,当患者关节主动运动达 90°可停用,同时进行健肢及上肢锻炼,以增加运动协调性,术后第 2 周,康复重点为关节活动范围。应常规进行直腿抬高锻炼和逐步增加活动范围。如果活动范围和肌张力得到恢复,可以进行有限制的活动,包括行走。术后第 3、4 周,鼓励患者进行比较强烈的锻炼,逐步增加踝部的阻力,使患者恢复到正常活动。术后第 2 个月,恢复正常的体育锻炼。鼓励患者逐步增加锻炼的阻力,为了保持肌力,患者可骑自行车、游泳、打太极拳、慢跑或步行等。但是,任何一种锻炼都应在愉快轻松的条件下进行,这样才能更好地发挥作用。

(4)注意事项:术后康复及功能锻炼是一个缓慢而且比较辛苦的阶段,应向患者讲明其重要意义,鼓励患者坚持锻炼,不能急于求成,术后由于锻炼不当会导致功能不能良好恢复,严重者可出现肌肉挛缩、关节挛缩、组织水肿、伤口感染等表现,要得到最大功能康复必须循序渐进地进行行之有效的、严格的膝关节功能锻炼。①术后防止感染,要全身或局部应用抗生素;②每日训练前询问患者情况,有无局部不适,以了解运动量的大小,并注意浮髌试验的结果,如浮髌试验阳性则抽液减压。

二、骨关节结核的治疗与护理

【概述】

骨与关节结核一度是非常常见的感染性疾病,它与生活贫困有着直接的关系。近百年来,由于科学技术的进步,生活水平提高,抗结核药物的出现,使骨与关节结核的发病率明显下降。但是随着人口的增长,人口流动的增加,耐药菌的出现,骨与关节结核的发病率有回升的趋势,应引起重视。

世界卫生组织 1982 年的统计表明,世界范围内患急性结核患者 1500 万~2000 万,而骨关节受累者占 5%~10%,估计至少有 75 万活动性骨关节结核患者,其他约一半为脊柱结核,约 15% 为膝关节结核,15% 为髋关节结核,其他关节结核约占 10%。本病在发达国家受累者主要为老年人,而在发展中国家,青少年患者仍占相当比例,30 岁以下患者占 80%。它是一种继发性结核病,原发病灶为肺结核或消化道结核。在我国,以原发于肺结核占绝大多数。骨关节结核可以出现在原发性结核的活动期,但多数发生于原发病灶已经静止,甚至痊愈多年以后。发病的高危人群包括:曾感染结核者,从高发区来的移民;糖尿病或慢性肾衰者,吸收不良或营养不良者;嗜酒和使用免疫抑制药者。另外,AIDS 患者同时感染骨关节结核者也相当多见。

骨关节结核病原菌主要是牛型分枝杆菌。人类主要通过空气的带菌尘粒经呼吸道感染或通过胃肠道途径感染。由于多数经血液传播途径感染,在发病初期,病灶局限于长骨干骺端,关节软骨面完好。此时如果治疗及时得当,结核便被很快地控制,关节功能可不受影响。如果病变进一步发展,结核病灶便会破向关节腔,使关节软骨面受到不同程度损害,称为全关节结核。全关节结核必定会后遗各种关节功能障碍。全关节结核不能被控制,便会出现继发感染、破溃,产生瘘管或窦道,此时关节已完全毁损。

骨与关节结核的好发部位是脊柱,几乎占据了 50%,其次是膝关节、髋关节和肘关节。好发部位都是一些负重大、活动多且易于发生创伤的关节。

【骨关节结核分型】

1.病理分型 骨结核的病理改变一般分为肉芽增生型与干酪坏死型或两者混合型。

2.临床分型 脊柱结核、关节结核和滑膜结核。其中脊柱结核分为:中心型、边缘型、骨膜下型及附件结核。

【临床表现】

（一）全身症状

本病起病缓慢,患者有低热、乏力、盗汗、消瘦、食欲缺乏、贫血等症状;少数起病急骤,可有高热毒血症状,一般多见于儿童患者。

（二）局部症状

1.一般特点 病变部位大多为单发性,少数为多发性,但对称性十分罕见。青少年患者起病前往往有关节外伤史。

2.关节局部疼痛 起初疼痛不严重,常于活动后加剧。儿童常有夜啼。部分患者因病灶内脓液突然破向关节腔而产生急性症状,此时疼痛剧烈。髋关节与膝关节神经支配有重叠现象,髋关节结核患儿可主诉膝关节疼痛。单纯骨结核者髓腔内压力高,脓液积聚过多,疼痛剧烈。

3.关节积液与压痛 在浅关节检查有关节肿胀和积液,并有压痛,关节常处于半屈状态,以缓解疼痛。晚期出现肌肉萎缩,关节呈梭形肿胀。深部关节或脊柱结核则只有压痛。

4.脓肿形成 全关节结核发展导致病灶部位积聚了多量脓液、结核性肉芽组织、死骨和干酪样坏死组织。由于缺乏红热等急性炎症反应,称为"冷脓肿"或"寒性脓肿"。脓肿可经过组织间隙流动,形成病灶之外的脓肿,也可以向体表溃破成窦道,经窦道流出米汤样脓液,有时还有死骨及干酪样坏死物质流出。脓肿也可与空腔内脏器官沟通形成内瘘,经皮肤穿出体外成外瘘。脓腔与食管、肺、肠道和膀胱相通,可咳出或经大便排出、或尿排出脓液。

5.混合性感染 出现局部急性炎症反应。若混合感染不能控制时可引起慢性消耗、贫血、全身中毒症状,严重时可致肝、肾衰竭,甚至死亡。一旦瘘孔发生混合感染,因化脓菌刺激骨,即发生新骨形成及骨硬化。

6.瘫痪 脊柱结核时,脓肿、肉芽组织、坏死骨块可直接压迫脊髓引起截瘫。

7.骨折脱位 病理性脱位和病理性骨折常见。

8.后遗症

（1）关节腔纤维性粘连或纤维性强直产生关节功能障碍。

（2）关节非功能位挛缩,如屈曲挛缩畸形、脊柱后突畸形。

（3）小儿骨骺破坏,肢体不等长等。

【治疗】

（一）全身治疗

1.支持疗法 注意休息、营养,每日摄取足够的蛋白质和维生素。平时多卧床休息,必要时遵医嘱严格卧床休息。对于贫血者可给予补血药,对雷度贫血或反复发热不退的可间断性输给少量新鲜血液。混合感染的急性期给予抗生素。

2.抗结核药物治疗　常用药物有异烟肼、利福平、链霉素、对氨基水杨酸钠、乙胺丁醇和阿米卡星。

3.治愈标准

(1)全身状态:全身情况良好,体温正常,食欲良好。

(2)局部状态:症状消失,无疼痛,窦道闭合。

(3)X线平片:脓肿缩小至消失或已经钙化;无死骨,病灶边缘轮廓清晰。

(4)血细胞沉降率正常。

(5)随访观察:起床活动1年仍能保持上述指标。

(二)局部治疗

1.局部制动　有石膏固定与牵引两种,其作用主要是保证病变部位的休息,减压疼痛。临床实践证明,全身药物治疗及局部制动,其疗效优于单纯抗结核药物治疗。皮肤牵引主要用于解除肌痉挛,减压止痛,防止病理性骨折和关节脱位,并可纠正轻度关节畸形。

2.局部注射　局部注射抗结核药物主要用于早期单纯性滑膜结核病例。特点是用药量小,局部药物浓度高,全身反应小。常用药物为链霉素或异烟肼,或两者合用。链霉素剂量为 0.25～0.5g,异烟肼剂量为100～200mg,每周注射 1～2 次,视关节积液量而定。穿刺液减少,液体转清,是疗效观察的指征。若未见好转,应选择其他方法。对冷脓肿不主张穿刺抽脓及脓腔注射,原因是会诱发混合感染和产生窦道。

3.手术治疗

(1)脓肿切开引流:"寒性脓肿"有混合感染、体温高中毒症状重,而全身情况差。不耐受病灶清除术时,可先行脓肿切开引流手术,待全身情况改善后,行病灶切除术。

(2)病灶清除术:通过合适的手术途径,将骨关节结核病灶内的脓液、死骨、结核性肉芽组织与干酪样坏死物质彻底清除,称为病灶清除术。病灶清除术有可能造成结核杆菌的血源性播散,如急性粟粒性肺结核。从手术的安全性考虑,通常在病灶切除手术之前,应进行 2～4 周的全身抗结核药物治疗。病灶清除术可通过关节镜进行,也可通过开放手术进行。

适应证:

1)骨与关节结核有明显的死骨和大脓肿形成;

2)窦道流脓经久不愈者;

3)骨结核髓腔内脓腔压力过高者;

4)滑膜结核药物治疗效果不佳者;

5)脊柱结核引起脊髓受压者;

禁忌证:

1)伴有活动期的其他脏器结核病者;

2)混合感染、中毒症状重、全身情况差者;

3)合并其他疾病不能耐受手术者。

(3)其他手术:①关节融合术用于关节不稳定者;②关节置换术可以改善功能,但适应证应选择应得当;③截骨融合术用以矫正畸形。

(4)手术时机选择:手术时机的正确选择十分重要,对骨结核的预后起着至关重要的作用。

1)全身中毒情况有好转表现,抗结核药物治疗有效,患者病情处于稳定期。

2)防止关节破坏,脓肿进行性增大或有截瘫加重趋势患者。

3)药物控制失败,为降低全身结核毒性,防止结核全身扩散等。

【护理】

(一)一般护理

1.休息　适当休息,病情严重者应卧床休息,以减少活动,减轻负担,缓解疼痛。

2.饮食指导　给予高蛋白、高热量、高维生素饮食,以增加营养,提高抵抗力。饭菜应可口,并鼓励患者多进食。

3.清洁卫生　患者瘦弱、多汗、活动困难,因此应经常为患者擦身、更衣、按摩受压部位和骨突出处。保持床铺整洁、干燥、平坦、舒适。

4.注意观察病情变化　观察抗结核药物反应,如出现听力异常改变,应立即停药,换用其他药物。

5.注意患者情况变化　在治疗各阶段,注意观察患者情绪变化、情绪的困扰,积极配合治疗。

6.手术准备　需手术者,应做好手术前后护理。

(二)围手术期护理

1.术前指导

(1)饮食:进食高蛋白、高热量、富含维生素的食物,如瘦肉、豆类、鱼、蛋类、麦片、新鲜蔬菜和水果,同时要注意饮食的多样化及其色、味、香、形等,以促进消化液的分泌,保证营养成分的供给。

(2)休息:适当休息,一般情况欠佳,体温较高时,截瘫或椎体不稳定者,严格卧床休息。

(3)特殊用药指导:术前至少使用抗结核药 2 周,以防止病变扩散。药物可出现下述不良反应:恶心、呕吐、耳鸣、听力下降、肝功能和耳神经损害之症状,一旦出现及时告诉医护人员以便采取相应措施,或更换药物。

2.术后指导

(1)饮食:在术前饮食要求的基础上,增加促进伤口愈合的食物,即富含胶原、微量元素(铜、锌、钙等的饮食)。

(2)翻身:行病灶清除术后每 2～3h 翻身并按摩骨突处 1 次。如术后卧在特制的石膏床上的患者,翻身时需与石膏床同时进行。

(3)卧石膏床的护理方法:①四周边缘垫好衬垫,避免压破皮肤。②石膏床内尽量衬以大棉垫或中单等松软、舒适、吸汗的隔垫,汗湿时及时更换内垫及衣裤、床单,保持皮肤及石膏床内面清洁、舒适。③石膏床边缘易脱落,及时清除床上碎屑,以免磨破皮肤。

(4)规律服药:继续坚持在医师指导下应用抗结核药,不擅自停止或加减药物剂量,以预防结核病灶复发。

(5)功能锻炼:长期卧床者,非截瘫或脊柱不稳定的患者,应主动练习翻身、起坐和下床活动。鼓励截瘫和脊柱不稳定的患者做抬头、扩胸、深呼吸和上肢运动,以增强心肺的适应力和上肢的肌力,同时被动运动、按摩下肢及各关节,以防关节粘连、强直。

(6)健康教育:避免诱发因素,增强机体抵抗力。进高蛋白、高热量、高维生素饮食。脊柱结核术后患者继续卧床直至骨组织愈合为止,一般 3～4 月后复查,在医师检查后确定下床时间,卧床期间应继续预防并发症。遵医嘱继续用药 1～2 年,并定期到医院检查,有不良反应及时告诉医师,以便采取相应措施或调整药物。尽可能地继续功能锻炼,为康复后下地和活动打下良好的基础。

三、骨质疏松症

【概述】

骨质疏松症是以骨矿物质密度(BMD)下降和骨组织微观结构衰退为特征的全身性骨骼异常骨质疏松症(OP)及其并发的 OP 性骨折已成为全球公众的健康问题,世界卫生组织(WHO)将 2000～2010 年定为"骨关节十年",目的在于团结号召各方力量共同对抗 OP 等骨关节疾病。正常成熟骨的代谢主要以骨重建形式进行,在调节激素和局部细胞因子等的协调作用下,骨组织不断吸收旧骨,生长新骨。如此周而复始的循环进行,形成了体内骨转换的相对稳定状态。成年以后,骨转换的趋势是:①随着年龄的增加,骨代谢转换率逐年下降,故骨矿物质密度(BMD)或骨矿物质含量(BMC)逐年下降。正常情况下,每年的 BMC 丢失速度约为 0.5%;②老年男性的 BMC 下降率慢于老年女性,因为后者除老年因素外,还有雌激素缺乏因素的参与;③BMC 的丢失伴有骨微结构的紊乱和破坏,当估量丢失到一定程度时,骨的微结构发生变化,有的结构(如骨小梁)无法维持正常形态,发生骨小梁变窄,变细、弯曲、错位甚至断裂(微损害,微骨折)。有的被全部吸收,形成空洞:骨皮质变薄、小梁骨数目减少,脆性增加,直至发生自发性压缩性骨折(如锥体)或横断性骨折(如股骨颈、桡骨远端)。

原发性骨质疏松症的病因和发病机制仍未阐明。凡可使骨的净吸收增加,促进骨微结构紊乱的因素都会促进骨质疏松症的发生。

【骨质疏松的分类】

骨质疏松分为 3 类:

1.原发性骨质疏松症。　　主要是由于增龄所致的体内性激素减少及生理性退变所致如绝经后骨质疏松症和老年性骨质疏松症。

2.继发性骨质疏松症。　　由药物和疾病所诱发。

3.特发性骨质疏松症　　多见于青少年常伴有遗传病史,妇女哺乳和妊娠期所致的骨质疏松症也列入此类。

【临床表现】

骨质疏松症临床上无明显症状而常不引起注意,多数患者是因轻微的外伤而发生骨折才发生本病。

1.疼痛　　感到腰酸脊痛最多,其次是肩背、颈部或腕踝部酸痛,同时可感到全身无力,疼痛部位广泛,可有变化,与坐、卧、站立或翻身等体位无关,症状时轻时重。

2.骨骼变形　　主要由于脊柱椎骨塌陷,引起身材变矮、弓腰屈背。

3.骨折　　因骨骼强度和刚度下降,轻微暴力也可造成骨折。常见部位是脊柱椎骨、腕部和髋部。

【治疗原则】

骨质疏松症的主要治疗目的是:积极纠正原发性病病因,止痛,处理并发症,如骨折,纠正不合理饮食习惯,保持蛋白质和维生素摄取,加强功能,每日补充钙 2g 以纠正负钙平衡。如果伴有骨软化症者可用维生素 D,每日单位约为 1000 单位。对长期制动的患者可考虑应用无机磷酸盐,以改善由于长期制动或骨折后的骨质疏松。

【护理】

(一)骨质疏松症的一般护理及保健方法

专家指出,预防和治疗骨质疏松症,关键在补钙,时下壮骨、葡萄糖酸钙口服液等补钙保健品风靡全国,许多老年人在服用。显然他们已经认识到补钙的重要性。可是,有的效果并不好。原来人体吸收钙需要维生素 D 的协助。如果缺少维生素 D,尽管食物中钙质丰富,依然不能吸收。下面就介绍几种关于骨骼疏松症的自我护理与保健方法。

1.运动疗法 生命在于运动,运动可促进血液循环,增进肌肉力量,同样可促进钙质在骨骼中的沉积,提高骨骼的运动。根据不同年龄选择不同的运动,如走路散步、爬山、游泳、体操等,为建立骨骼的钙质储备。对昏迷、瘫痪等患者,应进行被动的关节活动练习。

2.饮食疗法 保持均衡饮食,以确保摄取足够的钙质与维生素 D。

高钙低脂的鲜奶及芝士,有骨的鱼类及深绿色蔬菜都是好的选择。骨质疏松症就是骨内基质矿物质等比例的减少,即骨胶原、蛋白多糖复合物、脂质和钙、磷的减少。故从饮食上合理配餐有助于骨质疏松症的预防和治疗。成人每日最低需要量为 600mg,中国人自乳制品摄取钙量很少,应该注意从蔬菜、水果和鱼类摄取。注意不要过量饮酒。有报道烟草、咖啡、可口可乐可引起人体维生素 D 缺乏,影响小肠对钙的吸收。不要吃太多肉,以免蛋白质促使钙质排出,而导致钙质流失。减少盐类,以免更多的钙质随着钠在尿液中被排出。注意磷酸的摄取量,理想的摄取量钙质与磷酸应是 1:1,因钙质较不易被吸收,所以应增加钙质的吸收量。服用钙质补充物,可将钙质补充物置于一定量的醋中,若能裂成数块,则较易溶于胃里,若无,应更换其他品牌。从饮食中摄取足够的钙质,熬骨头汤时应加些醋,可帮助溶解骨头中的钙。一些中药方剂能有效改善原发病性骨质疏松。另外目前尚有一部分的肥胖儿童或青少年,为了减肥而采取少食或只吃单一食品来追求减肥效果,这是错误的,研究发现骨质疏松的发生与年轻时骨骼含钙量少有直接关系,年轻时若有充足的骨钙的沉积就会推迟骨质疏松的发生,相反则不然,因此不必要的饮食限制对青少年的骨骼健康是不利的。

3.骨钙沉着 提倡户外活动,接受阳光照射。老年人接受阳光照射,并非意味着冒着高温,刻意在烈日下炙烤。只要经常注意在户外活动即可。冬天气候寒冷,老年人体质较差,往往足不出户,便可能发生维生素 D 缺乏。春天一到,风和日丽,是户外活动接受阳光普照,补充维生素 D 的好时机。有一点需要注意,红外线不能透过玻璃,因而隔着玻璃晒太阳,对增高体内维生素 D 是没有用处的。

4.物理疗法 电疗、磁疗、水疗、温热治疗对预防骨质疏松症、减轻疼痛是非常有利的。

5.药物疗法 原发性 I 型骨质疏松症属高代谢型,是由于绝经后雌激素减少,使骨吸收亢进引起骨量丢失,因此应选用骨吸收抑制药如雌激素、降钙素、钙制剂。原发性 II 型骨质疏松症,其病因是由于增龄老化所致调节激素失衡使骨形成低下,应用骨形成促进药,如活性维生素 D、蛋白同化激素(苯丙酸诺龙)、钙质剂、氟化剂和维生素 K_2 等。下面推荐几种可以治疗骨质疏松症的治疗方法:

(1)没有禁忌证的妇女绝经前应维持每日摄入 1000mg 的钙,绝经之后每日 1500mg。

(2)补钙应该用于绝经后妇女那些已经有骨质疏松症的人作为辅助治疗。绝经时,对没有禁忌证的妇女应选择使用雌激素来预防骨质疏松症。

(3)达到推荐饮食中所有维生素 D 补充剂标准应用于没有足够饮食摄入或日光浴的患者。

(4)当可能时,碳酸钙应该成为主要的钙补充剂,因为它经济而且含钙最高。

(5)在可能有胃酸缺乏的老年人中碳酸钙应该和食物同服,或选择较好吸收的另一种钙形态。

(6)对依从性好的患者,钙应该分 2~3 次服用。

(7)了解更多有关锻炼和骨质疏松症的知识,应规定促进心血管健康的低强度锻炼。一种适合的疗法是快走 1 小时,1 周 3 次。

(8)应用维生素 K 和维生素 C 作为本症的辅助治疗。

6.注意事项 骨质疏松症患者是需要避免跌倒而引发骨折。

患者往往年纪较大,走路容易摔倒。当地面有水或冬天地面结冰时,上下阶梯,路面不平,过马路,在浴室洗澡时,多要小心,必要时需人帮助。因此骨质疏松症的患者的家里设施应该要注意以下几点。①地面要采用防滑地面,地毯不要松脱,不要在地面上洒水。②浴室和厨房地面不滑,并应尽量保持干燥。③家具不能经常变换位置,要考虑到老年人的习惯和适应能力,不要影响行走。④室内和走廊灯光必须明亮,以免老年人发生碰撞和跌倒。

(二)骨质疏松症的预防

退行性骨质疏松症是骨骼发育、成长、衰老的基本规律,但受到激素调控、免疫状况、遗传基因、生活方式、经济方式、经济文化水平、医疗保障等方面的影响。若能及早加强自我保健,提高自我保健水平,积极进行科学干预,退行性骨质疏松症是可以预防的。具体可以分为以下三级预防:

1.一级预防　从青少年做起。注意合理膳食营养,坚持科学生活方式,不吸烟、不饮酒、少喝咖啡、浓茶及含碳酸饮料,少吃糖及盐,动物蛋白也不宜过多,晚婚、少育,哺乳期不易过长,尽可能保持体内钙质;将骨峰值提高到最大值,是预防老年骨质疏松症的最佳措施。

2.二级预防　中年尤其妇女绝经后,骨丢失量加速。此时期应每年做一次骨密度检查:对快速骨量减少人群,应及早采取防治措施。近年欧美多数学者主张,妇女绝经后3年内即开始长期雌激素替代治疗,同时坚持长期预防性补钙,以安全、有效的预防骨质疏松。日本用活性钙(罗钙全)及钙预防骨质疏松。注意积极治疗与骨质疏松症有关的疾病,如糖尿病、类风湿关节炎、脂肪泻、慢性肾炎、甲状腺功能亢进(甲亢)、骨转移癌、慢性肝病、肝硬化等。

3.三级预防　对退行性骨质疏松症患者,应积极采用抑制骨吸收、促进骨形成的药物治疗,还应注意防摔、防碰、防绊、防颠等。中老年骨折患者应积极治疗,早期活动,体疗、理疗心理,营养、补钙、促进骨生长、遏制骨丢失,提高免疫功能及整体素质等综合治疗。

(三)骨质疏松症的治疗与护理

1.疼痛的治疗　疼痛是骨质疏松症的主要症状之一,有效控制疼痛,可提高患者的生存质量,Micalcic是人工合成的鲑鱼降钙素,能有效减轻骨质疏松症疼痛。其特点是生物活性比人降钙素高 $20\sim40$ 倍,作用持久,因此是治疗骨质疏松症理想药物。Micalcic 长期使用可防止骨矿含量的进一步丢失,并使骨密度有一定程度的增加,而短期使用 Micacic 可控制骨质疏松伴随的疼痛。护理上除按医嘱给药外,应向患者讲解 Micalcic 的确切疗效。与患者探讨使用非药物治疗止痛的方法:如调节情绪,以适当娱乐,听音乐、冥想,使情绪放松以减轻疼痛。骨质疏松症患者脆性增加,易发生骨折,骨折时加剧疼痛,嘱患者活动幅度要小,避免关节负重引起(如提重物)的疼痛。疼痛明显时应卧床休息,给予适当的体位和姿势,尽量保持关节的伸展位置。行走时防止跌倒,预防骨折。

2.经皮椎体成形术治疗骨质疏松性骨折　脊柱压缩性骨折是骨质疏松症重要并发症之一。

(四)骨质疏松症术前护理

1.心理护理　经皮椎体成形术是一种新引进的手术,患者有思想顾虑,首先要解除患者心理负担,减少心理刺激,运用所学过的知识向患者讲解手术过程中注意事项及成功的例子,使之对疾病有充分的了解,稳定患者情绪,保持最佳精神状态。

2.术前准备　术前常规检查凝血功能、心肺功能及相关的生化检查,密切观察生命体征。术前日做碘过敏试验、备皮,术前 30min 肌内注射安定 10mg。

3.体位训练　骨质疏松性压缩骨折一般为老年人,其多伴有心肺功能不全,而手术方式则要求患者采取俯卧位,因此术前嘱患者练习俯卧位,以保证手术顺利进行。

(五)术后护理

1.体位护理　手术后平卧 $2\sim3h$,以利于压迫止血。3h 后可协助患者翻身,翻身时保持脊柱在同一条力线和冠状面上,防止腰部扭曲,避免脊柱旋转损伤神经根。

2.**脊柱神经的观察** 骨水泥外漏,相对较为常见,主要是患者椎体骨质破坏,骨水泥向椎旁软组织、椎间隙、椎间孔静脉渗漏,可压迫神经根或骨髓,导致神经功能障碍。因此要注意观察双下肢肢体的感觉、皮温及活动情况,发现异常及时报告医师进行处理。

3.**疼痛的观察** 一般情况下经皮椎体成形术后患者疼痛立即缓解,但有些患者疼痛可能比术前加重,主要是骨水泥外漏后刺激相应神经根引起的反应,给予解热镇痛及抗生素口服 2~5d,症状有效缓解。

4.**功能锻炼指导** 功能锻炼体现了中医动静结合起的原则,正确的功能锻炼可推动和加速瘀去新生的过程,防止脊神经粘连。术后第 2 日指导患者行直腿抬高及登自行车动作,在护士指导下带腰围下地行走。

5.**健康宣教及出院指导** 健康教育是提高人群自我管理的有效途径。受到教育的患者自我管理能力明显高于未接受教育者,因此做好健康宣教及出院指导非常重要。嘱患者纠正不良姿势,指导患者了解有关骨质疏松的保健知识及用药常识,增加户外活动促进钙的吸收,同时在医师指导下服用适量雌激素、双磷酸盐、钙剂等,指导患者出院后 3 个月内带腰围行走,不能提重物。

(瞿　莉)

第二十三章　整形美容外科护理

一、围术期护理

美容手术一般可在医院的门诊手术室实施。因为受术者围术期的大部分时间是在脱离医护监管的院外度过,因此,应给予受术者正确的围术期知识的指导,帮助受术者解决心理困扰,以积极、良好的心理状态迎接手术,安全度过围术期。

(一)术前心理指导

接受美容手术的患者一般身体、心理均健康,但是,也有部分患者身体健康如常,却存在一定的心理异常,出于某种动机或难言之隐而要求通过整形手术改变身体的某一部位。因此,要求手术预约接诊的护士不仅要具备丰富的心理学知识,还应具备一定的对精神行为异常疾病的鉴别能力。要准确、如实地回答患者提出的问题,不可夸大其词。对预约美容手术的患者,护士首先要确认患者的心理是否正常,是否适合做美容手术,明白其手术的确切动机;对于思想极端的患者,要提醒手术医师,力劝患者选择在生理和心理上没有任何外来压力的时期进行手术。对于心理状态良好、经过充分思想准备、欲接受美容手术的患者,护士提前给予适度的术前宣教,不仅可以增强患者对手术的信心,也可避免手术后产生不必要的医患纠纷。

1.倾听　多听取来自患者的声音,鼓励他(她)们主动讲出自己对术后效果的需求及要求,借此了解患者要求整形美容的目的及心理状态是否正常。

2.询问　了解患者的既往病史、身体状况、经济条件、工作环境等方面的情况,为术中护理提供帮助。

3.宣教　护士应适当向患者介绍手术的方法、主刀医师的医术、麻醉的方法、手术所需要的时间、手术室环境以及手术过程中可能会出现的不良反应以及患者的应对措施。

4.疏导　根据不同类型的患者,选择恰当的语言交代术中所必须承受的痛苦,教会患者减轻痛苦的应对方法及如何配合医师的手术。接诊护士要认真对待每一位患者,在交谈中缩短与患者的心理距离。

(二)术中护理

美容手术大多在局部麻醉下进行,手术室医护人员的言行举止,都会给患者造成不同程度的心理刺激,因此,患者进入手术状态后,医护人员的言谈举止要稳重。

1.按手术预约通知单认真核对患者姓名、性别、年龄、手术诊断、手术名称及手术部位,防止发生差错事故。按手术顺序将患者安置于手术台、摆好体位,防止发生压伤。对需要使用电凝器的手术患者,做好防止灼伤皮肤的保护工作。

2.了解患者的基本病情,熟悉欲实施手术的配合步骤,充分估计术中可能发生的情况,认真、负责、仔细地检查、补充各种急救用品及药物,杜绝差错事故。

3.保持室内整洁安静。

4.注意保护受术者的隐私。

5.严格执行无菌技术操作规范,对违反无菌操作者,要及时加以纠正。污染器械和物品应及时更换。督促参观人员必须离开手术区域30cm以上。

6.注意患者的呼吸、心跳等生命体征的变化。

7.及时供应术中临时所需各种器械、物品,随时调节灯光,保证手术顺利进行。

8.护士执行手术中口头医嘱用药时,应注意二次核对并详细记录。

9.手术完毕,协助医师包扎伤口,及时擦净伤口周围血渍,并向患者详细交代术后的注意事项。

(三)术后恢复期的护理及健康指导

手术顺利结束后,患者的紧张心情随之放松,大部分患者往往忽视术后恢复期的注意事项;也有部分患者术后无所适从,仍处于高度紧张状态。因此,术后恢复期的自我护理和正确的健康知识指导不仅能消除患者的紧张情绪,也是帮助患者延续院内护理的一种良好的护理方法。

1.交代术后注意事项 在手术结束时,应一边包扎伤口,一边告诉患者术后的注意事项。

2.发放术后须知单 在患者离开手术室前,再次详细告知术后的注意要点,并根据患者的手术种类发放术后须知单。

3.预防感染 嘱咐患者要按时服药,伤口及时换药、拆线,并保证术后休息,减轻伤口张力。

4.功能锻炼恢复 根据不同种类手术的术后要求,指导患者在不同的时间段,进行功能恢复的锻炼。

二、手术配合

(一)切开重睑术

【应用解剖】

眼睑俗称眼皮,为覆盖在眼球前部的帘状活动保护组织。分为上下两部,可以灵活启闭并具有瞬目作用,其功能为保护、湿润眼球、调节进入眼内的光线。眼睑由外向内可分为7层:皮肤,皮下组织,横纹肌层,肌下疏松组织层,纤维层(睑板和眶隔),平滑肌层及结膜。

1.眼睑皮肤 它在全身皮肤中最为菲薄,其厚度约0.3mm,透明易生皱褶。皮下组织缺乏脂肪而疏松。因此,眼睑皮肤富有松动性和伸展性,水肿后能很快恢复。

2.皮下组织 它由疏松的结缔组织构成,容易集聚液体,这是眼睑易于水肿的原因。在睑缘睫部附近、上睑沟、内眦及和睑内外韧带粘连处皮肤都无此层。

3.横纹肌层 由神经支配的眼轮匝肌纤维组成,肌纤维围绕睑裂呈向心性排列。睑缘的眼轮匝肌较厚,有睫毛毛囊穿过。眼轮匝肌可分为睑部和眶部两部分。睑部是眼轮匝肌的主要部分,其本身又可分为睑板前部和眶隔前部,这两部分之间的交界处即为重睑线,此处肌肉最薄,对重睑的形成有重要意义。

4.肌下疏松组织层 它与皮下疏松结缔组织层相似,位于眼轮匝肌和睑板之间,向上与头皮的腱膜下层(危险区)相通,脓液或血液可从危险区进入上睑,向下至睑缘灰线。此层中不仅有上睑提肌的纤维经过,亦有支配眼睑的神经分布,故临床手术时,局部麻药宜注射到此层。

5.纤维层 是眼睑的支架,由较厚的中央部(睑板)和较薄的周边部(眶隔)组成。

(1)睑板:上、下睑各有一块睑板,作为眼睑的支架,使眼睑保持一定的形状和硬度。

(2)眶隔:是参与眼睑运动、可活动的纤维薄膜。一面与眶缘的骨膜相连接,另一面又与睑板相衔接,当眼睑闭合时就形成眶口的隔膜。当眶隔变薄、松弛、张力减弱时,眶内脂肪可通过眼外肌的孔道向外膨出,形成眼袋。

6.**平滑肌层**　又称为睑板肌,受交感神经支配,其作用是增大睑裂。

7.**结膜**　睑结膜与球结膜均很薄,其连接部分称为穹隆部,睑结膜与睑紧贴。由于球结膜薄,故实施眼部手术时常有球结膜水肿或出血,但一般在1～2周后均能自行吸收。

8.**眼睑的血液供应**　眼睑的血供比较丰富,动脉血供有两个来源,一为颈外动脉的分支(包括面动脉、颞浅动脉和眶下动脉);二为颈内动脉的分支(包括鼻背动脉、眶上动脉和泪腺动脉)。眼睑浅部组织的血供由上述血管分支所形成的丰富的动脉网所供应,深部组织则由眼睑动脉分支供应。

9.**眼睑的神经**　眼睑神经包括运动神经、感觉神经及交感神经。眼睑运动神经来自动眼神经上支和面神经分支,前者支配提上睑肌,司上睑的提升,后者支配眼轮匝肌,司眼睑的闭合。眼睑的感觉神经纤维来自三叉神经的眼支和上颌支。眶上神经纤维分布于上睑,眶下神经纤维分布于下睑。

【手术适应证】

对于单睑上睑皮肤松弛、上睑臃肿及内眦赘皮者,且身体健康,精神状态正常,主动要求手术的患者。

【术前注意事项】

1.检查并接收患者签署的手术知情同意书。

2.询问患者是否按要求接受过术前照相。

3.检查患者面部有无感染性病灶及其他手术禁忌证。

4.女性患者询问月经期,告诉患者手术要避开月经期。

5.嘱咐患者摘掉全身与皮肤有接触的金属物品,清洁面部的化妆品及油脂。

【麻醉方式与手术体位】

1.**麻醉**　2%利多卡因和0.75%布比卡因各5ml,与加入1:500的肾上腺素2～3滴混合后,行局部皮下浸润麻醉。有心血管疾病者应减少肾上腺素的用量或不用。

2.**手术体位**　取仰卧位,头下垫一油布。

【器械、敷料与物品准备】

治疗巾或洞巾,电凝器,睑板器,眼科尖镊(有齿、无齿),眼科小剪刀,15号刀片及刀柄,弯蚊式钳,亚甲蓝,6-0角形针美容缝合线,4.5号针头,5ml注射器,抗生素药膏,小方纱。

【手术步骤及配合要点】

1.0.5%碘伏消毒皮肤,铺巾。用4.5号针头蘸亚甲蓝,在上睑画出重睑标记线。

2.在上睑重睑线处的皮下及上睑板上缘附近行局部浸润麻醉。

3.沿标记线切开皮肤。

4.用眼科尖镊提起切口下缘眼轮匝肌,沿切缘将眼轮匝肌剪除,保留紧贴睑缘的眼轮匝肌(距睑缘2～3mm),以保护睑缘动脉弓。

5.剪除睑板前疏松结缔组织,保留睑板前筋膜。

6.下牵睑板,观察眶脂肪下移及眶隔内张力情况。有下移或张力大而膨出者,可剪开眶隔,任脂肪自然膨出,沿睑板上缘切除"溢出"的脂肪组织,电凝止血。

7.用6-0三角形针美容缝合线将皮肤与切口下睑板前筋膜相缝合,形成重睑。

8.红霉素眼药膏保护伤口,敷料包扎伤口。

【手术护理重点】

1.术中

(1)保持室内安静:参加手术人员不谈论与手术无关的话题,对于术中可能出现的出血等情况,不要大惊小怪,以免刺激患者。

（2）尽量分散患者的注意力：无论术前患者的心理准备工作多么充分，一旦进入手术室，害怕的情绪就会随之而来，此时患者期盼能有可以信赖的人守护在自己的身边。因此，巡回护士要尽快进入角色，用受术者信赖的语言和行为去缓解其紧张的情绪。

（3）防止电灼伤：在手术进行中，要使用电凝器止血，除了在术前让患者取下直接接触皮肤的金属物品以外，还要防止患者抓扶手术床，并确定负极板完全与皮肤贴附。

（4）防止污染：在手术进行中，除了监督参加手术人员严格无菌操作以外，亦要防止患者手臂触及无菌区。

2.术后

（1）伤口包扎：术后伤口切缘涂少量抗生素油膏，敷料包扎。伤口包扎敷料不能太大，能覆盖伤口即可，应露出患者的眼睛。

（2）伤口冰袋冷敷：在术后48h内可使用冰袋压迫冷敷伤口，每次冷敷时间为0.5h左右，2～3h后可重复使用，在使用中应防止冰袋漏水引起伤口敷料污染和冷敷时间过长引起的皮肤冻伤。

（3）伤口换药：术后2～3d伤口换药，并观察伤口的消肿及愈合情况。

（4）预防感染：防止感染是手术成功的关键措施之一，要求患者遵照医嘱按时服用抗生素。

（5）拆线时间：伤口的拆线时间应以伤口皮肤的张力而定，一般5～7d拆除缝线。

（二）眼袋切除术（外入路法）

【应用解剖】

同"切开重睑术"。

【手术适应证】

1.单纯皮肤松弛型，下睑皱纹增多型者。

2.整个下睑呈"袋状"松弛者。

3.文下眼线过宽，要求修理者。

4.皮肤及眼轮匝肌同时松弛的年老者。

【术前注意事项】

同"切开重睑术"。

【麻醉方式与手术体位】

同"切开重睑术"。

【器械、敷料与物品准备】

同"切开重睑术"，只是局麻药需要2%利多卡因和0.75%布比卡因各5ml加入1：500的肾上腺素。

【手术步骤及配合要点】

1.用0.5%碘伏消毒，铺单，实施局部浸润麻醉。

2.用无齿镊夹持下睑松弛的皮肤，依设计用亚甲蓝在下睑缘画出切口线。

3.沿切口线切开皮肤、皮下组织。

4.用眼科小剪刀在皮肤与眼轮匝肌间潜行剥离至下眶缘水平，电凝止血。

5.单齿钩牵拉切口皮肤，显露睑板下区，在标记的凸出部分剪开眼轮匝肌纤维，显露眶隔。

6.剪开眶隔，去除多余的脂肪，电凝止血。

7.缝合眶隔。依据设计，准确剪除多余的皮肤和眼轮匝肌，6-0三角形针美容线缝合皮肤。

【手术护理重点】

1.术中

（1）注意事项同"切开重睑术"。

（2）防止术中诱发心脏病：接受眼袋切除手术的患者，有一少部分是中老年人，要防止因紧张而诱发高血压、心脏病。

2.术后 同"切开重睑术"。

（三）隆鼻术

鼻在面部中央，它的高低、长短、美丑，能极大地影响人的美观。在美容手术中，隆鼻术是美容术中常见的手术，仅次于重睑手术而位居第二。隆鼻术有自体骨组织隆鼻法和人工材料隆鼻法，由于取自体骨组织隆鼻比较痛苦，而临床多采用人工材料中的固体硅胶做隆鼻的材料。

【应用解剖】

鼻上端与额部相连，称鼻根，由鼻根向下延续的嵴状隆起称鼻背（亦称鼻梁），鼻背末端突向前方称鼻尖，鼻尖两侧呈半球状隆起为鼻翼，鼻翼的游离缘与内侧的鼻小柱形成鼻孔。鼻翼软骨分为内侧脚与外侧脚，前者成为鼻小柱的支架，后者形成鼻前庭，内外脚接合为穹隆。鼻中隔是两个鼻腔间的结构，中隔支架由骨和软骨两部分构成。外鼻从外向内有皮肤、皮下组织、鼻肌、鼻背筋膜、鼻骨膜、鼻骨和软骨以及鼻黏膜组织。鼻根及鼻背部皮肤较薄，皮下组织和脂肪较少，与其下面的鼻骨和软骨连接疏松，有一定移动性；鼻尖和鼻翼部皮肤较厚，皮下组织发达且富含皮脂腺，与鼻翼软骨连接紧密，不易分离。

鼻部的血管走行于皮下组织内，所以鼻部手术的分离应贴紧鼻软骨和软骨膜，以减少术中出血。鼻部回流的静脉无静脉瓣，使外鼻部的感染容易传到颅内，引起严重的并发症。因此，鼻部手术应严格做到无菌操作。

鼻部的神经分布：支配鼻部皮肤感觉的神经是三叉神经第一支、滑车下神经第二支、筛前神经鼻外支和眶下神经等。

【手术适应证】

1.先天性鼻梁偏低，鼻结构基本正常或无鼻腔的生理功能障碍。

2.外伤导致的鼻梁低或凹陷。

3.鼻尖正常或轻度低塌的单纯性鞍鼻者。

4.年龄在青春发育期以后，无其他鼻部疾患、无心理障碍者。

【术前注意事项】

1.询问病史并记录 术前应问清楚患者有无手术禁忌，包括月经、药物过敏史、出凝血情况，了解受术者手术的动机，排除心理障碍的患者。

2.图像记录 术前询问患者是否已接受医学照相。

3.签署手术知情同意书 在患者详细了解自己将要接受的手术的有关情况后，自愿签署手术同意书。

4.鼻部手术区的准备 患者鼻腔通畅，无感冒、流涕。

5.心理准备 精神及心理状况良好，无偏激现象。

【麻醉方式、手术体位与切口】

1.麻醉方式

（1）药品：2％利多卡因5ml加入1：500的肾上腺素。

（2）麻醉方式：自鼻尖至鼻根部、经鼻小柱至鼻前脊，行皮下浸润注射。麻药注入后，用纱布衬垫揉捏2min，促使麻药均匀分布于鼻部。

2.手术体位 患者仰卧，头部垫油布1块，患者双手交叉放于腹部（或自然放于身体的两侧）。

3.手术切口 手术切口有蝶形切口、鼻小柱正中切口、鼻小柱旁切口、鼻小柱基部切口及鼻前庭缘切口。由于鼻前庭缘切口隐蔽，无明显瘢痕而在临床最常用。

【器械、敷料与物品准备】

洞巾,眼科镊,眼科小剪刀,鼻骨膜剥离器,11 号刀片及刀柄,弯蚊式钳,4.5 号针头,5ml 或 10ml 注射器,鼻假体 1 只,抗生素药膏,3-0 白丝线,小方纱。

【手术步骤及配合要点】

1.消毒铺单　用 0.5％碘伏消毒面部及鼻腔,铺洞巾。

2.麻醉　局部浸润麻醉雕刻假体。

3.分离　按设计用 11 号尖刀切开皮肤,用眼科小剪刀从切口向鼻尖方向剥离,再转至鼻头。用骨膜剥离器剥离鼻骨骨膜,用手指压迫止血。

4.假体植入　挤压出腔隙内的积血,在鼻背筋膜和鼻骨之间放入雕刻好的鼻假体,确认假体贴附、无明显张力、外形满意后缝合皮肤。

5.伤口处理　在伤口处涂少量抗生素药膏,鼻孔外口填塞一干棉球即可,无需敷料包扎。

【手术护理重点】

1.严格管理无菌操作,防止术中发生污染现象。

2.保持室内安静,尽量减少或降低来自室外的噪声。

3.指导患者用口呼吸,可缓解术中的缺氧现象及不适。

4.对参加手术人员的手套,一定要用生理盐水将滑石粉彻底冲洗干净。

5.给予心理护理。用和蔼、亲切的语言与患者进行心理沟通,既能缩短与患者的心理距离,亦能分散其注意力,缓解受术者的紧张情绪。

【术后康复指导】

1.术后在消肿、恢复期内,应尽量保持头高位。

2.伤口棉球于术后 12～24h 去除,用乙醇棉签擦拭缝合处,6～7d 拆除缝线。

3.术后遵医嘱口服抗生素 3～5d。

4.保证休息时间,预防感冒。

5.严禁鼻部遭受外力撞击,术后 2 个月内应避免挤压手术部位,防止假体移位。

(四)隆乳术

乳房是女性形体美的特征之一。乳房发育不良或哺乳后乳房萎缩,都会或多或少地影响女性的生活,给心理及精神造成一定的压力。临床隆乳手术的开展可以为女性重塑一对丰满的乳房,增添青春活力和妩媚。

【应用解剖】

1.乳房的外观　女性乳房的形状,大小和重量,依个体的种族、年龄的不同及所处的生殖功能过程(妊娠、哺乳等)而有明显的不同。青春期女性的乳房呈半球形,重 150～200g;其内侧界为胸骨旁线,外侧界为腋前线,上界为第 2 肋,下界为第 6 肋。乳房在第 6 肋处有一弧形皱襞,称乳房下皱襞。乳房半球形的中央及其稍外和稍下方有一色深的圆形皮肤,称乳晕。

2.乳房假体的置入床　乳房皮肤和皮下脂肪之下为乳腺体,乳腺体的表面有致密的结缔组织包膜包绕。乳腺体的下面平坦或稍凹陷,恰好与胸大肌表面贴附,腺体下面的包膜与胸大肌表面的筋膜之间有一层疏松结缔组织。此层疏松结缔组织中间,无大血管存在,这种情况有利于在乳腺体与胸大肌之间植入乳房假体,使乳房隆起。

3.乳房的血供情况　乳房的血液供给十分丰富。锁骨下动脉的胸廓内动脉,发出第 2～第 4 肋间穿支,从胸骨侧面进入乳腺内侧。腋动脉的胸外侧动脉,供应乳腺的外侧。降主动脉的前肋间动脉,在腋中线处从胸廓肌肉钻出,经第2～第4肋间进入乳腺的深面,并和胸肩峰动脉的胸支共同供应乳腺的外侧部外1/4部。这些动脉互相吻合,在乳房的皮下和乳腺的内部构成浅、深两组血管网。

4.乳房的神经分布　乳房皮肤的感觉神经来自颈丛的锁骨上神经分支和第2～第5肋间神经分支。乳腺深部由第4～第6肋间神经分支支配,乳头和乳晕的感觉神经主要来自在腋中线穿出胸廓肌肉的第4肋间神经的分支。乳腺体的感觉神经来自第4～第6肋间神经。

【手术适应证】

1.腺发育不良和乳房妊娠后萎缩(体积小于200ml以下者)。

2.青春期前乳腺组织病变导致的乳房发育不良。

3.单纯乳腺切除术后。

4.体重骤减而体形消瘦,胸部扁平。

5.两侧乳房大小不对称。

6.乳房轻度下垂,本人除有矫正下垂要求同时也希望体积有所增加。

【麻醉方式、手术体位与切口】

1.麻醉方式

(1)局部浸润麻醉:一般为非气管插管全身麻醉,也可采取局部麻醉,2％利多卡因10ml,0.75％布比卡因10ml,注射用生理盐水90～120ml(或0.5％普鲁卡因100ml),1∶10万的肾上腺素,混合后在选择的切口下进行分层麻醉。若将乳房假体植于胸大肌下,则于胸大肌下间隙沿第3～7前肋表面注射局部麻醉药物;若选择乳房假体置于乳腺组织下,则局部麻醉药物注射进入乳腺与胸大肌表面筋膜间。

(2)强化麻醉:适用于高度精神紧张的受术者。在局部麻醉的基础上辅以度非合剂(哌替啶50mg、异丙嗪25mg)静脉滴注。

(3)肋间神经阻滞麻醉:选择第3～6肋间神经于腋中线稍后,用1％利多卡因加1∶10万的肾上腺素,两侧各注射1.5ml。可使术区麻醉,若乳房假体埋植于胸大肌下间隙,应辅以少量局部麻药在胸大肌下间隙与前肋表面做局部麻醉浸润,镇痛效果较好。但做此麻醉时慎防刺破胸膜,造成气胸或伤及肺组织。

2.手术体位　患者仰卧,手术部位垫一油布,双上肢外展80°。

3.手术切口　乳房假体植入术的皮肤切口有乳晕下、乳房下皱襞、腋窝横皱襞、腋窝前皱襞等多种。

(1)乳晕边缘切口:在乳晕的上、下或内侧下方,沿乳晕边缘作弧形切口。特点是切口愈合后瘢痕不明显,还可在一定程度上矫正下垂的情况;若操作不当,易引起乳腺管阻塞及感染。

(2)乳房下皱襞:切口位于乳房下皱襞,即乳房下缘与胸壁折返处或靠下1～2cm,切口中心点通常选在乳头向下垂线偏外侧处。特点是切口相对隐蔽,植入假体方便,不损伤乳腺组织。

(3)腋窝切口:切口位于腋窝顶部,平行于腋窝皮纹。其特点是切口隐蔽,术后瘢痕不明显;但剥离和假体植入相对困难。

(4)乳房外侧切口:切口位于乳房外侧腋中线与腋前线之间,平乳晕高度做纵切口。特点是操作相对较容易,假体植入后不易移位,但切口线的隐蔽性差。

【术前注意事项】

1.询问病史　了解患者全身各系统的情况,乳房的发育情况等。

2.查体　查看乳房局部的情况,排除乳腺疾患及其他手术禁忌症患者。完成实验室检查项目。

3.签署手术同意书,完成医学照相。

4.患者心理准备　心理、精神正常无过分奢望及要求。

【器械、敷料与物品准备】

1.器械准备　15号刀片,3号刀柄,蚊式钳,14cm弯血管钳,组织钳,扁桃体剪,固定镊,U形剥离器,持针器,眼科有齿尖镊,无齿尖镊,甲状腺拉钩,负压引流管 2 根,20ml 及 10ml 注射器,电凝器,乳房假体 1 对,亚甲蓝,4-0 可吸收缝线,6-0 三角形针美容线。

2.敷料准备　同普通外科乳腺手术。

【手术步骤及配合要点】

1.消毒铺单　用 0.5% 碘伏消毒手术部位并铺单。

2.麻醉　做局部浸润麻醉。

3.以乳晕边缘切口画线　在乳晕与皮肤交界部位用亚甲蓝画出 3～9 点之间的弧形切口。

4.分离　沿设计切开皮肤、皮下组织深达乳腺,显露乳腺的前包膜后,进入乳腺后间隙,切开胸大肌筋膜,沿肌纤维方向分开胸大肌,在胸大肌下钝性分离～足以容纳所植入假体大小的腔隙。创面彻底止血。

5.假体置入

(1)硅凝胶假体:用甲状腺拉钩拉开切口至胸大肌下间隙,双手挤压以填充方式将假体植入。

(2)以同样方法置入另一侧假体。

6.伤口处理　在伤口内放置负压引流管,用 4-0 可吸收缝线缝合皮下组织,6-0 三角形针美容线缝合皮肤切口。在乳房的四周衬垫适量无折纱布,用绷带加压包扎固定。

【手术护理重点】

1.建立静脉通道　保证术中给药途径。

2.防止电灼伤　在术前让患者取下直接接触皮肤的金属物品,防止术中灼伤皮肤。

3.保持室内安静　参加手术人员不谈论与手术无关的话题,对于术中可能出现的出血等情况,不要大惊小怪,以免刺激患者。

4.严格无菌操作、防止术中污染　在手术进行中,监督所有参加手术人员严格无菌操作,对参加手术人员所戴手套上的滑石粉,一定要用生理盐水冲洗彻底、干净,防止假体黏附滑石粉引起包膜挛缩。

【术后康复指导】

1.预防感染:术后遵医嘱使用抗生素预防感染。

2.乳房制动:术后前 3d 应减少乳房活动。

3.术后 48h 拔除伤口的负压引流管;术后 3d 给予伤口换药。

4.保持伤口纱布干燥,保证休息时间,减少疲劳。

5.伤口缝线在术后 7d 时拆除。

6.伤口拆线后可自行按摩乳房,2/d,每次约 20min,防止假体植入周围的包膜挛缩,影响手术效果。

(五)除皱术

除皱术又称皮肤提紧术,它是消除或减轻皮肤皱纹的有效方法。此手术根据手术部位的不同可分为额部除皱术、颞部除皱术、额颞部皮肤除皱术、面颈部皮肤除皱术、全颜面部除皱术等。

【应用解剖】

1.头皮解剖　头皮由皮肤皮下组织和帽状腱膜(两侧为颞筋膜)组成。头皮的皮肤厚而致密,中含毛囊、皮脂腺和汗腺。帽状腱膜坚韧而富张力,前连额肌,后连枕肌,两侧变薄与颞筋膜相延续。颞筋膜又分为颞浅筋膜层、颞深筋膜层和颞深筋膜深层。颞浅筋膜层紧贴皮下层,向上与帽状腱膜、额肌相连续,向后与枕肌相连续,向下与面部表浅肌肉筋膜系统相连续。

2.面部浅层解剖　面部由外到内依次为皮肤、皮下组织,再往深层在腮腺区和颊区为表浅肌肉筋膜系统,在眼部围绕睑裂是眼轮匝肌,在颈部为颈阔肌。

3.头面部表浅肌肉

(1)额肌:它是前额的一块纵向的大肌肉,由帽状腱膜延续而成,止于眉上方和鼻根部,它与皱眉肌、眼轮匝肌、降眉肌、降眉间肌紧密相邻,额肌的收缩即产生了额部的抬头水平皱纹。

(2)眉间肌肉:眉前有4条肌肉与皱眉有关,即皱眉肌、降眉肌、降眉间肌、眉上眼轮匝肌内侧缘,由于这些肌肉的收缩导致了皱眉。皱眉肌起于眉弓内端,止于眉部皮肤。降眉肌是指眼轮匝肌眼眶部的少数肌纤维,它终止于眉部,可牵眉向下。降眉间肌起于鼻根处,止于前额下端。

(3)其他肌肉:面部的鼻肌、颊肌、咬肌、口轮匝肌的收缩产生了鼻唇沟纹、口周皱纹及面颊部皱纹。

4.面部神经分布　面神经为第Ⅶ对脑神经,它的颅外段在乳突前、耳垂上方距皮肤表面2～3cm处,从附近的茎乳孔出来后,主干进入腮腺约1cm,分为颞面和颈面两大干。颞面干较粗,分为颞支、颧支和上颊支。颈面干较细,分出下颊支、下颌缘支和颈支。出腮腺后各支呈扇形分布,支配面部诸表情肌。颞支从腮腺上缘越过颧弓,斜向前上分布于耳廓肌、额肌、上睑的眼轮匝肌。颊上支支配上唇诸肌和鼻肌,颊下支位于口角平面或稍上方前行,支配颊肌和笑肌。

5.头面部的血供　颞浅动、静脉由耳前进入颞部后,分为额支和顶支,这两支血管位置表浅,附着在颞浅筋膜上、头皮下。颞部除皱时,应作皮下潜行分离,避免损伤颞浅动、静脉。

【手术适应证】

1.额部皱纹或伴有眉下垂及鱼尾纹。

2.眉间蹙眉皱纹。

3.鼻部的水平皱纹。

【术前注意事项】

1.重视患者全身的情况,女患者避开月经期,排除有禁忌证的受术者。

2.完成实验室检查项目。

3.签署手术同意书并完成术前医学照相。

4.头发准备:术前连续洗头3d;于术前1d根据手术方法完成手术切口的备皮。

5.额颞部除皱备皮法:从前额发际向上、后2.5～3cm处,将头发沿冠状走行剃除至耳上2cm宽,将前额保留的头发按2.5cm左右的距离,分别梳成小辫,挽结在发根,用直径约2cm的橡皮筋固定(橡胶手套的手指即可替代)。顶部及其他部位保留的头发可用常见的橡皮筋向后梳拢成马尾束。

【麻醉方式、手术体位与切口】

1.麻醉方式

(1)局部浸润麻醉:2%利多卡因10ml,0.75%布比卡因10ml,注射用生理盐水80ml(或0.5%普鲁卡因100ml),0.1%肾上腺素0.2ml,混合后在切口和分离区进行注射。

(2)强化麻醉:适用于高度精神紧张的受术者。在局部麻醉的基础上辅以哌替啶50mg、异丙嗪25mg静脉滴注。

2.手术切口

(1)发际缘切口:沿额、颞发际线切口;或额部沿额发际线,颞部在发际内。

(2)发际线内切口:在发际线内4.5～5cm处作弧形切口,并沿冠状线走行延伸到两耳轮脚前。

3.手术体位(以额颞部除皱术为例)　患者仰卧、头下垫1油布。嘱咐患者摘掉全身与皮肤有接触的金属物品。

【器械、敷料与物品准备】

1.器械和物品准备　整形手术器械,头皮夹钳,头皮夹,骨膜剥离器,负压引流管2根,1-0、2-0及5-0丝线,亚甲蓝,电凝器,吸引器等。

2.敷料准备　整形敷料包一套。

【手术步骤及配合要点】

1.用0.5%氯己定醇消毒头部、0.5%碘伏消毒面部,常规铺巾。

2.用亚甲蓝画出切口线,实施局部浸润麻醉。

3.沿设计画线,逐层切开头皮、皮下组织和帽状腱膜用头皮夹止血,在骨膜和帽状腱膜之间的疏松结缔组织层,用扁桃体剪刀进行剥离。

4.剥离的范围:剥离时,额中间部分至鼻根部,两侧可至眶上缘,注意保护眶上血管神经束。颞部应在颞浅筋膜浅层进行钝性剥离,分离范围前到眼轮匝肌浅面,向下达颧弓部。眉间纵行皱纹过深时,可将皱眉肌做部分切除或切断肌纤维。额纹过深时,可在眶上2cm处横行切除3条额肌,从而使额纹消失,达到理想的除皱效果。

5.完成分离、彻底止血后,用生理盐水冲洗伤口。

6.在颞部将颞浅筋膜向后上方折叠缝合提紧;将额部头皮向上,颞部头皮向后上方拉紧。分段剪除多余的头皮,缝合皮肤。

7.伤口处理。可在伤口内放置负压引流管引出伤口内的积血,用无折纱布及绷带加压包扎48h。

【手术护理重点】

1.建立静脉通道,补充血容量。

2.严格无菌操作。

3.去掉患者身上与皮肤有直接接触的金属物品,防止使用电凝器不当引起电灼伤。

4.维护安静的手术环境,尽可能减少对患者的刺激因素。

5.心理护理:从患者入室至手术进行中,应尽量减少离开患者的时间,并要不断地鼓励患者,给予心理支持。

6.缝合结束后,须用温盐水冲洗头发,根据手术进程适时准备。

【术后康复指导】

1.抗感染治疗:术后静脉滴注抗生素3d预防感染。

2.保证充足的休息,可缩短伤口的肿胀时间,有利于伤口恢复。

3.术后由于伤口加压包扎,额头皮张力增大,部分患者会出现呕吐或恶心,第2天可自行恢复;若症状加重,应在手术医师的指导下补液,应用维生素B_6、甲氧氯普胺等药物对症处理。

4.术后伤口第3天换药,拆除包扎纱布后可洗头并吹干头发,伤口亦可不予包扎;第10~12天拆除缝线。

5.术后恢复期如若出现面部皮肤麻木,感觉迟钝,可不必惊慌,一般经过3~6个月后可恢复正常。

(六)皮肤磨削术

皮肤磨削术,是利用机械摩擦去除皮肤表皮和真皮浅层的病变,使粗糙不平的皮肤愈合后变得平坦、光滑,并恢复正常色泽的一种手术方法。

【应用解剖】

皮肤由表皮、真皮、皮下组织和皮肤附属器构成,一个成年男性皮肤的表面积约为1.6m²,成年女性约为1.4m²。人体不同部位的皮肤厚薄不一,有0.5~4mm厚(不含皮下组织)。

1.表皮　人的表皮属于复层扁平上皮,由里向外分为5层。

(1)基底层:由一系列基底细胞组成,并不断地产生新细胞。因此,位于基底层上面的皮疹如水疱或脓疱等,痊愈后均不留任何痕迹。

(2)棘细胞层:此层一般由4~8层多层角形的有棘突的细胞所组成,有分裂功能,可参与创伤的愈合。

(3)颗粒层:此层一般为2~4层梭形细胞。

(4)透明层:此层是角质层的前期,仅见于手掌和足跖表皮,有防止水及电解质通过的屏障作用。

（5）角质层：此层由 4～8 层已经死亡的扁平、无核细胞组成的保护层，比较坚韧，对物理因素和酸、碱等均有一定的防护作用。角质层的形成与脱落，经常保持均衡状态，使正常皮肤的角质层保持适当的厚度。

2.真皮　真皮结缔组织来源于中胚叶，是由成纤维细胞及其产生的胶原纤维、弹力纤维、网状纤维与基质组成。真皮层的主要功能为对抗外伤的第 1 道防线，血管神经和附属腺体的支柱，作为一定量的血液、电解质和水的承受器。

3.皮下组织　真皮之下为皮下组织，有大量脂肪组织分布于其疏松的纤维结构中。

4.皮肤附属器　皮肤附属器包括毛发、毛囊、汗腺、皮脂腺、顶泌汗腺等。

【手术适应证】

1.痤疮、水痘、天花的后遗凹陷性瘢痕。

2.大面积雀斑，陈旧性扁平疣。

3.轻度高低不平的增生性瘢痕边缘。

4.植皮后色素沉着，细小皱纹。

5.文身或粉尘爆炸染色。

【器械、敷料与物品准备】

1.砂纸磨削　采用市面上出售的粗、细不同型号（240,300,360,400 等）的木工用水砂纸，经过消毒灭菌后，即可作皮肤磨削使用。磨削时，先使用粗砂纸再使用细砂纸摩擦。将砂纸卷在圆棒上，蘸生理盐水，一手绷紧皮肤，一手将砂纸卷紧贴皮肤进行摩擦。砂纸磨削适用于平整而隆起的局部，如额、颧、颏、下颌缘、四肢等部位。

2.电动磨削　电动磨具包括机器、电缆线、手柄及磨头。电动磨头转速为 10000～15000r/min，由转速可调的电动机带动。磨头由金刚石、不锈钢和碳化硅等制成，有圆柱形和圆锥形等不同形状，分大、中、小等不同尺寸，表面的磨纹有粗细、疏密之分。其优点是速度快、省力；缺点是需要专门的设备，初学者在操作中，不容易掌握磨削的深度，易造成组织损伤过深。

3.其他物品　圆形玻璃棒（或玻璃注射器芯），凡士林油纱布，庆大霉素，生理盐水，手术洞巾，防护镜。

【麻醉方式】

局部浸润麻醉，药品为 2% 利多卡因 5ml，加入 1∶500 肾上腺素。

【手术步骤及配合要点】

1.患者仰卧，0.5% 碘伏常规消毒铺单，显露手术部位（面部）。

2.局部浸润麻醉。

3.砂纸磨削　根据手术部位需要，选择砂纸，由粗到细摩擦。将砂纸卷在玻璃圆棒上，蘸生理盐水，一手绷紧皮肤，一手将砂纸卷紧贴皮肤进行摩擦。

4.电动磨削。术者戴防护镜，左手绷紧局部的皮肤，一手持磨具进行磨削，术中可用注射器往手术部位滴注适量生理盐水，以降低磨头的温度。

5.磨削结束，用生理盐水清洗创面并用纱布轻轻擦干，检查并处理创面的渗血。

6.在磨削的创面覆盖凡士林油纱布。

7.无菌纱布、绷带包扎创面。

【术后康复指导】

1.预防感染。嘱咐患者应遵医嘱按时服药及伤口换药。

2.保持创面敷料干燥。

3.对术后面部出现的皮疹等不适症状，不可自行处理，应到医院由手术医师给予处理。

4.覆盖伤口的外层敷料，1 周后由医师拆除；伤口的内层敷料 10d 左右可自行脱落，不可强行揭除。

5.术后 3 个月内严格防晒,1 年内禁用有色或粉质化妆品。禁用避孕药、磺胺类抗生素、金霉素、强力霉素等可致色素沉着的药物

6.创面痊愈后应注意保护手术部位,防止因日光直射引起色素沉着。

(七)吸脂术

去除体表多余的脂肪,塑造一个理想的完美体形,是现代社会中许多肥胖者的追求。吸脂手术以其切口小、手术简便、创伤少、适用范围广、效果好而受到肥胖患者的普遍欢迎。吸脂手术的种类有负压吸脂、超声吸脂、电子吸脂和共振吸脂术。下面以负压吸脂术为例进行介绍。

【应用解剖】

1.腹部　腹部是脂肪容易堆积的部位,尤以下腹和左右髂区最为明显。重度肥胖患者的腹壁皮肤弹性减弱,可出现下腹区松垂,呈"围裙状"畸形。腹壁浅筋膜除膜性层外,几乎全由脂肪组织构成。血管分布为腹壁上、下动脉的前皮支,于腹正中两旁经腹直肌前鞘穿至皮下,并沿前鞘呈纵向排列。下腹壁尚有两条较大的腹壁浅动脉和旋髂浅动脉,前者在腹股沟韧带内、中 1/3 交点处进入腹壁,后者沿腹股沟韧带外行,分布于髂区。

2.臀部　皮下组织层丰厚,充满脂肪。臀上区由经竖脊肌和腰方肌间隙穿至皮下的第 4 腰动脉的臀上皮支供血。臀下区由经臀大肌下缘中点穿至皮下的臀下动脉供血,切均有静脉伴行。

3.股部　股上部皮下组织丰富。股上内、外侧主要由股动脉的分支旋髂浅、阴部外动脉及其他小动脉的诸多皮肤穿支和伴随的静脉分布。

【手术适应证】

1.由遗传、内分泌、环境因素、年龄因素和性别等因素引起的全身性或局部性皮下脂肪增多或堆积,身体健康,无感觉性疾病等。

2.单纯局部脂肪堆积,如腹部、臀部、小腹、颌面颈部。

3.全身性的肥胖,无论是中度或重度。

4.某些部位的脂肪瘤,可以用吸脂的方法去除。

5.皮瓣的修薄。

6.男性乳房发育。

【手术禁忌证】

未成年人或 70 岁以上年龄偏大者,有心脑血管疾病,肺功能不全,糖尿病,血液系统异常以及长期服用抗凝、扩血管药物等患者应慎重对待。

【术前注意事项】

1.心理护理:此类患者由于行动不便,内心十分痛苦,同时又伴有严重的自卑感。求助于手术治疗时,大多数患者的期望值过高,存在不切实际的痴想和幻想;或个别患者急于达到手术的目的,不惜伪造假地址、假病历等。故要求接诊的医护人员应密切配合,洞察患者的言行及心理状态,做好思想工作,避免术后其他情况发生。

2.术前测量血压、身高、体重和吸脂部位的周径,并做好标记。

3.做好实验室的各种检查及化验。

4.签署手术同意书并完成医学照相。

【麻醉方式、手术体位与切口】

1.麻醉方式

(1)局部肿胀麻醉:将配制的肿胀液注射于手术区。其配制方法:生理盐水 500ml,2％利多卡因 15ml(3 支),0.1％肾上腺素 0.5ml,4％碳酸氢钠 20ml,药量可根据手术需要配制。

（2）强化麻醉：采用静脉内给药和手术局部浸润麻醉增强麻醉,效果。

（3）硬膜外麻醉：将麻醉药注入硬脊膜外隙,使脊神经根产生暂时的麻醉。

（4）非插管气管全身麻醉。

2.手术体位与切口　以硬膜外麻醉上、下腹部吸脂为例。患者仰卧于手术床上,取耻骨上正中切口,采用隧道式抽吸方法。

【器械、敷料与物品准备】

1.器械准备　负压抽吸机、肿胀麻醉药液注射泵；硅胶导管、型号齐全的脂肪抽吸器一套、注水针头一套；常规手外伤器械；弹力衣。

2.敷料准备　常规整形敷料包一套、不锈钢盆一个。

【手术步骤及配合要点】

1.患者站立位设计、划定抽吸范围。

2.实施硬脊膜外隙阻滞麻醉。

3.用 0.5％碘伏常规消毒、铺单,接好负压吸脂的连接管道。

4.按设计切口切开皮肤,切口约 1cm,向皮下脂肪内均匀注射已配制好的肿胀注射液,直到吸脂部位肿胀,有坚实感,10～15min 后便可开始抽吸。

5.从切口插入吸头,接通负压抽吸。右手持吸头,左手掌握抽吸深度,反复拉锯式抽吸。在抽吸操作中,应从深层到浅层轻、缓抽吸,防止损伤血管,引起出血。皮下脂肪保留的厚度约 1cm 宜。

6.抽吸完成后,挤净皮下积液,放置负压引流管,用 5-0 或 6-0 尼龙线缝合伤口,覆盖敷贴,用多层无折纱或脱脂棉垫覆盖整个手术区,立即穿上弹力服。

7.术后患者可轻微下地活动,伤口 5～7d 拆除缝线。

【手术护理重点】

1.给予患者心理支持,缓解其害怕、紧张的情绪。

2.在抽吸过程中,要密切观察患者的生命体征及各项生理指标。

3.维持静脉通道,保证及时静脉给药和补充血容量。

4.术中严格无菌操作,防止术后并发症的发生。

5.保证抽吸进行中管道连线正确,机器运转正常。

6.随时观察抽吸瓶中被抽出物的颜色,计算失血量。瓶中液体八分满后即更换抽吸瓶,防止液体进入真空泵内。计算抽出液量。

【术后康复指导】

1.手术结束后,患者要留院观察 24h。

2.术后留观期间,要密切观察患者生命体征的变化,应随时关注负压引流物的颜色、量及引流管是否通畅。

3.严密观察伤口加压包扎的敷料是否有松动、伤口是否有渗出。

4.术后负压引流管在 48h 内拔除。

5.留院观察期间,应卧硬板床,有利于观察负压引流装置,亦利于患者肢体活动,消除疲劳。

（王　敏）

第五篇　妇产疾病护理

第二十四章　妇产科疾病护理

一、前置胎盘

前置胎盘是指妊娠28周后,胎盘附着于子宫下段,甚至胎盘下缘达到或覆盖宫颈内口,其位置低于胎先露部。前置胎盘是妊娠晚期的严重并发症,也是妊娠晚期出血最常见的原因。

【评估】

1.健康史　了解孕妇的健康状况,孕产史。了解有无剖宫产、人工流产、子宫内膜炎等病史,本次妊娠是否顺利,有无吸烟等诱发前置胎盘的因素。孕中期特别是孕28周后是否出现无痛性、无诱因反复阴道流血症状。

2.身体状况

(1)妊娠晚期或临产时,发生无诱因、无痛性反复阴道出血,出血时间的早晚、流血量及反复次数的多少与前置胎盘类型有关。完全性前置胎盘往往初次出血时间早,多于妊娠28周左右,出血次数频繁,量较多。边缘性前置胎盘初次出血发生晚,多在妊娠37~40周或临产后,出血量少。

(2)初次出血量一般不多,剥离处血液凝固后出血可停止。随着妊娠月份的增加,出血可反复发生,量越来越多。患者可出现贫血,严重者可导致休克。胎儿可因缺氧发生宫内窘迫,甚至死亡。

(3)腹部检查子宫大小与停经周数相符。

3.社会心理状况　孕妇及家属因阴道突然流血担心母儿的生命安全而感到焦虑、恐惧。

4.辅助检查　B超可看到胎盘的位置、胎先露等,产后检查胎盘,牵制部位的胎盘有黑紫色陈旧血块附着,胎膜破裂口距胎盘边缘<7cm。

【非手术治疗的护理要点】

1.一般护理

(1)心理护理:孕妇由于产前反复出血、腹痛或大量严重出血,精神上普遍紧张、恐惧,应给患者讲解病情,及时给予安慰和心理指导,争取产妇及家属的理解与支持,消除产妇恐惧及紧张心理,积极配合治疗和护理。

(2)胎盘性产前出血对孕妇及胎儿的危害严重,发现后宜尽早入院,嘱患者绝对卧床休息,左侧卧位。左侧卧位可增加子宫—胎盘血流量,改善胎儿供氧,同时定时吸氧,每日2次,每次1小时,以提高胎儿血氧供应。注意观察孕妇的生命体征,避免各种刺激,以减少出血的发生,医护人员应注意绝对禁止做阴道检查,在做腹部检查时,动作应轻柔。出血或腹痛完全停止后可酌情下床适当活动。

(3)营养指导:给予高蛋白、高热量、高维生素、含铁丰富、易消化的食物。如动物肝脏、绿叶蔬菜、豆类等,以纠正反复阴道出血所导致的贫血,增强孕妇抵抗力,促进胎儿的生长发育。避免高脂、高糖、刺激性食物。

(4)减少刺激:腹部触诊动作应轻柔,避免过多的、粗暴的、不必要的腹部检查。禁做肛查,如必须做阴道检查,仅适用于终止妊娠时为明确诊断并决定分娩方式,但必须在输液、输血,手术的条件下进行。

(5)避免腹压增加,保持大便通畅、质软;预防上呼吸道感染,避免咳嗽;禁止性生活。

(6)预防感染:前置胎盘剥离面靠近子宫颈口,细菌容易经阴道上行感染。要保持外阴清洁,会阴擦洗每日 2 次,勤换会阴垫。

2.严密观察与病情监测

(1)孕妇入院后,立即遵医嘱做好各项相关检查,同时备好各种抢救用品,严密观察产妇全身症状和体征,特别是观察产妇的血压和脉搏变化,同时观察出血的性质、数量、颜色及血液是否凝固,及时发现弥散性血管内凝血(DIC)早期征象,防止并发症发生。

(2)注意观察腹痛及宫缩情况:前置胎盘引起的阴道出血可刺激宫缩,宫缩又引起阴道出血,造成恶性循环。随着孕周的增加,子宫越来越易激惹,而宫缩增多也会增加阴道流血的危险性。因此,除遵医嘱按时给予硫酸沙丁胺醇 8mg,口服每日 3 次,以及 25%硫酸镁 30ml 加 5%葡萄糖 500ml 静脉滴注以抑制宫缩外,还应该尽量减少对孕妇腹壁的刺激。

(3)注意密切监测胎儿宫内状况,指导孕妇自数胎动。胎动是判断胎儿宫内安危最简便的方法,早、中、晚各数 1 次,每次 1 小时,正常每小时胎动 3～5 次,12 小时胎动不少于 10 次。定期做胎心监护应激试验(NST),预测胎儿宫内储备能力。胎心有减慢或消失,胎动异常时应及时通知医生,以做相应处理。

(4)注意阴道流血量,必要时使用产妇尿垫。在不影响患者休息情况下,加强夜间巡视次数,在手电筒头端罩上双层蓝布,透过较暗淡的光线观察患者的床铺上有无血迹及患者的一般情况。如有大量出血,应置孕妇于头低足高位,尽量用新鲜血纠正休克、补充凝血因子,同时开放静脉通道,并快速做好剖宫产和新生儿抢救准备。

3.药物治疗　治疗要根据病因、病情,采取适当的方法和选择适当的时机,对前置胎盘于确诊后应提前住院直至分娩,孕周<37 周,出血量少,胎儿情况允许可采用期待疗法,硫酸镁抑制宫缩,促胎肺成熟等相应治疗,尽量延长孕龄,出血量多时应及时手术终止妊娠。37 周即可择期终止妊娠,不能等到再次出血或临产才终止妊娠。而胎盘早剥、脐血管前置者,一经确诊,均应立即终止妊娠。

(1)抑制宫缩的治疗:抑制妊娠晚期子宫的生理性收缩,减少出血,一般用 5%葡萄糖 500ml 加 25%硫酸镁 30ml 缓慢静脉滴注,30～40 滴/分,直至宫缩停止。在输液过程中要预防镁中毒发生,定期测定血镁浓度;定时检查膝反射(必须存在);呼吸每分钟不少于 16 次;尿量 24 小时不少于 600ml。当出现镁中毒时,立即停止硫酸镁静脉滴注,予 10%葡萄糖酸钙静脉注射。勤听胎心音,观察有无宫缩,并予以记录。尽量选用大血管,用静脉留置针输液,可避免长期多次静脉输液对血管壁的损伤;更为前置胎盘阴道大量出血、休克抢救提供有效快捷的静脉通道。

(2)促胎肺成熟的治疗:主要用地塞米松 6mg 肌内注射,每天 2 次,连用两天。注射时与患者沟通,分散注意力,动作要轻柔快捷。

【产后护理要点】

1.预防出血

(1)如为剖宫产,术后测体温、脉搏、呼吸、血压,每 15～30 分钟 1 次,予心电监护。用缩宫素 20U 加入葡萄糖液中静脉持续滴入,使子宫处于良好的收缩状态;加用米索前列醇 200μg 塞肛半小时 1 次,每天 3 次,预防一产后出血;保证产妇输液、输血及导管的通畅。

（2）如为阴道分娩,在输血、输液条件下,协助人工破膜,腹部包扎腹带,迫使胎头下降,同时静脉滴注缩宫素以加强宫缩。阴道分娩后,应检查宫颈有无裂伤。

2.产后观察

（1）产后应注意观察子宫收缩情况,防止产后出血。

（2）产后指导产妇加强营养,补充铁剂,纠正贫血,必要时遵医嘱输血。

（3）加强会阴护理,观察恶露性状、气味,必要时遵医嘱用抗生素,预防感染。

【健康教育】

指导孕产妇注意休息,加强营养,纠正贫血,增强抵抗力,预防产后出血和感染的发生。

二、胎盘早剥

胎盘早剥是指妊娠20周以后或分娩期正常位置的胎盘在胎儿娩出前,部分或全部从子宫壁剥离。胎盘早剥是妊娠晚期的严重并发症,具有起病急、发展快的特点,处理不及时可危及母婴生命。

【评估】

1.健康史　询问孕妇有无外伤史,有无妊娠期高血压疾病、慢性肾脏病或血管性疾病等病史。

2.身体状况　妊娠20周后或分娩期有无腹部直接被撞击,如摔倒、重体力劳动时局部过度牵拉、严重咳嗽,或胎儿脐带过短,胎头下降时被牵扯;羊水过多破水时羊水流出过于迅速,宫腔内压力突然降低等。此外,精神上有无过度恐惧、忧虑,引起子宫的变化和循环紊乱。

3.社会心理状况　胎盘早剥多数起病急、发展快,对母婴危害大,孕妇及家属对自身及胎儿生命安危的担心及恐惧。

【非手术治疗的护理要点】

1.一般护理

（1）做好孕期保健,加强产前检查:积极预防与治疗妊高征,对合并高血压病、慢性肾炎等高危妊娠应加强管理;加强围产期健康知识宣教,怀孕中晚期的孕妇尽量避免仰卧位及腹部外伤。

（2）及时发现胎盘早剥的征象:重视高危因素。对于合并妊娠期高血压疾病、胎儿宫内发育迟缓（IUGR）、糖尿病、胎膜早破等孕妇应警惕胎盘早剥的发生。

1）胎位异常行外倒转术纠正胎位时,操作必须轻柔。

2）处理羊水过多或双胎分娩时,避免宫腔内压骤然降低。

3）出现腹痛、腹胀、子宫张力增高或阴道流血应及时行B超检查。

4）密切观察阴道流血情况,注意有无不协调高张性宫缩,以便及时发现胎盘早剥的早期征象,为抢救赢得时机。

（3）做好心理护理:孕妇及家属往往表现出焦虑心理,担心疾病突发对母婴生命的威胁,护士应根据患者的心理给予正确的指导。病情危急者,迅速配合医师进行各项抢救处理,并同时安慰患者,使患者有安全感。对病史提供不确切的患者应使其消除恐惧心理,启发其提供真实病史,尽量使患者心态安静、平稳、主动、积极地配合医疗、护理工作。

2.严密观察病情

（1）确诊后,分娩前应绝对卧床休息。

（2）监测生命体征、阴道流血情况,观察宫底高度及胎心、胎动的变化和羊水性状,分娩前注意有无腹痛、腰酸痛加剧或出冷汗、头晕、心悸等症状。

(3)胎盘早剥的临床表现及分类:胎盘早剥是指孕妇在妊娠20周后或分娩期,突然发生腹部持续性疼痛,伴有或不伴有阴道流血。病情的严重程度取决于胎盘剥离面积的大小和出血量的多少,按病情严重的程度,胎盘早剥分为三度。

1)Ⅰ度:多见于分娩期,胎盘剥离面积小,患者常无腹痛或腹痛轻微,贫血体征不明显。腹部检查见子宫软,大小与妊娠周数相符,胎位清楚,胎心率正常。产后检查见胎盘母体面有凝血块及压迹即可诊断。

2)Ⅱ度:胎盘剥离面为胎盘面积1/3左右。主要症状为突然发生持续性腹痛、腰酸或腰背痛,疼痛程度与胎盘后积血量成正比。无阴道流血或流血量不多,贫血程度与阴道流血量不相符。腹部检查见子宫大于妊娠周数,子宫底随胎盘后血肿增大而升高。胎盘附着处压痛明显(胎盘位于后壁则不明显),宫缩有间歇,胎位可扪及,胎儿存活。

3)Ⅲ度:胎盘剥离面积超过胎盘面积1/2。临床表现较Ⅱ度重。患者可出现恶心、呕吐、面色苍白、四肢湿冷、脉搏细数、血压下降等休克症状,且休克程度大多与阴道流血量不成正比。腹部检查见子宫硬如板状,宫缩间歇时不能松弛,呈高张状态,胎位扪不清,胎心音消失。

3.重度胎盘早剥的抢救及护理　重度(Ⅱ度和Ⅲ度)胎盘早剥以内出血为主,胎盘剥离面超过胎盘1/3,同时有较大的胎盘后血肿,多见于重度妊高征。

(1)积极进行处理纠正休克:一旦确诊为胎盘早剥或高度怀疑胎盘早剥的发生时,立即低流量面罩吸氧,床边心电监护,取左侧卧位,休克患者取休克卧位(中凹位),迅速建立两条静脉通道,选用留置针,及时送检血常规和凝血功能,做好交叉配血,以维持有效循环血量。

(2)观察病情的动态变化:严密监测神志、面色、心率、血压、血氧饱和度等生命体征的变化;注意观察腹痛的性质、子宫底高度、子宫张力变化;床边胎心监护,注意胎动变化,判断宫内出血的情况及母婴状况,正确记录出入量,注意阴道流血量、性状。及时观察发现弥散性血管内凝血(DIC)早期征象。一切检查及护理操作均应轻柔,避免突然变换体位,尽量减少增加腹压的动作,协助医师做好产科处理,一旦确诊,应立即做好术前准备及新生儿抢救准备,迅速终止妊娠。

(3)及时终止妊娠:一旦确诊重型胎盘早剥,必须及时终止妊娠,立即行剖宫产术。

4.并发症的护理

(1)DIC与凝血功能障碍:观察有无皮下、黏膜或注射部位出血,子宫出血是否不凝。

(2)急性肾衰竭:失血过多、休克时间长及DIC均可能影响肾的血液供应,出现少尿或无尿。应严密记录24小时出入量,监测肾功能。

【术后护理要点】

1.胎盘早剥患者产后24小时内应绝对卧床休息,腹部切口持续加压沙袋,以减少出血。

2.严密观察子宫收缩及阴道出血情况,若出现阴道流血不止,阴道出血量超过100ml,无血凝块、血小板进行性下降等DIC早期征象,及时报告医生,配合抢救。患者一旦发生产后出血,应立即予以吸氧、保暖,迅速建立两条静脉通道,快速输血、输液。持续心电监护,密切观察患者神志、血压、脉搏、呼吸、血氧饱和度的变化,若发现子宫轮廓不清,子宫软,提示子宫收缩乏力,立即按摩子宫,使用子宫收缩药如缩宫素、米索前列醇等,若患者表现口渴,收缩压<90mmHg或脉压<30mmHg,脉搏快弱(>100次/分),尿量<30ml/h,皮肤湿冷,发绀,应备好抢救药物,配合医生全力抢救。

3.准确测量24小时出入量,尤其每小时尿量,密切观察患者尿量的变化,随时注意尿量,若每小时尿量少于30ml,应及时补充血容量;少于17ml或无尿时,考虑有肾衰竭的可能。

4.心理护理:胎儿(新生儿)死亡或产妇因产后出血处理无效而行子宫切除时,要将产妇安排在周围没有新生儿的房间,允许家属陪伴,以免触景生情。

5.其他护理同产科产褥期护理。

【健康教育】

指导孕妇注意充分休息,避免过大的精神和身体压力。为预防胎盘早剥的发生,准妈妈在注意休息和保证孕期营养摄入的同时,还要进行正规的产前检查,高危妊娠更应该高度重视定期复查,并积极预防和治疗各种并发症;同时需增强自我保护观念和安全意识,避免腹部受伤,尽量少到拥挤的车站、商场、影剧院、公交车等场所。积极防治妊娠高血压综合征、慢性高血压、慢性肾炎等。

三、妊娠期糖尿病

妊娠期合并糖尿病是指在原有糖尿病基础上合并妊娠者或妊娠前为隐性糖尿病,妊娠后发展为糖尿病者,或妊娠期出现糖尿病的孕妇,国内发生率约为 1‰。

【评估】

1.健康史　了解孕妇有无糖尿病病史及家族史,有无习惯性流产史、不明原因的死胎、死产、胎儿畸形、巨大儿、胎儿生长受限及新生儿死亡等情况。本次妊娠经过、血糖变化情况及治疗过程。

2.身体状况　有无"三多一少"症状,是否出现皮肤瘙痒、视物模糊等情况;妊娠期有无高血糖、妊娠期高血压疾病、羊水过多、胎膜早破、感染等并发症;评估胎儿宫内健康状况;分娩期有无低血糖或酮症酸中毒的症状。

3.社会心理状况　评估产妇及家属对疾病的认知程度、对糖尿病知识的掌握情况及对疾病的态度,以及相关的社会支持系统是否健全。

【产前的护理要点】

1.重视产前检查　加强对孕妇的健康宣教和高危妊娠的管理,在孕妇学校,对孕妇进行孕期自我监护知识宣教,指导孕妇合理的营养饮食和充足的休息,全面了解患者的身体情况,减少妊娠期糖尿病的发生,在门诊早期发现和治疗轻度血糖升高的患者,血糖较高者及时住院治疗,控制血糖在正常范围,使妊娠合并糖尿病患者得到及时的发现和治疗,避免延误病情。

2.加强孕期管理　产检频率 28 周前每月 1 次,孕 28～36 周每 2 周 1 次,孕 36 周以后每周 1 次,如有异常情况则增加检查次数,必要时住院治疗。对无明显糖尿病的症状,通过饮食控制血糖好的孕妇建议其于孕 38 周住院,既往有糖尿病病史者于孕 32～34 周住院,既往有死胎病史,同时有内科、产科并发症的,最好于孕 28 周住院治疗。

3.心理护理　妊娠期糖尿病的孕妇一般存在 2 种不良心理状态。一种是满不在乎,认为没什么了不起,表现为不重视饮食控制,不愿用胰岛素治疗,担心胎儿受影响出现低血糖,故应告诉孕妇饮食控制的重要性,以及胰岛素是大分子物质,不能透过胎盘,不影响胎儿。另一种表现为过于小心、焦虑、悲观等,引起体内生长激素、胰高血糖素、去甲肾上腺素等应激性激素的增加,进一步引起血糖增高,从而加重病情。因此,应加强与孕妇的沟通与交流,有针对性地进行心理上的安抚及解释,以缓解甚至消除其焦虑及抑郁症状。

4.饮食护理　根据孕妇的体质指数(BMI)及糖尿病专科、儿科、产科、营养科四科联合会诊结果对每个孕妇做出个性化的饮食建议。孕早期,孕妇每日需要热卡与妊娠前相同,中晚孕期每日应增加 300kcal(1256kJ)。每日总热量 30kcal/kg,碳水化合物占 50%～55%,蛋白质占 20%,脂肪占 20%～30%,如果孕妇血脂高或肥胖,应减少脂肪的摄入。美国糖尿病协会(ADA)(2001)建议,肥胖(BMI＞30)者,每日热卡为 25kcal/kg,碳水化合物占每日总热量的 35%～40%。提倡少量多餐制,每日分 5～6 餐,早餐量不宜过多,占全天总热能的1/9,午餐和晚餐各占全天总热能的5/18,其他为上、下午及睡前加餐。注意多摄入纤维素和维生素的食品。糖类应采用多糖类,少吃精糖,目的是增加热量的摄取并有足够的胰岛素能使葡萄糖进入细胞内。食物的摄取应符合胰岛素作用的高峰时段,尤其是短效及中效胰岛素混合使用更重要。孕妇可视微血管血糖检测值调整饮食,使血糖维持在6.11～7.77mmol/L水平,孕妇又无饥饿感为理想。

5.运动指导　轻中度的上肢运动,可使餐后血糖降低,避免胰岛素的应用或减少胰岛素的用量,同时减少胰岛素引起的低血糖反应,使血糖稳定。但要掌握运动的时间和强度,要符合妊娠的特点,并避免在空腹和胰岛素剂量过大的情况下运动。

6.胰岛素治疗

(1)在饮食控制不满意的情况下需要用胰岛素治疗。目前应用诺和灵人正规胰岛素治疗,它是人胰岛素,是疗效较好的治疗妊娠期糖尿病的药物。一般从小剂量开始,并根据病情、孕期进展及血糖值加以调整,力求控制血糖在正常水平。随孕周增加,体内抗胰岛素物质增多,胰岛素应用量应不断增加,可比非孕期增加50%～100%甚至更高。用药须遵医嘱精确计算,用药期间如出现面色苍白、出汗、心悸、颤抖、有饥饿感以致昏迷等,须立即测血糖,以确定是否发生低血糖。一旦出现低血糖,可饮糖水或静脉注射50%葡萄糖溶液40～60ml。学会预防和处理胰岛素不良反应。

1)低血糖:观察低血糖反应的症状,对已发生低血糖反应者,及时检测血糖,可进食含糖的食物如糖果、饼干、含糖饮料等或静脉推注50%葡萄糖40～60ml。预防低血糖的措施:必须使用胰岛素注射的专用注射器并保持剂量准确;合理安排每日的运动量,按规定的时间和量进餐并注意胰岛素注射时间与进餐时间的配合。

2)胰岛素过敏:观察注射局部有无瘙痒和荨麻疹,发生者必须按医嘱更换制剂种型,使用抗组胺类药物或糖皮质激素。

3)脂肪营养不良:多部位皮下轮流注射可有效防止脂肪营养不良。具体注射方法是选择手臂的上部和外部、大腿外侧、腹部、臀部,将每一注射部位分为若干注射点,点间相距2cm,避免2周内在同一注射点注射2次。

(2)病情监测:及时了解孕妇进食情况,定时进餐,定时监测血糖、尿糖的变化,观察饮食控制效果,记录每日液体出入量,每周测体重2次。指导孕妇留4段尿方法:07:00～11:00、11:00～17:00、17:00～21:00、21:00至次日07:00。每周留1次或2次24小时尿以测定糖定量。应用胰岛素治疗的孕妇,在注射后要密切观察效果及有无心悸、头晕、饥饿,注意力不集中,全身无力,脉搏增快等低血糖反应。胰岛素要低温保存,放置在冰箱冷藏柜。饭前15分钟至30分钟注射,剂量要准确,用1ml注射器抽吸。两种胰岛素合用时,先抽吸普通胰岛素,再抽吸长效胰岛素。

7.胎儿监测　常规进行胎心监护,以了解胎儿在母体内的生命体征。教会孕妇自数胎动,并说明意义。孕妇取左侧卧位,自数胎动次数,早、中、晚各1次,每次1小时,并记录。总结12小时胎动次数(3次总和乘以4即为12小时胎动数,等于或超过10次为正常),入院后即开始。胎动判断:胎动数≥3次/小时为正常。常规低流量吸氧每天2次,以保证胎儿的氧供。要勤听胎心音,每隔4小时听一次胎心音,并注意胎心的频率和节律。

8.重视孕期卫生　孕妇应勤洗澡、勤换衣,内衣应宽松,以棉质为宜。排尿、排便后要由前向后清洁会阴部,以降低皮肤和泌尿系感染的发生。

【产时的护理要点】

1.若糖尿病较轻,用药后获得控制,情况稳定,胎盘功能良好,胎儿不过大,可继续妊娠至足月,经阴道分娩。决定引产或经阴道分娩者,当产程已达12小时,即应考虑结束分娩,因为产程如果超过16小时,孕妇的糖尿病就难以控制,有可能发生酮症酸中毒。分娩过程中应密切观察胎儿情况,必要时改用剖宫产术结束分娩。

2.孕妇因糖利用不足,能量不够,常伴有产程进展缓慢或子宫收缩不良致产后出血。待产过程中应密切观察产程进展,注意子宫收缩强度,宫口开大情况,避免产程延长,注意生命体征并记录,观察有无心动过速、盗汗、面色苍白、饥饿感、恶心和呕吐等低血糖的表现。

3.要观察孕妇血糖变化:因为生产过程中,体内多余的糖需消耗大量的氧,致动脉血氧过低,而引起胎儿宫内缺氧甚至死胎、死产。产程中胎心监护仪要持续监测胎心率变化,注意羊水性状,及早发现胎儿宫内缺氧。

【产后的护理要点】

1.产后由于胎盘的娩出,抗胰岛素的激素迅速下降,故产后 24 小时内胰岛素的需要量约为原用量的一半,之后应根据血糖监测的结果调整胰岛素的用量,每 4 小时记录生命体征 1 次,观察有无心悸、面色苍白、盗汗等低血糖表现,新生儿娩出后应早接触、早吸吮、早开奶。鼓励母乳喂养,配合胰岛素治疗的患者,应提倡母乳喂养,因为哺乳可减少胰岛素的用量。

2.产后观察腹部或会阴伤口情况,保持皮肤及会阴的清洁,预防感染。

3.新生儿的护理:糖尿病患者的新生儿,抵抗力低,不论体重大小,均按早生儿处理。分娩后 1 小时内,多发生低血糖,甚至昏迷、红细胞增多症、低血钙、高胆红素血症及呼吸窘迫综合征。新生儿娩出后应立即清理呼吸道,注意保暖,室温保持在 24～27℃,防止体温过低增加新生儿耗氧量。生后 24 小时内每 4 小时记录生命体征和血氧饱和度;观察新生儿面色、吸吮能力和肌张力。为预防新生儿低血糖对脑细胞的损害,新生儿出生后,血糖测定时间:出生后即刻、半小时、2 小时、6 小时、12 小时、24 小时,当血糖<2.22mmol/L 为新生儿低血糖,应给予纠正。如血糖测定有异常者应每小时测定 1 次,至血糖纠正为止。生后 30 分钟内口服 25％葡萄糖 10～20ml 防止低血糖,每 4 小时 1 次,使新生儿 24 小时的血糖水平达 2.7mmol/L。生后第 2 天服葡萄糖水量逐渐减少,至第 3 天停止,同时每天监测血糖 1～2 次,连续 2 天。

【健康教育】

1.做好出院宣教,指导产妇产后休息,禁止性生活 3 个月,产后应长期避孕,建议使用安全套或绝育术,不宜使用避孕药及宫内绝育器。

2.产后 42 天行母婴健康检查,保持良好的生活习惯和心理状态,适当运动和体育锻炼,做好自我监测(自测尿糖、血糖)。

3.产后 6～12 周进行 OGTT 试验,减少糖尿病慢性病变和并发症的发生。

四、异位妊娠

正常妊娠时,受精卵着床于子宫体腔内膜,当受精卵在子宫体腔外着床发育时,称异位妊娠,亦称宫外孕。按其发生部位不同,可分为输卵管妊娠、卵巢妊娠、腹腔妊娠、宫颈妊娠及子宫残角妊娠等。其中以输卵管妊娠最多见,占异位妊娠的 95％左右。输卵管妊娠是妇科常见急腹症之一。

【评估】

1.一般评估　生命体征、皮肤、甲床、面色、心理状态等。

2.专科评估　腹部检查是否有下腹压痛、反跳痛,移动性浊音,下腹触及包块;阴道出血情况;盆腔检查是否有后穹饱满,宫颈举痛。异位妊娠常伴有不规则阴道流血,色深褐,量少。当发生输卵管妊娠流产或破裂时,表现为下腹部疼痛;当血液积聚于直肠子宫陷凹处时,出现肛门坠胀感;随着血液由下腹部流向全腹,疼痛可由下腹部向全腹部扩散;血液刺激膈肌时,可引起肩胛部放射性疼痛。

【非手术治疗的护理要点】

甲氨蝶呤(MTX)为一种对滋养细胞肿瘤高度敏感的化疗药物,可抑制滋养细胞增生,破坏绒毛,使胚胎组织坏死、脱落、吸收。治疗方案采用 MTX 75mg 溶于生理盐水 40ml 中,单次静脉注射为一疗程。

MTX 非手术治疗的适应证:①生命体征稳定,无活动性腹腔内出血。②盆腔包块<3cm。③无胎心搏动。④血人绒毛膜促性腺激素(β-hCG)<2000U/L。⑤肝肾功能及红细胞、白细胞、血小板计数正常。⑥输卵管妊娠未发生破裂或流产。⑦要求并同意非手术治疗或保留生育。

1.休息与饮食　告知患者避免剧烈活动,绝对卧床休息,协助患者完成生活护理,加强巡视,将呼叫器放置于患者伸手可及之处,有事时及时呼叫。注意饮食中高蛋白及粗纤维的摄入,保持大便的通畅,避免因过度用力排便而使腹压增加造成大出血。

2.生命体征及病情观察　根据医嘱监测患者生命体征,观察阴道流血及腹痛情况,并注意观察患者的面色,注意倾听患者的主诉,告知患者腹痛或阴道流血量增多时及时呼叫护士,及时发现大出血等病情变化,及时做好手术准备。

3.用药护理

(1)胃肠道反应:包括口腔炎、口唇溃疡、咽喉炎、恶心、呕吐、腹痛、腹泻、消化道出血。注意口腔黏膜的观察与护理,饮食应提供高热量、高维生素、高蛋白、易消化的食物,少食多餐,提高机体抵抗力。

(2)肝功能损害:定期监测肝功能,应用保肝药物,预防肝功能的损害。

(3)骨髓抑制:主要引起白细胞和血小板减少。

(4)血 β-hCG 及 B 型超声严密监护:如用药后 2 周,血 β-hCG 呈下降趋势并 3 次阴性,症状缓解或消失,包块缩小为有效;若 β-hCG 不降或反而升高,症状不缓解或反而加重,或有内出血,应考虑手术治疗。

(5)注意观察腹痛情况:使用 MTX 药物后最初 3 天出现轻微的下腹坠胀痛,与 MTX 使滋养细胞坏死、溶解,并与输卵管管壁发生剥离,输卵管妊娠流产物流至腹腔刺激腹膜有关。

(6)注意观察阴道流血及阴道排出物情况:滋养层细胞死亡后,不能支持子宫蜕膜组织的生长而出现阴道流血,特点为阴道流血呈点滴状,量不多,色呈深褐色。只有腹痛而无阴道出血者多为胚胎继续存活,腹痛伴阴道出血或阴道排出蜕膜通常于用药后第 4 天出现。

4.心理护理　异位妊娠者随时有胚囊破裂引起大出血的可能,患者会紧张和担心,尤其是未生育者心理压力大,担心异位妊娠影响生育。护理人员应及时向患者及其家属介绍治疗计划,包括用药的目的、方法、治疗过程中的注意事项及不良反应等,使患者消除恐惧心理,顺利完成治疗。

5.辅助检查　根据医嘱及时行相关辅助检查如血尿常规、肝肾功能、β-hCG、B超等,有阴道排出物及时送病理科检查。

【手术治疗护理要点】

腹腔镜手术是治疗异位妊娠首选的手术方式。

1.术前护理

(1)心理护理:护士应使患者对腹腔镜手术的手术步骤、特点及优越性及手术前后配合的注意事项有大概了解,配合主诊医生向患者及家属讲明手术的方式、优点及成功率,以解除患者对腹腔镜手术的顾虑和疑惑,很好地配合手术。

(2)术前常规检查:检查血、尿、粪常规;尿 hCG,做腹部 B 超、心电图、胸腹透视,了解肺功能有无异常,抽血查肝功能、肾功能,抽血查 β-hcG 水平,以便术后对照。术前切忌灌肠以免破裂出血。

(3)皮肤准备:术区备皮上至剑突下至大腿上 1/3,两侧至腋中线,彻底清洁脐孔,用松节油或液状石蜡棉签擦净脐内污垢。

（4）饮食准备：术前 8 小时禁食，6 小时禁饮。

（5）术前交叉配血，做好输血准备。

（6）根据医嘱做药敏试验。

（7）术前 30 分钟常规肌内注射阿托品 0.5mg、苯巴比妥钠 0.1g。

2.术后护理

（1）密切观察病情变化：监测生命体征，术后使用多功能监护仪监测血压、脉搏、呼吸、血氧饱和度并记录，注意有无恶心、呕吐，观察切口有无渗血及腹痛、皮下气肿等情况，如有异常及时报告医生。

（2）体位：术后了解麻醉情况，若患者术中为全麻，全麻未清醒者去枕平卧，头偏向一侧至清醒，保持呼吸道通畅，防止呕吐物吸入气管引起吸入性肺炎；若为腰硬联合麻醉，给予患者去枕平卧 6 小时后垫枕。术后 6 小时即可取半卧位，鼓励床上翻身、活动，以利肠蠕动恢复及腹腔出血的局限，术后 24 小时下床活动，鼓励患者经常做深呼吸、咳嗽、咳痰，防止肠粘连、肺部并发症及下肢静脉血栓形成。

（3）饮食护理：患者清醒后可少量饮水，6 小时后可进食流质饮食如藕粉（禁食含糖、奶类、豆浆等产气食物），肛门排气后可进食半流质饮食，少量多餐，排便后进食普通饮食。

（4）引流管的护理：保持尿管通畅，观察尿色、尿量，每 3 天更换一次尿袋，防止泌尿系感染。妥善固定腹腔引流管，保持引流通畅，注意观察并记录引流液的颜色、量及性状，若引流液颜色鲜红且量大提示腹腔内有出血可能，应及时报告医生，每天更换引流袋，防止逆行感染。

（5）会阴的护理：遵医嘱每天为患者冲洗外阴，嘱患者注意个人卫生，勤换内衣裤，防止逆行感染。

3.并发症的观察与护理

（1）血管结扎脱落、血栓脱落、热损伤而发生延迟性出血：表现为术后血压下降、心率加快、脸色苍白、出冷汗、腹部膨胀、肠鸣音消失等症状。因血液可从腹壁切口或阴道溢出，所以，应密切观察腹部体征、腹围大小、切口渗血及阴道出血情况，特别注意腹腔引流液的量、颜色，如果引流液颜色鲜红，短期引流的量大，提示有出血可能，应及时报告医生。

（2）腹胀：术后早期腹胀常是由于胃肠道蠕动受抑制，肠腔内积气无法排出所致。腹腔镜术中 CO_2 气腹，使腹胀更为明显。随着胃肠功能恢复、肛门排气后症状可缓解。

（3）肩部酸痛或不适：为腹腔镜术后常见并发症，由于术中 CO_2 气体残留腹腔中刺激膈肌引起肩痛，可持续数小时或数天。在手术 24 小时后，可用双手在腹壁轻轻加压，将 CO_2 气体排出，常规吸氧 6～8h 可自行缓解。肩痛发生时，患者可取膝胸卧位，气体上升向盆腔聚集，以减少对膈肌的刺激。一般这种症状术后 3～5 天可自行消失。

（4）皮下气腹：腹腔镜手术的特有并发症，由于腹腔压力增高，气体从气针处分散于皮下或气腹时直接灌入皮下所致。压之有捻发声、握雪声，可给予被动运动，协助患者床上翻身、活动，增加血液循环。观察有无咳嗽、胸痛、呼吸频率变化。一般 CO_2 能够自动吸收，无需特殊处理。

（5）高碳酸血症：CO_2 气腹后，对循环、呼吸系统有一定影响，可出现一过性高碳酸血症，严重者引起肺栓塞。术后观察患者有无疲乏、烦躁、呼吸缓慢、面色潮红等症状，给予低流量氧气吸入，提高氧分压，促进 CO_2 气体排出。鼓励患者深呼吸，有效咳嗽。

（6）直立性低血压：因女性患者体质较差，加之术前禁食水，容易造成术后首次下床发生直立性低血压。应告知患者进食后再下床活动，下床前先在床边坐 20～30 分钟；保证床旁有人陪伴。

【健康教育】

1.饮食加强营养，进食高蛋白、高热量、高维生素饮食。

2.注意会阴部卫生,减少盆腔炎的发生。

3.非手术治疗的患者定期(3～7 天)复查血 hCG 值,直至 β-hCG 值降至 25U/L 以下,出现腹痛等病情变化随诊;需再次妊娠患者术后 1 个月月经干净 3～7 天内做输卵管通畅检查。

4.腹腔镜术后禁性生活 1 个月,再次妊娠宜在半年后,应做好孕期保健,不宜轻率地终止妊娠,以减少再患异位妊娠的机会。

5.出院时,告诉患者术中、术后的情况,因为异位妊娠有 10% 的再发生率和 50%～60% 的不孕率,若下次出现腹痛、停经、阴道出血等情况要及时就医,及早诊断。

五、输卵管原因致不孕症

凡婚后有正常性生活未避孕,同居两年未受孕者称不孕症。婚后未避孕而从未妊娠者称原发不孕;曾有过妊娠而后连续两年不孕者称继发不孕。夫妻一方有先天或后天解剖生理缺陷,无法纠正而不能受孕者称绝对不孕;夫妻一方因某种原因阻碍受孕导致暂时不孕,一旦得到纠正仍能受孕者称相对不孕。

【评估】

1.一般评估　生命体征、心理状态等。

2.专科评估　了解患者是否有内分泌疾病,以及先天性生殖系统发育不全,阴道炎、宫颈炎、子宫内膜炎等生殖器官炎症,是否存在子宫肌瘤肿瘤和卵巢肿瘤、是否患有子宫内膜异位症等疾病。

【护理要点】

1.术前护理

(1)心理护理:术前患者的精神状态很重要,术前应与患者交谈,了解其焦虑、恐惧的原因,根据不同原因给予针对性疏导,帮助树立战胜疾病的信心,使其以良好的心理状态接受手术。

(2)术前准备

1)术前完善相关辅助检查:如胸片、心电图、B 超、血常规、凝血功能、肝功能、白带常规和宫颈细胞学检查等,以排除手术禁忌证。

2)阴道准备:术前 3 天每日用碘仿消毒液行阴道擦洗并上呋喃西林粉,术晨行阴道擦洗 1 次(不上药)。擦洗时动作应轻柔。

3)皮肤准备

①剖腹探查手术:由乳头至耻骨联合部,外阴部及大腿上 1/3 内侧,两侧至腋后线,用液状石蜡或松节油清洁脐内污垢。

②腹腔镜手术:用液状石蜡或松节油→过氧化氢→碘仿清洁脐孔污垢,动作应轻柔,以免损伤脐部皮肤。

③会阴部手术:由平脐至耻骨联合部、外阴部、肛门周围、臀部及大腿上 1/3 内侧。

4)个人卫生准备:术前 1～2 天洗澡或擦澡,并更换清洁内衣,剪指甲,防止术后伤口感染,腹腔镜患者清洗脐部皮肤,请勿用手搓手术区域的皮肤,防止皮肤破损影响手术,注意避免受凉。

5)胃肠道准备:术前鼓励患者进高热量、高蛋白饮食,以增强体质,提高机体对手术的耐受力。术前 3 天进无渣半流质饮食,术前 8 小时禁食,术前 6 小时禁饮;术前 1 日晚 18 时遵医嘱口服硫酸镁导泻,并观察排便情况。服用泻药时速度不宜过快,以免引起恶心、头晕等不适,术晨用 0.1%～0.2% 肥皂水清洁灌肠,灌肠后注意排便情况,以排出物为清水为宜。

6)术前指导:术前 3 天开始做深呼吸训练,增加肺活量,会有效咳嗽,向患者讲述咳嗽的重要性,及咳嗽时应该如何保护伤口。讲解术后早期活动的好处,指导床上翻身和下床活动的技巧。

7)镇静药:术前1日晚按医嘱服用镇静催眠药物,保证患者在手术前能够有充足的睡眠和休息。

8)术晨准备:根据医嘱交叉配血,术前30分钟给予留置导尿,插管动作要轻柔。术前半小时遵医嘱给予阿托品0.5mg和苯巴比妥钠0.1g肌内注射,以增加基础麻醉效果,保证手术顺利进行。

2.术后护理

(1)密切观察患者的病情变化:监测血压、脉搏、呼吸,注意观察患者有无恶心、呕吐,观察腹部伤口及阴道出血情况,观察穿刺孔有无渗血。不能因腹壁没有大切口而忽视对腹部伤口的观察。若患者出现体温升高、伤口有渗血、下腹痛、阴道排液、持续性子宫出血等,应及时报告医生。

(2)体位与活动:术后了解麻醉情况,术中一般为全麻,全麻未清醒者去枕平卧,头偏向一侧至清醒,以保持呼吸道通畅。术后6小时可取半坐卧位,鼓励患者床上翻身,活动肢体,以利于肠蠕动的恢复及腹腔渗液的局限。24小时后可下床活动,防止肠粘连、肺部并发症及下肢静脉血栓形成,保证足够休息和睡眠,利于体力恢复。

(3)饮食护理:术后6小时禁食水,6小时后遵医嘱进少量流食,如藕粉(禁食糖、豆浆、奶等产气类食物),肛门排气后可进食半流质饮食和少量蔬菜水果,少量多餐;排大便后可进普通饮食。

(4)管道的护理

1)观察静脉输液:术后一般常规抗感染补液治疗3天,注意保持液路通畅,控制滴数,合理安排液体输入顺序,防止静脉炎的发生。

2)导尿管的护理:不孕症患者腹腔镜术后一般留置导尿管24小时,保持尿管通畅,观察尿量、尿色,若发现异常情况及时报告医生。

3)腹腔引流管的护理:腹腔置引流管的患者,观察引流液的颜色、量、性状并准确记录,防止引流管扭曲、阻塞,确保引流通畅,若引流液颜色鲜红且量大提示有腹腔内出血可能,应及时报告医生。每天更换引流袋,防止逆行感染。

(5)会阴的护理:每天遵医嘱为患者冲洗外阴,嘱患者注意个人卫生,保持外阴清洁,勤换内衣内裤,防止逆行感染。

3.并发症的观察及护理

(1)血管结扎脱落、血栓脱落、热损伤而发生延迟性出血:表现为术后血压下降、心率加快、脸色苍白、出冷汗、腹部膨胀、肠鸣音消失等症状。因血液可从腹壁切口或阴道溢出,所以,应密切观察腹部体征、腹围大小、切口渗血及阴道出血情况,特别注意腹腔引流液的量、颜色,如果引流液颜色鲜红,短期引流的量大,提示有出血可能,应及时报告医生。

(2)腹胀:术后早期腹胀常是由于胃肠道蠕动受抑制,肠腔内积气无法排出所致。腹腔镜术中CO_2气腹,使腹胀更为明显。随着胃肠功能恢复、肛门排气后症状可缓解。

(3)肩部酸痛或不适:为腹腔镜术后常见并发症,由于术中CO_2气体残留腹腔中刺激膈肌引起肩痛,可持续数小时或数天。在手术24小时后,可用双手在腹壁轻轻加压,将CO_2气体排出,常规吸氧6~8h可自行缓解。肩痛发生时,患者可取膝胸卧位,气体上升向盆腔聚集,以减少对膈肌的刺激。一般这种症状术后3~5天可自行消失。

(4)皮下气腹:腹腔镜手术的特有并发症,由于腹腔压力增高,气体从气针处分散于皮下或气腹时直接灌入皮下所致。压之有捻发声、握雪声,可给予被动运动,协助患者床上翻身、活动,增加血液循环。观察有无咳嗽、胸痛、呼吸频率变化。一般CO_2能够自动吸收,无需特殊处理。

(5)高碳酸血症:CO_2气腹后,对循环、呼吸系统有一定影响,可出现一过性高碳酸血症,严重者引起肺栓塞。术后观察患者有无疲乏、烦躁、呼吸缓慢、面色潮红等症状,给予低流量氧气吸入,提高氧分压,促进 CO_2 气体排出。鼓励患者深呼吸,有效咳嗽。

(6)直立性低血压:因女性患者体质较差,再加之术前禁食水,容易造成术后首次下床发生直立性低血压。应告知患者进食后再下床活动,下床前先在床边坐 20～30 分钟。

【健康教育】

1.饮食　进食高蛋白、高热量、高维生素、易消化的饮食,如肉类、鱼类、豆类、蔬菜、水果等,禁酸、辣、烟、酒、油腻食物。

2.活动休息　维持舒适的生活,并做适量的运动,术后 2 周可恢复往日的正常作息。

3.卫生　术后 1 个月内禁游泳、盆浴,保持外阴清洁,勤换内衣内裤。对无炎症,身体情况好的患者,为配合排卵时间,术后 1 周后可恢复性生活。

4.阴道出血　术后有少量的阴道出血是正常的,若阴道出血超过 2 周,要随诊。

5.定期追踪随访　分别于术后 1 个月,3 个月,半年,一年进行门诊及电话追踪随访,如复查无异常,监测其排卵及性生活,争取 3 个月至半年内受孕。

六、子宫肌瘤

子宫肌瘤又称子宫平滑肌瘤,是女性生殖器最常见的一种良性肿瘤。根据其生长部位可分为肌壁间肌瘤、黏膜下肌瘤和浆膜下肌瘤。本病确切病因不明,现代医学研究发现:肌瘤组织中的雌激素受体量较正常子宫肌组织多,提示子宫肌瘤的发生与长期的雌激素含量过高导致内分泌失调有关。

【评估】

1.一般评估　生命体征,血红蛋白,血糖,心脏功能及心理状态等。

2.专科评估　详细了解患者月经、婚育史,是否有不孕或自然流产史(因子宫肌瘤所致的);了解患者是否存在长期使用雌激素,了解患者病发后月经变化情况及伴随情况;肌瘤大到使腹部扪及包块时,患者是否有"压迫"感;是否有尿频、尿急、排尿障碍及里急后重、排便不畅等;是否有继发性贫血,并伴有倦怠、虚弱和瞌睡等症状;是否有腹痛,腹痛的性质、程度及持续时间;是否有持续性或不规则阴道流血或脓血性排液。

【护理要点】

1.术前护理

(1)心理护理:手术前患者容易出现焦虑和恐惧心理,护理人员应该给予心理安慰,消除恐惧,帮助树立战胜疾病的信心,使其以良好的心理状态接受手术。

(2)术前准备

1)阴道准备:术前 3 天每日用碘仿消毒液行阴道擦洗并上呋喃西林粉,术晨行阴道擦洗 1 次(不上药)。擦洗时动作应轻柔,以免损伤子宫颈脆性癌组织引起阴道大出血。

2)皮肤准备

①剖腹探查手术:由乳头至耻骨联合部,外阴部及大腿上 1/3 内侧,两侧至腋后线,用液状石蜡或松节油清洁脐孔污垢。

②腹腔镜手术:用液状石蜡或松节油→过氧化氢→碘仿清洁脐孔污垢,动作应轻柔,以免损伤脐部皮肤。

③会阴部手术:由平脐至耻骨联合部、外阴部、肛门周围、臀部及大腿上 1/3 内侧。

3)个人卫生准备:术前1~2天洗澡或擦澡,并更换清洁内衣,剪指甲,防止术后伤口感染,腹腔镜患者清洗脐部皮肤,请勿用手搓手术区域的皮肤,防止皮肤破损影响手术,注意避免受凉。

4)胃肠道准备:术前鼓励患者进高热量、高蛋白饮食,以增强体质,提高机体对手术的耐受力。术前3天进无渣半流质饮食,术前8小时禁食,术前6小时禁饮;术前1日晚18时遵医嘱口服硫酸镁导泻,并观察排便情况。服用泻药时不宜速度过快,以免引起恶心、头晕等不适,术晨用0.1%~0.2%肥皂水清洁灌肠,灌肠后注意排便情况,以排出物为清水为宜。

5)术前指导:术前3天开始做深呼吸训练,增加肺活量,会有效咳嗽,向患者讲述咳嗽的重要性,及咳嗽时应该如何保护伤口。训练在床上使用便盆,预防术后肺部并发症及帮助膀胱功能恢复。讲解术后早期活动的好处,指导床上翻身和下床活动的技巧。

6)镇静药:术前1日晚按医嘱服用镇静催眠药物,保证患者在手术前能够有充足的睡眠和休息。

7)术晨准备:根据医嘱交叉配血,术前30分钟给予留置导尿,插管动作要轻柔。术前半小时遵医嘱给予阿托品0.5mg和苯巴比妥钠0.1g肌内注射,以增加基础麻醉效果,保证手术顺利进行。

2.术后护理

(1)病情观察:术后24小时内严密观察患者血压、脉搏、呼吸、血氧饱和度。注意保暖,避免过多暴露,了解患者术中情况,询问有无特殊护理要求及注意事项,必要时给予氧气吸入。

(2)体位与活动:术后了解麻醉情况,患者术中一般为全麻,全麻未清醒者去枕平卧,头偏向一侧至清醒,以保持呼吸道通畅;若为腰硬联合麻醉给予患者去枕平卧6小时后垫枕。术后协助患者床上翻身、活动下肢做屈伸运动,预防血栓性静脉炎的发生。术后24小时可床上坐起,48小时后应鼓励患者下床活动,逐渐增加活动量。

(3)饮食护理:术后6小时根据医嘱给予流质饮食,为防止肠胀气,不要喝牛奶、糖类、豆浆等产气饮料,排气后可进半流食,排便后逐渐改为普通饮食。

(4)管道护理:术后一般常规抗感染补液治疗3~4天,注意保持液路通畅,控制滴数,合理安排液体输入顺序,防止静脉炎的发生;子宫全切除术后患者一般留置导尿管2~3天,注意观察尿管是否通畅及尿量、尿色,防止尿管受压和脱出;对腹腔置引流管的患者,应观察引流液的颜色、量、性状,并准确记录,防止引流管扭曲、阻塞,确保引流通畅,若引流液颜色鲜红且量大提示有腹腔内出血可能,应及时报告医生。

(5)会阴护理:术后因肠线吸收阴道可有少量粉红色分泌物,要保持外阴清洁干净,每日擦洗外阴2次,直至拔除尿管。告诫患者活动要适度,大便保持通畅,防止残端出血。

(6)排痰的护理:患者往往会害怕腹部切口疼痛而不敢咳嗽,护士应指导患者咳痰时用双手按压腹部切口两侧,让患者用力咳嗽将痰咳出,以减轻切口疼痛,预防肺部感染。

(7)伤口护理:观察阴道及切口有无出血,开腹患者腹部切口打腹带松紧适宜,压沙袋6小时,发现异常,应立刻报告医生。24小时内患者会出现伤口疼痛,可根据医嘱给予镇痛药。

3.并发症的护理

(1)血栓性静脉炎:广泛性全子宫切除患者卧床时间长,易发生血栓性静脉炎,注意观察下肢发紫、肿胀、疼痛。血栓脱落易发生肺栓塞,肺栓塞时表现为突然胸闷、咯血、血氧饱和度急剧下降。嘱患者卧床休息,给予氧气吸入并及时报告医生,必要时根据医嘱应用溶栓药品。

(2)腹胀:术后应早期床上活动,以增加肠蠕动,未排气前给予流质免奶饮食,一般腹胀可术后2~3天自然消退,如未减轻嘱患者适当活动,及时取半卧位,采取腹部热敷、肛管排气、用手顺时针按摩腹部、足三里注射新斯的明等辅助治疗。

(3)尿潴留:行全子宫切除时,可能损伤或切除支配膀胱的神经,导致膀胱麻痹或膀胱功能障碍。术后第 3 天,定时夹闭尿管,每 2 小时开放 1 次以训练膀胱功能。尿管拔除后,嘱患者适度下床活动,2～4 小时应自解小便,利用诱导排尿方式,如听流水声、温水冲洗会阴、热水袋敷下腹部等,诱导失败后可在无菌操作下进行导尿。

【健康教育】

1.告知患者注意休息,子宫次全切除术、肌瘤剔除术、阴式子宫切除术一般需要休息 1 个月。

2.子宫全切除术后 3 个月内禁止盆浴及性生活;子宫次全切除及阴式手术 1 个月内禁止盆浴及性生活,以免影响组织愈合,术后 3 个月避免重体力劳动,防止正在愈合的腹部肌肉用力,逐步加强腹部肌肉的力量。

3.加强营养,饮食以清淡、易消化、高蛋白、高维生素营养丰富的饮食为主。饮食中应有粗纤维素,防止发生便秘。多吃蔬菜、水果、鸡蛋等以促进伤口愈合及身体康复。

4.子宫全切除术者,术后 2 周内严密观察阴道流血量,一般不超过月经量,如超过月经量应及时来院检查,查明出血原因。

5.保持腹部切口清洁、干燥,防止感染;保持外阴清洁,及时更换内衣裤及卫生护垫。

6.1 个月后到门诊复查盆腔情况。

(王舒甜)

第六篇　精神疾病护理

第二十五章　精神科疾病护理

第一节　器质性精神障碍患者的护理

器质性精神疾病是指由脑部疾病或躯体疾病导致的精神障碍。前者常称为脑器质性精神障碍,包括脑变性疾病、脑血管病、颅内感染、脑外伤以及脑肿瘤、癫痫等所致的精神障碍;躯体疾病所致的精神障碍是由脑以外的躯体疾病所引起的,如躯体感染、内脏器官疾病、内分泌障碍等。需要注意的是,脑器质性精神疾病和躯体疾病所致精神障碍不能截然分开。

一、器质性精神疾病的常见综合征

器质性精神疾病在临床上主要表现为谵妄、痴呆,此外还有遗忘综合征、器质性幻觉症、器质性妄想障碍等,此处只介绍急性脑病综合征、痴呆这两种常见的临床综合征。

(一)性脑病综合征

急性脑病综合征又称谵妄综合征,是一组表现为急性、一过性、广泛性的认知障碍,尤以意识障碍为主要特征。因该病急性起病、病程短暂、病情发展迅速,故又称急性脑综合征。

【病因与发病机制】

引起谵妄的主要病因是颅内病变(如感染、外伤、出血、肿瘤、脑血管疾病)、内分泌代谢障碍、水电解质紊乱、药物或其他物质中毒等。人血白蛋白水平下降是许多慢性疾病发生谵妄的重要致病因素,精神活性药物或其他药物的血清蛋白结合率下降可导致血清自由药物浓度升高,继而导致在治疗剂量范围的药物毒性增加而诱发或加重谵妄。这些药物包括各类抗精神病药(尤其有抗胆碱能作用的药物,如甲硫哒嗪)、抗抑郁药和催眠药。除了颅内病变外,其他原因引起的谵妄一般只造成脑组织的非特异性改变,如充血、水肿等,因而病变是可逆的,预后良好。

【临床表现】

谵妄通常急性起病,症状变化大,通常持续数小时或数天,典型的谵妄通常 10～12d 可完全恢复,但有时可达 30d 左右。有些患者在发病前可表现有前驱症状,如坐立不安、焦虑、激越行为、注意涣散和睡眠障碍等。前驱期持续 1～3d。

谵妄的特征包括意识障碍、神志恍惚、注意力不能集中,以及对周围环境与事物的觉察清晰度降低等。意识障碍有明显昼夜节律变化,表现为昼轻夜重。患者白天交谈时可对答如流,晚上却出现意识混浊。定向障碍包括时间和地点的定向障碍,严重者会出现人物定向障碍。记忆障碍以即刻记忆和近记忆障碍最明显,患者尤对新近事件难以识记。睡眠一觉醒周期不规律,可表现为白天嗜睡而晚上活跃。好转后患者对谵妄时的表现或发生的事大都遗忘。

感知障碍尤其常见,包括感觉过敏、错觉和幻觉,患者对声光特别敏感。错觉和幻觉则以视错觉和视幻觉较常见,患者可因错觉和幻觉产生继发性的片段妄想、冲动行为。情绪紊乱非常突出,包括恐怖、焦虑、抑郁、愤怒甚至欣快等。

另外,可出现精神运动障碍、不自主运动、自主神经功能障碍等。患者可出现精神运动性兴奋,如漫无目的地跳跃、翻滚、喊叫或出现职业性的重复动作,少数患者亦可出现精神运动性抑制。不自主运动如扑翼样震颤、多发性肌阵挛等,自主神经功能障碍,如皮肤潮红或苍白,多汗或无汗,恶心、呕吐、腹泻,血压升高或降低、心跳加快或减缓、体温过高或过低等也可出现。

(二)慢性脑病综合征

慢性脑病综合征又称痴呆综合征,痴呆是指较严重的、持续的认知障碍。临床上以缓慢出现的智能减退为主要特征,伴有不同程度的人格改变,但无意识障碍。因起病缓慢,病程较长,故又称慢性脑病综合征。

【病因与发病机制】

痴呆可由多种原因所造成,最常见的病因是脑组织变性引起,在老年期尤以阿尔茨海默病为最常见。其他如颅内占位性病变、脑外伤、脑炎、脑血管性疾病、内分泌障碍等,也是痴呆的发病原因。

【临床表现】

痴呆的发生多缓慢隐匿,记忆减退是必备且早发的症状。早期出现近记忆障碍,学习新事物的能力明显减退,严重者甚至找不到回家的路。随着病情的进一步发展,远记忆也受损,严重的患者常以虚构的形式来弥补记忆方面的缺损。思维缓慢、贫乏,对一般事物的理解力和判断力越来越差,注意力日渐受损,可出现时间、地点和人物定向障碍。

患者可出现人格改变,通常表现兴趣减少、主动性差、社会性退缩,但亦可表现为脱抑制行为,如冲动、幼稚行为等。情绪症状包括焦虑、易激惹、抑郁和情绪不稳等,有时表现为情感淡漠,或出现"灾难反应",即当患者对问题不能做出响应或不能完成相应工作时,可能出现突然放声大哭或愤怒的反应。有些患者会出现坐立不安、漫游、尖叫和不恰当的甚至是攻击性行为,也可出现妄想和幻觉。

患者的社会功能受损,对自己熟悉的工作不能完成,晚期生活不能自理,运动功能逐渐丧失,甚至穿衣、洗澡、进食以及大小便均需他人协助。

二、器质性精神障碍患者的护理

癫痫是一种常见的神经系统疾病,是由于大脑神经元异常放电而引起的大脑功能失常的临床综合征,具有突然发作和反复发作的特点。按照癫痫发作的国际分类,癫痫可分为部分性发作和全面性发作。按病因不同,分为原发性癫痫和继发性癫痫。Conlonp 报道(1991 年)1/3 以上的癫痫患者可出现各种精神疾病。

【病因与发病机制】

原发性癫痫原因不明,可能与遗传因素有较密切的关系;继发性癫痫多为脑部疾病或全身性疾病的临床表现,如脑血管病、颅脑外伤、脑膜炎等,其发病机制尚未完全明确。神经系统具有复杂的调节兴奋和抑制的机制,通过反馈活动,任何一组神经元的放电频率不会过高,也不会无限制地影响其他部位,以维持神经元细胞膜电位的稳定。不论是何种原因引起的癫痫，其电生理改变是一致的，即发作时大脑神经元出现异常的、过度的同步性放电。其原因为兴奋过程的亢进，抑制过程的衰减和（或）神经膜的变化。脑内最重要的兴奋性递质为谷氨酸和天门冬氨酸，其作用是使钠离子和钙离子进入神经元，在发作前，病灶中发现这两种递质都显著增加。

【临床表现】

癫痫所致精神疾病可分为发作前、发作时、发作后以及发作间歇期精神障碍。

（一）癫痫发作前精神疾病

表现为前驱症状或先兆，主要包括自主神经功能改变症状，如腹胀、流涎、脸色苍白或潮红等，患者出现咀嚼、咂嘴、吞咽动作等；认知改变，如强迫思维、梦样状态等；情感改变，如恐惧、抑郁、欣快等。

（二）癫痫发作时的精神疾病

1.精神性发作　包括各种精神症状，如错觉、幻觉、视物变形、似曾相识症、旧事如新症、强制性回忆、强制性思维、焦虑、恐惧等。但是，就每个患者而言，仅出现其中几种症状。

2.自动症　这是一种无目的、反复发作、突然终止的运动和动作，持续时间一般为 1～5min，事后不能回忆。发作时表现为无意识的重复动作，如咀嚼、伸舌、吞咽、咂嘴、摸索、走动、吐痰、扮鬼脸等。有时患者也能完成较为复杂的动作，如开门外出、整理床铺、搬运物体等看似有目的性的动作，但就其整体而言缺乏同一性，与周围环境不相适应。事后患者往往对发作期间的事情完全遗忘。

3.神游症　实际上它是一种持续时间较长的、更为罕见的自动症，历时可达数小时甚至数日，它和自动症的区别在于癫痫性神游症时意识障碍程度较轻、异常行为更为复杂、持续时间更长。而且，神游症时患者对当时周围的环境有一定的感知能力，可在相当长一段时间内从事复杂、协调的活动，如购物、付款、简单交谈等。

4.朦胧状态　在意识清晰度下降的情况下伴有意识范围缩小，可出现幻觉或错觉，会出现焦虑、恐怖情绪，以及攻击或逃避行为。

（三）癫痫发作后精神疾病

典型的表现就是谵妄状态的逐渐消失，此期持续时间从几分钟到几小时。

（四）癫痫发作间期精神疾病

此期是指在癫痫病程中发作间歇期出现的一组精神疾病，主要包括以下几种类型。

1.慢性精神分裂症样精神病　通常在癫痫发作许多年后发生，多见于颞叶癫痫。患者意识清晰，但出现偏执性妄想和幻觉（尤其是幻听），也可表现为思维紊乱，如思维贫乏和病理性赘述等。表现酷似精神分裂症，不同的是患者的情感表达和社会接触保持完好，同时也较少出现紧张症候群。

2.情感障碍　以焦虑和抑郁为主，躁狂较少见，也可出现周期性恶劣心境，患者在无明显诱因的情况下会突然出现情绪低落、紧张、苦闷、易激惹，甚至出现攻击性行为。情感障碍的患者自杀危险性增加。

3.人格障碍　约半数的癫痫患者会出现人格改变。主要特征是性行为异常，情绪不稳定，思维贫乏，如性欲增强或降低，患者说话、行动缓慢，过度重复不重要的细节等。

4.智能障碍　少数癫痫患者会出现记忆衰退，不能集中注意力，判断力下降，但大多数患者的智能障碍是轻度的，随着科学的进步以及临床治疗效果的提高，成年患者因癫痫发作而出现进行性智能减退者已少见。

【诊断要点】

有原发性癫痫的证据，且精神症状发生和病程与癫痫有关。临床症状不典型的患者可进行重复性脑电图检查，脑部 CT、MRI 及 SPECT 检查，必要时还可试用抗癫痫药物进行诊断性治疗。

【治疗要点】

治疗目的是去除病因,预防发作,综合性治疗对所有癫痫患者都非常重要。治疗方法包括药物治疗和手术治疗。

1.药物治疗　药物治疗是目前治疗的主要手段,可减少和控制发作。临床应根据发作类型和治疗效果选择适当药物,如苯妥英钠、卡马西平、苯巴比妥、丙戊酸钠等,先自小量开始,逐渐加大直至获得最佳疗效而又能耐受的剂量,并要坚持长期治疗,至完全控制癫痫发作达 3～5 年后才可考虑逐渐减药,减药过程亦需用 1～2 年,切忌短期停药或突然停药。

2.手术治疗　外科手术治疗可切除癫痫病灶,破坏癫痫发作性放电的传导路径以及抑制癫痫发作的强化机构。手术治疗不是首选治疗方法,目前多在经几年药物治疗后才考虑。

【护理诊断】

1.有窒息危险　与癫痫发作时的意识丧失有关。

2.有受伤危险　与癫痫发作时的抽搐有关。

3.有暴力行为危险　与思维、感知、情感障碍有关。

4.知识缺乏　与患者本身对疾病的了解少有关。

5.气体交换受损　与癫痫发作时牙关紧闭、呼吸肌痉挛有关。

6.突发性意识障碍　与癫痫发作时短暂性的大脑功能障碍有关。

【护理措施】

(一)安全和生活护理

1.避免各种诱发因素　癫痫的诱因有很多,如疲劳、饥饿、饮酒、情绪激动、便秘、睡眠不佳、惊吓、强烈的声光刺激、突然停药和减药、感冒、发热等,护理人员应了解癫痫患者的诱发因素史,避免各种诱发因素,预防癫痫发作。

2.先兆的预防　每个患者在每次癫痫发作前的先兆大致相同,如流涎、脸色苍白或潮红、幻嗅、恐惧、抑郁、欣快等。当患者出现先兆症状时,应立即将患者安置于病床上,防止跌伤,密切观察,一般几秒后患者就会有意识丧失和各种发作的表现。

3.饮食护理　患者饮食宜清淡、无刺激、富营养的食物,保持大便通畅,避免饥饿或过饱,戒除烟、酒、咖啡。

4.建立良好的生活习惯　患者应按时作息,劳逸结合,保持充足睡眠,避免过度劳累、紧张和情绪激动,如长时间地看电视、看恐怖电影、玩游戏机等。

5.安全护理　患者入院时应安置在易于观察到的床位,床铺不能太高,以免抽搐时落地跌伤,床垫应用木板,以免抽搐时损害腰部。病房不能有危险物品,入院后应除去假牙和眼镜,如有松动的牙齿最好应拔除,以免患者在抽搐发作时牙齿脱落进气管中。患者在发作停止后,应卧床休息,专人护理,并及时通知医生给予处置。

(二)用药护理

1.遵医嘱服药　坚持长期有规律服药,督促及监护患者服下,切忌突然停药、减药、漏服药及自行换药,以免发展成难治性癫痫或诱发癫痫持续状态。

2.注意观察药物的治疗效果　如癫痫发作是否缓解,精神症状有否减轻。并注意观察药物的副作用,如是否有心、肾功能损害,是否引起共济失调、头晕、出血、牙龈增生等,如果发现应及时报告医生,给予适当处理。

3.定期复查　一般于首次服药后 5～7d 复查抗癫痫药物的血药浓度,每 3 个月至半年抽血检查一次,每月检查血常规,每季度检查肝、肾功能一次,以了解抗癫痫药物的血药浓度、脑电图变化和药物不良反应。

(三)心理护理

癫痫所致精神障碍的患者对别人对自己的态度非常敏感,情绪容易波动,易激惹,会感到周围人对自己疏远、冷淡、歧视,从而产生自卑心理,导致情绪低落、消极悲观,因此此心理护理非常重要。

1.向患者解释疾病的特点,使患者认识到疾病的本质,帮助患者树立战胜疾病的信心。

2.在与患者交往时,对患者提出来的各种问题要认真倾听,对于其合理要求一定要满足,对于不合理的要求,不能简单地拒绝或不理睬,甚至训斥患者,而应给患者耐心解释和劝慰,以免患者产生情绪低落。

3.对于爱挑剔的患者,在分配食物或其他物品时要注意公平,使患者满意。在处理患者间冲突时,要合理公正,以免引起患者的不满而伺机报复。对于患者表现好的地方要及时表扬,如患者做得不好,也应少批评,增加正性强化,减少负性强化,使患者心理平衡。

4.护理人员在与患者交流沟通时,要对患者尊重,态度诚恳、和善,语气恰当而委婉,不能流露出歧视与粗暴,使患者切实感觉到护理人员对自己的尊重。

(四)对症护理

1.发作时 癫痫患者有发作先兆时应立即平卧,防止摔伤。发作时,应将患者头偏向一侧,防止唾液及胃内容物进入呼吸道。立即在患者磨牙间放置压舌板或牙垫,防止舌咬伤。松开患者领带、衣扣和裤带,及时清除口鼻腔分泌物,必要时用舌钳将舌拖出,防止舌后坠阻塞呼吸道,以利呼吸道通畅,防止窒息。适度扶住患者的手脚,以防自伤和碰伤,切勿用力按压肢体,以免发生骨折或脱臼。

2.恢复期 如果患者在抽搐停止后肌肉仍处于松弛状态,意识尚未完全恢复,应卧床休息。如果此时患者躁动不安则应加以保护。如果患者有大小便失禁,应及时更换衣裤、床单。

3.癫痫所致精神疾病的护理 患者受幻觉及妄想的支配,往往出现冲动攻击行为,故应将患者安置在易于观察的病房,发现异常及时处置。当患者出现情绪暴躁、多疑、易激惹、固执时,护理人员应将患者与其他兴奋的患者分开管理,以免发生冲突及受到激惹。

4.癫痫大发作及癫痫持续状态的护理 应密切观察患者的生命体征及瞳孔变化,做好记录,如有异常应及时报告医生。准备好各种急救物品和药品,如气管切开包、吸痰器、开口器、舌钳、氧气等,一旦需要能及时抢救。

【健康教育】

1.帮助患者养成良好的生活习惯,作息规律,劳逸结合,避免过度劳累、睡眠不足等,保持情绪稳定,避免过度兴奋、紧张或悲伤。

2.饮食宜清淡,不吃过咸、辛辣食物,戒除烟、酒、咖啡。

3.患者及家属均应了解疾病的诱发因素史,如疲劳、饥饿、饮酒、情绪激动、便秘、睡眠不佳、惊吓、强烈的声光刺激等,尽量避免各种诱发因素,预防癫痫发作。

4.癫痫是一种慢性病,规律、持续性、正确地服药非常重要,患者应按医嘱规律服药,不可随意增减或撤换。

5.适当地参加体力和脑力活动,外出时随身携带诊疗卡,出院后及时回归社会,不要因为自卑感而孤独离群。

6.禁止进行有危险性的活动,如攀高及从事高空作业、水上作业、驾驶以及在炉火旁或高压电机旁作业等。

7.定期来院复查,如有问题则应随时来院就诊。

三、躯体疾病所致精神障碍的护理

躯体疾病所致精神障碍是指由于各种原因引起的躯体疾病影响脑功能所致的精神障碍,又称体因性精神障碍或症状性精神病。各种躯体疾病所致的精神障碍无特异的症状,不同的躯体疾病可导致相似的精神症状,而同一种躯体疾病亦出现不同的精神综合征。

【病因与发病机制】

躯体疾病所致精神障碍通常认为躯体疾病是主要因素,但临床上患某种躯体疾病的患者中只有少数会发生精神障碍。身体疾病并不是唯一的病因,还可能与其他因素有关,包括患者的生物学因素,如性别、年龄、遗传因素、个性特征、既往的神经精神病史等;心理因素,如应激、心理冲突等;环境因素,如空气污染、环境嘈杂、潮湿、拥挤的居住条件等。

其发病机制可能包括以下几方面:躯体疾病本身,如高热、心血管疾病等直接引起脑组织供血供氧不足;细菌、病毒等外源性物质的毒素或中间代谢产物对脑细胞的影响和破坏作用;水、电解质紊乱,酸碱平衡失调,内分泌激素与维生素不足等引起脑功能障碍;中枢神经递质失调,特别是脑内单胺递质代谢异常。Lipowski认为,各种躯体疾病均可以引起机体代谢障碍,并进一步导致能量产生不足,而大脑对能量的供应十分敏感,且在躯体患病时对能量的需求明显增大,这种供求矛盾其结果势必会造成大脑能量供应不足,并导致功能紊乱而出现精神障碍。

【临床表现】

以下介绍不同躯体疾病所致精神障碍的表现。

（一）躯体感染所致精神障碍

躯体感染所致精神障碍是指由病毒、细菌、螺旋体、真菌、原虫或其他微生物、寄生虫等所致脑外全身性感染,如流感、肺炎、败血症、梅毒、伤寒、恶性疟疾、血吸虫病、人类免疫缺陷性病毒（HIV）感染等所致的精神障碍,但不包括颅内直接感染时出现的精神异常。

1.肺炎所致的精神障碍　多为高热谵妄,也可出现欣快、记忆力减退、定向障碍和虚构,部分可有短暂而片断的幻觉和被害妄想。

2.流行性感冒所致的精神障碍　前驱期主要表现为头痛、乏力、睡眠障碍等神经症样症状,随病情发展,可出现意识朦胧或谵妄状态,期间部分患者可出现潮湿性幻觉。

3.破伤风所致的精神障碍　由破伤风毒素引起的精神症状,表现为嗜睡、抑郁、迟钝、寡言少语、缺乏主动性、常见肌张力增高和抽搐发作等。

4.伤寒所致的精神障碍　初期多见谵妄,部分患者在意识障碍恢复后可出现短暂的幻听、持久的遗忘,有的出现躁狂表现。

5.败血症所致的精神障碍　高热时常见嗜睡、朦胧、谵妄,少数患者可有幻觉、错觉。

6.艾滋病所致的精神障碍　患病初期表现为焦虑、抑郁等,随病情发展可表现为痴呆综合征,如迟钝、健忘、情感淡漠、行为退缩,部分患者可出现缄默症以及昏迷等。

（二）内脏器官疾病所致精神障碍

内脏器官疾病所致精神障碍是指由各重要内脏器官,如心、肺、肝、肾等严重疾病时所引起的精神障碍。

1.肺性脑病　是指肺源性心脏病所致的精神障碍。患者有意识障碍,从嗜睡、朦胧、谵妄直至昏迷,患者还常伴有癫痫发作、扑翼样震颤、不自主运动等神经系统体征。

2.肝性脑病　是指各种严重肝脏疾病所致的精神障碍。精神症状表现为迟钝、少动、寡言或躁动、兴奋,严重时为嗜睡、谵妄、昏睡甚至昏迷。部分患者表现为幻觉、妄想或木僵,少数患者可出现人格改变或智能障碍。

3.心源性脑病　由各种心脏疾病所致的精神障碍,有神经衰弱综合征、谵妄、抑郁状态及幻觉妄想状态等。

4.肾性脑病　指肾脏疾病所致的精神障碍。精神症状主要有意识障碍,可表现为嗜睡、谵妄甚至昏迷,也可表现为幻觉妄想状态、抑郁状态、躁狂状态或痴呆状态。

另外,还有内分泌疾病,营养、代谢疾病,结缔组织疾病等所致的精神障碍。

【治疗要点】

1.病因治疗　应准确、及时、充分并尽可能彻底的治疗原发躯体疾病,这是治疗的关键。

2.对症处理精神症状　对伴有幻觉、妄想及兴奋不安的患者可采用奋乃静、利培酮或喹硫平等药物治疗。对处于抑郁、焦虑状态的患者可服用小剂量抗抑郁药物,以毒副作用较小的新型抗抑郁剂如氟西汀、帕罗西汀、文拉法辛等为宜,也可使用半衰期较短的劳拉西泮以及不易成瘾的丁螺环酮等治疗焦虑。对出现脑衰弱综合征的患者可给予有激动作用的药物,如舒必利等。对失眠患者可给予易于代谢、不良作用小的镇静催眠剂,如佐匹坦或佐匹克隆等。

3.支持治疗　主要包括补充营养水分,纠正酸碱平衡失调和电解质紊乱;改善脑循环;促进脑细胞功能恢复,如静脉点滴能量合剂、脑复康等。

【护理诊断】

1.急性意识障碍　与各种原因所致脑损害、体温过高有关。

2.有暴力行为的危险　与幻觉、妄想有关。

3.有受伤危险　与意识障碍、感觉减退、反应迟钝有关。

4.焦虑　与调适机制发生困难有关。

5.自理能力受损　与认知功能障碍、意识障碍有关。

【护理措施】

与脑器质性精神疾病大致相同,在此不再叙述。

（贾　婷）

第二节　精神分裂症患者的护理

精神分裂症是一组病因未明的重性精神病,主要表现为精神活动脱离现实和统一性、完整性的障碍,并出现一系列思维、感知、意志行为异常。精神分裂症病程多迁延,部分病人出现人格缺损、严重的丧失社会适应能力。若得不到合理治疗则容易出现精神衰退。

精神分裂症是精神病中患病率很高的一种疾病。患病率女性高于男性;城市高于农村;无论城市或农村,精神分裂症的患病率与家庭经济水平呈负相关。住院患者占各地精神病医院住院人数的首位,且对患者本人、家庭、社会影响较大,也给家庭、社会和国家造成经济上和医疗管理上的沉重负担,为此对本病患者的早期发现,合理治疗及加强社会关注显得十分重要。多在青壮年起病,通常意识清晰,智能尚好,缓慢起病,病程多迁延,呈反复加重或恶化,部分患者最终发展为整体功能衰退,但部分可保持痊愈或基本痊愈状态。

【概念及其发展】

据世界医学文献记载,现代精神病学的先驱德国医生 Kraepelin 在 1896 年将类似精神分裂症病象归纳命名为早发性痴呆,强调了本病特定的以痴呆为结局的后果。1911 年,Bleuler 认为本病特征是精神活动的"分裂",正式命名为精神分裂症,并沿用至今。

【流行病学特点】

据国内 1982 年对 12 个地区精神病流行病调查资料显示,精神分裂症患病率为 5.69%、城市居民明显高于农村居民,女性明显高于男性,患病率与家庭经济水平呈负相关。发病年龄多在 20~30 岁左右。

【病因及发病机制】

精神分裂症的病因及发病机制迄今未明,至今未能找出单一的、决定性的发病因素。一般认为本病的发病是复杂的多种因素综合作用所致,但主要与下列因素有较密切关系:

1.遗传因素　家系研究表明,本病患者近亲中的患病率要比一般人群高数倍(上海调查为 6.2 倍),且血缘关系越近,患病率越高,提示遗传因素在本病发病中具有重要作用。有遗传倾向的人,易在环境因素的作用下发病。遗传因素作用的证据有:家系调查,双生子研究(单卵双生儿的同病率比双卵双生儿的同病率高 4 倍),寄养子研究(为了排除有关因素的影响,即把精神分裂症患者的子女自幼寄养在双亲健康的家庭,待其成年后研究其发病率,结果发现其发病率明显高于非精神分裂症患者的子女)。

2.环境因素　在精神分裂症的发病因素中,环境因素亦具有不可忽视的重要作用。文化背景、家庭环境及社会背景可能与发病有关联,国内外的研究资料显示,社会贫困阶层人群本病患病率较高,可能与这一人群易受到心理社会应激影响,精神压力较大有关,但贫困究竟是疾病的诱因还是后果尚有争议。

3.生物学因素　内外环境中的各种因素,如感染、中毒、脑部创伤、内分泌改变等,可能促使潜在的致病因素转变为显著的疾病症状,导致发病。神经发育因素,如分娩时产伤、母孕期病毒感染、父母药物依赖,也可能与精神分裂症发病有关。

4.神经生化病理改变　中枢多巴胺(DA)活动过度假说,并受到酚噻嗪抗精神病药物(有阻断中枢 DA 受体的功能)治疗精神分裂症疗效的支持。其他还有自体中毒假说、脑神经递质紊乱假说等。一般认为以慢性、阴性症状为主的精神分裂症患者,脑内 DA 功能减退较明显。

5.脑形态学改变　CT 和 MRI 的应用及研究,发现许多病人有脑结构改变,主要表现为轻度的脑萎缩现象,脑室扩大等。脑血流学研究亦提示不少患者额叶供血不足等,尚需进一步研究证实。

【临床表现】

精神分裂症大多隐匿起病,症状表现复杂多样,病程逐渐进展,呈慢性化倾向。其主要临床特点为"分裂现象",即精神活动与周围环境不协调,认知、情感、意志行为之间不协调。其中最基本的症状是思维障碍。早期通常表现为生活懒散、工作或学习的效率下降、敏感多疑、不愿接触别人、行为日益怪异等。急性发病患者多表现为突然出现知、情、意紊乱,如兴奋伤人毁物或行为反常等。女性病人常在月经来潮前后出现急性发作或病情加重。

(一)早期阶段

多见于病变初期,精神分裂症的特征性症状尚未充分暴露,患者可有类似神经症的表现,如敏感多疑、睡眠障碍、焦虑紧张等,也可表现为性格改变,对工作、社交、个人卫生失去兴趣。与亲人疏远,对人冷淡,生活懒散,行为怪异,窥镜自怜,模样奇特古怪,喜紧闭门窗,独自在房内喃喃自语或呆笑等,易被误认为是性格问题或思想问题而导致误诊,或由于家属担心病人确诊后带来的多方面严重影响(如可能终生受歧视、可能葬送学习及工作前程等),因而顾虑重重,未能及时就诊。

(二)充分发展阶段

随着病情进展,患者的精神症状充分显现,虽然精神分裂症不同类型的临床表现有很大差异。但其主

要特点是具有特征性的思维和知觉障碍、情感、行为不协调和脱离现实环境。常见的症状主要有:

1.思维障碍

(1)妄想:是精神分裂症最常见的症状之一。内容上以关系妄想、被害妄想和影响妄想最为常见。此外,还可见嫉妒妄想、疑病妄想、钟情妄想、自罪妄想、非血统妄想等。妄想内容与患者的生活经历、教育程度和社会背景有一定的联系。妄想可分为原发性和继发性,继发性妄想常发生于幻觉等基础之上。精神分裂症妄想的主要特点是:①内容离奇,逻辑荒谬,发生突然。②妄想所涉及的范围有不断扩大和泛化趋势或具有特殊意义。③患者对妄想的内容多不愿主动暴露,并往往企图隐蔽它。

(2)被动体验:正常人能够自由支配自己的思维活动和躯体运动,并在整个过程中时刻体验到这种主观上的支配感。而精神分裂症患者的支配感常常丧失,相反,患者感到自己的躯体运动、思维活动、情感均受他人控制,自己完全不能自主,甚至感到有某种高科技仪器、电波或一种超自然的奇怪的力量在控制自己。这种体验常与被害妄想联系起来,也有人由此坚信自己内心体验或所思所想旁人尽知(内心被揭露感)。

(3)思维联想障碍:思维联想过程缺乏连贯性和逻辑性,是精神分裂症最具有特征性的障碍。其特点是患者在意识清楚的情况下,思维联想散漫或分裂,缺乏具体性和现实性。表现有思维松弛或散漫、思维贫乏、破裂性思维、思维奔逸、思维云集和思维中断等。

(4)思维逻辑障碍:表现为在判断、推理过程中丧失具体概念所规定的含义以及不同概念的差别,违反逻辑和语法规则,其言论令人费解。例如患者不停地在病房里跑步,解释为"紧跟时代步伐",此乃为病理性象征性思维。此外还有语词新作、逻辑倒错性思维和诡辩证等。

2.情感障碍 精神分裂症患者情感迟钝淡漠,情感反应与思维内容以及外界刺激不协调。最早涉及的是较细致的情感,如对同事缺少关怀、同情,对亲人不知体贴。接着是对周围事物的情感反应变得迟钝或平淡,对一般人能引起鲜明的、生动的情感反应的刺激缺乏相应的情感反应。随着疾病的发展,患者的情感体验日益贫乏,对一切无动于衷,甚至对那些使一般人产生莫大悲哀和痛苦的事件,也表现得心如止水,不能激起情感共鸣。此外,还可见到患者流着眼泪唱愉快的歌,笑着诉说自己的痛苦与不幸(情感倒错),或对同一事物产生对立的矛盾情感。

3.意志行为障碍 意志行为障碍中最常见的症状是意志的下降或衰退,患者表现为活动减少、缺乏主动性,行为被动、退缩,对社交、工作和学习缺乏应有的要求,如不主动与人交往,行为懒散,无故旷课或旷工等。严重时患者行为极其被动,终日卧床或呆坐,日常生活懒于料理,长年累月不理发、不梳头、不洗澡、不更衣。随着意志活动愈来愈减退,患者日益孤僻离群,脱离现实。有的患者吃一些不能吃的东西,如吃肥皂、烟头、昆虫、纸屑、粪便或伤害自己的身体(意向倒错)。有的患者可对一事物产生对立意向(矛盾意向)。还有的患者可表现为违拗、被动服从、蜡样屈曲、模仿言语、模仿动作等。

上述思维、情感、意志活动三方面的障碍使患者精神活动与环境脱离,行为孤僻离群,加之大多不愿暴露自己的病态想法,沉醉在自己的病态体验中,自娱自乐,周围人无法了解其内心的喜怒哀乐,称之为内向性。

保罗·尤金·布鲁勒认为精神分裂症的特征性症状有诊断意义,即联想障碍、情感淡漠、意志缺乏和内向性,也称为4A症状,这一概念对现今国际诊断标准仍具有影响。

4.幻觉和感知觉障碍 幻觉见于半数以上的患者,有时可相当顽固。最常见的是幻听,主要是言语性幻听。患者听见邻居、亲人、同事或陌生人说话,内容往往是使患者不愉快的。具有特征性的是听见两个或几个声音在议论患者,彼此争吵(争论性幻听),或以第三人称评论患者(评论性幻听),或是威胁患者、命令患者(命令性幻听)。有时患者想什么,幻听就重复什么(思维鸣响)。患者的行为常用受幻听支配。如与声音进行对话、发怒、大笑、恐惧;或冲动、伤人、毁物、自杀;或喃喃自语,作侧耳倾听状;或沉醉于幻听之中,自笑、自语、作窃窃私语状。幻视也不少见。精神分裂症幻视的形象往往很逼真,颜色、大小、形状清晰可见。内容多单调离奇。幻触、幻味、幻嗅较少见。

感知综合障碍在精神分裂症并不少见。常见有精神人格解体(感到精神活动不存在或不属于自己)、躯体人格解体(躯体某部分不存在或不属于自己的身体)、现实人格解体(对环境缺乏真实感)三类。其人格解体的特点是内容多变,不固定,多种内容可同时或交替出现。

5.紧张综合征　紧张综合征是精神分裂症紧张型的典型表现,包括紧张性木僵和紧张性兴奋两种状态,可交替出现。木僵时以缄默、随意运动减少或缺失以及精神运动无反应为特征。严重时患者保持一固定姿势,不语不动、不进食、不排便,头与枕头间可隔一距离(空气枕头),肢体随意摆布并保持固定位置(蜡样屈曲)。有时患者可突然出现冲动行为,动作杂乱、做作或带有刻板性,此即紧张性兴奋。

精神分裂症患者一般无意识障碍。妄想、幻觉、和其他思维障碍一般都在意识清醒的情况下出现。无智能障碍。自知力缺失。

美国精神医学家爱菊生提出一种对精神分裂症症状归纳分类的方法,即将之分为阳性症状与阴性症状两类。凡是精神功能的亢进或歪曲,称为阳性症状,例如幻觉、妄想、被动体验、明显的思维形式障碍、行为紊乱怪异等。凡是精神功能的减退或缺失,称为阴性症状,例如情感平淡、兴趣减退与缺失、意志减退、思维贫乏和注意力不集中等。

6.自知力障碍　自知力往往缺损。患者不承认自己的疾病,不承认自己思维、情感、意志行为上的改变或异常,相反地归咎于他人。拒绝就诊,拒绝接受治疗。

7.人格改变　部分病人有分裂样性格,表现为淡漠、孤僻、退缩、不愿与人交往或好幻想,易钻牛角尖等。

8.其他障碍　精神分裂症患者一般无意识障碍、无智能障碍。部分病人可有语言及记忆力障碍,随着病情发展,不少患者适应社会、学习、工作能力逐渐下降。

(三)慢性衰退阶段

随着病程进展,部分患者逐渐表现为衰退状态。此时阳性症状或阴症状同时存在。一般而言,精神分裂症发作次数愈多,精神衰退状态就愈明显。慢性衰退阶段病人常见的临床表现有:①意志缺乏,丧失生活的动力,若不予督促鼓励,则终日无所事事、呆坐或闲逛;②思维迟钝、交往困难、言谈内容贫乏;③情感淡漠、终日表情呆板、语音单调、兴趣缺乏;④社交退缩、回避社交活动、闭门不出、独居斗室;⑤行为缓慢、丧失应有的礼仪、行为怪异、社交时使人难堪。部分病人可有暴力冲动、伤人毁物表现。

【临床类型】

一般按临床症状群、起病、疗效及预后情况等分型:

1.单纯型　多发生于青少年期,起病隐匿缓慢、持续进展,以阴性症状为主。早期可出现类似神经衰弱症状,如失眠、工作及学习效率下降等。临床症状主要是日益加重的孤僻、生活懒散、情感淡漠、精神活动日益贫乏和社会功能下降。一般无明显幻觉、妄想。本病患者早期易误诊,在多种因素影响下,往往经过数年病情日益明朗,加重时才被发现,治疗效果和预后差。

2.青春型　多见于青春期,急性或亚急性起病。主要表现为思维散漫、情感改变如喜怒无常,情感幼稚。伴有片断妄想和幻觉,行为紊乱明显,兴奋冲动,症状常变化难测,不少病人行为紊乱带有明显的性色彩。病变发展较快,预后一般不佳。

3.紧张型　多在青壮年起病,常急性发病,病程多呈发作性。主要症状为交替出现的紧张性抑制和紧张性兴奋。紧张性抑制者出现行为缓慢,少语懒动,重者出现不食不眠、不动不语,对环境变化毫无反应,蜡样屈曲等"木僵状态"。紧张性兴奋者常突然出现冲动行为、伤人毁物,历时较短暂。一般近期疗效较好。

4.偏执型(妄想型)　最常见。发病年龄多在 30 岁前后,起病多缓慢、病程较长,主要表现为妄想、幻觉。由于精神症状的隐秘性,早期患者不易被发现。病初敏感多疑,逐渐发展为妄想、幻觉,有时可伴有人格解体等。一般急性起病者预后较好。

5.其他类型　除上述传统四个类型外,不能归入各型或难以分型者称未分型等。

在急性阶段,临床症状以幻觉、妄想等为主者,可称为"阳性症状";而慢性阶段,临床主要症状是情感淡漠、思维贫乏、行为退缩、缺乏动力等等,称为"阴性症状"。

【病程和预后】

精神分裂症的预后一般认为与下列因素有关:

1.家族史阳性,病前有分裂样性格,缓慢起病者预后较差。

2.发病年龄越早,未及时得到合理治疗者预后较差。

3.得到社会及家庭支持、监护条件良好者预后较好,反之较差。

一般而言,经早期诊断,及时合理的治疗,多数患者的病情可获临床治愈或不同程度的缓解。

【诊断要点】

精神分裂症的诊断主要依据病史及精神检查,目前为止还没有肯定的实验室诊断方法。国内外多采用精神病理学标准化评定工具辅助诊断精神分裂症,而且诊断标准变革较大,近年来对精神分裂的诊断更趋慎重。诊断时必须充分考虑其"分裂现象"。

诊断精神分裂症必须符合下列四条标准:

1.症状学标准　确定无疑有下述症状中的至少两项,且各症状并非继发于意识障碍、智能障碍以及情感高涨或低落。

(1)联想障碍:明显的思维松弛或破裂性思维,或逻辑倒错,或病理性象征性思维。

(2)妄想:原发性妄想(如妄想知觉、妄想心境)或妄想内容自相矛盾,或毫无联系的两个或多个妄想,或妄想内容荒谬离奇。

(3)情感障碍:情感倒错或情感不协调。

(4)幻听:评论性幻听,或争议性幻听,或命令性幻听,或思维化声,或连续 1 个月以上反复出现的言语性幻听,或听到的声音来自患者体内某一部位。

(5)行为障碍:紧张症状群,或怪异愚蠢行为。

(6)意志减退,较以往显著的孤僻、懒散;或思维贫乏,或情感淡漠。

(7)被动体验,被控制体验,或被洞悉感,或思维被播散体验。

(8)思维被插入,或思维中断,或强制性思维。

2.严重程度标准　自知力丧失或不完整,并至少有下述情况之一:

(1)社会功能明显受损。

(2)现实检验能力受损。

(3)无法与病人进行有效的交谈。

3.病程标准　精神障碍至少持续 3 个月以上。

4.排除标准

(1)上述症状可肯定并非由于脑器质性精神障碍、躯体疾病所致精神障碍及精神活性物质所致精神障碍所引起。确诊的未缓解的精神分裂症病人,若再患上述各种疾病,应下两个诊断。

(2)若症状同时符合情感性精神障碍和精神分裂症的诊断标准,则出现上述症状的持续时间至少长于情感性精神障碍的持续时间二周,方诊断为精神分裂症。

【治疗要点】

精神分裂症的治疗以药物治疗为主,心理治疗、物理治疗、工娱治疗为辅;做到早期干预,早期治疗。药物治疗应系统而规范,强调早期、低剂量起始,逐渐加量、足量、足疗程的"全病程治疗"的原则。一般急性期以药物治疗为主,治疗时间2个月;巩固期治疗4~6个月,剂量与急性期相同;维持期剂量应个体化。在慢性期阶段,用药物减轻症状,同时加强社会心理康复训练。对严重的兴奋躁动、木僵、严重抑郁患者可选择无抽搐电休克治疗,以快速控制症状;对难治性患者可选择手术治疗。

(一)抗精神病药物治疗

抗精神病药又称神经阻滞剂,可有效地控制精神分裂症急、慢性精神症状。最常用的有以氯丙嗪(冬眠灵)为代表的酚噻嗪类药物,氯丙嗪有效剂量高,镇静作用强、有明显的抗兴奋、抗幻觉妄想的作用,锥体外系副作用较轻。

1.急性期治疗　首次发病或复发的急性期患者的治疗,应力求系统和充分,以获得较完全的临床缓解(症状消失、自知力恢复),一般疗程为2~3个月。常用的抗精神病药物有:

(1)氯丙嗪:有明显的镇静、控制兴奋及抗幻觉妄想作用,适用于有精神运动兴奋和幻觉妄想的急性期患者。对住院治疗的患者,日剂量一般为300mg~400mg,分2~3次服用。60岁以上的老人日剂量应酌减。常见不良反应为锥体外系症状、体位性低血压、肝肾功能损害等。严重心、肝疾病患者慎用,少数病人可出现变态反应、猝死、胃扩张、药源性抑郁等药物毒副作用。

(2)奋乃静:抗幻觉妄想作用同氯丙嗪,而镇静作用较氯丙嗪弱。但引起锥体外系反应较氯丙嗪轻,适用于伴发躯体疾病及老年患者。成人治疗量每日20mg~60mg。

(3)氟哌啶醇(氟哌丁苯):有明显的抗幻觉妄想作用,能快速控制精神运动性兴奋。可有效地控制患者的急性幻觉妄想和精神运动性兴奋。口服日剂量为12mg~20mg。本药有较明显的锥体外系副作用,长期大剂量使用可引起心律失常,一般禁用于心功能不全患者。

(4)三氟拉嗪:有明显的抗幻觉妄想作用,无镇静作用,而有一定的兴奋、激活作用,故对行为被动、退缩、情感淡漠等阴性症状有一定疗效。适用于精神分裂症偏执型、单纯型和慢性精神分裂症患者。成人日剂量20mg~30mg,分2次口服。

(5)舒必利:该药有兴奋、激活作用,对木僵、缄默等精神运动抑制症状有明显疗效。适用于阴性症状为主的精神分裂症,每日治疗量600mg~1200mg,分2~3次服用。

(6)氯氮平:为新型抗精神病药。其镇静作用强于氯丙嗪,能有效控制幻觉妄想和急性兴奋症状,对阴性症状也有一定疗效。该药锥体外系副作用小,但可引起流涎、体位性低血压、心电图及脑电图改变等。部分病人可出现白细胞减小或粒细胞缺乏,一般不宜作首选药。有效日剂量200mg~600mg,应定期监测血常规,一旦发现粒细胞下降,需立即停药,并积极处理。

(7)利培酮(维思通):是苯丙异恶唑的衍生物。能改善本病患者的阳性症状、阴性症状及情绪障碍。老人及心血管疾病、肝肾损伤的患者需谨慎使用。日剂量口服4mg~6mg,分次服用。

(8)长效制剂:用于进行维持治疗、预防病情复发。

五氟利多治疗剂量每周20mg~80mg,每周一次或3天一次服用。氟奋乃静癸酸酯(氟癸酯,FD),治疗剂量为25mg~50mg,每2~3周肌注一次;哌普嗪棕榈酸酯(安棕酯),每2~4周肌注50mg~100mg。

急性期治疗的有效剂量需因人而异,儿童及老年患者剂量宜偏小。一般应从小剂量开始,缓慢加量,由于个体对药物的敏感性及耐受性不同,一般于10天至2周内加至治疗剂量,急性精神分裂症的症状在疗程的 4～6 周内明显缓解,如精神症状改善不明显,则判定该药物无效而换用或联用其他药物治疗。

2.慢性期的维持治疗　急性期精神症状得到控制后,应继续使用治疗量至少连续 4 周以巩固疗效,促使病情进一步改善,此为继续治疗或巩固治疗。

维持治疗的时间,一般认为第一次发作(初发)后,用药物维持治疗 2 年。如患者为第二次发病(即第一次复发),维持治疗的时间应不少于 3 年。如患者为第二次复发,则不宜轻易停药。

维持治疗的药物剂量,应是最低的有效剂量。一般经治疗 3～6 个月后,可逐渐减量,减药不宜过快以维持病情稳定。通常为急性期治疗量的 1/4 或 1/5。

3.合并治疗　为避免药物副作用的发生,应尽可能使用一种抗精神病药物。有时为提高疗效而合并使用不同类别的药物,宜以一种为主。如患者抑制症状明显时,应停用氯丙嗪,以免导致药源性抑郁。

自从 1953 年精神科药物问世以来,精神分裂症治疗效果大幅提高,第三、第四代抗精神病药物应用临床后,普遍反映效果好、副反应轻。尽管如此,仍有部分患者治疗效果不理想,反复发作之后,可完全丧失社会适应能力,即精神衰退。

(二)电休克治疗及其他治疗

精神分裂症青春型、紧张型或伴明显抑郁症状的患者,经多种抗精神病药物治疗效果不明显,宜选择电休克治疗,但需严格掌握禁忌证,以确保患者的安全。需要强调的是,禁止用电休克疗法作为威胁恐吓病人或打击报复患者的手段。电休克治疗一般疗程为 6～12 次。

(三)环境、心理治疗和社会心理康复

精神分裂症的发生是在易感素质和环境中的不良影响、生活中应激因素相互作用下发生,心理应激对引起疾病复发的作用尤为明显。因此在治疗过程中,要了解与发病相关的生活与工作中的应激,了解患者在病情好转阶段对疾病的态度、顾虑,协助患者解除家庭生活中的急慢性应激,并给予心理支持治疗。

环境、心理治疗和社会心理康复对稳定病情、减少复发、促进患者回归社会有极其重要的作用。

急性期患者经系统、充分的药物治疗、病情明显好转时,应及时给予支持性心理治疗,提高患者的自知力,解除其思想顾虑,增强治愈疾病的信心和正确认识和对待家庭及工作环境中各种心理应激,加强患者与医护人员、社会和家庭的联系。开展社区康复治疗,在社区设立康复机构,如工疗站、工疗车间等,对慢性患者进行康复、日常生活能力、职业劳动能力和人际交往能力训练,以提高患者回归社会后的社会适应能力。

【护理评估】

在对精神分裂症患者进行护理评估时需注意:重视患者的需求,不必注重疾病分型;重视患者家属、朋友、同事提供的资料,甄别不一致信息;重视心理测验以帮助了解患者的心理与社会功能状态。

1.健康史　了解发病情况与过程、治疗经过、病前个性特点、家族史等。除了与患者、患者家属交谈外,还需与患者亲人、朋友、同事或同学进行沟通了解。

2.身体状况　评估生命体征、饮食营养、卫生、排泄、睡眠情况及运动等。

3.心理状况　评估患者知、情、意是否异常,对照精神分裂症各类症状进行辨别与评估。

4.社会功能及文化背景　评估患者的自理能力、角色功能、人际交往能力、现实检验能力等。此外,还需评估患者的一般情况、社会文化背景、家庭核心价值观、家庭成员对疾病的认识与态度、社区及工作、学习环境对患者影响等。

【护理诊断】

1.营养失调,低于或高于机体需要量。

2.睡眠形态紊乱。

3.思维过程改变(幻觉、妄想)。

4.有暴力行为的危险。

5.不合作。

6.躯体移动障碍。

7.生活自理能力缺陷。

8.社交孤立。

9.语言沟通障碍。

10.知识缺乏。

【护理目标】

1.营养供给适合身体需要,睡眠改善或有规律,生活基本自理。

2.减少或避免因幻觉、妄想造成的自我损伤或他人损伤。

3.能够配合治疗与护理。

4.能够与人进行正常交流,自我暴露、情感表达适当。

5.基本了解精神分裂症发病原因、临床表现、预后及药物维持治疗的重要性等知识。

【护理措施】

在护理措施的实施过程中,一定要建立良好的护患关系。这是因为多数患者对疾病没有自知力,不承认自己有病,故而拒绝治疗。有些患者甚至将医护人员也牵涉进其精神症状之中,如有被害妄想的患者,认为医务人员可能与那些欲害己之人是一伙的,因而对医护人员采取敌视态度甚至伤害医护人员。因此,护理人员一定要注意自己的言行,熟练运用与精神病患者的接触技巧,设法维护良好的护患关系。

(一)营养失调的护理

1.拒食的护理　精神分裂症患者拒食原因复杂,故应针对不同原因分别做出处理。对怀疑饭菜有毒的患者,可由护理人员先尝食或给予多份饭菜任其自选一份,以消除其疑虑;对有罪恶妄想认为不配进食的患者,可将饭菜混拌似残羹剩饭让其安心进食;对有命令性幻听而拒食的患者,可设法分散其注意力并督促进食;对兴奋躁动不能安心进食的患者应单独进食或予以约束协助进食;对木僵患者,宜进食半流或易消化食物,并由护理人员协助进行,以防吞咽困难发生噎食。无论是坚决拒食还是进食困难,必要时都应予以鼻饲,以保证足够的营养。

2.乱食的护理　对食欲旺盛、暴饮暴食的患者,应控制其饮食;对抢食和狼吞虎咽的患者应挑出食物中的骨头、鱼刺,并劝说患者细嚼慢咽;对精神衰退、痴呆患者,应加强食品管理,防止摄入不洁食物。

3.进食困难的护理　对锥体外系药物副反应严重患者,宜给予营养丰富的流质或半流质食物,必要时由护理人员协助其进食。

(二)睡眠形态紊乱的护理

1.失眠的护理　针对不同原因实施护理。如果是精神症状所致,反映给医生调整用药方案;如果是环境所致,应改善环境,避免噪音、强光刺激;如果是心理因素(认知因素、家庭问题、外界压力等),则给予心理护理;如果是躯体不适,应设法消除不适,如脚冷应给予温水泡脚,咳嗽应给予止咳等。

2.嗜睡的护理　如果是躯体症状所致,应反映给医生处理;如果是药物性或者懒惰所致,应鼓励患者参加集体活动,多运动,多交流。

3.睡眠倒错的护理　设法减少白天睡眠时间,组织患者参加集体活动和文娱活动,保证患者夜间有充分的睡眠时间,从而恢复其良好的睡眠习惯。

(三)幻觉、妄想的护理

1.幻觉的护理　幻觉是精神分裂症常见症状。患者对幻觉内容往往坚信不疑,因此可支配其思维、情感、行为,特别是"命令性幻听",可使患者出走或做出危害自己危害他人的行为。护理人员必须根据幻觉的内容特点及疾病的不同阶段进行护理。

(1)密切观察患者的言行举止,辨别哪些言行与幻觉相关,并了解幻觉的类型、内容、频率、患者对幻觉的态度等,根据患者症状的危害程度合理安排病房。对受幻觉支配而可能出现伤人、自伤、毁物等危险行为者,应安置在重症监护室,专人监护,防止意外发生。

(2)对于整日沉浸于幻觉中的患者,应加强日常生活自理能力的督促。此外,可与患者谈论其他话题,以转移注意力;若患者主动谈论幻觉内容,应认真倾听,并作合理回应,使患者感到被尊重、理解,从而信任医务人员,谈话更开放,理解更深入。

(3)如果可能,应想办法将患者的思绪拽回现实,以缓解症状。如患者听到房里有人讲话,护理人员带他进入事先空置的房间,反复多次,以消除其幻觉体验。

(4)转移注意力。许多幻觉在注意转移后,症状减轻或消失,故应鼓励患者投入工娱活动中或投身于人际交往中。

(5)帮助患者了解并接受幻觉。在病情稳定或基本康复时,向患者讲解幻觉的基本知识,使其了解幻觉的性质及对当事人的影响,从而以科学态度对待幻觉。

2.妄想的护理

(1)运用"以人为本"理念,建立信任关系,获得完整的妄想内容。妄想状态的患者大多意识清晰,智能完整,自知力缺乏,拒绝住院治疗。有被害妄想的患者,可能将医务人员也牵扯进来,认为医院参与了对其迫害活动,因而敌视医务人员。有的患者由于其妄想内容荒诞离奇,曾遭他人嘲笑,因而不再轻易暴露思想活动。还有的患者认为其思想高度机密,害怕泄露授人把柄,故而心思缜密。护理这些患者,要信守以人为本的理念,深入病房,多与其交谈,从关心日常生活入手,询问饮食起居,了解兴趣、爱好,谈论患者感兴趣的话题,多认同、多支持,尽量解决其合理需求,使其感到被尊重、被信赖,逐渐解除其戒备、顾虑之心,取得信任,从而建立融洽的护患关系。在这样的关系基础上,还要注意沟通方法:询问不可唐突,要有铺垫,不要轻易提及敏感内容;不要轻易评论,更不可争辩、反驳或批评;灵活运用沉默、内容反映、共情等倾听技巧等。通过这些方法引导患者的情绪表达和思想暴露。

(2)根据症状和妄想内容,对症护理。对新入院又情绪不稳、有冲动伤人或自伤、逃跑意图的患者,应安置在重症监护室,专人看护。当出现明显的情绪症状或冲动先兆时,要及时采取防范措施,防止意外发生。

被害妄想患者,常常不安心住院,拒绝治疗,甚至自伤、伤人、毁物或逃跑。护理这样的患者,要有耐心,多讲道理,并适当限制其活动范围。有的患者认为饭里有毒,护理人员可采用集体进食的方式,让患者任选饮食,也可以让别人先吃一口,以解除患者的疑虑。要特别观察其情绪与行为变化,防止其伤人或逃跑。

罪恶妄想患者,认为自己罪大恶极,不配活着,情绪低落,为了"赎罪",常常低头下跪,不断检讨,捡拾剩菜剩饭,勤奋劳动,别人要他干什么就干什么,严重者自残、自杀。护理人员应多加关心,劝喂进食或将饭菜混拌以诱导进食,限期休息防止过劳,密切观察病情变化,防止其自残、自杀事故发生。

疑病妄想患者,常认为自己患有不治之症,并有许多躯体不适主诉,严重者认为脏器腐烂了,身体只剩下躯壳了。对此类患者,护理人员态度要温和耐心,细听其倾诉,同情其感受,督促其进食,必要时给予暗示治疗。

关系妄想患者,总觉得周围的人和事与已有关,是针对自己的,且牵连的范围不断扩宽。护理时,言谈要谨慎,不要在患者面前讲悄悄话,不要与其争辩理论,更不要拿其症状开玩笑。要了解其牵连的广度和深度,注意保护被牵连者。嘱咐周围人注意自己的言行,尽量避免成为被牵连者,注意自身安全,防止因关系妄想而受到攻击。

（四）躯体移动障碍——木僵的护理

1.木僵是较深的精神运动性抑制状态,表现为不语不动、不进食、不排便,面无表情,身体长时间保持一固定姿势,如"空气枕头""蜡样屈曲"等。有时患者可突然出现冲动行为,动作杂乱、做作或带有刻板性,此即紧张性兴奋。患者意识清晰,能感知周围所发生的事情,有些患者康复后能回忆木僵中的情况,因此要执行保护性医疗措施,避免不良刺激,不要在患者周围谈论不利于患者的事情。

2.注意保护患者。应将患者安排在单独房间或隔离病房,防止其他患者干扰和伤害;注意观察患者的病情变化,当由木僵状态转入紧张性兴奋状态时,要防止冲动伤人等意外事件发生。

3.有的木僵患者可在夜深人静时主动进食或如厕,护理人员可在床旁准备食物和手纸,给予提供"方便",在其行动时不要惊扰患者。

4.对长期木僵卧床患者,要做好口腔护理、大小便护理、皮肤护理。要经常按摩及活动肢体,防止褥疮、防止肌肉萎缩,并保持肢体于功能位。

（五）不合作的护理

1.关心、尊重患者,与患者建立良好的护患关系,获得信任,加深了解。

2.运用沟通技巧,引导患者表达其思想与情感。

3.在条件许可情况下满足其合理要求。

4.巧妙实施健康教育,比如给其他患者做健康教育,让其在旁边听,促使患者对疾病有正确认识。

5.给药时要监督患者服下,防止暗藏药物。

6.密切观察病情变化,防止冲动伤人、逃跑等意外发生。

（六）暴力行为的护理和危险、意外事故的预防

1.凡处于急性兴奋状态,有冲动行为的患者,应安置在单人房间,派专人护理,必要时可用约束带暂行保护性约束。

2.密切观察病情变化,加强巡视,不让其他患者前来招惹,保持病房安静,收拾起可能被用来伤人的器物。

3.对攻击性很强的患者,可由两人或多人前去护理,一人实施护理,其他人从旁协助并作安全防护,不使用刺激性语言,避免动作力度过大导致误解。

4.加强安全检查,防止意外发生。一切危险物品应妥善保管,防止遗失。凡可藏身之处,如门后、床下、厕所、浴室等应不时巡查,以防患者自缢或溺水。严格执行发药和药品管理制度,严防患者藏药。密切观察病情,及时发现患者自伤、伤人先兆。

5.做好生活护理,督促饮水进食,保证睡眠和休息。当患者兴奋吵闹很长时间后突然安静入睡,要防止衰竭等意外情况发生。

（七）生活自理能力缺陷的护理

1.对生活懒散或生活不能自理的患者,与其共同制订生活技能训练计划,督促患者按计划实施。

2.用行为疗法如代币疗法鼓励患者自理生活,促使形成良好的生活习惯。

3.鼓励参加文娱活动、劳动技能训练,延缓精神衰退进展。

4.引导患者树立生活目标,激发生活动力,提升自尊水平。

5.对严重生活不能自理患者,护理人员应在饮食、卫生等日常生活方面予以协助。

（八）社交孤立的护理

1.与患者共同制订社交技能训练计划,计划要切合患者的实际,一旦制订就要督促实施。

2.可配合代币疗法强化患者在社交方面的进步。

3.护理人员主动与患者沟通,认真倾听,积极回应,表达关注,态度平等尊重。

4.鼓励患者积极参加文体活动、劳动技能竞赛,训练其沟通与表达能力。

(九)语言沟通障碍的护理

1.对沉默不语或思维贫乏患者,要密切观察其非言语行为,分析其意图;护理人员要多引导患者说话,鼓励其表达。

2.对思维破裂患者,要耐心倾听,不能让外界环境转移其注意力,鼓励患者把话说完;护理人员表达要简单明了,语句宜短。

3.对文化程度低或方言重的患者,不要嘲笑,尽量用通俗易懂的词句或对方能听得懂的方言与其交谈。

4.引导、鼓励沉浸于白日梦状态的患者积极参与文娱活动,将其注意力转移到现实生活中来,并锻炼其言语表达能力。

(十)识缺乏的护理

1.重视健康宣教。宣传讲解精神分裂症的性质、发病原因、主要临床表现、治疗方法、预后与转归。告诉患者精神分裂症具有反复发作倾向,急性期之后需要进行较长时间的维持治疗,一般首次发作需维持治疗1~2年,第二次或多次发作维持治疗时间更长一些,甚至是终生服药。维持治疗对于减少复发或再住院具有肯定作用。

2.告诉患者社交训练、生活技能训练对回归社会的重要性。

3.宣传精神疾病、精神科药物对优生优育的影响,以及怀孕前后服药方法。

4.宣传心理卫生知识,以及出院后面临社会歧视、生活压力等困境时如何自我调节与应对。

【护理评价】

精神分裂症患者的护理,可从以下几方面评价:

1.患者能否正常或被动进食,有无营养不良发生;睡眠情况如何。

2.是否主动接受治疗,药物依从性如何。

3.患者是否安全度过木僵阶段及其他意志行为抑制阶段。

4.患者精神症状是否改善;自伤、伤人、自杀、逃跑的动机是否消失。

5.患者自知力的恢复情况。

6.患者的社交能力、社会适应能力是否得到改善。

【预防】

1.精神分裂症与遗传因素有关,因此,要对病人、家属进行卫生宣传教育,病人若结婚要尽量避免生育。

2.普及精神卫生知识,使人们重视自我调节不良情绪,保持自身的心理健康。

3.普及精神疾病的医学知识,以便早发现、早诊断、早治疗。

4.广泛建立社区精神卫生服务网,加强对康复病人的随访,预防复发。

【健康教育】

健康教育对精神分裂症病人、家属及其他照顾者都是有益的,了解并有效地解决病人环境中的压力。

1.对病人及家属进行有关疾病的教育。使病人认识到继续维持抗精神病药物治疗,对防止病情复发的重要性。按时门诊复查,服从治疗,坚持服药。并对病人及家属解释药物可能出现的毒副作用,以便能在出现问题时做出简单的医学处理。

2.指导或帮助病人掌握解决有关社会环境压力的方法。争取社会的支持,以减少或消除复发因素。

3.鼓励病人参加综合康复活动,加强工娱治疗,达到巩固疗效,逐步与社会现实接近、力争达到回归社会的目的。

4.加强心理护理。提高病人的认识,其内容包括:①教育病人正确对待及处理生活中的事件,适应并正确处理与已有关的社会因素。②努力克服性格中的缺陷,保持良好的人际关系。③保持合理而有规律的生活习惯,注意劳逸结合,合理用脑及参加适当的体力劳动。

5.帮助患者及其家属了解病情波动,复发的早期症状,以便及时就医。同时,让患者亲属了解精神分裂病程发展及预后情况,了解病人临床治愈后可能面临的问题和困难(如经济问题、个人问题、就业问题等),为患者尽快回归社会做好准备。

(任红梅)

第三节　心境障碍患者的护理

一、概述

情感性精神障碍又称心境障碍,是以显著而持久的心境或情感改变为主要特征的一组疾病。临床上主要表现为情感高涨或低落,伴有相应的认知和行为改变;病情严重时可有幻觉、妄想等精神病性症状;具有反复发作的倾向,间歇期精神活动基本正常。

心境障碍病人大多有周期性发作特点。躁狂症多以春末夏初发病,抑郁症则好发于秋冬季。本病病程长短不一,躁狂症病程较短,平均 3 个月,而抑郁症一般较长,平均 6 个月。多数心境障碍病人预后较好,部分可有残留症状或转为慢性。心境障碍的发病率因性别、年龄、种族、婚姻状况、社会阶层和季节而有所不同。

【病因及发病机制】

本病的病因及发病机制尚不清楚,大量研究资料提示遗传因素、神经生化因素和心理社会因素对其发生有明显影响。

1.遗传因素　多数研究认为遗传因素在心境障碍发病中占有重要地位,其影响远甚于环境因素。但遗传方式目前尚不肯定,目前多倾向于多基因遗传模式。家系研究显示,心境障碍病人中,有家族史者为30%～41.8%,心境障碍先证者亲属的患病概率为一般人群的 10～30 倍,血缘关系越近,患病概率也越高,一级亲属的患病率远高于其他亲属,并且发病年龄逐代提早,疾病严重性逐代增加。

2.神经生化因素　一些研究初步证实了中枢神经递质代谢异常及相应受体功能改变,可能与心境障碍的发生有关,但意见尚不一致。目前以 5-羟色胺(5-HT)假说较为受到重视,5-HT 直接或间接参与调节人的心境,5-HT 功能活动降低与抑郁症有关,而 5-HT 功能增高与躁狂症有关。去甲肾上腺素(NE)假说认为,NE 功能活动降低可能与抑郁发作有关,NE 功能活动增高可能与躁狂发作有关。多巴胺(DA)假说则认为,DA 功能活动降低可能与抑郁发作有关,反之可能与躁狂发作有关。

3.心理社会因素　应激性生活事件与心境障碍,尤其与抑郁发作的关系较为密切,特别是首次发作的抑郁症较为明显。抑郁症病人于发病前 92% 存在促发的生活事件。女性应对应激性事件的能力低于男性,更易患本病。

二、心境障碍患者的临床特点

【临床表现与分型】

根据CCMD-3,心境障碍包括躁狂发作、双相障碍、抑郁发作、持续性心境障碍、其他心境障碍等几个类型。躁狂发作(单相躁狂)或抑郁发作(单相抑郁)是指病程中只有躁狂相或只有抑郁相,而双相障碍是病程中既有躁狂相又有抑郁相的状态。躁狂症和抑郁症的症状多样,表现不一。

(一)躁狂发作

躁狂发作的典型临床表现是"三高"症状,即情感高涨、思维奔逸和活动增多。部分病人伴有精神病性症状(幻觉、妄想等)。发作应至少持续1周,并有不同程度的社会功能损害,或给他人造成危险或不良后果。躁狂可一生仅发作一次,也可反复发作。临床上可根据起病缓急、症状轻重分为轻躁狂、急性躁狂和慢性躁狂,症状轻重是相对的,其间并无严格界限。

1.情感高涨或易激惹 是躁狂发作的基本症状。病人主观体验特别愉快,自我感觉良好,心境轻松、热情、喜悦,整天显得兴高采烈、精力充沛、没有烦恼,感觉周围事物一切均很美好,言语诙谐风趣,表情生动,常博得周围人的共鸣,引起阵阵欢笑。部分病人则以愤怒、易激惹、敌意为特征,甚至可出现破坏及攻击性行为,但持续时间较短,易转怒为喜或赔礼道歉。

2.思维奔逸 病人联想迅速,思维内容丰富多变,自觉脑子聪明,反应敏捷。常表现为语量大、语速快,高谈阔论,口若悬河,手舞足蹈,即使口干舌燥、声音嘶哑,仍要讲个不停。但讲话内容较肤浅,且凌乱不切实际,常给人以信口开河之感。病人的思维活动常受周围环境变化的影响,致使话题可突然改变(随境转移),讲话的内容常从一个主题很快转到另一个主题,即表现为意念飘忽,严重时可出现音联和意联。

3.活动增多 表现为精力旺盛,病人自感全身有使不完的劲,整日忙碌不停而无疲倦感。兴趣范围扩大,想多做事,做大事,想有所作为,因而活动明显增多,但多虎头蛇尾,有始无终。有的病人表现为爱管闲事,爱打抱不平,爱与人开玩笑,好接近异性。注重打扮,行为轻浮或鲁莽,病情严重时,自我控制能力下降,甚至有冲动毁物行为。

4.精神病性症状 部分病人可能出现幻觉与妄想,但多继发于情感高涨,且一般持续时间不长。幻觉多为幻听,内容大多是称赞自己的才能和权利,与其情绪相符合。妄想的内容常与自我评价过高密切相关,严重时可发展为夸大妄想,并由此派生出被害妄想。

5.睡眠需求减少 病人睡眠需要明显减少但无困倦感,每日只睡2~3h,主要为入睡困难,为躁狂发作的特征之一。

6.躯体症状 病人很少主诉有躯体不适。可有食欲增加、性欲亢进、交感神经兴奋症状等。多数病人在疾病早期即丧失自知力。

(二)抑郁发作

抑郁发作的典型临床表现是"三低"症状,即情感低落、思维迟缓、意志活动减退。但现今观点认为这是重度抑郁发作的典型症状,部分抑郁发作病人并不具备。抑郁症状至少持续2周,且有不同程度的社会功能损害,或造成个体痛苦、不良后果。抑郁可一生仅发作一次,也可反复发作。

1.情绪低落 是抑郁发作的基本症状。主要表现为显著而持久的情感低落,抑郁悲观。病人感到闷闷不乐,无精打采,愁眉苦脸,唉声叹气,此种情绪不为喜乐的环境而改变,病人自诉"高兴不起来、活着没意思、心里难受"。典型病例抑郁情绪具有晨重夜轻的节律特点。部分病人存在无用、无望与无助感觉,即"三无"症状。少数年长女性病人可表现为紧张、局促不安、焦虑、激越症状。

2.思维迟缓　病人思维联想速度缓慢,反应迟钝,思路闭塞,思考困难,自感"脑子像生了锈、涂了浆糊一样"。临床表现为主动语言减少,语速减慢,声音低沉,对答困难,工作和学习能力下降,重者无法进行交流。

3.意志活动减退　病人意志活动呈显著持久地减退。临床表现为行为缓慢,生活被动、疏懒,不愿做事,不愿参加平常喜爱的活动,不愿与周围人接触交往,常闭门独坐一隅。注意力、记忆力下降。严重时发展为不语、不动、不食,可达木僵状态,但其表情、姿势和内心体验协调一致,称为"抑郁性木僵"。

4.自杀观念和行为　为抑郁病人最危险的症状,也是严重抑郁的一个标志。病人感到生活无意义,认为死是最好的归宿,常有周密的自杀计划,且反复寻求自杀。病人自杀行为可出现在疾病的任何时期,但最常发生在缓解期,可能是重症期精神运动性抑制而无力将自杀行为付诸行动。有调查显示,抑郁者至少有 25% 的人有自杀企图或自杀行为,长期追踪发现抑郁症病人中约 15% 最终死于自杀。

5.精神病性症状　抑郁存在一段时期后可出现幻觉和妄想,如罪恶妄想,伴谴责性幻听;也可与抑郁心境不协调,如被害妄想,无情感色彩的幻听。此外,病人对疾病缺乏自知力。

6.躯体症状　主要有睡眠障碍、食欲减退、性欲减退、体重下降、便秘、躯体疼痛不适、乏力、自主神经功能失调症状,病人甚至阳痿或闭经等。睡眠障碍也是抑郁症者突出的躯体症状,主要表现为早醒,一般较平时早醒 2～3h,醒后不能再入睡;有的表现为入睡困难、睡眠不深;不典型抑郁病人可出现贪睡情况。

7.其他　病人因思维联想困难和记忆力减退,影响其认知功能,可出现抑郁性假性痴呆。部分病人可出现人格解体、现实解体、强迫、恐怖、癔症等症。

(三)双相障碍

双相障碍临床特点是反复(至少两次)出现心境和活动水平的明显改变,有时表现为情感高涨、活动增加等躁狂症状,有时表现为情感低落、活动减少等抑郁症状,发作间期通常完全缓解。最典型的形式是躁狂和抑郁交替发作。通常是在躁狂与抑郁快速转相时发生,例如一个躁狂发作的病人突然转为抑郁,几小时后又再复躁狂,使人得出"混合"的印象。临床上较为少见。

(四)持续性心境障碍

1.环性心境障碍　主要特征是持续性心境不稳定,即心境高涨与低落交替出现,但程度均较轻,尚未达到躁狂或抑郁发作的诊断标准。这种心境不稳定一般开始于成年早期,呈慢性病程,可一次持续数年,有时甚至占据个体一生中的大部分时间,心境相对正常的间歇期可长达数月。心境波动与生活应激无明显关系,与病人的人格特征有密切关系。

2.恶劣心境　是一种以持久的心境低落为主的轻度抑郁,从不出现躁狂。常伴有焦虑、躯体不适和睡眠障碍,但无明显的精神运动性抑制或精神病性症状,生活不受严重影响,病人有求治要求。抑郁常持续 2 年以上,期间无长时间的完全缓解,如有缓解,一般不超过 2 个月。此类抑郁发作与生活事件和性格有较大关系。

【诊断标准】

心境障碍的诊断主要根据病史、临床症状、病程、体格检查和实验室检查。密切的临床观察、把握疾病横断面的主要症状及纵向病程特点,进行科学的分析是临床诊断的可靠基础。

1.症状标准　根据 CCMD-3,躁狂发作以心境高涨或易激惹为主,并至少有下列 3 项(若仅有易激惹,至少需要 4 项):①注意力不集中或随境转移;②语量增多;③思维奔逸、联想加快或意念飘忽的体验;④自我评价过高或夸大;⑤精力充沛、不感疲乏、活动增多、难以安静、或不断改变计划和活动;⑥鲁莽行为;⑦睡眠需要减少;⑧性欲亢进。病情轻者社会功能无损害或有轻度损害,严重者可出现幻觉、妄想等精神病性症状。

抑郁发作以心境低落为主,并至少有以下症状中的 4 项:①兴趣丧失、无愉快感;②精力减退或疲乏感;③精神运动性迟滞或激越;④自我评价过低、自责、内疚感;⑤联想困难或自觉思考能力下降;⑥反复出现想死的念头、或有自杀、自伤行为;⑦睡眠障碍,如失眠、早醒或睡眠增多;⑧食欲降低或体重明显减轻;⑨性欲减退。病人严重时可出现幻觉、妄想等精神病性症状。

2.**病程标准** 多数具有发作性病程,发作间歇期精神状态可恢复病前水平。躁狂发作的症状至少持续 1 周,而抑郁发作的症状至少持续 2 周。

3.**家族史** 家族中特别是一级亲属有较高的同类疾病的阳性家族史,躯体和神经系统检查、实验室检查一般无阳性发现。

【治疗原则及要点】

(一)躁狂发作的治疗

各类躁狂发作均以药物治疗为主,特殊情况下可选用电抽搐治疗。

1.**药物治疗** 主要使用心境稳定剂,必要时可合用抗精神病药或苯二氮卓类。药物应用遵循个体化给药、小剂量开始、剂量逐步递增及全程治疗的原则。①碳酸锂:是治疗躁狂发作的首选药物,单药治疗躁狂的总有效率为 70%～80%。可用于躁狂的急性发作、缓解期的维持治疗。碳酸锂的起效时间约 2～3 周。锂的安全范围较窄,有效量与中毒量接近,治疗中应密切观察病情和治疗反应,监测血锂浓度,并根据病情、治疗反应和血锂浓度调整剂量。血锂浓度上限不宜超过 1.4mmol/L,以防锂中毒,老年病人血锂浓度不宜超过 1.0mmol/L。②抗癫痫药丙戊酸盐、卡马西平:用于碳酸锂治疗效果不佳或不能耐受碳酸锂治疗者,丙戊酸盐对急性躁狂发作病人的疗效与锂盐相同,对混合发作、快速循环发作的疗效与单纯躁狂发作的疗效接近,丙戊酸盐使用较安全,且病人耐受性好于锂盐。卡马西平适用于锂盐治疗无效或快速循环发作或混合发作的病人,但常伴用严重的毒副作用;③抗精神药氯丙嗪、氟哌啶醇:控制急性躁狂发作的兴奋症状效果较好,特别是氯氮平和碳酸锂联合使用可治疗难治性躁狂症;④苯二氮卓类:躁狂发作治疗早期常联合使用苯二氮卓类药物,以控制兴奋、激惹、攻击、失眠等症状。在心境稳定剂疗效产生后即可停止使用该药,长期使用可能出现药物依赖。

2.**电抽搐或改良电抽搐治疗** 对急性重症躁狂发作、碳酸锂治疗无效或不能耐受者可单独使用或合并药物治疗。起效迅速,一般隔日一次,8～12 次为一疗程,合并药物治疗者应适当减少药物剂量。

(二)抑郁发作的治疗

抑郁发作的治疗以药物治疗为主,特殊情况下可使用电抽搐治疗,心理治疗应贯穿全程。

1.**药物治疗** 抗抑郁药能有效缓解抑郁心境及伴随的焦虑、紧张和躯体症状,有效率 60%～80%。常用抗抑郁剂包括三环类及四环类抗抑郁药、单胺氧化酶抑制剂、选择性 5-HT 再摄取抑制剂以及其他新型抗抑郁剂等。抗抑郁药物使用中应遵循的原则:①治疗方案个体化:全面考虑病人的症状特点、年龄、躯体情况、药物耐受性、有无合并症等情况合理用药;②尽可能单一用药,足量、足疗程治疗;③逐渐递增剂量:尽可能使用最低有效量,减少不良反应,提高服药依从性;④倡导全程治疗:分为急性期、巩固期和维持期治疗;⑤症状缓解停药时应逐渐减量,避免出现"撤药综合征";⑥联合心理治疗:药物联合心理治疗,总体疗效可超过 80%。

2.**电抽搐或改良电抽搐治疗** 用于有强烈自杀观念或抑郁性木僵或使用抗抑郁治疗无效者,一般 6～12 次为一疗程。电抽搐治疗后仍需用药物维持治疗。

3.**心理治疗** 对有明显社会心理因素作用的抑郁症者及轻度抑郁或恢复期病人,在药物治疗的同时常合并心理治疗。支持性心理治疗,包括倾听、解释、指导、鼓励和安慰等可以帮助病人正确认识和对待自身疾病,主动配合治疗。此外,认知疗法、行为疗法、人际心理治疗、家庭干预等一系列治疗技术,帮助病人改变不良认知方式,矫正适应不良行为,改善人际交往和心理适应能力,调动其积极认知和情感,尤其对轻、中度的抑郁病人效果良好。对于有明显消极自杀观念和行为的病人,应提供及时有效的危机干预措施。

(三)预防复发

多数心境障碍病人预后较好,经治疗临床症状可基本或完全消失,社会功能恢复。有 $15\%\sim20\%$ 的病人可慢性化,残留有易激惹和躯体不适等症状。预后与反复发作、慢性化病史、阳性家族史、病前适应不良、合并躯体疾病、缺乏社会支持和治疗不恰当等因素有关。

心境障碍复发的频率因人而异,对于长期服药以预防复发的观点目前存有争议,但多数研究主张:双相障碍的复发率明显高于单相抑郁障碍,主张长期服用锂盐预防性治疗,锂盐具有双相治疗作用,可有效防止躁狂或抑郁的复发,且预防躁狂发作更有效。

心理治疗和社会支持系统对预防本病的复发具有非常重要作用,应尽可能减轻病人过重的心理负担,减少心理应激,训练病人应对能力,积极为病人创造轻松、愉快的家庭和社会工作氛围,以预防复发。

三、心境障碍病人的护理

【护理评估】

评估心境障碍病人时,应充分运用治疗性人际沟通、倾听、观察等技巧,从生理功能、精神状况、家庭及社会文化等多层面进行深入分析,全面系统地认识病人的整体健康状况。

1.生理功能评估　评估内容包括个人成长史、既往健康史、生活方式、特殊嗜好、用药史、过敏史等健康相关情况;目前病人的饮食营养、睡眠、性欲、个人卫生自理等状况。

2.精神状况评估　对病人的精神症状评估应详细和全面,包括自知力、情感、思维、行为、活动及认知特点,病人对治疗护理的配合情况等。

3.心理因素评估　包括病前个性特征、病前生活应激性事件、病人既往应对挫折与自我调适方式及效果。

4.家庭背景及社会文化评估　病人家族中有无患精神障碍的亲属,与病人的密切程度,具体发病情况;病人病前的社会参与情况,婚姻状况,人际关系及社会支持系统等。

【护理诊断】

(一)躁狂发作的相关护理诊断

1.有暴力行为的危险(针对他人)　与情感控制力下降、易激惹等有关。

2.营养失调(低于机体需要量)　与兴奋、活动增多致消耗增加、进食无规律等有关。

3.睡眠形态紊乱　与精神运动性兴奋、精力旺盛有关。

4.卫生/穿着/进食自理缺陷　与躁狂兴奋、无暇料理自我有关。

5.不合作　与自知力缺乏有关。

(二)抑郁发作的相关护理诊断

1.有自伤(自杀)的危险　与悲观情绪、自我评价低、自责自罪等有关。

2.营养失调(低于机体需要量)　与食欲减退、自责自罪等有关。

3.卫生/穿着/进食自理缺陷　与精神运动迟滞、兴趣较低、无力照顾自我有关。

4.睡眠形态紊乱　与情绪低落、沮丧、绝望因素有关。

5.个人应对无效　与情绪抑郁、无助感、精力不足因素有关。

【护理目标】

(一)躁狂发作的护理目标

1.病人能控制自己的情感和行为,不发生因行为不当造成的躯体或物品的损害。

2.病人过多的活动量减少,机体消耗与营养供给达到基本平衡。

3.生活起居有规律,能按计划完成日常生活自理。

4.情感高涨、思维奔逸等症状得到基本控制。

5.病人对疾病有正确认识,主动配合治疗与护理。

(二)抑郁发作的护理目标

1.病入住院期间未发生自伤行为,在出现自杀意念时能向工作人员诉说。

2.病人摄入营养均衡的食物,体重未下降,排泄、休息和睡眠恢复正常。

3.病人生活恢复自理,不在他人帮助下自行沐浴、洗涤、梳理、更衣等。

4.病人能正确评价自我,情绪好转,愿意并适当的与他人交往。

5.病人能用言语表达自我的过去和未来的正向观点,出院前自我评价增强。

【护理措施】

(一)躁狂发作的护理

1.生理功能护理

(1)生活护理

1)卫生教育:引导和鼓励病人按时料理个人卫生并参与病室卫生工作,对病人的异常装扮给予婉转的指正,教育其更好地体现个人修养和身份。

2)饮食护理:按时督促和指导病人进食高营养、易消化的食物及充足的饮水,食物形式要多样,以满足其生理需要。必要时根据病人具体情况安排单独进餐,以减少环境和人群对病人的影响,进餐时间也可不受限制。对于极度兴奋状态的病人可耐心喂食。此外,选择合适时机向病人讲解饮食无规律的危害,引导病人自行正常进食。

3)睡眠护理:提供一个简单、安静的休养环境,有利于控制兴奋症状,安定情绪。指导并督促病人每日养成定时休息习惯,合理安排好病人的活动与休息,必要时遵医嘱使用药物帮助病人入睡。

4)安全护理:病室环境安静,色彩宜淡雅,室内陈设力求简单、实用,避免一切危险伤人的工具;尊重病人,接触病人时应持温和、坦诚、镇静的态度,言谈中不可流露厌烦的表现和语言;密切观察病人的病情,及早发现和辨识潜在暴力行为的先兆表现,如情绪激动、挑剔、质问、无理要求增多、有意违背正常秩序、出现辱骂性语言、动作多而快等,及时采取防范措施,设法稳定病人情绪;对处在疾病急性阶段的病人,尽可能满足其大部分要求,对于不合理、无法满足的要求应尽量避免使用简单、直率的方法直接拒绝,以免激惹病人;当确定病人有明显的暴力行为先兆时应立刻实施暴力行为防范措施。

(2)对症护理躁狂发作病人常精力异常旺盛,加之急躁不安、判断力差,容易导致精力的发泄变成破坏性。护理人员应合理安排有意义的活动,引导病人把过盛的精力运用到正性活动中,如组织一些需要体能又无须竞争的活动,健身器运动、跑步、书画等,病人每次完成活动要及时给予肯定。对爱挑剔的病人,护理人员应友善接受病人,鼓励病人合作,避免争论和公开批评。对好表现、夸大行为的病人,护理人员应以肯定的言语陈述现状,增加病人的现实感。

(3)用药护理:每次服药后认真检查口腔、舌下、手、药杯等部位,确保用药安全。密切观察病人用药的耐受性和不良反应,尤其对应用锂盐治疗的病人,注意血锂浓度的监测,鼓励病人多饮淡盐水,增加钠的摄入,有利于锂盐的排泄。

2.心理护理　选择适当时机帮助病人认识自己的情感失控是病态,从主观上能够主动调整情感和行为。病情好转后,教会病人克服性格弱点,正确对待疾病和自己的未来。对于安静合作解除隔离或约束的病人,要解释其隔离或约束的必要性。

3.家庭干预及社会功能训练　家庭成员的情感表达方式对本病的复发有重要影响,提倡家属应以平和的心态对待病人,避免言语的刺激而诱发。督促病人出院后坚持服用药物,积极寻找并提供机会,鼓励病人参与力所能及的社会活动,如组织社区各类活动、手工劳动、书画创作等职业行为训练,以增加病人的社会归属感。

4.健康教育　对病人及家属进行疾病相关知识的教育,使其了解本病的特点、治疗药物、不良反应的观察及处理;教育病人及家属识别疾病复发的早期征象;教育病人坚持服药的重要性和必要性,强化服药意识;教育病人保持健康稳定的情绪、合理营养、充足睡眠、良好心境对疾病的作用,使病人真正获得对自己健康的主动权,激发家属担负起督促病人的责任。

(二)抑郁发作的护理

1.生理功能护理

(1)生活护理

1)卫生教育:抑郁症病人常不注意自己的衣着和个人卫生。对轻度抑郁者可鼓励其在能力范围内自我料理,以更好地体现个人修养;重度抑郁者应协助其梳洗、如厕、更衣等。允许病人适度的依赖,有助于减轻心理压力。

2)饮食护理:抑郁症病人常有食欲缺乏,或因自责自罪而拒绝进食。护理人员应了解病人不愿进食或拒食的原因,根据不同情况制定相应对策。如选择病人平日喜爱的食物、陪伴病人用餐、少量多餐、饭菜拌杂、鼓励病人从事一些为别人服务的活动等,促进病人接受食物。若病人坚持拒食,则应采取喂食、鼻饲、输液等措施。

3)睡眠护理:抑郁症者常表现早醒,且早醒又会加剧病人的抑郁情绪,自杀、自伤等意外易发生在本时段,因此加强抑郁病人的睡眠护理尤为重要。鼓励或陪伴病人在白天从事多次短暂的工娱活动,晚间入睡前饮热牛乳、热水泡脚,创造安静的睡眠环境促进病人入睡,清晨应加强巡视,对早醒者给予安抚,使其延长睡眠时间,或督促其起床做一些活动,避免病人陷入极度悲观失望的情绪中。对入睡困难或半夜醒来又不能入睡者,必要时遵医嘱使用催眠药物。

4)安全护理:自杀观念和行为是抑郁症病人最严重的情况,多发生在疾病的缓解期或进展期。护理人员应密切观察其病情变化,通过病人的情感变化、言语、行为或书写物等,早期识别自杀的先兆及可能采取的方式,及时采取有效措施防止意外发生。病室陈设应尽可能简单、安全,加强危险物品的管理。病人外出检查或户外活动时,工作人员要重点看护,严防病人私藏危险品带入病室。重点时段,如交接班、就餐时、清晨、夜间等,要特别加强巡视观察。抑郁发作病人尽可能安置于群体环境中,避免单独居住、单独活动。

(2)对症护理改善病人抑郁情绪,防止自杀自伤是本病的又一护理重点。首先,护理人员应保持一种稳定、温和与接纳的态度,且护理人员相对固定,有利于与病人建立有效的治疗性关系,鼓励病人抒发内心体验,交谈中注意适当放慢语速,并耐心倾听病人的诉说;重视非语言沟通的作用,如静静地陪伴、关爱的目光注视病人、轻轻地抚摸等。当病人做出自杀选择时,护理人员应加强与病人的接触、沟通,讨论自杀对个人、家庭、他人的影响,从而打消或动摇、缓解其自杀意念。一旦出现自杀、自伤等危险,应即隔离病人并实施危机防范措施。此外,抑郁症病人常有负性思考的思维定式,护理人员应设法帮助病人认识这些想法是消极的,同时还应努力使病人回忆其优点、长处和成就,以培养正性的认知方式。

2.心理护理　护士应积极地为病人营造并利用一切个人或团体的人际交往机会,改善病人消极被动的交往方式,增加交往技巧,建立积极参与的交往能力,指导病人改变处处需要别人关照和协助的心理,并通过学习和行为矫正训练方式,训练病人的心理应对技巧,为病人日后重新融入社会,独立处理事物创造良好基础。

3.家庭干预及社会功能训练　鼓励家人根据病人的兴趣爱好,开展一些病人喜爱的活动,以疏泄抑郁情绪。督促病人出院后坚持规范地药物治疗。在家庭和社区环境中积极创造机会,使病人能参与正常的家庭劳动和社会职业活动,以增加病人的社会归属感和建立正常的人际交往能力。

4.健康教育　对缓解期病人及家属进行抑郁症的相关疾病知识教育,帮助其认识疾病的性质、症状,以促进病人正确对待疾病;讲解药物治疗的重要性和常见不良反应的辨识,介绍疾病复发的先兆表现及促发因素,以尽早地识别复发症状;教育病人生活要有规律,保持积极乐观的身心状态,积极参与社会活动;教育其家属尽量注意避免精神刺激因素,促进病人维持稳定的心境。

【护理评价】

1.病人是否造成自身或他人躯体或周围物品的损害。

2.病人是否维持营养、水分、排泄等方面的适当生理功能。

3.病人是否学会控制和疏泄自我高涨或抑郁的心境。

4.病人睡眠是否改善,能否在休息时间 30min 内入睡,在不服用药物情况下保持睡眠 6～8h。

5.病人的情感症状是否逐步得到控制。

（贾　婷）

第四节　神经症患者的护理

一、神经症概述

神经症是一组精神障碍的总称,其临床表现虽然各不相同,但它们都有着一些有别于其他精神障碍的共同特征,其共同特点如下。

1.病情的波动常与心理社会因素,如应激性的生活事件或无法解决的心理冲突有关。患者多在一定的心理刺激下发病,病情的波动亦与精神压力密切相关,顺利时病情减轻,受挫时病情加重。

2.病前多有一定的人格基础,神经症患者通常都具有某些人格上的特点,成为神经症的易感素质,但人格障碍并不成为主要的临床相关因素。

3.主要表现为焦虑、恐惧、强迫、疑病症状或脑功能失调症状,以及多种躯体不适感等,这些症状可以单独存在,但大多数混合存在,尤其是焦虑症状。

4.无任何可证实的器质性基础。神经症是一种大脑功能失调,迄今为止,未发现神经症患者有任何神经系统器质性改变。症状主要表现为脑功能失调症状、情绪症状、强迫症状、分离或转换症状、躯体化症状或神经衰弱症状等,这些症状在不同类型的神经症患者身上常混合存在,但均不伴有器质性病变。

5.患者无精神病性症状,有相当的自知力,对自己的疾病状况通常有着良好的判断力,常有一种夸大疾病严重程度的倾向,疾病痛苦感明显,有主动反复求治要求,大多能自觉或经过适当解释认识到所患是心理障碍。

6.社会功能相对完好,患者不丧失对外部世界的接触能力,有良好的现实检验能力,行为一般保持在社会规范允许的范围之内。

7.病程大多持续迁延,需至少持续 3 个月方可诊断(惊恐发作除外)。

CCMD-Ⅲ将神经症分为以下几类:恐惧症;焦虑症;强迫症;躯体形式障碍;神经衰弱;其他或待分类的神经症。神经症是一组高发疾病,在门诊中常见,总患病率为 1.5%,以 40～44 岁年龄段患病率最高,但初发年龄多为 20～29 岁;女性患病率高于男性;文化程度低、经济状况差、家庭气氛不和睦者患病率较高。

二、焦虑症的护理

焦虑症是以焦虑、紧张的情绪障碍伴有自主神经功能兴奋和过分警觉为特征的一种慢性焦虑障碍。焦虑并非由于实际的威胁所致,其紧张惊恐的程度与现实情况很不相称。焦虑症是一种普遍的心理障碍,发病于青壮年期,女性发病率比男性高一倍。临床分为广泛性焦虑障碍与惊恐障碍两种主要形式。

【病因与发病机制】

焦虑症的起因,不同学派的研究者有不同的意见,这些意见相互补充。

1.遗传因素 已有资料支持遗传因素在焦虑障碍的发生中起一定作用,如 Kendler 等(1992 年)研究了 1033 对女性双生子,认为焦虑障碍有明显的遗传倾向,其遗传度约为 30%,且认为这不是家庭和环境因素的影响。但是某些研究表明,上述遗传倾向主要见于惊恐障碍,而在广泛性焦虑障碍患者中并不明显。

2.生化因素 焦虑症患者有去甲肾上腺素(NE)能活动的增强,焦虑状态时,脑脊液中 NE 的代谢产物增加,使用 α_2 受体拮抗剂能使 NE 增加而致焦虑,而 α_2 受体激动剂对焦虑治疗有效。另外,许多主要影响中枢 5-羟色胺(5-HT)的药物对焦虑症状有效,表明 5-HT 参与了焦虑的发生,但确切机制尚不清楚。此外,苯二氮䓬类常用于治疗焦虑症取得良好效果,提示脑内苯二氮䓬受体异常可能为焦虑的生物学基础。

3.心理因素 行为主义理论认为,焦虑是对某些环境刺激的恐惧而形成的一种条件反射。心理动力学理论认为,焦虑源于内在的心理冲突,是童年或少年期被压抑在潜意识中的冲突在成年后被激活,从而形成焦虑。焦虑症患者的病前性格大多为胆小怕事,自卑多疑,做事思前想后,犹豫不决,对新事物及新环境不能很快适应。在有生活压力事件或自然灾害发生的情况下,焦虑症患者比一般人更倾向于把模棱两可的、甚至是良性的事件解释成危机的先兆,进而出现焦虑症,并且压力事件可使焦虑症状维持下去。

【临床表现】

焦虑症的具体症状包括以下特点,这些症状可以单独出现,也可以一起出现:

1.身体紧张,焦虑症患者常常觉得自己不能放松,全身紧张。

2.自主神经系统反应性过强。

3.对未来无名的担心,担心自己的亲人、财产、健康等。

4.过分机警,患者对周围环境充满警惕,影响了其他工作,甚至影响睡眠。焦虑症有两种主要的临床形式:惊恐障碍和广泛性焦虑。

(一)惊恐障碍

惊恐障碍又称急性焦虑症,据统计约占焦虑症的 41.3%。发作的典型表现常是患者在日常活动中突然出现强烈恐惧,对外界刺激易出现惊恐反应,常伴有睡眠障碍,如入睡困难、睡眠不稳、做恶梦、易惊醒。患者感到心悸,有濒死感,有胸闷、胸痛、气急、喉头堵塞窒息感,因此惊叫、呼救或跑出室外。有的伴有显著自主神经症状,如过度换气、头晕、多汗、口干、面部潮红或苍白、震颤、手脚麻木、胃肠道不适等,也可有人格解体、现实解体等痛苦体验。发作并不局限于任何特定的情况或某一类环境,发作无明显而固定的诱因,以致发作不可预测。发作突然,中止迅速,10min 内达到高峰,一般持续 5～20min,很少超过 1h。发作时意识清晰,事后能回忆发作的经过。此种发作虽历时较短暂,但不久又可突然再发,两次发作的间歇期没有明显症状。大多数患者在间歇期因担心再次发病而紧张不安,并可出现一些自主神经活动亢进症状,称为预期性焦虑。在发作间歇期,多数患者因担心发作时得不到帮助因此主动回避一些活动,如不愿单独出门、不愿到人多的场所、不愿乘车旅行等。惊恐发作患者也可有抑郁症状,有的有自杀倾向,需注意防范。

(二)广泛性焦虑症

广泛性焦虑症又称慢性焦虑症,是焦虑症最常见的表现形式。本病起病缓慢,常无明显诱因,有显著的自主神经症状、肌肉紧张和运动性不安,患者难以忍受又无法解脱。

1.焦虑和烦恼　对未来可能发生的、难以预料的某种危险或不幸事件的经常担心是焦虑症的核心症状。患者常有恐慌的预感,终日心烦意乱,坐卧不宁,忧心忡忡,注意力难以集中,对日常生活中的事物失去兴趣,导致生活和工作受到严重影响。尽管知道这是一种主观的过虑,但患者不能控制,使其颇为苦恼。

2.运动性不安　表现为搓手顿足、来回走动、不能静坐等,手指和面肌有轻微震颤,精神紧张时更为明显。患者可出现紧张性头痛,常表现为顶、枕区的紧压感。有的患者肌肉紧张和强直,特别在背部和肩部,经常感到疲乏。

3.自主神经功能兴奋　以交感神经系统活动过度为主,如心慌、心跳加速、胸闷、气急、头晕、多汗、面部潮红或苍白、口干、吞咽梗阻感、胃部不适、恶心、腹痛、腹胀、腹泻、尿频等。有的可出现阳痿、早泄、月经紊乱和性欲缺乏等性功能障碍。

4.过分警觉　表现为惶恐、易惊吓、对声音过敏、注意力不集中、记忆力下降等。难以入睡和容易惊醒,同时可合并抑郁、疲劳、恐惧等症状。

【诊断标准】

1.在过去 6 个月中的大多数时间里,对某些事件和活动(比如工作进度、学业成绩)过度担心。

2.个体发现难以控制自己的担心。

3.焦虑和担心与至少下面几个症状中的三个(或更多)相联系(至少有某些症状,至少在过去六个月中的大多数时间里出现;儿童只要一个症状就可以)。①坐立不安;②容易疲劳难以集中注意力,心思一片空白;③易激惹;④肌肉紧张;⑤睡眠问题(入睡困难、睡眠不稳或不踏实)。

4.焦虑和担心的内容不是其他神经症障碍的特征内容。

5.焦虑、担心和躯体症状对个体的社交、工作和其他方面造成了有临床显著意义的困难。

6.上述症状不是由于药物的生理作用或者躯体疾病所引起,也不仅仅是发生在情绪障碍、精神病性障碍或普遍发展障碍之中。

【治疗要点】

(一)心理治疗

可用认知治疗改善患者对疾病性质不合理或歪曲的认知,减轻患者警觉状态。采用系统脱敏、放松训练等行为疗法改善焦虑引起的躯体症状。两种方法可以结合使用。

(二)药物治疗

1.苯二氮䓬类　是应用最广泛的抗焦虑药,作用强,起效快,较安全。如地西泮、氯硝西泮、阿普唑仑等。临床应用一般从小剂量开始,逐渐加大到最佳有效治疗量,维持 2～6 周后逐渐停药,停药不短于两周,以免反跳。为避免依赖,可和三环类抗抑郁药物合用。

2.丁螺环酮　对广泛性焦虑障碍有效,起效较苯二氮䓬类慢,较少产生药物依赖和戒断症状。

3.β-肾上腺素受体阻滞剂　如心得安 10～30mg,每天 3 次,口服,以减轻患者自主神经功能亢进导致的躯体症状,可与苯二氮䓬类药物合用。

【护理评估】

（一）评估主观资料

1.焦虑及惊恐发作的频率、强度、持续时间和伴随症状；对焦虑及惊恐发作的担心,回避的程度。

2.患者是否有自主神经功能症状,如胸闷、气促、窒息感、心悸、出汗等症状,症状的严重程度。

3.焦虑的常见相关症状,如睡眠障碍、内感性不适的程度,有无诱发原因。

4.患者因焦虑症状采取过何种应对措施。

5.患者对治疗的态度及有何要求。

（二）评估客观资料

1.患者的一般状况,外表、思维、情感和行为有无改变,惊恐发作时的表现。

2.躯体情况,如意识状态、生命体征、营养状态、睡眠及活动有无异常等。进食情况,有无特殊饮食习惯。排便规律有无改变,有无便秘、腹泻等症状。

3.患者有无家族史,既往疾病史。以往治疗情况和效果,用药情况及有无药物不良反应。患者的常规化验以及特殊检查结果。

4.近期有无重大生活事件发生,是否存在威胁性情境、不能适应或预感环境改变。有无身体的威胁（如手术、疾病等）,以往生活经历等。

5.患者的人格特点,有无胆小怕事、自卑多疑、犹豫不决、适应差等个性特征。

6.患者的社会支持系统情况,对应激的应付方式。

7.疾病对社交活动的影响。

8.患者对疾病的客观感受和自我评价。

【护理诊断】

1.焦虑　与担心再次发作有关。

2.恐惧　与惊恐发作有关。

3.精力困扰　与精力状态改变有关。

4.有孤立的危险　与担心发作而采取回避方式有关。

5.睡眠障碍　与焦虑有关。

6.有营养失调的危险　与焦虑、食欲差有关。

【护理目标】

1.能认识自己的症状,能认识相关心理及社会因素与疾病关系。

2.焦虑及惊恐障碍症状减轻或消失,睡眠充足。

3.能运用正确的支持系统,采用正确的应对方式。

4.能建立正常的人际交往,社交关系恢复正常。

5.惊恐发作期间能保证安全。

【护理措施】

1.心理护理　建立良好的护患关系,尊重、同情、关心患者的同时,又要保持沉着冷静的态度。帮助患者认识焦虑时的行为模式,护士要接受患者的病态行为,不进行限制和批评。鼓励患者用语言表达的方式疏泄情绪,表达焦虑感受。教会患者放松技巧,鼓励多参加工娱治疗,转移注意力,减轻焦虑。

2.观察　观察患者的面部表情、目光、语调、语气等,评估患者的焦虑程度、持续时间和躯体症状。观察用药后病情变化及睡眠情况。对伴自杀倾向的患者要严密观察,防止意外。

3.生活护理　改善环境对住院患者的不良影响,保持病室安静、整洁、舒适,避免光线、噪声等不良刺激。尽量排除其他患者的不良干扰,关注睡眠环境,必要时根据医嘱使用催眠药物。观察用药的情况及不良反应,及时报告医师给予处理。饮食障碍患者,要合理安排饮食,鼓励进食。

　　4.症状护理　对焦虑患者应耐心倾听其痛苦和不安,可按医嘱给予抗焦虑药物,改善患者的焦虑情绪和睡眠,鼓励患者参加力所能及的工娱活动和体育锻炼。患者出现坐立不安、血压升高、心率增快、口干、头痛等症状时,要说明这些症状往往随着焦虑的控制而缓解,并配合生物反馈疗法减轻躯体不适。患者出现睡眠障碍时,注意保持生活规律,按时作息。避免导致患者情绪激惹的因素或话题,允许患者倾诉自己的情感,允许来回走动,发泄自己的情绪。

　　【健康教育】

　　1.针对患者　介绍焦虑症的有关知识,寻找产生焦虑症的原因并避免。使患者明确躯体症状的产生原因,学会控制焦虑的技巧。积极参加各种活动,转移注意力。自信缺乏的患者要充分发挥自己的积极因素,提高自信。

　　2.针对家属　介绍疾病相关知识,协助患者分析产生焦虑的原因。学会对患者支持的方法,主动督促患者参加各种社交活动。在焦虑发作时注意保护患者安全,并给予安慰。

　　【护理评价】

　　1.焦虑及惊恐障碍的症状有无减轻。

　　2.能否认识焦虑及惊恐发作的表现,发作间歇期能自理生活。

　　3.睡眠时间是否充足,晨起是否精神饱满。

　　4.惊恐发作时有无意外发生。

　　5.患者的社会支持情况,能否采取正确的应对方式。

三、强迫症的护理

　　强迫症是一种以强迫症状为主要临床相的神经症,其共同特点为:①患者意识到这种强迫观念、意向和动作是不必要的,但不能为主观意志加以控制;②患者为这些强迫症状感到苦恼和不安;③患者可仅有强迫观念和强迫动作,或既有强迫观念又有强迫动作,强迫动作可认为是为了减轻焦虑不安而做出来的准仪式性活动;④患者自知力保持完好,求治心切。本病患病率约0.3‰,女性发病率略高,通常在青少年期发病,也有起病于儿童时期。一般而言,强迫症预后不良,部分患者能在一年内缓解。病情超过一年者通常呈持续波动的病程表现,可长达数年。

　　【病因与发病机制】

　　1.遗传因素　该病有一定的家族遗传倾向。研究表明强迫症患者中 A 型血型较高,而 O 型血较低。家系调查表明,强迫症患者的一级亲属中,焦虑障碍发病危险率明显高于对照组,但患强迫症的危险率并不高于对照组。患者组父母的强迫症状危险率(15.6%)明显高于对照组父母(2.9%)单相双生子中的同病率高于双卵双生子。

　　2.生化因素　有人认为强迫症患者 5-HT 能神经系统活动减弱导致强迫症产生,用增加 5-HT 生化递质的药物可治疗强迫症。

　　3.器质性因素　现代脑影像学研究发现,强迫症患者可能存在涉及额叶和基底节的神经回路的异常。

　　4.心理社会因素　行为主义理论认为,强迫症是一种对特定情境的习惯性反应,患者认为强迫行为和强迫性仪式动作可减轻焦虑,从而导致了重复的仪式行为的发生。生活事件和个体的人格特征(强迫型人格)在疾病的发生中也起了一定的作用。如工作环境的变化,处境困难,担心意外或家庭不和,性生活困难,怀孕,分娩造成的紧张等压力源的存在可促发强迫症状。患者往往表现为墨守成规、优柔寡断、过分仔细、做事古板、刻求完美、力求准确的个性特征,但亦有 16%～36% 的患者没有强迫性格。

【临床表现】

强迫症状是指一种观念、冲动或行为反复出现,自知不必要,但欲罢不能,为此十分痛苦。

(一)强迫观念

多表现为同一意念的反复联想,患者明知多余,但欲罢不能,这些观念可以是毫无意义的。

1.强迫怀疑　患者对自己行为的正确性产生疑虑,虽然明知这种怀疑没有必要,但却无法摆脱。如患者离家后怀疑屋门是否锁好、煤气是否关闭、电灯是否熄灭等。在此基础上,患者出现强迫行为,总是疑虑不安,常驱使自己反复查对才能放心,严重时可以影响工作及日常生活。

2.强迫性穷思竭虑　对于日常生活中的琐事或自然现象,明知毫无必要,但无休止地思索。如患者反复思考"天为什么会下雨"、"先有鸡还是先有蛋"等,但更多的则是日常生活中遭遇某种事情后出现。

3.强迫联想　患者看到或在脑子里出现一个观念或一个词语时,便不由自主联想到另一观念或词语,而且大多是对立性质的,此时叫强迫性对立思维。如看到"温暖"即想到"寒冷",看见"安全",便想到"危险",造成内心紧张。

4.强迫表象　患者头脑里反复出现生动的视觉体验(表象),常具有令人厌恶的性质,无法摆脱。

5.强迫回忆　患者对于经历过的事情,不由自主地反复显现于脑海中,虽然明知无任何实际意义,但却无法摆脱。

(二)强迫意向

在某些场合下,患者出现一种与当时情况相违背的念头,而且被这种意向纠缠。患者明知这是违背自己意愿的,但却无法控制其出现。如患者见到墙壁上的电插座,就产生"触摸"的冲动;站在高楼上,就有"跳下去"的冲动,但是患者决不采取行动。患者意识到这种冲动的不合理,事实上也不曾出现过这一动作,但冲动的反复出现却使患者焦虑不安、忧心忡忡,以致患者回避这些场合,损害社会功能。

(三)强迫情绪

表现为对某些事物的担心或厌恶,明知不必要或不合理,自己却无法摆脱。

(四)强迫行为

1.强迫性洗涤　因害怕不清洁而罹患某种传染病,患者接触某物后反复洗手,明知手已洗干净,无须再洗,但却无法控制。

2.强迫性检查　常常表现为核对数字是否有误,检查门、窗、煤气炉是否关好,如患者将门锁上后,担心未锁紧,用钥匙打开验证,每开一次都证明确实已锁牢,但仍不放心,如此反反复复数十次,患者甚感痛苦。

3.强迫性计数　与强迫联想有关的不可克制的计数。患者不自主地计数一些事物,如计数自己的脚步、路边楼房的玻璃窗、公路旁边的标志灯。患者自知无任何意义,但无法控制。

4.强迫性仪式动作　是某种并无实际意义的、程序固定的刻板的动作或行为,但患者欲罢不能。此种仪式性动作往往对患者有特殊的意义,象征着吉凶祸福,患者完成这种仪式从而使内心感到安慰。如一患者进门时先进二步,再退一步,表示能逢凶化吉;进门时要完成一套动作表示他孩子的病就能逢凶化吉,自己明知毫无意义,但如不做到则焦虑不安。

5.强迫性迟缓　临床少见,这些患者可能否认有任何强迫观念,缓慢的动机是努力使自己所做的一切都非常完美。由于以完美、精确、对称为目标,所以常常失败,因而增加时间,患者往往不感到焦虑。

【诊断标准】

1.符合神经症的诊断标准,并以强迫症状为主,至少有下列1项:

(1)以强迫思想为主,包括强迫观念、回忆或表象,强迫性对立观念、穷思竭虑、害怕丧失自控能力等。

(2)以强迫行为(动作)为主,包括反复洗涤、核对、检查或询问等。

(3)上述的混合形式。

2.患者称强迫症状起源于自己内心,不是被别人或外界影响强加的。

3.强迫症状反复出现,患者认为没有意义,并感到不快,甚至痛苦,因此试图抵抗,但不能奏效。

4.社会功能受损。

5.符合症状标准至少已 3 个月。

6.排除其他精神障碍的继发性强迫症状,排除脑器质性疾病特别是基底节病变的继发性强迫症状。

【治疗要点】

1.*心理治疗*　心理治疗可采取行为治疗、认知治疗、精神分析治疗等方法,如系统脱敏疗法、惩罚法。

2.*药物治疗*　药物治疗主要采用三环类药物,如氯米帕明,对强迫症状和伴随的抑郁症状都有治疗作用。选择性 5-HT 再摄取抑制剂如氟西汀、氟伏沙明、舍曲林、帕罗西汀等均可使用。另外伴严重焦虑者可合用苯二氮䓬类药物。难治性强迫症可合用卡马西平等心境稳定剂。

3.*精神外科治疗*　对顽固难治而又引起患者极端痛苦的强迫症,可试用精神外科治疗。可破坏患者脑的某些部位,如额叶内下侧、扣带回等,对减轻强迫症状和社会适应功能均有一定帮助,但须严格掌握治疗适应证。

【护理评估】

(一)评估主观资料

1.强迫症状发作时有无诱发因素及其类型。

2.是否存在强迫思维,如穷思竭虑地思考问题;或存在强迫行为,如动作重复、反复检查、反复洗涤及动作仪式化等。

3.有无焦虑、罪恶感、恐惧感、自卑感等症状,以及强迫症状与这些症状的关系;有无攻击、自伤等其他异常行为。

4.对自身强迫症状的态度,家属对患者患病的态度及对患者的影响。

5.患者采取的防御机制,是否经常使用否认、隔离、退缩等方式。

6.患者社会功能及人际交往是否受到影响及状况。

7.患者对住院环境的要求,对治疗的态度。

(二)评估客观资料

1.患者躯体状况、意识状态、生命体征、饮食习惯、营养状况、睡眠及活动有无异常;能否自理个人卫生,如厕时间有无改变;日常生活有何改变,具体的改变方式。

2.患者既往健康状况,有无重大疾病、家族史、过敏史。

3.近期的生活环境有无变化,近期有无重大生活事件发生。

4.患者的人格特点,有无过分仔细、谨慎、刻板和固执、追求完美等特征。

5.幼年生活环境、教育经历,家庭教育方式与患者成年后行为模式之间的关系。

6.既往应对压力的方式与能力。

7.社会支持系统及人际关系状况。

【护理诊断】

1.焦虑与强迫症状有关。

2.睡眠障碍与强迫观念有关。

3.社交障碍与强迫症状所致活动受限有关。

4.保持健康能力改变与强迫行为有关。

5.生活自理能力下降与强迫行为有关。

6.有皮肤完整性受损的危险与强迫行为有关。

【护理目标】

1.主诉强迫观念、强迫行为、强迫动作减轻或消失。

2.患者能表达内心感受,能认识、接受疾病症状。

3.能寻求适当的支持系统,可采取正确的应对方法。

4.人际关系及社交状况改善。

【护理措施】

(一)心理护理

护士应与患者建立良好的护患关系,给予患者有力支持,使患者获得安全感和信任感,能主动与医护人员配合。在患者接受症状和相互信任的基础上,让患者参与护理计划的制订,使患者感到被关注和信任,减少焦虑情绪和无助感。帮助患者进行放松训练或进行生物反馈治疗,消除精神紧张及精神压力,转移注意力。用行为训练,如厌恶疗法等消除强迫行为及强迫思维。在患者的病情有所改善时,及时予以肯定和鼓励,让患者对疾病的康复抱有乐观的态度。

(二)生活护理

1.睡眠障碍   评估患者的睡眠状况并记录,做好交班。为患者创造良好的睡眠环境,维持病室的安静。白天督促患者多参加工娱活动,指导患者养成良好的睡眠习惯。必要时遵医嘱给予患者适量的催眠药物。

2.保持皮肤黏膜完整   每日详细评估患者洗涤处皮肤的情况,了解其损伤的程度,并做交班记录。洗涤时选择性质温和、刺激性小的肥皂,注意水温不能过热或过冷。临睡前,在皮肤涂上护肤的营养霜或药膏。为患者制订每日的活动计划,督促患者多参加工娱活动,转移注意力。尽可能避免让患者在有水的地方停留过长的时间,以减少患者洗涤的次数和时间。对症状顽固者,应适当限定其活动范围和施行必要的保护。

(三)安全护理

疾病久治不愈、反复发作的情况下,患者可产生悲观厌世的情绪,严重者可出现自杀观念和行为。安全护理首先应与患者建立有效的沟通,了解患者的内心体验,及时、准确地掌握患者的情绪变化,并采取必要的防范措施。注意沟通技巧,避免使用中伤性的语言和使用粗暴的行为去制止患者的强迫动作和行为。以支持心理治疗为主,坚定患者的治疗信心。观察患者有无反常行为和语言,对有强烈自杀企图和行为的患者进行保护性约束时,要向患者讲清保护的目的,避免患者误解为是对他的惩罚而出现极端的行为反应。

【健康教育】

1.针对患者   介绍强迫症的有关知识。教导患者采取顺应自然的态度,学习应付各种压力的积极方法和技巧。进行自我控制训练和放松训练,学会用合理的行为模式代替原有的不良行为模式,减少强迫症状和焦虑情绪。转移注意力,多关注日常生活、学习和工作,多参加体育锻炼。

2.针对家属   帮助家属了解疾病知识和患者的心理状态,正确对待患者。教导家属配合患者实施自我控制的强化技能,协助患者安排生活和工作。

【护理评价】

1.患者强迫症状是否减轻。

2.能否寻求适当的社会支持系统,能否运用恰当的心理防御机制和应对技巧面对疾病症状。

3.是否建立良好的人际关系。

4.社会功能恢复程度。

(贾　婷)

第七篇　中医护理

第二十六章　推拿手法

　　手法是指应用手或身体的其他部位（或借助一定的工具）按照一定的操作技巧和方法在人体肌表进行操作，达到疏通经络、解除病痛的一种物理疗法，具有治病、保健的作用。

　　手法应具备持久、有力、均匀、柔和、深透的基本要求。所谓持久，是指手法在应用过程中能在一定的时间段里保持不变；有力，是指手法在应用过程中，应根据需要具有适宜的力量，从而产生一定的生物效应；均匀，是指在操作同一手法时，手法的节律、频率、速度和力量能够始终保持一致；柔和，是指手法操作时要做到"轻而不浮，重而不滞"，即动作要轻快灵活，不可生硬；深透，是指手法具备渗透力，手法功力能够到达肌肉筋骨甚至体内脏腑。

　　根据作用对象的不同，常分为成人推拿基本手法和小儿推拿基本手法。

一、成人推拿基本手法

　　基本手法也称为单一手法，是指在推拿临床中最常用、最基本的手法。根据手法的作用形态常分为摆动类、摩擦类、挤压类、振动类、叩击类、运动关节类等六类手法。本章将着重介绍此六类成人推拿基本手法。

（一）摆动类手法

　　摆动类手法主要是通过腕关节以及前臂的运动，形成强弱、轻重交替滚压刺激的一类手法，主要包括㨰法、一指禅推法和揉法。

Ⅰ.㨰法

　　是指应用腕关节的屈伸及前臂的旋转形成滚压刺激的一类手法。根据操作部位的不同常分为小鱼际㨰法、掌指关节㨰法、指间关节㨰法及肘㨰法。

　　小鱼际㨰法以第4、5掌指关节背侧为吸附点，通过腕关节的屈伸与前臂的旋前旋后相结合，使小鱼际及手背尺侧在施术部位上形成持续不断攘动刺激的一种手法。

【操作技巧及注意事项】

　　1.操作者自然站立，上身稍前倾，肩关节自然下垂，肘距离胸壁1～1.5个拳头，腕关节为整个动作的最低点。

　　2.五指微屈，手腕放松；腕关节屈伸幅度控制在120°左右，即腕关节向外屈曲80°左右，腕关节向内伸直40°左右。

　　3.动作柔和灵活，做到㨰动时小鱼际要紧贴体表，避免手背来回拖动摩擦。

　　4.手法频率一般为120次/分。

5.在施术部位操作时要缓慢移动,即在同一部位操作时能保持一定的时间。

【用法】

㨰法是比较柔和的放松类手法,可用于机体的较大范围。常用于脊柱骨盆的病变如颈椎病、腰椎间盘突出症、骶髂关节病变;四肢关节病变如肩关节周围炎、肱骨内外上髁炎及各种软组织损伤。在临床治疗及保健中具有疏经通络、活血散瘀、解痉止痛等作用。由小鱼际㨰法演变而来的指间关节㨰法、掌指关节㨰法主要适用于腰背大腿后外侧;肘㨰法主要是利用肘的中上 2/3 旋前旋后形成㨰压刺激也主要适用于腰背部。

Ⅱ.一指禅推法

是指用拇指指腹、指尖、桡侧偏锋或拇指指间关节作用于施术部位,在屈腕姿势下,通过前臂主动摆动带动拇指屈伸,对施术部位产生轻重交替刺激的一类手法。

【操作技巧及注意事项】

1.操作过程中沉肩垂肘、悬腕、掌虚指实。沉肩垂肘是指肩部放松,自然下沉,上臂自然下垂肘尖保持整个动作的最低点,离胸壁 2～3 个拳头;悬腕是指腕关节放松悬屈尽量达 90°,且桡侧高于尺侧,拇指桡侧与受术部位成 15°夹角;掌虚指实是指手掌以及其余四指,无论是半握拳还是撒开,都应自然放松,以保证力量、注意力都集中于拇指。

2.在操作过程中应做到摆动频率快,一般保持 120～160 次/分,但在同一位置上要操作一定时间再移至别处,即做到"紧推慢移"。

【用法】

一指禅推法是一指禅推拿流派的主要代表手法,讲究内功功力。可用于全身各个部位,特别是经穴多用。多用于头痛、面瘫、面痛、胃痛及颈肩四肢肌肉酸痛等病证。若操作时吸定点为拇指指尖且频率达 200 次/分则称之为指尖一指禅推法(又称缠法),主要用于疔、痈等外科化脓性疾病初期阶段;若操作时吸定点为拇指桡侧偏锋,则称之为偏锋一指禅推法,其力量较小,主要用于头面部;若操作时吸定点为拇指指间关节则称之为跪推法,主要适用于颈肩及四肢部。一指禅推法在临床治疗及保健中具有疏通经络、活血散瘀、松解痉挛等作用。

Ⅲ.揉法

揉法是指应用掌根、全掌、大鱼际、指腹等贴于体表一定部位,做轻柔缓和回旋运动,使皮下组织也随之运动的一类手法。

【操作技巧及注意事项】

1.肩、肘尖自然下垂,肘稍弯曲,腕关节放松。

2.操作时呼吸均匀自然,不可屏住呼吸。

3.用力不可下压,也不可漂浮;揉动幅度可视治疗部位而变,在同一个操作部位也可由小渐大;力量常由轻到重。

4.要吸定于操作部位,不可滑动或摩擦;移动要缓慢。

5.揉动速度常为 120～160 次/分。

【用法】

可于全身各部位上操作,具有消积导滞、宽中理气、散瘀止痛、疏通气血的功能。在临床治疗及保健中可分为:

1.大鱼际揉法多用于头痛、头晕、胸闷、胁痛及急性软组织扭挫伤。

2.掌根揉法多用于治疗颈椎病、腰痛等脊柱部、臀部病变及四肢软组织损伤等病证。

3.掌揉法多用于脘腹胀痛、骶髂关节炎及大腿后侧病痛。

4.指揉法可分为单指揉(拇指)、双指揉(食中指)、三指揉(食中无名指),多用于全身穴位,头面、脊柱两侧、四肢关节部病证,如头痛、颈椎病、软组织损伤等。

5.肘揉法以肘后尺骨鹰嘴突起部为着力点,多用于健壮之人的腰骶部、臀部、大腿后外侧病证的保健与治疗。

(二)摩擦类手法

摩擦类手法是指手法在平面上移动过程中产生滑动摩擦的一类手法,主要包括摩法、擦法、抹法、推法、搓法。

Ⅰ.摩法

用掌(五指指面、大小鱼际、掌根)或四指(食、中、无名、小指)指面在机体表皮做环旋运动而产生摩擦的一类手法,称为摩法。

【操作技巧及注意事项】

1.肩关节自然下沉,肘关节微屈40°~60°,腕关节自然放松微屈。

2.腕部自然主动回旋,且在操作过程中掌或四指始终不能离开受术面。

3.频率一般为120次/分;一般顺时针方向回旋为补用于虚证,逆时针方向回旋为泻用于实证。

【用法】

摩法柔和刺激量小,是在古代生活保健中最常应用的推拿手法之一。具有散结消肿、和胃理气、化滞消食的作用。主要用于颜面部、胸胁、脘腹部,如胃脘痛、泄泻、便秘、消化不良、胸胁屏伤等病证。

Ⅱ.擦法

以大鱼际、小鱼际、全掌着力,通过肩关节运动带动前臂运动在受术部位做往返直线摩擦运动,使之产生热量的一种手法,称之为擦法。

【操作技巧及注意事项】

1.用力要稳实、均匀且不可中断。

2.操作时要呼吸自然,不可屏住呼吸。

3.操作路线要尽量拉长,且与操作者前臂正中线成一直线。往返直线可直行、横行、斜行,但不可同时交叉出现。

4.擦时与皮肤直接接触,常要借助红花油等介质。

5.擦时速度要由慢渐快;不宜长时间操作,以免擦破皮肤,以局部深层透热即可。

【用法】

擦法为可产生温热效应的手法,有祛风散寒、温经通络、温中止痛、祛瘀散结的作用,可用于全身各部位。单位时间所产生热量以小鱼际擦法为最多,大鱼际擦法次之,掌根擦法最少;所以小鱼际擦法多用于腰骶部,大鱼际擦法多用于四肢部,掌根擦法多用于胸腹部、腰骶部。主要用于外感风寒、寒湿痹阻、脾肾阳虚所致腰痛、月经不调、肢体麻木及伤筋日久等病证操作应用。

Ⅲ.推法

以肢体(指、掌、拳、肘等)着力于一定部位进行单方向直线推动的一种手法,称为推法。

【操作技巧及注意事项】

1.推动时肢体要紧贴于受术部位,不可左右滑动。

2.推动时不可忽快忽慢,不可停顿;一般速度较慢,为30~50次/分。

3.操作时常要使用凡士林、滑石粉等介质。

【用法】

可用于全身各部,具有疏理经脉、行气活血促进血液循环等作用。指推法作用面小,常用于头面、胸腹、四肢及特定穴;掌推法较柔和作用面大,主要用于肩背及腰骶部;拳推法以拳面近指间关节为着力部力量较大,主要用于头颈、肩背腰骶及四肢部;肘推法多用于肌肉丰厚部位如背、腰臀及大腿后部。多用于外感发热、外感头痛、失眠、腰背痛、筋伤、脘腹痛、痛经、肢体关节软组织损伤等病证的治疗与保健。

Ⅳ.抹法

抹法是以指腹、手掌掌面、大鱼际等作用于受术部位做弧形运动以产生摩擦刺激的一种手法。抹法是一种较随意的手法。

【操作技巧及注意事项】

1.力量要适中、均匀,只在皮肤层操作。

2.可单手或双手操作,在同一部位操作时方向可由外至内,也可由内至外。

3.抹的路线要尽量拉长。

【用法】

抹法是一种轻柔手法,具有醒神开窍、安神明目、通络止痛等作用,头面部、胸胁部多用。常用于头痛、面瘫、失眠、胸闷等病证。

Ⅴ.搓法

搓法是指术者用双手手掌等夹住受术者肢体由近心端至远心端进行快速搓动的一种手法。

【操作技巧及注意事项】

1.两手做反方向运动,用力要均匀适中;搓动频率要快,手法在肢体上移动要慢。

2.受术者肢体宜放松,自然下垂。

【用法】

搓法由擦、揉、摩等多种动作形态组成,具有滑利关节、疏通经络等作用,多用于四肢部、腰背部,特别是上肢部;常用于肢体酸痛、关节屈伸不利、肌肉萎缩等病证的治疗与保健。

(三)挤压类手法

挤压类手法是用指、掌在所施部位上做按压或相对挤压形成压力刺激的一类手法,主要包括按法、点法、捏法、拿法、拨法和捻法。

Ⅰ.按法

按法是指用拇指指腹、全掌、肘或肢体其他部位直接施加垂直方向压力于一定部位或穴位上,且力量保持一定时间的一种手法,称为按法。

【操作技巧及注意事项】

1.用力一般由小渐大至患者能忍受为度,特别是老年体弱及有骨质疏松者在背部行肘按或掌按法时力量应严格把握。不宜迅猛加力,以免造成机体组织损伤或影响力量深透。

2.在整个过程中始终保持垂直加力,不可改变用力方向。

3.操作结束时,应逐渐减少压力,手不可突然离开操作面。

【用法】

按法在临床应用时多与揉法一起形成复合手法。自我保健常用,小儿推拿也应用甚多。拇指按法可用于全身穴位,掌按、肘按常用于肌肉丰厚部位的腰背部、下肢后部等。具有理筋整复、舒筋活络、散瘀止痛等作用;临床常用于治疗腰椎间盘突出症、腰肌劳损、软组织损伤等筋伤及头痛、偏瘫等病证。

Ⅱ.点法

点法是接触面小,但压力大的按法;其操作部位有指尖、屈指指间关节、肘尖;可用于全身各部位疾病的保健与治疗。较之按法,点法刺激性强,通络止痛作用明显。

Ⅲ.捏法

捏法是用拇指与其他手指相对用力,沿肌肉轮廓运动,使所施术部位的皮肉产生挤压刺激的一种手法。捏脊背是小儿推拿重要手法,将在小儿推拿手法中介绍。

【操作技巧及注意事项】

1.操作时拇指与其余四指对等用力,用力要均匀和缓。

2.腕关节放松,以腕关节活动为主带动掌指关节做连续灵活有节律的挤捏提拉动作。

【用法】

捏法属于相对静止的手法,操作时不会使受术部位关节晃动。具有舒筋活络的作用,常用于四肢部、颈项部肌肉酸痛,如落枕、上肢酸痛等。

Ⅳ.拿法

用拇指与其他手指指腹做对称性相对用力,在一定的穴位或部位上做捏提按揉动作的一种手法。根据拇指与其他相对用力的手指数量可分为三指拿法(拇指与食、中指)、五指拿法(拇指与其余四指)。

【操作技巧及注意事项】

1.腕关节放松,动作灵活;以手指罗纹面为着力点。

2.手法力量应逐渐加重或由重减轻,且要保持手法协调连贯。

【用法】

拿法具有行气通络,舒筋散寒等作用,是肌松类的代表手法。操作时常与揉法结合应用,形成拿揉的复合手法以降低刺激性。常用于上肢、颈项、肩背部操作,治疗头痛、颈椎病、肩周炎、四肢肌肉酸痛等病证。

Ⅴ.拨法

用拇指指端置于治疗部位,并着力深按而拨动肌腱、韧带的一种手法,称之为拨法。

【操作技巧及注意事项】

1.拨动方向与肌肉走向垂直。

2.拨动时指下要有弹动感,不能只在皮肤表面滑动摩擦。

3.拨动次数要少而精,一般 3～5 次为宜。

【用法】

拨法是刺激性较强的手法,有较好的松解粘连,活血通络的作用。主要应用于颈项部、四肢部、腰背部、肩胛骨内侧缘等部位。是治疗腰三横突综合征、腰椎间盘突出症、梨状肌综合征、肱骨内外侧髁炎等病证的有效常用手法。

Ⅵ.捻法

是指用拇食中三指面着力捏住指/端趾,对称用力捻动,状如捻线的一种手法。

【操作技巧及注意事项】

1.操作者左手握住患者腕踝部右手进行操作,用力要着实,捻动速度要较快,移动则要慢。

2.腕关节放松,动作要灵活轻巧。

【用法】

捻法是一种轻巧的手法,主要适用于四肢趾/端指,具有活血祛瘀,通利关节的作用。常用于趾指关节扭挫伤、肌腱损伤等病证。

（四）振动类手法

振动类手法主要通过肢体的主动收缩使受术部位产生振动或抖动的一类手法，主要包括振法、抖法。

Ⅰ.振法

通过术者肢体的主动收缩，使受术部位产生振动刺激的一种手法，称之为振法，也称为振颤法。根据操作部位的不同，常可分为掌振法和指振法。

【操作技巧及注意事项】

1.术者呼吸平稳，上臂自然下垂，前臂静止发力，力量集中在掌、指部位。

2.振动频率高，幅度小。

【用法】

振法属于内功疗法的范畴，术者较易产生疲劳感，操作时间不宜过长。本法具有温通经脉的作用，主要运用于虚寒性腰痛、痛经、头痛、胃脘痛、内脏下垂等病证。

Ⅱ.抖法

是指术者以单手或双手握住受术者腕、踝、髋等关节，进行快速小幅度抖动的一种手法。

【操作技巧及注意事项】

1.术者呼吸自然，前弓步或马步式，上身稍前倾。

2.尽量使受术肢体呈一直线，做小幅度高频率抖动。

3.有骨折、习惯性脱位等患者禁用。

【用法】

抖法具有松筋通络的作用，常用于四肢及腰部，治疗肩周炎、颈椎病、髋关节软组织损伤等病证；也是四肢常用的结束手法。

（五）叩击类手法

叩击类手法是应用手或器械按照一定的节律打击受术部位形成拍击、叩击刺激的一类手法，主要包括拍法、叩法和击法。

Ⅰ.拍法

用虚掌平稳而有节奏地拍打受术面的一种手法，称为拍法。

【操作技巧及注意事项】

1.五指并拢，掌指关节微屈，使掌心宛如捧水状，即为虚掌。

2.腕关节放松，直起直落均匀用力拍打受术面，不可有拖抽动作。

3.拍打时要平稳而有节奏，力量一般由小到大。

【用法】

拍法具有疏通经络、调和气血的作用，常用于肩背、腰骶及下肢的外侧，也是腰背部治疗时常用的结束手法。是治疗腰肌劳损、腰椎间盘突出症、梨状肌综合征、颈椎病的常用手法。

Ⅱ.叩法

是用拳心轻快地叩击受术部位的一种手法，即为叩法。

【操作技巧及注意事项】

1.作用面主要为小鱼际及小指外侧面。

2.腕关节放松，用力均匀，双手连贯有节奏地交替叩击；频率一般为每分钟100次。

【用法】

叩法是推拿治疗常用的结束手法，也是日常保健推拿的常用手法；具有理气通络的作用，常用于肩背、腰骶及四肢部肌肉酸痛。

Ⅲ.击法

用拳背、掌根、小鱼际、指尖或棍棒击打体表的方法，称为击法。根据操作部位或工具的不同可分为拳背击法、掌根击法、小鱼际击法、指尖击法和棒击法。

【操作技巧及注意事项】

1.腕关节伸平直或略背伸，做轻快灵活的屈伸活动。

2.力量以患者感觉舒适为宜，避免暴力打击。

3.击打时要直起直落，不可有拖抽动作。

【用法】

击法刺激性较强，常作为结束手法。具有通络止痛，疏通气血的作用。拳背击法以拳背为着力部，多两手交替操作，常用于腰骶部；掌根击法以掌根为着力部，多单手操作，常用于臀及大腿后外侧部；小鱼际击法又称侧击法，用小鱼际着力，可单手操作，也可双手交替操作，常用于肩背、脊柱两侧及下肢后外侧；指尖击法是用双手食、中、无名指三指指尖或五指指尖为着力部，常用于背部、四肢、头部；棒击一种是用桑枝棒，一种是用弹簧棒，常用于背部及下肢后外侧。击法多用于肌肉痹阻不通，肢体麻木不仁等病证。

（六）活动关节类手法

活动关节类手法是指使受术关节在正常功能活动范围内被动进行旋转、屈伸、外展内收等运动的一类手法，主要包括摇法、拔伸法和扳法。

Ⅰ.摇法

以一手扶被摇关节近端的肢体，另一手握住关节远端的肢体，使关节在功能活动范围内做被动缓和环转的一种手法，称为摇法。受术部位主要有颈项、肩、肘、腰、髋、膝、踝。

【操作技巧及注意事项】

1.摇动的幅度必须在生理功能许可的范围内，幅度由小到大。

2.速度由慢到快，力量由轻到重，做到因势利导，受术者感觉舒适，切忌暴力。

3.可顺时针方向摇动，也可逆时针方向摇动；通常是顺、逆时针方向摇动次数对等。

4.有习惯性关节脱位、骨折部位、椎动脉供血不足患者禁用摇法。

5.各部位摇法各有其技巧

（1）颈项部摇法：患者取坐位，颈部放松，医者站于患者侧方或背后，以一手扶其头顶，另一手扶托下颌，双手以相反的方向施力缓慢地使头部做左右上下旋转动作。

（2）肩部摇法：患者取坐位，肩关节放松，医者位于患者侧方，一手扶住患者肩关节上部，另一手握住腕部或托住肘关节，做顺时针或逆时针方向环旋摇动。常用的有握腕摇肩法（小幅度摇法），托肘摇肩法（中等幅度摇法），太极推手状摇肩法（大幅度摇肩法）三种方法。

【用法】

常用于四肢关节，颈项及腰部，具有活血通络、松解粘连、滑利关节的作用。是治疗肩周炎、颈椎病、腰椎间盘突出症、四肢关节扭挫伤等关节屈伸不利，活动功能障碍病证的有效手法。

Ⅱ.拔伸法

用两手分别握住肢体的远近端，做相反方向用力牵拉；或利用肢体自身的重量做反向牵拉力，两手握住肢体远端,向上或向前牵拉的一种手法。拔伸部位通常有颈项部、腰椎部、肩关节、手指。

【操作技巧及注意事项】

1.拔伸时要顺其自然,因势利导,两手配合默契;其用力大小与拔伸强度要恰如其分、适可而止,切忌粗暴。

2.拔伸力量和方向以患者的关节生理活动范围,体质的强弱,年龄的大小或是耐受程度而定。

【用法】

拔伸法是牵引法的前身;具有舒筋活血,松解粘连,滑利关节的功能。常用于四肢关节、颈项及腰部,是治疗颈椎病、肩周炎、四肢关节扭挫伤等各种关节强硬,屈伸不利,运动功能障碍病证的有效治疗手法。

Ⅲ.扳法

医者用双手同时用力做相反方向或同一方向用力使关节做被动旋转、屈伸、外展内收等运动的一种手法,称为扳法。包括颈项部扳法、胸背部扳法、腰部扳法和四肢关节扳法。

【操作技巧及注意事项】

1.颈项部扳法   患者坐位或卧位,头部略前倾,医者立于其身后,一手按扶于头顶后部,一手托住对侧下颏部,当旋转至稍有阻力感时,双手同时协调用力做方向相反的小幅度快速扳动,后迅速松手,施术时可有"喀嗒"弹响声。

2.腰部扳法

(1)腰部斜扳法:受术者取侧卧位,紧贴于床面下肢自然伸直,远离床面下肢屈膝曲髋,近床面上肢举手置于胸前,远离床面上肢置于身后。术者站在受术者对面,一手置于患侧肩前,另一上肢的前臂尺侧置于患者臀后。医生两手协调用力使患者腰部旋转数次,且旋转幅度逐渐增大,旋转至最大幅度,即感觉有一定阻力时,瞬间用力,加大旋转的角度,听到"喀嗒"弹响即可。

(2)腰部后伸扳法:患者取俯卧位,医生立于患者一侧,一手握住踝关节或置于膝关节稍上方,另一手按压患者腰骶部。患者下肢抬起至最大限度时,两手相对瞬间用力,加大后伸。

(3)腰椎旋转复位扳法:患者端坐位,术站在其旁,以一腿放置其两腿之间,拦住其腿部,下蹲为马步,一手推其肩胛骨,另一手从腋后穿过抱住肩前,双手对称用力做腰部的旋转至最大限度时,瞬间用力,加大旋转的角度,听到"喀嗒"弹响即表明复位。

【用法】

扳法是正骨手法的基础手法之一。具有舒筋通络、理筋整复、滑利关节、松解粘连等作用。常应用于颈椎、胸椎、腰椎、骶髂关节;治疗关节错位、关节功能障碍、颈椎病、腰椎间盘突出、骶髂关节错位、胸腰椎小关节紊乱等疾病。

二、复合手法

(一)按揉法

由各种按法与揉法动作结构相叠加而成的复合手法,称按揉法。常用的有指按揉法、掌按揉法、叠掌按揉法、掌根按揉法、大鱼际按揉法、肘按揉法等。

【操作技巧及注意事项】

指按揉法,以拇指或中指指端或指面着力;掌按揉法,以手掌着力;叠掌按揉法,以一主力手的手掌着力,另一手的手掌贴按其手背之上以助力;掌根按揉法,以掌根着力;大鱼际按揉法,拇指和第一掌骨内收,以大鱼际肌的肌腹着力;肘按揉法,以肘尖部着力。

操作时着力部在受术部位进行先轻渐重、由浅而深地向下按压,同时带动受术部位皮肤做小幅度回旋揉动,使之产生内摩擦,待得气后,稍作停留,再继续按揉,如此反复进行操作。

回旋揉动的幅度要小而匀速,使作用力深透而集中。本法作用力重实缓和,刺激量不宜过重。

(二)拿揉法

拿法与揉法复合应用,即应用拿法时增加揉动,称为拿揉复合手法。

【操作技巧及注意事项】

在拿法操作做捏、提动作的同时,增加适度的旋转揉动;但整个动作以拿为主,揉为辅。操作时动作应灵活流畅,不可呆滞僵硬。拿揉法较拿法柔和,同时具备拿法和揉法的双重作用,主要适用于四肢及颈项部。

三、小儿推拿手法

小儿推拿手法是推拿手法学的重要组成部分。小儿推拿常用手法与某些成人推拿手法在名称、操作、动作要领等方面并无严格的区分,如揉法、掐法、擦法、捏脊法等,只是在手法运用时,其用力大小和刺激强度不一样。由于小儿的生理病理特点决定了小儿推拿手法必须做到轻快柔和,平稳着实。小儿推拿手法与成人推拿手法的最大区别在于复式操作法。复式操作法是一种组合式手法操作,为小儿推拿所特有,其理论基础源于小儿特定穴。复式操作法是用一种或几种手法在一个或几个穴位上按一定程序进行的特殊推拿操作方法,故小儿推拿谈手法必论穴位。

小儿推拿手法的种类较多,本节主要介绍推、揉、摩、运、按、掐、捣、捏脊等8种常用手法。

(一)推法

1.直推法以拇指桡侧面或指面,或食中二指罗纹面在穴位上做直线推动。

2.旋推法以拇指指面在穴位上做顺时针方向的旋转推动。

3.分推法用两手拇指桡侧面或指面,或食中二指指面自穴位中间向两旁方向推动,或做"∧"形推动称分推法,也称分法。如从穴位两端向中间推动,称合推法,也称合法。

推法是小儿推拿常用手法,一般操作时都需要应用介质。推动时要有节律,频率每分钟100～300次;用力宜柔和均匀,始终如一;在某些穴位上推动的方向与补泻有关,应根据不同穴位和部位而定。

(二)揉法

以拇指或中指指端、掌根或大鱼际,吸定于一定穴位或部位上,做顺时针或逆时针方向的旋转揉动,称揉法。也可分别称之为指揉法、掌根揉法、大鱼际揉法。

揉法也是小儿推拿常用手法,操作时压力宜轻柔而均匀,手指不宜离开操作面的皮肤,使该处的皮下组织随手指的揉动一起做回旋揉动,不可在皮肤上摩擦,频率每分钟200～300次。

(三)摩法

以手掌面或拇指,食、中、无名指指面附着于一定穴位或部位上,以腕关节连同前臂做顺时针或逆时针方向环形移动摩擦,称摩法。本法常用于小儿腹部。

(四)按法

以拇指或掌根在一定穴位或部位上逐渐向下用力按压,称按法。掌按多用于胸腹部穴位,临床应用时常和揉法配合应用,称按揉法。

（五）掐法

以拇指指甲掐按一定的穴位或部位称掐法。

掐法是刺激性较强的手法。掐按时要求逐渐用力,达深透为止;注意不要掐破皮肤,掐后宜轻揉局部,以缓解不适感;临床上常与揉法配合应用,称掐揉法。

（六）捏脊法

是指用拇指桡侧缘抵住皮肤,食、中指前推按,三指同时用力提拿皮肤,双手交替捻动向前;或食指屈曲,用食指中节桡侧抵住皮肤,拇指前按,两指同时用力提拿皮肤,双手交替捻动向前。

操作时捏起皮肤多少及提拿用力大小应适当;捏得太紧,不容易向前捻动推进,捏少了则不易提起皮肤。捻动向前时,需做直线前行,不可歪斜。

（七）运法

以拇指面或中指面在一定的穴位或部位上做弧形或环形移动,称运法。

运法宜轻不宜重,宜缓不宜急,要在体表环绕摩擦移动,不带动皮下肌肉组织,频率一般为每分钟80～120次。

（八）捣法

以中指指端,或食、中指屈曲的指间关节,有节奏地叩击穴位的手法称为捣法。

捣法操作时应以腕关节为主动部位,捣击时位置要准确,用力要有弹性。

（彭爱红）

第二十七章　中医各科疾病护理

第一节　中医内科急症护理

一、一般护理

1. 保持急诊室环境清洁,舒适,空气流通,并根据病证的性质调节好室内温、湿度,每日定时消毒。

2. 接待患者,初步分诊,根据患者的病情,送至抢救室或观察室,并立即通知医生,做好输液、给药、配血、输血及相应准备。

3. 建立急症病历,测体温、脉搏、呼吸、血压。新入急诊室患者每日测体温、脉搏、呼吸 4 次,连续三日,体温 37.5℃ 以上者,每日测体温、脉搏、呼吸 4 次,体温在 39℃ 以上者,每 4 小时测一次或遵医嘱。留观患者体温正常三日后,每日测一次,危重患者随时测量。

4. 在配合抢救过程中,必须严肃、认真、迅速、及时、准确,各项操作按正规要求,做好记录,注明执行时间。

5. 密切观察生命体征、瞳孔、神志、舌脉等变化,并观察分泌物、排泄物,随时检查各种导管是否通畅。并每日记录大便一次。

6. 介绍主管医生、护士,介绍就诊环境及设施的使用,介绍作息时间及相关制度。

7. 及时了解患者在生活起居、饮食、睡眠和情志等方面的问题。凡涉及到法律纠纷的患者在抢救的同时,应立即向有关部门报告。

8. 及时准确给药,注意观察用药后的效果及不良反应,对诊断不明的急腹痛患者,禁用镇痛药物。

9. 关心患者,做好情志护理,根据患者的病情,对患者或家属进行相关的健康指导,使之对病情治疗、护理等知识有一定的了解,积极配合治疗。

10. 遵医嘱给予饮食护理,指导饮食宜忌。

11. 需急诊手术患者,遵医嘱做好术前准备,并通知手术室。对转科、转院的危重患者做好护送及交接工作。

12. 严格执行消毒隔离制度,做好病床单位及终末消毒处理。预防交叉感染。

13. 做好出院指导,并征求意见。

二、高热

高热多由外感六淫、疫疠之毒、饮食不节或不洁等所致,临床上以体温升高在 39℃ 以上为主证,病位在表或在里。西医学中的急性传染病、急性感染性疾病和非感染性疾病引起的高热均可参照本证护理。

（一）一般护理

1.按中医内科急症一般护理执行。

2.保持病室空气流通，光线柔和，避免一切刺激，表虚证不宜吹风，恶寒重者避风保暖。里热重证室温宜偏低。

3.卧床休息，做好口腔护理，口唇干裂者可涂液体石蜡。

4.烦躁不安者，可加床档，防止坠床。

5.高热出汗较多者，切忌汗出当风，应及时更换衣被，并用温水擦身。

6.观察神志，体温，汗出，口渴，皮肤，二便，舌苔，脉象以及药效和药物的副作用。

7.饮食宜营养丰富，易消化，清淡流质饮食，忌油腻、煎炸、辛辣等燥热之品。鼓励患者勤饮水。多食蔬菜水果。

8.中药汤剂宜温服，表热证应热服，高热有汗渴者宜偏凉服，服解表药后多饮热开水，以助汗出。

（二）病情观察

1.密切观察病情变化，若出现体温骤降，大汗淋漓，面色苍白，四肢厥冷，烦躁不安，脉沉细为阳气欲脱。

2.若出现神昏谵语、惊厥等应考虑为热入心营。

3.若出现呕血、咯血、衄血、便血、溺血、舌质紫暗或红绛，苔黄燥，脉细数为热入营。

4.高热不退，大吐，大泻，心烦，盗汗，口渴，口干舌裂，无苔少津，脉细欲绝亡阴证候。

（三）辨证施护

1.发热恶寒重，头痛，四肢酸痛，无汗者可遵医嘱针刺合谷、曲池等穴，至微汗出或给以背部刮痧，以助汗出。

2.壮热、恶热、面赤气粗等里热实证者给予物理降温，或药物降温，或针刺十宣放血，风门穴拔火罐等降温。

3.高热口渴重者，汗出较多时可给予淡盐水，芦根或石斛煎水代茶饮。昏迷者给予鼻饲。

（四）出院指导

1.加强身体锻炼，增强体质。

2.注意气候变化，预防感冒。

3.饮食有节，勿暴饮暴食。

4.若有不适，特别是体温超过 38.5℃，及时到医院就诊。

三、神昏

神昏是不同程度的意识障碍，临床表现以意识模糊，不省人事为特征，是常见急症。多因外感时邪，疫毒或内热炽盛等所致。病位在心及相关脏腑，辨证分为闭证和脱证，为西医学中的急性感染性疾病。中毒性疾病可参照本证护理。

（一）一般护理

1.按中医内科急症一般护理执行。

2.患者宜住单房间，室内整洁，空气新鲜，光线适中，温湿度适宜，根据气候增减衣被，以防复感外邪。

3.患者宜仰卧，头偏向一侧，保持呼吸道通畅，必要时吸氧、吸痰，烦躁不安者加床档，取下义齿假牙，抽搐者用牙垫或用头纱布包裹的压舌板放在上下齿之间，防止舌咬伤。病室内备好抢救物品及器械。

4.做好皮肤,口腔。及眼睛的护理,定时翻身,按摩受压部位,眼睑不能闭合者,用生理盐水冲洗双眼,并覆盖湿纱布。

5.四肢厥冷者,注意保暖,防止冻伤和烫伤,伴有肢体瘫痪者,要保持肢体功能位,进行肢体按摩和被动活动,翻身时要自下而上轻轻拍打其背,以利痰液排出,预防坠积性肺炎和肢体畸形。

6.饮食护理,急性昏迷患者 2～3 天内禁食,避免腹胀,呕吐。以后鼻饲流质,如牛奶、豆浆、米汤、果汁等。

7.情志护理,若患者间有清醒时,易产生恐惧、紧张、求生等心理变化。因此医务人员应注意语言行为,尽量给患者创造一个安全、舒适的治疗与康复氛围,避免不良的精神刺激。

8.专人护理。并做好特护记录,保持各种管道的通畅,定期更换和消毒。

(二)病情观察

1.密切观察体温、脉搏、呼吸、血压及瞳孔、面色、汗出、肢温、二便的变化。

2.观察神昏的程度,注意有无高热、抽搐、出血及黄疸的情况。

3.若出现气息低微或喘粗,瞳孔散大,脉微或无脉,应立即报告医生,并积极配合抢救。

(三)临证护理

1.气息急促,面色青灰,肢体抽搐者应立即给予吸氧,随时吸出气道内的痰和分泌物。可遵医嘱针刺内关、中脘、关元、气海。

2.脱证亡阳者,遵医嘱给参附汤鼻饲,灸气海、关元、百会等。

3.神昏高热者,可遵医嘱针刺十宣放血,或针刺大椎以清泻邪热。

4.突然昏迷,口噤手握,牙关紧闭,不省人事,可针刺人中、十宣、合谷等穴。

5.大便秘结,三日无大便者,可鼻饲番泻叶,必要时灌肠。尿潴留者可按摩膀胱区,或行导尿术。

(四)出院指导

1.保持心情舒畅,避免一切不良刺激。

2.注意休息,防止劳累。

3.饮食易消化,高营养。

四、中风

中风是以突然昏仆,不省人事,伴有半身不遂,口舌歪斜,语言不利或不经昏仆而仅见口眼歪斜为主证,病位在心、脑、肝、肾,临床上有中经络、中脏腑之分。西医学中的脑溢血、脑血栓形成、脑栓塞、蛛网膜下腔出血、脑血管痉挛及面神经麻痹等病,可参照本病护理。

(一)一般护理

1.按中医内科急症一般护理执行。

2.病室宜安静,光线柔和,避免噪音、强光等一切不良刺激,室内备有急救物品,必要时给予特护。

3.卧床休息,中经络者头部宜平放,中脏腑者头部宜略高,避免搬动。

4.若呕吐痰涎较多,可将头偏向一侧,以防发生窒息,烦躁不安者加床档。

5.半身不遂者要注意患肢防寒保暖,防止冻伤和烫伤。采取舒适的功能体位,局部可用 2% 的红花酒精按摩,也可配合针灸、按摩、理疗。协助患者进行主动和被动的功能活动,促进肢体功能恢复,防止肌肉萎缩,关节畸形。一切注射均在健侧进行。

6.加强口腔、皮肤及眼的护理,用盐水或银花甘草煎水清洗口腔,眼睑不能闭合者,用生理盐水冲洗双眼,并覆盖湿纱布。保持床单位清洁,防止并发症和压疮的发生。

7.饮食以清淡,少油腻,低糖易消化,新鲜蔬菜、水果为主。忌辛辣肥甘等刺激之品,禁烟酒。昏迷和吞咽困难者可给予鼻饲。

(二)病情观察

1.密切观察神志、瞳孔、体温、呼吸、血压、面色、汗出、二便、舌苔、脉象的变化。

2.观察有无头痛、呕吐、颈项强直等情况。

(三)临证护理

1.阳闭证,突然昏仆,不省人事,高热者可给予头部冰袋冷敷,并将头部垫高2~3厘米。遵医嘱针刺人中、涌泉、风隆、风池。

2.脱证突然昏仆,不省人事,目合口开,手撒肢冷,脉微欲绝可灸神阙、气海、关元穴,以益气固脱,回阳救逆。

3.尿潴留者可按摩中极、关元、气海穴等,虚者加艾灸,必要时行留置导尿。

4.便秘者,遵医嘱可给麻仁丸或番泻叶5克泡水饮服。

(四)出院指导

1.起居有常,避免疲劳。

2.保持心情舒畅,防止情感所伤。

3.制定合适计划,坚持功能锻炼。

五、中暑

中暑是由于夏日酷暑高热所引起,以出汗、头晕、头痛、神疲、胸闷、心慌、泛恶为主证。少汗甚则汗闭,高热,严重者神昏抽搐。病位表里兼有,多在脾、心。临床辨证分为阳暑,阴暑,暑厥,暑风。西医学中的热痉挛、热衰竭、热射病可参照本病护理。

(一)一般护理

1.按中医内科急症一般护理执行。

2.先兆中暑和轻症中暑者应迅速撤离现场,转送到阴凉通风的地方或空调病室,患者去平卧位,松解衣扣,给予清凉饮料,如西瓜汁、淡盐水、水果汁、绿豆汤等。

3.重症中暑者,立即送抢救室,不宜搬动,迅速开通静脉通道,缺氧者,立即给予氧气吸入。

4.注意观察生命体征的变化,体温在40℃以上者每半小时测一次,39~40℃每1小时测一次,血压低于70/40mmHg,每5分钟或随时测量,及时报告医生,采取相应的措施,并详细记录。

5.饮食宜清淡,高热量、高维生素,流质或半流质,多食清暑的水果,如西瓜、黄瓜、梨、甘蔗汁、绿豆汤等,忌食油腻、辛辣刺激之品。

(二)病情观察

密切观察体温、脉搏、呼吸、神志、瞳孔、二便、汗出及舌象,脉象。若出现神昏,惊厥,四肢抽搐,息短气粗或出现四肢厥冷,出冷汗,瞳孔散大等应立即报告医生,积极配合抢救。

(三)临证护理

1.口唇发绀者,立即给予吸氧。

2.四肢厥冷、大汗淋漓、面色苍白、脉微欲绝等亡阳证忌冷敷,宜温热水擦浴,温灸腹部的气海、关元、神阙穴。

3.出现痉挛者,遵医嘱给解痉药,补充足够的液体,保持呼吸道通畅。

4.中暑湿邪重者,表现身热汗少,口渴不欲饮。吐泻等证,遵医嘱可给藿香正气水口服,大汗者宜用银花、玄参、麦冬、甘草煎水代茶饮。

5.体温 39℃以上时可选用以下方法降温,头部置冰帽,颈部两侧、腋窝、腹股沟及大血管处放置冰袋,并加以按摩,注意更换位置,利于降温和防止冻伤,50％的冰酒精擦浴至皮肤潮红,遵医嘱用 4℃的冰水或盐水灌肠。体温降到 38℃时,停止各种降温措施,警惕发生心律失常、血压下降及呼吸衰竭。

(四)出院指导

1.炎热夏季,不宜持续在烈日下劳作。饥饿时尤应注意。

2.室内加强通风降温措施。

3.做好劳动保护,多饮水。

4.饮食宜清淡,有营养。少食油腻之品。可食冷饮、绿豆汤,避免阳光曝晒。

六、血证

血证是指络脉损伤,血液不循常道,上溢于口鼻诸窍,下出于二阴或渗出肌肤形成一类出血性病症,统称血证。根据出血部位的不同,临床上常见的有咳血(咯血)、吐血、衄血、尿血、便血等,西医学中的多种急慢性疾病引起的出血如呼吸道、消化道、泌尿道出血,血液病等引起的出血均可参照本病护理。

(一)血证的一般护理

1.按中医内科急症一般护理执行。

2.保持室内空气新鲜,温湿度适宜,避免污浊气味的刺激。

3.根据患者出血原因和出血量分别安置在抢救室或观察室,避免不必要的搬动,并保持合适的体位。

4.卧床休息,减少活动,防止劳累。

5.迅速建立有效的静脉通道,为及时输液、输血做好准备。

6.做好情志护理,尽量消除紧张、焦虑情绪,积极配合治疗和护理。

7.做好口腔护理,尤其是吐血、咳血、衄血,每日用银花甘草水或淡盐水漱口。

8.定时测量体温、脉搏、呼吸、血压,急性大出血患者每 15～30 分钟测量生命体征一次。

9.病情观察:

(1)密切观察出血部位,色、质和量以及出血的诱因和时间。

(2)观察患者的面色、神志、血压、脉象和舌象以及汗出情况。

(3)若出现面色苍白,大汗淋漓,血压下降,脉微欲绝,应立即报告医生,积极配合抢救。

(二)咳血(咯血)

咳血是肺络受伤,血溢脉外,以咳嗽、咯血或痰中带血为主要表现。病位在肺,西医学中的支气管扩张、肺结核、肺脓肿、肺癌及二尖瓣狭窄、肺梗死等引起的咯血等均可参照本病的护理。

1.咳血的一般护理

(1)按中医内科急症一般护理执行。

(2)病室内保持空气清新,避免尘埃、油烟等刺激,避免吸烟。

(3)卧床休息,大咯血者应取头低足高位,头偏向一侧,保持呼吸道通畅,避免血凝阻塞气道而引起窒息,尽量减少翻身,少说话,血止一周后,方可下床活动。

(4)指导患者不要用力咳嗽、屏气,必要时患侧胸部冷敷或用沙袋加压。

(5)消除紧张情绪,禁恼怒,宁心神,积极配合治疗,出血期间饮食以流质为主,可吃百合汤、梨汤、丝瓜汤。

(6)密切观察咳血的色、质、量及伴随症状。若见面色苍白、汗出肢冷、气短神疲、鼻息微弱应立即报告医生,积极配合抢救。

2.临证护理

(1)外邪袭肺所致的咳血兼口鼻干燥者可用白茅根、仙鹤草煎水代茶饮,以凉血止血。

(2)肝火犯肺,咳血量多者应随时观察生命体征,做好抢救准备。平时可饮用旱莲草、白茅根煎水代茶饮,以泻火止血。

(3)脾肺虚衰所致的咳血者,应注意保暖,休息,多食补气养血食品如花生、红枣、山药等。

3.出院指导

(1)注意保暖,防止外邪袭肺。

(2)保持心情舒畅,避免过劳。

(3)加强锻炼,增强机体抗病能力。

(4)若有出血倾向,及时来院治疗。

(三)呕血(吐血)

呕血是由于胃络受伤,络伤血溢,血从口中呕吐而出,色红或黯紫,常夹有食物残渣,病位在脾胃,辨证分为胃中积热,肝火犯胃,脾失统摄。西医学消化道疾病中的出血及某些全身性疾病如血液病、尿毒症等所致的吐血均可参照本病护理。

1.呕血的一般护理

(1)按中医内科急症一般护理执行。

(2)呕血期间,绝对卧床休息,取头低足高位,头偏向一侧,防止血液阻塞气道,病情稳定后方可下床活动。

(3)安慰患者,消除恐惧紧张心理,积极配合治疗和护理。

(4)注意饮食调节,急性大出血患者应禁食,血止后宜给流质或半流质,禁食辛辣、煎炸等刺激性的食物及烟酒,应多食蔬菜、水果等清淡而有营养的食物,如莲子粥、山药粥等。

(5)呕血后立即用盐水漱口,保持口腔清洁,呕吐物,污染物应及时处理,以免不良刺激诱发再次呕吐。

(6)严密观察呕血的量、质、色、味以及大便情况,并做好记录,随时注意有无腹痛,心悸,出冷汗等。定时测量体温、脉搏、呼吸、血压。若见面色苍白,气息短促,四肢厥冷,脉细弱等,均为气随血脱,应立即报告医生配合抢救。

2.临证护理

(1)胃火炽热所致的呕血,可遵医嘱给白芨粉、大黄粉,冰水调服;或藕节炭5～6个水煎冷服。

(2)肝火犯胃之呕血多见暴吐如涌,应遵医嘱应用三腔管压迫止血,并做好三腔管的护理。

3.出院指导

(1)注意气候变化,随时增减衣被。

(2)生活规律,劳逸结合。

(3)饮食有节,保护脾胃正气。

(4)避免不良情绪刺激,防止病情加重及复发。

(四)衄血

衄血是肺热上蒸,逼血妄行或燥气外袭所致,临床辨证分为肺经热盛,肝火上逆,阴虚火旺,气不摄血等,西医学中的急性传染病、血液系统疾病、尿毒症引起的鼻出血和齿龈炎,慢性肝炎,肝硬化所致的齿龈出血均可参照本病护理。

1.衄血的一般护理

(1)按中医内科急症一般护理执行。

(2)鼻腔大量出血者应取坐位,头部仰起,鼻部置冷毛巾或冰袋,向鼻中隔方向压迫鼻翼止血。血不止者用干棉球蘸云南白药,0.1%肾上腺素,明胶海绵,三七粉条任选一种塞鼻腔,压迫止血。

(3)安慰患者避免惊慌、急躁情绪,积极配合治疗。

(4)保持口腔清洁,尤其是齿衄者,应增加漱口次数,可用银花干草液或淡盐水漱口。

(5)注意饮食调节,忌食辛辣、烟酒及肥甘厚味之品,防止动火生热,出血期间宜多食藕汁、白萝卜汤、荸荠汤。止血后宜食鸭肉、瘦猪肉、绿豆汤、粳米粥等。

(6)严密观察出血的质、量、色及全身情况,如面色、神志、血压、舌象、脉象等。若见面色苍白,气息短粗,出冷汗,四肢厥冷,脉微弱,应立即报告医生,配合抢救。

2.临证护理

(1)胃热壅盛者,中药宜偏凉服,多食清凉饮料,如橘子汁、西瓜汁。

(2)肺经热盛者,室内空气应湿润,避免燥热而加重鼻衄。

(3)肝火上逆,阴虚火旺者易心烦恼怒,应劝其克服急躁情绪以防升火加重病情。

(4)气不摄血所致的衄血者,宜注意休息,避免劳累,多食补益气血之品;亦可用西洋参含服或煎水服。

3.出院指导

(1)平时注意口腔、鼻腔卫生。

(2)纠正不良的挖鼻孔、剔牙缝习惯。

(3)加强身体锻炼,积极治疗原发病。

(五)便血

便血是胃肠络脉受损,血随大便而下,在大便前后下血或大便呈柏油样,病位在脾、胃、大肠,临床辨证分为胃肠湿热、脾胃虚寒之证。西医学中的消化道出血,某些血液病,急性传染病,寄生虫病及大便带血的疾病均可参照本病护理。

1.便血的一般护理

(1)按中医内科急症一般护理执行。

(2)便血量多者应卧床休息,切忌下床排便,并注意便时勿用力,以免增加腹压,损伤血络。

(3)保持肛门和肛周皮肤的清洁,保持大便通畅。

(4)安慰患者,消除恐惧、紧张、焦虑等不良情绪,尤其是肝郁者应保持心情舒畅,忌恼怒及急躁。

(5)饮食宜选清淡易消化的软食,忌辛辣、煎烤饮食,并注意饮食节洁。

(6)注意观察便血的色、量、质以判断出血的部位及全身情况,准确记录便血量,是先血后便还是先便后血,必要时可保留标本送验。

2.临证护理

(1)肠热便血宜吃鲜柿子或柿饼,可给清热凉血止血之品,如黄瓜、冬瓜、白萝卜,口渴者可用生地、地榆、侧柏叶各10克煎水代茶饮。

(2)脾胃虚寒便血者,饮食不宜寒凉,宜食健脾暖胃之品,如扁豆红枣粥等。

(3)反复便血,血色黯红,时夹黏液,大便困难,形状改变,形体消瘦,应警惕肠道恶性病变。

3.出院指导

(1)养成良好的生活习惯,注意饮食节洁。

(2)勤吃蔬菜,水果,保持大便通畅。

(3)劳逸结合,避免过度劳累。

(六)尿血

尿血又称溲血,溺血,小便中混有血液或伴有血块夹杂而出,或全为鲜血,病位在肾和膀胱,临床辨证分为热结膀胱,心火内盛,阴虚火旺,脾肾气虚。西医学中的泌尿系疾病及全身出血性疾病,可参照本病护理。

1.尿血的一般护理

(1)按中医内科急症一般护理执行。

(2)尿血严重者应卧床休息。

(3)消除患者紧张恐惧心理,积极配合治疗。

(4)饮食宜清淡,可食赤小豆粥、藕粉、莲子粥,多食新鲜水果,如西瓜、梨、荸荠等肾阳虚者可适当给温补食物,如牛肉、羊肉。阴虚火旺者忌肥腻香燥、辛辣动火之品。

(5)密切观察尿血时有无疼痛、尿急、尿频、腹痛。观察尿的色、质、量及有无血块,及全身状况,如血压、体温、舌象、脉象、呼吸、神志、面色、汗出等,若出现无痛性血尿,应立即报告医生,进一步检查,排除恶性肿瘤。

2.临证护理

(1)口渴,心烦,尿频,尿急,尿痛者宜多食温开水。

(2)尿血有块,色黯红给服三七粉、琥珀粉,尿色鲜红,可用白茅根 30 克,竹叶 10 克,车前草 30 克煎汤代茶。

(3)肢冷腹痛者可用热炒的盐包布热敷下腹部,或针刺膀胱俞、中极、三阴交等。

3.出院指导

(1)注意个人卫生,保持外阴清洁。

(2)慎起居,保持精神舒畅。

(3)注意气候变化,做好防寒保暖。

七、痛证

痛证是因外感六淫之邪,内伤七情,饮食不洁或受某些伤害因素,使机体某一部位或脏腑气机不畅,气滞血瘀,出现不同部位的疼痛。临床上常见的有头痛、心痛、胁痛、腹痛等。

(一)痛证的一般护理

1.按中医内科一般急症护理。

2.保持病室整洁,安静,空气流通。

3.痛甚者及伴有高热,出血时应绝对卧床休息。

4.疼痛未确诊前,尤其是腹痛患者应禁用或慎用止痛药。

5.饮食宜清淡素食及瘦肉、蛋类等营养丰富的食物,禁肥甘厚味之品,腹痛未确诊前暂禁食。

6.稳定患者情绪,尽快采取恰当的处理,减轻患者的疼痛,治疗护理操作动作要轻柔、准确,以取得患者信任,配合治疗。

7.中药汤剂一般宜温服。

8.密切观察疼痛的部位、性质、程度、发作时间、诱因以及与气候、饮食、情志、劳倦的关系。观察呕吐物、排泄物及伴随症状,观察药物的疗效及副作用,并详细记录,

(二)头痛

头痛是自觉头部疼痛的症状,病位在经络、气血及脑髓。辨证可分为外感头痛,内伤头痛。西医学中的感染性发热疾病、脑血管意外、颅内占位性病变等均可按本病护理。

1.头痛的一般护理

(1)按中医内科急症一般护理执行。

(2)保持病室安静,空气新鲜。

(3)饮食宜清淡,易消化,勿过饱。气血亏虚及肾虚头痛者宜多进血肉有情之品,少食盐。痰浊头痛者宜进清淡之品,禁肥甘厚味。肝阳头痛禁辛辣之品及烟酒。

(4)密切观察头痛的部位、性质,瞳孔,体温,二便,舌象,脉象,头痛发作的时间,及有无伴随症状,如呕吐、抽搐、昏迷,并详细记录。若见头痛伴眩晕、唇麻、肢麻、语言欠利为中风先兆,若头痛伴呕吐,颈项强直,喷射性呕吐,抽搐为脑炎病变。若头痛日益加重,并出现口眼歪斜、瞳孔大小不等均应立即报告医生,积极配合抢救。

2.临证护理

(1)针刺头痛连及项背取穴风池、列缺、后溪、昆仑。两颊部痛可取太阳,前额痛可取印堂、合谷、内庭。巅顶痛可取百会、涌泉。

(2)高热性头痛可用冷毛巾敷前额部。寒性头痛、血管痉挛性头痛可用盐炒附子装入纱布袋内,频擦痛处或头枕热水袋。

(3)湿热所致的头痛可口服藿香正气液。

(4)做好情志护理和心理诱导,减少疼痛的发作次数。

3.出院指导

(1)加强身体锻炼,增强体质。

(2)注意饮食调养。

(3)若头痛突然发作,应及时就诊。

(三)胸痹心痛

胸痹心痛是以心胸部位呈现持续性的憋闷、疼痛,甚则心痛彻背,短气喘息不得卧等为特征的急症,病位在心、血脉。辨证分为心血瘀阻,痰浊内阻,寒凝心脉,气阴两虚。西医学中的冠心病、心绞痛、心肌梗死均可参照本病护理。

1.胸痹心痛的一般护理

(1)按中医内科急症一般护理执行。

(2)病室安静,空气清新。

(3)绝对卧床休息,迅速采取止痛措施。

(4)保持大便通畅,多食蔬菜和水果,大便秘结或3日无大便者用中药大黄汤灌肠或用番泻叶煎水代茶饮。防止大便用力,诱发心痛。

(5)饮食宜清淡,软食。不可过饱过咸。忌食生冷、油腻、烟酒之品。

(6)密切观察疼痛的性质、部位、脉搏、呼吸、血压、发绀、舌象、脉象、诱发因素,及并发症等变化,并详细记录。若见胸痛剧烈,面色苍白,四肢厥冷,手足青至节,表情淡漠或谵语,昏迷,脉微欲绝,咳嗽,心律失

常,伴有上腹部及肩背痛,呕吐,寒战,发热等应立即报告医生,积极配合抢救。

2.临证护理

(1)呼吸困难,立即吸氧。即刻做心电图。

(2)心脏骤停应立即协助采取急救措施,如人工呼吸、胸外心脏按压等。

(3)遵医嘱给予急救药物,如速效救心丸、麝香保心丸,舌下含硝酸甘油。

(4)遵医嘱针灸或药物穴位注射,取心俞、厥阳俞、内关、足三里或穴位压豆。

(5)寒凝心脉者应给保暖。中药宜热服。针刺止痛可采用温针法或灸法。

3.出院指导

(1)慎起居,劳逸适度以养元气。

(2)注意气候变化,预防感冒。

(3)教会患者及家属掌握急救药物的服用及应急措施。

(4)适当运动,轻者可散步,练气功,打太极拳,欣赏音乐。

(四)胁痛

胁痛是指一侧或两侧胁肋部位疼痛。常因饮食失调、情志不遂导致气机郁滞,脉络失和,疏泻不利而发生。病位多在肝、胆、经络。辨证可分为血瘀气滞,肝胆湿热。西医学中的肋间神经痛、胸膜炎、肝炎、胆囊炎、胆石症、胆道蛔虫症等均可参照本病护理。

1.胁痛的一般护理

(1)按中医内科急症一般护理执行。

(2)保持病室安静,卧床休息。病情缓解后逐渐恢复正常活动。

(3)饮食宜清淡,多食西瓜、黄瓜等清热利湿的水果,多食菠菜、番茄等生津利湿的食品。忌油腻,辛辣。

(4)观察疼痛的部位、性质及与饮食的关系,若伴有肩背部痛、呕吐、黄疸、寒战等症状应立即报告医生。

2.临证护理

(1)疼痛重者可叩捶胆俞和肝俞,可用吴茱萸、食盐炒热敷胁痛区,用于气郁胁痛。

(2)胁痛伴恶寒发作,或厥脱者应注意防寒保暖,防止复感外邪。

(3)黄疸重者遵医嘱针刺至阳,高热者给予物理降温,大便燥结者用大黄汤灌肠。呕吐者遵医嘱针刺内关、中脘、足三里,或药物穴位注射。

3.出院指导

(1)加强饮食调养,注意饮食宜忌。

(2)起居有常,劳逸适度。

(3)保持心情舒畅,忌恼怒,生气。

(五)腹痛

急性腹痛是以胃脘之下,耻骨联合之上部位突然出现剧烈疼痛,且变化迅速为主证,病位在大肠、小肠、胞宫、膀胱。辨证可分为虚寒证,气滞证,血瘀证,食积证。西医学中的膀胱炎、阑尾炎、消化道肿瘤、肠梗阻等引起的腹痛均可参照本病护理。

1.腹痛的一般护理

(1)按中医内科急症一般护理执行。

(2)保持病室安静,清洁,空气清新。

（3）消除紧张,烦躁情绪,避免不良刺激。

（4）饮食有节,清淡易消化。勿食辛辣、油腻之品,急性腹痛未明确诊断时应暂禁食。

（5）注意观察腹痛的三大症候群(腹膜刺激症候群,肠梗阻症候群,腹腔内出血症候群),若有发生立即报告医生。

2.临证护理

（1）虚寒型腹痛,腹痛遇寒则发,宜保暖避寒,腹部可用腹带或热水带。

（2）腹内有痈脓者,可取半卧位,以防毒邪上壅,禁用热敷。

3.出院指导

（1）注意饮食卫生,养成饮食有节,寒温适度的好习惯。

（2）注意天气变化,避免腹部受凉。

（3）腹痛剧烈,勿自服止痛药及热敷,应及时到医院就诊。

八、暴泻

暴泻是指发病急骤,突然腹泻,暴迫下注如水,以腹痛,肠鸣等为特征。病位在脾、胃、肠。临床辨证分为寒湿困脾,肠道湿热,食滞胃肠,肝气郁滞等。西医学中的急性肠炎、食物中毒、胃肠功能紊乱等均可参照本病护理。

（一）暴泻的一般护理

1.按中医内科急症一般护理执行。

2.执行消化道隔离。

3.卧床休息,保持床铺清洁,干燥。保持臀部皮肤清洁,必要时便后坐浴,肛周可涂紫草油。脱肛者可用油膏纱布敷托。

4.吐泻严重者应暂禁食,病情好转后,进淡米汤、淡果汁、面汤、蛋花汤等。禁食生冷、不洁、肥甘厚味、煎炒等食物。病情缓解后,亦应食易消化食物。伤食作泻者应禁食 8～24 小时。暴泻,气阴两虚者可服药粥,如党参、山药、苡米、大枣粥,急性暴泻可用白扁豆花 30 克,焦山楂 30 克煎水服。

（二）病情观察

密切观察大便的形状、次数、颜色、气味并留取标本送验或做细菌培养。若见眼窝凹陷,口舌干燥,皮肤干枯粗糙,腹胀无力为津脱之象。若暴泻其势凶猛,兼见面白肢冷,呼吸深长,烦躁不安,神志恍惚,恶心,呕吐,尿少或无尿,汗大出,脉细微欲绝为气脱之象,均应立即报告医生,配合抢救。

（三）临证护理

1.津脱者,应立即建立静脉通道,保证液体,药物及时输入,并观察输液反应。

2.气脱者,遵医嘱给参附汤或独参汤口服,或针灸足三里、天枢、中脘、阴陵泉等穴位。偏寒者隔姜灸,或耳针大肠、小肠、胃、脾、神门等穴。

3.伴有高热者,遵医嘱给予柴胡注射液肌肉注射,或十宣放血,物理降温。

4.口渴烦躁不安者,应多饮温开水,补充含钾钠饮料,如鲜橘子汁、淡盐水,每天以 2500～3000 毫升口服为宜。或静脉输入等渗液,亦可用芦根煎汤代茶饮或频服五汁饮(梨汁、荸荠汁、苇根汁、麦冬汁、藕汁)。

5.寒湿暴泻者,可隔姜重灸神阙穴,热炒盐包布热熨或热敷腹部,热泻者可选用马齿苋,凤尾草等煎水服,指导患者自我按摩脐周。

6.吐泻严重者,遵医嘱针刺内关、中脘、足三里等穴,虚症可加灸或隔姜灸。

（四）出院指导

1.养成良好的饮食卫生习惯,注意饮食节洁。

2.保持心情舒畅,忌怒,戒躁。

3.注意天气变化,及时增减衣服。

4.注意休息,避免感受风寒暑湿之邪。

九、厥脱

厥脱包括厥证和脱证,多与气、血、疾、暑、酒、食、蛔等因素有关,临床上以突然昏倒,手足厥冷为主要特征,脱症除有厥症的症候外,临床常见面色苍白,汗出如珠,口开目合,手撒尿遗,脉微欲绝等特征,厥症和脱症常同时发生,病位在心、脑、经络、气血。临床辨证可分为实证和虚证两类。西医学中各种原因引起的休克,均可参照本病的护理。

（一）一般护理

1.按中医内科急症一般护理执行。

2.病室安静,空气流通。

3.患者安置在抢救室或监护室,热厥者室温宜偏凉,寒厥者室温宜偏高,亡阳者注意保暖,可用热水袋,要防止烫伤。

4.避免强光、噪音等不良刺激,治疗护理尽量集中进行,减少不必要的干扰。

5.卧位宜取头低足高位,头偏向一侧,保持呼吸道通畅,随时吸出呼吸道分泌物,出现发绀应及时给予氧气吸入,并迅速建立有效的静脉通道,保证药物及时输入。

6.加强口腔、眼睛护理,每日用淡盐水或银花干草液清洗口腔,并用湿纱布覆盖口鼻,眼睑不能闭合者用生理盐水或眼药膏纱布覆盖双眼,防止角膜干燥,或异物刺激。

7.保持床单位清洁,干燥,定时翻身,更换体位,并轻拍背部,防止坠积性肺炎和压疮的发生。

8.尿失禁者给予留置尿管,并定时冲洗膀胱,保持外阴清洁,大便失禁者及时更换垫布,保持肛周皮肤清洁干燥。

9.病情好转后可选择营养丰富的流质或半流质。有心脑血管硬化或肥胖病人应控制肥甘厚味,油腻之品及烟酒。

（二）病情观察

密切观察生命体征、尿量、面色、肤温、舌象、脉象、汗出、二便等。若出现心悸,水肿,喘粗,瘀血,尿闭,呼吸微弱,脉沉细微结代以及四肢厥逆,大汗淋漓,不省人事或服用大量参附汤后出现口唇、四肢麻木,出汗流涎,心悸,心慌等中毒症状应立即报告医生,积极配合抢救。

（三）临证护理

1.厥症针刺人中、内关穴,脱症艾灸百会、神阙。

2.寒厥者可予四肢放置热水袋保暖或遵医嘱给予参附汤鼻饲。

3.发热不恶寒之热厥者,给予十宣放血,并针刺人中、内关穴,昏迷者加刺涌泉穴。

4.药物过敏引起的厥症,遵医嘱即刻皮下注射 0.1％盐酸肾上腺素 0.5～1 毫克,针刺人中、涌泉穴,并配合医生立即采取其他抢救措施。

（四）出院指导

1.加强身体锻炼,增强体质。

2.注意气候变化,做好防寒保暖。

3.保持心情舒畅,忌恼怒。

十、中药中毒

凡中药使用不当而产生毒性作用,造成毒攻脏腑,甚则亡阴亡阳,均属中毒,病位在经络,气血及相关脏腑,如乌头类、马钱子、洋金花、巴豆、蟾酥中毒等均属此范围。

(一)中药中毒的一般护理

1.按中医内科急症一般护理执行。

2.病室宜安静,整洁,空气流通,光线柔和,湿度适宜,马钱子类中毒,昏厥者室内宜暗,避风等。

3.按药物中毒的程度和临床表现分别安置抢救室、监护室和观察室,实施相应的急救措施。

4.加强口腔护理,保持皮肤清洁,保持呼吸道通畅,及时吸出呼吸道分泌物,必要时给氧气吸入。

5.立即建立静脉通道,促进毒物的排泄,纠正水、电解质、酸碱平衡紊乱。

6.未明确何种药物中毒者,应及时收集呕吐物、分泌物、大小便等送验,以便早期诊断,及时治疗。

7.饮食宜清淡,中、轻度中毒宜给流质或半流质,重度中毒患者初期以静脉供给营养,后期供给流质;昏迷者给予鼻饲,中毒症状消失后,适当补充蛋白质,宜少食多餐,忌食辛辣、油炸、粗糙性食物,以利于食道、胃肠功能及受损黏膜的恢复。

(二)病情观察

密切观察神志、皮肤、黏膜、体温、呼吸、血压、瞳孔、舌象、脉象等变化,同时注意观察各种排泄物的性质、气味、颜色和量的异常及腹部体征,并详细记录。

(三)临证护理

1.催吐法　适用于口服有毒药物 2～3 小时内,常用温淡盐水口服后,再用压舌板或羽毛刺激咽后壁,引起反射性呕吐,反复数次。

2.洗胃法　服药后 4～6 小时内效果最佳,可选用 1:5000 高锰酸钾,生理盐水,温开水,或绿豆汤每次 500 毫升左右,反复多次洗胃。洗胃后可适当服用牛奶、蛋清、米汤等保护胃黏膜,但昏迷、抽搐、溃疡出血及因腐蚀性药物引起的食道、胃肠损伤者应禁用本法。

3.通下法　中毒的药物已进入肠道,遵医嘱用通下的药物导泻排毒。

4.灌肠法　中毒时间超过 6 小时,或服通下药 2 小时未泻者,可选用生理盐水或 2% 的肥皂水 1000 毫升保留灌肠。

5.若中药中毒合并昏迷、厥脱、暴泻等证采取相应的护理。

(四)出院指导

1.不要盲目使用剧毒药和民间验方。

2.若服中药后,出现舌麻、心慌反应者,应立即停药。

(高　燕)

第二节　中医外科常见病证辩证施护

中医外科护理学是运用中医学理论和中医临床思维方法研究并阐明外科疾病的病因、病机、辨证施护等问题的一门临床护理学。中医外科具有独立的诊断、治疗和护理理论体系,在疾病的发生和发展过程中强调毒邪与正气的关系,在诊断上重视辨证与辨病相结合,在治疗和护理上要求局部与整体并重。

一、疮疡

疮疡是各种致病因素侵袭人体后引起的体表化脓性疾病,包括急性和慢性两大类,是中医外科范围中最普遍最常见的疾病。其致病因素分外感和内伤两大类。外邪引发的疮疡,尤以热毒、火毒表现为最常见;内伤引起的疮疡,大多因虚致病,且属慢性者居多。临床常见病证有"痈"、"疖"、"瘰疬"、"丹毒"、"压疮"等。

(一)痈

"痈"是气血为毒邪壅塞而不通的意思,有"内痈"与"外痈"之分。内痈生在脏腑,外痈生在体表。外痈是发生在皮肉之间的急性化脓性疾患,其特征是局部光软无头,红肿热痛(少数初起皮色不变),结块范围多在 6～9 厘米,发病迅速,易肿、易脓、易溃、易敛,或有恶寒发热、口渴等全身症状,一般不会损伤筋骨。内痈生于脏腑,如肝痈、肺痈,虽同属痈证范围,但在辨证论治上和外痈多有不同,这里仅介绍外痈。

西医学中的体表浅部脓肿、急性化脓性淋巴结炎、蜂窝组织炎及卵黄管残留症、脐尿管闭合不全引起的继发性感染等疾病,均可参照本病辨证施护。

【病因病机】

1.外感六淫　六淫之邪侵袭人体,郁于肌表,经络之气失畅,乃至气血凝滞,不得复返,五气皆能化火化热,火热之邪腐肉为脓,痈证乃成。

2.饮食不节　过食肥甘厚味,脾胃机能失调,传化失司,积滞在内,生湿生浊,郁结不散,化热化火,邪气留阻肌肤,则聚结而成痈肿。

3.外来伤害　体表直接受到损伤,局部瘀阻络脉,气血失运,感染毒邪;或瘀血化火,乃成痈肿。

以上三者皆可使营卫不和,气血凝滞,经络壅遏而成痈。并且彼此之间又有关联,如内有湿热蕴结,再复感六淫之邪,或外来伤害者,多易发病。但五气皆能化热化火,痈之成,火热之毒是主要原因。

【辨证施护】

1.初起期

(1)证候表现:初起患部结块,形如鸡卵,皮色不变,肿胀,灼热,疼痛,活动度不大;或伴有恶寒发热,头痛,口渴,尿赤,便秘等。舌质红,苔黄燥,脉滑数。

(2)护治法则:清热解毒,消肿散结,内、外治相结合(代表方:仙方活命饮)。

(3)施护要点

1)生活护理:发热口渴者,多饮开水。忌挤压疮面,疮口周围皮肤应经常保持清洁干燥。

2)饮食调护:饮食宜清淡,多食水果、蔬菜;忌食肥甘、辛辣刺激性食物和海腥发物。可选用银花粥:将金银花 50 克煎汤取汁再加入适量水烧开,将洗净的大米放入水中,文火煎成稀粥食用。

3)情志护理:让病人了解痈发生的可能原因及防治措施,消除病人紧张情绪,避免急躁,保持良好的心态。

4)药物方法:外敷金黄膏,或鲜蒲公英、马齿苋捣碎外敷。

5)针灸方法:取委中穴,以三棱针点刺出血,每天 1 次,或用大蒜捣烂摊于患处约 3 毫米厚,以艾条隔蒜灸 20～30 分钟,每天 2 次,能促进痈的消散;高热者,可针刺合谷、曲池等穴。

2.成脓期

(1)证候表现:患处皮色转红,肿势高突,疼痛加剧如鸡啄状,按之中软而有波动感,常伴有壮热不退,头痛,食少,口渴,尿赤,便秘等。舌质红,苔黄厚,脉洪数。

(2)护治法则:清热解毒,提脓祛腐;脓肿成熟,应切开排脓(代表方:透脓散)。

(3)施护要点

1)生活护理:密切注意痛形、肿势、色泽和疼痛的变化;若切开引流,应注意观察排脓是否通畅。

2)饮食调护:可选用甘草三豆汤:将甘草10克水煎后去渣加绿豆、赤小豆、黑大豆各30克,煮至豆烂,吃豆喝汤。忌食肥甘、辛辣刺激性食物和海腥发物。

3)药物方法:切开排脓,保持引流通畅,如有袋脓,应作棉垫压迫疗法,外敷金黄膏或红油膏。

3.溃后期

(1)证候表现:患处脓出毒泄,红肿热痛明显减轻、消失。腐去新生,疮口收敛。亦有溃后脓水稀薄,创面肉芽不生,或四周根盘坚硬不消者。

(2)护治法则:补益气血,调理脾胃(代表方:四物汤合四君子汤)。

(3)施护要点

1)生活护理:疮口周围皮肤保持清洁、干燥,以免并发湿疹。

2)饮食调护:注意饮食调理,加强营养,多吃瘦肉和瓜果、蔬菜等;可选用黄芪乳鸽汤补益正气:乳鸽一只,黄芪30克,枸杞15克同放碗中加水适量炖熟,吃鸽肉喝汤。忌食肥甘、辛辣食物和海腥发物。

3)药物方法:局部创口可搽九一丹或二宝丹,以提脓去腐;溃后脓尽改用生肌散或生肌玉红膏换药。

4)针灸方法:取足三里,用补法,再用艾条直接灸患处,每天2次,可促进疮口早期愈合。

(二)疖

疖是指肌肤浅表部位感受火毒,致局部红肿热痛为主要表现的急性化脓性疾病。其特征是好发生于头面、颈、背、臀部,结肿色红,灼热疼痛,突起根浅,肿势局限,范围多在3厘米左右,易脓、易溃、易敛。疖有黄白色脓头的叫有头疖;结肿无头的叫无头疖。又依据发病原因的不同,有暑疖、蝼蛄疖和疖病等。

西医学中的疖、化脓性汗腺炎、红色粟粒疹、皮肤脓肿、头皮穿凿性脓肿、疖病等均可参照本病辨证施护。

【病因病机】

1.**感受暑毒**　夏秋季节,气候酷热干燥或在强烈的日光下曝晒,感受暑毒而成;或天气闷热,汗出不畅,热不外泄,暑湿热毒蕴蒸肌肤,生痒搔抓,破伤染毒而成。

2.**热毒蕴结**　饮食不节,恣食膏粱厚味、煎炒辛辣之品,以致脾胃运化失常,湿热火毒内生,导致脏腑蕴毒,复因外感风邪,风湿火热之邪凝聚肌表所致。

3.**体虚毒恋**　素体禀赋不足、体质虚弱者,由于皮毛不固,外邪易于侵袭肌肤而发病。若伴消渴、肾病、便秘等慢性病以致阴虚内热,或脾胃虚弱者,亦容易染毒发病,病久反复,耗气伤阴,正气益虚,更难托毒,毒又聚结,如此恶性循环,日久不愈。

【辨证施护】

1.**热毒蕴结**

(1)证候表现:初起局部皮肤潮红,次日发生肿痛,根脚很浅,范围局限,多在3厘米左右。轻者疖肿只有几个,较重者可多达数十个,可散发全身,或簇集一处,反复发作,缠绵不愈。可有发热,口渴,尿赤,便秘。苔黄,脉数。

(2)护治法则:清热、利湿、解毒(代表方:五味消毒饮、黄连解毒汤加减)。

(3)施护要点

1)生活护理:作好皮肤护理,保持局部清洁卫生;疖肿溃破后,要观察并保持引流通畅;颜面部疖肿,切忌挤压、碰撞,以免脓毒扩散。

2)饮食调护:宜进清淡、清凉解暑之品。选用绿豆苡仁汤:将绿豆、薏苡仁各 30 克煮汤代茶饮。忌食肥甘、辛辣刺激性食物和海腥发物,以防助热生火,加重病情。

3)情志护理:本病可反复缠绵,病人易产生烦躁情绪,应让病人了解本病的特点、性质及注意事项,以避免或减少本病的反复发作。

4)药物方法:疖小者用千捶膏外贴或三黄洗剂外搽;大者用金黄散或玉露散,以金银花露或菊花露调成糊状敷于患处;亦可用鲜野菊花叶、马蓝头、丝瓜叶、金丝荷叶、芙蓉花叶任选一种,洗净捣烂敷于患处;若遍体发疮,破流脓水成片者,可用青黛散以麻油调搽。

5)针灸方法:取合谷穴,用平补平泻法,或取灵台、委中穴,三棱针点刺出血,每日 1 次;大蒜捣烂,摊涂患处,用艾条隔蒜灸,或直接用艾条灸患处。

2.暑热浸淫

(1)证候表现:夏秋季节,暑热汗湿郁于肌肤而生痱子,抓破染毒形成疖,可伴有发热,口渴,尿赤,便秘。苔薄腻,脉滑数。

(2)护治法则:清暑化湿解毒(代表方:清暑汤或牛黄解毒丸、六神丸)。

(3)施护要点

1)生活护理:注意个人卫生,保持皮肤清洁,做好防暑降温,避免烈日曝晒;严禁挤压面部,以免脓毒弥散。

2)饮食调护:多用清凉解毒饮料及食品,如西瓜、绿豆等。忌食肥甘、辛辣食物和海腥发物。可服用蒲公英粥:将蒲公英 50 克煎汁去渣,再与粳米 50 克同煮成粥服食。

3)情志护理:参照热毒蕴结证。

4)药物方法:初起同热毒蕴结证。若脓成则切开排脓,切口宜浅不宜深;溃后用九一丹掺太乙膏盖贴,每日 2～3 次。

5)针灸方法:针刺肺俞穴,后用拔罐法,轻症出血,重症流出黄水,症状立即减轻。

3.体虚毒恋

(1)证候表现:疖肿较大,易转变成有头疽,常伴口渴唇燥,舌红苔薄,脉细数。若脾胃虚弱染毒所致,散发全身各处,溃脓,收口时间均较长,脓水稀薄,常伴面色萎黄,神疲乏力,纳少便溏。舌淡或边有齿痕,苔薄,脉濡。

(2)护治法则:阴虚内热证宜养阴清热解毒;脾胃虚弱证宜健脾和胃,清化湿热(代表方:防风通圣散合参苓白术散)。

(3)施护要点

1)生活护理:严密观察疖肿变化,保持疮口周围皮肤的清洁、干燥。居室应经常开窗通风,保持室内空气清新。鼓励病人积极锻炼身体,以增强体质。

2)饮食调护:注意饮食调理,加强营养,多食瘦肉和瓜果、蔬菜等。少食辛辣刺激助火之物及肥甘厚腻之品。亦可用蒲公英 50 克洗净切碎,水煎去渣取汁,加入赤小豆 30 克同煮至豆烂熟,吃豆喝汤。

3)情志护理:病人往往对疾病缺乏心理准备而忧虑重重,应对病人做耐心解释,使其对疾病有正确的认识,以积极配合治疗。

4)药物方法:同暑热浸淫证。若脓尽用生肌散收口。内服可用生黄芪、当归、金银花各 30 克,生甘草 10 克,水煎服。

（三）瘰疬

瘰疬是指多发生在颈部的慢性疾病,因其结核累累如贯珠之状,故名瘰疬。多见于体弱儿童或青年,好发于颈部及耳后。其特点是起病缓慢,初起时结核如豆,不红不痛,缓缓增大,融合成串,成脓时皮色暗红,溃后脓水清稀,挟有败絮样物,此愈彼溃,经久难敛,形成窦道,愈后形成凹陷性疤痕。

西医学中的颈部淋巴结结核可参照本病辨证施护。

【病因病机】

本病多因肝郁气滞、痰湿凝聚,或素因肺肾亏损,虚火内动,痰火凝结于颈项,累累成串则成瘰疬。日久痰湿化热,内燔,溃腐成脓,或染毒燃发,红、肿、灼、痛、肉腐成脓,破溃而成疮。脓水流溢,耗伤气血阴津,以致阴血亏虚,阴虚火旺,则见颧红盗汗,潮热乏力等症。

【辨证施护】

1.初期

(1)证候表现:颈部一侧或双侧结核如豆,孤立或成串状,质地坚实,推之活动,不热不痛,色正常,可延及数月不溃,一般无全身症状。

(2)护治法则:疏肝解郁,化痰散结(代表方:逍遥丸合二陈丸,或内消瘰疬丸)。

(3)施护要点

1)生活护理:做好皮肤护理,勿挤压,注意适当休息。

2)饮食调护:可选用牡蛎粥:将糯米加水适量烧开,待米粒稍熟,加入牡蛎肉、猪肉、米酒、盐、熟猪油煮成粥,加入蒜末、葱末、胡椒粉调匀即可食用。

3)情志护理:指导病人保持乐观情绪,积极配合治疗。

4)药物方法:外敷阳和解凝膏或冲和膏。

2.中期

(1)证候表现:结核增大与表皮粘连,或相互融合成块,推之不动,有隐痛或压痛。若液化成脓时,皮肤微红或紫暗发亮,按之有轻微波动感。部分病人有低热,食欲不振,乏力等症状。

(2)护治法则:清热化痰,托里透脓(代表方:托里消毒散、夏枯草膏)。

(3)施护要点

1)生活护理:密切注意局部肿块变化,保持皮肤清洁。

2)饮食调护:可选用芋头粥:先将芋头适量洗净,切成小块大火烧开,再将粳米适量洗净加入锅内,用文火煮熬,待米烂芋熟时,加入白糖适量煮成稠粥即可食用。

(3)药物方法:外敷冲和膏,如脓成未熟可用千捶膏;脓熟宜切开排脓。

3.后期

(1)证候表现:结核溃破,脓液稀薄,挟有絮样坏死组织,疮口呈潜行性空腔,肉芽苍白不鲜,疮周皮肤紫暗,疮口久不收敛,常此愈彼溃,并可形成窦道。部分病人出现低热,乏力,头晕,食欲不振,腹胀便溏等症;或出现盗汗,咳嗽,潮热等症。若脓水转稠,肉芽红润表示将趋收口愈合。

(2)护治法则:益气养血、托里排脓(代表方:六味地黄丸或八珍丸)。

(3)施护要点

1)生活护理:嘱病人卧床休息,保持局部皮肤清洁,避免感染,注意观察疮口脓液引流情况及全身状况。

2)饮食调护:可选用黄芪粥或当归炖鸡等营养之品,阴虚火旺者可食用海藻、海蜇皮、龟、鳖等滋阴散结之品。

3)情志护理:因结核破溃成疮,经久难敛,加之出现全身症状,病人常出现焦虑、抑郁及绝望情绪,应及时给予鼓励、支持,帮助病人树立战胜疾病的信心,积极配合治疗。

4)药物方法:已溃者先用五五丹或七三丹,再用八二丹药线引流,或药棉嵌入疮口,外敷红油膏或冲和膏。如肉芽鲜红,脓腐已尽时,改用生肌散、白玉膏。如有窦道,可用千金散药线去腐生肌或手术去除坏死组织。

(四)压疮

压疮是指病人长期卧床,在躯体的受压部位与摩擦部位形成难愈性溃疡,又称为"席疮"。多见于昏迷、半身不遂、下肢瘫痪等长期卧床的病人,好发于易受压迫及摩擦的部位,如枕骨粗隆、肩胛部、肘部、骶尾部、背脊等处。病症初起由于局部组织受压过久,局部皮肤常由红色变为紫色,若不及时处理则可出现水泡,破溃后形成溃烂、坏死,溃后日久易伤及筋骨。护理人员认真做好病人的皮肤护理,则可避免压疮的发生。

【病因病机】

本病因病人长期卧床不起,久卧伤气,气虚而血行不畅,日久而气血亏虚,复因受压部位气血失于流通,不能营养肌肤,引起肌肤失养而坏死肉腐所致。若再揉擦摩破染毒,热盛肉腐,则会加重病情的发展。

【辨证施护】

1.初期(气滞血瘀)

(1)证候表现:压疮初期,因局部皮肤组织受压或受到潮湿刺激后,气血运行失畅,出现红、肿、热、痛、麻木或有触痛。如果红肿部位继续受压,血液循环仍得不到改善,局部静脉瘀血,受压皮肤渐呈紫红色。舌质暗红,苔黄,脉弦涩。

(2)护治法则:行气活血化瘀(代表方:血府逐瘀汤)。

(3)施护要点

1)皮肤护理:注意床单整洁、松软,无渣屑,保持病人皮肤清洁干燥;及时除去致病因素,加强预防措施,如增加翻身次数,以防止局部继续受压;大小便失禁、出汗、呕吐病人应及时处理,更换衣被、布垫,用温水擦洗浸渍部位,洗净后局部用爽身粉或六一散外扑;初起,红斑未溃者可用10%当归、红花、川芎酒精浸液于局部轻轻按摩,每次10分钟,每日3次,以促进气血通畅;有水泡形成者,应避免摩擦,防止破裂感染,小水泡可由其自行吸收,大水泡用无菌注射器抽出泡内液体,涂以消毒液,用无菌敷料包扎。

2)饮食调护:加强营养,给予高维生素、高蛋白、易消化的食物,如西瓜汁、牛奶、豆浆、瘦肉等,以增强机体抵抗力和组织修补能力。

3)情志护理:病人因长期卧床,活动受限,情绪低落,悲观失望,常常对治疗缺乏信心,护理人员要有责任感和同情心,多与病人交谈,解除病人顾虑,使其配合治疗。

4)药物方法:黄金膏或黄连膏外敷。皮色紫滞、湿润者,每日用10%黄柏液清洗或用马勃粉敷于创面。

5)针灸方法:在压疮周围或邻近部位取穴,每次留针15分钟,用补法,每日1次;病人皮肤由红转紫,可用艾灸,开始行灸时距局部4厘米,以后逐渐远离,以病人能忍受为度,每次灸20分钟,每日2次,以温通气血。

2.溃疡期(蕴毒腐溃)

(1)证候表现:局部持续受压或潮湿刺激,静脉回流严重障碍,组织缺血、缺氧,皮肤变成黑色腐肉,出现浅表性溃疡,若黑色腐肉蔓延不止,溃疡日渐深大,流出脓性分泌物,有臭味。溃腐日久伤筋损骨,秽气熏人,甚至引起败血症。

(2)护治法则:内治以补益气血,扶正托毒;外治以清热解毒,活血化瘀(代表方:仙方活命饮)。

(3)施护要点

1)生活护理:应密切观察病人生命体征变化及脓液性质。保持疮面清洁,创面可用生理盐水冲洗,局部用湿敷料,保持湿润,但周围皮肤要保持干燥。病室保持安静、舒适,空气清新;注意床单清洁、松软;经常翻身,可使用气垫等避免溃疡处受压。

2)饮食调护:加强营养,以增强机体抵抗力和组织修补能力。应给予高蛋白高热量、高维生素膳食。

(3)药物方法:创面脓性分泌物多时,可用温热的1:1000高锰酸钾溶液清洗创面,再敷以蛋黄油;如有坏死组织,可用红油膏掺九一丹外敷,每日换药2次;渗出液较多者,可用0.5%黄连素溶液局部湿敷,渗液减少后再用红油膏掺九一丹外敷。

3.收口期

(1)证候表现:创面红活,有新鲜肉芽生长,溃疡逐渐变小、愈合。

(2)护治法则:补益气血(代表方:四君子汤合四物汤)。

(3)施护要点

1)生活护理:保持床单清洁平整,勤翻身、勤擦洗、勤更换内衣,避免局部再受压。保持创面清洁卫生,避免感染。为病人创造整洁、安静、舒适、安全的休养环境,保持室内空气清新,温、湿度适宜。

2)饮食调护:加强饮食调理,多吃高热量、高蛋白、高维生素膳食。可用莲肉糕或海参瘦肉汤,以补益气血,健脾和胃。

3)情志护理:压疮将近愈合,重点给病人讲解压疮的发生原因及其预防措施,避免再次发生。同时,加强基础疾病的治疗,增强病人战胜疾病的信心,保持心情舒畅,积极配合,达到完全治愈。

4)药物方法:用白玉膏掺生肌散外敷,每日1~2次。

二、乳房病证

乳房疾病是发生在乳房部各种疾病的总称。乳房病证的发生常与情绪因素有关,内伤七情乃引发乳房病证的主要原因,冲任失调,经络闭阻不畅是导致多种乳房病证的主要病机。临床常见病证有"乳痈"、"乳癖"、"乳岩"等。

(一)乳痈

乳痈是由热毒侵入乳房所引起的一种急性化脓性疾病,又名"吹乳"。其特点是乳房局部结块,红肿热痛,伴有全身发热,且容易传囊。多见于产后哺乳期妇女,尤以初产妇多见,好发于产后3~4周,也可发生于怀孕期,或非哺乳期及非怀孕期。根据发病时期的不同,发生在哺乳期的称"外吹乳痈",发生在怀孕期的称"内吹乳痈",发生在非哺乳期和非怀孕期的称"不乳儿乳痈"。临床以外吹乳痈多见。

西医学中的急性乳腺炎可参照本病辨证施护。

【病因病机】

1.乳汁淤积　初产妇乳头较易破损,或见乳头畸形和内陷。乳头破损疼痛,影响充分哺乳,或哺乳方法不当,或乳汁多而少饮,或断乳不当,均可使乳汁淤积,引起乳络不畅,乳管阻塞,败乳蓄积,久而化热酿脓成痈肿。

2.肝郁胃热　情志不畅,肝气郁积,厥阴之气失于疏泄;或产后饮食不节,脾胃运化失司,湿热蕴结于胃络,阳明胃热壅滞,使乳络闭阻不畅,气滞血瘀而成乳痈。

3.感受外邪　产妇体虚汗出受风,或露胸哺乳外感风邪;或乳儿含乳而睡,口中热毒之气侵入乳孔,均可使乳络郁滞不通,化热而成痈。

4.妊娠期间,胎气上冲,气机失于疏泄,与邪热结于阳明之络而成内吹乳痈。

5.女子不在哺乳期给儿女假吸可诱发不乳儿乳痈。

【辨证施护】

1.初期

(1)证候表现:乳房肿胀触痛,乳汁淤积结块,皮色不变或微红,伴有恶寒发热,头痛,口渴,便秘。舌苔薄黄,脉弦浮数。

(2)护治法则:清热疏肝,通乳消肿(代表方:瓜蒌牛蒡汤)。

(3)施护要点

1)生活护理:注意休息,病情较重者,应卧床休息。保持患乳局部清洁;暂时停止患侧乳房哺乳,定时用吸乳器吸出乳汁,以免乳汁郁结,同时用乳罩或宽布托起乳房,以利于血液循环。

2)饮食调护:饮食宜清淡,忌食肥甘、辛辣刺激性食物和海腥发物。

3)情志护理:让病人了解乳痈的发生原因及预防、治疗的措施,避免情绪紧张,正确对待治疗与哺乳的关系,安心配合治疗。

4)药物方法:局部皮色不红,胀而微痛,宜和营消肿,以冲和膏黄酒调敷;皮肿微红者,清热解毒,活血消肿,宜金黄膏或金黄散用仙人掌去刺捣汁调敷;色红而热盛者,用玉露膏外敷,也可用鲜蒲公英、鲜紫花地丁、鲜野菊花任选一种捣烂外敷,每日更换数次。也可用50%芒硝溶液湿敷。

5)针灸方法:取足三里、膻中、肩井、乳根,用泻法。

6)推拿方法:在患侧乳房上涂抹少许润滑剂,先用手轻提乳头数次,以扩张乳头的乳络,再用五指从乳房四周轻轻向乳头方向按摩,可促使乳汁排泄,但切忌挤压或旋转按压。

2.成脓期

(1)证候表现:肿块逐渐增大,硬块明显,皮肤焮红,疼痛加剧,常呈持续性搏动性疼痛,肿块中央变软,按之有波动感,高热不退,口渴喜饮,小便短赤,大便秘结。舌质红,苔黄腻,脉弦数。

(2)护治法则:清热解毒,托里透脓(代表方:透脓散)。

(3)施护要点

1)生活护理:嘱病人卧床休息,减少活动,卧位时应侧卧向切口,以利脓液流出;保持乳房卫生,暂停患侧乳房哺乳,定时用吸乳器抽吸,排尽乳房内积乳;乳房用胸罩托起,以减少疼痛。

2)饮食调护:饮食宜清淡,易消化,少吃下奶的荤腥汤水,减少乳汁分泌,以利伤口愈合;如需要断奶,可用生麦芽60克,生山楂60克,煎水代茶。

3)药物方法:脓肿小而浅者,可用针吸穿刺抽脓,并外敷金黄膏。脓肿大而深者,应及时切开排脓引流。切排方法:应循乳络方向作放射状切口,乳晕部脓肿,则沿乳晕作弧形切口;乳房深部较大脓肿或乳房后脓肿,可在乳房下缘作弧形切口;若有数个脓腔者,用戴无菌手套的手指将各脓腔间隔分开,再根据脓腔大小,决定用黄连油膏纱布或九一丹棉纸条引流。病人应侧卧向切口,以利脓液流出。

3.溃后期

(1)证候表现:脓肿破溃出脓或切开引流后,则局部肿消痛减,寒热渐退,疮口逐渐愈合。体虚病人,溃后脓汁清稀,收口迟缓,伴有面色少华,倦怠无力。舌淡苔白,脉细无力。亦有传囊乳痈者,即脓出肿痛不减,发热不退,是由脓液波及其他乳络所致。

(2)护治法则:托毒排脓(代表方:四妙汤)。

(3)施护要点

1)生活护理:保持局部清洁,注意观察引流是否通畅;保持敷料清洁干燥,若有渗出或污染,应及时更换;引流术后并发乳瘘者,应终止乳汁分泌,常用方法有:生麦芽60克煎水代茶,每日2次。

2)饮食调护:饮食宜清淡,易消化,多吃新鲜瓜果、蔬菜。可选用蒲金粥:先煎蒲公英、金银花、紫花地丁各 30 克,去渣取汁,再加入粳米适量煮粥,加白糖调味服用。

3)药物方法:先用八二丹 3～5 天后,改用九一丹,提脓拔毒,并以药捻插入疮口引流,药捻逐日放短,以利生肌。外敷金黄膏,每日换药 1 次,至疮口脓液排尽为止。

(二)乳癖

乳癖是一种乳腺组织的良性增生性疾病。其特点是单侧或双侧乳房疼痛并出现肿块。本病的发生常与月经周期及情志变化密切相关。往往好发于中青年妇女,其发病率占乳房疾病的首位,据研究资料发现,本病有一定的癌变危险,尤其对伴有乳癌家族史的病人,更应高度重视。

西医学中的乳腺增生病可参照本病辨证施护。

【病因病机】

1.肝郁痰凝　忧郁愤怒,则肝气郁结,气血运行失常;或思虑伤脾,或肝病犯脾,脾失健运,痰湿内蕴,以致气滞、血瘀、痰凝互结于乳房而成。

2.冲任失调　因肝肾不足,冲任失调,以致气血痰滞,或阳虚痰湿内结,经脉阻塞,而见乳痛、结块,或月经紊乱等。《马培之医案》中亦提出:"乳头为肝肾二经之冲。"肾为五脏之本,肾气化生天癸,天癸激发冲任经脉通盛。若冲任失调,则下不能充胞宫,上无以滋乳房,经脉壅阻,气血不和,并可以影响肝气之疏泄条达;若情志内伤,肝气郁结不舒,气机阻滞则经隧不畅,亦可导致冲任二脉的气血失调,终因气滞、血瘀、痰凝互结于乳房,导致乳癖的发生。

【辨证施护】

1.肝郁痰凝

(1)证候表现:多见于青壮年妇女。乳房肿块随喜怒消长,伴有胸闷胁胀,善郁易怒,失眠多梦,心烦口苦。苔薄黄,脉滑。

(2)护治法则:疏肝解郁,化痰散结(代表方:逍遥瓜蒌散或六神全蝎丸加减)。

(3)施护要点

1)生活护理:生活起居应有规律,合理安排工作(学习)与休息,注意劳逸结合。

2)饮食调护:多食富含维生素与膳食纤维的蔬菜、水果,适当控制高脂肪食物。可选用全蝎炒鸡蛋佐餐:将香油放铁锅内烧热,全蝎研细末与鸡蛋拌匀,一齐放入锅内煎炒,待蛋熟后即可食用。

3)情志护理:保持心情舒畅,注意情绪稳定,避免精神刺激。

4)药物方法:用阳和解凝膏掺黑退消外敷,或用生白附子或鲜蟾蜍皮外敷,或用大黄粉以醋调敷。若对外用药过敏者应忌用。

2.冲任失调

(1)证候表现:多见于中年妇女。乳房肿块月经前加重,经后缓减,伴有腰酸乏力,神疲倦怠,月经失调,量少色淡,或闭经。舌淡苔白,脉沉细。

(2)护治法则:调摄冲任,疏肝活血(代表方:二仙汤合四物汤加味)。

(3)施护要点

1)情志护理:指导病人了解疾病病因、预防及处理,避免过分紧张、担忧,以免加重病情。

2)饮食调护:饮食宜清淡、易消化,忌辛辣、生冷、肥甘厚味的食物。多食含铁及蛋白质丰富的食物。亦可选用黑豆粥:先水煮黑豆 50 克至烂,再入粳米 50 克做粥,粥熟后加红糖适量服用。

3)药物方法:同肝郁痰凝证。

(三)乳岩

乳岩是乳房恶性肿瘤。其特点是初起乳房部位可触及无痛、无痒、无热、皮色不变而质地坚硬的肿块,常推之不移,表面不光滑,凹凸不平,部分病人可见乳头溢血;晚期乳房表面皮肤可见溃烂,凹似岩穴,凸似泛莲,疼痛连心。久则五脏俱衰,多致不救。本病好发于 40～60 岁妇女,尤以绝经期妇女多见,男性也有发生,但较少见。

西医学中的乳腺癌可参照本病辨证护理。

【病因病机】

1.乳岩多因六淫内侵,肝脾气郁,冲任失调,脏腑功能失调,以致气滞血瘀、痰凝、邪毒结于乳络而成。六淫乘虚内侵,毒邪内蕴与痰、瘀互结于乳络。

2.忧思郁怒,七情内伤,则肝脾气逆,肝郁则气血瘀滞,脾伤则痰浊内生,痰瘀互结,阻塞经络,痰瘀结滞于乳房。

3.冲任失调,脏腑及乳腺的生理功能紊乱,气滞、痰、瘀互结发为乳岩。

4.肝肾阴虚,阴虚则火旺,火旺则灼津为痰,痰瘀互结乳房亦可成岩。

【辨证施护】

1.肝郁气滞

(1)证候表现:乳房内单发肿块,不痛不痒,皮色不变,坚硬如石,凹凸不平,与周围分界不清,不易推移,伴有精神忧郁,胸闷不舒,两胁作胀,有时窜痛,胃纳不香。舌质红,苔薄黄,脉沉弦。

(2)护治法则:疏肝解郁,化痰散结(代表方:逍遥散加味)。

(3)施护要点

1)生活护理:病室环境宜清静,空气清新,温、湿度适宜。注意劳逸结合,进行适当的活动,以增强体质。

2)饮食调护:可给予益气养血、理气散结之品,如山药、薏苡仁、菠菜、大枣、山楂等;也可选择具有化痰、软坚、散结功能的食物,如海带、海藻、紫菜、牡蛎、芦笋、鲜猕猴桃等。忌辛辣刺激食物及胀气之品。

3)情志护理:指导病人了解疾病知识、治疗过程,消除其思想顾虑,鼓励病人树立战胜疾病的信心,保持情绪稳定,心情舒畅,积极配合治疗。

4)药物方法:乳岩初起可用阿魏膏外贴,乳岩未溃者可用红灵丹油膏外敷。必要时可行手术治疗。

2.冲任失调

(1)证候表现:乳房结块,伴有月经不调,或月经过早停止,或婚后未育或生育过多,胸闷不舒。舌质淡红,苔薄白,脉弦细。

(2)护治法则:调理冲任(代表方:二仙汤合逍遥散加减)。

(3)施护要点

1)生活护理:观察病人乳房肿块的大小及自觉症状。避风寒,慎起居,节房事,清心静养,劳逸结合。适当进行体育锻炼,改善病人的生理、心理状态,减少不良刺激,提高机体的抗病能力。

2)饮食调护:饮食宜清淡、易消化,多吃新鲜蔬菜水果。

3)情志护理:鼓励病人树立战胜疾病的信心,保持情绪稳定,心情舒畅,积极配合治疗。

3.肝郁化火

(1)证候表现:乳房肿块,状若堆栗,或似覆碗,坚硬灼痛,凹凸不平,边缘不清,推之不移,皮色青紫而暗,上布血丝,肿块溃烂,深者如岩穴,凸者若泛莲,渗液流津,腐臭,不能收口,伴心烦多怒,头痛失眠,面红目赤,便干溲赤。舌红,苔黄,脉弦数有力。

(2)护治法则:清肝解郁,降火解毒(代表方:清肝解郁汤合丹栀逍遥散加味)。

（3）施护要点

1）生活护理：病室宜安静舒适，病情严重者应绝对卧床休息，保持床铺清洁、干燥。密切观察乳房肿块变化及周围皮肤情况。

2）饮食调护：给予营养丰富的食物，如鲫鱼、蚕蛹及新鲜蔬菜和水果。忌食辛辣刺激食物及助火生痰之品。

3）情志护理：随着病灶向四周扩展，可引起乳房外形的改变，病人易出现悲哀、绝望、焦虑等心理变化，护理人员应关心体贴，及时给予病人真诚的情感支持及精心的照料。

4）药物方法：乳岩破溃者可用红油膏、海浮散外敷。坏死组织脱落后，更换生肌长肉药物，如白玉膏掺生肌散外敷，每日 1~2 次。局部忌重压、忌艾灸和针刺。

4.肝肾阴虚

（1）证候表现：乳房结块溃烂流津腐臭，久不收口，伴有身体消瘦，五心烦热，面赤颧红，或晦暗无华，午后潮热，心悸气短，腰膝酸软，月经不调，量少色暗，挟有瘀块。舌红，苔薄，脉细而数。

（2）护治法则：滋补肝肾，化痰逐瘀（代表方：知柏地黄汤加减）。

（3）施护要点

1）生活护理：病室通风，空气清新，温、湿度适宜，保持皮肤清洁、干燥，及时更换敷料。长期卧床者，做好皮肤护理，防止压疮的发生。

2）饮食调护：宜多食滋阴补血食品，如甲鱼、牡蛎、羊血等。忌食辛辣刺激食物。

3）情志护理：对情绪紧张恐惧或忧虑消极的病人，护理人员应鼓励其说出心中的感受，给予心理支持，避免各种不良的刺激。

4）药物方法：乳岩溃后创面出血者，可用棉花蘸桃花散紧塞创口并予加压包扎以止血；创面愈合欠佳者，予以生肌散、白玉膏助其愈合。

5.气虚两亏

（1）证候表现：晚期，肿块延及胸腋、锁骨上下等处，并伴有头晕目眩，心悸气短，面色苍白，疲乏无力，失眠盗汗，大便溏薄，小便清利。舌淡，苔白腻，脉沉细无力。

（2）护治法则：益气养血，化痰散结（代表方：香贝养荣汤加减）。

（3）施护要点

1）生活护理：病久者，因长期消耗，可见全身极度衰弱，应协助做好生活护理，促进病人舒适，提高生存质量。

2）饮食调护：饮食宜清淡、易消化的益气养血食物，少食多餐。

3）情志护理：病人因长期疾病折磨，常抑郁、悲观，对生活失去信心。护理人员要富于爱心和同情心，多与病人交流，从自己的语言、行为上给予鼓励和帮助，使其以乐观的态度对待人生。

三、皮肤病

皮肤病是指发生于人体皮肤、黏膜及皮肤附属器的疾病。皮肤病的病因有外因、内因之分。外因包括风、寒、暑、湿、燥、火、虫、毒。内因包括七情内伤、饮食劳倦伤及脏腑而发病。临床常见病证有"湿疹"、"瘾疹"、"白疕"等。

（一）湿疹

湿疹是一种过敏性炎症性皮肤病。其特点是对称分布，多形损害，剧烈瘙痒，倾向湿润，反复发作，易成慢性等。男女老幼均可发病,无明显的季节性,但冬季常易复发。

【病因病机】

本病多由于禀赋不足,又外感风、湿、热毒,内因饮食不节,过食腥发、刺激之物而伤脾生湿,致内外风湿热邪阻滞、浸淫肌肤所致;或情志不遂,肝胆郁火而湿热内阻,发于皮肤而成。急性者多以湿热为主;亚急性者多与脾虚不运、湿邪留恋有关;慢性者多因久病伤血,血虚生风化燥,肌肤失去濡养而成。

【辨证施护】

1.湿热浸淫

(1)证候表现:发病急,常对称发生,皮肤很快出现红斑、丘疹、水疱,皮损潮红灼热,瘙痒无休,抓破后流有黏液,皮肤糜烂,最后结痂,脱屑而愈。可伴身热,心烦,口渴,大便秘结,小便短赤。舌红,苔黄腻,脉滑数。

(2)护治法则:清热利湿,祛风止痒(代表方:龙胆泻肝汤、萆薢渗湿汤合二妙丸)。

(3)施护要点

1)生活护理:居住处应通风、干燥;注意皮肤的清洁,勿用肥皂,避免热水烫洗、烈性药物刺激及搔抓。保持床铺衣物清洁、干燥,内衣应柔软,以棉织品为宜。

2)饮食调护:合理搭配饮食,多吃蔬菜、水果,禁食肥甘、辛辣和海腥发物类饮食;保持大便通畅。可选用赤小豆粥:先煮赤小豆30克至熟,再加入白米50克煮粥,或赤小豆浸泡半日后用糯米煮粥服用。

3)情志护理:因湿疹瘙痒无休,病人心烦、易怒、易躁。医护人员对病人要做耐心细致的解释工作,让病人积极配合治疗。

4)药物方法:可用苦参、黄柏、地肤子、荆芥、野菊花各10克煎水温洗,再用青黛散麻油调搽;亦可用黄连软膏外搽。

5)针灸方法:针刺合谷、阴泉、大椎、丰隆穴,以清热疏风利湿止痒。也可在睡前用梅花针叩打风池、百会、四神聪穴,以镇静安神止痒。

2.脾虚湿蕴

(1)证候表现:发病较缓,皮损潮红,瘙痒,抓后糜烂渗出,可见鳞屑,伴有纳少,神疲,腹胀,便溏溲干,面色萎黄。舌淡胖,苔白腻,脉弦缓。

(2)护治法则:清热化湿,健脾止痒(代表方:消风导赤散)。

(3)施护要点

1)生活护理:保持室内清洁和适宜的温、湿度;注意皮肤卫生,避免刺激搔抓;保持床铺清洁,渗出较多者,要勤换床单、衣被;剧痒影响休息者,睡前服用镇静剂、止痒剂或针灸镇静止痒。

2)饮食调护:饮食宜清淡、易消化,多食蔬菜、水果,忌食辛辣及海腥发物等;注意发现能加重或诱发本病的食物,并避免再食用;选用赤小豆薏米粥:先用砂锅煮赤小豆30克至烂,再加入薏苡仁50克煮粥服用。

3)情志护理:反复瘙痒给病人带来烦恼,导致情绪起伏不定。护理人员应主动向病人讲解本病的有关知识,如常见诱因、饮食禁忌、服药的方法、皮肤护理等,稳定病人的情绪,避免恼怒,增强病人治疗疾病的信心。

4)药物方法:选用三黄洗剂或黄柏霜。糜烂渗出时,可用鲜马齿苋、鲜蒲公英、鲜紫花地丁、金银花、野菊花等任选一种,煎水湿敷。

5)针灸方法:剧痒难以入睡时,可针刺合谷、曲池、神门等穴。

3.血虚风燥

(1)证候表现:病程日久,皮损色暗或色素沉着,剧痒,或皮损粗糙肥厚,呈苔藓样变。伴头昏乏力,腰酸肢软,口干不欲饮,纳差腹胀。舌淡,苔白,脉细弦。

(2)护治法则:养血祛风,清热利湿(代表方:四物汤合萆薢渗湿汤)。

(3)施护要点

1)生活护理:保持室内清洁,温、湿度适宜。注意个人卫生,穿着轻软棉质舒适衣裤。注意保持大便通畅。

2)饮食调护:饮食宜清淡、易消化,多食蔬菜、水果,忌食辛辣及海腥发物等。可选用桑葚百合汤:将桑葚15克、百合15克、红枣5枚、青果10克加水适量煎汤饮用。

3)情志护理:由于病情反复发作,病人易产生急躁、忧虑心情,应多安慰病人,稳定情绪,解除病人思想顾虑,避免精神紧张,增强治愈疾病的信心。

4)药物方法:可选用各种软膏剂、乳剂外搽,如青黛膏、5%硫黄软膏、5%～10%复方松馏油软膏、2%冰片软膏、10%～20%黑豆馏油软膏等。

5)针灸方法:取合谷、曲池、血海、三阴交、大椎、足三里等穴,用平补平泻法,或用艾条烟熏患处止痒。

(二)瘾疹

瘾疹是以皮肤出现鲜红色或苍白色风团,瘙痒剧烈,堆累成片,发无定处,时隐时现,退后不留痕迹为特征的过敏性皮肤病。

现代医学中的荨麻疹可按本病辨证施护。

【病因病机】

1.秉赋不对 素体先天不足,不耐鱼腥辛辣等食物之刺激,而致皮肤发疹瘙痒。

2.饮食失节 饮食不节,脾湿内生,复感风邪,风湿相搏于肌肤而发病。

3.情志失调 喜怒忧思失宜,导致心情郁闷,内灼血液,血热生风而发病。

4.六淫所伤 风、寒、湿邪侵袭皮腠,营卫失和,邪郁于肌表不出,从而致发本病。

【辨证施护】

1.风热犯表

(1)证候表现:风团色赤,遇热则加重,遇冷则减轻,多夏季发病。舌质红,苔薄黄,脉浮数。

(2)护治法则:疏风,清热,利湿(代表方:消风散)。

(3)施护要点

1)生活护理:保持室内温、湿度适宜,空气清新、流通。尽量避免搔抓,忌用热水或有刺激性的溶液洗浴,勿穿用化纤类内衣。

2)饮食调护:饮食宜清淡,多饮水,多吃新鲜蔬菜、水果,以乌梅、柑、西瓜、冬瓜、苦瓜等清热之品为宜。

3)情志护理:由于皮肤瘙痒,病人易烦躁、易怒,医护人员要有耐心,多给病人讲解有关本病发生及预防的知识,让病人对治疗充满信心,保持心情愉快,积极配合治疗,促进疾病早愈。

4)药物方法:皮疹处用青蒿、滑石研末外用。皮疹剧痒者,局部可用止痒酊或1%薄荷油、冰片霜外搽;芒硝30克,白矾30克,开水溶化后洗疹,日数次。

5)针灸方法:针刺曲池、足三里、三阴交、血海、风市、内关等穴,留针15～20分钟;配合刺络拔罐,大椎常规消毒后,用三棱针点刺3～5点放血,用大号玻璃罐拔之。

2.风寒束表

(1)证候表现:疹块色白,瘙痒,遇冷风则加剧,遇热则减轻,冬季多发。舌苔薄白,脉浮紧或迟数。

(2)护治法则:祛风散寒,调和营卫(代表方:麻黄桂枝汤)。

(3)施护要点

1)生活护理:风寒束表在冬季多发,应注意保暖,避免受凉和接触冷水;注意皮肤清洁卫生,不穿化纤类内衣。

2)饮食调护:饮食以清淡、易消化为宜,不宜过饱,可给予流质或半流质,忌食生冷,宜服热食;可服姜糖水或姜枣茶以疏风散寒。

3)药物方法:皮疹剧痒者,局部可用止痒酊或1%薄荷油、冰片霜外搽;亦可用芒硝30克、白矾30克,开水溶化后洗疹,日数次。

3.胃肠涅热

(1)证候表现:发疹时伴有脘腹疼痛,偶尔恶心呕吐。神疲纳呆,发热,瘙痒,小便短赤,大便秘结。舌红,苔黄腻,脉滑数。

(2)护治法则:祛风解表,通里泻热(代表方:防风通圣散)。

(3)施护要点

1)生活护理:保持室内温、湿度适宜,避免潮湿;不穿化纤类内衣。

2)饮食调护:饮食宜清淡,多食蔬菜、水果,禁食鱼、虾、酒、羊肉等辛辣刺激食物和鱼腥发物。可饮赤小豆、绿豆汤。禁食能引起过敏的食物。

3)针灸方法:取穴足三里、三阴交、中脘、大都,以建中养血、清营止痒。

4.血虚风燥

(1)证候表现:风团反复发作,常迁延数月或数年不愈,瘙痒剧烈,寝食不安,劳累后发作或加重,伴有神疲乏力。舌质淡,苔薄,脉濡细。

(2)护治法则:养血祛风除湿(代表方:当归饮子)。

(3)施护要点

1)生活护理:生活要有规律,避免劳累及情绪激动。午后或夜间瘙痒加剧不能入睡时,可适当给予镇静剂或针刺止痒。

2)饮食调护:多食新鲜蔬菜和大枣、核桃、桂圆、冰糖、梨等益阴养血之品。

3)情志护理:皮疹多反复发作,迁延不愈,应使病人避免忧虑、烦躁,保持愉快心情,积极配合治疗。

4)药物方法:芒硝30克,白矾30克,开水溶化后洗疹,日数次;荆芥穗30克,捣碎炒热,装布袋内擦患处。

5)针灸方法:温灸足三里,每次15～20分钟,每日2次。

(三)白疕

白疕是一种皮损状如松皮,形如疹疥,搔起白皮的红斑鳞屑性皮肤病。亦称疕风、松皮癣。其特点是皮损覆盖有多层银白色鳞屑,抓去鳞屑可见点状出血,病程长,病情变化多,时轻时重,不易根治。

西医学中的银屑病可参照本病辨证施护。

【病因病机】

本病多因情志内伤,气机壅滞,郁久化火,心火亢盛,毒热伏于营血;或因饮食失节,过食腥发动风之品,脾胃失和,气机不畅,郁久化热,复感风热毒邪而发病。若病久或反复发作,阴血被耗,气血失和,化燥生风或经脉阻滞,以致气血凝结,肌肤失养。

【辨证施护】

1.风热血燥

(1)证候表现:皮损鲜红,皮疹不断出现,红斑增多,刮去鳞屑可见发亮薄膜,点状出血。伴心烦,口渴,便秘,尿黄。舌红,苔黄或腻,脉弦滑或数。

（2）护治法则：清热解毒,凉血活血,祛风润燥（代表方：抗银片）。

（3）施护要点

1）饮食调护：可选用茯苓槐花粥：以水煮生槐花 15 克,土茯苓 30 克,去渣再与粳米 50 克,红糖适量煮成粥服用。若便秘者用番泻叶代茶饮。

2）情志护理：保持生活有规律和心情舒畅,避免忧虑急躁,防止搔抓、外伤或其他不良刺激。

3）药物方法：选用浓度低、性质温和的药膏,如黄连膏、润肌膏,亦可选用侧柏叶 10 克,薄荷 15 克煎水外洗。

4）针灸方法：取皮损局部阿是穴,按艾炷隔蒜泥灸法：取大蒜适量去皮,捣如泥膏状,敷于患处,厚约 0.3 厘米,上置艾炷点燃施灸,艾炷如蚕豆大或枣核大,以灸至局部热痒灼痛不可忍受为度。

2.血虚风燥

（1）证候表现：皮损色淡,部分消退,鳞屑较多。伴口干,便干。舌淡红,苔薄白,脉细缓。

（2）护治法则：养血、滋阴、润肤（代表方：青黛丸）。

（3）施护要点

1）饮食调护：选用乌梅膏。将乌梅加水适量煎煮,去核,浓缩成膏,装瓶贮存,加白糖调味服。

2）药物方法：可用止痒合剂外搽。

3.瘀滞肌肤

（1）证候表现：皮损肥厚浸润,颜色暗红,经久不退。舌紫黯或有淤斑、淤点,脉涩或细缓。

（2）护治法则：活血化瘀行气（代表方：抗银片、雷公藤贰片）。

（3）施护要点

1）饮食调护：选用桂花薏米粥。将桂花 3 克,牛膝、杜仲各 15 克同放锅内加水适量煎煮,去渣取药汁,用药汁煮薏苡仁 30 克成粥。食用前加白糖调服。

2）药物方法：选用 5%～10% 硫磺软膏、雄黄膏外搽,亦可用牛皮癣膏或肤疾宁外贴。

（四）粉刺

面生丘疹如刺,可挤出白色碎米样粉汁,故名粉刺。本病好发于青春发育期的男女,成年后的男子也可发病。

西医学中的痤疮可参照本病辨证护理。

【病因病机】

1.肺热血热　面鼻属肺,丘疹色红,乃肺热熏蒸,血热蕴阻肌肤。

2.肠胃蕴热　由于过食辛辣油腻之品,生湿生热,结于肠内,不能下达,反而上逆,阻于肌肤而成。

3.脾气不健,运化失调,水湿内停,日久成痰,湿郁化热,湿热夹痰,凝滞肌肤所致。

4.腠理不密,外涂化妆品刺激皮肤等是本病的诱因。

【辨证施护】

1.肺经风热

（1）证候表现：丘疹色红,或有痒痛。舌红,苔薄黄,脉浮数。

（2）护治法则：清肺散风（代表方：枇杷清肺饮）。

（3）施护要点

1）皮肤护理：保持皮肤清洁,经常用硫黄肥皂洗涤颜面。不宜用碱性太大的药皂,以免发生刺激。禁止用手挤压皮疹。

2）饮食调护：多吃新鲜蔬菜和水果,忌食油腻及辛辣食物。

3)情志护理:避免急躁、焦虑情绪,保持心情愉快,注意劳逸结合。

2.湿热蕴结

(1)证候表现:皮疹红肿疼痛,或有脓疱,伴口臭,便秘,尿黄。舌红,苔黄腻,脉滑数。

(2)护治法则:清热化湿(代表方:枇杷清肺饮合黄连解毒汤)。

(3)施护要点

1)皮肤护理:注意个人卫生,保持局部皮肤的清洁。避免用刺激性大的肥皂及化妆品、护肤品等。

2)饮食调护:不食或少食油腻、辛辣及糖类食品,多吃新鲜蔬菜及水果,保持大便通畅。

3.痰湿凝结

(1)证候表现:皮疹结成囊肿,或有纳呆,便溏。舌淡胖,苔薄,脉滑。

(2)护治法则:化痰健脾渗湿(代表方:海藻玉壶汤合参苓白术散)。

(3)施护要点

1)皮肤护理:病变部位应注意清洁,以防止感染。禁止用手挤压。

2)饮食调护:饮食宜清淡、易消化,可给予流质或半流质饮食。

四、肛肠疾病

肛肠疾病是指风、湿、热、燥、气虚、血虚等引起的与肛门肠道有关的一系列病证。其发生常与体质和劳累因素有关,"六淫"之邪乃引发肛肠疾病的主要原因。人体气血亏虚与发病关系密切。临床常见病证有"痔"、"肛裂"、"脱肛"、"肠痈"等。

(一)痔

痔是直肠末端黏膜下和肛管皮肤下的直肠静脉丛发生扩大、曲张所形成的柔软的静脉团。男女老幼皆可发病。根据发病部位的不同,又可分为内痔、外痔和混合痔。内痔生于齿线以上,好发于截石位的3、7、11点处。其症状是便血,痔核脱出,肛门不适感;外痔发于齿线以下,其症状是自觉肛门坠胀,疼痛,有异物感。

西医学中的各期内痔及炎性外痔,均可参照本病辨证施护。

【病因病机】

内痔的发生主要是由于局部静脉壁薄弱,失去了正常的弹性.加之饮食不节,燥热内生,下迫大肠,以及久坐、远行、负重等,导致血行不畅,血液瘀滞,热与血相搏,结滞不散而成。外痔的发生多因湿热下注或肛门裂伤,毒邪外侵等,导致气血运行不畅,经脉阻滞,或热毒迫血下行,瘀结不散而成。混合痔多因内痔反复脱出,或经产、负重努力,致筋脉横解,瘀积不散而成。

【辨证施护】

1.内痔

(1)风伤肠络

1)证候表现:大便带血、滴血或喷射状出血,血色鲜红,或有肛门瘙痒。舌红苔薄白,脉浮数。

2)护治法则:清热解毒,凉血祛风(代表方:凉血地黄汤)。

3)施护要点

①生活护理:鼓励病人注意休息,多饮水。保持肛门清洁卫生,手纸、内裤要清洁柔软,每日用1:5000高锰酸钾溶液温水坐浴;养成定时排便的习惯;起床前自行腹部顺时针按摩10～15分钟,以促进肠蠕动;大便秘结者可用番泻叶代茶饮,或用蜂蜜两匙睡前冲服。

②饮食调护:饮食宜清淡、易消化,多吃新鲜水果、蔬菜,忌食辛辣刺激食物。可多饮绿豆汤、西瓜水,

亦可选用鸡冠花粥：先将鲜鸡冠花45克洗净，水煎，去渣取汁加水与糯米同煮为粥服食。

③情志护理：关心、安慰病人，消除病人的紧张、恐惧心理，让病人了解痔疮形成原因，消除不良生活习惯，并养成定时排便的良好习惯。

④药物方法：可用五倍子汤、苦参汤水煎，先利用热气熏肛门，待药液稍凉后再坐浴，每日1～2次；或用药液作热湿敷，具有活血消肿、止痛止痒、收敛作用；可用消痔膏外敷患处；亦可用痔疮锭、九华锭，塞入肛门内，具有消肿、止痛、止血作用。

⑤针灸方法：取长强、承山、百会穴，用泻法。

（2）湿热下注

1）证候表现：便血颜色污浊，量或多或少，肛内肿物外脱，可自行回缩，肛门灼热。舌红苔薄黄腻，脉弦数。

2）护治法则：清热利湿，凉血止血（代表方：脏连丸）。

3）施护要点

①生活护理：卧床休息，保持肛门清洁卫生，手纸、内裤要清洁柔软；养成定时排便的习惯；起床前自行腹部顺时针按摩10～15分钟，以促进肠蠕动。

②饮食调护：饮食宜清淡，易消化，多吃新鲜水果、蔬菜，忌食辛辣刺激食物。可用鲜菊花、蒲公英、金银花煎水代茶饮。或常服绿豆粥：先煮绿豆至熟，再加入米熬成粥服用。

③药物方法：同风伤肠络证，亦可用痔疮锭塞入肛内。大便秘结者可用番泻叶代茶饮，或蜂蜜两匙睡前冲服；痔核不能回纳者可给予五倍子散、玉红膏外敷以活血消肿，收敛止痛。也可用清热解毒熏洗剂坐浴，每次用药100毫升，加水至2000毫升，水温40℃左右，坐浴时间20～30分钟。

④针灸方法：取长强、二白、承山等穴，用泻法。

（3）脾虚气陷

1）证候表现：肛门下坠感，痔核脱出不能自行回纳，需手法复位，便血色鲜或淡，面色少华，神疲乏力，纳少便溏。舌淡胖边有齿痕，苔薄白，脉弱。

2）护治法则：补气升提（代表方：补中益气汤）。

3）施护要点

①生活护理：避免久蹲久坐，保持肛门清洁卫生，手纸、内裤要柔软、清洁；指导病人加强锻炼，增强体质，以促进气血畅通；指导病人作提肛运动，便后、睡前做深呼吸，做肛门上提的动作。

②饮食调护：饮食宜湿热，忌生冷，以精、细、软为主；可服用人参汤、阿胶等补养之品；亦可选用僵蚕莲藕汤：将莲藕洗净，与僵蚕10克同煮，加红糖调味，吃莲藕喝汤。

③药物方法：可用朴硝、花椒加开水泡后熏洗，再外敷消痔膏、五倍子散；痔核脱出者，可用五倍子汤煎剂，先熏后洗或用毛巾蘸药汁乘热敷于患处，熏洗后用手轻轻将痔核托上，回纳后，嘱病人静卧片刻。

④针灸方法：针刺承山、长强，艾灸百会穴。

（4）气滞血瘀

1）证候表现：肛内肿物呈灰暗色，易脱出，甚或嵌顿，肛管紧缩，坠胀疼痛，甚则肛缘有水肿，触痛明显。舌暗红，苔白或黄，脉弦细涩。

2）护治法则：清热利湿，活血化瘀（代表方：萆薢化毒汤合活血散瘀汤）。

3）施护要点

①生活护理：卧床休息，保持肛周清洁卫生，手纸、内裤要清洁柔软。

②饮食调护：忌食辛辣刺激食物。可选用木耳粥：先将黑木耳浸泡清洗，与米同煮成粥服用。

③药物方法：用消痔散敷患处。痔核不能回纳者可给予五倍子散、玉红膏外敷以活血消肿，收敛止痛；

也可连续用中药热敷或 25％硼酸甘油涂于肛门处,再加热敷,使其还纳;或用芒硝 30 克,开水溶化,先熏后洗。必要时亦可考虑手术治疗。

④针灸方法:针刺长强、会阳、承山等穴。气血瘀积疼痛者,可用艾灸肛周止痛。

2.外痔

(1)湿热下注

1)证候表现:便后肛缘肿物隆起不缩小,坠胀明显,甚则灼热疼痛或有滋水,便干或便溏。舌红,苔黄腻,脉滑数。

2)护治法则:清热利湿(代表方:脏连丸)。

3)施护要点

①生活护理:保持肛门清洁干燥,内裤宜清洁柔软,避免对肛门不良刺激;保持大便通畅,以免排便时用力过猛,便后用温水冲洗,或用热水熏洗,以促进血液循环。

②饮食调护:多饮水,进食清淡多纤维食物,可选用绿豆汤、西瓜水,或以鲜菊花、车前草、蒲公英、金银花水煎代茶。忌食辛辣刺激性食物。

③药物方法:若局部肿胀明显,可用苦参煎汁先熏后洗患处,每日 2～3 次。也可用黄金膏或黄连膏外敷。或用马齿苋 60 克或五倍子 30 克、鱼腥草 15 克、槐花 9 克,煎水熏洗患处。

(2)血热瘀阻

1)证候表现:肛缘可见半月形肿物突起,其色暗紫,肿痛剧烈难忍,肛门坠胀,排便、坐下、走路时加重,局部可触及硬性结节,伴便秘、口渴、烦热。舌紫,苔淡黄,脉弦涩。

2)护治法则:清热凉血化瘀(代表方:萆薢化毒汤合活血散瘀汤)。

3)施护要点

①生活护理:注意休息,避免久立、久蹲和腹部加压;保持大便通畅,避免排便时用力过猛。便后用热水熏洗,以促进血液循环;保持肛周清洁干燥,内裤宜柔软清洁。

②饮食调护:多饮水,进食清淡多纤维食物。可选用木耳柿饼汤:将黑木耳、柿饼去蒂,红糖适量同置锅中,加水适量煮汤饮用。忌食油腻、辛辣刺激性食物。

③情志护理:护理人员应多关心、安慰病人,消除病人紧张、恐惧心理,保持情绪平稳。讲解痔疮的形成原因,指导病人养成良好生活习惯,防止疾病复发。

④药物方法:用苦参汤熏洗,并外敷消痔膏或黄连膏,必要时可考虑手术治疗。

⑤针灸方法:可针刺长强、承山等穴。

(二)肛裂

肛裂是指肛门的皮肤及皮下组织裂开,并形成溃疡的炎症性疾病。好发于肛管前后方,两侧极少,男性多见于后方,女性多见于前方。其特点是肛门周期性疼痛,出血,便秘。

【病因病机】

1.外伤因素　干硬的粪便引起肛管皮肤的损伤,是产生肛裂的基础。

2.感染因素　肛隐窝感染,炎症向肛管皮下部蔓延,致使皮下脓肿破溃而成。

3.肛门内括约肌痉挛因素　由于肛管部位的慢性刺激,使肛门内括约肌处于痉挛状态,黏膜肌层和肛管皮肤弹性减弱,紧张力增强,致使肛管皮肤撕裂。

【辨证施护】

1.血热肠燥

(1)证候表现:大便几日一次,质干硬,便时肛门疼痛、滴血或手纸染血,裂口处色红,腹部胀满,小便黄。舌偏红,脉弦数。

(2)护治法则:清热润肠通便(代表方:凉血地黄汤)。

(3)施护要点

1)生活护理:疼痛严重时嘱病人卧床休息,避免剧烈活动或用力排便,以免血络受损;大便后要清洗肛门,可用 1:5000 高锰酸钾溶液坐浴,亦可用芒硝,开水溶化后坐浴;注意肛周卫生。

2)饮食调护:多食蔬菜、水果,忌辛辣刺激性食物。可选用黄花菜木耳汤:先将黄花菜、木耳洗净,拣去杂质,加水煮 1 小时,原汤加白糖调服。

3)情志护理:病人对肛门反复疼痛、出血,会感到紧张、恐惧,护理人员应加强与病人之间的交流,关心、安慰病人,努力消除病人紧张、忧虑情绪,积极配合治疗。

4)药物方法:可用朴硝或苦参煎汤坐浴,外用生肌玉红膏或生肌散。

5)针灸方法:疼痛甚者,可针刺长强、承山等穴,或耳针神门穴、直肠下段穴以镇痛。

6)其他方法:密切观察肛裂的三大特征,即疼痛、出血和便秘。及时询问病人疼痛、出血和便秘的情况。早期肛裂仅在肛管皮肤上有一个小的梭形溃疡,创面较浅,容易治愈;早期肛裂未经适当治疗,继续感染,裂口周围组织发炎、充血、水肿,致使裂口边缘不整齐,缺乏弹性,形成较大的溃疡而不易愈合者,应警惕并发肛痈,并向医生报告。

2.阴虚津亏

(1)证候表现:大便干结,数日一行,便时疼痛点滴下血,裂口深红。伴口干咽燥,五心烦热。舌红,苔少或无苔,脉细数。

(2)护治法则:养阴清热,润肠通便(代表方:润肠丸)。

(3)施护要点

1)生活护理:嘱病人休息,多饮水,养成定时排便习惯,便时忌久蹲;便秘时,可给予缓泻剂或润下剂,以保持大便通畅。平时注意肛周卫生,保持局部清洁,减轻刺激。

2)饮食调护:宜多进滋阴增液之品。可选用桑葚粥:桑葚 50 克,糯米 100 克人砂锅熬粥,待快熟时加入冰糖。亦可每晚睡前服蜂蜜水 1 杯或每日清晨空腹喝淡盐水 1 杯。忌食辛辣刺激性食物。

3)情志护理:护理人员要关心、同情病人疾苦,耐心做好解释工作,消除病人的思想顾虑,积极配合治疗。

4)药物方法:每次便后,用 1:5000 高锰酸钾溶液坐浴,促进血液循环;亦可用朴硝或苦参煎水坐浴后,用生肌玉红膏或黄连膏外敷。

5)针灸方法:疼痛甚者,可针刺长强、承山等穴。

3.气滞血瘀

(1)证候表现:肛门刺痛明显,便后尤甚。肛门紧缩,裂口色紫暗。舌紫暗,脉弦或涩。

(2)护治法则:行气活血通便(代表方:六磨汤)。

(3)施护要点

1)生活护理:保持大便通畅,便时勿久蹲太过用力;内裤宜宽松,手纸宜柔软、洁净,防止机械性损伤;注意肛周卫生,指导病人完成中药坐浴或局部外敷治疗。

2)饮食调护:应多食蔬菜、水果,防止大便干燥,避免粗硬粪便擦伤肛门,忌辛辣刺激食物。可选用凌霄槐花糯米粥:凌霄花、槐花共研细末,将糯米煮粥,粥熟后调入药末 5 克服用;若手术治疗,术后宜进流质或软食 2 天,控制大便 1~2 天。

3)药物方法:可用七三丹或枯痔散等药搽于裂口,二三天腐脱后,改用生肌白玉膏生肌收口。亦可选用封闭、手术治疗。

(4)针灸方法:疼痛甚者,可针刺长强、承山等穴。

(三)脱肛

脱肛是指直肠黏膜或直肠全层脱出肛外,少数可发生部分乙状结肠脱出,又称直肠脱垂。多见于体质虚弱者、小儿或老年人。

【病因病机】

多因体虚劳倦、房欲过度、产育用力、久泻久痢、小儿呼叫耗气或经常便秘而致大便努责,脾肾两虚,中气不足,气虚下陷。每当排便下蹲时即"脱肛"。

【辨证施护】

1.脾虚气陷

(1)证候表现:轻者直肠黏膜脱出,便后可自然回纳;长期反复脱出者,直肠黏膜可充血、水肿、糜烂;重者直肠和部分乙状结肠脱出,有时不易回复,须用手推回或卧床休息方能回纳。可伴有少气懒言,纳差乏力,腹胀,溏泻。舌淡、苔淡白,脉沉细。

(2)护治法则:补气,升提,固摄(代表方:补中益气汤)。

(3)施护要点

1)生活护理:脱垂嵌顿病人应注意卧床休息,脱垂后应指导病人及时复位;复位方法:用温水或中药煎液坐浴,取侧卧位用黄连软膏纱布托住脱出物,轻轻还纳,并用敷料和"丁"字带压迫固定。保持大便通畅,大便时不宜采用蹲位,便秘时给予润下药。平时加强锻炼,增强体质,每日作提肛运动,避免过度劳累、长期负重。

2)饮食调护:饮食宜偏温热,忌食生冷粗硬食品。可多食蔬菜、香蕉、芝麻、蜂蜜等食物。

3)情志护理:病人反复脱肛,易出现焦虑紧张情绪,医护人员要多与病人交谈,指导病人作提肛运动,控制排便次数,消除紧张情绪。

4)药物方法:可用五倍子散或马勃散外敷;亦可用苦参30克,五倍子30克、枯矾15克,石榴皮60克,煎水熏洗局部,每日2次。

5)针灸方法:针长强、承山、百会、足三里、提肛穴和肛周皮肤相应外括约肌部位之阿是穴,亦可艾灸或隔姜灸关元、气海。

2.湿热下注

(1)证候表现:脱出的直肠黏膜充血、水肿、糜烂,肛门有灼热感。舌红、苔黄,脉滑数。

(2)护治法则:清热、利湿,固摄(代表方:脏连丸)。

(3)施护要点

1)生活护理:参见脾虚气陷证。

2)饮食调护:多食西瓜、绿豆、赤小豆等清凉利湿食物,忌辛辣、助火之品。

3)药物方法:五倍子散或马勃散外敷。苦参20克、五倍子30克、枯矾15克,石榴皮60克,煎水熏洗,每日2次。

(四)肠痈

发生于肠道的痈肿,称为肠痈,是最常见的外科急腹症之一。本病特点是:初期疼痛由中上腹或脐周向右下腹转移,右下腹阑尾点(脐至右髂前上棘连线中1/3和外1/3之交界处)有固定压痛、反跳痛,伴有发热、恶心、呕吐等全身症状。

西医学中的急性阑尾炎可按本病辨证护理。

【病因病机】

多因饮食不节、寒温失调、暴怒忧思、急奔暴走等导致肠道功能失调、传化不利、运化失职、糟粕积滞、湿热蕴结,遂致气血失和,败血浊气壅遏而成肠痈。

【辨证施护】

1.瘀滞

(1)证候表现:热象不明显,或仅有微热,脘腹胀闷,嗳气纳呆,气滞重则腹痛绕脐走窜,血瘀重则痛有定处,便秘或泄泻,尿清或黄。舌质正常或有紫斑,苔白,脉多弦紧或涩或细。

(2)护治法则:以行气活血为主,辅以清热解毒(代表方:大黄牡丹汤)。

(3)施护要点

1)病情观察:密切观察脘腹部疼痛的部位、性质、程度、持续时间及伴随症状,对症处理。

2)生活护理:嘱病人卧床休息,协助病人取舒适卧位。保持病室安静、舒适,温、湿度适宜。

3)情志护理:关心、同情病人疾苦,耐心解释病人疑问,可通过分散注意力等方法使其消除紧张、恐惧心理,减轻对疼痛的关注。

(4)饮食调护:饮食宜半流质,忌辛辣、鱼虾腥发物。

2.湿热

(1)证候表现:湿重于热则微热,腹胀痛不剧,口渴不欲饮,大便溏而不爽,小便短少。舌质淡红,苔薄黄腻,脉弦滑略数。热重于湿则体温多在38℃以上,腹痛较剧,拒按明显,口干欲饮,大便秘结,小便短赤。舌质红,苔黄腻,脉弦滑数。

(2)护治法则:通里攻下,清热利湿,辅以行气活血(代表方:阑尾化瘀汤)。

(3)施护要点

1)生活护理:病人应卧床休息,如右下腹有明显反跳痛及局限包块时可取半卧位。保持病房安静、舒适,温、湿度适宜。

2)饮食调护:忌辛辣食物,进食流质或半流质,可给绿豆汤、银花露、荷叶粥以清热利湿。

3)药物方法:若右下腹有局限肿物时,可用双柏散以水蜜调煮呈糊状,外敷右下腹,有止痛、消肿和局限炎症的作用。必要时行手术治疗。

3.热毒

(1)证候表现:腹痛剧烈,可遍及全腹。热毒伤阴者有高热或恶寒发热,体温多在39℃左右,持续不退,时时汗出,烦渴欲饮,面红目赤,唇干口臭,呕吐不食,两眼凹陷,大便多秘结,小便短赤。舌质红绛而干,苔黄厚干燥,脉弦数;热毒伤阴损阳者,发热不高或可无热,但精神萎靡,肢冷自汗,气促。舌质淡干,苔多黄糙或黄黑,脉沉细而数;肠结腑实者有全腹鼓胀,频频呕吐,无排气排便。舌苔黄厚腻,脉弦滑。

(2)护治法则:通里攻下,清热解毒,辅以行气凉血(代表方:阑尾清解汤)。

(3)施护要点

1)病情观察:观察生命体征及腹部体征,如有面色苍白、四肢厥冷等现象,及时报告医生并作好抢救准备。

2)生活护理:病人应绝对卧床休息,如无休克应取半坐位,以预防肠间或膈下脓肿发生。

3)药物方法:右下腹部可用金黄散外敷。湿热证和热毒证肠痈,临床症状严重者,应配合输液,纠正水电解质失衡,并记录24小时出入液量。必要时行手术治疗。

(彭爱红)

第三节　中医妇产科疾病护理

一、中医妇科一般护理

1.病人入院后送至指定床位,向病人介绍病区环境和有关制度及作息时间,并通知医生。

2.督促病人注意休息,病室内经常保持整洁、安静、空气流通。

3.生命体征的监测。

(1)新入院病人测血压一次,每日测体温、呼吸、脉搏 3 次,连测 3 日。

(2)体温在 37.5℃以上,每日测体温、呼吸、脉搏 4 次。

(3)若体温在 39℃以上者,每四小时测体温、呼吸、脉搏一次,或遵医嘱执行,正常后改为每日测一次。

(4)危重病人遵医嘱执行。

(5)每日问大小便情况一次,功能性疾病遵医嘱每晨测基础体温,并做好记录。

(6)24 小时内取三大常规送检。

4.遵医嘱分级护理。定时巡视病房。

5.遵医嘱给予相应的饮食,严格掌握饮食禁忌。

6.病情观察

(1)注意观察神志,面色,脉象,舌象,月经周期,阴道排出物的性质、颜色、气味及量。必要时记录并留标本送验。阴道流血量多时,应保留换下的会阴垫以备估计失血量。

(2)腹痛病人应注意腹痛的部位、性质、程度、时间及伴随症状,诊断未明确前禁用止痛药物,大出血或腹痛剧烈时应及时报告医生,并做好输液、输血、手术准备。

7.遵医嘱准确给药,服药的时间、温度和方法依据病情、药性而定,并观察用药后的反应及疗效。向患者做好药物相关知识的宣教。

8.保持外阴清洁,预防感染,指导病人用温开水或者 1∶5000 的高锰酸钾溶液清洗外阴,阴道、会阴感染疾病,感染严重者,按医嘱给其冲洗,外阴有伤面,小便后给予清洗。

9.经常巡视病房,了解病人病情、生活、饮食、情志等情况,做好各种护理。

10.病人人出院各测体重一次。

11.针对病人做好消毒、隔离,有传染病者,执行传染病隔离常规。

12.做好卫生宣教及出院指导,根据具体疾病给予相应的有关知识的宣传和指导。

二、产科一般护理

1.按中医妇科一般护理执行。

2.产前护理

(1)遵医嘱做好各项化验检查。

(2)保持产室清洁、安静,冷暖适宜。

(3)指导孕妇进食营养丰富的食物,如高热量、高蛋白、高维生素及含铁、钙、纤维素的食物。

（4）指导产妇每日擦洗乳头一次，孕 36 周以上如乳头扁平或凹陷者，指导孕妇应轻轻向外牵拉、揉捏，涂以油脂，并宣传母乳喂养知识。

（5）讲解分娩配合知识。

（6）静心养性，切忌大喜大怒、忧愁思虑。

（7）慎起居，进行适当的活动，谨防跌仆，不提重物，不攀高履险，忌房事。

（8）视寒温随时增减衣物，衣服须宽大，束带不宜过紧。

（9）饮食有节，禁烟酒，不偏食，不乱服药物，多食新鲜蔬菜、水果，增加富含钙、铁的食物。

（10）观察产程进展，发现异常及时报告医师，适时进入产房。

（11）注意观察胎动和胎心的情况，必要时进行胎心监护。胎位不正者，可艾灸至阴穴，或指导孕妇做膝胸卧位，协助纠正胎位。

3.产时护理

（1）保持产房清洁、安静，冷暖适宜。

（2）分娩时，注意消毒，预防感染。

（3）密切观察血压、胎心音、宫缩、宫口扩大、阴道流水或流血及胎儿娩出情况，并协助胎儿娩出。

（4）观察胎盘娩出情况，检查胎盘、胎膜是否完整。

4.产后护理

（1）了解分娩过程，协助产妇注意卧床休息及适当活动，鼓励产妇产后 24 小时下床活动，但避免久坐、久站。不可当风坐卧，避免受凉。衣服、被褥厚薄适宜。

（2）观察子宫复旧及阴道出血情况，发现异常及时报告医师，并协助处理。

（3）做好个人卫生，每日漱口，用温水清洗乳头、外阴，常洗头、擦澡，勤换衣被，禁用冷水。

（4）注意观察恶露的色、量、气味。

（5）产后 2 小时应鼓励产妇排尿，产后 6 小时未排尿者，应协助病人排尿。

（6）保持大便通畅，大便秘结者，可选用润肠通便剂。

（7）乳汁不足者，可服用催乳药，如猪蹄汤、王不留行、漏芦或通草，或针刺少泽、乳根、足三里，灸膻中穴。

（8）保持会阴部清洁，产后 3 日内每日冲洗一次，会阴水肿者遵医嘱湿敷。

（9）饮食忌生冷、坚硬、肥腻、酸辣之品，多食鱼肉、禽蛋、豆腐、新鲜蔬菜。烹调以煮炖为宜，多喝汤水。

（10）指导产妇做好产褥期卫生，婴儿保健及计划生育。教会产妇给婴儿换尿布、洗澡及正确的哺乳方法等。

（11）剖腹产者按妇科手术后护理。

三、妇科手术护理

1.术前护理

（1）遵医嘱完善各项检查。

（2）针对患者存在的心理问题做好情志护理。

（3）讲解有关疾病知识、术前的注意事项，指导床上使用便器等。

（4）术前清洁皮肤，遵医嘱行手术区备皮，并注意脐部的清洁，做好护理记录。

2.术前晚护理

(1)遵医嘱禁食、禁水。遵医嘱给予清洁灌肠。

(2)遵医嘱给予镇静安神药物,以保证充足的睡眠。

3.术晨护理

(1)遵医嘱放置导尿管,排空膀胱。

(2)取下义齿、贵重物品,并交家属保管。

(3)将病历、X 线片、CT 片及术中用药等手术用物带入手术室。

(4)再次核对患者姓名、床号及手术名称。

(5)遵医嘱给予麻醉用药,根据手术要求准备麻醉床、氧气及监护仪等用物。

4.术后护理

(1)术后根据病情遵医嘱送入 ICU、普通病房等。

(2)全麻患者清醒前,去枕平卧,头偏向一侧,硬膜外麻醉患者去枕平卧 6 小时,头偏向一侧。

(3)病情观察,做好记录。

1)观察生命体征变化。

2)观察阴道出血及腹部切口有无渗血,发现异常报告医生,及时处理。

3)观察肠蠕动恢复情况。

4)保持引流管、尿管通畅,定时观察颜色、性质及量。发现异常报告医生,及时处理。

5)定时查看敷料,观察有无出血和分泌物,注意其颜色、性质及量,及时更换。

6)观察伤口疼痛的性质、程度、持续时间,并分析疼痛的原因,遵医嘱用针刺或止痛药。

四、月经不调

凡月经周期或经量发生异常改变称为月经不调。属周期性改变的有月经先期,月经后期,月经先后无定期;属经量改变的有月经量少,月经过多。

1.分类及病因

(1)按时间分类:①月经先期:一般周期提前 1~2 周以上并连续 2 个周期的月经病,多因气虚冲任不固,或热扰冲任,血海不宁所致。②月经后期,是周期延后 7 天以上,并连续 2 个周期的月经病。多因肾虚、血虚、冲任不足或血寒气滞、痰湿阻滞冲任而致。③月经先后无定期,是周期提前,后延 1~2 周以上,多因肾虚、肝郁、冲任失调、血海虚溢失常所致。

(2)按量多少:①月经过量:月经较正常明显增多,而周期基本正常的月经病,是因气虚,冲任不固,或热伤冲任,迫血忘行或淤阻冲任,血不归经所致。②月经量少:月经虽准,但月经量较正常明显减少或经期不足 2 天,常因经血亏少,血海失充或经脉阻滞,血行不畅所致。

(3)按医学分:功能失调性子宫出血:它是由于调节生殖的神经内分泌机制失常引起的异常子宫出血,而全身内外生殖器官无器质性病变存在。可分为无排卵性功能失调,子宫出血和排卵性月经失调两种类型。

2.一般护理

(1)按中医妇科一般护理执行。

(2)经量多者注意休息,虚寒或月经过少者注意保暖,寒冷季节及行经前避免下冷水,以防血为寒凝。

(3)病情观察,做好记录。①观察记录月经的周期,经期的长短,经血的量、色、质、气味及伴随的症状。

②月经量多,伴面色苍白、汗多肢冷、脉沉等情况,应报告医师。

(4)服药期间慎动火之物以免迫血妄行。注意月经来潮时间、量、色、质。观察药后有无口渴、咽干、口鼻生疮、便秘、头目胀痛等现象。

(5)加强营养,多食鱼、肉、奶类食物和新鲜蔬菜。行经期间禁食生冷、苦寒、辛辣刺激之物。

(6)情志护理:①了解其心理状态及情绪变化。②气滞月经失调者,多劝导,调情志,消除抑郁情绪,保持气血通畅。

3.临证护理 经血量多者,观察面色、血压、脉搏等变化,及时报告医生并配合处理。

4.出院指导 保持心情舒畅,消除紧张情绪,劳逸适度,节制房事,注意外阴及阴道卫生,勤换内裤,并在日光下曝晒,不宜阴干。加强体质锻炼,提高机体抵抗力。忌生冷、苦寒之品,以防胞宫受凉导致月经量少、闭经等。

五、闭经

是妇科疾病中常见症状,表现为无月经或月经停止。根据既往有无月经来潮,将闭经分为原发性和继发性两类。前者系指年满十六周岁妇女仍无月经来潮者,后者是指曾建立正常月经,但以后因某种疾病性原因而停止 6 个月以上者。多囊卵巢综合征是因月经调节机制失常所产生的一种综合征。此类患者具有月经稀薄或闭经、不孕、多毛和肥胖等症状,双侧卵巢呈多囊性增大。

1.一般护理

(1)按中医妇科一般护理执行。

(2)经量过多时,注意卧床休息。

(3)注意观察记录月经的周期、量、色、质,腹痛及面色,体温,脉象,血压的变化。如月经量过多,应及时报告医生,并做好配血、输血、止血措施,执行治疗方案,维持病人正常血容量。

(4)应注意保暖,尤其是下半身,不宜浸渍冷水、盆浴、坐药,并保持外阴清洁。

(5)配合针刺治疗缓解症状。主穴有:三阴交、足三里。月经先期配关元、中极、血海、肾俞;月经后期配天枢、关元、气海、肾俞;前后不定期配气海、血海、肾俞;经期延长配神阙、隐白、脾俞;月经过多配气海、血海、归来、关元等;月经过少配关元、血海、肾俞、脾俞、内关等。

2.饮食护理 行经时,虚寒证及月经过少者忌吃生冷、苦寒、收敛之物。血热月经量多忌食辛辣、温燥、助阳之品。气血虚者多加强营养,改善全身情况,可补充铁剂、维生素 C 和蛋白质,如猪肝、豆角、蛋黄、胡萝卜、葡萄干等。痰湿重者,忌食甜腻之物,可常食化痰之物如薏仁、海蜇、海带等。肝郁气滞者,宜食橘子、金橘饼等。

3.情志护理 保持心情舒畅,避免七情内伤。

4.预防感染 严密观察与感染有关的征象,如体温、脉搏、子宫体压痛等,同时做好会阴部护理,保持局部清洁。

5.卫生宣教及出院指导 嘱病人多卧床休息,避免过度劳累和剧烈活动。房事有节,注意个人卫生,若出现阴道不规则流血,应及时就诊。

六、痛经

凡在行经前后或月经期出现下腹疼痛、坠胀、腰酸或合并头痛、乏力、头晕、恶心等其他不适,影响生活和工作质量者称为痛经。痛经分为原发性和继发性两类。前者是指生殖器无器质性病变的痛经,后者是指由于盆腔器质性疾病如子宫内膜异位症、盆腔炎、宫颈狭窄等引起的痛经。本节只叙述原发性痛经。因情志所伤,六淫为害,导致冲任、胞宫气血阻滞不通则痛;或因精血不足,胞宫失于濡养,不荣则痛。西医学中的痛经原因主要与月经时子宫内膜合成和释放前列腺素增加有关。

1.一般护理

(1)按中医妇科一般护理执行。

(2)腹痛剧烈时应卧床休息,注意保暖。避免剧烈活动。

(3)病情观察,做好护理记录。

1)痛经发作时,注意观察面色、汗出、脉搏等情况,以免发生昏厥。

2)如有面色苍白,血压下降,冷汗淋漓,脉搏细弱等情况应报告医师,并配合处理。

3)可给予腹部局部热敷和热饮料,如热汤或热茶。若腹痛剧烈,伴有面色苍白,冷汗淋漓,四肢厥冷,恶心呕吐,甚至晕厥,立即报告医生,并协助救治,必要时提供麻醉性镇痛治疗。

4)中药汤剂宜温服或热服。掌握服药时间,原发性痛经可在经前5~7天开始服用。

2.病情观察

(1)注意观察疼痛的部位、性质、程度及经血排出情况;必要时保留标本供医生查看或送检。

(2)可针灸中极、气海、三阴交或按摩下腹部、腰骶部及气海、关元、肾俞等穴。

3.情志护理　安慰患者,消除紧张恐惧心理。保持精神愉快舒畅。

4.饮食护理　经前期及经期忌食生冷、寒凉、酸涩食物。寒性痛经忌食冷食、冷饮及寒性食物。血虚痛经应加强营养,常食健脾、补血之品。

5.临证护理

(1)痛经发作较剧时,采取平卧位,保温,及时报告医生,并配合处理。

(2)寒湿凝滞证应遵医嘱按摩或热敷小腹部。

6.卫生宣教及健康指导　月经来潮前3~5天,不宜参加重体力劳动及剧烈活动。行经期两足勿要下冷水,勿游泳,忌坐卧潮湿之地。

七、崩漏

非行经期阴道流血,量多,势急称崩;量少淋漓不绝称漏,总称崩漏。病因及临床辨证多因血热、脾虚、肾虚、血瘀导致冲任损伤,不能制约经血所致。临床分为血热内扰,脾不摄血,肾阳亏虚,瘀滞胞宫等证。现代医学中的功能性子宫出血、女性生殖系统炎症、肿瘤等出现阴道流血时属于本病范围。

1.一般护理

(1)按中医妇科一般护理执行。

(2)血崩时应卧床休息,必要时去枕平卧或头低脚高位。

2.病情观察　密切观察病人的出血量、色、质,以及患者的血压、脉搏、呼吸等变化。若发现患者出现面色苍白,烦躁不安,汗出肢冷,血压下降时,及时报告医生,做好输液、输血、输氧等抢救准备工作。血脱者,可针刺人中、灸百会、气海等穴。或遵医嘱给病人急服人参粉,或注射参附液以回阳固脱。

3.情志护理　及时安抚病人,打消恐惧心理,保持良好的心态。

4.饮食护理　饮食宜清淡而富有营养,多食鱼、瘦肉、禽蛋类、桂圆等滋补食物和新鲜蔬菜、水果,忌食辛辣、煎炸、酒类活血之品。

5.卫生宣教及健康指导　告诉病人注意休息,避免重体力劳动。经期禁房事,保持外阴清洁,使用消毒会阴垫,勤洗内裤,随时观察月经出血的色、质、量和周期变化,如有异常及时就诊。

八、妊娠

妊娠两三个月,出现恶心呕吐,厌食不纳或纳入即吐,伴有头重眩晕,胸脘烦闷,体倦嗜卧,称为妊娠恶阻。多因冲脉之气上逆,胃失和降所致。临床辨证分为肝胃不和,脾胃虚弱,痰湿阻滞,气血两虚等证。现代医学称为早孕反应。一般不需特殊治疗,多在妊娠3个月后自然消失。

1.一般护理

(1)按中医妇科一般护理执行。

(2)呕吐剧烈频繁者,应卧床休息。

2.病情观察

(1)如发现剧烈呕吐不止,应观察呕吐物的色、质、量及次数,尿色、尿量和全身症状,必要时留尿送检。若出现精神萎靡,反应迟钝,呕吐物带血,尿酮体阳性者,提示病人出现酸中毒,应静脉补充碳酸氢钠溶液给予治疗。

(2)对于肝胃不和的患者,应给予安慰,注意精神状态,了解其思想情绪,解除顾虑。脾胃虚弱者,可指压内关穴,轻揉足三里、胃脘穴,亦可用生姜、陈皮煎水代茶饮。对于气阴两虚,不能进食者,应先禁食2～3日,每日静注葡萄糖液体及葡萄糖盐水共3000毫升,输液中加入氯化钾、维生素 B_6,同时肌注维生素 B_1。

3.饮食护理　饮食宜清淡、易消化且富有营养。随患者喜好选择食物,少量多餐。便秘者尽量多吃香蕉、西红柿、核桃等,亦可每晚冲服蜂蜜一杯。

4.卫生宣教及出院指导　嘱患者多注意休息,解除思想顾虑,保持心情舒畅,心平气和。注意食物搭配,避免异味刺激,生活起居有规律,保持大便通畅,定期做产前检查。

九、异位妊娠

受精卵在子宫腔以外着床发育称为异位妊娠,习惯称宫外孕。以输卵管妊娠为多见,而卵巢妊娠、腹腔妊娠、宫颈妊娠及残角子宫妊娠较为少见。本文重点叙述输卵管妊娠。在输卵管妊娠中,发生部位以壶腹部最为多见,约占78%。其次为峡部,伞部、间质部少见。

1.由于输卵管管腔小,管壁薄,缺乏黏膜下组织,当输卵管妊娠发展到一定程度时,即可出现下列四种结局。

(1)输卵管妊娠流产:多见于壶腹部。常发生在妊娠8～12周。由于蜕膜形成不完整发育中的胚囊常向管腔内突出,最终突破包膜而出血。若整个胚囊与管壁分离,随输卵管逆向蠕动排出落入腹腔,即形成输卵管完全流产,出血不多。如胚囊剥离不完整,仍有部分附着于管壁,即形成输卵管不完全流产,常可出现大出血。

(2)输卵管妊娠破裂:多见于输卵管峡部妊娠。常出现在妊娠6周左右。胚囊绒毛侵蚀管壁肌层、浆膜层,直至穿破管壁全层,形成输卵管妊娠破裂。因输卵管肌层血管丰富,故可出现腹腔内大量出血。壶腹部妊娠破裂多发生在妊娠8～12周,间质部肌层较厚,其妊娠可维持到3～4个月才破裂。

(3)陈旧性宫外孕:输卵管妊娠流产或破裂后,有时出血停止,胚囊吸收或机化,积聚在盆腔内的血块机化变硬,与周围组织粘连形成包块,形成陈旧性宫外孕。

(4)继发性腹腔妊娠:输卵管妊娠破裂或流产后,偶有胚囊从输卵管排出后仍存活,绒毛组织种植于原附着处或腹腔脏器、大网膜等处,继续生长发育,形成继发性腹腔妊娠。

2.一般护理

(1)按中医妇科一般护理执行。

(2)情志护理,以维护妇女自尊。生育只是女性全部能力的一部分,且今后仍有受孕的可能。帮助其度过悲观时期。

(3)观察生命体征:每 10～15 分钟测量一次血压、脉搏、呼吸,并记录。注意观察腹痛情况,如腹痛的部位、性质及有无伴随症状。观察阴道流血的量、颜色、性状,严格计数卫生纸的用量,并称重。若腹痛加重,或出现脸色苍白,脉搏加快等变化,应立即通知医生,做好抢救及手术的准备。

(4)饮食:宜高营养、含丰富维生素的半流质饮食。忌辛辣、生冷、油腻、煎炸食物。

(5)保持大便通畅,避免运用腹压,以免诱发活动性出血。若有阴道分泌物,必须送病理检查。

(6)保守治疗:活血化瘀,止血消痛。主方为丹参、赤芍、桃仁,随症加减,可针刺中极、关元、血海、三阴交。

(7)需手术者,注意休息,加强营养,纠正贫血,提高机体抵抗力。注意外阴清洁,禁性生活 1 个月,采取有效的避孕措施,制订家庭护理计划。

十、胎漏、胎动不安

妊娠期间,阴道有少量出血,时出时止,或淋漓不断者称为胎漏。妊娠期间有腰酸,腹部胀坠作痛或伴有少量阴道出血者称为胎动不安。其原因有:①母体方面:肾气虚弱,饮食不节或外感热邪,七情内伤致热扰冲任,迫血妄行而致胎漏,胎动不安;或因外伤、劳累过度导致气血紊乱,不能载胎或养胎;或因外伤直接冲任,内扰胎气,而致胎动不安。②胎儿方面:因夫妻之精气不足,虽能两精相合,但很难摄精成胎,或成胎后,胎元失固,或胎元有缺陷,胎多不能成实。

1.一般护理

(1)按产科一般护理执行。

(2)卧床休息,待出血停止后 3～5 天方可下床活动。

(3)避免过度劳累,忌跌扑闪挫,忌房事,避免阴道检查、灌肠,以防加重出血。

2.病情观察　密切观察腹痛、腰酸、坠胀、胎动及出血情况。若发现出血量较多,伴有腰酸、腹痛加剧,且有下坠感,应立即报告医生,并配合救治。

3.情志护理　劝慰患者,解除紧张恐惧心理,安心养胎。

4.临证护理

(1)虚弱症可给予补气养血,固肾安胎,血热证气血肾虚,可给予滋阴清热,养血安胎之方。

(2)外伤症给予益气和血,固肾安胎治法。亦可针灸,可取合谷、三阴交。三阴交用补法,合谷用泻法,每日一次。

5.饮食护理　多食水果、蔬菜及含丰富纤维素的食物,忌辛辣。

6.卫生宣教及健康指导　妊娠期不穿高跟鞋,忌烟酒。注意休息,消除紧张情绪,解除顾虑,去除一切引起子宫收缩的原因,如房事不节,重复的妇科检查,以及便秘,灌肠,咳嗽,呕吐等增加腹压的因素。

十一、堕胎、小产

妊娠12周内胚胎自然陨坠者称为堕胎;妊娠12～28周内,胎儿已经成形而自然陨坠者,称为堕胎,亦称为小产。根据堕胎、小产的病理发展,堕胎又可分为胎坠难留,堕胎不全和完全堕胎;小产又可分为先兆小产,小产不全和完全小产。多因母体和胎儿两方面因素,导致冲任之气血不调,胎气失固;或因禀赋不足,致胎不成实;或因气血虚弱,胎失濡养;或房事不慎,暗耗精血;或因血热;或跌扑损伤,或服药不慎等所致。

1.一般护理

(1)按产科一般护理执行。

(2)卧床休息。堕胎,小产后按产后处理。可取半卧位,有利于宫腔内容物引流。同时注意外阴清洁,使用无菌卫生垫。

2.病情观察

(1)密切观察阴道出血和腹痛情况,并结合有关妇科检查及辅助检查。一经确诊,当是促其下胎益母。若陨坠不全,阴血暴下,应立即报告医生,给予吸宫和钳刮手术,彻底清除宫内胎物,使子宫收缩而达到最快的止血方法。

(2)流血时间较长者,应给予抗生素预防感染。因出血致贫血者,应补充铁剂予以纠正。

3.给药护理　给活血祛瘀,养血止血之中药煎汤温服。亦可针灸,轻刺合谷,重刺三阴交,使针感放射到下腹部。一日二次。

4.健康指导　妊娠时,不宜过多劳累、负重或跌扑,房事有度,忌烟酒。应加强身体锻炼,增强体质,解除紧张恐惧心理,安心养胎。如需用药,应在医生指导下安全使用。

十二、滑胎

自然流产或小产连续发生3次或3次以上者称为滑胎。现代医学称为习惯性流产。每次流产多发生于同一妊娠月份,其临床经过与一般流产相同。中医主要指肾虚:因肾主生殖,肾为冲任之本,冲任损伤,胎元不固,或脾肾两虚,胎失所系。或因气血虚弱,胎失养载,而致胎元陨坠。属西医的早期,常因黄体功能不足,甲状腺功能低下,染色体异常等;晚期,常因宫颈内口松弛,子宫畸形,子宫肌瘤等。

1.一般护理

(1)按产科一般护理执行。

(2)绝对卧床休息,防止过度劳累。忌烟酒,忌房事,防止再度损伤胎气。宫颈内口松者,于妊娠前做宫颈内口修补术。

2.中药　以脏腑气血症候为依据,如脾肾虚弱,给予补肾健脾,益气养血。若是气血虚弱,应给予益气养血安胎之方。

3.饮食　加强营养,以补为主。可食排骨汤、乌鸡汤、鱼汤、糯米、大枣汤,多食核桃仁、莲子肉等。

4.卫生宣教及健康指导　本病的预防主要是孕前详细检查致病的原因。流产后避孕的时间应不少于1年。怀孕后保胎时间应超过前几次堕胎最长的一次妊娠月份,并注意卧床休息,加强营养,解除紧张情绪,安心保胎。

十三、子痫

妊娠后期,分娩时或产后,忽然眩晕,颠仆,昏迷,不知人事,四肢抽搐,两眼直视,牙关紧闭,口吐白沫,少时自醒,醒后复发,或昏迷不醒,称为子痫。也就是妊娠高血压后期,分娩后即消失。该病严重影响母婴健康,是孕产妇及新生儿死亡的重要原因。

1.子痫分期

(1)前期

1)轻度:血压 140/90 毫米汞柱,孕 20 周后出现,尿蛋白(＋)或定量测定 24 小时内尿蛋白量达到或超过 0.3 克,伴上腹部不适,头痛等。

2)重度:血压≥160/110 毫米汞柱,尿蛋白(＋＋)或定量测定 24 小时内尿蛋白量达到或超过 2.0 克;血肌酐>106 微摩尔/升,血小板<100×10⁹/升,持续头痛或其他脑神经或视觉障碍,持续性上腹部不适。

(2)子痫:子痫前期的孕妇发生抽搐不能用其他原因解释称子痫。子痫抽搐紧张迅速,前驱症状短暂,表现为抽搐,面部充血,口吐白沫,深昏迷,随之深部肌肉僵硬,很快发展成典型的全身高张性阵挛惊厥,有节律的肌肉收缩和紧张,持续 1～1.5 分钟,其间,病人无呼吸运动,此后,病人抽搐停止,呼吸恢复,但仍昏迷,最后意识恢复,但困惑,易激动,烦躁。子痫多发生在妊娠晚期和临产前,称产前子痫;少数发生在分娩过程中,称产时子痫;偶有在产后 24 小时内发生者,称产后子痫。

2.一般护理

(1)按中医妇科一般护理执行。

(2)卧床休息,应住单人暗室,保持安静,避免声、光的刺激。各种检查治疗、护理工作力求集中,动作要轻柔、准确、迅速,并保持病人情绪稳定,力戒忧郁,闭目静养,绝对卧床。

3.心理护理　妊娠期指导孕妇保持心情愉快,有助于抑制妊娠高血压的发展。告知治疗的重要性,解除思想顾虑,增强信心,积极配合治疗。

4.派专人护理　床边安置床档,枕头横立床头,修剪指甲,以防病人坠床或碰伤、抓伤。有假牙者,需取出,防止脱落吞入或进入气管。密切观察病情,每 2 小时测量血压、脉搏,一次或遵医嘱执行,并记录。留置尿管,记录 24 小时出入量。床边备好抢救物品:开口器、拉舌钳、压舌板、氧气、电动吸痰器及抢救车。

5.临证护理

(1)抽搐发作时,首选硫酸镁静脉注射或滴注,必要时加用镇静剂。持续给氧,平卧,头侧向一侧,以防分泌物误吸。两臼齿间放置开口器,用拉舌钳夹住舌头向外牵拉,防止舌后坠堵塞呼吸道,必要时给予气管插管。

(2)产前子痫病人应及时听胎心,可用胎儿监护仪。注意宫缩、出血情况。随时做好接产和手术准备,防止漏产。

(3)针刺应急处理。牙关紧闭针下关、颊车;抽搐时针人中、曲池、合谷、太冲、承山。

(4)昏迷者按昏迷患者护理。

6.禁食　待抽搐被控制,病人完全清醒后,可进食富含蛋白质、维生素、铁、钙及锌等微量元素的食品。减少脂肪的摄入,全身浮肿者应限制食盐。

7.健康教育　加强孕期监护,定期产前检查,合理饮食,正确认识疾病,密切配合治疗。

十四、产后发热

在产褥期内,分娩24小时以后10日内,用口表每日测量体温4次,有2次≥38℃,伴有腹痛及阴道分泌物的量、色、质及气味异常改变的产科疾病。现代医学的产褥感染所致的发热也包括在本病范围内。是由于产后气血骤虚,阳气浮越,或感染邪毒,正邪交争,或因血虚、血瘀或因外感所致。临床辨证分为热毒炽热,气血瘀滞等证。

1.一般护理

(1)按产科一般护理执行。

(2)对产褥感染所致发热者应采取接触性隔离。

(3)病室应保持空气清新,注意保暖,防止风寒之邪乘虚侵袭。

(4)卧床休息,恶露未尽者应采取半坐卧位,以利瘀浊流出。

(5)加强口腔和皮肤护理,保持口腔清洁,定时洗漱;产后出汗较多者,及时擦汗,勤换内衣,每日两次做会阴擦洗,如有伤口者,每日换药一次。

2.病情观察,做好护理记录

(1)密切观察病情,注意体温、脉象、舌象、神志、面色、腹痛恶露、二便情况并做好记录。

(2)若患者出现神昏谵语,面白肢冷,脉微而数等热厥现象,应立即报告医生,迅速配合治疗。

3.心理护理 妊娠期指导孕妇保持心情愉快,有助于抑制妊娠高血压的发展。告知治疗的重要性,解除思想顾虑,增强信心,积极配合治疗。保持情志舒畅,以防止肝气郁结而致瘀血内停。

4.饮食护理 饮食宜清淡而富有营养,如瘦肉汤、蛋汤、牛奶、豆腐、菠菜等。忌食生冷、辛辣食物。若脾胃功能较差者,忌大补。

5.临证护理

(1)邪热亢盛者,采用温水擦身,多饮开水,必要时静脉补液,若发热超过38℃时,暂停哺乳,定时吸空乳汁。

(2)肠燥便结者,应多食蔬菜、麻油、蜂蜜、黑芝麻、核桃等。亦可用开塞露塞肛或石蜡油灌肠。

6.卫生宣教及出院指导 嘱其注意休息,讲究个人卫生,勤换内裤,注意营养,适当体力锻炼,增强体质。

十五、产后恶露不绝

产后恶露不绝是指产后3周以上仍有阴道出血的产科疾病。一般指分娩24小时后。多于产后1~2周发病,亦有6~8周甚至10周发病者。其病因中医指由于产时劳伤任脉,导致气血运行失常而致。属现代医学的子宫复旧不良,子宫轻度感染,胎盘、胎膜残留等原因所致。辨证分型为脾气下陷,血热内扰,气血郁滞等证。

1.胎盘残留:残留的胎盘组织发生变性、机化,甚至息肉形成。当其坏死脱落时,基部血管暴露,引起出血。检查时可发现子宫复旧不全,宫口松弛,有时可触及残留组织。

2.胎膜残留:正常胎膜多在产后1周内脱落而随恶露排出,若胎膜长时间大面积残留,也可影响子宫缩复,继发子宫内膜炎,引起晚期产后出血。

3.胎盘附着部位子宫修复不全或子宫内膜修复不全,胎盘附着部位在胎盘排出后很快缩小,该部分的血管断端即有血栓形成,若该部位发生感染,可使血栓脱落,血管重新开放,引起大量出血。

1.一般护理

(1)按中医妇科一般护理执行。

(2)血量多时,应卧床休息,取半卧位,以利恶露排出。

(3)注意保暖,避免直接吹风,以防外邪乘虚而入。血热者,衣被适中,不宜过暖。

(4)保持外阴部清洁,勤换卫生垫,每日清洗坐浴。

2.病情观察,做好护理记录

(1)观察恶露的色、质、量、气味等变化。

(2)若恶露量多,色红且有血块伴腹痛者,及时报告医生,做好清官手术准备。

(3)中药汤剂宜温服,并注意观察药后恶露排出情况。血瘀者在服中药汤剂后加服红糖水。

3.饮食宜富营养,气虚者可多饮食草鱼汤、黄芪炖母鸡;血瘀者,可用苏木或益母草煮青壳鸡蛋,喝汤吃蛋。血热者,忌生冷、辛辣、温燥油腻之品。

4.临证护理

(1)恶露量少,伴腹痛时,可给益母草膏15～20毫升冲服,或饮用生姜红糖汤。

(2)发热者按产后发热护理。

5.卫生宣教及出院指导　保持外阴清洁,勤换会阴垫,每日用1∶5000高锰酸钾溶液清洗。戒房事,禁盆浴,防止邪毒侵入。

十六、阴挺

阴挺是指子宫从正常位置沿阴道下降,甚至脱出阴道口之外妇科疾病。现代医学称为子宫脱垂。常合并阴道前后壁膨出。因脾胃虚弱失于固摄,复以久咳,久蹲,久坐大便努则而发。属现代医学的分娩损伤,长期腹压增加,长期慢性咳嗽、排便、经常重体力劳动或腹腔的大肿瘤、腹水等可使腹内压增加,使在分娩过程中,特别是第二产程延长或经阴道助产者,盆底肌、筋膜以及子宫韧带均过多伸展,张力降低,甚至出现撕裂,若产妇过早参加体力劳动,影响盆底组织的修复,过高的腹压将未复旧的子宫推向阴道,导致子宫脱垂。子宫下移,导致脱出。盆底组织松弛,营养不良,绝经妇女雌性激素水平下降,盆底组织萎缩退化变薄等也可导致子宫脱垂。

1.妇科一般护理

(1)按中医妇科一般护理执行。

(2)注意休息,避免过度劳累,严重者卧床休息。

(3)避免可增加腹压的因素,如便秘,咳嗽等。

(4)内裤要柔软、清洁,勤更换。

(5)勿长期站立、行走,并教会病人做盆底肌肉的运动锻炼,促进盆底功能的恢复。

2.病情观察做好护理记录。

(1)观察子宫下垂的程度、颜色,表面有无红肿、出血、糜烂,以及排尿、排便及伴随的症状。

(2)脱出物红肿,疼痛难忍,带下量多,色黄质稠,伴有发热腹痛,倦怠无力,腰膝酸软时,应报告医生并配合处理。

(3)服药治疗无效时,应配合医师做好术前准备。

3.给药护理　中药汤剂宜温服,药后宜卧床休息片刻。

4.饮食护理

(1)饮食宜补养气血,加强病人营养,如鸡、鱼、瘦肉、蛋类等,最好清蒸或煨汤食用。

（2）气虚者可选益气养血之品,如黄芪煨鸡或桂圆红枣粥。

（3）邪毒未清者,不宜食用。

（4）肾虚者可选补肾壮阳等药膳配合治疗。冬季可食用羊肉、狗肉以温补肾阳。

5.情志护理 畅情志,多关心、安慰患者,使其消除顾虑和恐惧。给病人讲解疾病相关知识,使其树立信心,配合治疗。

6.临证护理

（1）脾虚气陷者,可使用子宫托,配合捏脊、膝胸卧位或提肛动作,亦可针刺维胞、中极、三阴交、子宫穴,灸百会、关元穴。

（2）肾虚者腰部保暖,亦可中药熏洗、坐浴。宜食用升麻炖乌龟,食肉喝汤。

（3）湿热下注者,保持脱出子宫清洁干净,每日用 1∶5000 高锰酸钾或 1∶20 的碘伏液坐浴 2 次;有溃疡者,应在冲洗后局部涂 40％紫草油,或含抗生素的软膏。然后戴上无菌手套,将脱垂的子宫还纳于阴道内。并让病人平卧于床上半小时。为了避免烫伤病人,应特别注意冲洗液的温度,一般以 41～43℃为宜。

7.卫生宣教及出院指导 嘱产后 2 个月避免重体力劳动、久蹲、久坐、久站,哺乳期不超过 1 年,以免子宫及其支持系统萎缩。注意卫生,积极治疗慢性病,如腹泻、便秘、咳嗽等。保持大便通畅,加强营养,增强体质,经常练习缩阴保健操,育龄妇女做好计划生育。介绍使用子宫托的方法,定期复查,月经期妊娠 3 个月后停止使用子宫托。子宫脱垂严重时,选择手术治疗。

十七、癥瘕

癥瘕是以女子胞中有结块、胀满、疼痛或伴有出血为主证,以坚硬不移痛有定处者为癥,推之可移,痛无定处者为瘕。现代医学中子宫肌瘤、卵巢囊肿、盆腔炎性肿块、陈旧性宫外孕、子宫癌、子宫内膜异位症等均属此范围。此病是由于正气虚弱,气血失调所致。病在胞宫、胞脉,与肝、脾、肾有关。西医认为此病与遗传、家族因素有关,与个人体质、环境因素有关,另外还与内分泌因素有关。临床表现:①月经的改变:有周期缩短,经量增多,经期延长,不规则阴道流血。②白带增多:子宫内膜腺体增多,伴有盆腔充血致使白带增多。③腹块:有的患者腹部肿大,能扪及肿块大小不一,软硬不等。腰酸,下腹坠胀,腹痛。一般患者无腹痛。常见的症状是下腹坠胀,腰背酸痛。如有肿瘤蒂扭转时,可出现急性腹痛。肿瘤红色变时,腹痛剧烈且伴发热。④压迫症状:可出现尿频,排尿障碍,尿潴留。⑤继发性贫血:若长期月经过多可导致继发性贫血。严重时,有全身乏力、气短、心慌等症状。

1.一般护理

（1）按中医妇科一般护理执行。

（2）体弱伴有阴道出血及发热的患者,应卧床休息。

（3）安慰病人,消除紧张情绪,树立战胜疾病的信心。

2.病情观察

（1）观察癥瘕发生的部位、大小、性质、活动度,有无压痛及疼痛的性质、程度,边缘是否光滑,以及有无月经失调、崩漏、带下、发热、腰腹疼痛等伴随症状。

（2）如发现病人突然腹痛剧烈,恶心呕吐,局部压痛明显,甚至面色苍白,肢冷汗出,血压下降,脉细微应立即报告医生,并做好输液、输血、手术的准备。

3.饮食宜营养丰富 可食用鸡、蛋类、瘦肉、豆类、新鲜水果、蔬菜,忌食辛辣、油腻、生冷及海腥等物。

4.辨证施护

（1）炎性包块者,可遵医嘱用中药熨敷,或煎水保留灌肠(经期勿用)。

(2)气滞腹痛者,遵医嘱服用元胡粉,或针刺三阴交、气冲等穴。

(3)血瘀腹痛者,可针刺三阴交、足三里等穴。或用活血化瘀中药腹部熨敷。

(4)痰湿腹痛者,可针关元、水道、足三里等穴。

5.卫生宣教及健康指导 避免劳累和剧烈运动,节制房事。禁止烟酒。定期复诊。注意观察肿物的生长速度及变化。

十八、绝经前后诸证

绝经前后诸证是指妇女在绝经前后出现的月经紊乱,烘热,汗出,头晕心悸,情志异常,神经痛等一系列症候群。现代医学称为围绝经期综合征,原称更年期综合征。其病因是由于卵巢功能衰退,导致内分泌功能失调,自主神经紊乱所产生的,亦可发生在卵巢被切除的患者。临床表现主要有:①月经紊乱:绝经前70%的妇女出现月经紊乱,多为月经周期不规则,持续时间及经量不一。致生育能力低下。②精神症状:潮热,出汗为典型症状。面部和颈胸部皮肤阵阵发红,伴有烘热,继之出汗。持续时间短则为数秒,长则为数分钟,症状轻者每日发作数次,重者十余次或更多。③精神过敏,情绪不稳定:更年期妇女往往激动易怒,抑郁多疑,不能自我控制。④泌尿、生殖道的改变:外阴皮肤干皱,皮下脂肪变薄;阴道干燥,皱褶变平,弹性减退,致性交疼痛。尿急、尿失禁,易出现反复发作的膀胱炎症。⑤心血管系统的变化:血压升高或波动,假性心绞痛。有时伴有心悸、胸闷等,症状发生时常受精神因素的影响,且易变多样。⑥骨质疏松:绝经后妇女骨质吸收快于骨质生成,促使骨质丢失变为疏松,其发生与雌性激素下降有关。

1.一般护理

(1)按中医妇科一般护理执行。

(2)注意休息,保证充足的睡眠。

(3)穿着柔软、宽松、舒适,勿过暖,汗出及时更换。避免复感风寒。

2.病情观察,做好护理记录。

(1)观察情绪、精神状态、食欲、潮热、汗出等情况。

(2)出现情绪急躁、抑郁、哭泣,甚至欲自寻短见等异常情况时,应报告医生,并加强监护。

(3)注意观察神志、面色、精神状态、食欲、二便、舌象、脉象、血压。

(4)情志异常较严重者,应有专人陪护。

3.指导患者用药 使用激素替代疗法时,遵医嘱执行剂量和时间服药。观察用药后月经量、色、质。有严重肝病、胆汁淤积性疾病、深静脉血栓性疾病及雌激素依赖性肿瘤患者应忌用。

4.饮食应给予高蛋白、高维生素、低脂肪为宜,多食含钙食物。忌食辛辣、海腥发物。

5.临证护理

(1)面浮肢肿甚者,注意浮肿发生的部位、程度。

(2)必要时记录尿量和体重。

6.卫生宣教及健康指导

(1)适当地摄取钙和维生素 D,减少因雌激素降低所致的骨质疏松。有规律的运动如散步、骑自行车等可促进血液循环,维持肌肉良好的功能,延缓老化的速度。积极参加有意义的公益活动,调畅情绪,培养多种情趣,增加自信心,顺利地度过更年期。

(2)定期查体,无病先防,有病早治。

(刘　婧)

第四节　中医儿科疾病护理

一、感冒

感冒是因外感时邪、客于肺卫所致,以恶寒、发热、头痛、鼻塞、流涕、喷嚏、咳嗽为主要临床表现。病位在肺卫。上呼吸道感染可参照本病护理。

【辨证分型】

1.风寒束表　发热轻、恶寒重,无汗,鼻塞流涕,年长儿可诉肢体疼痛,头痛。舌苔薄白、脉浮紧。治宜辛温解表。

2.风热袭表　发热重、恶寒轻,有汗或无汗,头痛、鼻塞流稠涕,咳嗽、咽红,或目赤流泪,烦热口渴。舌质红、少津,舌苔薄黄,脉浮数。治宜辛凉解表。

3.暑湿袭表　高热不退,或身热不扬,汗出不畅,头痛、倦怠、泛恶,鼻塞流涕,咳嗽。舌尖红、舌苔白腻,脉数。治宜清暑解表。

4.兼证

(1)夹痰:兼有咳嗽,咳声重浊,喉中痰鸣。舌苔白腻,脉浮滑。偏于寒者,佐以宣肺化痰;偏于热者,佐以清肺化痰。

(2)夹滞:兼有腹胀,不思乳食,或伴呕吐,口中气秽,大便溏臭或秘结。舌苔垢或黄厚,脉滑。佐以消食导滞。

(3)夹惊:兼见惊惕惊叫,甚至惊厥。舌尖红,脉弦数。佐以镇惊安神。

【护理要点】

1.一般护理

(1)按中医儿科一般护理常规进行。

(2)重症感冒宜卧床休息,热退后适当下床活动。

(3)若汗出热退时,宜用温毛巾或干毛巾擦身,更换衣服,避免受凉。

2.病情观察

(1)密切观察体温、寒热、汗出、咳嗽、咳痰、痰色、舌脉及服药后反应。

(2)服解热药后体温骤降、面色苍白、出冷汗时,立即报告医师,配合处理。

(3)药后无汗、体温继续升高、咳嗽、胸痛、咯血,或热盛动风抽搐时,立即报告医师,配合处理。

3.情志护理　因感冒多次反复发作,情绪低落,鼓励患者树立战胜疾病的信心。

4.饮食护理

(1)饮食以清淡为主,多饮水。忌辛辣、油腻厚味食物。

(2)风寒感冒者,宜热食,忌生冷;风热感冒者,可多食水果;气虚感冒者,宜多选温补、易消化食物。

5.用药护理

(1)风寒感冒者,汤药宜热服,服药后可给予热饮料,或盖被保暖,以助微汗出。

(2)风热感冒者,汤药宜温服。

6.临床辨证(症)护理

(1)风寒感冒,发热无汗,遵医嘱针刺。

(2)鼻塞流涕,可用热毛巾敷鼻额部或按摩迎香穴。

(3)风热感冒口渴,可给予温开水或清凉饮料,或遵医嘱给予鲜芦根煎汤代茶饮。

(4)便秘者,遵医嘱服用中药或中药泡水代茶饮。

(5)暑湿感冒,头身疼痛者,遵医嘱针刺或采用刮痧疗法。

(6)体虚感冒者,遵医嘱艾灸。

7.并发症护理　病毒性心肌炎:参照《中医儿科病证护理常规·病毒性心肌炎》。

【健康指导】

1.起居有常,饮食有节。加强体育锻炼以增强体质。

2.自我穴位按摩,坚持每日凉水洗脸,预防感冒。

3.注意四时天气变化,天暑地热之时,切忌坐卧湿地,汗出勿当风。

二、哮喘

哮喘是因感受外邪,或因伏痰夙根复加外感、饮食因素而诱发,以喉间痰鸣有声、呼吸困难伴呼气延长为主要临床表现。病位在肺、脾、肾。支气管哮喘、喘息性支气管炎等可参照本病护理。

【辨证分型】

1.发作期

(1)寒饮停肺:咳嗽哮鸣,恶寒、怕冷,鼻流清涕,痰液清稀,四肢欠温,面色淡白。舌体淡胖、舌苔薄白或白腻,脉浮滑。治宜温肺化痰平喘。

(2)痰热壅肺:咳嗽喘息,痰稠色黄,口干、咽红,或发热面红。舌质红、舌苔薄黄或黄腻,脉滑数。治宜清肺化痰平喘。

(3)外寒肺热:咳喘哮鸣,恶寒发热,流涕喷嚏,咽红、口渴,痰黏色黄。舌质偏红、舌苔薄白,脉滑数。治宜解表清热,化痰平喘。

(4)虚实夹杂:哮喘持续发作,喘促胸满,端坐抬肩,不能平卧,面色晦滞带青,畏寒肢冷,神疲纳呆,小便清长。舌苔薄白,脉无力。治宜温肺平喘,补肾纳气。

2.缓解期

(1)肺气亏虚:面色淡白,乏力自汗,易于感冒。舌质淡、舌苔薄白,脉细无力。治宜补肺固表。

(2)脾气亏虚:食少便溏,面色少华,倦怠乏力。舌质淡、少苔,脉缓无力。治宜健脾化痰。

(3)肾气亏虚:动则气促,面色淡白,形寒畏冷,下肢欠温,小便清长。舌质淡、舌苔薄,脉细无力。治宜补肾益气。

【护理要点】

1.一般护理

(1)按中医儿科一般护理常规进行。

(2)哮喘发作时卧床休息,取半卧位或端坐位,立即给予氧气吸入。

(3)哮喘缓解后可适当下床活动。

2.病情观察

(1)密切观察哮喘发作的时间、特点,咳痰难易、痰色、痰量、神志、面色、汗出、体温、舌脉及哮喘发作与季节、气候、饮食和精神等因素的关系,以及伴随症状。

(2)突然出现呼吸急促,张口抬肩,胸部满闷,不能平卧时,立即报告医师,配合处理。

(3)哮喘持续发作、汗出肢冷、面青唇紫、烦躁不安、神昏时,立即报告医师,并配合处理。

（4）夜间喘甚、咳稀泡沫痰、心悸尿少、浮肿时,立即报告医师,配合处理。

（5）服用含麻黄的汤药后,心率明显增快,血压升高时,立即报告医师,配合处理。

（6）患者主诉鼻、咽、眼部发痒,咳嗽、流鼻涕等,报告医师,配合处理。

（7）出现痰热闭阻、喘息不止、咳痰不利、神志恍惚、烦躁不安、嗜睡时,立即报告医师,配合处理。

3.情志护理

（1）解除患者思想顾虑,消除紧张心理。

（2）满足患者的心理需求,积极配合治疗与护理。

4.饮食护理

（1）饮食宜清淡、富营养,不宜过饱、过甜、过咸,忌生冷、辛辣、鱼腥发物、烟酒等食物。

（2）喘憋多汗者,嘱多饮水。

（3）注意饮食调护,保持排便通畅。

5.用药护理

（1）中药汤剂一般宜温服,寒哮宜热服。

（2）哮喘发作有规律者,可在发作前1～2小时服药以缓解症状,服药后观察其效果和反应。

（3）对喘证患者慎用镇静药。

6.临床辨证（症）护理

（1）痰气交阻.哮喘发作时,遵医嘱针刺、拔火罐等。

（2）痰热阻肺,痰色黄黏稠时,遵医嘱给予中药雾化吸入、翻身拍背。

（3）哮喘伴有表证发热时,遵医嘱针刺或服用中药。

（4）缓解期可用耳针,可遵医嘱针刺。

7.并发症护理

（1）心力衰竭:①绝对卧床休息,并取半卧位或坐位。给予氧气吸入,并做好氧疗护理。②遵医嘱给予低钠、高蛋白、高热量、高维生素饮食,不食含兴奋剂的饮料和食物。③记录24小时出入量。水肿严重者,遵医嘱控制液体入量和控制补液速度。④严密观察患者的神志、面色、呼吸、心率变化和洋地黄类药物疗效、毒性反应。

（2）呼吸衰竭:①经常变换体位,卧床过久者,骨突处及受压部位予50％的红花乙醇局部按摩,同时保持口腔、皮肤清洁,防止口腔黏膜和皮肤破损感染;②严密观察呼吸频率和节律,胸廓活动等情况。

【健康指导】

1.注意四时气候变化,随时增减衣被,尤其注意颈部如天突、百劳等处的保暖,积极防治感染。

2.观察患儿的生活规律,找出诱发因素,避免接触过敏原,如有刺激性的气体、粉尘、花草毛织物或蟹、虾、海鲜等异性蛋白质。

3.适当地进行户外运动,经常呼吸新鲜空气和多晒太阳以增强体质。

4.加强饮食调理,饥饱有度,忌冷饮及过甜、过咸食物。

5.指导患儿或家属正确使用气雾剂疗法,含激素的药物使用后应予漱口。

6.患者应进行呼吸肌的锻炼,用鼻吸气和用嘴呼气,每日2次或3次,以强化横膈呼吸肌。

7.家属应学会疾病发作时的急救方法。按时服药,定期门诊随访。

三、咳嗽

咳嗽是因邪客肺系,肺失宣肃、肺气不清所致,以咳嗽、咳痰为主要临床表现。病位在肺,涉及脾、肾。

呼吸道感染、急性及慢性支气管炎、肺炎、支气管扩张、肺结核、肺脓肿等可参照本病护理。

【辨证分型】

1.**外感咳嗽(风寒袭肺)**　咳嗽声重,气急,痰稀、色白,咽痒,常伴鼻塞、流清涕,头痛,肢体酸楚,恶寒,发热,无汗等表证。舌苔薄白,脉浮或浮紧。治宜疏风散寒、宣肺止咳。

2.**外感咳嗽(风热犯肺)**　咳嗽频剧,气粗或咳声嘎哑,喉燥咽痛,咳痰不爽,痰黏稠或稠黄,常伴鼻流黄涕、口渴、发热、汗出、恶风、头痛等证。舌苔薄黄,脉浮或浮黄。治宜疏风清热、宣肺化痰。

3.**外感咳嗽(风燥伤肺)**　干咳,连声作呛,咽喉干痛,唇鼻干燥,无痰或痰少而粘连成丝,不易咳出,或痰中带血丝,口干,初起可伴有鼻塞、头痛、微寒、身热等表证。舌苔薄白或薄黄,舌质红、干而少津,脉浮数。治宜疏风清肺,润燥止咳。

4.**内伤咳嗽(痰湿蕴肺)**　咳嗽反复发作,咳声重浊,痰多,因痰而嗽,痰出咳平,痰黏腻或稠厚成块、色白或带灰白,每于早晨或食后则咳痰甚多,进甘甜油腻食物加重。胸闷,脘痞,呕恶,食少,体倦,大便时溏。舌苔白腻,脉濡滑。治宜健脾燥湿,化痰止咳。

5.**内伤咳嗽(痰热郁肺)**　咳嗽气息粗促,或喉中有痰声,痰多、质黏厚或稠黄咳吐不爽,或有热腥味,或吐血痰、胸胁胀满、咳时引痛、面赤,或有身热、口干欲饮。舌苔薄黄腻、质红,脉滑数。治宜清热化痰肃肺。

6.**内伤咳嗽(肝火犯肺)**　上气咳逆陈作,咳时面赤,咽干,常感痰滞咽喉、咳之难出,量少质黏,或痰如絮条、胸胁胀痛、咳时引痛、口干口苦。症状可随情绪波动增减。舌苔薄黄、少津,脉弦数。治宜清肺平肝,顺气降火。

7.**内伤咳嗽(肺阴亏耗)**　干咳,咳声短促,痰少黏白,或痰中夹血,或声音逐渐嘶哑,口干咽燥,或午后潮热颧红,手足心热,夜寐盗汗。起病缓慢,日渐消瘦,神疲。舌质红、少苔,脉细数。治宜滋阴润肺,止咳化痰。

【护理要点】

1.**一般护理**

(1)按中医儿科一般护理常规进行。

(2)咳嗽严重者卧床休息,痰多者取侧卧位,经常变换体位,将痰排出,必要时协助翻身拍背。

2.**病情观察**

(1)注意观察咳嗽声音、时间、性质、节律和咳出痰的性状、颜色气味等特征,以及有无恶寒发热、发绀、汗出等伴随症状。

(2)胸痛气促、久咳、痰中带血,立即报告医师,配合处理。

(3)痰呈黄绿色脓性痰,或大咯血时,立即报告医师,配合处理。

(4)年老久病,痰不易咳出,出现体温骤降、汗出、尿少、头晕、心悸、嗜睡、四肢不温等脱证时,报告医师,配合处理。

3.**情志护理**　保持精神愉快,对久咳不愈和肝火犯肺咳嗽的患者,做好情志调护,避免精神刺激,学会自我调节。

4.**饮食护理**

(1)饮食宜清淡、易消化、富营养之品,忌肥甘、油腻、煎炸、辛辣刺激性饮食及烟酒。

(2)风热、燥邪犯肺咳嗽宜食清热润肺化痰之品。

(3)肺肾阴虚咳嗽宜食生津、润肺、止咳之品。

5.**用药护理**

(1)中药汤剂一般宜温服。

(2)风寒、阳虚者中药宜热服,药后加盖衣被,以助微微汗出。

6.临床辨证(症)护理

(1)风寒束肺咳甚者,遵医嘱给予背部拔火罐或镇咳药。

(2)风热、燥邪犯肺咳嗽,干咳少痰、黏稠难咳,遵医嘱用中药雾化吸入。

【健康指导】

1.鼓励患者适当户外活动,平时注意身体锻炼,以增强体质,改善肺功能。

2.注意四时气候变化,随时增减衣服,注意寒暖,预防感冒。

四、肺炎喘嗽

肺炎喘嗽是因外邪犯肺,痰阻气道,使肺气郁闭所致,以小儿发热、咳嗽、气急、鼻煽为主要临床表现。病位在肺,涉及心、肝。小儿肺炎、喘息性支气管炎可参照本病护理。

【辨证分型】

1.风寒闭肺　恶寒发热,无汗不渴,咳嗽气急,痰稀、色白。舌色淡白,舌苔薄白,脉浮紧。治宜辛温宣肺,化痰止咳。

2.风热闭肺　发热恶风,微有汗出,口渴欲饮,咳嗽,痰稠、色黄,呼吸急促,咽红。舌质红、舌苔薄黄,脉浮数。治宜辛凉宣肺,清热化痰。

3.痰热闭肺壮热烦躁,喉间痰鸣,痰稠、色黄,气促喘憋,鼻翼煽动,或口唇青紫。舌质红、少津,舌苔黄腻,脉滑数。治宜清热涤痰,开肺定喘。

4.阴虚肺热　病程延长,低热出汗,面色潮红,干咳无痰。舌质红而干、光剥苔,脉细数。治宜养阴清肺,润肺止咳。

5.肺脾气虚　病程延长,低热起伏,气短、多汗,咳嗽无力,纳差,便溏,面色㿠白,神疲乏力,四肢欠温。舌色偏淡、舌苔薄白,脉细无力。治宜补肺健脾,益气化痰。

6.心阳虚衰　气促喘憋,面色苍白,口唇青紫,烦躁不安,心率增快达 140～160 次/分,肝进行性增大。舌紫黯、舌苔薄,脉微弱细数。治宜温补心阳、救逆固脱。

【护理要点】

1.一般护理

(1)按中医儿科一般护理常规进行。

(2)发热、咳喘期,应卧床休息,减少活动。喘憋明显者,取半卧位,经常给予翻身,变换体位。

(3)保持呼吸道通畅,痰多时,轻拍背部,促使痰液排出。

2.病情观察

(1)观察体温、脉搏、呼吸、神志、面色、胸痛、腹泻、腹胀、汗出等情况。

(2)出现面色灰暗、烦躁不安、肢冷汗出、呼吸急促、脉细微时,应报告医师,并配合处理。

(3)出现体温骤降或超高热,心率超过 140 次/分或间歇脉时,应报告医师,并配合处理。

3.情志护理　稳定患儿情绪,避免烦躁,积极配合治疗。

4.饮食护理

(1)饮食宜清淡、易消化的半流质.忌食荤腥、油腻、辛辣之品。发热患儿可适度多饮水。

(2)风寒闭肺者,进食宜温热,忌食凉菜及寒凉的瓜果。

(3)风热和痰热闭肺者,饮食宜清淡可口,鼓励多饮水及梨汁。

(4)阴虚肺热者,饮食宜凉润、清淡,适合患儿口味,鼓励多饮西瓜汁、橘汁。

(5)肺脾气虚者,可服太子参与白术炖鸡汤、薏苡仁等,宜少食多餐。

5.用药护理

(1)风寒闭肺者,中药宜温服或频服,药后可给予热粥、热汤以助药性,使微汗出。

(2)风热和痰热闭肺者,中药宜温凉频服。

6.临床辨证(症)护理

(1)风热犯肺证患儿的穿衣盖被不宜过暖。

(2)痰热闭肺证患儿出现气喘较重时,宜静卧,及时吸氧。

(3)痰多黏稠、不易咳出时,遵医嘱给予中药雾化吸入,稀释痰液。

(4)出现呼吸困难、面唇发绀时,及时吸氧。

7.并发症护理

(1)心力衰竭:①绝对卧床休息,协助生活起居,取半卧位或坐位,以减少回心血量;②遵医嘱给予低钠、高蛋白、高热量、高维生素饮食,不食含兴奋剂的饮料和食物;③记录24小时出入量,水肿严重者,遵医嘱控制液体入量和控制输液速度;④遵医嘱给予氧气吸入,并做好氧疗护理;⑤严密观察患者的神志、面色、呼吸、心率、心律变化和洋地黄类药物的疗效、毒性反应。

(2)水电解质紊乱:①遵医嘱予静脉补液。补液原则为:先快后慢,先盐后糖,见尿补钾。②记录24小时出入量。③严密观察患者的生命体征、神志、面色、皮肤弹性、腹胀等,发现异常,及时报告医师。

【健康指导】

1.冬春季节呼吸道传染病流行时,小儿避免到公共场所,防止感受外邪。

2.注意环境及个人卫生,保持室内空气流通,温、湿度适宜。

3.加强对小儿合理喂养及饮食调理,适当体育锻炼及户外活动,以增强体质。

4.讲解出院带药的服用方法及注意事项,定期门诊随访。

五、急喉风

急喉风是因喉痈、小儿喉喑、外伤、异物肿瘤、喉发育畸形导致喉窍狭窄、气道阻塞所致,以咽喉部红肿疼痛、痰涎壅盛、语言难出、声如拽锯、汤水难下,甚则吸气性呼吸困难为主要临床表现。病位在喉。急性咽喉阻塞可参照本病护理。

【辨证分型】

1.热毒内困证　咽喉肿胀、疼痛,吞咽不利,继之咽喉紧涩,汤水难下,强饮则呛,言语不清,痰涎壅盛,咽喉堵塞,呼吸困难。全身可见乏力、恶风、发热、头痛。舌质红、苔黄或黄厚,脉数。检查见咽喉黏膜呈鲜红色或紫红色,声门区红肿显著。治宜疏风泄热,解毒消肿。

2.痰热壅结证　咽喉突然肿胀、疼痛难忍,喉中痰鸣,声如拽锯,喘息气粗,声音嘶哑,或语言难出。全身可见憎寒壮热,或高热心烦,汗出如雨,口干欲饮,大便秘结、小便短赤。舌质红绛、苔黄或腻,脉数或沉微欲绝。检查可见咽喉极度红肿,会厌或声门红肿明显,痰涎多或有腐物,并可见鼻翼煽动,天突、缺盆、肋间及上腹部在吸气时出现凹陷。治宜泄热解毒,祛痰开窍。

3.痰浊凝聚证　猝然咽喉憋闷,声音不扬,吞咽不利,呼吸困难,或兼有咽喉微痛。全身可见恶寒、发热、头痛、无汗、口不渴等症。舌苔白滑,脉浮。检查见喉关可无红肿,会厌可明显肿胀甚至如球状,声门处黏膜苍白水肿,声门开合不利。治宜散寒祛湿、利咽消肿。

【护理要点】

1.一般护理

(1)按中医儿科一般护理常规进行。

（2）嘱患者卧床休息，取平卧位或半卧位。

（3）做好口腔护理。

2.病情观察

（1）遵医嘱严密观察患者呼吸、脉搏、体温、面色等病情变化。

（2）观察患者呼吸困难、喉鸣情况，如有加重，报告医师，配合抢救。

3.情志护理　劝慰患者及家属，消除不良情绪，积极配合治疗与护理。

4.饮食护理

（1）遵医嘱给予流质和半流质饮食或软食。

（2）忌食辛辣及肥甘厚腻之物，以免助热生火，使病情加重。

5.用药护理　中药汤剂宜凉服，或缓缓含服，使药液停留于局部片刻，以达到治疗效果。

6.临床辨证（症）护理

（1）喉间痰鸣难出者，遵医嘱雾化吸入，稀释痰液，使气道通畅。

（2）呼吸困难，遵医嘱给予吸氧。

（3）气管切开者，按气管切开护理进行。

7.并发症护理　窒息：①患儿侧卧或仰卧头偏向一侧，松解领扣和裤带，保持呼吸道通畅；②按医嘱给予氧气吸入，拍背、吸痰，必要时配合医生进行气管切开术；③安慰鼓励患儿，消除恐惧心理。

【健康指导】

1.加强身体锻炼，积极防治外感，减少急喉风发生。

2.避免加重呼吸困难，尽量少活动，多安静休息，并取半卧位。

3.有不适感时，及时就诊治疗，以免延误病情。

4.戒除烟酒，以免刺激咽喉，加重病情。

（高　燕）

参考文献

1.黄人健,李秀华.护理学高级教程.北京:人民军医出版社,2011

2.席淑华.急危重症护理.上海:复旦大学出版社,2015

3.朱京慈,胡敏.急危重症护理技术.北京:人民卫生出版社,2011

4.赵爱平.手术室护理.北京:人民卫生出版社,2012

5.李胜云.手术室护理技术操作规范.郑州:郑州大学出版社,2013

6.郭莉.手术室护理实践指南.北京:人民卫生出版社,2016

7.申文武,李小麟,黄雪花.精神科护理手册.北京:科学出版社,2015

8.曹新妹.实用精神科护理.上海:上海科学技术出版社,2013

9.李秀华.妇产科护理学高级教程.北京:人民军医出版社,2011

10.赵继军.疼痛护理手册.北京:人民卫生出版社,2011

11.宋文阁.实用临床疼痛学.郑州:河南科学技术出版社,2008

12.髓海英.临床及护理学.济南:山东大学出版社,2014

13.阚瑞云,韩永惠.实用精神科护理学.郑州:郑州大学出版社,2014

14.李乐之.外科护理学实践与学习指导.北京:人民卫生出版社,2012

15.郑修霞.妇产科护理学.北京:人民卫生出版社,2012

16.尤黎明.内科护理学.北京:人民卫生出版社,2012

17.胡雁.循环护理学.北京:人民卫生出版社,2012

18.杨玉南,杨建芬.外科护理学笔记(第三版).北京:科学出版社,2016

19.石兰萍.临床外科护理基础与实践.北京:军事医学科学出版社,2013

20.陈燕,李卫国.外科护理学.湖南:湖南科学技术出版社,2013

21.刘晓东,刘绪荣.外科护理技术.南京:东南大学出版社,2011

22.涨潮鸿,江领群.临床护理实践技能.北京:科学出版社,2016

23.唐前.内科护理.重庆:重庆大学出版社,2016

24.张晓念,肖云武.内科护理.上海:第二军医大学出版社,2015

25.李秀云,殷翠.临床护理实践.北京:人民卫生出版社,2014

26.李红,李映兰.临床护理实践手册.北京:化学工业出版社,2010

27.王丽丽.心脏外科临床护理与实践.北京:军事医学科学出版社,2012

28.温贤秀,张义辉.优质护理临床实践.上海:上海科学技术出版社,2012

29.杨苹.神经内科临床护理思维与实践.北京:人民卫生出版社,2013

30.古海荣,吴世芬.基础护理技术.北京:人民卫生出版社,2013

31.周更苏,于洪宇,史云菊.基础护理技术.武汉:华中科技大学出版社,2010

32.丁炎明,张大双.临床护理基础技术操作规范.北京:人民卫生出版社,2015

33.李卡,许瑞华,龚姝.普外科护理手册.北京:科学出版社,2015

34.刘玲,何其英,马莉.泌尿外科护理手册.北京:科学出版社,2015

35.王彩云,贾金秀.神经外科临床护理思维与实践.北京:人民卫生出版社,2013

36.陈伟菊.内分泌科临床思维与实践.北京:人民卫生出版社,2013

37.罗健,刘义兰.消化内科临床思维与实践.北京:人民卫生出版社,2013

38.李玉翠,任辉.护理管理学.北京:中国医药科技出版社,2016

39.胡艳宁.护理管理学.北京:人民卫生出版社,2016

40.陈锦秀,全小明.护理管理学.北京:中国中医药出版社,2016

41.周昌菊.现代妇产科护理模式.北京:人民卫生出版社,2010

42.黄宇光.麻醉学.北京:人民卫生出版社,2010

43.吴新民.麻醉学高级教程.北京:人民卫生出版社,2014

44.陈淑英.临床护理实践.上海:复旦大学出版社,2007

45.莫里森.脑卒中临床护理实践.天津:天津科技翻译出版社,2015

46.赵继军,崔静.护士在疼痛管理中的作用.中华护理杂志,2007,42(10):882-883

47.程小禾,柯翠芬.股骨颈骨折人工髋关节置换患者的康复护理.护士进修杂志,2008,23(10):1804-1805

48.邱贵兴.中国骨科大手术静脉血栓栓塞症预防指南.中华关节外科杂志,2009,3(6):380-383

49.包莉萍,魏红梅.腹腔镜下直肠癌根治术围手术期护理相关.国际护理学杂志,2007,26(6):591

50.张惠芳.心理干预对食管癌患者手术预后的影响.广东医学,2010,31(2):185-188